旅行医学
Travel Medicine

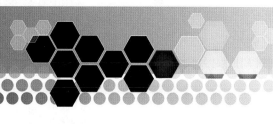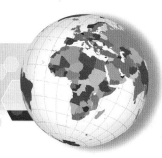

第 3 版

主　编　Jay S. Keystone
　　　　David O. Freedman
　　　　Phyllis E. Kozarsky
　　　　Bradley A. Connor
　　　　Hans D. Nothdurft

主　译　黄祖瑚

主　审　卢　山

副主译　周明浩　李　军

人民卫生出版社

图书在版编目(CIP)数据

旅行医学/(加)杰伊·S. 启斯东
(Jay S. Keystone)主编;黄祖瑚主译. —北京:人
民卫生出版社,2019
　　ISBN 978-7-117-28638-1

　　Ⅰ.①旅…　Ⅱ.①杰…②黄…　Ⅲ.①旅游卫生
Ⅳ.①R128

　　中国版本图书馆 CIP 数据核字(2019)第 129838 号

人卫智网	www.ipmph.com	医学教育、学术、考试、健康,
		购书智慧智能综合服务平台
人卫官网	www.pmph.com	人卫官方资讯发布平台

图字号:01-2019-3429

旅 行 医 学

主　　译:黄祖瑚
出版发行:人民卫生出版社(中继线 010-59780011)
地　　址:北京市朝阳区潘家园南里 19 号
邮　　编:100021
E - mail:pmph @ pmph.com
购书热线:010-59787592　010-59787584　010-65264830
印　　刷:北京盛通印刷股份有限公司
经　　销:新华书店
开　　本:889×1194　1/16　印张:37.5
字　　数:1214 千字
版　　次:2019 年 10 月第 1 版　2019 年 10 月第 1 版第 1 次印刷
标准书号:ISBN 978-7-117-28638-1
定　　价:420.00 元

打击盗版举报电话:010-59787491　E-mail:WQ @ pmph.com
(凡属印装质量问题请与本社市场营销中心联系退换)

旅行医学
Travel Medicine

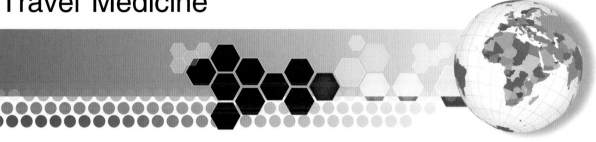

第 3 版

主　编　Jay S. Keystone
　　　　David O. Freedman
　　　　Phyllis E. Kozarsky
　　　　Bradley A. Connor
　　　　Hans D. Nothdurft

主　译　黄祖瑚

主　审　卢　山

副主译　周明浩　李　军

译　者（以姓氏汉语拼音为序）
　　　　蔡　洁（南京医科大学第一附属医院）　　　刘　源（南京医科大学第一附属医院）
　　　　陈　勇（江苏省疾病预防控制中心）　　　　刘元宝（江苏省疾病预防控制中心）
　　　　黄昊頔（江苏省疾病预防控制中心）　　　　孙　宏（江苏省疾病预防控制中心）
　　　　蒋龙凤（南京医科大学第一附属医院）　　　田　野（江苏省疾病预防控制中心）
　　　　金　柯（南京医科大学第一附属医院）　　　徐　酩（江苏省疾病预防控制中心）
　　　　李建军（江苏省疾病预防控制中心）　　　　于　洋（江苏省疾病预防控制中心）
　　　　李　爽（南京医科大学第一附属医院）　　　朱传龙（南京医科大学第一附属医院）

秘　书　傅更锋　蔡　洁

人民卫生出版社

ELSEVIER

Elsevier (Singapore) Pte Ltd.

3 Killiney Road

#08-01 Winsland House I

Singapore 239519

Tel：（65）6349-0200

Fax：（65）6733-1817

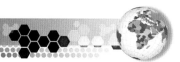

Martin Alberer MD
Department of Tropical Medicine and
Infectious Diseases
Ludwig-Maximilians-University
Munich, Germany

Susan A. Anderson MD
Clinical Assistant Professor of Medicine/
GeoSentinel Site Director CDC/ITSM
Urgent Care and Travel Medicine
Palo Alto Medical Foundation
Palo Alto, CA, USA

Vernon Ansdell MD, FRCP, DTM&H
Associate Clinical Professor
Department of Public Health Sciences and
Epidemiology
University of Hawaii
Director, Tropical and Travel Medicine
Kaiser Permanente Hawaii
Honolulu, HI, USA

Paul M. Arguin MD
Medical Epidemiologist
Centers for Disease Control
Mailstop G-13
Atlanta, GA, USA

James Aw MD
Medical Director
Medcan Clinic
Toronto, ON, Canada

Howard Backer MD, MPH
Director
California Emergency Management Services
Authority (EMSA)
Rancho Cordova, CA, USA

**Michael Bagshaw MB, MRCS, FFOM,
DAvMed**
Visiting Professor of Aviation Medicine
King's College
London, UK

Roger A. Band MD
Assistant Professor
Department of Emergency Medicine
Hospital of The University of Pennsylvania
Department of Emergency Medicine
Philadelphia, PA, USA

Deborah N. Barbeau MD, MSPH
Clinical Assistant Professor of Medicine
Department of Medicine

Division of Infectious Diseases
Tulane University
New Orleans, LA, USA

Elizabeth D. Barnett MD
Professor of Pediatrics
Boston University School of Medicine
Director, International Clinic
Boston Medical Center
Boston, MA, USA

Trish Batchelor MD
Medical Officer CIWEC Clinic
Former National Medical Director
The Travel Doctor TMVC
(Austrialia & New Zealand)
C/O CIWEC Clinic
Kathmandu, Nepal

Ronald H. Behrens MB, ChB, MD, FRCP
Senior Lecturer
Faculty of Infectious and Tropical Diseases
London School of Hygiene and Tropical
Medicine
Consultant Physician
Hospital for Tropical Diseases London
London, UK

Jiri Beran MD
Head
Department for Tropical and Travel
Medicine
Institute for Postgraduate Medical
Education in Prague
Director
Vaccination and Travel Medicine Centre
Poliklinika II
Hradec Kralove, Czech Republic

Gerd D. Burchard MD, Phd
Professor
Department Tropical Medicine / Infectious
Diseases
University Medical Center Hamburg
Hamburg, Germany

**Michael Callahan MD, MSPH, DTM&H,
DMCC**
Clinical Associate Physician
Division of Infectious Diseases
Massachusetts General Hospital
Harvard Medical School
Boston, MA, USA

Suzanne C. Cannegieter MD, PhD
Clinical Epidemiologist
Leiden University Medical Center
Leiden, The Netherlands

Francesco Castelli MD, FRCP, FFTM RCPS
Professor of Infectious Diseases
Institute for Infectious and Tropical
Diseases
University of Brescia
Brescia, Italy

Eric Caumes MD
Professor
University Pierre et Marie Curie
Department of Infectious and Tropical
Diseases
Teaching Hospital Pitie Salpetriere
Paris, France

Lin Hwei Chen MD
Director
Travel Medicine Center
Mount Auburn Hospital
Cambridge, MA, USA

Jean-Francois Chicoine MD, FRCPC
Paediatrician
Associate Professor
Department of Paediatrics
Adoption and International Health Clinic
CHU Sainte-Justine
Scientific Director, Le monde est ailleurs
Montreal, QC, Canada

Jan Clerinx MD
Consultant
Department of Clinical Sciences
Institute of Tropical Medicine
Antwerp, Belgium

Bradley A. Connor MD
Clinical Professor of Medicine
Division of Gastroenterology and
Hepatology
Weill Medical College of Cornell University
Medical Director, The New York Center for
Travel and Tropical Medicine
New York, NY, USA

Gregory A. Deye MD
Investigator
Division of Experimental Therapeutics

Walter Reed Army Institute of Research
Military Malaria Research Program
Silver Spring, MD, USA

Thomas E. Dietz MD
Affiliate Assistant Professor
Department of Family Medicine
Oregon Health & Science University
Portland, OR, USA

Yoram Epstein PhD
Professor of Physiology
Heller Institute of Medical Research
Sheba Medical Center
Tel Hashomer
Sackler Faculty of Medicine
Tel Aviv University
Tel Aviv, Israel

Charles D. Ericsson MD
Professor of Medicine
Head, Clinical Infectious Diseases
Director, Travel Medicine Clinic
Director, Infectious Disease Fellowship
Program
University of Texas Medical School at
Houston
Houston, TX, USA

Philip R. Fischer MD
Professor of Pediatrics
Pediatric and Adolescent Medicine
Mayo Clinic
Rochester, MN, USA

Mark S. Fradin MD
Adjunct Clinical Associate Professor of
Dermatology
Department of Dermatology
University of North Carolina at Chapel Hill
Chapel Hill, NC, USA

Tifany Frazer MPH
Global Health Program Manager
Institute for Health and Society
Medical College of Wisconsin
Milwaukee, WI, USA

David O. Freedman MD
Professor
Director, UAB Travelers Health Clinic
The University of Alabama at Birmingham
Birmingham, AL, USA

Kenneth L. Gamble MD
Lecturer
University of Toronto
President, Missionary Health Institute
Toronto, ON, Canada

Pier F. Giorgetti MD
Institute for Infectious Diseases
University of Brescia
Brescia, Italy

Jeff Goad PharmD, MPH
Associate Professor of Clinical Pharmacy
University of Southern California School of
Pharmacy
Titus Family Department of Clinical
Pharmacy and Pharmaceutical Economics
and Policy
Los Angeles, CA, USA

Alfons Van Gompel MD
Associate Professor
Department of Clinical Sciences
Institute of Tropical Medicine
Antwerp, Belgium

Larry Goodyer MPharmS, PhD
Professor
Head of the Leicester School of Pharmacy
Faculty of Health and Life Sciences
De Montfort University
Leicester, UK

**Sandra Grieve RGN, RM, BSc (Hons), Dip
Trav Med, FFTM, RCPS (Glasg.)**
Independent Travel Health Specialist Nurse
Alcester, Warwickshire, UK

**Martin P. Grobusch MD, MSc (Lond),
FRCP (Lond), DTM&H (Lond)**
Full Professor (Chair) of Tropical Medicine
Head, Tropencentrum
Division of Infectious Diseases, Tropical
Medicine and AIDS
Department of Medicine
Amsterdam Medical Center
University of Amsterdam
Amsterdam, The Netherlands
Visiting Professor, Institute of Tropical
Diseases
University of Tuebingen, Germany
Visiting Professor, Division of Infectious
Diseases
Department of Internal Medicine
University of the Witwatersrand
Johannesburg, South Africa

Peter H. Hackett MD
Clinical Professor
Department of Emergency Medicine
University of Colorado, Denver
Director
Institute for Altitude Medicine,
Telluride, CO, USA

Davidson H. Hamer MD
Professor of International Health and
Medicine
Schools of Public Health and Medicine
Director, Travel Clinic Boston Medical
Center
Center for Global Health and
Development,
Boston University
Boston, MA, USA

Stephen Hargarten MD, MPH
Professor and Chair
Emergency Medicine
Director, Injury Research Center
Medical College of Wisconsin
Milwaukee, WI, USA

Christoph F. R. Hatz MD
Professor
Department of Medicine and Diagnostics
Swiss Tropical and Public Health Institute
Basel, Switzerland
Division of Communicable Diseases
Institute for Social and Preventive Medicine
University of Zurich
Zurich, Switzerland

Deborah M. Hawker PhD, DClinPsy
Clinical Psychologist
Psychological Health
InterHealth
London, UK

Carter D. Hill MD
Clinical Associate Professor
Department of Medicine
University of Washington
Medical Director
Holland America Line
Emergency Physician
Highline Medical Center
Seattle, WA, USA

**David R. Hill MD, DTM&H, FRCP, FFTM,
FASTM**
Professor of Medical Sciences
Director of Global Public Health
Frank H. Netter MD, School of Medicine
Quinnipiac University
Hamden, CT, USA

Kevin C. Kain MD, FRCPC
Professor of Medicine
University of Toronto
Canada Research Chair in Molecular
Parasitology
Director, SAR Labs, Sandra Rotman Centre
for Global Health
University Health Network-Toronto
General Hospital
Toronto, ON, Canada

Jay S. Keystone MD, MSc (CTM), FRCPC
Professor
Tropical Disease Unit
The Toronto General Hospital
Toronto, ON, Canada

Amy D. Klion MD
Investigator
Eosinophil Pathology Unit
Laboratory of Parasitic Diseases
Bethesda, MD, USA

Herwig Kollaritsch MD
Institute of Specific Prophylaxis and
Tropical Medicine
Center for Pathophysiology, Infectiology
and Immunology
Medical University of Vienna
Vienna, Austria

Phyllis E. Kozarsky MD
Professor of Medicine
Department of Medicine and Infectious
Diseases
Co-Director, Tropical and Travel Medicine
Emory University School of Medicine
Atlanta, GA, USA

**Susan M. Kuhn MD, MSc, DTM&H,
FRCPC**
Associate Professor
Departments of Pediatrics and Medicine
University of Calgary
Alberta Children's Hospital
Calgary, AB, Canada

Beth Lange MB, ChB
Otolaryngologist
Alberta Health Care Services
Calgary, AB, Canada

William L. Lang MD
Senior Medical Director
BioMarin Pharmaceuticals
Arlington, VA, USA

**Ted Lankester MB, Chir, MRCGP, FFTM,
RCPSG**
Director of Health Services
InterHealth
London, UK

**Karin Leder MBBS, FRACP, PhD, MPH,
DTM&H**
Associate Professor
Head of Infectious Disease Epidemiology
Unit
Department of Epidemiology and
Preventive Medicine
School of Public Health and Preventive
Medicine
Monash University
Melbourne, VIC, Australia

C. Virginia Lee MD, MPH, MA
Travelers Health Branch
Division of Global Migration &
Quarantine (DGMQ)
National Center for Emerging & Zoonotic
Infectious Diseases (NCEZID), CDC
Atlanta, USA

Thomas Löscher MD, DTM&H
Professor of Internal Medicine
Director
Department of Infectious Diseases and
Tropical Medicine

University of Munich
Munich, Germany

Sheila M. Mackell MD
Pediatrician & Travel Medicine Consultant
Mountain View Pediatrics
Flagstaff Medical Centre
Flagstaff, AZ, USA

Alan J. Magill MD, FACP, FIDSA, FASTMH
Program Manager
Division of Experimental Therapeutics
Walter Reed Army Institute of Research
COL U.S. Army (retired)
Defense Advanced Research Projects
Agency (DARPA)
Silver Spring, MD, USA

Karen J. Marienau MD, MPH
Centers for Disease Control and Prevention
Center for Emerging and Zoonotic
Infectious Diseases
Division of Global Migration and
Quarantine
St Paul, MN, USA

Alberto Matteelli MD
Head, Unit of Community Infections
Department of Infectious Diseases
Brescia University Hospital
Brescia, Italy

**Marc Mendelson BSc, MBBS, PhD, FRCP,
DTM&H**
Associate Professor
Head of Division of Infectious DIseases and
HIV Medicine
Department of Medicine
University of Cape Town
Cape Town, South Africa

Maria D. Mileno MD
Associate Professor of Medicine
Brown University
Director, Travel Medicine Service
The Miriam Hospital
Providence, RI, USA

Daniel S. Moran PhD
Associate Professor Faculty of Health
Sciences
Ariel University Center
Ariel, Israel

Anne E. McCarthy MD FRCPC, DTM&H
Associate Professor of Medicine
Division of Infectious Diseases
Director, Office of Global Health
Faculty of Medicine
Director, Tropical Medicine and
International Health Clinic
University of Ottawa
Ottawa, ON, Canada

Susan L. F. McLellan MD, MPH
Associate Professor of Medicine
Infectious Diseases Section
School of Medicine
Department of Tropical Medicine, SPHTM
Tulane University Health Sciences Center
New Orleans, LA, USA

Hans D. Nothdurft MD
Associate Professor
Department of Infectious Diseases and
Tropical Medicine
Head, University Travel Clinic
University of Munich
Munich, Germany

Philippe Parola MD, PhD
Professor of Infectious Diseases and Tropical
Medicine
Faculty of Medicine
Aix-Marseille University
Marseille, France

Susanne M. Pechel MD
Director
Fit for Travel – Editorial Department
InterMEDIS GmbH
Munich, Germany

Yoram A. Puius MD, PhD
Assistant Professor
Department of Medicine
Albert Einstein College of Medicine
Attending Physician
Division of Infectious Diseases
Montefiore Medical Center
Bronx, NY, USA

Veronica Del Punta MD
Resident Physician
Post-Graduate Specialization School in
Tropical Medicine
Institute of Infectious and Tropical Diseases
University of Brescia
Brescia, Italy

**Pamela Rendi-Wagner MD, MSc,
DTM&H**
Associate Professor
Institute of Specific Prophylaxis and
Tropical Medicine
Medical University Vienna
Vienna, Austria

Mark S. Riddle MD, MPH&TM, DrPH
Deputy Head
Enteric Diseases Department NMRC
Silver Spring, MD, USA

Frits Rosendaal MD
Department of Clinical Epidemiology
Leiden University Medical Center
Leiden, The Netherlands

Gail A. Rosselot NP, MPH, COHN-S, FAANP
President
Travel Well of Westchester Inc.
Briarcliff Manor
New York, NY, USA

Edward T. Ryan MD, DTM&H
Director
Tropical Medicine
Division of Infectious Diseases
Massachusetts General Hospital
Professor of Medicine
Harvard Medical School
Boston, MA, USA

Nuccia Saleri MD, PhD
Professor
Appropriated Methodologies and
Techniques
International Cooperation for Development
University of Brescia
Institute of Infectious and Tropical Diseases
Brescia, Italy

John W. Sanders MD
Commanding Officer
Naval Medical Research Unit Six
Lima, Peru;
Assistant Professor
Infectious Disease Division
Uniformed Services University
Bethesda, MD, USA

Patricia Schlagenhauf PhD, PD
Senior Lecturer, Research Scientist
University of Zürich Centre for Travel
Medicine
WHO Collaborating Centre for Travelers'
Health
Zürich, Switzerland

Eli Schwartz MD, DTM&H
Professor (clinical) of Medicine
Head of The Center for Geographic
Medicine and Tropical Diseases
Chaim Sheba Medical Center
Tel Hashomer
Sackler School of Medicine
Tel Aviv University
Tel Aviv, Israel

Evelyn Sharpe MB BCh MRCPsych, MFTM RCPSGlasg
Consultant Psychiatrist
Psychological Health Services
InterHealth
London, UK

David R. Shlim MD
Medical Director
Jackson Hole Travel and Tropical Medicine
Kelly, WY, USA

Gerard J.B. Sonder MD, PhD
Director National Co-ordination
Center for Travelers Health Advice (LCR)
Department of Infectious Diseases
Public Health Service Amsterdam
Amsterdam, The Netherlands

Mike Starr MBBS, FRACP
Paediatrician, Infectious Diseases Physician
Consultant in Emergency Medicine
Director of Paediatric Physician Training
Head of Travel Clinic
Royal Children's Hospital
Melbourne, Australia

Robert Steffen MD
Emeritus Professor
University of Zurich
Institute of Social and Preventive Medicine
Division of Epidemiology and Prevention
of Communicable Diseases
WHO Collaborating Centre for Travellers'
Health
Zurich, Switzerland
Adjunct Professor, Epidemiology and
Disease Prevention Division
University of Texas School of Public Health
Houston, TX, USA

Kathryn N. Suh MD, FRCPC
Associate Professor of Medicine
University of Ottawa
Division of Infectious Diseases
The Ottawa Hospital Civic Campus
Ottawa, ON, Canada

Andrea P. Summer MD MSCR
Assistant Professor of Pediatrics
Department of Pediatrics
Medical University of South Carolina
Charleston, SC, USA

Linda R. Taggart MD, FRCPC
Fellow
Division of Infectious Diseases
University of Toronto
Toronto, ON, Canada

David N. Taylor MD, MS
Chief Medical Officer
VaxInnate Corporation
Cranbury, NJ, USA

Shiri Tenenboim MD, MSc Int'l Health (MIH), DTM&H
Medical Doctor (Dr.), Cancer Center
Chaim Sheba Medical Center,
Tel Hashomer, Israel

Dominique Tessier MD, CCFP, FCFP
Co-President
Bleu, Réseau d'experts
Medical Director
Clinique santé voyage of the Family
Medicine group Quartier Latin
Associate Professor
Family Medicine Department
University of Montreal
Montreal, QC, Canada

Joseph Torresi MBBS, B.Med.Sci, FRACP, PhD
Associate Professor
Department of Infectious Diseases
Austin Hospital
The University of Melbourne
Heidelberg, VIC, Australia

Thomas H. Valk MD, MPH
President
VEI, Incorporated
Marshall, VA, USA

Eric L. Weiss MD, DTM&H
Associate Clinical Professor
Emergency Medicine & Infectious Diseases
Stanford University School of Medicine
Stanford, USA

Ursula Wiedermann MD, PhD
Professor
Head of Institute of Specific Prophylaxis
and Tropical Medicine
Medical University of Vienna
Vienna, Austria

Annelies Wilder-Smith MD, PhD, MIH, DTM&H
Mercator Professor
Director of Teaching
Institute of Public Health
University of Heidelberg
Heidelberg, Germany

Mary E. Wilson MD
Associate Professor
Department of Global Health and
Population
Harvard School of Public Health
Boston, MA, USA

2018 年是我国改革开放 40 周年。这 40 年间,我国经济社会快速发展,人民群众生活水平大幅度提高,对外开放和国际交流合作日益增多,人民群众了解和体验世界自然文化的需求也随之增长。因此,近些年来,我国出国、出境人数不断创下新高,已连续多年保持世界第一大出境旅游客源国地位。据有关部门统计,2017 年我国公民出国出境旅行人数已超过 1.3 亿,占 2017 年全球国际旅行总人数的 10%。到目前为止,我国民众出国出境的目的地已遍及五大洲的 151 个国家和地区。可以预见,随着我国进一步扩大对外开放,中非合作进一步加强,"一带一路"倡议进一步落实,我国出国出境的各类公务、商务及劳务人员将会继续增加。

大量人员走出国门,伴随而来的就包括旅行者的健康和安全问题。由于各个旅行目的地的地理、气候条件复杂,食物源性、虫媒性等疾病谱各异,医疗服务提供能力差异巨大,而旅行者的行程安排、身体适应能力以及可能存在的基础疾病情况等也各不相同,因此每位旅行者都要面临一些旅行相关的健康与疾病问题,需要有专门机构和人员进行旅行前、中、后的全过程指导和管理。据统计资料,国际旅行者的死亡率约为 1/10 万,主要死亡原因为交通事故(28.1%)、心血管疾病(27.4%)、其他意外事故(18.3%)。另有一组 13 年 104 例死亡病例分析,首位死因为疟疾,接着依次为败血症、呼吸系统疾病(肺炎、结核病)及急性脑炎等。有资料反映我国旅行者在海外求助有 4 种类型,其中,意外受伤比例最高,占 35%。这些数据表明,旅行期间的安全和健康问题应该引起广大旅行者和相关医疗卫生工作者的高度重视。

相对于这些年我国国际旅游(行)行业的迅速发展,有关旅行医学的公共卫生及临床领域的实践和研究相对滞后,还没有形成能够为广大旅行者提供便捷、优质的预防措施和医疗服务的体系和网络,也没有出版这方面的专著和教材。"他山之石,可以攻玉",欧美国家在旅行医学方面已有多年实践,积累了较多经验。由 Keystone 教授(加拿大)、Freedman 教授(美国)、Kozarsky 教授(美国)、Connor 教授(美国)和 Nothdurft 教授(德国)共同主编的《旅行医学》(第 3 版)是一本在国际上颇有影响的旅行医学专著,该书以"怎么做"为宗旨,围绕旅行前、旅行期间及旅行返回后三个方面,以 10 篇 56 章的篇幅,分别介绍了旅行医学概述、旅行前咨询、免疫预防、疟疾预防及处置、旅行者腹泻预防及处置、特定人群的旅行、特殊行程的旅行、环境因素的影响、旅行期间某些健康问题的处置以及旅行后医疗照护等有关内容。既有相关理论,又有实践经验;既有"要点""结论"点睛,又有图表流程示意;既是一本教科书,又是一本实用手册。在人民卫生出版社的支持下,南京医科大学第一附属医院(江苏省人民医院)黄祖瑚教授带领该院感染病科和江苏省疾病预防控制中心的一批中青年骨干,已将这本专著译为中文。译文充分尊重原文,保持原书图文并茂的特色,文字流畅,可读性强。这本译著的出版为推动我国旅行医学学科和旅行医学实践的发展将会起到积极作用。

我很赞赏黄祖瑚教授在翻译工作中联合感染病科医师和公共卫生医师的做法。因为旅行医学的特点就是公共卫生与临床医学密不可分。以最常见的旅行相关疾病——疟疾和旅行者腹泻为例,如果没有充分的防蚊措施和水净化、食品安全措施,就很难从源头来预防疾病的产生;而必要的预防用药和恰当的治疗用药,又能在特别复杂的环境下减少疾病发生,及时解除患者病痛,减轻旅行者的损失。在今后的旅行医学实践中,一定要倡导防治结合、公共卫生与临床医学联合的工作模式。

我国幅员辽阔,自然和人文景观星罗棋布,美不胜收,吸引了大量国内外旅行者和游客。因此我们在重视居民出国出境旅行健康和安全的同时,还应关注国际旅行者来我国(2017年2910万人次)以及我国居民在国内(2017年50亿人次)的旅行。要努力形成共识,动员各界力量,切实加强我国旅行医学学科、机构、人员和设施等方面的建设,不断提高旅行医学整体水平。我也热切期待在不久之后能够有符合我国国情,具有中国特色的《旅行医学》专著问世。

中国工程院院士

浙江大学医学部教授

2018年12月

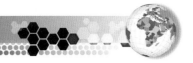

记忆中我最初接触"travel medicine（旅行医学）"这个名词，是在20世纪90年代初，当时我所在的医院（南京医科大学第一附属医院，亦为江苏省人民医院）与澳大利亚维多利亚州Fairfield医院结成友好医院，并多次互派人员交流访问。一次，澳方来访团队中一位感染内科医师曾在我院作了关于"Travel Medicine"的专题报告，我担任他的现场翻译，现在还依稀记得他所讲的一些旅游相关的传染性及感染性疾病，印象最深的是关于海洋生物造成人体损伤及感染的病例。当时，就觉得内容很新鲜，但那以后很多年也未特别关注过旅行医学。

改革开放以来，随着我国经济社会的快速发展和人民生活水平的迅速提高，旅行，特别是国际旅行已逐渐成为一种生活方式走进了寻常百姓家。据有关部门统计，我国公民出国出境旅游人数2014年为1.07亿，2016年增长至1.22亿，2017年已超过1.3亿，出境游目的地已扩大到151个国家和地区。大量人员走出国门，伴随的问题就包括旅行者的健康和安全。

2016年，我与大学同学及朋友，也即本译著的主审卢山教授（他在美国马萨诸塞大学医学院担任内科学终身教授）交谈时，了解到在一些发达国家，旅行医学已成为一个独立的医学分支，而且旅行诊所主要由感染病医师主诊。作为一名感染病医师，我觉得应该补上这一课，加强旅行医学知识的学习。卢教授后来就向我推荐并寄赠了这本Travel Medicine。鉴于国内旅行医学似尚未引起足够重视，相关临床实践亦处在起步阶段，我又萌生了将这本旅行医学专著翻译介绍给国内同行的念头。人民卫生出版社对此给予了积极回应，经谈判获得版权所有方的同意，遂开始了本书的翻译工作。

本书原著的主编分别是来自美国、德国、加拿大等国的感染病学或热带病学专家，作者则包括了欧洲、美洲、非洲及澳大利亚、印度等多个地区和国家的旅行医学从业专家，体现了本书内容的专业性和全球视角下的广泛代表性。

本书围绕旅行前、旅行期间及旅行后三个方面展开，共分10篇56章。第1~3篇，重点介绍旅行医学的基本概念、旅行医学诊所的设立与运行、旅行前咨询及免疫接种管理。第4~9篇，主要介绍旅行期间重点关注的疟疾和旅行者腹泻的预防与处置，有特殊需要的旅行者（如孕妇、儿童、老人及有基础疾病人员等）和有特殊行程安排的旅行者（如人道救援、远程考察、游轮旅行及大型集会等）常见医学问题的预防和处置，旅行医学中的环境相关问题（如高原反应、潜水病、极端温度、时差及晕动症等）的预防与处置，以及旅行期间的其他医学问题（如毒虫叮蜇、食源性疾病、精神心理障碍、深部血栓及人身安全等）的预防与处置。第10篇重点介绍旅行结束后的疾病筛查及旅行后发热、皮肤疾病和呼吸道感染等的诊断及处理。

正如原著前言中所述，本书是"按照'怎么做'的书来设计，让读者从头至尾读起来是一本完整的旅行医学教程。同时，对那些希望获得这一领域最新信息的读者来说，它又是一本参考书。"本书不仅内容丰富，而且编写形式清新活泼，每一章都前有"要点"，后有"结论"，层次分明，文字简练，图文并茂，可读性强。

当然，在学习、参考本书时有一点应加以注意，即本书中所说的旅行者，主要是指欧美等国家的各类旅行者，因此作者考虑问题的视角也基本顺应这些旅行者的需求。此外，在诸多旅行目的地情况介绍中述及我国的内容也较少。这就使该书对我国旅行医学实践的指导作用具有局限性。但只要我们对此有清楚认识，本书各章内容还是有重要学习借鉴意义的。

为保证译稿的质量，根据本书原著内容的特点，我们以南京医科大学第一附属医院感染病科和江苏省疾病预防控制中心的中青年骨干为主体组成两个翻译小组,初稿译出后,先在组内讨论翻译中遇到的难点,并做修改,然后由两位副主译分别对译稿进行初审后,呈交主译和主审进行终审,最后由主译统稿、定稿。

付梓之日,非常感谢卢山教授自始至终的支持与参与,非常感谢李兰娟院士拨冗为本译著作序。

由于参与翻译者中英文水平仍有参差,亦受主译水平所限,译文中肯定有不够准确与精当之处,诚望各位同仁和广大读者不吝赐教。

黄祖瑚

南京医科大学第一附属医院

2018 年 12 月于南京

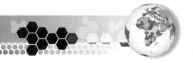

我们生活在一个充满了美丽、魅力和刺激的美好世界。只要我们睁开双眼去寻找,就会有无穷无尽的惊奇。

Jawaharlal Nehru

去庆祝旅行吧,不要担心路上的坑坑洼洼。

Fitzhugh Mullan

Mullan 所说"路上的坑坑洼洼"是隐喻旅行中的各种挑战,其中就包含健康问题。Nehru 可能是说,当人们在探险中经历激动人心的风景、声音和味道时,要保持开放的心态。也有旅行医学从业者认为,Nehru 所说还可理解为要对旅行中的风险做好准备。毫无疑义,当我们在"舒适地带"以外的地区旅行时,将面临身体和情绪的挑战,而最好的应对方法就是提前进行自我教育。

近些年来,旅行医学由于其原本的内涵已不能适应全球范围显著增多的旅游、商务、教育、家庭团聚及移民等旅行活动,以及由这样的人群流动所引起的卫生和健康风险,现已成为一门独特的专业。

对旅行医学的了解已不能局限于热带医学和旅行医学从业者,而需要整合家庭医学、内科、儿科、急诊医学、职业医学以及传染病学。

在本书前两版的成功基础上,我们觉得应给新手和有经验的旅行医学从业者们提供这一新兴领域的最新知识。

这一版旅行医学,像前两版一样,按照"怎么做"的书来设计,让读者从头至尾读起来是一本完整的旅行医学教程。同时,对那些希望获得这一领域最新信息的读者来说,它又是一本参考书。本书让从业者既可以根据日常工作的需要便捷获得所需信息,同时又能在面对旅行归来病人时,掌握发现最常见问题的路径。每一章节前都列有要点,概括了本章讨论的最重要内容。我们遴选了来自不同大洲的作者,是为了给读者提供不同视角的观点。我们还增加了关于特殊群体,如大型集会、游轮旅行者、难民以及医疗卫生和救灾人员的有关章节。

希望我们经验丰富的国际化作者依据临床实践和循证医学要求所写成的本书能够成为所有旅行医学医务人员的基本参考资料和手头必备书。

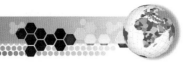

原著致谢

作者们要感谢 Elsevier 出版社的 Deborah Russell 和 Louise Cook，他们的远见、热情和奉献帮助本书第 1 版取得了成功。同样，我们要感谢 Nani Clansey，他也来自 Elsevier 出版社，在本书的整个编写过程中，他以其幽默和周到的方式和我们密切相处。还有 Vinod Kumar Iyyappan，对这一版的编写也给予了很大帮助。

总之，我们感谢我们的家庭和合作伙伴，感谢他们一贯以来的耐心和理解，让我们投入时间和努力，使这本书成功问世。

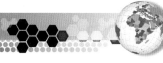

目录

第七篇　有特殊行程的旅行者

第八篇　旅行医学的环境因素

第九篇　旅行中的健康问题

第十篇　旅行后照护

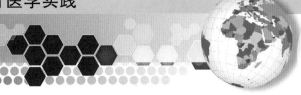

1

旅行医学概述

Phyllis E. Kozarsky and Jay S. Keystone

要点

- 虽然全球经济形势严峻,但是未来十年国际旅游仍将稳步增长,尤其是东亚和东南亚旅游
- 国际旅行不再仅以商务和休闲为目的,还包括了志愿者服务、医疗旅游和探亲访友
- 初级医疗照护人员迫切需要懂得其患者在旅行前和返程时的卫生和健康问题
- 由于全球和区域的科研网络对大量旅行者出发前状况和返程时患病情况的研究,极大丰富了对旅行相关传染性疾病的流行病学和临床表现的认识

旅游医学正方兴未艾,但仍然是从热带医学、预防医学、感染病学、职业医学、儿科学、急救医学以及移民和军事医学等学科不断汲取养分的新生医学领域。因此,大多数旅行健康医务人员不仅要从事旅行卫生与健康工作,而且每天都忙于更新知识,以应对那些不断变化着的与患者有关的问题。旅行健康工作者很少有时间去关注诸如社区的人口学变化或全球旅行和移民的规模等问题,而这些只是这一类统计数据的样例而已。

2010 年,尽管经济下行,国际游客人数仍达 9.4 亿人次,比上年增长 6.6%。同时,国际旅游收入达到 9190 亿美元(约合 6100 亿欧元)。其中新兴经济体增长近 9%(www.unwto.org/facts,数据获取 12/19/11)。

过去六十年来,随着众多新旅游目的地的出现,旅游业不断发展壮大,成为世界上规模最大,增长最快的经济成分之一。尽管有时受到 SARS、流感等流行或经济因素的影响,旅游业几乎没有停止过增长:国际到访人数 1950 年为 2500 万,1980 年为 2.77 亿,2000 年为 6.75 亿,现在为 9.4 亿(图 1.1 和表 1.1,www.unto.org/facts,数据获取 12/19/11)。

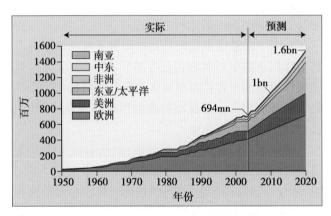

图 1.1 国际旅游抵达人数的预测:2020 年

表 1.1 世界旅游组织游客抵达数量

	基准年 1995	预测 2010	预测 2020	市场份额(%) 1995	市场份额(%) 2020	平均年增长率(%) 1995—2020
		(百万)				
世界	565	1006	1561	100	100	4.1
非洲	20	47	77	3.6	5	5.5
美洲	110	190	282	19.3	18.1	3.8
东亚和太平洋	81	195	397	14.4	25.4	6.5
欧洲	336	527	717	59.8	45.9	3.1
中东	14	36	69	2.2	4.4	6.7
南亚	4	11	19	0.7	1.2	6.2

2010 年以休闲为目的旅行约占旅行总量的 51%，商业和职业旅行占 15%，27% 的旅行原因为宗教信仰、朝圣、海外就医和探亲访友。另外有 7% 的旅行未能明确分类。中国首次紧随法国和美国之后在旅行者目的地排名第三。马来西亚、土耳其和墨西哥等国家进入前十名。随着长途旅行比区域内旅行的增长更快，预计到 2020 年，东亚、太平洋、中东和非洲的抵达旅行人数将以每年 5% 以上的速度递增。

为什么这些数字与医生，特别是初级医疗照护人员有关？

1. 因为他们的患者国际旅行的目的不仅是商务、休闲，还有志愿者服务（青少年志愿旅行者），到国外接受相对便宜的医疗服务（医疗旅行者），以及看望家人和朋友（VFRs）。从统计学上看，后一类旅行者是罹患如疟疾和伤寒等严重疾病以及因此而住院治疗的高危人群[1-3]。

2. 因为他们的患者在旅行时可能患上与旅行有关的疾病，以及旅行中患者的慢性疾病发生加重。

3. 因为旅行医学是预防性医学：通过学习关于旅行健康的知识，有助于预防传染性和非感染性问题，否则这些问题可能会大大增加旅行相关的发病和死亡。

近年来，由蚊虫传播的基孔肯雅病毒大规模暴发，导致了从亚洲返回的旅行者发生持续性关节炎[4]；亚洲和东南亚的肠道细菌耐药菌株降低了氟喹诺酮类药物治疗伤寒和旅行者腹泻的疗效[5]；在印度次大陆接受医疗服务的患者被新型耐多药肠杆菌科细菌感染的风险日益增加[6]。不仅旅行者的组成在变化中，他们获得的感染也在变化中。

这些事实传递的信息很清晰，对所有医务人员来说，掌握旅行医学的知识是很重要的。本书现为第 3 版，不仅可供旅行医生，还可供任何初级医疗照护医生（家庭医生或普通内科医生）使用。教育医务人员学会询问患者"什么时候去旅行？到哪里去旅行？"对于确保采取适当的预防措施至为重要。如果认为所有初级医疗照护人员都可以在本书中找到详细资料来直接用于患者的咨询服务，未免太过理想，但另一方面，本书又是从业医师的标准参考书。他们或经常或偶尔使用，也可选择将医疗问题复杂或旅程复杂的患者转诊到数量越来越多的旅行诊所（www. istm. org 查看列表）。另外，每个患者都应该被询问"你是否旅行过，去哪里旅行的？"令人震惊的是，许多旅行归来者出现健康问题，却没有意识到是在国外获得的。有一些医务人员会选择自己来评估处理旅行后出现问题的患者；其他医生则会选择转诊。本书不涉及热带病，但对旅行后各种常见健康问题的分类处置作了阐述。

自 2003 年本书第 1 版面世以来，旅行医学领域发生了许多变化。有关资源在增加，培训和实践的机会也在增加。国际旅行医学会（International Society of Travel Medicine，ISTM）创立于 1991 年，目前全球已有 2500 多名会员，其中包括医生、护士、公共卫生人员和不断增加的药剂师。他们主办和参与主办了在不同地点，不同演讲者和与会者参与的会议。国家性和地区性学会已经成立、逐步发展，并开始资助小型会议。教育培训的机会正在增多，有的在旅行诊所内开展个人培训，有的以会议形式聚焦医疗护理的其他方面。旅行医学专家在全球各地举办其课程，并设立了学位项目。ISTM 现在每年举行"旅行健康证书（Certificate in Travel Health，CTH）"考试，并且围绕十年周期的专业发展规划，制定了强制性的 CTH 持续学习计划。《旅行医学杂志》（*Journal of Travel Medicine*）已经确立了作为这一独特领域信息发表平台的定位。电子邮件论坛 ListservsTravelMed 非常积极地吸引新入行的医务人员和专家以低调方式讨论该领域的各种问题。权威组织如世界卫生组织（World Health Organization，WHO）、英国国家旅行卫生网络与中心（National Travel Health Network and Center in Great Britain，NaTHNaC）、美国疾病预防控制中心（US Centers for Disease Control and Prevention，CDC）等组织以文本或电子版形式发布了各自的健康指南。各种信息以前所未有的方式进行共享，如使得黄热病疫苗的推荐意见得到协调统一。

为了完善旅行医学的循证医学基础，复杂的监测网络已臻完备，并公布了旅行相关感染的发生趋势。主要由 ISTM 和 CDC 合作协议投资的 GeoSentinel 目前在世界各地拥有 50 多个监控站点，并与欧洲疾病预防控制中心（European Centre for Disease Prevention and Control，ECDC）的合作伙伴 EuroTravNe 协调工作，同时也与其他组织合作，网络建设和研究能力得到不断加强。

针对旅行医学领域的发展和各种旅行医学从业人员的增多，这一版《旅行医学》在许多方面有新变化。虽然许多章节有更新，但包含主体知识内容的主题章节和每章开头的要点依然保留。本书继续努力通过使用图表、照片和流程图来强化学习。关于流离失所者及医疗照护和救灾工作者的内容是本书新增的篇章。医疗旅游和大型聚会愈显重要，为此也新增了章节。与长途飞行有关的旅行者血栓形成后果严重,且并不少见,也在本书得到强调。为了简化阅读,把疫苗接种的内容划分为常规成人疫苗与特殊的成人旅行疫苗,所有章节都增添了网站信息,供读者进一步阅读、查找更多说明资料或更新信息。此外,书中为新参加工作的旅行医师提供清单帮助其对旅行者进行风险评估,还列出相关网站,可为旅行者提供实例讲义。

虽然旅行医学正在不断发展,对这一领域的认识也在不断提高,但对医务人员和公众进行教育依然十分重要。统计资料持续显示只有约 50% 前往发展中国家旅行的个人接受旅行前健康咨询。正努力在各层次医学培训中开展旅行医学教育。护士联盟和药剂师组织正在推进旅行医学相关教育。本书是所有医务人员的必备工具书,包括公共卫生人员和医务人员,且无论他们诊治患者的多寡。在当今不断萎缩的书架上这应是一本值得保留的重要参考书。

(李爽 译,李军 黄祖瑚 校)

参考文献

1. Jones CA, Keith LG. Medical tourism and reproductive outsourcing: the dawning of a new paradigm for healthcare. Int J Fertil Womens Med 2006;51:251–5.
2. Leder K, Tong L, Weld L, et al, for the GeoSentinel Surveillance Network. Illness in travelers visiting friends and relatives: A review of the GeoSentinel Surveillance Network. Clin Infect Dis 2006;43:1185–93.
3. Snyder J, Dharamsi S, Crooks VA. Fly-By medical care: Conceptualizing the global and local social responsibilities of medical tourists and physician voluntourists. Global Health 2011;7(1):6.
4. Taubitz W, Cramer JP, Kapaun A, et al. Chikungunya fever in travelers: Clinical presentation and course. Clin Infect Dis 2007;45:e1–4.
5. Lindgren MM, Kotilainen P, Huovinen P, et al. Reduced fluoroquinolone susceptibility in salmonella enterica isolates from travelers. Finland Emerging Infectious Diseases 2009;15:809–12.
6. Moellering Jr RC. NDM-1—a cause for worldwide concern. N Engl J Med 2010;363:2377–79.

2

流行病学：旅行者的发病率和死亡率

Robert Steffen and Sandra Grieve

要点

- 旅行健康的风险取决于旅行路线、旅行的时间和季节、旅行的目的、生活方式和旅行者的个体特征
- 车祸和溺水是旅行者主要的可预防死因，疟疾是最常见的感染性疾病致死原因
- 心血管疾病并发症是旅行者主要死亡原因，尤其是在南方目的地过冬的老年人
- 旅行者腹泻是旅行者最常见的疾病，旅行者腹泻的危险因素可以根据旅行目的地划分为三类
- 在旅行者中不常规使用安全套的随意性行为较为常见

引言

与留在家中的人群相比，旅行者的死亡率和发病率是增高的，尤其当旅行目的地是发展中国家时。旅行健康的风险差异很大，主要受以下因素影响：

到哪里
- 工业化国家还是发展中国家
- 城市或高度发达的度假胜地还是远离常规旅游路线

什么时候
- 旅行季节，例如雨季还是旱季

多长时间
- 在国外逗留时间

什么目的
- 旅游或商务或农村工作或探亲访友
- 其他（军事、航空机组人员停留、国际收养等）

什么方式
- 预期卫生标准：高（如星级酒店）还是低（如低预算背包客）
- 特殊活动：高海拔地区徒步行走、潜水、狩猎、野营等

个体特征
- 健康或是有基础疾病，无免疫或半免疫
- 年龄：例如婴儿、老年旅行者

本章重点关注总体上与旅行健康风险相关的流行病学数据，而不描述旅行目的地某种疾病的流行病学。后者由于不完整、陈旧，或出自结果偏倚的研究而不符合要求。旅行者暴露于目的地病原体的机会要远低于当地人群，例如乙型肝炎，伤寒。因此，在评估旅行者的风险时，来自目的地国的血清流行病学数据通常没有多少价值。在传染性健康风险中，只介绍那些与旅行相关的发病率已正式发布的疾病。读者应查阅现有网站和热带医学教科书，了解与旅行相关的罕见感染（如锥虫病）的信息。

旅行健康流行病学基础

如图 2.1 所示，旅行者的健康问题频繁发生。前往发展中国家的瑞士旅行者中四分之三存在健康问题，其健康问题的定义是，只要服用过任何治疗药物或曾报告自己有病的。初看这个比例是惊人的，但超过 50% 的横跨北大西洋的短期旅行者存在的最常见健康问题是便秘[1]。其他调查显示，22%~64% 的芬兰、苏格兰或美国旅行者报告有健康问题，通常取决于目的地，有时与季节相关。一项更大规模的随访研究表明，这些自我报告的健康问题只有少数较为严重。只有不到 10% 前往发展中国家的旅行者在国外或回国后向医生咨询，或因旅行相关的疾病或事故而卧床；<1% 旅行者需要住院治疗，通常只住院几天[1]。然而，令人不安的是，这类旅客中有 14% 以上可能受伤致残。旅行

中最痛心的结局是在国外死亡，发生率大约是 1/10 万。心源性猝死，定义为一个"意外的非创伤性的在症状出现后 24 小时内发生的死亡"，分别占滑降滑雪和山地徒步死亡者死因的 52% 和 30%[2]（图 2.2）。

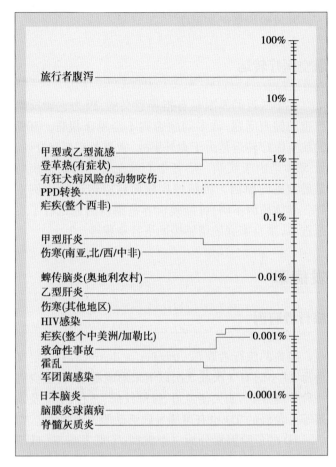

图 2.1　在发展中国家停留期间健康问题的发病率/月（2011 年）。（2011 年根据 2008 年发布的数据更新）

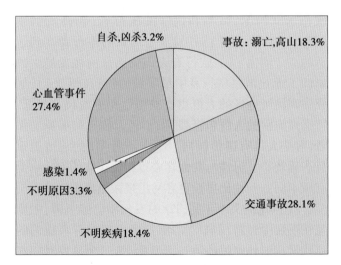

图 2.2　2000—2004 年期间法国人境外死亡原因分布。（JeannelD，Allain-loos S，Bonmarin I，et al. Bull EpidHeb 2006/no 23-24/p166-8. ）

一项基于世界银行工作人员和顾问们关于医疗保险索赔的研究表明，商务旅行也可能构成除暴露于感染性疾病之外的健康风险，医疗索赔随着旅行频率的增加而增长[3]。这些数据说明非感染性问题也起重要作用。

死亡率

乍一看，有关国外死亡主要原因的资料似乎存在矛盾。一些研究认为意外事故是致死的主要原因，而另一些研究则表明心血管事件是主要原因。这些差异主要是由于调查人群和目的地不同。南欧、佛罗里达和加勒比海的部分地区是老年旅行者最喜欢的目的地，因此可以预期各种自然原因导致的死亡率升高，而在发展中国家，发生致死性事故的风险显然更高。Ge-oSentinel 全球网络能够获取旅行相关发病率的趋势，在 1999 年至 2011 年的 13 年间，共记录了 104 例死亡。与 Steffen 的数据类似，疟疾排在首位，之后是败血症，包括肺炎和肺结核在内的肺综合征以及急性脑炎。潜在的基础疾病也是重要辅因，如心血管疾病、艾滋病、糖尿病和癌症（personal communication，Pauline Han，September 2011）。GeoSentinel 数据的局限性之一是，提供数据者常是热带医学和旅行医学方面的专家，他们通常看不到创伤、车祸或与感染性疾病无关的患者，因此，感染性疾病可能占比过高。

意外事故

15~44 岁的旅行者在国外因受伤而死亡的人数比工业化国家同龄人高出 2~3 倍[4]。致命事故主要是由于机动车伤害造成的。大多数西欧国家年度报告每 10 万辆机动车死亡人数不到 20 人[5]，美国这一数据是 15 人，东欧是 20~71 人，亚洲是 9~67 人，非洲是 20~118 人。摩托车最为相关（部分因为许多国家没有佩戴头盔的强制要求），饮酒也是一个重要因素。旅行者比当地驾驶者发生车祸的可能性要高出好几倍[6]。

溺水也是导致死亡的主要原因，占美国旅行者伤害死亡人数的 16%。溺水原因包括醉酒，存在未知的暗流或下层逆流，以及被卷入大海。

绑架和凶杀一直在增加，但这些通常只限于国际和非政府组织的雇员。对游客的致命袭击和恐怖主义可能发生在任何地方，不仅在发展中国家。

动物伤害是旅行者中相对不常见的死因。目前全世界每年约有 50 次鲨鱼袭击事件,而且有上升趋势。可能是由于氯丁橡胶潜水服可以让潜水者在风险较大的冷水区域停留更长时间[7]。在南非的狩猎旅行者中,10 年来有三名游客被野生哺乳动物杀死,其中两名是在离开他们的车辆后接近狮子而被害的。全球致命毒蛇咬伤的人数估计为 4 万人(主要在尼日利亚和印度),但很少有受害者是旅行者。

各种各样的毒素也可能是旅行者的一个风险。雪卡毒素是一个主要的风险,食用热带礁鱼可致雪卡综合征,病死率为 0.1% ~ 12%。将海洛因、可卡因和其他非法毒品藏在胃肠道或阴道内进行"身体装运"时,可能因安全套或其他包裹物破裂而导致旅行者死亡。现已很少观察到给幼儿不当且频繁地应用高浓度的 N,N-二乙基-间甲苯甲酰胺(DEET,现在称为 N,N-二乙基-3-甲基苯甲酰胺)后出现的致命毒性反应和危及生命的神经系统症状。在国外购买的铅釉陶瓷可导致铅中毒,并可能长时间未被发现。

传染性疾病

疟疾是旅行者传染病死亡的最常见原因。在 1989 年至 1995 年间,欧洲 9 个国家有 373 人因疟疾死亡,美国有 25 人死亡[8]。几乎都是恶性疟原虫所致,病死率依国家不同波动于 0% 到 3.6%。

在感染性疾病造成的死亡人数中,HIV 感染以前占据突出位置,现在并未出现在统计数据中,因为死亡是国外感染上 HIV 的晚期结果,而且不能确认是否在之前的旅行中感染了 HIV。采用现代治疗方法和暴露后预防措施,国外感染 HIV 的相关死亡率开始下降。HIV 患者在旅行时出现并发症的风险较高,最终可能致命[9]。

还有许多其他感染可能导致旅行者死亡。有一些关于致命性流感的个案报道,主要是参加游轮旅行的老年人。未经处理的狂犬病病死率几乎达到 100%。然而总的来说,旅行者的致命感染是可以较为有效地预防的。从以色列返回的荷兰旅行者中报告了两例西尼罗病毒(WNV)感染[10],一名加拿大旅行者在访问纽约后死于西尼罗病毒感染,但没有一个旅行者的死亡被证实与生物恐怖或国外获得的克-雅病(Creutzfeld-Jackob disease)有关。

非传染性疾病

老年旅行者特别容易罹患新的疾病,或发生基础

疾病的并发症。最令人担忧的是心血管疾病[4]。有证据支持,长途空中旅行后深静脉血栓相关的肺栓塞发生率约为百万分之五,其中许多病例是致命的。短于 8 小时空中飞行后立即出现症状的严重肺栓塞极为罕见。而超过 12 小时的航程,这一发病率为百万分之五。其风险因素已被阐明[11]。

航空医疗转运

关于送返的原因是有指导意义的,因为它能反映严重的健康问题,许多问题否则不会见于报告。50% 的航空医疗转运是由于意外事故,常累及头部和脊柱,另 50% 是由于疾病。后者中心脑血管和胃肠道疾病是最常见的原因。因精神疾病而航空转运的比例下降。具体原因不明,可能是世界范围内的通讯有了飞速进步,来自家庭的情感援助更容易获得。

发病率

旅行者腹泻

经典的旅行者腹泻(traveler's diarrhea,TD)定义为每 24 小时有 3 次或 3 次以上未形成粪便,且至少有一种伴随症状,如大便急迫、腹部绞痛、恶心、呕吐及发热等。较轻的 TD 也有可能导致活动能力丧失[12]。

TD 的危险因素分为三个级别:①低发病率(低于 8%):见于来自工业化国家的旅行者在加拿大、美国、欧洲大部分地区或澳大利亚和新西兰停留两周;②中等发病率(8% ~ 20%):见于前往加勒比地区、一些南欧和东欧国家、日本和南非的旅行者;③高发病率(20% ~ 66%):见于前往发展中国家的旅行者在到达后的头 2 周内[12]。旅行者腹泻仍然是前往发展中国家的工业化国家旅行者中最常见的疾病(图 2.1),居住在高流行地区的人群由于获得性免疫而风险较低。特别高风险的人群包括婴儿、年轻人和胃酸屏障受损者,有些人具有遗传倾向。小孩患 TD 的病情更重且病程较长。男性与女性在旅行相关疾病的发病率上有所不同。女性比男性更容易出现尿路感染[13]。

21 世纪的头十年间,TD 的发病率已经下降,主要是在发展中经济国家[14]。旅行者出现旅行者腹泻的症状常在国外停留的第三天开始,第二个易发时间在到达后 1 周,20% 的病例在这一时间发病。未经治疗的 TD 的平均病程为 4 天(中位数为 2 天),1% 的患者症状持续 1 个月以上。22% 的患者表现为黏膜侵袭性

或炎症性疾病，伴有发热或便血。粪便检查可见白细胞和隐血试验阳性。TD 通常是由食物和饮料受到粪便污染而引起。TD 的病原学将在本书的其他章节进行讨论（见第 18 章和第 20 章）。1.5%~10% 的 TD 患者可能会出现感染后肠易激综合征（pIBS）[15]。

疟疾

每年约有 2 万例疟疾病例通过旅行者和移民输入工业化国家[8]。最近，印度、拉丁美洲的感染风险有所下降，西非也稍有降低。在国外接受治疗的病例通常不纳入报告数据。恶性疟原虫感染的比例因目的地而异。如图 2.1 所示，如果前往热带非洲的旅行者未能恰当使用预防性药物，疟疾将是他们中的常见病。利用现有的监测数据和抵达各目的地的旅行者人数，可以估计到访这些国家旅行者感染疟疾的相对风险。这些数据只表明每个国家的风险，而不是某个特定的目的地。在英国，大部分输入性疟疾发生在到访过西非的海外探亲访友者中[16]。年昆虫学接种率清楚地表明一个国家内的广泛差异。以肯尼亚为例，昆虫学接种率为 0~416（在沿海地区超过 200），或在一个城市及其郊区内，例如金沙萨，接种率为 3~612（等同于一个晚上受到两次感染性叮咬）[17,18]。

感染风险不仅受目的地影响，也受以下因素影响：
- 媒介数量
- 按蚊种类（感染性媒介密度）
- 人口密度（感染人口密度）
- 基础设施条件（住房，水处理，蚊虫控制）
- 对杀虫剂的抗药性
- 季节性，特别是雨季
- 暴露时间（感染疟疾的累积风险与在传播区域的停留时间成正比）
- 依从性（个人防护措施，化学预防）
- 旅行方式（野营还是住在有空调和防蚊设施良好的城市旅馆）
- 宿主因素（例如半免疫、妊娠）

这些可变的因素说明不可能通过一个粗略的数量级方式来预测任何一个特定的旅行者感染疟疾的风险。旅行健康顾问甚至旅行者本身也经常会忽略其中一些参数。最后，由于全球变暖，既往数据可能已经过时。在内罗毕，以前海拔 1700m 是无传播地区，现在也报告疟疾感染的风险在增加。尽管如此，至少还是可以预测旅行者感染疟疾的风险是高还是低。

有关疟疾流行病学更详细的叙述见第 14 章，该章讨论了疟疾预防性药物引起的不良反应。

疫苗可预防的感染

关于疫苗可预防疾病的最新的发病率和死亡率数据已经得到统计（图 2.1）。目前还不能确定观察到的甲型肝炎感染风险的下降在多大程度上与目的地卫生条件的改善或提高的免疫接种率有关[14]。与旅行相关的疫苗可预防疾病通常分为需要、常规以及推荐三类（另见第 9~13 章）。下面列出了这些分类项目，也涵盖了一些与旅行者疾病有关的最新流行病学资料。

必要免疫

黄热病仅发生在热带非洲和南美北部。通常每年向世界卫生组织报告的病例仅数百例，但估计有超过 10 万病例发生。亚洲从未出现黄热病，尽管其传播媒介伊蚊（埃及伊蚊）和趋血蚊是存在的。黄热病在旅行者中极为罕见。在过去十年间，未接种疫苗的旅行者中仍有黄热病例报告，而这些旅行者都是应该接种疫苗的[19]。此外，近期还报道有一些旅行者死于黄热病。有时即使目的地没有黄热病风险，到达国也需要查验黄热病免疫证书，因为旅行者刚刚入境时（即使是在飞机上）经过了黄热病流行区域。旅行健康顾问和旅行者都需要警觉地通过世界卫生组织网站或相关国家发布的指南来查看最新规定，因为这些规定常常更新。即使如此，到达国家仍可以在必要时改变有关政策[20]。

直到 21 世纪初期，在麦加朝圣期间或朝圣之后均常有脑膜炎球菌感染病例的发生（200/100 000），由于沙特政府采取了公共健康措施已使这一问题得以解决。旅行者即使在高度流行的国家（0.04/100 000）停留，也很少发生这一疾病。旅行者中本病的病死率略高于 20%。在罕见情况下，脑膜炎双球菌可能在不短于 8 小时的飞行过程中传播[21]。

沙特政府最近要求参加麦加朝圣的某些人群接种脊髓灰质炎疫苗。

常规免疫

据作者所知，几十年前曾报道过一例旅行者破伤风病例，但这类病例可能被隐藏在国家监测数据中。

前苏联在 1990 年至 1997 年间的一场大流行证明，在特定情况下白喉可能突然爆发[22]。该次流行导致几十个病例输入到了西欧和北美；一些旅行者在俄罗斯期间就染病死亡。一些很轻微的皮肤白喉病例偶尔会从发展中国家输入。

过去几年来,脊髓灰质炎一直成为一个问题,主要发生在南亚,再从那里输入到中亚以及热带非洲地区。过去十年间在普通的旅行者中,曾发现一名从巴基斯坦返回澳大利亚的探访亲友的学生感染了脊髓灰质炎。尽管缺少旅行者感染脊髓灰质炎的记录,但对前往一些持续发生脊髓灰质炎爆发地区的成年人,仍推荐接受脊髓灰质炎疫苗加强免疫(www.polioeradication. org/Dataandmonitoring/Poliothisweek. aspx 和 www. polioeradication. org/Dataandmonitoring/Poliothisweek/Polioinfecteddistricts. aspx)。事实上,一些以前从未报告过该病的国家,现在也发现了该病。因此,世界卫生组织为那些建议进行脊髓灰质炎免疫接种或加强免疫的国家或地区制定了交互式地图(http://apps. who. int/ithmap/)。

旅行者感染百日咳、B 型流感嗜血杆菌、麻疹、腮腺炎和风疹的数据很少。由于欧洲、非洲和亚洲的麻疹疫苗接种依从性不理想,因此这些地区的旅行者应对美洲大陆的麻疹爆发疫情负责,因为当地该疫苗的接种率很高[23]。最近的报告显示,欧盟/欧洲经济区国家报告的麻疹病例数量急剧上升,比前 5 年的年平均水平高了 5 倍。这些病例可能与往返欧洲的旅行有关,未经免疫接种或无免疫的旅行者在那里接触到病例或造成疾病的传播[24]。百日咳在许多地区是一种再发疾病,人群的免疫力已经下降。在一些地区已有新型疫苗提供,成人注射一针即可加强对于破伤风、白喉、百日咳的免疫。在大多数工业化国家,乙型肝炎是一种常规免疫,主要问题是与当地人群毗邻的移居人群,以及那些违反最基本卫生准则的旅行者;有症状感染的月发病率为 25/100 000,总感染率为 80~420/100 000[25]。从阿姆斯特丹到 HBV 流行国家的旅行者的感染率估计为 4.5/100 000。尽管微量乙肝病毒足以造成传播,但在许多个体未能发现确切的传播方式,仍怀疑是那些确定的高危因素所引起,如偶尔发生的无保护性行为及医院感染等。行为调查显示,在高风险国家,10%~15%的旅行者自愿或不自愿地暴露于血液和体液。除了上述危险因素外,这些旅行者还有洁牙、针灸、整容手术、文身、穿耳洞或划痕等行为。为接受手术专门到国外旅行(医疗旅游)的人越来越多,使得新的抗生素耐药机制和与之相关的全球公共卫生后果成为突出问题[26]。

推荐免疫

流感是无免疫的旅行者在发展中国家最常发生的疫苗可预防疾病。已有在游轮上发生流感的报告(通常意义上的高危人群有发生流感并发症的风险)。目前甲型肝炎居第三位,平均每月发病率为 30/100 000。在星级度假村的"高端"游客也有染病的风险。

前往南亚(巴基斯坦、尼泊尔、印度)的旅行者中,伤寒的月发病率为 30/100 000;其他地区(除中部和西部非洲以外)的发病率要低 10 倍。探亲访友者输入病例在这类感染中占相当比例,来自工业化国家的旅行者也会受累。旅行者中伤寒的病死率是 0~1%。

最近一篇文章评估了超过 37 000 多名旅行者的疾病发生情况,发现 580 人患有疫苗可预防的疾病。在这些疾病中,最常见的是肠热病、急性病毒性肝炎和流行性感冒。诊断为疫苗可预防疾病的患者需要住院治疗的比例更高,并且也有死亡病例[27]。

亚洲(尤其是印度)的狂犬病风险很高,报告了人类狂犬病死亡病例的 90%,但世界其他地区的狂犬病有可能报告不全。蝙蝠狂犬病可能发生在被认为无狂犬病的地区,如澳大利亚和欧洲。在发展中国家,每月动物咬人事件发生率为 0.2%~0.4%,其中许多人有患狂犬病的风险。那些与当地居民长期接触的人感染狂犬病的风险较大,例如传教士、骑自行车旅行的人、工作中与动物在一起的人、或洞穴探索者,以及儿童(他们与动物接触多而且被咬后常不报告)。

根据旅行后皮肤试验结果,结核分枝杆菌感染的发病率为 3000/(100 000 人·月),60/10 万人发生活动性结核病。罕有经长途飞行和长时间火车、公共汽车旅行而传播的病例,户外传播一般不考虑,除非反复暴露,特别是那些长期低预算的旅行者或移居者有可能发生。不建议旅客者接种卡介苗,该疫苗在一些国家仍常规使用,主要用于预防儿童播散性肺结核。

霍乱感染的风险大约为 0.2/10 万,尽管日本旅行者的数据显示无症状和症状轻微的霍乱感染的发生频率可能要高些,但这不成为公共卫生问题,因为不会发生二代感染[19]。旅行者中该病的病死率<2%。

对于几种潜在的疫苗可预防疾病而言,感染的风险小于百万分之一。尽管在过去 25 年中,普通旅行者中已诊断数十例日本脑炎,但其发病率估计在四十万分之一到小于百万分之一之间。这些病例有 60%发生在游客中,包括到巴厘岛和泰国的短期旅行者[28,29]。自 1966 年以来,只有两名国际旅行者被诊断为鼠疫。尽管在流行地区徒步旅行或露营的人群可能感染蜱传脑炎,但只有零散的关于国际旅行者感染蜱传脑炎的记录。气候和栖息地的变化正在改变蜱传脑炎的流行病学,目前已有报告该病发生于以前并非流行区的地区[30,31]。

其他感染

本节仅选择性地介绍一些感染。那些未经证实的感染将略去。

性传播疾病

根据大多数调查结果,有 4%~19% 的旅行者在国外有随意性行为,其中约 50% 的个体没有采取常规安全套保护,导致 HIV 感染和其他性传播疾病[32]。瑞士估计有 10% 的 HIV 感染是在国外获得。在英国,在国外感染 HIV 的风险要比在国内高出 300 倍。三分之一的异性恋 HIV 感染者是在英国国内染病;其余三分之二被认为是在撒哈拉以南的非洲被传染[33,34]。

世界卫生组织估计,全球所有 HIV 感染中 75% 是经性传播的,单次性接触的传播效率从 0.1%~1% 不等。当存在其他性病和生殖器损害时,HIV 的传播概率大大增加,这在发展中国家的女性性工作者和其他感染者中经常发生。通常情况下,欧洲诊断的淋病和梅毒病例有 14%~25% 是从国外输入。第一项针对 50 岁以上人群的教育运动已经发起,主要针对这一年龄段性传播疾病发病率上升和性健康不良的问题,其中许多人在国外沉湎于随意性行为[35]。

普通感冒

这是最常见的健康问题之一,短期旅行者的患病率为 13%。其中 40% 的患者平均 2.6 天活动能力受限。从中国医院了解的情况看,下呼吸道感染似乎较为频发。

登革热

在东南亚,旅行者中登革热的血清转换率为 200/100 000,这一风险明显高于疟疾[36]。显然,登革热是世界上许多热带和亚热带地区重新出现的疾病,监测系统记录了大量从登革热最流行地区返回的旅行者感染了登革热。

军团菌

随着诊断方法的简便,报告到欧洲监测系统的军团菌感染数持续上升,1999 年达到 289 例。在土耳其停留过的英国旅行者感染率最高,为 1/100 000,比目的地为美国的英国旅行者高出 10 倍[37]。

利什曼病

旅行者中的利什曼病虽常被提及,且 HIV 感染者风险尤高,但据作者所知,尚未有这方面数据的系统性综述发表。

血吸虫病

采用最新的血清学检测方法,有数据表明长期旅行者和短期旅行者均可感染血吸虫病,特别是传教士和志愿者会在流行地区获得感染[38]。目前尚不清楚这些暴露的旅行者是否会产生这种疾病的典型体征和症状。

锥虫病

20 世纪美国仅报告 29 例非洲锥虫病,但风险似乎在上升。

非传染性健康问题

这里涵盖了各种各样的问题、事故和疾病,总体可分为环境或宿主相关两类。

环境

旅行可能会导致压力,尤其是飞行恐惧(在起飞和着陆过程中最为突出)以及经常引起焦虑的航班延误[39]。80% 乘坐小型船舶在海浪中航行的旅行者会受晕动病的侵扰,当然也会影响(尽管更少)乘坐飞机的旅行者。飞行紧急情况见于 1/11 000 的旅行者,最常见的是胃肠道、心脏、神经系统、血管迷走神经和呼吸系统问题。

气候和海拔的变化也会产生问题。如果快速升高到高海拔地区,高原病(如第 39 章所述)将影响到每一位乘客。第 40 章介绍了与潜水有关的健康损伤。其他环境问题偶尔也会产生影响。要关注那些计划在空气污染严重地区滞留的有心肺慢性疾病的长期旅行者或移居者。

除了死亡率部分所述的事故外,游泳时的轻微擦伤,或海上活动损伤,以及体育运动引起的撕裂伤,由于合并感染可能需要更长的时间才能愈合。脚踝扭伤和其他运动伤害也很常见,特别是年长的旅行者,例如在灯光昏暗的酒店和楼梯上容易跌倒。

宿主

有基础疾病的人可能会出现一些病情的加重。这在免疫抑制性疾病、慢性便秘、腹泻或其他胃肠疾病中尤为常见,而其他疾病,如皮肤病或退行性关节痛,则可能在阳光充足、温暖的气候条件下得到改善[40]。

结论和优先次序

　　总之，医务人员在给旅行者提出需要采取哪些预防措施的建议时，应熟知有关的流行病学资料。从根本上来说，医务人员做出的期望对未来的旅行者实现何种程度保护的决定是相当主观的，"完全保护"旅行者是没有人能做到的一种错觉。

　　就接种疫苗而言，确定优先次序是可以的，但应该有降低发病率的具体目标。如果时间和经济条件有限制，第一位的是针对流感的免疫接种，甲型肝炎的免疫接种可能排在第二位。当然，在必须确定优先次序时，也应该考虑个体特殊性，如病史和旅行的具体情况。对于前往疟疾高强度流行地区的旅行者来说，尽管经济条件受限，仍应该大力鼓励化学药物预防，而且多西环素也相当便宜。同样，用于治疗旅行者腹泻的药物也较便宜，无论是用洛哌丁胺缓解症状还是用抗菌药物治疗。事实上，一些抗菌药物在美国是免费提供的。虽然有时需要确定优先次序，但教育需求不会改变，而且必须努力给旅行者提供尽可能多的信息。尽管采取这些措施肯定能够减少一些健康问题的发生，但外出旅行比之待在家中，总是会有一些难以避免的额外风险。

（李爽 译，李军　黄祖瑚 校）

参考文献

1. Steffen R, DeBernardis C, Banos A. Travel epidemiology – a global perspective. Int J Antimicrob Agents 2003;21:89–95.
2. Windsor JS, Firth PG, Grocott MP, et al. Mountain mortality: a review of deaths that occur during recreational activities in the mountains. Postgrad Med J 2009;85:316–21.
3. Liese B, Mundt KA, Dell LD, et al. Medical insurance claims associated with international business travel. Occup Environ Med 1997;54:499–503.
4. Tonellato DJ, Guse CE, Hargarten SW. Injury deaths of US citizens abroad: New data source, old travel problem. J Travel Med 2009;16(5):304–10.
5. Kopits E, Croper M. Traffic fatalities and economic growth. Accid Anal Prev 2005;37:169–78.
6. Dinh-Zarr TB, Hargarten SW. Road crash deaths of American travelers: the make roads safe report. An analysis of US State Department Data on Unnatural Causes of Death to US Citizens Abroad (2004–6). Chapter 6 Conveyance and Transportation issues; CDC Health Information for International Travel 2010. Atlanta: US Department of Health and Human Services, Public Health Service; 2009.
7. Woolgar JD, Cliff G, Nair R, et al. Shark attack: review of 86 consecutive cases. J Trauma 2001;50(5):887–91.
8. Muentener P, Schlagenhauf P, Steffen R. Imported malaria (1985–1995): trends and perspectives. Bull World Health Organ 1999;77(7):560–6.
9. Furrer H, Chan P, Weber R, et al. Increased risk of wasting syndrome in HIV-infected travelers: prospective multicentre study. Trans R Soc Trop Med Hyg 2001;95:484–6.
10. Aboutaleb N, Beersma M, Wunderink H, et al. Case Report: West Nile Virus infection in two Dutch travellers returning from Israel. Eurosurveillance 26 August 2010;15(34):Article 4.
11. Watson HG, Baglin TP. Guidelines on travel-related venous thrombosis. Brit J Haematol 2010;152:31–4. http://www.bcshguidelines.com/documents/travel_related_vte_bjh_2011.pdf.
12. Pitzurra R, Steffen R, Tschopp A, et al. Diarrhoea in a large cohort of European travellers to resource-limited destinations. BMC Infectious Diseases 2010;4 August;10:231 http://www.biomedcentral.com/1471–2334/10/231/abstract.
13. Schlagenhauf P, Chen LH, Wilson ME, et al. Sex and gender differences in travel-associated disease. Clini Infect Dis 2010;50:826–32.
14. Baaten GG, Sonder GJB, Schim Van Der Loeff MF, et al. 2010. Fecal-orally transmitted diseases among travelers are decreasing due to better hygienic standards at travel destination. J Travel Med Sept/Oct 2010;17(5):322–8.
15. Pitzurra R, Fried M, Rogler G, et al. Irritable bowel syndrome among a cohort of European travelers to resource-limited destinations. J Travel Med 2011 Jul;18(4):250–6.
16. Health Protection Agency. Imported malaria cases by species and reason for travel 2006–2010 2011 http://www.hpa.org.uk/web/HPAweb&HPAwebStandard/HPAweb_C/1195733783966
17. Hay SI, Rogers DJ, Toomer JF, et al. Annual Plasmodium falciparum entomological inoculation rates (EIR) across Africa: literature survey, Internet access and review. Trans R Soc Trop Med Hyg 2000;94:113–27.
18. Behrens RH, Carroll B, Hellgren U, et al. The incidence of malaria in travellers to South-East Asia: is local malaria transmission a useful risk indicator? Malar J 2010 Oct 4;9:266.
19. Steffen R, Connor B. Vaccines in travel health: from risk assessment to priorities. J Travel Med 2005;12:26–35.
20. Jentes ES, Poumerol G, Gershman MD, et al. The revised global yellow fever risk map and recommendations for vaccination, 2010: consensus of the Informal WHO Working Group on Geographic Risk for Yellow Fever. Lancet Infect Dis 2011;11(8):622–32.
21. Steffen R. The risk of meningococcal disease in travelers and current recommendations for prevention. J Travel Med 2010;17(Issue Supplement S1):9–17.
22. Cameron C, White J, Power D, et al. Diphtheria boosters for adults: balancing risks. Travel Med Infect Dis 2007;5 (1):35–9.
23. CDC. Notes from the Field: Measles Transmission Associated with International Air Travel – Massachusetts and New York, July–August 2010. MMWR 2010 August 27;59(33):1073. http://www.cdc.gov/mmwr/preview/mmwrhtml/mm5933a4.htm?s_cid=mm5933a4_w
24. European Monthly Surveillance Report Volume 1. June 2011. European Centre for Disease Prevention and Control (ECDC). http://www.ecdc.europa.eu/en/publications/Publications/Forms/ECDC_DispForm.aspx?ID=699
25. Sonder GJ, Van Rijkevorsel GG, Van Den Hoek A. Risk of Hepatitis B for travelers: Is vaccination for all travelers really necessary? J Travel Med 2009;16:18–22. doi: 10.1111/j.1708–8305.2008.00268.x
26. Kumarasamy KK, Toleman MA, Walsh TR. Emergence of a new antibiotic resistance mechanism in India, Pakistan, and the UK: a molecular, biological, and epidemiological study. Lancet Infect Dis September 2010;10(9):597–602.
27. Boggild AK, Castelli F, Gautret P, et al; GeoSentinel Surveillance Network. Vaccine preventable diseases in returned international travelers: results from the GeoSentinel Surveillance Network. Vaccine 2010 Oct 28;28(46):7389–95.
28. Hills SL, Griggs AC, Fischer M. Japanese encephalitis in travelers from non-endemic countries, 1973-2008. Am J Trop Med Hyg 2010;82(5):930–6.
29. Tappe D, Nemecek A, Zipp F, et al. Two laboratory-confirmed cases of Japanese encephalitis imported to Germany by travelers returning from Southeast Asia. J Clin Virol. 2012;54(3):282–5.
30. Suss J, Klaus C, Gerstengarbe FW, Werner PC. 2008. What makes ticks tick? Climate change, ticks, and tick-borne diseases. J Travel Med 2008 Jan-Feb;15(1):39–45.
31. Vaccines against tick-borne encephalitis: WHO position paper. 10 June 2011 WER No 24 2011;86:241–56 http://www.who.int/wer
32. Richen J. Sexually transmitted infections and HIV among travellers: A review. Travel Med Infect Dis 2006;4:184–95.
33. Health Protection Agency. Table 4: Number of selected STI diagnoses made at genitourinary medicine clinics in the UK and England: 2000–2009 http://www.hpa.org.uk/web/HPAwebFile/HPAweb_C/1215589013442
34. Health Protection Agency. HIV in the United Kingdom: 2010 Report. Health Protection Report 2010;4(47). http://www.hpa.org.uk/web/HPAwebFile/HPAweb_C/1287145367237
35. Family Planning. Association (FPA) warns of rising STIs and poor sexual health in the over 50s. http://www.fpa.org.uk/pressarea/pressreleases/2010/september/fpa-warns-of-rising-stis-and-poor-sexual-health-in-the-over-50s
36. Freedman DO, Weld LH, Kozarsky PE, et al. Spectrum of disease and relation to place of exposure among ill returned travelers. N Engl J Med 2006;354:119–30.

37. Joseph CA, Ricketts KD, Yadav R, et al, on behalf of the European Working Group for Legionella Infections. Travel-associated Legionnaires disease in Europe in 2009. Eurosurveillance 14 October 2010;15(41). http://www.eurosurveillance.org/ViewArticle.aspx?ArticleId=19683

38. Nicolls DJ, Weld LH, Schwartz E, et al, for the GeoSentinel Surveillance Network. Characteristics of schistosomiasis in travelers reported to the GeoSentinel Surveillance Network 1997–2008. Am J Trop Med Hyg 2008 Nov;79(5):729–34.

39. Oakes M, Bor R. The psychology of fear of flying (part I): A critical evaluation of current perspectives on the nature, prevalence and etiology of fear of flying. Travel Med Infect Dis 2010;8(6):327–38.

40. Carroll B, Daniel A, Behrens RH. Travel Health part 1: Preparing the tropical traveller. Brit J Nursing 2008;17(16):1046–51.

3

旅行诊所的开办、管理和市场营销

David R. Hill and Gail Rosselot

要点

- 旅行卫生与健康项目,无论是独立设置,还是其他医疗服务的组成部分,都需要训练有素的人员和提供服务所需的专用设施和设备
- 提供旅行前医疗照护的关键是及时掌握各有关国家的卫生与健康信息,这些信息通常变化迅速
- 根据全国和美国各州的情况,护士、护士医生以及药师都能成为旅行前医疗照护的基本提供者。要确保遵从专业规范
- 旅行诊所需要决定是否提供旅行后医疗服务。如不提供,那么知道那些可以接受转诊病例的专科医务人员就很重要
- 即使有较好的预见性,旅行医疗照护在提供电话咨询、电子邮件服务、紧急旅行前准备和合理收费等服务提供方面都存在挑战

引言

旅行医疗服务在过去30年中不断衍化。传统意义上是由初级医疗照护或专业旅行诊所来完成。然而,在过去十年中已扩展到其他医疗卫生领域,如职业卫生部门,高校卫生部门、简易门诊、急诊科、超市和药店[1]。本章将概述建立旅行医学服务所需的关键步骤。这里所介绍的原则对从业人员来说,可谓放之世界皆可用。

旅行医学的知识体系与全科医学、感染病学和热带医学有很大的不同,最好由在该领域接受过培训的医护人员实施,他们能够定期接待旅行者,保持知识更新以及有提供旅行前照护的信息和资源[2]。

提供旅行医疗服务的人员要掌握最新的疾病地理信息,能够实施针对常见和不常见疫苗可预防疾病的全套免疫接种,并可获得世界卫生组织或诸如美国疾病预防控制中心(CDC)、英国国家旅游卫生网络与中心(NaTHNaC)等国家机构的推荐建议。如果旅行健康服务能提供这种水准的专家照护,就能区别于全科医师诊所,并在旅行公众服务中发挥更大作用(表3.1)。

表3.1 旅行医学服务的益处

全面的旅行前医疗照护(见表3.2)
有专业知识和经验的服务提供者(见表3.3)
关于各种旅行相关健康风险的最新建议(口头和书面形式)
能够获得及时的流行病学信息资源和专家组织的意见
提供针对所有疫苗可预防疾病的免疫接种
提供用于预防或自我治疗腹泻、疟疾和环境相关疾病的药物或处方
旅行后筛查和转诊

表3.2 旅行医学实践的要素:服务内容

评估旅行者的健康状况[a]
  潜在的健康问题和过敏症
  免疫接种史
评估旅行者的健康风险
  旅行的行程
  旅行的时间
  旅行的理由
  旅行中计划的活动
预防建议[b]
  疫苗可预防的疾病
  旅行者腹泻的预防与自我治疗
  疟疾的预防
  其他媒介传播和水源传播疾病
  人身安全与行为
  环境疾病:高海拔,高温,寒冷
  动物咬伤与狂犬病预防
  旅行期间特殊健康需求的管理
  旅行医疗包
  旅行健康和医疗转运保险
  获得海外医疗服务
接种疫苗
旅行后评估

[a] 应有永久性记录
[b] 以口头方式给予建议,并辅以书面要点,强化一些概念,也可以帮助回忆咨询信息。提供权威性的在线资源也是有帮助的

表3.3　旅行医学实践的要素：提供者资质

知识[a]
  地理学
  与旅行有关的传染病：流行病学、传播、预防
  与旅行有关的药物和疫苗：适应证、禁忌证、药理学、药物相互作用、不良事件
  非传染性旅行风险包括医疗和环境风险：预防和管理
  对归国旅行者主要症状的识别：如发热、腹泻、皮疹和呼吸道疾病
  旅行医学资源的获取：教科书、论文、互联网资源
经验
  在旅行诊所工作 6 个月，每周至少完成 10~20 次旅行前咨询
初步训练和继续教育
  短期或长期旅行医学课程
  成为有关旅行和热带医学的专业学会成员，如国际旅行医学会和国家级学会
  出席国家和国际旅行医学会议

[a] 知识的获取是指正式通过 ISTM 知识证书考试或旅行医学课程的文凭或硕士考试

如果只是进行免疫接种，而没有对旅行者及其计划中的活动进行全面风险评估，也没有提供其他全面的预防性建议，这样的服务是不合格的[2]。所有旅行者都应该获得避免旅行相关疾病的最新建议，对慢性病进行自我照护的健康咨询，旅行所需要或推荐的免疫接种，以及有关目的地健康和安全的信息（表 3.2）。旅行医疗服务提供者可以在本章和本书所述内容的指导下开展工作。

旅行医学实践

对旅行医学实践的回顾有助于明确建立一个新的旅行诊所需要哪些必要条件。自从 1994 年国际旅行医学会对其会员的调查以来，未再开展面向世界各地旅行医学实践情况的综合调查[3]。这项调查表明，即使在 1994 年，经过各种培训，并具有一定经验的专业人员已在各种场所开展旅行医学服务。调查发现以下情况：几乎所有诊所都位于北美洲、西欧和澳大利亚（94%）。大多数诊所的患者数量适中，61% 的诊所只有不到 20 名患者/周（其中 14% 的诊所只有不到 2 名患者/周），只有 13% 的诊所超过 100 名患者/周。

几乎所有诊所都提供关于预防疟疾、避免昆虫叮咬以及预防和治疗旅行者腹泻的建议，大多数诊所都能接种各种疫苗。尽管当时诊所通常由医生主导，但医生和护士提供的建议和照护几乎是相等的。如今在许多国家，大部分旅行前医疗照护主要是由护士提供。

例如在英国，大部分旅行前医疗照护是由全科医疗体系提供，执业护士通常是唯一的提供者，她们根据特定的方案提供相关建议[4,5]。

旅行者去往哪里（图 3.1）？世界旅游组织的数据表明，2010 年全球有 9.4 亿的国际游客，欧洲仍然是最常到达的目的地（50.7%），中国则是第三个最常受访问的国家，许多新的目的地出现在亚洲、太平洋和中东地区[6]。

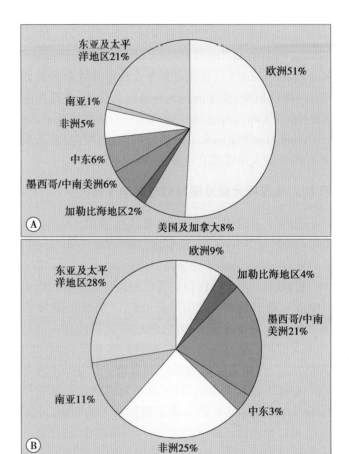

图 3.1　（A）2010 年全球旅行者国际到达人数（n = 9400 万）。数据来源世界旅游组织（http://www.unwto.org/facts/menu.html）。（B）1984 年 1 月至 2002 年 12 月，在美国康涅狄格大学国际旅客医疗服务中心接受过旅行前医疗照护的旅行者旅游目的地（n = 14,718 旅行者）

启动一个旅行健康项目

常见问题

谁有资格提供旅行健康服务？

所有提供者应接受旅行医学方面的培训（表 3.3）。有充分证据表明，对旅行医学领域不熟悉的医疗人员会在判断和建议方面犯错，特别是在预防疟疾

方面[7-11]。这些错误可能导致旅行者的不良后果，例如旅行者被建议无需化学预防或接受不正确的化学预防，结果患了疟疾，甚至发生死亡[12,13]。

培训包括教育和实践。一项对在德国提供旅行医疗服务的全科医生的研究表明，对重要问题提出预防性建议与在该学科的专门培训之间存在相关性[14]。荷兰旅行者健康咨询国家协调中心（Traveler's Health Advice，LCR）发现，提供者的质量由于需要在国家团体注册、参加课程学习并遵循国家指南而得到了提高[15]。虽然旅行医学领域有国际认证考试［the International Society of Travel Medicine（ISTM）Certificate of Knowledge exam］，以及认可其专业技能和成就的教职系列（格拉斯哥，皇家内科与外科医师学院，旅行医学系：http://www.rcpsg.ac.uk/Travel%20Medicine/Pages/mem_spweltravmed.aspx），但目前还没有要求从事旅行医学的人员需要有这样的资格或认证。

医护人员怎样才能发展其旅行医学专长？

加拿大热带医学和旅行建议委员会（Canadian Committee to Advise on Tropical Medicine and Travel，CATMAT）和美国感染病学会（Infectious Diseases Society of America，IDSA）在他们各自的旅行医学实践指南中定义了旅行健康咨询的重要元素[2,16]。旅行健康服务工作者应具备必要的知识、经过培训和具有一定经验来提供核心旅行医学服务：对旅行者和旅行的风险评估，对旅行相关疾病的预防和管理提供咨询（感染性和非感染性），疫苗的管理，以及对返回旅行者重要综合征的识别（表3.2）。为了增加必要的知识，临床医生可以参加旅行健康会议，加入短期课程，或攻读旅行医学证书或学位。ISTM和美国的旅游保健护士协会（American Travel Health Nurses Association，ATHNA）在其网站上公布课程表和会议日程。

疾控中心提供免费的在线培训课程。皇家内科与外科医师学院（格拉斯哥）开设旅行医学专业文凭课程（http://www.rcpsg.ac.uk/Travel%20Medicine/Pages/Foundation_and%20_Diploma_in_Travel_Medicine_%20Courses.aspx），在欧洲还有一些硕士水平的培训课程。除了ISTM旅行医学认证外，美国热带医学和卫生学会（American Society of Tropical Medicine and Hygiene，ASTMH）也管理一项考试，通过后可获得热带旅行医学证书[17,18]。

旅行诊所的实践经验是提高旅行医学执业能力的另一个组成部分。旅行医学工作人员只有通过经常的对具有复杂健康状况的旅行者进行评估，并帮助旅行者做好到各种旅行目的地及参与各种类型活动的准备工作，才能具备在该领域开展工作的全面能力。到一个已建立的诊所工作一段时间是很有价值的，要通过经常开展旅行前咨询来维持自己的专业能力。

鼓励旅行医学服务人员加入致力于旅行医学的国家级学会。学会经常提供课程，出版旅行医疗警报通讯，并通过讨论小组的方式保持成员间的联系。最重要的是，从事这一专业的人员必须践行自己持续学习的个人承诺，因为全球健康风险总是在变化。其他职业发展机会的相关资源见第4章。

医疗照护有不同的提供方式吗？

在大多数旅行医学实践中，医生和护士都共同参与对患者的照护。护士、护士医生和医生助理很适合从事旅行医学这一专业[19]。药剂师提供这类服务的也日益增多，而认可药剂师参与的途径尚未明确[20]。鉴于提供者的多样性，需要决定如何划分服务提供过程中各自的责任。

对于医生和护士一起提供医疗照护的诊所，有两个常规的模式（图3.2）。首先，医生获得旅行者的旅行路线、活动计划及其病史、免疫史。然后医生给出健康建议，并与旅行者一起讨论后确定免疫接种事项。其后该旅行者的照护工作移交给护士（或能够接种疫苗的人），她将审查疫苗不良事件，获得知情同意，并

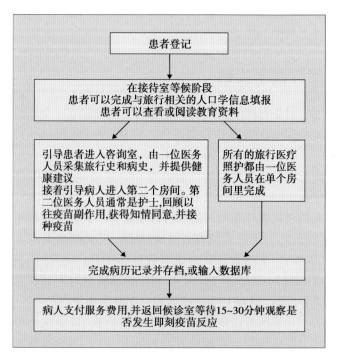

图3.2　旅行医学诊所中患者照护的流程图。提出了两种备选方案：两个医疗服务提供者或一个医疗服务提供者

接种疫苗。在接种完成后,将疫苗接种信息记录在纸质或电子病历(EMR)中。

在第二种模式中,护士、护士医生或医生助理提供完整的旅行前医疗照护,从了解病史和旅行历史到提供预防性建议,再到疫苗接种和记录。

在英国,由护士独立提供医疗照护的模式得到了患者团体指导(patients group directions,PGD)这一法律架构的支持。这需要一个清晰而详细的书面协议,由医生、护士和药剂师同意并签署。该文件详细说明了适应证和具体情形,在这些情况下护士可以做出选择、开具处方和实施所处方的用药(例如疫苗或抗疟药)而不必求助于医生。PGD 要求护士接受适当的培训、知识更新和执业审核。

在美国实践中,是由没有处方权的医疗专业人员(如注册护士)作为唯一提供者来提供服务的,这就必须制定详细的操作流程以便遵循。这些操作文件应该是为特定诊所而制定的(要反映该区域内医疗照护的标准),接种疫苗和开具处方都要有书面的委托书[19]。

预期未来的另一种照护模式是以药房为基础的,因为英国、美国、加拿大及其他国家的药剂师都在拓展其在旅行前医疗照护方面的培训和专业作用[21]。

是否有针对旅行医疗的具体法律、卫生条例和标准?

适用于旅行诊所和人员的法规近年来不断增加。其中可能包括卫生职业许可法律,关于医疗事故的国家、州或省级法规,以及对组织或机构的要求。例如,护士是否可以提供患者评估和疫苗接种?诊所需要有医生在场吗?黄热病疫苗接种如何得到证明?是否允许药剂师在您的社区进行免疫接种?本章后面的"法律问题"对这个问题有更充分的讨论。

哪些政策、措施及物资应该就位?

在诊所接诊第一名患者之前,一些文件和服务设施应该就位:
- 过敏反应和疫苗不良事件的处置
- 应急疫苗储存:如果发生停电
- 针刺和艾滋病病毒暴露后预防
- 免疫有关文件
- 感染控制和危险废物处理
- 疫苗信息声明(美国疾病预防控制中心出版物或等同资料)(http://www.cdc.gov/vaccines/pubs/vis/)
- 知情同意书和豁免书的使用
- 疫苗不良事件报告系统
- 疫苗接种委托书(或等同资料)

- 随着时间的推移,诊所将需要添加这些流程并制定完整的政策和程序手册。在美国,可在 www.ATHNA.org 网站上获得"ATHNA 诊所手册"以及在 www.immunize.org 网站上获取"免疫行动联盟"(Immunization Action Coalition,IAC)的资料
- 专用的疫苗级冰箱
- 有资格的免疫接种协调员

是否需要特殊文档?

对于免疫接种记录可能有国家、地方或机构的规定。"美国国家儿童疫苗伤害法案"(National Childhood Vaccine Injury Act,NCVIA)和 CDC 要求制定一些疫苗接种文件[22,23]。为保证效率、完整性并符合现行质量标准,建议在旅行前医疗照护时使用预打印文件(或 EMR 等效文件)。

需要哪些支持性服务?

在某些情况下,医疗照护专业人员提供旅行前咨询的所有服务,包括订购和储存用品、接听电话、预约接待、开具账单,还要提供全部的医疗照护工作。然而在大多数情况下,临床医生负责提供医疗照护,而行政人员负责处理其他事务,如处理保险公司所需的文件和支付请求。

诊所是否要全时提供旅行医疗服务?什么时间是诊所开诊的最佳时间?

诊所开业之初可能需要一些时间来建立患者群。开始时建议每周安排几个预约服务,随着医生的经验积累和患者需求的增加,再增加预约数量。许多旅行者会在快要出发前,或是非工作或非学校上课时间来就诊。照顾到这些需求,一般预约在早晨、下午晚些时间、晚上和周末会很受欢迎。

应提供什么疫苗?诊所应提供黄热病疫苗吗?

许多临床医生对成人常规疫苗和儿童疫苗有丰富知识,但对旅行疫苗却不太熟悉。一些临床医生开始时只提供为数不多的疫苗接种,如流感、甲型肝炎和乙型肝炎、破伤风、脊髓灰质炎和伤寒疫苗等。其他医生则希望开展全面的医疗照护,并提供所有在其国内经许可的所有旅行疫苗接种。关于黄热病疫苗接种,国际卫生条例(2005)规定,'缔约国应在其领土内指定黄热病疫苗接种中心,以确保所用程序和材料的质量和安全[24]。在许多国家,必须通过一个特定的程序,才能成为黄热病疫苗接种中心。关于这方面的更多信

息,请参阅法律问题章节。

诊所预约门诊每次应预留多长时间?

理想情况下,完成一次预约的旅行前风险评估、咨询和疫苗接种需要安排约 45~60 分钟。但实际上,大多数预约服务时间不超过 30 分钟,如果将旅行医疗服务与初级医疗或药房服务结合在一起时,服务所需时间可能更短些。在英国,黄热病疫苗接种诊所三分之二的预约服务每次只能分配 11~20 分钟[25]。如果可能,应根据旅行行程和旅行者情况的复杂程度适当调整服务时间。一些旅行者因为要作进一步评估,或增加咨询内容(如有年幼子女的家庭需要出国),或需多剂量疫苗接种,故需要多次前来就诊。

诊所如何确定服务收费?

世界各地的收费方式各不相同。在美国,很少有私人保险公司完全支付旅行医疗服务,因此许多诊所以按服务项目收费来运营,所收取的咨询费和疫苗费差异较大。为了避免与相关的照护契约发生冲突,美国的诊所需要学会适用的计费规则。许多诊所会收取三笔费用:咨询或探访费、疫苗费及疫苗接种费。而在英国的初级医疗机构,咨询属于免费的 NHS 服务,不收取费用;但可对一些疫苗收费。此外,零售一些旅行物品如驱蚊剂和蚊帐等可以带来额外的收入。

建立一个旅游健康项目需要多少投入?

如果是在现有诊所或初级医疗服务机构内运营旅行服务项目,那只需很少的额外投资。疫苗存储冰箱和疫苗供应是两个最大的成本,但仔细选择设备并维持一个少量的疫苗库存可以将这些成本降到最低。许多服务场所已有一个疫苗冰箱。每个咨询室都应该有电脑接入。订阅商业旅行医学数据库也是通常的做法。

诊所的建设:设施、设备和物品供应

只要具备能提供免疫接种服务的空间、设备和用品的场所,旅行健康诊所就可以运行了。ISTM、ATHNA 和 IAC 均提供有关于如何准备提供旅行医疗服务的办公场所的指南[26]。

设施

诊所至少需要一个接待区和一个提供咨询及疫苗接种的单独房间,这个房间内需要有一台可上网的电脑和摆放冰箱、医疗用品和诊所记录所需要的存储空间。业务繁忙的诊所应设法在空间上将咨询场所和疫苗接种分开。位于医院或医学院或合伙开业诊所内的旅行门诊通常可以进行现场实验室检测。

设备

冰箱和冰柜:专用疫苗冰箱是必需的,能够在 2~8℃(最佳 5℃)的储存温度保存疫苗[27]。如果储存冷冻疫苗(例如水痘),则需要能够维持至少−15℃温度的冷冻柜。每个疫苗储存单元应该 24 小时监测,并有可以检出超出许可范围温度的校准温度计。理想情况下,疫苗储存单元应连接到备用发电机和警报系统,警报系统在不能保持适当温度时可以向诊所发出报警。标牌和插头锁可以帮助防止无意中拔掉设备电源。

温度监测图应每天维护 2 次,数据保持至少 3 年,或按照诊所规定执行。IAC 有温度图表在 www. immunize. org/news. d/celsius. pdf 供下载,也有免疫接种表供下载。CDC 有一个基于网络的培训计划,在 http://www2a. cdc. gov/vaccines/ed/shtoolkit 上介绍如何选择和放置诊所冰箱。澳大利亚免疫手册和加拿大公共卫生局的“免疫接种提供者国家疫苗储存和处置指南”(2007 年)也提供了类似的信息[28-30]。

电脑:每个咨询室都应该有一台接入互联网的电脑。如果诊所工作需要,该电脑应装有电子病历和旅行医学数据库软件。当遇见问题,如有疫情暴发时,医护人员可以查阅基于网络的有关信息。

物品供应

疫苗供应:疫苗可以直接从制造商、批发商或医院、中心药房订购,具体取决于诊所所在位置。医院药房通常有议定价格的采购合同。最初,诊所可以储存最少量的疫苗,然后跟踪每周的使用情况,来估算下一次的订购量。在诊所冰箱至少有 1 周的充分运转并持续保持适当的温度之后,诊所才能采购疫苗。冷链维护是管理工作的优先重点,还要特别关注疫苗储存和最优化操作[31]。

疫苗接种用品:诊所需要储存手套(当医护人员手部损伤或旅行者皮肤感染时可以使用)、多种容量的注射器、不同长度和规格的针头(用于不同体型和体重的患者的肌内,皮下和皮内注射)、绷带、酒精垫和棉纱布。一些诊所使用局部麻醉剂,例如 EMLA 乳膏(AstraZeneca),可以在注射前约 1 小时用于儿童的免疫接种部位。IAC 已经公布了提供免疫接种服务的物品清单:www. immunize. org/catg. d/p3046chk. pdf[32]。

处置不良反应的药物和用品：所有诊所都要有处置接种疫苗后过敏反应的程序。肾上腺素类药物和抗组胺药需要随时备用。应急用品如血压袖套的尺寸应适合所服务的人群。一些设在医院内的旅行诊所在发生罕见严重不良反应时，具有现场急救的优势。IAC公布了这些物资清单和处置方案[33]。

感染控制和危险废弃物处置用品：每个诊所都必须遵守有关感染控制和危险废弃物处置的规定。"锐器容器"应该随时可用，并安装在方便安全的位置，以减少针刺伤害的风险。

其他患者用品：妊娠试验和体重秤有时也是需要的。

文件

旅行诊所要准备处方垫、印有诊所抬头的信纸用于通信及打印黄热病免疫接种医疗豁免信件、疫苗接种或预防国际证明（International Certificate of Vaccination or Prophylaxis, ICVP）以及病历文档（或电子病历）。使用标准化的文档、表格和患者宣传资料有助于确保完整而连续的旅行前医疗照护。诊所文书可能需要法律审查和医疗主管批准。这些文书主要有：旅行前咨询记录、患者免疫记录、疫苗库存日志或数据库资料、疫苗接种同意书和豁免书等。

旅行诊所登记表格应成为永久性病历的一部分。对于保险公司来说，永久性病历记载了所提供的医疗照护的等级。对于旅行者来说，这里记录了他们所接受的免疫接种和旅行建议，如果他们将来某个时候丢失了免疫接种卡，这些记录是有用的。对于旅行诊所，可以利用这些记录建立每个患者及其预防措施的数据库（如果尚未直接输入到每个旅行者的电子病历）。

一个完整和准确的免疫记录包括：疫苗类型［通用缩写和（或）商品名］、剂量、接种日期、制造商和产品批号、接种地点、接种人员的姓名和职称。在疫苗召回的情况下，这些存放在电脑数据库中的信息使得识别患者的工作变得简单，因为可通过患者姓名、疫苗类型和批号来搜索记录。如果旅行者在诊所接受旅行前医疗照护的几个月或几年之后来电询问，通过电子记录文档就能快速获取患者病历中的有关信息。

临床医生的信息资源

临床医生需要获得最新信息来确定目的地风险，并学习降低风险的措施。最好通过在线权威信息源，或经常更新的商业旅行医学数据库来实现这一目标。基于网络信息资源获取的模式已经将旅行医学提升为一个专业性学科，可以每天应对流行病学变化、细菌耐药模式和传染性疾病爆发等。旅行建议的权威信息来源包括：世界卫生组织，美国疾病预防控制中心，欧洲疾病预防控制中心，以及提供国家资源的澳大利亚、新西兰、加拿大、法国、德国、瑞士、荷兰和英国等国。旅行诊所很可能会同时使用国内和国际信息资源。所有这些信息来源都通过自己的网站提供信息。值得注意的是，英国的旅行健康网站有一份供旅行医疗提供者使用的可下载的基本信息一览表（NaTHNaC; www.nathnac.org/pro/factsheets/index.htm）。

为数不多的印刷品资源也是有用的：如旅行医学和热带医学教科书，以及专注于这一领域的专业期刊。第 4 章有一完整列表。

订阅商业数据库可以为医护人员提供特定国家的相关建议和为旅行者提供定制信息服务，还可提供疾病风险地图和其他预防建议。纸印或电子版的世界地图集也是有用的。

在旅行医学方面有一些交流论坛，名称为"listservs"，主要讨论新出现的感染，疾病暴发或热带医学与旅行医疗相关病例。ASTM&H 和 ISTM 网络数据库需要是会员才能参与；ISTM 的网络数据库每天都很活跃，讨论对旅行医疗服务人员有帮助的问题和解决方案。ProMed-mail（http://www.promedmail.org/）是国际感染病学会的一个开放获取项目，是一个比较可靠的新发传染病爆发的报告系统。有些网络数据库不太可靠，共享的信息可能是传闻或没有遵从有关国家标准和实践指南。

每个诊所需要决定如何把这些有用的信息付诸实践，以帮助诊所的旅行前医疗服务实现标准化。虽然使用旅行诊所表格（或电子病历）可以使采集的信息标准化，但是对旅行建议和疫苗接种进行标准化更为困难。在旅行医学实践中，经常出现意见分歧，如是否应给予某种免疫接种，或应该使用哪种抗疟药物。除此之外，诊所还应该避免给参加同一次旅行、有相同医疗条件，但是在不同时间来到同一诊所并由不同医生接诊的旅行者提供不同的建议、疫苗和药物。为防止这种情况发生，可以编写符合旅行诊所所在地区、省份或国家的实践标准的具体方案，或者依据国家指南来确定干预措施。通过定期会议和继续教育可以在诊所人员之间建立一致性。

旅行者信息资源：患者教育

在美国，CDC 要求每位临床医师必须向疫苗接受者提供有关免疫接种风险和益处的信息。这些内容都在疫苗信息声明（VIS）的表格中（www. cdc. gov/vaccines）。所有国家的诊所都给予疫苗接受者类似的信息是很好的做法。

地图集、世界地图和（或）地球仪有助于旅行目的地咨询。提供有关旅行医疗转运保险的信息，以及展示一些旅行用品和设备的样品，如驱避剂、蚊帐、旅行医疗包和水处理设备等，也是对旅行者有帮助的。

因为教育是旅行前医疗照护的重要基础，因此临床医生需要就一些健康和安全问题对旅行者进行咨询指导。许多诊所为旅行者提供一份由商业数据库生成的定制性的建议报告，来强化预防措施。临床医生也希望引导旅行者访问一些网站，这些网站内容丰富，以旅行者为导向，例如 CDC（http://www. cdc. gov/travel），Fit for Travel（苏格兰健康保护）（http://www. ftfortravel. nhs. uk/home. aspx），NaTHNaC（http://www. nathnac. org/travel/index. htm）和加拿大公共卫生机构（http://www. phac-aspc. gc. ca/tmp-pmv/index-eng. php）网站。其他资源将在第4章中更全面地讨论。

强化言语信息可以帮助旅行者遵照医务人员给予的旅行前建议。大多数旅行健康顾问会给旅行者一份书面资料，总结和强调一些重要信息。旅行者在有空时可以复习这些资料。诊所也可能提供药物说明书或急救知识册页。

旅游诊所应该能够提供比疟疾和腹泻预防等问题更专业的专题咨询建议（见表3.2和表3.3）。这些专题包括孕妇、老人、糖尿病或艾滋病毒感染者/艾滋病患者等特殊需求旅行者的健康问题，或慢性心肺疾病患者的健康问题。了解如何在海外获得安全可靠的医疗服务是所有旅行者的关键问题，尤其是对于长期或移居旅行者。诊所可指导旅行者登录在线旅行诊所目录，例如 ISTM 或旅行者医疗援助国际协会（IAMAT，www. iamat. org）以及诸如潜水员警报网络（www. diversalertnetwork. org/）等专业资源。能够提供这种全方位的旅行医疗信息资源服务，就使得旅行诊所可以进一步区别于全科诊所，并促进旅行诊所医疗照护水平的提高[26]。

尽管努力对旅行者进行各方面的教育，但很难确定旅行者在旅行前咨询中究竟获取了哪些知识[34,35]，同样也很难评估这些知识在旅行中是否起到了应有的作用[36,37]。对即将前往疟疾和（或）疫苗可预防疾病风险地区的旅行者进行的一项机场调查结果表明，尽管旅行者对疾病有一定的了解，但常常既不服用抗疟疾药物，也未接种需要接种的疫苗[38,39]。探亲访友的

旅行者（VFR 旅行者）尤其如此[38-43]。

尽管在传递知识和改变行为方面仍然存在挑战，但重要的是为旅行者提供在旅途中保证安全和健康的工具。为旅行者提供关于疟疾预防的一致、明确的建议，并允许他们讨论对化学预防药物的担忧，这样做可以改善旅行者对抗疟药物的依从性[36,44,45]。

法律问题

尽管旅行健康服务受到一些法规的约束，但大部分临床医生所执业的单位或场所都已经符合这些法规的要求。因此，很少或不需要为确保遵从当地、国家或机构的有关指南而做出改变。在美国，有几项联邦法律适用于提供旅行医疗服务，如国家儿童疫苗伤害法案[46]，要求通过疫苗不良事件报告系统（Vaccine Adverse Event Reporting System，VAERS）来报告不良事件，还有如针头刺伤预防和安全法案[47]及儿童疫苗计划。

除了联邦法律之外，美国的州法律也涉及旅行医疗执业的有关方面，例如在诊所里护士医生、注册护士和药剂师应如何恰当安排工作，包括他们在有或没有医生指导下的情况下能够做些什么。有关委托书和诊所知情同意书或豁免书的有效性等问题也应予以澄清。

每个国家对于临床执业，包括旅行医疗，都有相应的法规和标准。例如，对签署同意书的要求存在不同，在欧洲和非洲的许多国家，在提供相关信息之后，同意疫苗接种的口头协议是可以接受的。在诊所开业前，必须确保完全合规，而且要持续合规，因为这些规定是不断变化的。

专业标准

几个专业团体已经制定了旅行医疗执业的书面标准。IDSA 和 ATHNA 在其网站上发布了指南[2,48]。英国皇家护理学院已经制定了旅行健康护理的能力要求，加拿大已经发布了免疫接种照护的能力要求[49,50]。设在职业卫生、高校卫生或社区卫生等机构中的旅行诊所应遵守这些专业机构的各自标准。

财务因素

旅行健康服务的费用和收入

在旅行医学服务中，收费结构和报销的差异很大。在美国，旅行诊所包括完全私立的，按服务收费的（服务提供者不参加任何第三方保险计划），还有设立在

医院或者医学院的旅行诊所,其收费标准根据医院或者大学的运营计划来制定,服务提供者全部参加保险计划。此外,保险公司的旅行医疗报销比例差异很大,一些保险公司不报销旅行相关的疫苗和处方药费用。在其他地区,如加拿大,省级健康计划通常不覆盖旅行门诊和疫苗费用。在英国的全科执业中,一些疫苗(如伤寒、甲型肝炎和脊髓灰质炎)由国家卫生服务(Vaccine Adverse Event Reporting System,NHS)免费提供,而另一些疫苗则向旅行者收费(如黄热病、狂犬病和日本脑炎),对于旅行咨询也没有补充报销。

收费医疗

按服务收费的旅游诊所要求旅行者在门诊时全额付款。这种方式收费避免了许多繁琐的管理序程,包括注册不同的保险计划,向保险公司收取服务费用,以及向患者收取保险未覆盖的有关费用。诊所应在预约门诊时告知旅行者这种特殊的付款方法。如果旅行健康服务是按服务收费的,而提供服务的诊所又是在医院或者医疗中心运营,这些机构的其他业务是参与保险的,在这种情况下,旅行诊所就需要有一个单独的合法身份来避免可能发生的冲突。

诊所何时参与保险计划

在美国,加入第三方保险服务的旅行医学专业人员必须接受这些保险公司的报销条款。对于保险覆盖的服务项目,诊所不能要求旅行者支付超过保险公司报销水平的费用。这经常导致支付不足,尤其是对于那些实际费用可能超过保险公司可支付费用的疫苗。对于保险未覆盖的服务,旅行诊所可以要求现金支付。旅行者要同意并签署一个弃权书,说明他们有责任支付保险公司未覆盖的服务,这项工作应在开出账单前就完成,所有患者在诊所登记预约时就应被告知。

在参加了保险计划的美国诊所,当注册护士提供服务时,医生必须亲自在场,这样护士可以为服务收费。在这种情况下,护士收取的是'与医生有关'的费用。而按服务收费的完全私立诊所里,护士可以独立收费。

美国医疗补助计划不包括与旅行相关的任何服务,因此享受医疗补助的患者必须为他们接受的咨询建议和疫苗支付现金。美国老年医疗保险可覆盖常规推荐的成人疫苗:例如流感、肺炎球菌疫苗,破伤风和乙型肝炎疫苗等。

在许多情况下,患者需要由初级医疗医生转诊到旅行诊所,以便由诊所向患者的保险公司收费。这一转诊要求应在预约初级医疗服务时就要说明。

诊所收费

旅行医疗服务可以报销或收取的费用包括咨询费(就诊费)、疫苗费和疫苗接种费。在有些国家,服务提供者可收取处方费和出具疫苗接种或预防国际证明及完成其他文件的费用。

盈利能力:提供附加服务

为了扩大服务范围和增加收入,许多诊所将其照护范围扩大到基本的咨询、疫苗、预防和自我治疗处方之外。这包括销售与旅行有关的物品,并提供旅行中或旅行后医疗照护。有的旅行诊所和一个综合疫苗诊所联合运营。表3.4中定义了扩大服务的范围。

表3.4 旅行诊所的附加服务
出售旅行相关物品,例如驱虫剂、防蚊网、补液盐、急救包
旅行前健康筛查/飞行适合性检查
与私营部门和学校或大学签订合同
为公司、非政府组织(NGO)或教育机构人员提供旅行期间的健康咨询
给医生和旅行公众提供电话或电子邮件方式的建议
旅行后疾病的评估和筛查
综合疫苗门诊
药房服务
临床实验室检测

销售旅游相关产品

出售与旅行有关的健康物品既可以增加收入,也使旅行者获益,他们能够当时就买到有用的,而且可能很难在其他地方找到的物品。有几家公司销售专门为国际旅行者量身定制的产品,诊所可以安排零售这些物品。一些旅行诊所出售预包装的抗疟药,旅行者腹泻或疟疾的备用药物,以及预防急性高山病的药物。诊所工作人员可以利用手头的这些药品来解释如何正确使用这些药物。

疫苗接种和结核病检测诊所

旅行诊所和疫苗诊所结合在一起是很自然的。

既可提供疫苗,有专业特长的医务人员就在身边。这种模式已经见于职业卫生或学生卫生服务中。疫苗诊所可以免疫单位雇员或社区人群,需要免疫接种以获得入境签证的移民,需要接种疫苗而入学的学生以及需要接种狂犬病疫苗的兽医和接触动物的工作人员。该诊所也可以为那些需要接种疫苗,但又联系不到专门医生的人员服务。疫苗门诊服务是对资源的有效利用,可提高工作效率。疫苗诊所应该单独建立一种表格,其中包含患者的人口学数据、相关的病史、免疫接种史和用药史,以及接种疫苗的原因。

有些情况下,例如对一些移民或兽医,需要通过实验室血清学检测来证实是否对麻疹或水痘具有免疫力,又如以前免疫过的人群其狂犬病抗体的滴度是否足够而无需再次增强。

旅行前体检和旅行后医疗照护

旅行医学服务者会根据人员结构、专业特长及兴趣来决定是否开展旅行前体检或旅行后评估和照护。有的旅行诊所隶属于全科医学服务、高校卫生服务和职业卫生服务等机构,这些机构与企业或其他组织签有合同,在这种情况下,旅行诊所会开展体格检查,结果将作为签证或项目要求的一部分。

加拿大旅行医学专家对旅行医学的共识声明[16]、IDSA 指南[2] 以及 ISTM 发布的主体知识[17] 并未要求旅行医学专家必须掌握全面的热带病知识。加拿大专家建议:“所有旅行后咨询都应由医生管理,并应包括以下内容:识别旅行相关疾病,及时进行医学评估,必要时转诊,通过上述步骤管理旅行相关疾病[16]。”旅行医学专家应该能够识别返回旅行者的主要临床综合征,并知道如何转诊使他们得到恰当的医疗照护[51-54]。这些主要的临床综合征包括发热、皮肤表现、急性和慢性腹泻以及呼吸道不适[55]。诊所内如有具有传染病和热带医学专长的医务人员,则可以评估和治疗生病的返回旅行者而无需转诊。在这些情况下,需要有充分的实验室检测结果来帮助诊断或确定疑似疾病。

对旅行者旅途中的服务

与企业,非政府组织或教育机构签有合同的诊所可以通过电子邮件、Skype 或与当地医务人员联系等方式向生病的旅行者提供旅途中的健康咨询[56]。这需要有热带医学和急救医学的专业人员,非工作时间可以提供服务,具备接收、处理和传输信息的技术能力,以及处理不同临床情况的操作手册。这种服务只有少数诊所能够提供。

现场服务

旅行诊所可能会被要求到工作场所或学校,为个人或团体提供旅行前建议和免疫接种。这样的社区服务是很有价值的,既可以增加额外收入,又可以提高诊所的声誉。但必须遵循确定的程序来保证疫苗冷链的有效、不良事件的恰当处置、病历的记录和管理、隐私的保护,以及危险废弃物的妥善处理。

旅行健康项目的运行

员工及行政管理

医护人员和管理人员应接受培训,以便能够快速有效地提供三个阶段的服务:即就诊前的预约安排;就诊期间对旅行者的评估以及制定出风险管理策略;咨询结束后安排随访或回答旅行者就诊后的电话咨询。

访问前,接待人员的准备

旅行者经常会询问管理人员关于疫苗、旅行目的地、疫苗费用及保险范围等问题。管理人员应该做好回答这些问题的准备,但不建议回答风险管理方面的询问。应建议旅行者在与医护人员约见时,或通过访问权威网站来解决非管理性问题。

以下各条有助于诊所预约就诊工作:

- 获取旅行者相关信息:年龄、出生日期、性别、医疗条件、祖籍国、母语
- 要求患者携带所有免疫记录、服药清单以及包括每个目的地到达日期和停留时间的完整行程安排
- 确定旅行的目的:度假、商务、求学、探亲访友(VFR)、人道主义工作、海外医疗
- 安排适合旅行者和他们行程的咨询时间。复杂的旅程或多个家庭成员需要安排足够的时间
- 向旅行者提供一些关于就诊的指导,帮助他们对预约咨询有合理预期
- 解释付款事项
- 努力在就诊前 24~48 小时确认所有预约

■ 确保有足够的疫苗可用

旅行前咨询中的关键问题

医护人员与旅行者面对面咨询的重中之重是风险评估，由此形成与每个旅行者个体情况相匹配的建议和干预措施。有关旅行前咨询的详细介绍，请参阅第 5 章。

■ 第一步：对旅行者的评估：关注主要的健康问题，记录重要的人口学信息和医疗有关信息。使用预先打印的问卷或电子病历以保证信息的一致性、完整性以及工作的高效率。
■ 第二步：对旅行的评估：旅行的原因、目的地、时间、食宿、计划的活动、出发日期等。
■ 第三步：行程和风险：通过互联网数据库研究有关目的地的危险因素和减少风险的策略。
■ 第四步：实施个性化的医疗照护计划：旅行健康和安全风险优先列表，降低风险策略和措施；免疫接种，旅行用药，患者辅导，问询和转诊，自我照护指导，旅行健康保险，海外医疗服务，定制的打印报告，地图和患者教育手册。

咨询后工作

完成相关文件，医护人员和管理人员要准备旅行者来电时进一步解释有关处方或预防指导意见。

报告疫苗不良事件

在美国，所有的疫苗管理人员都必须通过 VAERS 报告不良事件[46]。可以拨打电话 800-822-7967 或访问 http://vaers.hhs.gov/index 获得报告方法和表格。加拿大免疫局有类似的报告制度，可致电 866-234-2345 或访问 http://www.hc-sc.gc.ca/dhp-mps/medef/index_e.html。在英国，疑似不良事件通过"黄卡方案"在 http://www.mhra.gov.uk/Safetyinformation/Reportingsafetyproblems/index.htm 向医疗产品管理机构报告。其他国家和地区可能有自己的报告系统。

服务评估

高质量旅行健康服务的特征是对质量改进的持续承诺。重要的是应该在就诊时及旅行后结果评估时进行患者满意度调查。定期的跟踪分析和基于能力的培训评估应该被纳入诊所的职业发展计划。

旅行结束后

大多数旅客不需要旅行后评估或医疗照护。但是，有些旅客应该安排旅行后咨询。旅行后就诊的原因包括：前往疟疾流行地区的旅行者返回后发热；在国外生病（不仅是短暂的旅行者腹泻）或直到返回时仍生病的旅行者；在国外长期停留的旅行者；以及从事医疗或其他"高风险"职业的旅行者。

许多旅行诊所重点关注旅行前医疗照护。那些隶属于全科诊所、医学院或其他多专科团体的旅行诊所可能有能力对返程后需要评估的旅行者进行评估。临床医生应该懂得旅行后疾病的分类原则，做好准备将返回的患病旅行者转诊给专科医师，比如传染病和热带医学专家以及具有热带病知识的皮肤科医师。

旅行健康项目的营销与促进

尽管国际旅行有所增长，但估计只有 10% ~ 50% 的旅客寻求旅行前照护[16,38,39,57]。原因是多样的：许多旅行者和卫生专业人员不知道旅行医学的专业性或专业的旅行健康医疗的价值。旅行诊所有很多机会吸引患者。在制定营销计划时，应该关注在当地社区活动的各类人群，包括企业、学校、非营利组织、传教士团体、收养机构和旅行社等，这样来确定哪些人是潜在的旅行者（表 3.5）。

表 3.5　旅行医疗服务的营销
建立诊所网站
在旅行者、转诊医生、卫生机构、社区商业和旅行社中的口碑
向网站、平面媒体、广播或电视媒体发布关于旅行医疗照护的消息
直接广告：
互联网/平面媒体
地区/省州的医学期刊，专业通讯（领养组织、学生旅行、校友杂志）
印制介绍诊所的小册子并邮寄给：
医生和其他医疗卫生人员
各种旅行社
区域/州卫生部门
有旅行活动的企业、中学、大学和非营利组织，如教堂和博物馆
给那些提供疫苗接种和处方药物的转诊医护人员写信
为卫生专业人员和公众开设教育讲座

口碑

"满意的顾客"的价值永远不可低估。对某诊所服务有良好体验的旅行者之间的交流可以提高该诊所的知名度并吸引转诊。重要的是让旅行者了解到旅行诊所咨询的好处:能够获得疾病流行病学及预防的知识,可提供旅行所需的各种疫苗,对不常见疾病提供咨询和预防策略,以及可以获得关于疾病流行病学和预防的书面和在线信息资源(见表 3.1)。旅行者认识到提供这类服务的诊所的价值,就会与家人和朋友分享他们参与的热情。

转诊

如果医生和其他医疗服务提供者感觉到他们的患者得到了及时的很好的照护,并能得到患者在诊所就诊的信息反馈,他们就会把患者转诊到旅行诊所来。所有转诊患者的医生都应收到一封信件,详细说明患者接种了什么疫苗,开出了哪些药物。这就为医生填写患者病历提供了书面记录。诊所也可以借此机会在信件中附送一份介绍诊所及其服务的手册。许多全科医生诊所不希望储存价格高又不经常使用的疫苗,并且发现很难跟进全球疾病模式和预防策略的变化。因此,如果他们对您的服务感到满意,他们就会愿意由您的诊所来提供旅行医疗服务。

直接营销方法:互联网、印刷品和媒体

可以采用多种营销措施,包括使用互联网(见表3.5)。诊所应该建立说明和推广自身服务的网站。有些诊所精心设计其网站,其中包括目的地信息和其他旅行信息资源的链接以及一些基本信息:诊所地点、营业时间、人员情况、抵达路线和电话号码。提供黄热病疫苗的诊所见于美国 CDC 黄热病诊所在线目录,是由国家指定的中心,英国的黄热病疫苗中心见于 NaTHNaC 网站。ISTM 网站列出了由其成员指导的旅行诊所目录。当旅行医疗提供者或旅行者试图在国内或世界上某个地方寻找一个旅行诊所时,浏览上述网站是特别有帮助的。这些诊所的名单也被一些商业旅游信息网站所收录。

通过报纸、电视和广播发布新闻可以扩大影响。发布时间应在夏季和假期时,或是在举办世界性卫生活动而有机会宣传旅行前医疗照护的益处时。私人诊所里的旅行医疗工作人员,可能难以利用媒体扩大宣传。然而,医院和医学院所属的旅行医疗服务就可以利用所在机构中营销部门的优势。这些部门可以通过广播发布公共服务声明,安排访谈,推送有关电视新闻。诊所的医护人员可以就健康与旅行的议题向公众讲演,或对医务人员群体进行更正规的课程教育(如医疗大查房)。

邮件

可以采用直接邮寄诊所手册的方式。这些邮件的对象包括当地的医生办公室、学校和大学,以及具有国际市场的本地和区域性的商业企业。向专门从事国际或探险旅行的旅行社发送小册子可以使旅行社在预订旅游和旅行业务时将旅行者转诊到诊所来。为了从这些资源中产生业务,现场走访这些单位并展示您的旅行服务内容是会有帮助的。与旅行社的负责人、学生健康中心的工作人员和公司的人力资源人员会面,可以有效地告知他们,让其客户、学生或员工接受诊所的服务会有怎样的收益。

合同服务

与私营部门签订合同是保证患者数量和收入的最佳方式。根据合同,诊所同意提供一定的服务,公司或其他机构同意由您的诊所管理其所有的旅行医疗照护。许多企业会乐意与旅行医疗服务建立关系,只要你能为其员工提供专家级的医疗服务[58-61]。诊所可以获得年预付金或确定每次就诊和服务的费用(如疫苗、旅行健康系列产品、现场服务或旅行后筛查)。如果旅行诊所也具有疫苗诊所资质,可以与兽医诊所签订合同提供狂犬病疫苗,或者与国家或省级卫生部门签订合同提供乙肝疫苗等。

手册

除了网站之外,诊所还可以制作一个小册子,详细说明为什么应该接受旅行前医疗照护,诊所可以提供哪些医疗服务,营业时间,抵达诊所的路线,联系方式及网址。如能展示该诊所服务过的旅行人群的统计数据和旅行目的地图片,可以增强小册子的吸引力。这些小册子可以邮寄给目标团体,让其分发。

管理挑战

1994 年对旅行诊所的调查明确了旅行医学实践

的若干挑战[3]。执业者提出的前十个问题已列于表3.6。这些占到各个诊所列出的所有问题的 80% 以上。这些担忧至今仍是挑战，正在筹建诊所的人员如果在计划阶段就能考虑到这些挑战，那么该诊所将会更有效地加以应对。

表 3.6　旅行诊所面临的前十大问题*

1. 空间、时间和员工不能满足需求
2. 旅行者在出发前很短时间才来诊所
3. 通过电话进行咨询
4. 要为诊所医护人员提供标准化、及时更新的建议
5. 为旅行者提供的建议有矛盾和不可靠
6. 患者担心服务和疫苗费用问题
7. 难以评估患者对咨询建议的依从性及理解程度
8. 难以获取新的药物和疫苗
9. 保险公司不能支付服务费用
10. 旅行者对其旅行健康需要抱有成见

* 改编自 Hill DR 和 Behrens RH[3]

电话和电子邮件建议

通过电话提供旅行建议是有争议的。大多数诊所愿意为临床医生提供建议，但很少愿意向普通大众提供电话建议。与企业、非政府组织（NGO）或学校和大学达成协议的诊所可以选择为其客户提供电子邮件建议。恰当地提供建议既费时间又需要专业知识，而这种为公众询问所付出的努力又不太会转化为患者到诊所来就医。旅行诊所可以考虑收取电话咨询费。

如果诊所选择提供电话或电子邮件建议，就应该明确由谁来回答询问，以及何时作出回复。每天留出一定的时间来处理询问会更有效率。所提供的建议应该来自标准文本，这有助于确保提供者对旅行者的问题的答复保持一致性。还应该开发一种记录询问和答复建议的方法。对于电子邮件，记录将自动进行，但对于电话呼叫，则应在通话期间填写完成一个标准表格。此外，接待许多电话询问的诊所希望开发一个语音记录系统。落实这些措施将有助于在遇到医疗法律问题时回答质询和提供文件记录。一些较大的旅行医疗诊所已经开发了自动电话在线应答服务，这些服务通常是收费的。当然，这些系统的开发是比较复杂的，而且需要持续更新维护。

诊所需要决定所提供的建议应具体到何种程度。对公众询问的建议最好是普遍适用的建议，而不是非常具体的建议，因为诊所并没有建立正式的医生-患者一对一的关系，通过电话或电子邮件并不能获得全部

的医疗和旅程信息来正确评估健康风险。如果非常具体的建议是基于不完整的资料，一旦这些建议产生了不良后果，诊所就要承担法律责任。如果是向另一位医疗服务提供者给出咨询建议，那么也应明确，这位医疗服务提供者将承担旅行者应用这一建议的责任。

以下是推荐的回应样式，内容是回复旅行者关于肯尼亚探险旅行所需医疗建议的咨询：

到肯尼亚旅行时需要考虑一些健康问题。包括保护自己免受携带病原的昆虫叮咬，接受针对某些疾病的疫苗，注意餐饮以避免腹泻，以及对自己行为负责。根据你所计划的活动，是否患有某些疾病，以及你以前接种过哪些疫苗等情况，综合考虑是否接种以下疫苗：破伤风、白喉、甲型肝炎、乙型肝炎、小儿麻痹症、伤寒和黄热病。疟疾是肯尼亚常见且很严重的问题，你应该注意避免蚊子传播感染并服用疟疾预防药物。有几种药物可供选择；你应该和医生讨论哪一种药物最适合于你。你也应该知道当你需要时如何在旅途中获得医疗照护，并在旅行前就获得旅行医疗保险。咨询旅行医学专家可以帮助你确定哪些预防措施最适合你，你也能够与他更详细地讨论上述问题及其他事项。

临时旅行

诊所应该努力让所有的旅行者都来接受旅行前医疗照护，甚至包括几天内就要出发的旅行者。最后时刻的咨询仍然可以重点说明与国际旅行相关的主要风险。可以接种单剂量疫苗，也可以提供针对重要的旅行健康危害（包括疟疾和登革热、食源性和水源性疾病、事故和狂犬病）的预防咨询。医护人员还可以就旅行医疗保险，以及如何在目的地获得医疗照护提出建议，并推荐旅行医疗包中应准备的物品。

职业发展

旅行医疗不是"打一针而已"，临床医生需要初始培训和持续教育，才能提供基于现行标准的全面、优质的医疗照护。有免疫接种经验的医生、护士、药剂师和其他卫生专业人员不能自动获得资质来提供旅行前咨询的其他服务。旅行者及旅行的评估以及预防咨询是一套单独的技能，所有临床医生都应接受培训和能力测试，以提供合适的旅行医疗，这样也能避免医疗责任。ISTM、ASTMH 和 ATHNA 以及其他国家的相应组织在其网站上发布旅行医学课程和会议信息。CDC 通过 CDC 学习中心提供定期免费的培训机会：

ww. cdc. gov/learning。其他国家,包括英国、澳大利亚和加拿大也提供教育课程。在旅行医学中强化定期的继续教育应该是规范做法。

结论

随着旅行医学已发展成为得到认可的专业领域,旅行医疗服务的重要性已经显现出来。这项服务的优势在于是由接受过培训和具有经验的医疗卫生专业人员提供旅行医疗照护,他们可以从专家组织获得信息及其他资源,提供基于当前标准的最高水平的旅行医疗服务。在旅行诊所,旅行者应该得到有关各方面问题的建议;接种必要或推荐的疫苗;获得用于预防或自我治疗的处方药物,针对疾病如疟疾、腹泻和高原病。提供如此水平的旅行前医疗服务就使其真正成为国际旅行者医疗照护中的重要一环[62]。

（李爽 译,李军　黄祖瑚 校）

参考文献

1. Schlagenhauf P, Santos-O'Connor S, Parola P. The practice of travel medicine in Europe. Clin Microbiol Infect 2010;16:203–8.
2. Hill DR, Ericsson CD, Pearson RD, et al. The practice of travel medicine: guidelines by the Infectious Diseases Society of America. Clin Infect Dis 2006;43:1499–539. Available at: http://cid.oxfordjournals.org/content/43/12/1499.full
3. Hill DR, Behrens RH. A survey of travel clinics throughout the world. J Travel Med 1996;3:46–51.
4. Carroll B, Behrens RH, Crichton D. Primary healthcare needs for travel medicine training in Britain. J Travel Med 1998;5:3–6.
5. Hoveyda N, McDonald P, Behrens RH. A description of travel medicine in general practice: a postal questionnaire survey. J Travel Med 2004;11:295–8.
6. World Tourism Organization. UNTWO Tourism Highlights 2011 Edition. World Tourism Organization. July 2011. Available at: http://mkt.unwto.org/sites/all/files/docpdf/unwtohighlights11enhr.pdf
7. Demeter SJ. An evaluation of sources of information in health and travel. Can J Public Health 1989;80:20–2.
8. Keystone JS, Dismukes R, Sawyer L, et al. Inadequacies in health recommendations provided for international travelers by North American travel health advisors. J Travel Med 1994;1:72–8.
9. Hatz C, Krause E, Grundmann H. Travel advice: a study among Swiss and German general practitioners. Trop Med Int Health 1997;2:6–12.
10. Blair DC. A week in the life of a travel clinic. Clin Micro Rev 1997;10:650–73.
11. Leggat PA. Sources of health advice given to travelers. J Travel Med 2000;7:85–8.
12. Kain KC, MacPherson DW, Kelton T, et al. Malaria deaths in visitors to Canada and in Canadian travellers: a case series. Can Med Assoc J 2001;164:654–9.
13. Newman RD, Parise ME, Barber AM, et al. Malaria-related deaths among U.S. travelers, 1963–2001. Ann Intern Med 2004;141:547–55.
14. Ropers G, Krause G, Tiemann F, et al. Nationwide survey of the role of travel medicine in primary care in Germany. J Travel Med 2004;11:287–94.
15. Ruis JR, Van Rijckevorsel GG,van den Hoek A, et al. Does registration of professionals improve the quality of traveller's health advice? J Travel Med 2009;16:263–6.
16. Committee to Advise on Tropical Medicine and Travel (CATMAT). Guidelines for the practice of travel medicine. An Advisory Committee Statement (ACS). Can Commun Dis Rep 1999;25:1–6.
17. Kozarsky PE, Keystone JS. Body of knowledge for the practice of travel medicine. J Travel Med 2006;13:251–4.
18. Barry M, Maguire JH, Weller PF. The American Society of Tropical Medicine and Hygiene initiative to stimulate educational programs to enhance medical expertise in tropical diseases. Am J Trop Med Hyg 1999;61:681–8.
19. Sofarelli TA, Ricks JH, Anand R, et al. Standardized training in nurse model travel clinics. J Travel Med 2011;18:39–43.
20. Durham MJ, Goad JA, Neinstein LS, et al. A comparison of pharmacist travel health specialists; versus primary care providers' recommendations for travel-related medications, vaccinations, and patient compliance in a college health setting. J Travel Med 2011;18:20–5.
21. Jackson AB, Humphries TL, Nelson KM, et al. Clinical pharmacy travel medicine services: a new frontier. Ann Pharmacother 2004;38:2160–5.
22. Immunization Action Coalition. Adults only vaccination: A step-by-step guide. Available at: www.immunize.org/guide/aov07_documents.pdf
23. Centers for Disease Control and Prevention. Fact Sheet for Vaccine Information Statements. Available at: www.cdc.gov/vaccines/pubs/vis/vis-facts.htm#provider
24. World Health Organization. International Health Regulations (2005). Geneva: World Health Organization; 2005. Available at: www.who.int/ihr/en/
25. Boddington NJ, Simons H, Launders N, et al. Evaluation of travel medicine practice by Yellow Fever Vaccination Centres in England, Wales and Northern Ireland. J Travel Med 2012;19:84–91.
26. International Society of Travel Medicine. Resources for beginning and operating a travelers' health clinic. Available at: www.istm.org/webforms/Members/MemberActivities/VolunteerActivities/standing_committees/profeducation.aspx
27. Centers for Disease Control and Prevention. General recommendations on immunization: recommendations of the Advisory Committee on Immunization Practices (ACIP) MMWR Recomm Rep 2011;60(RR02):1–60. Available at: www.cdc.gov/mmwr/preview/mmwrhtml/rr6002a1.htm
28. Immunization Action Coalition. Vaccine Handling Tips. Available at: www.immunize.org/catg.d/p3048.pdf
29. Australian Technical Advisory Group on Immunization. The Australian Immunisation Handbook 9th ed. 2008. Available at: http://www.health.gov.au/internet/immunise/publishing.nsf/content/handbook-home
30. Public Health Agency of Canada. National Vaccine Storage and Handling Guidelines for Immunization Providers (2007). Available at: www.phac-aspc.gc.ca/publicat/2007/nvshglp-ldemv/index-eng.php
31. Centers for Disease Control and Prevention. Vaccine Storage and Handling Guide. Available at: www.cdc.gov/vaccines/recs/storage/guide/vaccine-storage-handling.pdf
32. Immunization Action Coalition. Supplies Checklist. Available at: http://www.immunize.org/handouts/vaccine-clinic-supplies.asp
33. Immunization Action Coalition. Medical Management of Vaccine Reactions in Adult Patients. 2011. Available at: http://www.immunize.org/catg.d/p3082.pdf
34. Genton B, Behrens RH. Specialized travel consultation. Part II: acquiring knowledge. J Travel Med 1994;1:13–5.
35. Packman CJ. A survey of notified travel-associated infections: implications for travel health advice. J Pub Health Med 1995;17:217–22.
36. Farquharson L, Noble LM, Barker C, et al. Health beliefs and communication in the travel clinic consultation as predictors of adherence to malaria chemoprophylaxis. Br J Health Psychol 2004;9:201–17.
37. Landry P, Iorillo D, Darioli R, et al. Do travelers really take their mefloquine malaria chemoprophylaxis? Estimation of adherence by an electronic pillbox. J Travel Med 2006;13:8–14.
38. Van Herck K, Van Damme P, Castelli E, et al. Knowledge, attitudes and practices in travel-related infectious diseases: the European airport survey. J Travel Med 2004;11:3–8.
39. Hamer DH, Connor BA. Travel health knowledge, attitudes and practices among United States travelers. J Travel Med 2004;11:23–6.
40. Hill DR. The burden of illness in international travelers. N Engl J Med 2006;354:115–7.
41. Bacaner N, Stauffer B, Boulware DR, et al. Travel medicine considerations for North American immigrants visiting friends and relatives. JAMA 2004;291:2856–64.
42. Angell SY, Cetron MS. Health disparities among travelers visiting friends and relatives abroad. Ann Intern Med 2005;142:67–72.
43. Leder K, Tong S, Weld L, et al. Illness in travelers visiting friends and relatives; a review of the GeoSentinal Surveillance Network. Clin Infect Dis

2006;43:185–93.

44. Hill DR. Health problems in a large cohort of Americans traveling to developing countries. J Travel Med 2000;7:259–66.

45. Horvath LL, Murray CK, Dooley DP. Effect of maximizing a travel medicine clinic's prevention strategies. J Travel Med 2005;12:332–7.

46. Centers for Disease Control and Prevention. National childhood vaccine injury act: Requirements for permanent vaccination records and for reporting of selected events after vaccination. MMWR 1988;37:197–200.

47. Occupational Safety and Health Administration. Bloodborne Pathogens and Needlestick Prevention. Available at: www.osha.gov/SLTC/bloodbornepathogens/index.html

48. American Travel Health Nurses Association. Scope of Practice and Standards of Travel Health Nursing. Available at: www.athna.org/menu-standards/standards-default.asp

49. Royal College of Nursing. Competencies: an integrated career and competency framework for nurses in travel health medicine. 2007. Available at: www.rcn.org.uk/__data/assets/pdf_file/0006/78747/003146.pdf

50. Public Health Agency of Canada. Immunization Competencies for Health Professionals. 2008. Available at: www.phac-aspc.gc.ca/im/ic-ci-eng.php

51. Ryan ET, Wilson ME, Kain KC. Illness after international travel. N Engl J Med 2002;347:505–16.

52. Spira A. Assessment of travellers who return home ill. Lancet 2003;361:1459–69.

53. D'Acremont V, Ambresin AE, Burnand B, et al. Practice guidelines for evaluation of fever in returning travelers and migrants. J Travel Med 2003;10: S25–52.

54. Field V, Ford L, Hill DR. Health Information for Overseas Travel. Prevention of Illness in Travellers from the UK. National Travel Health Network and Centre; 2010.

55. Freedman DO, Weld LH, Kozarsky PE, et al. Spectrum of disease and relation to place of exposure among ill returned travelers. N Engl J Med 2006;354:119–30.

56. Callahan MV, Hamer DH. On the medical edge: preparation of expatriates, refugee and disaster relief workers, and Peace Corps volunteers. Infect Dis Clin North Am 2005;19:85–101.

57. Duval B, De Serre G, Shadmani R, et al. A population-based comparison between travelers who consulted travel clinics and those who did not. J Travel Med 2003;10:4–10.

58. Kemmerer TP, Cetron M, Harper L, et al. Health problems of corporate travelers: risk factors and management. J Travel Med 1998;5:184–7.

59. Bunn WB, Bank L. The health of frequent business travellers. Occup Med (Lond) 2002;52:2–3.

60. Weber R, Schlagenhauf P, Amsler L, et al. Knowledge, attitudes and practices of business travelers regarding malaria risk and prevention. J Travel Med 2003;10:219–24.

61. Prince TS, Spengler SE, Collins TR, Corporate travel medicine: benefit analysis of on-site services. J Travel Med 2001;8:163–7.

62. Powell B, Ford C. Risks of travel, benefits of a specialist consult. Clev Clin J Med 2010;77:246–54.

4

旅行医学信息资源

David O. Freedman

要点

- 世界卫生组织（WHO）和疾病预防控制中心（CDC）等权威机构主办的网站具有全面的旅行健康和一些疾病爆发流行的信息。众多国家机构和商业组织也在公共或会员网站上提供优质的旅游健康信息

- 行程导向（itinerary driven）的数据库可生成供旅行健康咨询的综合报告，这些数据库可以通过个人电脑或移动设备的网页浏览器实时访问

- 旅行医学相关的广泛参考资料可以从那些有关不常见病例的专门性参考书中得到补充

- TravelMed 是一个关于旅行医学实践相关问题的重要电子论坛（www. istm. org/WebForms/Members/MemberActivities/listserve. aspx）

引言

旅行医学关注的是维护国际旅行者的生存和健康。旅行医学在一定程度上超出其他学科领域的是，旅行医疗服务提供者需要持续关注和理解 220 多个不同国家的疾病风险模式的变化。有关预防和治疗措施知识也在持续快速变化。一个日益网络化的世界使得关于疾病发生模式、新的疫情信息、影响旅行者的新发疾病的描述以及古老疾病的新型耐药模式的数据得以经常而详尽地传播。旅行者去往更具异国情调和以前未到过的地方。此外，旅行者越来越多地上网，在进行旅行前医疗咨询时他们已经掌握了许多准确而及时的信息。现在，电子媒体是旅行医学提供者更新知识和信息的主要来源。本书以前版本中列出的许多出版物、手册和内容详尽的教科书已不复存在，或仅以电子版形式存在。实际上，所有最重要的权威性的国家和国际监测公告、疫情信息及正式的官方建议都可以在互联网上找到。

本章将主要以表格形式列出针对旅行医学专业人员的主要旅行医学信息资源。下文讨论的电子资源在编写本书时都是最新的，但当读者读到本章节时，有些信息可能已经过时。

参考书籍

表 4.1 的第一部分列出了选定的核心参考书，内容侧重于学习旅行医学的全面方法和如何维护旅行者的生存和健康。这些高质量的资源完全可以覆盖旅行医学实践中遇到的那些实际问题。表 4.1 还分类列出大量参考书，内容包含详细的问题讨论、实用表格及主要参考文献，有助于对那些有选择的或罕见临床情况的处理。这类书籍越来越多地是通过基于网络的可移动的电子阅读版本来呈现，在未来的几年里，将逐渐形成一个以话题为基础，而不是以传统章节为基础的编写格式。

表 4.1　参考书

综合旅行医学资源

CDC Health Information for International Travel 2012.（The'CDC Yellow Book'）. http：//www. oup. com/us/catalog/general/subject/Medicine/PublicHealth/？ view＝usa&ci＝9780199769018

WHO International Travel and Health 2012.（WHO'Green'Book）. http：//www. who. int/ith/en/

Health Information for Overseas Travel. UK NaTHNaC. http：//www. nathnac. org/yellow_book/YBmainpage. htm

Walker PF，Barnett ED，eds. Immigrant Medicine. Philadelphia：Saunders；2007. http：//www. elsevier. com/wps/find/bookdescription. cws_home/711192/description#description

The Travel and Tropical Medicine Manual. 4th edn. Jong EC，Sanford CA，eds. http：//www. us. elsevierhealth. com/Medicine/Infectious-Disease/book/9781416026136/The-Travel-and-Tropical-Medicine-Manual/

综合免疫学资源

Vaccines，6th edn. Plotkin SA，Orenstein WA，Offit PA. Philadelphia：W. B. Saunders；2013. http：//www. us. elsevierhealth. com/product. jsp？ isbn＝9781455700905&navAction＝&navCount＝2

Epidemiology and Prevention of Vaccine Preventable Diseases（'The Pink Book'）. 12th edn. Atlanta，CDC；2011. http：//www. cdc. gov/vaccines/pubs/pinkbook/index. html

Travel and Routine Immunizations. Shoreland；2012. Annual editions. http：//www. shoreland. com/services/travel-routineimmunizations

药典

Martindale，the Complete Drug Reference. 37th edn. Sweetman S，ed. London：Pharmaceutical Press；2011. http：//www. pharmpress. com/product/9780853699330/martindale

British National Formulary. 54th edn. Mehta DK，ed. London：Pharmaceutical Press；2007. www. pharmpress. com（ISBN：978 0 85369 7367）.

专业教材资源（深度涉及重要领域）

Tropical Infectious Diseases，3rd edn. Guerrant RL，Walker DH，Weller PF. http：//www. us. elsevierhealth. com/Medicine/Infectious-Disease/book/9780702039355/Tropical-Infectious-Diseases-Principles-Pathogens-and-Practice/

Hunter's Tropical Medicine and Emerging Infectious Disease，9th Edition 2013. Magill AJ，Ryan ET，Solomon T，Hill DR eds. http：//www. us. elsevierhealth. com/product. jsp？ isbn＝9781416043904&nav Action＝&navCount＝4

Manson's Tropical Diseases. 22nd edn. Cook G，Zumla A，eds. 2008. http：//www. elsevier. com/wps/find/bookdescription. cws_home/716702/description#description

Control of Communicable Disease Manual. 19th edn. Washington DC：Heymann D，ed. American Public Health Association；2008. www. apha. org

Red Book. 2009 Report of the Committee on Infectious Diseases. 28th edn. Elk Grove，IL：American Academy of Pediatrics；2009. http：//aapredbook. aappublications. org/

Wilderness Medicine. 6th edn. Auerbach PS. 2012 http：//www. us. elsevierhealth. com/product. jsp？ isbn＝9781437716788

Infectious Diseases：A Geographic Guide. Petersen E，Chen LH，Schlagenhauf eds. Wiley-Blackwell. 2011. http：//www. wiley. com/WileyCDA/WileyTitle/productCd-0470655291. html

杂志

表 4.2 列出了以持续并经常刊登旅行医学文章为

特点的精选英文杂志。大多数这些杂志都向其订阅者提供电子版的全部内容。

表 4.2 经常刊载旅行医学论文的期刊	
美国热带医学和卫生杂志（American Journal of Tropical Medicine and Hygiene）	柳叶刀（The Lancet）
航空航天和环境医学（Aviation Space and Environmental Medicine）	柳叶刀传染病（Lancet Infectious Diseases）
	军事医学（Military Medicine）
英国医学杂志（British Medical Journal）	发病率和死亡率周报（Morbidity and Mortality Weekly Report）
世界卫生组织简报（Bulletin of the World Health Organization）	儿科传染病杂志（Pediatric Infectious Diseases Journal）
临床传染病（Clinical Infectious Diseases）	PLOS 被忽视的热带病（PLOS Neglected Tropical Diseases）
新发传染病杂志（Emerging Infectious Diseases Journal）	英国皇家热带医学和卫生学会学报（Transactions of the Royal Society of Tropical Medicine and Hygiene）
欧洲监测（Eurosurveillance）	旅行医学和传染病（Travel Medicine and Infectious Diseases）
传染病杂志（Journal of Infectious Diseases）	热带医学和国际健康（Tropical Medicine and International Health）
职业与环境医学杂志（Journal of Occupational and Environmental Medicine）	疫苗（Vaccine）
	每周流行病学记录（Weekly Epidemiological Record）
旅行医学杂志（Journal of Travel Medicine）	荒野和环境医学（Wilderness and Environmental Medicine）

旅行医学网站

表 4.3 列出了经过挑选的能给旅行医疗服务人员提供高质量的国际上广泛关注的资料的网站。建议就某一个特定问题查询一个以上的权威网站。首先，权威性的推荐仍然带有某些观点。甚至像世界卫生组织、疾病预防控制中心和 Nathnac 等主要信息源也可能在一些问题上存在分歧。其次，由于疾病模式的变化，昨天正确不一定今天还正确，有些网站的更新比其他站点更及时。幸运的是，大多数网站在每一页的底部标明了上次更新的日期。对于没有标注日期的网页上的信息应持怀疑态度。

表 4.3 旅行医学网站（其中许多提供 Twitter、Facebook、RSS 和 LinkedIn Feeds）	
政府旅行医学建议	
CDC 旅行者健康主页	http://wwwn. cdc. gov/travel/default. aspx
CDC 黄皮书（国际旅行健康信息）	http://wwwn. cdc. gov/travel/contentYellowBook. aspx
世界卫生组织绿皮书（国际旅行和卫生）	http://www. who. int/ith/
加拿大公共卫生署-旅行健康	http://www. phac-aspc. gc. ca/tmp-pmv/index. html
英国 Nathnac 主页	http://www. nathnac. org/pro/index. htm
英国黄皮书（海外旅行健康信息）	http://www. nathnac. org/yellow_book/YBmainpage. htm
美国 DOT 消毒	http://ostpxweb. dot. gov/policy/safetyenergyenv/disinsection. htm
苏格兰适合旅行的健康保护	http://www. fitfortravel. scot. nhs. uk/
苏格兰 Travax 健康保护（'Scottish Travax'）	http://www. travax. nhs. uk/
澳大利亚旅游指南	http://www. smartraveller. gov. au/
具体国家的旅行医学数据库（非政府）	
Travax（国际 Travax）	www. travax. com
热带医学	www. tropimed. com
国际 SOS 援助	http://www. internationalsos. com/en/traveler-management. htm
GIDEON	www. gideononline. com
世界万花筒	www. worldwise. co. nz/
Shorelands 在线旅行健康	www. tripprep. com
瑞士安全旅行（法语和德语）	www. safetravel. ch

表 4.3　旅行医学网站(其中许多提供 Twitter、Facebook、RSS 和 LinkedIn Feeds)(续)

德国旅行指南(英语和德语)	www. fit-for-travel. de/
IAMAT	www. iamat. org
MDTravelHealth	www. mdtravelhealth. com
旅游医学公司	www. travmed. com
MASTA	http://www. masta. org/
旅行警示和领事信息	
美国国务院建议	http://travel. state. gov/travel/travel_1744. html
英国 FCO 警告	http://www. fco. gov. uk/en/travel-and-living-abroad/traveladvice-by-country/
加拿大外交事务报告和警告	http://www. voyage. gc. ca/countries_pays/menu-eng. asp
澳大利亚领事表单	http://www. smartraveller. gov. au/zw-cgi/view/Advice/Index
法国领事公报	http://www. diplomatie. gouv. fr/fr/les-francais-etranger_1296/voyager-etranger_1341/index. html
瑞士领事公告	http://www. eda. admin. ch/eda/fr/home/travad/travel. html
新发疾病和暴发	
WHO 全球警报响应	http://www. who. int/csr/en
WHO 全球警报响应爆发新闻	http://www. who. int/csr/don/en/
WHO 全球应对和预警疾病联系	http://www. who. int/csr/disease/en/
欧洲疾病预防控制中心(ECDC)	http://www. ecdc. europa. eu/en/Pages/home. aspx
ProMed Mail	http://www. promed. org
ISTM 和 CDC 的 GeoSentinel 监视网络	http://www. geosentinel. org
健康地图	http://www. healthmap. org
加拿大-ID 新闻简报	http://www. phac-aspc. gc. ca/bid-bmi/dsd-dsm/nb-ab/index. html
Minnestoa 大学 CIDRAP	http://www. cidrap. umn. edu/cidrap/index. html
疾病预防控制中心健康警报网	http://www2a. cdc. gov/HAN/ArchiveSys/
监测和流行病学公告	
CDC MMWR 周报和总结	http://www. cdc. gov/mmwr
世界卫生组织每周流行病学记录	http://www. who. int/wer/
欧洲监测	http://www. eurosurveillance. org/
联合国救济网-人道主义机构	http://www. reliefweb. int
英国健康保护报告	http://www. hpa. org. uk/hpr/
泛美卫生组织卫生部链接	http://www. paho. org/English/PAHO/MOHs. htm
泛美卫生组织国家公报链接	http://www. paho. org/English/SHA/shavsp. htm
加拿大传染病报告	http://www. phac-aspc. gc. ca/publicat/ccdr-rmtc/
澳大利亚传染病报告	http://www. health. gov. au/internet/main/publishing. nsf/Content/cda-pubs-cdi-cdicur. htm
日本监测中心	http://idsc. nih. go. jp/index. html
美国军事监测	http://afhsc. mil/home
加勒比海地区流行病学中心	http://www. carec. org
北欧流行病学	http://www. epinorth. org/
南欧流行病学	http://www. episouthnetwork. org/
疫苗资源	
美国 ACIP 声明	http://www. cdc. gov/vaccines/pubs/ACIP-list. htm
美国疫苗信息声明	http://www. cdc. gov/vaccines/pubs/vis/default. htm
CDC 疫苗粉皮书	http://www. cdc. gov/vaccines/pubs/pinkbook/index. html
CDC 疫苗粉皮书附录	http://www. cdc. gov/vaccines/pubs/pinkbook/index. html#appendices

表 4.3   旅行医学网站(其中许多提供 Twitter、Facebook、RSS 和 LinkedIn Feeds)(续)

加拿大免疫指南	http://www.phac-aspc.gc.ca/im/index.html
澳大利亚免疫指南	http://immunise.health.gov.au/internet/immunise/publishing.nsf/
美国和其他国家疫苗和生物制剂	http://www.immunize.org/
疫苗行动联盟疫苗信息	http://www.vaccineinformation.org/
WHO 所有国家的疫苗计划表	http://www.who.int/vaccines/GlobalSummary/Immunization/ScheduleSelect.cfm
世界卫生组织疫苗	http://www.who.int/immunization/en/
世界卫生组织疫苗链接	http://www.who.int/immunization/links/en/
世界卫生组织预合格疫苗	http://www.who.int/immunization_standards/vaccine_quality/PQ_vaccine_list_en/en/index.html
赛诺菲世界公司网站	http://www.sanofipasteur.com/sanofi-pasteur2/front/index.jsp?siteCode=SP_CORP&codeRubrique=1&LANG=EN
GSK 疫苗	http://www.gsk.com/products/vaccines/index.htm
Merck 疫苗	http://www.merckvaccines.com/
Baxter 疫苗-TBE	http://www.baxter.com/press_room/factsheets/vaccines/index.html
赛诺菲美国	http://www.sanofipasteur.us/sanofi-pasteur2/front/index.jsp?siteCode=SP_US
赛诺菲加拿大	http://www.sanofipasteur.ca/sanofi-pasteur2/front/index.jsp?siteCode=SP_CA
赛诺菲 MSD 欧洲	http://www.spmsd.com/index.asp?lang=1
诺华疫苗	http://www.novartisvaccines.com/us/portfolio/us_portfolio.shtml
伯纳	http://www.bernaproducts.com/
美国疫苗 PIs-疫苗安全研究所	http://www.vaccinesafety.edu/package_inserts.htm
国际机构	
世界卫生组织泛美卫生组织	http://www.paho.org/
世界卫生组织非洲	http://www.afro.who.int/
世界卫生组织东南亚	http://www.searo.who.int/
世界卫生组织欧洲	http://www.euro.who.int/
世界卫生组织东地中海	http://www.emro.who.int/
世界卫生组织西太平洋	http://www.wpro.who.int/
世界卫生组织健康主题 A-Z	http://www.who.int/topics/en/
世界卫生组织情况说明	http://www.who.int/inf-fs/en/index.html
世界旅游组织	http://www.world-tourism.org/
国际民用航空组织(监管)	http://www.icao.int/
国际航空运输协会(航空工业)	http://www.iata.org/
体能障碍者资源网	
MossRehab ResourceNet	http://www.mossresourcenet.org/travel.htm
航空消费者保护主页	http://airconsumer.ost.dot.gov/publications/disabled.htm
欧洲民航	http://www.ecac-ceac.org/index.php
美国糖尿病协会	http://www.diabetes.org/
无障碍旅行和接待协会	http://www.sath.org/
国际出行	http://www.miusa.org/
海外援助	
蓝十字/蓝盾全球提供商	https://international.mondialusa.com/bcbsa/index.asp?page=login
DOS 国外医疗信息	http://travel.state.gov/travel/tips/brochures/brochures_1215.html
IAMAT	http://www.iamat.org/
国际 SOS	http://www.internationalsos.com/en/
旅行紧急情况网(TEN)	http://www.tenweb.com/

表 4.3　旅行医学网站(其中许多提供 Twitter、Facebook、RSS 和 LinkedIn Feeds) (续)

MedEx 保险	http://www. medexassist. com/
地图和非医疗相关的国家信息	
中情局-世界概况	https://www. cia. gov/cia/publications/factbook/
美国国务院背景说明	http://www. state. gov/r/pa/ei/bgn/
联合国地图	http://www. un. org/Depts/Cartographic/english/htmain. htm
Google 地图	http://maps. google. com/maps? hl=zh-CN&tab=wl
全球降雨地名录和测高仪	http://www. fallingrain. com/world/
地理名称数据库	http://www. geonames. org
Perry Castaneda 地图相关的网站	http://www. lib. utexas. edu/Libs/PCL/Map_collection/map_sites/map_sites. html
保安与安全	
OSAC	http://www. osac. gov/
Kroll 协会	http://www. krollworldwide. com/
风险控制集团	http://www. crg. com/
国家道路安全	http://www. asirt. org/
欧盟航空安全门户	http://ec. europa. eu/transport/air/index_en. htm
FAA 所有国家航空安全标准	http://www. faa. gov/about/initiatives/iasa/
专业团体	
国际旅行医学学会	http://www. istm. org
美国热带医学和卫生学会	http://www. astmh. org/
皇家热带医学和卫生学会	http://www. rstmh. org/
英国旅游健康协会	http://www. btha. org/
潜水员警报网络	http://www. diversalertnetwork. org/
荒野医学会	http://www. wms. org/
水下和高气压医学协会	http://www. uhms. org/
美国旅行健康护士协会	http://www. athna. org/
格拉斯哥旅游医学系	http://www. rcpsg. ac. uk/Travel%20Medicine/Pages/mem_spweltravmed. aspx
德国热带医学和国际健康学会(DTG)	http://www. dtg. org
法国旅行医学协会	http://www. medecine-voyages. org/
欧洲热带医学联合会	http://www. festmih. eu/Page/WebObjects/PageFestE. woa/wa/displayPage? name = Home
南非旅行医学协会	http://www. sastm. org. za/
拉丁美洲旅游医学协会(SLAMVI)	http://www. slamviweb. org/es/
爱尔兰旅行医学协会	http://tmsi. ie
疾病页	
世界卫生组织-全球卫生图集	http://www. who. int/GlobalAtlas/
世界卫生组织全球疟疾方案	http://www. who. int/malaria/en/
世界卫生组织 AFRO 疟疾	http://www. afro. who. int/malaria/index. html
ACT 疟疾-亚洲	http://www. actmalaria. net/
世界卫生组织东南亚疟疾	http://www. searo. who. int/EN/Section10/Section21/Section340_4015. htm
各国国家疟疾治疗指南	http://www. who. int/malaria/am_drug_policies_by_region_amro/en/index. html
牛津疟疾地图集项目	http://www. map. ox. ac. uk/
泛美卫生组织疟疾	http://www. paho. org/english/ad/dpc/cd/malaria. htm
CDC-流感	http://www. cdc. gov/flu/
欧洲流感	http://ecdc. europa. eu/en/healthtopics/seasonal_influenza/epidemiological_data/Pages/Weekly_Influenza_Surveillance_Overview. aspx

表 4.3　旅行医学网站(其中许多提供 Twitter、Facebook、RSS 和 LinkedIn Feeds)(续)

OIE 人畜共患病报告	http://www.oie.int/hs2/report.asp
欧洲狂犬病公报	http://www.who-rabies-bulletin.org/
全球消除脊髓灰质炎	http://www.polioeradication.org/
CDC 结核病	http://www.cdc.gov/tb/default.htm
世界卫生组织结核病	http://www.who.int/gtb/
世界卫生组织霍乱	http://www.who.int/topics/cholera/en/
Reeder 热带放射学图集	http://tmcr.usuhs.mil/toc.htm#
泛美登革热	http://www.paho.org/english/ad/dpc/cd/dengue.htm
世界卫生组织全球血吸虫病图集	http://www.who.int/schistosomiasis/epidemiology/global_atlas/en/index.html
CDC DPD 寄生虫学诊断图集	http://www.dpd.cdc.gov/dpdx/
照片缩略图 ASTMH-Zaiman 幻灯片库	http://www.astmh.org/source/ZaimanSlides/index.cfm?event=thumbnails
药物资源	
世界卫生组织药物信息	http://www.who.int/druginformation/
Micromedex 药物数据库	http://www.micromedex.com
桑福德抗菌疗法指南	http://webedition.sanfordguide.com/
患者用药信息检索库	http://www.nlm.nih.gov/medlineplus/druginformation.html
更新库	http://www.uptodate.com
HIV 药物相互作用	http://www.hiv-druginteractions.org/
培训和学术机构	
临床热带医学 Gorgas 课程	http://www.gorgas.org
全球健康教育联盟	http://globalhealtheducation.org/SitePages/Home.aspx
健康培训组织	http://www.healthtraining.org/
TropEdEurop 网站	http://www.troped.org/
伦敦卫生与热带医学学院	http://www.lshtm.ac.uk/
利物浦热带医学院	http://www.liv.ac.uk/study/postgraduate/
詹姆斯库克大学	http://www.jcu.edu.au/phtmrs/
Mahidol 热带医学	http://www.tm.mahidol.ac.th/
瑞士热带研究所	http://www.swisstph.ch/en/teaching-and-training.html
杜兰热带医学	http://www.sph.tulane.edu/tropmed/
明尼苏达大学	http://www.globalhealth.umn.edu/
巴斯德研究所	http://www.pasteur.fr/english.html
利奥波德王子学院	http://www.itg.be/itg
伯恩哈德·诺赫特研究所	http://www.bni.uni-hamburg.de/
TrainingFinder PHF	https://www.train.org/DesktopShell.aspx?tabid=1
综合旅行帮助	
世界各地时间	http://www.timeanddate.com/
驻美国大使馆	http://www.state.gov/s/cpr/rls/
驻美国大使馆网站链接	http://www.embassy.org/embassies/index.html
航空公司网络	http://flyaow.com/airlinehomepages.htm
全球旅游局	http://www.towd.com/
签证 PLUS-ATM 定位器	http://visa.via.infonow.net/locator/global/jsp/SearchPage.jsp
Mastercard Cirrus ATM 定位器	http://www.mastercard.com/cardholderservices/atm/
国际拨号代码	http://kropla.com/dialcode.htm
JAMA 就业中心 | 志愿者机会	http://www.jamacareercenter.com/volunteer_opportunities.cfm

现场旅行诊所服务目的地信息资源

自 20 世纪 90 年代初以来,用于旅行健康咨询的电子信息系统已经被广泛使用并且日益成熟。这些系统允许用户查询包括 220 多个国家有关疾病风险、流行病学和疫苗建议信息的大型电子数据库。这些系统给使用者提供了掌握大量不断变化的信息的快速、简便的方法。

由于数据库驱动技术的应用,这些数据库可以通过用户端的网页浏览器接口在互联网上实时访问。所有英文版查询格式的旅行诊所软件的供应商现在只通过互联网提供他们的产品。为此,使用最广泛的英语软件包都列在表 4.3 中,标题为"具体国家的旅行医学数据库(非政府性)"

大多数高质量的系统至少有两个主要部分:①显示详细信息,包括各个国家的健康风险信息、各个国家的疫苗推荐意见,以及逐个说明主要疾病的情况;②行程制定特色,在输入旅行者的完整行程表后,打印出关于整个行程的系统推荐意见。这些打印出来的资料通常包括疫苗接种计划、疟疾推荐建议、目的地风险和国内信息资源,并且个体化地标注患者姓名和诊所名称。此外,能否提供详细的各国疾病分布图,尤其是疟疾或黄热病,是评估这些系统质量的重要因素。这些打印资料对于那些行程不确定或可能变化的旅行者来说具有重要的宣教作用。现在许多软件包还包括重要的热带疾病的全球分布图。许多可提供的软件包还具有其他一些重要和有用的功能,在表 4.3 中有逐个介绍。

供应商数据库中信息的质量和及时性应该放在首位。本章列出的数据库都包含高质量的信息,所生成的推荐意见反映了权威的国家或国际机构推荐意见的精华。在世界卫生组织、疾病预防控制中心和国家机构的推荐意见存在分歧的问题上,许多软件包都标明了这些分歧,并允许选择某一种意见而形成最终报告。

网络讨论和电子邮件论坛

"Listserv"是一种电子邮件列表服务,可利用或不利用浏览器用户界面发挥电子邮件功能。任何加入特定列表服务组的人都可以通过电子邮件发送帖子到中央服务器,然后将该帖子分发给已经订阅了相同列表的所有成员。现有几种方式加入这些列表服务:①电子邮件将信息发送到服务器;②填写在线表单;③由 LinkedIn 或 Facebook 等社交网络提供可参与的小组或论坛的菜单选项,供参加者选择。一旦一个人被接受为一个列表成员,主办单位将通过电子邮件发送或实时显示关于如何参与该小组讨论的指令列表。

TravelMed（www. istm. org/WebForms/Members/MemberActivities/listserve. aspx）是一个仅限于旅行医学国际协会成员的自发讨论旅行医学实践中临床问题的论坛。而 ISTM 旅行医学论坛（www. linkedin. com/groups? gid = 3538254&trk = myg_ugrp_ovr）是一个开放组织,允许对旅行医学感兴趣的人进行专业和社交互动。LinkedIn 是最专业的社交媒体网络,所有加入(免费)的人至少需要张贴简短的专业简历。

电子通知和即时资讯

许多网站(包括表 4.3 中的网站)发出简短信息或"资讯",在更新时即时通知订阅者;通常可以直接链接到完整文本。电子通知的一种常见形式是 RSS（really simple syndication,简易信息聚合）。要接收这些资料,用户必须拥有 RSS 阅读器,既可以作为独立软件,也可以嵌入在网络浏览器、电子邮件客户端或移动设备中。用户可以自定义通知设置,将多个资讯发送到不同的设备。许多网站还提供资料可通过 Twitter（www. twitter. com）、Facebook（www. facebook. com）或 LinkedIn（www. linkedin. com）来阅读,因为这些网站也拥有上述社交网络服务商的账户。有些网站只是提供一个注册表单,以便接受定期的电子邮件发送的更新信息或定期出版物的内容目录。

(李爽 译,李军　黄祖瑚 校)

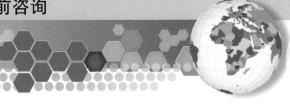

旅行前咨询

Christoph Hatz and Lin H. Chen

Christoph Hatz and Lin H. Chen

要点

- 旅行前医学建议有三个要素:①根据旅行的行程、方式和旅途时间作出个人风险评估;②除口头建议外,辅以书面教育材料包括可靠的互联网网址链接;③关于国外健康管理的专业指导(自我医治、寻求医疗救助)
- 针对相关健康问题,为旅行者提供来源可靠的清晰而简明的信息
- 讨论并实施合理的疫苗接种,开出用于预防和自我治疗的药物处方
- 对外伤、虫媒疾病、腹泻、呼吸道和性传播疾病以及患有相关基础疾患者的心肺并发症等提出预防性措施

引言

前往包括热带地区在内的遥远国家的旅行者面临着健康风险,包括传染性或非传染性的。其中有些风险具有地域特殊性,而另一些则是广泛存在的。对于旅行者来说,有越来越多的证据显示旅行中确实有风险存在,在对旅行者进行咨询服务时应该将这些风险考虑在内[1,2,3]。应意识到婴儿、儿童、孕妇和老人更容易遭受风险。某些特定旅行人群,如免疫抑制或者有潜在健康问题的人,会面临更多挑战。某些旅行者,例如出国留学的学生或是走亲访友的人们,由于缺乏对风险的正确认识,而可能面对更多的暴露风险[4,5]。女性受到健康干扰的模式与男性不同,可能源于各自行为和暴露的差异[6]。一些健康干扰因素所致疾病是危险的,甚至有可能致命,还有一些会导致长期的后遗症。如果旅行者从疫源地归来,还可能将一些疾病传染给其他人。然而,大多数的健康干扰因素持续时间有限并且程度较轻。去热带和亚热带旅行的人群大约有三分之一会发生轻微的腹泻,但这种腹泻通常不会导致严重后果。令人意外的是,尽管旅途中流感经常发生,但旅行者们更关心腹泻的问题而不是上呼吸道感染。很多旅行者会因为腹泻而调整或者至少是暂时地调整他们的旅行计划,即使是轻微的疾病也可能会破坏旅行中轻松愉快的氛围,严重者甚至妨碍商务活动。

为旅行者进行旅行前咨询是为了达到以下三个主要目标:①根据旅行者的病史及旅行类型和目的,评估其进行本次旅行是否合适;②对预期的和实际面对的健康风险进行分析;③给予旅行者个性化的预防措施建议。此外,咨询中还应包括对旅行者相关行为和自我照护的建议,对旅途中出现健康问题时如何寻求医疗服务给予指导。咨询服务提供者的个人经验能增加咨询服务的可靠性。咨询服务的主要作用是告知而不是吓唬旅行者。

旅行前咨询的安排和实施

对于旅行者而言,最理想的情形是有熟悉自己情况的家庭医生或初级保健医生,根据旅行者长期以来的身体状况,提供个性化的安全旅行的建议。他们对患者依从性的了解也很重要,尤其对于疟疾的预防性用药。他们也更有可能用最恰当的方式给患者说明冒险性行为的后果。可是,在很多情况下,这些咨询会转给旅行健康顾问去处理,甚至被作为前往发展中国家前进行的普适性咨询。

一次全面的旅行前咨询常常会超过一个小时,主要针对拓展旅行、多个目的地旅行或特殊个体。而多数咨询只安排30分钟甚至更少时间。因此咨询顾问必须专注于最重要的健康风险及其预防。这需要咨询顾问对旅行目的地的流行病学资料和当地的基本信息有充分的了解,而此时咨询顾问的个人经验就显得非常珍贵。

旅行前咨询的内容可以归纳为表 5.1 和表 5.2 那样的清单,也可以采用电子模块。对于一些情况复杂,如需要咨询具体流行病学知识的、具有特殊健康风险的以及免疫功能受损的旅行者的旅行前咨询,最好是将其推荐给具有丰富经验的旅行医学专家[7]。

表 5.1　旅行前咨询中的相关问题	
日程	地点? 住宿标准和饮食卫生标准?
时长	多久?
旅行类型	自由行还是组团? 出差? 历险? 朝圣? 前往卫生条件简陋的农村地区探亲访友? 难民? 侨居还是长期旅行?
旅行时间	什么季节? 多久出发?
特色活动	徒步? 潜水? 漂流? 骑行?
健康状况	是否有慢性疾病? 过敏史? 常规用药?
疫苗接种情况	迄今基础疫苗? 迄今特殊(旅行)疫苗?
既往旅行经历	耐受(疟疾)药物? 高原反应?
特殊情况	怀孕或哺乳期? 残疾? 身心问题?

表 5.2　旅行前建议要点
食物
最好食用新鲜食物,尽可能避免食用生的、未煮或未煮熟的蔬菜、沙拉和肉类。吃水果时尽量削皮后食用。食用食物前须确认食材有没有被脏的杯盘、水或者昆虫污染。 注意遵守原则:"食物要削皮,烧熟,煮沸,否则就不要吃"。但很少旅行者会遵守
水
建议饮用市售瓶装水(密封完好,含碳酸的),干净杯子里的热茶,避免添加未知品质的冰块和鲜奶。如果没有安全水源可供饮用,可使用相应方法对水源进行消毒(过滤器太重),加碘,或将水煮沸(详见第 6 章)
蚊虫
预防蚊虫叮咬,特别是在疟疾流行地区。注意一些国家存在大量的虫媒传染病。对这些虫媒疾病进行讨论,并强调准备好驱避剂、防虫服装(经杀虫剂处理)和蚊帐等相关防护措施的重要性
补水/脱水
应充分补充水分(在炎热的气候中大量摄取水分是必需的)。口渴已说明水分摄入不足。经验法则:尿液应呈淡黄色
阳光
阳光暴晒是相当危险的,尤其对儿童。需要给予充分保护:帽子、太阳镜、防晒霜等
赤足行走
赤足行走可能会使一些寄生虫穿过完整或受损的皮肤进入体内,如蠕虫幼虫(钩虫、类圆线虫)和潜蚤。即使细微的皮肤伤口(蚊子叮咬后的抓伤)也有可能导致二重感染性溃疡。穿鞋或至少穿拖鞋行走有助于降低受侵害风险
有毒有害的动物
看不见的地方不要摸也不要踩,这会减少被蛇、蝎子和蜘蛛侵害的风险。晚上出去散步时使用手电筒。穿好结实的鞋和长裤是非常重要的预防措施。去疫区旅行不建议携带抗毒血清(考虑到冷藏及安全管理问题)
性接触
最好避免随意性接触,随身携带安全套,以防万一
意外事故
机动车与自行车交通事故、运动及其他休闲活动受伤、暴力侵害、溺水、动物咬伤等是旅行中不愿发生却又较为常见的事故。酒精和毒品往往是这些事故的诱发因素。 建议在出发前购买好旅行保险
海拔高度
徒步登山旅行者,应进行个别咨询。需要准备预防高原反应的药物。要充分摄入液体,必须避免酒精和毒品

旅行前咨询的效果和影响较难评估，但可能与咨询顾问的专业知识与沟通技巧有关。有限的资料提示，由经过培训的员工与旅行者进行面对面的沟通，是一种较为有效的咨询方式[8]。还有一些研究显示，尽管旅行者们自身的健康认知会很大程度地影响其依从性，但经过旅行前咨询的旅行者，其对疟疾的患病风险和预防方面的认知均有所提高[8,9,10]。不过，在安全性行为、道路交通事故、溺水等其他许多方面能说明咨询受益的数据却很缺乏。

旅行前咨询内容及重要性次序

良好的旅行咨询应是从强调旅行的积极意义开始，而不是列举旅行中会遇到的风险和问题。旅行顾问应当把旅行者当作"客户"而不是"患者"。如果目的是让旅行者遵从咨询建议，那么就应该用事实让旅行者信服，而不是用负面事件的夸大描述使他们惧怕。将咨询建议转化为旅行者行为的改变是一门艺术。

是否适合旅行？

理想情况下，海外旅行者应该具有稳定的身体和心理健康状态。若旅行者患有急性疾病，则应该取消旅行计划。对于一些特殊风险人群如儿童、孕妇、老年人或慢性病患者，旅行顾问应权衡此次旅行的利弊，给予谨慎建议。例如，对于一名由于家庭原因欲前往非洲旅行的孕妇，旅行前咨询就应以降低其在旅途中的潜在健康风险为目的。虽然，最终是否出行由旅行者自己决定，但是，如果旅行顾问认为该客户本次旅行所承担的风险过高，应建议其取消行程。心血管疾病和受伤是旅行中最常见的死亡因素[11,12,13]。对于特定人群来说，其出行目的地和旅行方式会影响健康风险的大小。身体应急反应会伴随诸如登山、潜水等运动以及目的地具有挑战性的气候条件（如温度、湿度、海拔高度及大城市的环境污染）。

旅行前咨询的首要任务是尽量减少旅行者尤其是易受损伤人群所面临的风险。所以，通常应该劝阻孕妇和幼儿前往偏远和热带地区旅游，因其会面临从传染病到身体应急、缺水及当地医疗条件缺乏等诸多问题。旅行健康专家常会建议旅客等待健康状况稳定后再出行。而对于免疫功能低下的旅行者（感染艾滋病毒、慢性疾病、需要使用激素或免疫调节剂的），需要给予特别关注，做好相应准备。同样，对某些旅行者而言，最好在其身体状况稳定后再进行空中旅行，否则会

增加并发症的风险[1]：

- 患有不稳定或近期恶化的心绞痛 CCSIII 的患者
- 非复杂性心梗 3 周内或复杂心梗六周内的患者
- 接受主动脉-冠状动脉搭桥（ACBP）手术 2 周内的患者
- 患有先天性缺陷，包括艾森曼格综合征和严重心脏瓣膜病的患者
- 中风后两周内的患者
- 有呼吸困难、肺功能障碍的患者
- 经历胸腹部手术 10 天内的患者
- 潜水及发生意外潜水事故 24 小时内的人

旅行者预期健康风险分析

旅行前咨询主要需要考虑的方面是旅行方式与时长。在进行旅行前咨询时需要对旅行者进行个人风险评估和讨论[14]。需要同时关注其可能面对的传染性和非传染性健康风险。并根据客户的自身状况提供相应可行的且具有针对性的旅行建议。一位乘飞机飞往约翰内斯堡的运动员与一位打算花 3 个月时间驾车穿越非洲南部的学生，他们所面临的旅行风险是不同的。下面的几部分将会介绍一些值得关注或深入讨论的相关问题的解决方法。

总体考虑

与旅行者沟通交流如何预防如疟疾这类有潜在危害并严重影响健康的疾病是至关重要的。同时，对于旅行中经常遇到的一般健康问题的沟通和讨论也是极为重要的，但往往由于咨询时间有限而被忽略。一些常见的由运动、气候或不同社会经济条件导致的健康问题，需要我们从预防和旅行者自我管理的角度进行讨论。一些急性疾病，如轻微的呼吸道感染和流感样感染、尿路感染、牙科问题、妇科疾病、头痛或恶心及伤害等，虽然在旅途中经常发生，也有潜在危害，但不作为常规咨询与谈论范畴。界定哪些体征和症状需进行医疗评估，取决于旅行者个体状况以及目的地国家可提供的医疗设施情况。旅行顾问不得不在旅行者"必须要知道"和"最好要知道"的这些问题里做选择。后者可能包括埃博拉、霍乱或鼠疫等。对于绝大多数旅行者来说，这些疾病很少会成为真正的旅行风险，然而媒体对这些疾病的渲染可能会引起旅行者不必要的恐慌。

特定和常见问题讨论

胃肠道紊乱不仅发生在卫生标准较低的国家,且在南半球发达国家比在北半球发达国家更为常见[15,16]。采取一些简单的预防和控制措施是十分必要的,例如使用清洁的水源和合理用药。虽然"食物要削皮,烧熟,煮沸,否则就不要吃"这样的做法在旅行中是否可行且有效仍存在争议,但这样的做法确实是合理的并且简单易懂[17,18]。然而经验表明很少有旅行者遵循这样的做法[17]。要使旅行者理解这些做法并付诸行动,需要有成熟的个性化的旅行建议。在旅行中某些旅行者在紧急情况下使用抗生素是十分有效的。但是专家们对是否推荐使用抗生素这一做法持有不同的意见,首先,抗生素治疗相关的不良反应一直引起关注;其次,抗微生物耐药性的发生也是不主张广泛使用抗生素的另一原因。

心血管问题往往与脱水、高血压及基础心脏病有关。随着旅行人群日趋多样化,旅行顾问会面对各式各样的咨询者,包括老人、风湿患者、免疫低下人群以及存在其他基础疾病的患者,因此其所需要提供的相关建议也越来越复杂。基础疾病往往会关系到其是否适合去旅行。

旅行医学专家应该认识到旅行者的**神经心理问题**可能会被掩盖或误解。这些神经心理问题涉及范围广,从轻度失眠到抑郁症都包含其中。旅行者突然从工作状态转为度假生活,可能会引起情绪波动,如有一个平稳的过渡期,则可以逐步减轻。旅行前了解目的地国家及可能面对的生活方式,可以帮助旅行者事先进行调整。

最后,旅行者通常会需要一些关于准备**旅行医疗包**的建议(详见第 8 章)。一般来说,医疗包内需要准备急救用品(外伤、皮肤和眼部护理用品)和一些有广泛适应证的药物,如扑热息痛、洛哌丁胺及抗组胺剂等,当然也需要包括一些特殊药品,例如患病旅客的常备药品及针对疟疾等特殊风险疾病的药物。旅程越复杂,越需要准备更多的药物和急救用品。

不论是由于压力过大还是心态过于放松而导致的心不在焉,都会导致**意外事故**的发生。道路交通事故风险隐患在全球范围内普遍存在,尤其是在低收入国家,以及在夜间多发。据统计,全球每天大约有 3500 人死于交通事故[19]。虽然,旅行者死亡事故的数据资料并不完整,但每年有超过 250 起境外美国公民遭遇交通事故死亡的报道,因此,交通事故成为了导致健康的美国旅行者死亡的主要原因[1];同时,每年至少有

15 名瑞士旅行者在境外死于交通事故(个人自报,瑞士联邦统计局统计)。这些数据显示,道路交通事故导致的死亡人数多于任何一种疫苗可预防的传染病。事实上,在泰国等车辆左道行驶的国家的旅行者,要避免交通事故,很管用的方法就是记住幼儿园时就学过的常识:"过马路前要先看右边,再看左边,然后再看右边,才能通过"。同时提醒旅行者在国外骑自行车或摩托车时请配戴头盔,因为这比接种疫苗以预防某种罕见疾病能够挽救更多的生命。应建议在旅行者驾驶车辆前检查其安全装置,但有时很难做到。更易做到的建议是让兴奋的司机放慢驾驶速度,或者为避开其鲁莽驾驶而要求停车并下车。

提醒旅行者注意旅行期间的其他风险暴露,也是旅行建议的一项重要内容,例如避免长时间的**日光暴晒**及其可能导致的皮肤癌。讨论旅行者**性传播疾病**的话题有时会令人尴尬,但仍应给予相关建议。研究表明,有 5%~10% 的旅行者与新同伴发生过非计划的性接触[20,21,22]。其中至少三分之一的人没有使用安全套(未能提供),而众所周知饮酒会增加这方面风险。有时询问一些简单的问题,如"你是否知道艾滋病最常见的传播方式是什么?"或者有技巧地试探旅行者对新鲜经历和外国文化的开放态度,可以帮助旅行顾问避免在与旅行者讨论性传播风险话题时出现不得体或冒犯的言论。随意提及非计划的性接触,或只讲安全套的使用,可能有损旅行顾问本人的信誉。

主要因乘坐飞机、轮船及机动车引发的健康问题包括晕动症(晕车)、时差反应及其他情况。机舱内空气干燥和旅行者中耳压增大;长时间不活动或脱水可能诱发的血栓病风险;对飞行的恐惧等也是旅行者们关注的问题。晕动症有时可通过药物缓解[23]。为应对飞行时差,旅行者可以在出发前就调整在家的睡眠时间,以逐步适应时区差异[24]。有些旅行者可能羞于承认自己有飞行恐惧,但如能与他们坦诚地讨论这个问题并提供相应的解决办法(航空公司的课程、自律训练、治疗药品等),将会对旅行者有极大帮助[25,26]。最后,飞行中适量的饮水能帮助旅行者保持舒适感。而由于饮水导致的尿液增加,使旅行者往返厕所的频次增多,增加了起身走动的机会,又降低了血栓病发生的风险[见第 49 章]。

旅行中与特殊活动或暴露有关的潜在健康风险也应进行讨论。如应告知一位要去非洲漂流的旅行者关于血吸虫病潜在暴露风险。应告知一位前往东南亚并与当地农民一起生活 6 周的农业顾问关于预防虫媒疾病的措施,并建议其接种乙型脑炎疫苗。应告知一位

穿越非洲的摩托车手关于狂犬病暴露和传播的相关事项,应告知一位前往东非的洞穴探险家关于蝙蝠传播马尔堡(Marburg)病毒及其他疾病的风险。

强调前往不同气候地区旅行的积极作用,可以平衡旅行者因风险讨论而引起的忧虑。例如,在海边旅行有助于改善皮肤牛皮癣症状。在温暖干燥的气候条件下,关节痛会有所减轻,在高海拔地区,一些过敏反应会有所减少。

采取预防措施

除了上述关于评价和讨论有关行为方面的预防措施外,化学预防和疫苗接种也是旅行前咨询的一项重要内容。与旅行者沟通关于疟疾预防的重要性是具有挑战性的工作(见第 15 章)。旅行顾问提供的信息应以证据为基础,并辅以书面材料。提供的建议应该权衡药物预防的优点和药物副作用的风险。

应依据旅行者面临的风险来提供疫苗接种的建议。此外,还需要考虑接种疫苗的禁忌证以及出发前是否有时间完成完整的疫苗接种过程。对于一些成年人来说,除了去医院进行免疫接种外,旅行前咨询往往是唯一一次进行常规疫苗(如破伤风、白喉、百日咳、麻疹)补种的机会。

此外,旅游健康顾问还需要考虑旅行、疫苗和抗疟药物的费用问题。有些时候要优先权衡风险与收益。

旅行中和旅行后的健康问题

前往热带和亚热带国家的旅行者在旅行中及旅行后接受问诊的一般原则:①任何持续 24 小时以上的发热症状;②任何伴有发热、腹痛和便血的腹泻。虽然进行短期旅行的旅行者罹患侵袭性阿米巴病的可能性很低,但对于有腹泻史的旅行者,在其归来后,即使发病症状已经消失也需要接受随访调查,以排除患病的可能。对于长期在热带地区活动的旅行者来说,即使没有相关症状,也可能从医学筛查中获益[27]。筛查内容包括暴露史和体格检查、血生化、粪便寄生虫以及有选择性的筛查尿液寄生虫和其他相关疾病(如 HIV)的血清学指标[28]。除非存在明显症状,这些筛查应该在旅行者返回 3 个月后进行,以覆盖大多数病原体的潜伏期。尽管大多数传染病会在数周内出现症状,但必须牢记疾病潜伏期可能延长。例如,恶性疟通常在旅行者回国后一个月以内发病,但也有超过一年甚至更长时间后发病的报道[29,30]。迟发性或复发性腹泻可

能由贾第鞭毛虫病、阿米巴病或感染后肠激惹综合征所引起;而皮肤肿胀和瘙痒可能是丝虫病引起的。如发生疑似这些疾病时,应当向热带病专家进行咨询。

长期或多次在热带国家停留的旅行者,应当每 2 ~ 3 年接受一次有针对性的筛查,以发现一些隐性感染(如血吸虫病、棘球虫病、圆球虫病),这些疾病如不能识别,可能导致器官损伤。

旅行咨询面临的挑战

随着旅行医学知识体的不断发展,旅行顾问需要花费大量的时间和精力更新自己的知识(表 5.2)。必须不断获取和维持这些知识才能承担旅行咨询工作。如果做不到这些,建议采用标准化旅行建议清单,并把那些有复杂行程或有特殊健康状况的旅行者,推荐给经验丰富的同行。

旅行顾问应该知道旅行者获取信息的来源。有些旅行者通过咨询旅行社获得旅行信息,而旅行社往往只着重强调旅行积极的方面。有些旅行者通过亲戚朋友获取旅行信息;而另一些则会去药店寻求旅行建议。媒体也对旅行目的地有大量报道。来自各方的不完全或相互冲突的信息,带来的是混乱而不是更加清晰的旅行资讯。相互矛盾的信息可能会导致旅行者产生不安并对一些旅行预防措施持怀疑态度,从而导致他们对旅行建议的依从性下降[31]。因此,必须向旅行者传达清晰、准确和及时的信息。

旅行者往往接受了过多的信息,而忘记其中的绝大部分。因此,对各种咨询而言,以下四个关键点会对旅行者有所帮助:

1. 在人性化、个性化的交谈中,回应旅行者的诉求,允许他们提出问题。评估应包括有关旅行行程和方式、以前的旅行经历、疫苗接种情况以及基础健康问题的详细情况。提供给旅行者的信息最好简明扼要,但对于旅行者关注的问题要仔细说明。说服旅行者接种疫苗比较直接,不需要过多考虑依从性,但要让其明白在旅途中及返回后均要坚持服用抗疟疾药物,对旅行顾问来说却是一项挑战。疟疾的控制需要一定的时间,很多旅行者会将化学药物预防与疫苗接种预防相混淆,认为在疟疾流行地区时服用过抗疟药物就对疟疾有了免疫力,而不会再患疟疾,这也是他们离开流行地区后停止服用药物的原因之一[32]。此外,对于回国后的旅行者来说,对较短期的服药医嘱似乎依从性更好[33]。

2. 应为旅行者提供一些书面材料作为补充。这能够

使旅行者在咨询后,甚至是在飞机上到达目的地之前,静下心来阅读旅行指南或小手册。当然,这些材料提供的信息必须与口述建议相一致,并且不能用书面材料替代口头咨询。

3. 提供可靠的网络资源(WHO、CDC、国际标准),使旅行者能够通过网络查询获得丰富的信息和可靠的指导。

4. 提供旅行所需的必要的文件(框5.1)。

框5.1

旅行者需要携带的文件

旅行顾问需要查看:

疫苗接种证明(黄卡,如果有必要,请携带豁免信)

各种文件的扫描件(存入笔记本电脑或iPad中)或影印件并与原件分开放置

旅行保险卡

医学报告(最好有英文版或其他语版本),近期的心电图(扫描件,可储存在笔记本电脑或其他移动设备中)

过敏原清单

血型

急救组织或家庭医生的姓名、住址、电话号码和传真或电子邮件

家庭成员的姓名、住址、电话号码

旅行者需要携带:

护照、签证、多余的护照照片

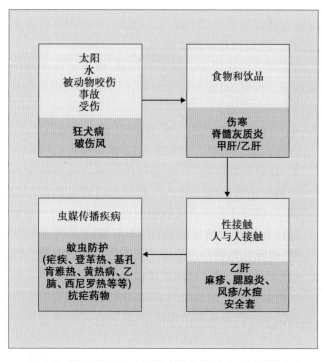

图5.1 关于甲肝和乙肝联合疫苗的讨论,旅行顾问可以从无争议的甲肝问题巧妙引导到敏感的经性传播的乙肝问题上。(引自 Furrer HJ, University Hospital, Berne, Switzerland.)

关于疫苗和其他风险话题讨论的结构列于图5.1。

例如,关于进行甲肝和乙肝的二联疫苗的讨论,旅行顾问可以将讨论的话题从无争议的甲肝问题巧妙地转移到敏感的经性传播的乙肝问题上。

要谨记对有争议的信息必须要和旅行者进行讨论,否则会导致旅行者的困惑及最终失去依从。分析不同来源信息之间存在的差异可对旅行者遇到的有争议的问题做出解释。许多旅行者咨询了其他来源的信息(主要是电子信息)或接受的信息来自于非专业渠道。要认识到,对某些问题证据有限,就可能导致不同的旅行顾问会给出不同的有争议的建议。旅行顾问应当基于科学证据(知识主体),并结合自己的丰富个人经验提出个性化旅行建议,才能对旅行者的健康行为产生影响。

致谢

作者感谢 Robert Steffen 教授和 HansjakobFurrer 教授提出的宝贵建议。

(田野 译,傅更锋 周明浩 黄祖瑚 校)

参考文献

1. CDC Health Information of International Travel 2012. The Yellow Book, pp 96–103.
2. World Health Organisation. International travel and health. Geneva, 2011 Available at: www.who.int/ith. Accessed August 1, 2011.
3. Hatz C, Nothdurft HD. Reisemedizinische Beratung. In: Löscher T, Burchard GD, editors: Tropenmedizin in Klinik und Praxis. New York: Georg Thieme Verlag Stuttgart; 2010:914–22.
4. Hartjes LB, Baumann LC, Henriques JB. Travel health risk perceptions and prevention behaviors of US study abroad students. J Travel Med 2009;16(5):338–43.
5. LaRoque RC, Rao SR, Tsibris A, et al. Pre-travel health advice-seeking behavior among US international travelers departing from Boston Logan International Airport. J Travel Med 2010;17:387–91.
6. Schlagenhauf P, Chen LH, Wilson ME, et al; GeoSentinel Surveillance Network. Sex and gender differences in travel-associated disease.
7. Hill DR, Ericsson CD, Pearson RD, et al; Infectious Diseases Society of America. The practice of travel medicine: guidelines by the Infectious Diseases Society of America. Clin Infect Dis 2006;43(12):1499–1539.
8. Genton B, Behrens RH. Specialized Travel Consultation Part II: Acquiring knowledge. J Travel Med 1994;1(1):13–15.
9. Farquharson L, Noble LM, Barker C, et al. Health beliefs and communication in the travel clinic consultation as predictors of adherence to malaria chemoprophylaxis. Br J Health Psychol 2004;9(Pt 2):201–17.
10. Teodósio R, Gonçalves L, Atouguia J, et al. Quality assessment in a travel clinic: a study of travelers' knowledge about malaria. J Travel Med 2006;13(5):288–93.
11. Groenheide AC, van Genderen PJ, Overbosch D. East and west, home is best? A questionnaire-based survey on mortality of Dutch travelers abroad. J Travel Med 2011;18(2):141–4.
12. Redman CA, MacLennan A, Walker E. Causes of death abroad: analysis of data on bodies returned for cremation to Scotland. J Travel Med 2011;18(2):96–101.
13. Tonellato DJ, Guse CE, Hargarten SW. Injury deaths of US citizens abroad:

new data source, old travel problem. J Travel Med 2009;16(5):304–10.

14. Hatz C, Krause E, Grundmann H. Travel advice – a study among Swiss and German general practitioners. Trop Med Int Health 1997;2:6–12.
15. McIntosh IB, Reed JM, Power KG. Travellers' diarrhea and the effect of pre-travel health advice in general practice. Br J Gen Pract 1997;47(415):71–5.
16. Pitzurra R, Steffen R, Tschopp A, et al. Diarrhea in a large prospective cohort of European travellers to resource-limited destinations. BMC Infect Dis 2010;10:231.
17. Shlim DR. Looking for evidence that personal hygiene precautions prevent traveler's diarrhea. Clin Infect Dis 2005;41(Suppl 8):S531–S535.
18. Kozicki M, Steffen R, Schär M. 'Boil it, cook it, peel it or forget it': does this rule prevent travellers' diarrhea? Int J Epidemiol 1985;14(1):169–72.
19. World Health Organisation. Global status report on road safety. Geneva, 2009. Available at: www.who.int/violence_injury_prevention/road_safety_status/2009. Accessed August 1, 2011.
20. Gagneux O, Blöchliger C, Tanner M, et al. Malaria/Casual Sex: What travellers know and what they do. J Travel Med 1996;3:14–21.
21. Cabada MM, Montoya M, Echevarria JI, et al. Sexual behavior in travelers visiting Cuzco. J Travel Med 2003;10(4):214–18.
22. Nielsen US, Petersen E, Larsen CS. Hepatitis B immunization coverage and risk behaviour among Danish travellers: are immunization strategies based on single journey itineraries rational? J Infect 2009;59(5):353–9.
23. Spinks A, Wasiak J. Scopolamine (hyoscine) for preventing and treating motion sickness. Cochrane Database Syst Rev 2011(6):CD002851.
24. Sack RL. Clinical practice. Jet lag. N Engl J Med 2010;362(5):440–7.
25. Rothbaum BO, Anderson P, Zimand E, et al. Virtual reality exposure therapy and standard (in vivo) exposure therapy in the treatment of fear of flying. Behav Ther 2006;37(1):80–90.
26. Tortella-Feliu M, Botella C, Llabrés J, et al. Virtual reality versus computer-aided exposure treatments for fear of flying. Behav Modif 2011;35(1):3–30.
27. Chen LH, Wilson ME, Davis X, et al; GeoSentinel Surveillance Network. Illness in long-term travelers visiting GeoSentinel clinics. Emerg Infect Dis 2009;15(11):1773–82.
28. Franco-Paredes C. Chapter 5: Post-Travel Evaluation. Asymptomatic post-travel screening. In: Centers for Disease Control and Prevention. CDC Health Information for International Travel 2012. New York: Oxford University Press; 2012.
29. Leder K, Black J, O'Brien D, et al. Malaria in travelers: a review of the GeoSentinel surveillance network. Clin Infect Dis 2004;39(8):1104–12.
30. Skarbinski J, James EM, Causer LM, et al. Malaria surveillance-United States, 2004. MMWR Surveill Summ 2006;55(4):23–37.
31. Chen LH, Wilson ME, Schlagenhauf P. Controversies and misconceptions in malaria chemoprophylaxis for travelers. JAMA 2007;297(20):2251–63.
32. Landry P, Iorillo D, Darioli R, et al. Do travelers really take their mefloquine malaria chemoprophylaxis? Estimation of adherence by an electronic pillbox. J Travel Med 2006 Jan-Feb;13(1):8–14.
33. Goodyer L, Rice L, Martin A. Choice of and adherence to prophylactic antimalarials. J Travel Med 2011 Jul;18(4):245–9.

6

国际旅行者相关的水消毒

Howard Backer

要点

- 饮用水是发展中地区确保旅行者和当地居民身体健康的最重要因素之一
- 介水疾病风险取决于有机物消耗量、水的总量、有机物浓度、宿主因素以及水处理系统的效果
- 水处理方法包括加热、紫外光、净化、过滤及化学消毒。随着现场可应用新技术的不断出现,旅行者或跨国工作者的选择越来越多
- 不同的微生物对于不同的水处理方法有着不同的敏感性

引言

安全、高效的饮用水处理是二十世纪公共卫生领域重大进展之一。如果没有它,介水疾病将快速蔓延到由地表水供水的大部分公共供水系统[1,2]。然而,在世界范围内,有超过 10 亿人无法获得适宜饮用的水,有 24 亿人没有足够的卫生设施。这就导致这些地区每年会出现数十亿的腹泻患者,并且成为到访旅行者发生肠道病原体感染的传染源[3]。在某些热带国家,人口密度高、污染严重、卫生设施缺乏所产生的影响意味着当地可用的水源水实际上是废水。自来水污染常由于废弃物监测、水处理工艺以及水配置系统的陈旧和不足[4]。一项对 13 个发展中国家的水源测试表明,这些城市水源中只有 5/22 可检测到游离余氯的存在[5]。

旅行者们并没有可靠的资源去评估当地供水系统的质量。对于偏远地区地表水源的信息则更少。因此,旅行者们必须采取适当的措施来确保他们饮用的水是不含有传染性病原体的。看、闻、尝都不是评估水质安全的可靠方法。即使在腹泻发病率低的发达国家,介水疾病的时常暴发也表明水质的微生物安全问题并不是令人放心的,尤其是地表水[6]。无论是发达国家或发展中国家,在飓风、海啸、地震等自然灾害发生后,最紧急的公共卫生问题之一就是缺乏适宜的饮用水。

介水疾病的病因学和风险

可介水传播的传染性病原体包括:细菌、病毒、原生/非原生寄生虫(表 6.1)。虽然进行饮用水消毒的首要目的是为了杀灭动物和人类产生的生物性废物中的微生物,但是,水体也有可能会受到工业化学污染物、来自土地和植被的有机或无机物、来自动物的生物有机体或存在于土壤和水中微生物的污染。大肠杆菌和霍乱弧菌都可以在热带水体中无限期存活。大部分肠道微生物,如志贺菌、肠伤寒沙门菌、甲型肝炎病毒、隐孢子虫等都可在冷水中长时间存活,甚至可以在冰水中存活数周至数月时间。肠道细菌或病毒在温水中一般只能存活几天时间,但是,大肠杆菌 O157:H7 却可以在 25℃ 的水中存活 12 周[7]。

介水疾病的风险取决于水中有机物消耗量,而有机物消耗量取决于水体总量,有机物浓度以及水处理系统的效果[8,9]。此外,其风险还受有机物毒性和人群自身抵抗力的影响[9]。在进行与水体接触的娱乐活动时,不慎喝到含有感染阈值低的微生物(如贾第鞭毛虫、隐孢子虫、志贺菌、甲型肝炎病毒、肠道病毒、肠出血性大肠杆菌)的水也可能致病[10]。因为,人体对大部分肠道病原体无法产生免疫性,所以会发生二次感染。虽然旅行者腹泻大多是食源性的,但不能低估病原体介水传播的能力。

表6.1 介水传播病原体[9,62,63]

细菌	病毒	原生动物	其他寄生虫[a]
产肠毒素性大肠杆菌 大肠杆菌 O157:H7	甲型肝炎病毒	肠贾第鞭毛虫	蛔虫
志贺菌属	戊型肝炎病毒	阿米巴原虫	十二指肠钩虫
弯曲杆菌属	诺如病毒	小球隐孢子虫	肝片吸虫
霍乱弧菌	脊髓灰质炎病毒	人芽囊原虫	麦地那龙线虫
沙门菌属(主要是肠伤寒沙门菌)	其他肠道病毒(100种以上)	贝氏等孢子球虫	粪类圆线虫
小肠结肠炎耶尔森菌		结肠小袋纤毛虫	鞭虫
气单胞菌属		棘阿米巴	华支睾吸虫
		环孢子虫	卫氏并殖吸虫
			阔节裂头绦虫
			细粒棘球绦虫

[a] 表中的寄生虫都可以通过水传播,但是都很罕见(除了麦地那龙线虫)

水质安全、卫生保健和充足的卫生设备三者的综合效应在减少腹泻和其他疾病方面的作用是明确且有据可查的。据世界卫生组织(WHO)估计,全球94%的腹泻发病是可以通过改善环境预防的,包括可获得的安全饮用水[1]。最近,众多对发展中国家家庭用水进行简单干预的研究已经表明:水体微生物质量得到改进、腹泻疾病发病率下降了30%~60%,儿童生存状况得到改善,寄生虫病发病减少。这些简单干预研究与其他改善卫生的措施是相互独立的[11-15]。

旅行者和急救/援助人员使用的水处理方式

目前已有多种提高水体微生物消毒质量的技术可供个人或小型团体在旅行中遭遇到供水问题时使用(表6.2)。更为详细的内容请参考 *Auerbach's Wilderness Medicine* 书中相关章节内容[16]。同其他所有旅行医学给出的建议一样,一切对于旅行者的具体建议都应该取决于旅行目的地、方式和目的。在没有适当卫生设施和水处理工艺的地区工作的人群可能会遇到高度污染的水源。探险者们通常晚上待在旅馆里,白天去偏远的村庄或野生动植物公园,这时就需要了解多种水处理方法去应对一系列的特殊情况。使用瓶装水是一个方便且流行的解决方案,但是可能给不进行塑料回收的国家带来生态问题。

"消毒"是野外水处理的理想结果,表明有害微生物已经被去除或破坏,从而降低患病的风险。有时会与"净化"交替使用,但是在这里"净化"主要是指改善

水的感官指标,比如清晰度、味道和气味。"适宜的"是指"可饮用"的水,但是从专业角度讲,"适宜的"是指某水源在一段时间内,平均微生物危害很小,因此,其引发疾病的可能性在统计学上是可接受的。所有的标准,包括美国的水质标准,都承认试图从饮用水中去除所有微生物是不切实际的。通常的目标是将微生物数量减少3~5个对数值(99.9%~99.999%),允许很小的肠道感染风险[17-19]。

表6.2 旅行者可用的水处理方式

加热
净化
   沉淀
   混凝-絮凝
   颗粒活性炭
过滤
   微滤、超滤、纳滤
卤族
   氯
   碘
   碘树脂
其他化学物质
   二氧化氯和混合品种
   银
太阳能光催化
紫外线消毒和太阳能水消毒法

加热

加热是一种最古老、最可靠的水消毒方法(表6.3)。微生物的热失活是加热时间和温度共同作用

(一级动力学指数函数)的结果。因此,热力致死温度在高温环境下可以短时间达到;而较低温度环境下,也可以通过较长时间达到。巴氏杀菌法正是利用这一原理来杀灭食物中的肠道致病菌,微生物在远低于沸点的 60~70℃ 环境中,作用 30 分钟以上就会被杀灭[20]。

表 6.3 水消毒方式的优缺点

优点	缺点
加热	
微生物对热的相对敏感性:原生生物>细菌>病毒	
不会影响水质的味道或颜色	无法改善劣质水的味道、气味或外观
无需持续沸腾也可达到水质消毒的目的	燃料来源可能稀少,昂贵,或无法获得
单一步骤可灭活所有的肠道致病菌	
消毒效果不受水中污染物或颗粒物的影响,这一特点和卤化、过滤一样	
混凝-絮凝(C-F)	
微生物对混凝-絮凝的相对敏感性:原生生物>细菌=病毒	
高效净化水质,去除多种微生物	对大多数旅行者来说技术和所用物品均不熟悉
提高过滤和化学消毒的效果	除非使用复方絮状消毒片,否则操作步骤繁多
价廉易得	
工艺简单无毒性	
过滤	
微生物对过滤的相对敏感性:原生生物>细菌>病毒	
操作简易	增加了行李的体积和重量
机器过滤不需要其它处理时间(水流经过滤器即可完成处理)	大部分过滤器无法去除病毒
大量市售产品可供选择	和卤素相比较为昂贵
不影响水质味道并可改善水的味道和外观	水流或高压可使微生物通过过滤器
与卤素合理结合可去除、破坏所有微生物	过滤器最终会被水中的悬浮颗粒物堵住,需要维修或野外修理
廉价	
卤族元素	
微生物对卤族元素的相对敏感性:细菌>病毒>原生生物	
碘和氯易于获取	有腐蚀性,可使衣物褪色
对于细菌、病毒、贾第鞭毛虫属极为有效	对隐孢子虫无效
可去除异味	影响味道和气味
剂量可灵活调整	需要理解消毒的原理才能灵活应用
大量应用或小量应用均简单易行	潜在毒性(特别是碘)
二氧化氯	
微生物对二氧化氯的相对敏感性:细菌>病毒>原生生物	
对所有微生物有效,包括隐孢子虫	有挥发性,所以不要把药片暴露在空气中,使用时要快速
低剂量没有味道或颜色	没有持续残留物,所以并不能用于防止贮存过程中的污染
同等剂量下比氯更有效	对阳光敏感,所以在使用时需保持避光或在包装物遮蔽下操作
不易受含氮废物的影响	

表6.3　水消毒方式的优缺点(续)	
优点	缺点
太阳紫外线消毒(SODIS)和紫外线(UV)	
微生物对该方法的相对敏感性:原生生物>细菌>病毒	
对所有微生物均有效	需要清澈的水
不影响水的味道	无法改善水的感官
使用简单	无持续效用-不可防止贮存过程中的再次污染
现在有供个人或小组使用的便携式设备	价格昂贵 需要电源

尽管每种微生物对于热的敏感性存在差异[21,22],但常见的肠道病原体都易通过加热灭活。原虫包囊,包括贾第鞭毛虫和溶组织阿米巴原虫,对热非常敏感。隐孢子虫也可以在低温巴氏消毒中失去活性。寄生虫卵、幼虫、尾蚴都对热敏感。大多数蠕虫卵和幼虫的临界致死温度是 50~55℃[23]。常见的肠道细菌性致病菌(大肠杆菌、沙门菌、志贺菌)都可以被巴氏杀菌法的标准温度杀灭,即 55℃ 30 分钟或 65℃ 低于 1 分钟[20,24]。病毒在耐热性方面较孢子生物更为接近繁殖体细菌,一般在 56~60℃,20~40 分钟内灭活[25]。对食品产业研究数据的一项分析证实了甲型肝炎病毒和其他肠道病毒在巴氏杀菌温度下的敏感性[26]。

由于肠道病毒在沸水中数秒钟即可被杀灭,在超过60℃的环境中也可以快速杀灭,因此,传统的建议是将水煮沸10分钟就足以保证饮用水的安全性。从55℃加热至煮沸的过程就可以达到消毒的目的,因此,任何煮沸的水都是充分消毒的。煮沸持续1分钟或者将煮沸的水盖上盖子直至其冷却,可以额外增加安全度。沸点会随着海拔的增高而降低,但是对比这些温度下热致死所需的时间后发现并没有显著差异。

虽然达到沸点温度不是必需的,但煮沸是在不用温度计的情况下唯一容易识别的加热终点。热水和热到无法触摸的水之间的温度变化范围很大,不可作为巴氏消毒的可靠温度指标。尽管如此,当没有可靠的水处理方法时,将容器内的热水保温30分钟以上,热度保持在让手指放入后无法超过5秒(估计为55~65℃),也是一个合理的替代消毒方法。有电源的情况下,旅行者可以用小型电加热器或家用的轻型电热饮料加热器来将水煮沸。在炎热、阳光充足的极为严峻、绝望的情况下,巴氏消毒所需的温度可以通过太阳能炉或简易反射器达到[27](详见 UV-SODIS 部分)。

净化

"净化"是指改善由天然有机物、无机物引起的地表水不清澈或者混浊的一类技术。这些技术可以显著改善水的外观和味道,被认为是适当的净化方法。经常与"消毒"一词交替使用,但是"净化"更侧重于除去水中的有机/无机化学物质和颗粒物,以改善水的颜色、气味和口感。它可以减少微生物的数量,但不足以保证水质可饮用;然而,通过过滤或化学处理净化水质确实可以提高消毒效果。浑浊的水会快速堵塞过滤器。而且浑浊的水需要更高级别的化学处理方法,水污染物加上化学消毒剂的综合作用会使水的口感变差。

沉淀

沉淀是指将如沙子和淤泥等体积较大,且可以通过自身重力快速下降的物质从水中分离出来的技术。微生物特别是原生生物包囊,也可以最终沉淀下来,不过需要更长的时间。简单的方法是将水静置一小时或者等到容器底部形成沉淀物,然后将上层澄清部分的水通过咖啡过滤器或者细的编织布过滤。沉淀之后必须再使用另一种方法进行消毒。

混凝-絮凝

混凝-絮凝(C-F),是一项从公元前2000年就开始使用的技术,可以去除因体积太小无法通过重力沉淀分离的悬浮小颗粒物和化学复合物[28]。混凝是通过加入一种可以使粒子通过静电和离子力结合在一起的化学物质来实现的。絮凝是一种物理过程,是通过温和的混合促进大颗粒的形成。明矾(铝盐)、石灰(主要含有钙或镁的碱性化学物质)或铁盐是常用的混凝剂。明矾是无毒的,被用于食品工业中的酸洗。它可以在任何化学品商店购买到。在紧急情况下,发酵粉或篝火堆中的细白灰都可以作为混凝剂使用。在世界各地,也有一些其他的天然物质被作为混凝剂使用。C-F可以去除60%~98%的微生物、重金属和一些化学物质及矿物质(表6.3)。

明矾添加量大约是每加仑(约4L)水添加一大撮(八分之一茶匙),这里不需要十分精确。快速搅拌或摇动1分钟使其与水混合,然后通常再轻轻搅拌至少5分钟以促进其絮凝。如果水仍然混浊,则需要加入更多的絮凝剂,再次混合。待沉淀至少30分钟后,将水通过细织物或滤纸过滤。虽然大部分微生物已经通过絮凝去除了,但最后仍需加上过滤或卤化过程以确保消毒效果。有些产品是将C-F和卤化消毒相结合的[29]。

活性炭颗粒

颗粒活性炭(GAC)是通过吸附有机和无机化学物质来净化水,从而改善水中异味和水的口感。GAC是野外过滤器的常用组成部分。它可以吸附,但不会杀死有机物;事实上,非致病细菌很容易吸附在GAC上[30]。在野外水处理过程中,水在通过化学消毒后,最好再使用GAC进行吸附以去除消毒剂副产物、农药残留和许多其他有机化学物及重金属,使水更安全、更可口。GAC还可以去除水中碘和氯的味道(详见卤素部分)。

过滤

过滤是受过滤介质特性、水质和水流流速共同影响的物理、化学过程。微生物对过滤敏感性的首要决定因素是其大小(表6.4和图6.1)。便携式微滤器可

表6.4　微生物对过滤的敏感性

有机物	近似大小(μm)	推荐过滤等级(μm)[1]
病毒	0.03	超滤或纳滤
大肠杆菌	0.5 到 3~8	0.2~0.4(微滤)
空肠弯曲菌	0.2~0.4 到 1.5~3.5	
霍乱弧菌	0.5 到 1.5~3.0	
隐孢子虫卵囊	2~6	1
贾第鞭毛虫包囊	6~10 到 8~15	3-5
溶组织内阿米巴包囊	5~30(平均为10)	
线虫卵	30~40 到 50~80	20
血吸虫尾蚴	50 到 100	咖啡滤器,细布或双层密织布
龙线虫幼虫	20 到 500	

[1] 微滤(包括大多数0.1~0.2μm孔径的过滤器)可以过滤细菌和原虫包囊,但捕获病毒或病毒聚集而成的大颗粒则需要依靠静电力。0.02μm中空纤维管过滤器和反渗透过滤器可以过滤病毒

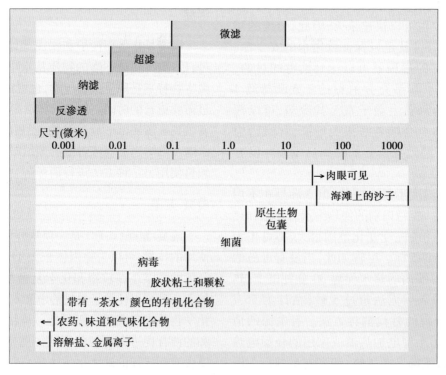

图6.1　与微生物和其他水污染物大小对应的过滤等级。使用许可来自 *AuerbachPS, Editor,Wilderness Medicine,6th ed. Philadephia:Elsevier; 2011.*

以很容易地去除原生生物包囊和细菌,但可能无法去除所有的病毒,因为病毒比大多数现存过滤器的孔径小得多[31]。然而,由于病毒往往聚集在一起或吸附在较大的颗粒或有机体上,同时电化学吸引力作用也可能导致病毒粘附在过滤器表面。通过这些机制,使用孔径 0.2μm 的陶瓷制机械过滤器可以将病毒载量减少 2~3 个对数值(99%~99.9%),但不应被认为足以完全清除病毒。目前,已有两种便携式过滤器达到了美国 EPA 标准,它们可以去除 4 个对数级的病毒量:First Need 过滤器(General Ecology,Exton,PA),通过过滤和静电引力相结合的方式来过滤;Sawyer Biologic 病毒过滤器(Sawyer Products,Safety Harbor,FL),是由 0.02μm(超滤)绝对孔径的微管组成的过滤器。

市场上有大量的商业过滤器可供个人和小团体使用,它们的易用性对许多旅行者很有吸引力(表 6.5)。大多数可购买的用于野外水处理的过滤器都是微滤器,可以去除小至 0.1μm 的颗粒物。目前,中空纤维技术已被现场应用,它是由一束细管组成,管口大小可以被设计至纳滤级别,从而去除病毒。这些中空纤维管过滤器凭借其表面积大的特性可以让水流在低压力下仍保持高流速。大多数过滤器都在进水管上安装有预过滤器以去除大颗粒,保护内部的微滤器;如果没有预过滤器,也可以使用细网布或咖啡滤器代替(详见浑浊水的澄清技术)。

表 6.5　野外水消毒商品实例[1]

产品,制造商	针对的微生物[1]	说明和评价[2]	容量和使用建议	零售价格[3]
Aquarain www.aquarain.com	P,B			
AquaRain 200/400		重力滴灌 不锈钢桶式过滤器含 1~4 陶瓷元件和碳芯 价格取决于过滤元件的大小和数量	小型团体(型号:200) 或大型团体(型号:400)	160~320 美元
British Berkfeld www.jamesfilter.com				
Big Berkey 　SS-4 　Multiple other models	P,B	重力滴灌 不锈钢和聚碳酸酯桶过滤器,以碳基陶瓷元件。也可用压缩碳元素,但陶瓷性能优于纯碳元素	小型到大型团体营地,外派人员家用	220~260 美元
General Ecology www.generalecology.com		病毒清除的要求是基于结构矩阵压缩碳块过滤器的静电吸引。各种尺寸和配置也可用于在线使用和电动装置		
First-Need XL	P,B,V	手泵 压缩碳元素	国内或国际小型团体	100 美元
Base Camp	P,B,V	手动泵或电压缩木炭元件,类似于 First Need。高流量,高容量。不锈钢外壳	多数情况下的大型团体	650 美元
Trav-L-Pure	P,B	手泵 与塑料外壳 First Need 相同的压缩碳滤芯	小型团体(同 XL)	200 美元
Hydro-Photon www.steripen.com		手持式紫外线净化器使用有定时器的电池。装置的活动端装在瓶子或其他装水的小容器中	1~2 人用	50 美元
Steri-Pen Classic, Traveler, Adventurer, Journey, Freedom	P,B,V	不同的装置对应不同的电池(AA 或 CR123 或充电电池),大小,LCD 显示屏	单人或数人用,适用于任何澄清的水质	50~120 美元

表 6.5 野外水消毒商品实例[1]（续）

产品,制造商	针对的微生物[1]	说明和评价[2]	容量和使用建议	零售价格[3]
Katadyn www. katadyn.com		Katadyn 过滤器包含一个 0.2μM 陶瓷滤波器或 0.3μM 玻璃纤维过滤器。陶瓷过滤器提供高水平的微滤,并可清洗以保持通畅	适用于任何环境,但如果是高度污染的水,需要在过滤前或后使用氯或碘进行消毒	
Pocket	P,B	配有预过滤器的手泵陶瓷过滤器	小型团体	250 美元
Combi	P,B	手泵陶瓷过滤器和活性碳滤芯;可以转换为在线水龙头使用	小型团体	130 美元
Mini			1~2 人	90 美元
Expedition	P,B	配有陶瓷过滤器的大型不锈钢泵	大型团体	1200 美元
Ceradyn Gravidyn	P,B	重力滴斗式过滤器,3 根陶瓷滤管;Gravidyn 配有可选的活性碳芯过滤器	小型-大型团体 类似于上文的 Berkfeld 和 Aquarain	200~250 美元
Hiker	P	手泵	1~2 人	60~80 美元
Hiker Pro		带有颗粒活性炭芯和预过滤器的 0.3μ 折褶玻璃纤维过滤器;对于优质水源,去除"大部分"的细菌	仅适用于发展中国家	
Exstream MyBottle	P,B,V	过滤原生生物包囊应使用带有碘树脂的过滤器和颗粒活性炭过滤,可直饮水质过滤器具有局限性	1~2 人 碘树脂和过滤器可使用于大多数设备	50 美元
Survivor 06 Survivor 35	P,B,V	既可以淡化也可以消毒水的水泵反渗透过滤器。需要电源	1~2 人 由于流速低,成本高,一般用于海上生存	900 美元 1900 美元
Cascadia Designs/MSR www. msrcorp. com/filters		陶瓷过滤器提供高水平的微滤,并可清洗以保持过滤效果。碳元素可以在过滤过程中去除预处理残留的氯 中空纤维过滤器是先进技术在野外消毒中的最新应用	在任何环境下都可用,但如果是高度污染的水,在过滤前或过滤后需用氯或碘杀灭病毒	
Miniworks EX	P,B	配有陶瓷过滤器和活性炭滤芯的手泵	小型团体	90 美元
Sweetwater MicroFilter	P,B	配有 0.2μm 硼纤维过滤器及颗粒活性炭滤芯的手泵 净水方案(氯)作为预处理以杀灭病毒	小型团体	90 美元
Hyperflow Autoflow	P,B	手泵或重力滴斗(Autoflow)中配有 0.2μm 中空纤维过滤装置	小型团体	100 美元
Miox Purifier	P,B. V	化学净化器,1×6' 电池供电,通过水盐电解产生消毒剂。活性消毒剂次氯酸钠和二氧化氯	小型团体因其广泛的微生物有效性,适用于任何环境	140 美元

表 6.5 野外水消毒商品实例[1]（续）

产品，制造商	针对的微生物[1]	说明和评价[2]	容量和使用建议	零售价格[3]
Sawyer www.sawyerproducts.com		多功能滤筒采用中空纤维技术，可作为贮气囊的嵌入式重力自流滴斗，如水桶适配器，水龙头或同轴连接，挤压袋，或通过水瓶饮用		
PointOne Water Treatment System	P，B	含有 0.1μm 空心光纤过滤器的滤筒。价格因系统应用程序而异	小型团体或大型团体适用于无病毒污染的情况或者进行过加氯预处理的情况	60~230 美元
Point Zero Two Water Purifier	P，B，V	配有中空纤维过滤膜（0.02μm）的重力过滤筒；贮气囊或桶适配器中内嵌的重力自流滴灌	小型团体因为能够去除病毒，所以适用于任何水质情况	145 美元
Puralytics www.puralytics.com		光催化化学氧化作用可杀死所有微生物并分解有机和重金属污染物	适用于任何情况，包括劣质水源	
SolarBag	P，B，V	具有一面氧化钛涂层的贮气袋，可被太阳能激活	个人或小型团体	80 美元
Shield 500	P，B，V	高容量单位使用紫外发光二极管激活光催化剂；需要电源	大型团体或设施	
Global Hydration Water Treatment Systems www.globalhydration.com		需要运输车辆运输的大型，大容量系统	大型团体或设施可将其用于紧急救灾	
Can Pure Water Purification System	P，B，V	具有微滤和紫外线消毒的双净化系统；需要电源		
First Water Systems www.firstwaterinc.com		可通过发电机，电池或太阳能进行紫外线消毒。可以补充余氯消毒系统	大型团体用于应急、救灾或人道救援	
Responder Outpost-4	P，B，V	便携或车辆运输装置，可使水循环两次通过紫外光源。预过滤去除颗粒物		

[1] P＝原生生物，B＝细菌，V＝病毒
[2] 考虑附加的特性，如流量、过滤器容量、大小和过滤器的重量
[3] 价格变化

在原始水源保护区，人类活动（以及病毒污染）极少，主要关注的问题是细菌和包囊污染，单用微滤就可以提供足够的消毒效果。

然而，如果是去发展中国家旅行和应对受粪便或污水高度污染的地表水，可能需要更高级别的过滤方式以去除病毒。或者，在过滤之前或之后加卤素处理以保证有效去除病毒。

购买、选择过滤器受以下几个因素的影响：①使用过滤器的人数；②对过滤器的微生物学要求；③推荐的操作方法和功能。成本也是重要的考虑因素之一。

反渗透

反渗透过滤是使用很高的压力（100~800psi）使水通过半透膜，以过滤掉溶解离子、分子和固体（纳滤）。这个过程既可以消除微生物污染，也可实现海水淡化。虽然小型手泵反渗透装置已被开发出来，但其高昂的价格和缓慢的出水量并不适合陆上旅行者使用。尽管如此，他们仍是海洋航行者的重要

生存辅助手段和大型军事行动的野外水处理首选方法。

正渗透

利用渗透压取代高泵压,也可使水通过滤膜,从而将低质量的水源(包括苦盐水)转变为高纯度的饮用水。这些产品使用双室袋或内含滤膜的容器。将高渗透性物质放到清洁面,从脏物面汲取水(Hydration Technology Innovations,Albany,OR)。由于通常使用某种形式的糖和(或)盐来制造渗透压,所以可能会产生类似于运动电解质饮料的甜味溶液。

过滤器测试与 EPA 注册

美国环境保护署(EPA)已经制定了基于共识的性能标准,作为测试和评价便携式水处理设备的指南[32]。许多公司现在使用这些标准作为他们的测试指南。在规定温度、浊度和微生物数量下,将规定容量的水在指定的时间间隔内通过过滤器进行测试。对于声称可以通过过滤或化学方法去除,杀死或灭活水中各种致病微生物,包括细菌、病毒、原生动物包囊的净水器,被称为"微生物净水器。"这些过滤器必须证明可以满足检测标准要求,需要能减少 3 个对数值(99.9%)的包囊,4 个对数值(99.99%)的病毒和 5~6 个对数值的细菌。过滤器可以通过定制以满足各种环境需求,例如只去除原生生物包囊或只去除包囊和细菌。EPA 不对机械过滤器进行认证、测试或批准:只负责提供注册号,测试则由制造商或委托机构完成。

卤素

在世界范围内,卤素化学消毒,主要是使用氯和碘,是最常用的改善和维持饮用水微生物质量的方法,并可供个人和团体在野外使用(表 6.3)。卤素的杀菌活性来自细胞基本结构和酶的氧化作用,并有大量的数据证明其有效性[33-40]。次氯酸是主要的氯消毒剂,是目前全世界市政供水消毒的首选方法。次氯酸钙[$Ca(OCl)_2$]和次氯酸钠(NaOCl)都易在水中分解形成有消毒活性的次氯酸。碘能在低浓度下有效杀灭细菌、病毒和包囊,高浓度下能杀灭真菌,甚至是细菌孢子。但是,它不是有效的除藻剂。二价元素碘(I_2)和次碘酸(HIO)是水溶液中的主要杀菌剂。消毒效果取决于消毒剂特性、微生物特性和环境因素。

在足够的浓度和作用时间下,碘和氯在大多数情况下都是有效的消毒剂,并拥有相似的杀菌活性。在卤素中,碘最容易与有机物产生反应且受 pH 值影响较小,这说明低量碘残留应该比相应浓度的氯更稳定和持久。两者处理后的水的口感因人而异。碘和氯的常用来源和剂量详见表 6.6。氯仍然是世界卫生组织和疾病预防控制中心倡导的在大社区、家庭和应急中使用的主流水消毒方式[41]。已经有大量关于其应用于偏远地区有效性的数据[42]。另一个优点是便于大型水体消毒时调整剂量[5,43]。疾病预防控制机构/世界卫生组织安全供水系统对发展中国家家庭消毒给出的建议是:1.875 或 3.75mg/L 的次氯酸钠,作用时间 30 分钟,足以灭活大多数细菌、病毒和一部分可引起介水疾病的原生生物[5,44]。

表 6.6　用于野外水消毒的化学产品

产品	应用	备注
碘		请参考文中讨论有关其功效、毒性和改善口感的部分。在极冷水中作用时间需要延长
碘片 高碘甘氨酸 EDWGT(紧急饮水杀菌片) 饮用水(Wisconsin Pharmacal Co,Jackson,WI) 高碘甘氨酸(Globaline 为商品名)	每升 1/2 片提供 4ppm 碘;1 片 8ppm	因具有广谱消毒、操作方便、快速溶解等优点而被军方用于野外个人使用。添加 4ppm,味道更易接受。开封后保质期有限
2%碘溶液(酊剂)	0.2ml(5gtts[a])/L 产生 4ppm 的碘	作为经典消毒剂广泛使用,但含有碘化物,它不是活性消毒剂,但有生物活性
10%聚维酮碘溶液[b]	0.35ml(8gtts)/L 水添加 4ppm 的碘	作为经典消毒剂广泛使用。在水溶液中,作为卤素的缓释剂使用(通常在溶液中存在 2~10ppm)
饱和溶液:Polar Pure 水中的碘晶体(Polar Equipment,Inc,Saratoga,CA)	13ml/L 的水产生 4ppm(用瓶盖添加或使用注射器)	少量的元素碘进入溶液(没有明显的碘化物存在);饱和溶液用于饮用水消毒。在晶体完全溶解之前,可以加水数百次

表 6.6　用于野外水消毒的化学产品（续）

产品	应用	备注
氯	详见文中有关功效和改善口味的部分。简单的带有颜色条的野外测试试剂盒或游泳池测试试剂盒被广泛用于确保足够的余氯量的检测中。方便用于大量或少量的水	
次氯酸钠 家用漂白剂 5% cdc-who 安全水系统（1% 次氯酸盐）	（5%）0.1ml（2gtts）/L 水产生 5ppm 的次氯酸钠	物美价廉。水中安全剂量建议约 2~4ppm 的次氯酸钠/L。一般使用设计好的瓶盖作为测量工具
次氯酸钙 RediChlor（1/10 gm tab）（Gripo Laboratories，Delhi，India） HTH（Arch Water Products Castleford，West Yorkshire，UK）	1/4 片/2 夸脱水产生 10ppm 次氯酸钠	稳定，高浓度（70%）的固态（干性）次氯酸盐，通常用于游泳池的氯化消毒。有多种产品，可提供各种尺寸的片剂或颗粒
二氯异氰尿酸钠 Aquatabs（Medentech，Wexford，Ireland） Kintabs（Bioman Products Mottram，Cheshire，U.K.） NaDCC（Gripo laboratories，Delhi，India） Global Hydration（Global Hydration Water Treatment Systems，Kakabeka Falls，Ontario，Canada）	1 片（8.5mg 二氯异氰尿酸钠）/L 水产生 10ppm 活性消毒剂	稳定、无毒的氯化合物，能释放活性自由氯，并含有仍在化合物中的额外有效氯
哈拉宗纳 布美他尼 （Gripo Laboratories，Delhi，India）	每片释放 2.3~2.5ppm 的滴定氯	片中包含一个单氯氨基苯酸和双氯氨基苯酸混合物。在有其他有效氯产品时限制使用
含氯絮凝剂 氯碱絮 PUR 试剂包（Proctor and Gamble Corp，Cincinnati，OH）	一个 600mg 片剂产生 8mg/L 的游离氯。PUR 试剂包加入 10L 水	含有效氯 1.4%（二氯异氰尿酸钠）与絮凝剂（硫酸铝或硫酸铁） 絮凝剂可以澄清混浊的水，同时余氯提供消毒。适用于受灾地区，这些地区地表水往往是高度浑浊的
二氧化氯	现场生产二氧化氯的几种新化学方法可以应用于水处理领域。二氧化氯的优势在于同等剂量下比氯更有效，并且能够在合理的剂量和作用时间下灭活隐孢子虫虫卵	
Micropur MP-1（Katadyn Corp，Wallisellen，Switzerland） AquaMira（McNett Outdoor，Bellingham，WA） Pristine（Advanced Chemicals Ltd.，Vancouver，BC） Potable Aqua Aquarius Bulk Water Treatment	1 片/L。遵循产品说明	可用片剂或液体（两种溶液需使用前混合激活）
银	虽然在一些国家被广泛应用于消毒，但仅在美国被批准用于储存水	
MicroPur Classic（Katadyn Corp.，Wallisellen，Switzerland）	有片剂、液体或晶体形式	释放银离子。不推荐用于原生水处理
MicroPur Forte（Katadyn Corp）	有片剂、液体或晶体形式	片剂含有 0.1% 氯化银和 2.5% 二氯异氰尿酸钠。氯可以杀灭病毒、细菌和贾第鞭毛虫。银用于贮存水可以防止再污染长达 6 个月

[a] 测量滴管（1 滴 = 0.05ml）或小型注射器
[b] 聚维酮碘溶液用于消毒时在适当水平下可释放游离碘，但现有的相关数据极少

繁殖体细菌(未产生孢子)对卤素非常敏感;病毒对其敏感性中等,需要较高浓度或较长的作用时间。原虫包囊比肠道细菌和肠道病毒抵抗力更强,但可以通过野外使用剂量的卤素灭活[36-40,45,46]。尽管如此,隐孢子虫卵囊对卤素抵抗力更强、且常用剂量的碘和氯均无法使野外水源中的隐孢子虫卵囊失活[47]。对于环孢子虫的这方面认知很少,但是它被认为与隐孢子虫类似。某些寄生虫卵,如蛔虫,对于卤素也耐受,但它们通常并不通过水传播。所有这些对卤素耐受的包囊和虫卵都可通过加热或过滤除去。微生物对于碘和氯的相对耐性是相似的。

消毒反应

通过对消毒反应影响因素的理解,可以让我们在进一步提高消毒效果的时候变得更加灵活。首次消毒化学反应的主要影响因素是浓度和作用时间[34,35]。浓度1~16mg/L,接触时间10~60分钟通常可达到有效消毒的目的。即使是清澈的地表水也至少需要保持1mg/L的卤素浓度,因此将4mg/L的卤素浓度作为清澈水源的消毒目标浓度是比较稳妥的。低浓度(如2mg/L)可作为有问题的自来水再处理的浓度。在冷水中低浓度的卤素需延长作用时间,建议注意以下两点:①在极冷的水中延长的作用时间需要能够杀死99.9%的贾第鞭毛虫[36,46];②卤素的剩余浓度无法确定。

碘树脂

碘树脂被认为是有需求的消毒剂。树脂溶解度低,因此当水通过时,只有少量碘被释放到水溶液中。另一方面,当微生物与树脂接触时,碘会被转移并结合在微生物上,显然这是受静电力的作用[48]。细菌和包囊在高碘浓度下可以被有效地杀灭,与稀碘溶液相比所需作用时间较短。尽管如此,必要的作用时间还是需要的,尤其是对于包囊。碘树脂已经被证实可以有效杀灭细菌、病毒和包囊,但是对隐孢子虫虫卵和细菌孢子无效。

碘树脂是一种有效的消毒剂,可以被设计成有吸引力的野外消毒产品,但碘树脂的消毒效果高度依赖于产品的设计和功能。大部分产品都包含1μm的包囊过滤器以去除隐孢子虫、贾第鞭毛虫和其他抗卤素寄生虫卵或幼虫,以避免延长作用时间。碳可以去除残留的溶解碘,防止长期使用者碘摄入过量,但可能会导致碘与水作用时间不足而无法破坏包囊。然而,已有报道称,在非常炎热的气候条件下,当残留碘没有得到适当控制时,污水中的碘含量很高[49]。就像任何过滤器一样,混浊或含泥沙的水会使树脂堵塞,从而抑制碘的转移。由于重复试验表明病毒可通过碘树脂过滤器,一些公司已经放弃了含碘树脂的便携式手压泵过滤器,尽管其最初的前期市场测试通过了EPA协议。美国市场上目前只剩一款可直接饮用的瓶式过滤器在销售,但其他产品可能仍在美国境外销售。碘树脂消毒可能对处于落后地区或农村地区的小型社区仍然有用,因为,这些地区在技术上和经济上不便于使用氯消毒。

改善卤素的口感

令人反感的口感和气味限制了卤素的接受度,但口感是可以通过多种方式改进的。一种方法是使用最小必需剂量,延长作用时间。有一些化学方法可以将游离碘还原为碘化物或将氯还原为氯化物,这就没有颜色、气味或味道了。这些化学物质同样也没有消毒作用,因此这些技术只能在消毒所需的作用时间结束之后使用。最好且最容易获得的药剂是晶体或粉末形式的抗坏血酸(维生素C)。它是混合饮料调味剂的常见成分,可有效去除卤素的味道。其他安全有效的化学还原方法还包括使用硫代硫酸钠和过氧化氢。活性炭颗粒(GAC)也可以去除碘和氯的味道,一部分通过吸附和一部分通过化学还原。最后,还可以使用其他替代技术,如过滤或加热,它们不会影响水的味道,且可以在许多情况下使用。

卤素的毒性

氯用于水消毒没有已知毒性。次氯酸钠不具有致癌性;然而,氯与某些特定有机污染物反应产生氯代烃、氯仿、其他三卤甲烷,这些化学物质被认为是致癌的。尽管如此,如果不进行水消毒,传染病引起的严重疾病甚至造成死亡的风险远大于氯消毒副产品带来的其他任何风险。

人们对于碘的关注更多集中在其生物活性、潜在毒性以及致敏性。Backer和Hollowell[50]进行的综述建议以下指南是合适的:

- 高水平的碘(16~32mg/L),如由推荐剂量的碘片提供,应限制在不超过1个月的短时间或更短时间内使用。
- 碘处理产生较低的碘残留(≤1~2mg/L),对人体是安全的。拥有正常甲状腺组织的人即使长期使用也是安全的。
- 任何打算长期使用碘的人都应该事先进行甲状腺

和甲状腺功能检查来确保他们拥有正常的甲状腺功能。最佳方案是,多次进行甲状腺功能检查,持续摄入碘3~6个月后需进行碘性甲状腺肿检查,并在之后进行不定期的碘性甲状腺肿检查。如果无法满足以上方案,请确保使用低剂量水平的碘(见上文)或使用其他技术。

某些特殊人群不可使用碘进行水处理:

- 孕妇(因为新生儿甲状腺肿的问题)。
- 已知对碘过敏的人群。
- 有甲状腺疾病史的人,即使已经药物控制。
- 有甲状腺疾病家族史的人(甲状腺炎)。
- 慢性碘缺乏国家的人群。

各种消毒剂

臭氧和二氧化氯都是有效的消毒剂,广泛应用于市政供水处理厂,但目前还没有稳定的可供野外使用的方法。这些消毒剂已被证实在常用浓度下可以有效杀灭隐孢子虫[51]。

生成二氧化氯的新产品可以在一些小规模野外现场使用,包括溶液和片剂(表6.3,表6.6)。MicroPur和Aquamira片剂被美国EPA认证为"净水片"(详见Filter testing and EPA registration)。Aquamira溶液现允许在美国销售,用于有限的杀菌需求。Pristine溶液和片剂,一种在加拿大销售的与Aquamira类似产品,宣称可以全部杀灭所有原生生物,包括隐孢子虫。

有一种为军用设计且已转为民用的便携式产品,使用电化学方法将普通的盐转化为含有游离氯、二氧化氯和臭氧的混合氧化剂消毒剂[52]。MIOX净化器已被缩小为一个雪茄大小的元件,可以依靠相机电池进行工作(MSR Inc,Seattle,WA)(表6.5)。当然,适用于野外和小型团体的较大型元件也是可以提供的(Miox Corp,Albuquerque,NM)。

银

银离子在低剂量下即具有杀菌作用,并具有一些诱人特性,包括没有颜色、味道和气味。然而,由于银离子易吸附于任何容器的表面及水中其他常见物质,其浓度受到很大的影响。此外,对于其杀灭病毒和包囊效果(即使是高剂量下)也缺乏研究数据,这也说明其消毒作用是有限的。银作为饮用水消毒剂使用在欧洲是非常流行的,银片剂也被广泛用于现场水消毒。EPA没有批准其作为消毒剂在美国销售,但被认可为一种水中防腐剂进行销售,其作用是防止经过预处理的水或者储存水中细菌的再次生长。还有一种含有银和氯的混合溶液(micropur Forte)也可以用于水的消毒和保存(表6.6)。

紫外线

紫外线(UV)辐射被广泛应用于饮料和食品中的水消毒,也用于废水的二级处理,以及社区和家庭的饮用水消毒(表6.3)。在足够的辐射量下,所有水传播的肠道病原体都能被紫外线灭活。紫外线必须直接接触到有机物,所以水必须是不含颗粒物的,否则颗粒物会起到屏障作用。紫外线不会改变水本身,也不提供任何持续的消毒能力。对电力的需求限制了其在野外的使用,但一个便携式电池供电装置就可用于进行小量水的消毒(Hydro-Photon Inc,Blue Hill,ME)(表6.5)。虽然以前的数据显示,单色紫外线对原生生物包囊的灭活能力有限,但公司对产品测试结果显示它确实对重要的介水传播病原体具有灭活效果,包括隐孢子虫。简单的,桌子大小的低功耗紫外线设备(WaterHealth,Lake Forest,CA)和使用各种电源的较大设备(Global Hydration Water Treatment SystemsInc.,Ontario Canada;First Water Systems,Inc.,Suwanee,GA),都可用于国际援助和灾害救援。

太阳紫外线消毒(SODIS)

通过太阳光紫外线照射能显著减少水的微生物含量并减少发展中国家腹泻病的发病。最近的研究已经证实了该方法的有效性和最佳的技术流程。透明的瓶子(如透明塑料饮料瓶),最好放置在黑色的表面上,暴露在阳光下至少4小时,并间歇性搅拌[53]。紫外线和热灭活对饮用水的太阳光消毒有很强的协同作用[54]。

光催化消毒

高级的氧化技术是利用太阳光催化产生羟基自由基(OH^-)和自由电子,这些产物是很强的氧化剂[55]。可以采用多种材料,但最有效的是二氧化钛(二氧化钛)。来自太阳光的高能短波长光子促进了光化学反应。除了作为一种可针对各种微生物的极好消毒剂外,这一过程还具有独特的能力将复杂的有机污染物和大部分重金属分解为二氧化碳、水和无机物,因此推动了在工业过程和大型水处理领域的大量研究。对于野外水消毒,纳米二氧化钛涂层已经可以被集成到塑料袋上,并在数百种用途中保持其活性(Puralytics,Beaverton,OR)(表6.5)。

柑橘与高锰酸钾

柑橘汁和高锰酸钾在水溶液中表现出一定的抗菌作用,但在杀灭包囊方面的数据很少。可以在紧急情况下用于减少细菌和病毒污染,但不能作为水消毒的主要方法。

优先选用技术

供个人或团队使用的最佳水处理技术的选择取决于被服务人员数量、空间和住宿负担、水源水质量、个人口味偏好和燃料供应情况。由于卤素消毒无法杀灭隐孢子虫而过滤方式无法去除病毒,因此,针对所有情况的最佳防护措施是采用两步消毒法:①过滤或混凝沉淀,之后是②卤化消毒(表6.7和表6.8)[56,57]。在任何情况下,加热都是有效的一步法消毒方式,但无法改善水的感官。二氧化氯发生技术可作为一步法消毒。碘树脂加上微滤以去除包囊,也可实现一步操作,但最近面临的问题是在各种条件下的有效性问题,目前这类产品很少。

表6.7 野外水消毒技术汇总

	细菌	病毒	贾第鞭毛虫/阿米巴	隐孢子虫	线虫/尾蚴
加热	+	+	+	+	+
过滤	+	+/−*	+	+	+
卤素	+	+	+	−	+/−†
二氧化氯与光催化	+	+	+	+	DNA†

* 大多数过滤器不针对病毒,反渗透对病毒是有效的(见表6.5)
† 虫卵对卤素不敏感但介水传播的风险很低。目前没有光催化方面的数据
DNA,无数据提供

表6.8 各种水源水的方法选择

水源水	人或家畜活动很少地区的原始荒野水	发展中国家的自来水	发达或发展中国家	
			靠近人类和动物活动地区的清澈地表水[1]	浑浊的水
主要关注问题	贾第鞭毛虫,肠道细菌	细菌,贾第鞭毛虫,少量病毒	包括肠隐孢子虫在内的所有肠道病原体	所有肠道病原体
有效的方法	任何单一步骤的方法[2]	任何单一步骤的方法	1)加热 2)微滤加卤素(顺序不限);碘树脂过滤器 3)超滤或纳滤 4)二氧化氯 5)紫外线(商用产品,不是太阳光)	CF[3]之后加上二次处理(加热,过滤或卤素)

[1] 包括用于农牧区水源或上游村庄或城镇污水处理后排放的水
[2] 包括加热、过滤或化学方法
[3] CF-混凝沉淀

侨民或从事社区项目和国际援助的人群较一般国际旅行者而言风险较高。Sobsey的研究回顾了有关发展中国家的家用消毒方法的数据[13]。

在长途远洋船上,海水必须在航行中同时进行淡化和消毒,只有反渗透膜过滤器可以做到。同时,储存水也需要考虑消毒问题。碘消毒只可短期使用(如数周),因为它是一种较差的除藻剂。为了延长储存时间,水应该进行氯化并保存在密封容器中,以降低污染的风险[58]。窄口瓶或装有水龙头的容器,可防止由于手或器具反复接触而造成的污染[59]。

卫生设施

在发展中国家进行的众多研究已经证实,安全的饮用水、卫生状况以及充足的卫生设施可明显减少腹泻疾病和其他感染性疾病的发生。三项同时具备且配

合适当的健康教育会得到更大的益处[11,60]。注意个人卫生，特别是洗手，可以防止由于在食物配制过程中污染引起的感染性疾病传播。使用足量的家用漂白剂对餐具和炊具进行漂洗，可以达到氯消毒的目的。使用卤素溶液或高锰酸钾溶液浸泡蔬菜和水果可以减少微生物污染，特别是预先进行过表面擦洗除去污垢或其他颗粒物的情况下效果更好。这两种方法都不适用于深埋在地表裂缝中或被其他颗粒物质保护起来的生物体[61]。在荒野和农村地区的旅行者面临的卫生挑战是妥善的废物处理，以防止其对水源造成再污染。人类的排泄物应该埋至 20~30cm 深，距离任何水源至少 30m 的地方，且没有水流经过而把有机物冲到附近的水源中的风险。对于 3 人或多人组成的团队则应该挖一个公共便坑以避免出现多个单人便坑及粪便处理不当的情况。

结论

虽然食源性疾病是引起旅行者肠道问题的主要原因，但几乎所有的旅行者腹泻都是介水传播的。依靠旅行者自己去判断地表水的微生物含量是不可行的，让旅行者自己去推断众多地区自来水的可饮用性也同样是不明智的。有许多简单而有效的可提高水的微生物品质的现场技术方法可以供旅行者使用。重要的是了解水加热、过滤和化学消毒的基本原理及其局限性，然后熟悉至少一种适合于目的地状况、水源情况和团队组成需求的水处理技术。

(于洋 译，傅更锋 周明浩 黄祖瑜 校)

参考文献

1. World Health Organization. Combating waterborne disease at the household level. 2007.
2. World Health Organization. The Global Water Supply and Sanitation Assessment 2000. Geneva: WHO and UNICEF Joint Monitoring Programme for Water Supply and Sanitation; 2000.
3. Pruss A, Kay D, Fewtrell L, et al. Estimating the burden of disease from water, sanitation, and hygiene at a global level. Environ Health Perspect 2002;110(5):537–42.
4. Wright J, Gundry S, Conroy R. Household drinking water in developing countries: a systematic review of microbiological contamination between source and point-of-use. Trop Med Int Health 2004;9(1):106–17.
5. Lantagne D. Sodium hypochlorite dosage for household and emergency water treatment. J Am Water Works Assoc 2008;100(8):106–19.
6. Yoder J, Roberts V, Craun GF, et al. Surveillance for waterborne disease and outbreaks associated with drinking water and water not intended for drinking – United States, 2005–2006. MMWR Surveill Summ 2008;57(9):39–62.
7. Wang G, Doyle M. Survival of enterohemorrhagic Escherichia coli O157: H7 in water. J Food Protection 1998;61:662–7.
8. Hurst C, Clark R, Regli S. Estimating the risk of acquiring infectious disease from ingestion of water. In: Hurst C, editor. Modeling Disease Transmission and its Prevention by Disinfection. Melbourne: Cambridge University Press;
1996. p. 99–139.
9. Ford TE. Microbiological safety of drinking water: United States and global perspectives. Environ Health Perspect 1999;107(Suppl. 1):191–206.
10. Yoder JS, Hlavsa MC, Craun GF, et al. Surveillance for waterborne disease and outbreaks associated with recreational water use and other aquatic facility-associated health events – United States, 2005–2006. MMWR Surveill Summ 2008;57(9):1–29.
11. Sobsey M, Handzel T, Venczel L. Chlorination and safe storage of household drinking water in developing countries to reduce waterborne disease. Water Sci Technol 2003;47(3):221–8.
12. Fewtrell L, Colford JM Jr. Water, sanitation and hygiene in developing countries: interventions and diarrhoea – a review. Water Sci Technol 2005;52(8):133–42.
13. Sobsey MD, Stauber CE, Casanova LM, et al. Point of use household drinking water filtration: A practical, effective solution for providing sustained access to safe drinking water in the developing world. Environ Sci Technol 2008;42(12):4261–7.
14. Clasen T, Roberts I, Rabie T, et al. Interventions to improve water quality for preventing diarrhoea. Cochrane Database Syst Rev 2006;3: CD004794.
15. Lule JR, Mermin J, Ekwaru JP, et al. Effect of home-based water chlorination and safe storage on diarrhea among persons with human immunodeficiency virus in Uganda. Am J Trop Med Hyg 2005;73(5):926–33.
16. Backer H. Field Water Disinfection. In: Auerbach P, editor. Wilderness Medicine. 6th ed. Philadelphia: Elsevier; 2011. p. 1324–59.
17. Sobsey M. Enteric viruses and drinking water supplies. J Am Water Works Assoc 1975;67:414–8.
18. Reynolds KA, Mena KD, Gerba CP. Risk of waterborne illness via drinking water in the United States. Rev Environ Contam Toxicol 2008;192:117–58.
19. Guidelines for Canadian Drinking Water Quality. (Accessed 1/3, 2010, at http://www.hc-sc.gc.ca/ewh-semt/pubs/water-eau/protozoa/chap_9-eng.php.)
20. Frazier W, Westhoff D. Preservation by Use of High Temperatures. New York: McGraw-Hill; 1978.
21. Fayer R. Effect of high temperature on infectivity of Cryptosporidium parvum oocysts in water. Appl Environ Microbiol 1994;60:273–5.
22. Bandres J, Mathewson J, DuPont H. Heat susceptibility of bacterial enteropathogens. Arch Intern Med 1988;148:2261–3.
23. Shephart M. Helminthological aspects of sewage treatment. In: Feachem R, McGarry M, Mara D, editors. Water, Wastes and Health in Hot Climates. New York: John Wiley and Sons; 1977. p. 299–310.
24. Neumann H. Bacteriological safety of hot tapwater in developing countries. Public Health Rep 1969;84:812–4.
25. Perkins J. Thermal destruction of microorganisms: Heat inactivation of viruses. In: Thomas C, editor. Principles and Methods of Sterilization in Health Sciences. Springfield; 1969. p. 63–94.
26. Baert L, Debevere J, Uyttendaele M. The efficacy of preservation methods to inactivate foodborne viruses. Int J Food Microbiol 2009;131(2–3):83–94.
27. McGuigan KG. Solar disinfection: use of sunlight to decontaminate drinking water in developing countries. J Med Microbiol 1999;48:785–7.
28. Binnie C, Kimber M, Smethurst G. Basic Water Treatment. 3rd ed. London: IWA; 2002.
29. Powers E, Boutros C, Harper B. Biocidal efficacy of a flocculating emergency water purification tablet. Appl Environ Microbiology 1994;60:2316–23.
30. Le Chevallier M, McFeters G. Microbiology of activated carbon. In: McFeters G, editor. Drinking Water Microbiology. New York: Springer-Verlag; 1990. p. 104–20.
31. Environmental Health Directorate Health Protection Branch. Assessing the effectiveness of small filtration systems for point-of-use disinfection of drinking water supplies. Ottawa: Department of National Health and Welfare; 1980. Report No.: 80-EHD-54.
32. US Environmental Protection Agency. Report to Task Force: Guide standard and protocol for testing microbiological water purifiers. Cincinnati: USEPA; 1987 (Revision).
33. National Academy of Sciences Safe Drinking Water Committee. The Disinfection of drinking water. Drinking Water and Health 1980;2:5–139.
34. White G. Handbook of Chlorination. 3rd ed. New York: Van Nostrand Reinhold; 1992.
35. Hoff J. Inactivation of microbial agents by chemical disinfectants. Cincinnati: US Environmental Protection Agency; 1986 July. Report No.: EPA/600/2–86/067.
36. Hibler C, Hancock C, Perger L, et al. Inactivation of Giardia cysts with

chlorine at 0.5C to 5.0C. Denver: AWWA Research Foundation; 1987.

37. Powers E. Efficacy of flocculating and other emergency water purification tablets. Natick, MA: United States Army Natick Research, Development and Engineering Center; 1993. Report No.: Report Natick/TR-93/033.

38. Rogers M, Vitaliano J. Military and small group water disinfecting systems: an assessment. Milit Med 1979;7:267–77.

39. Powers E. Inactivation of Giardia cysts by iodine with special reference to Globaline: a review. Natick, MA: United States Army Natick Research, Development and Engineering Center; 1993. Report No.: Technical report natick/TR-91/022.

40. Gerba C, Johnson D, Hasan M. Efficacy of iodine water purification tablets against Cryptosporidium oocysts and Giardia cysts. Wilderness Environ Med 1997;8:96–100.

41. Prevention CfDCa. Safe Water Systems for the Developing World: a handbook for implementing household-based water treatment and safe storage projects. Atlanta, GA: Centers for Disease Control and Prevention; 2001.

42. Arnold BF, Colford JM Jr. Treating water with chlorine at point-of-use to improve water quality and reduce child diarrhea in developing countries: a systematic review and meta-analysis. Am J Trop Med Hyg 2007;76(2):354–64.

43. U.S. Army. Sanitary control and surveillance of field water supplies. Washington, DC: Departments of the Army, Navy, and Air Force; 2005 Dec 15. Report No.: Dept. of Army Technical Bulletin (TB Med 577).

44. Kotlarz N, Lantange D, Preston K, et al. Turbidity and chlorine demand reduction using locally available physical water clarification mechanisms before household chlorination in developing countries. J Water Health 2009;7(3):497–506.

45. Ongerth J, Johnson R, MacDonald S, et al. Backcountry water treatment to prevent giardiasis. Am J Public Health 1989;79:1633–7.

46. Fraker L, Gentile D, Krivoy D, et al. Giardia cyst inactivation by iodine. J Wilderness Med 1992;3:351–8.

47. Carpenter C, Fayer R, Trout J, et al. Chlorine disinfection of recreational water for Cryptosporidium parvum. Emerg Infect Dis 1999;5(4):579–84.

48. Marchin G, Fina L. Contact and demand-release disinfectants. Crit Rev Environ Control 1989;19:227–90.

49. Kettel-Khan L, Li R, Gootnick D, et al. Thyroid abnormalities related to iodine excess from water purification units. Lancet 1998;352:1519.

50. Backer H, Hollowell J. Use of iodine for water disinfection: iodine toxicity and maximum recommended dose. Environ Health Perspectives 2000;108(8):679–84.

51. Clark RM, Sivagnesan M, Rice EW, et al. Development of a Ct equation for the inactivation of Cryptosporidium occysts with chlorine dioxide. Water Res 2003;37:2773–83.

52. Venczel L, Arrowood M, Hurd M, et al. Inactivation of Cryptosporidium parvum oocysts and Clostridium perfringens spores by a mixed-oxidant disinfectant and by free chlorine. Appl Environ Microbiol 1997;63:1598–601.

53. Meierhofer R, Wegelin M, SODIS Manual. Gallen: Department of water and sanitation in developing countries, Swiss Federal Institute of envirnomental science and technology; 2002.

54. McGuigan K, Joyce T, Conroy R, et al. Solar disinfection of drinking water contained in transparent plastic bottles: characterizing the bacterial inactivation process. J Appl Microbiol 1998;84:1138–48.

55. Blanco-Galvez J, Fernandez-Ibanez P, Malato-Rodriguez S. Solar photocatalytic detoxification and disinfection of water: recent overview. J Solar Energy Engin 2006.

56. U.S. Army. Preventive medicine concerns of hand held water treatment devices. Aberdeen Proving Ground, Maryland: U.S. Army Center for Health Promotion and Preventive Medicine; 2003 March 10. Report No.: Water Quality Information Paper No 31–032.

57. Schlosser O, Robert C, Bourderioux C, et al. Bacterial removal from inexpensive portable water treatment systems for travelers. J Travel Med 2001;8:12–8.

58. Lantange DS. Viability of commercially available bleach for water treatment in developing countries. Am J Public Health 2009;99(11):1975–8.

59. Sobel J, Mahon B, Mendoza C, et al. Reduction of fecal contamination of street-vended beverages in Guatemala by a simple system for water purification and storage, handwashing, and beverage storage. Am J Trop Med Hyg 1998;59:380–7.

60. Quick RE, Kimura A, Thevos A, et al. Diarrhea prevention through household-level water disinfection and safe storage in Zambia. Am J Trop Med Hyg 2002;66(5):584–9.

61. Ortega YR, Roxas CR, Gilman RH, et al. Isolation of Cryptosporidium parvum and Cyclospora cayetanensis from vegetables collected in markets of an endemic region in Peru. Am J Trop Med Hyg 1997;57(6):683–6.

62. Schoenen D. Role of disinfection in suppressing the spread of pathogens with drinking water: possibilities and limitations. Water Res 2002;36:3874–88.

63. Theron J, Cloete TE. Emerging waterborne infections: contributing factors, agents, and detection tools. Crit Rev Microbiol 2002;28(1):1–26.

7

昆虫防护

Mark S. Fradin

要点

- 个人防护措施包括避开昆虫栖息地、使用昆虫驱避剂、防护服和蚊帐等。大多数的防护用品可以通过网络购买
- 对于含有避蚊胺成分的昆虫驱避剂,环境温度每上升 10℃,防护效果会降低 50%
- 尽管公众心存顾虑,但在过去半个世纪避蚊胺的应用中,仅有罕见的脑病病例报道(大多数情况是药品使用不当),所以,避蚊胺是低毒的昆虫驱避剂
- 在使用各类杀虫剂和驱避剂前,应仔细阅读使用说明,尤其要注意药物再次使用的间隔时间
- 目前,昆虫驱避剂有多种选择。例如派卡瑞丁已在多数国家获准使用

引言

在前往许多热带及亚热带地区旅行之前,信息来源充分的旅行者需要关注节肢动物传播的疾病所带来的潜在风险。这些节肢动物包括蚊、蝇、蜱、蠓、恙螨和蚤,它们能够将多种细菌、病毒、原虫、寄生虫及立克次体传染给人类(表 7.1)。因此我们需要采取多管齐下的方法保护自己免受虫媒疾病的侵害。避免昆虫叮咬最有效的做法是远离昆虫栖息地、穿戴防护服以及使用昆虫驱避剂。在本章节中,我们将回顾预防节肢动物叮咬的各种方法,并为旅行者提供实用信息以分辨有效和无效的防护方法(本章节各主题汇总见图 7.1)。

表 7.1　吸血节肢动物可传播的疾病	
蚊	蜱传斑疹伤寒
东部马脑炎	立克次体痘
西部马脑炎	针叶林脑炎
圣路易斯型脑炎	蜱传回归热
拉克罗斯脑炎	364D 立克次体
西尼罗病毒	**蝇**
乙型脑炎	兔热病
委内瑞拉马脑炎	利什曼病
疟疾	非洲锥虫病(昏睡病)
黄热病	盘尾丝虫病
登革热	巴尔通体病
淋巴丝虫病	罗阿丝虫病
流行性多关节炎(罗斯河病毒)	**恙螨**
基孔肯雅热	恙虫病(丛林斑疹伤寒)
裂谷热	立克次体痘
蜱	**蚤**
莱姆病	鼠疫
南方蜱相关性皮疹样疾病(STARI)	鼠型斑疹伤寒(地方性斑疹伤寒)
落基山斑疹热	**虱**
科罗拉多蜱热	流行性斑疹伤寒
回归热	回归热
埃里希体病/边虫病	**猎蝽**
巴贝西虫病	美洲锥虫病(Chagas 病)
兔热病	
蜱瘫痪	

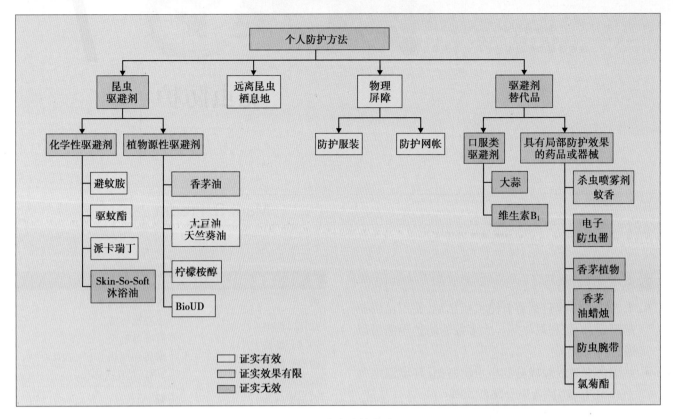

图7.1 个人防护方法

吸引昆虫的刺激物

迄今为止,科学家们还无法阐明各种节肢动物能够被宿主吸引的确切机制。在各种节肢动物的刺激物研究中,最为突出的是蚊虫的刺激物研究。蚊虫通过视觉、温度以及嗅觉的刺激吸引来定位其吸血源[1,2]。对那些白天吸血的蚊子来说,宿主的活动及穿着深色衣物可能会为其来到宿主身边提供最初的方向。因为,蚊虫在飞行过程中尤其是距离宿主较远时,主要依靠视觉的刺激物指明飞行的方向。而当蚊子靠近宿主时,嗅觉刺激物引导蚊子进一步接近宿主。呼吸和皮肤释放的二氧化碳是一种空气中的远距离蚊虫嗅觉刺激物,可以将36m以内的蚊虫吸引到身边。另外,乳酸、皮肤温度和湿度也是刺激蚊虫嗅觉的因素。还有一些存在于皮脂中以及通过外分泌腺和汗腺或是由于皮肤菌群中的细菌活动所分泌的挥发性化合物,同样扮演着蚊虫化学刺激物的角色。不同种类的蚊虫会显示出对宿主身体不同部位的叮咬偏好,这往往与局部皮肤温度和汗腺活动有关。一些香水、洗液、洗涤剂和肥皂中的花香气味,也对蚊虫具有引诱作用。此外,还有研究表明饮酒也会增加被蚊虫叮咬的可能性。

不同的个体对同一种类或不同种类的蚊虫的吸引能力差距很大,将要前往新目的地的旅行者们对这一点要牢记于心。一些研究表明,男性比女性更容易被蚊虫叮咬;成年人比儿童更容易被叮咬;老年人比年轻人容易被蚊虫叮咬。身材魁梧的人更容易吸引蚊子,这可能与其身体会散发更多的热量和二氧化碳有关。

个人防护

做好个人防护,预防节肢动物叮咬最好做到以下几点:远离昆虫栖息地、穿戴防护用品和使用昆虫驱避剂[3,4]。

远离栖息地

很明显,如果旅行者能避开节肢动物的繁殖和栖息的地方,那么被叮咬的风险会大大降低。此外,一天中的黄昏时期是许多种蚊子及其他吸血节肢动物的活动高峰,在这个时间段最好避免外出活动。当野外露营时,营地应选在海拔高、干燥、空旷无植被的地方。尽可能远离有积水或死水的地点,因为这些地方都是蚊虫理想的孳生地。

物理防护

物理防护能够很好地阻止节肢动物接触宿主皮肤从而预防其叮咬。长袖衬衫、袜子、长裤和帽子都能够很好地保护旅行者的皮肤避免蚊虫叮咬。由于蜱和恙螨通常会叮咬脚踝处的皮肤，所以外出时请把裤腿塞进袜子或者靴子里，以减少被叮咬的风险。穿戴编织紧密的宽松衬衫并搭配贴身的背心，可以有效避免蚊虫对上身的侵扰。身着浅色的衣物能够减少对蚊虫及其他吸血飞虫的吸引，并且能够更容易发现爬在衣物上的蜱虫。戴宽边的最好是浅色的帽子，可以有效地保护头部和颈部，减少被蚊、虻、蚋和蠓叮咬的几率。

编织紧密的网状面料制成的外套或衣服可以阻止节肢动物接触皮肤，从而减少被叮咬的风险。连帽夹克、裤子、连指手套和头网罩可以从以下几家生产商处购买（见表 7.2），他们有适合儿童和成人的多种款式。结构紧密且网眼小于 0.3mm 的网状面料衣物可以很好地阻止蠓及蜱幼虫的叮咬。然而这种衣物和其他衣物一样，主要的缺陷是当衣物表面弯曲或穿着者处于坐姿时，会使衣物面料紧贴皮肤从而使一些昆虫能够刺穿衣物进行叮咬。此外，还有些人认为穿着网状织物的衣服在进行剧烈运动时或在炎热的天气里，会感到很不舒服。

轻便的床网或者防虫帐可以在旅行者睡觉时起保护作用（表 7.2，图 7.2）。最简易的防虫网只需悬挂一大块网状织物遮盖住床或睡袋就可以了。当然，也有复杂一些的防虫装置，例如独立的由可弯曲的支架组成的帐篷样防虫帐，这些防虫帐都能为旅行者提供防虫保护。此外，旅行者可以在防虫帐上喷洒合成菊酯类的杀虫剂，这样可以显著提高防虫帐的防虫效果，并且一次施药可以维持长达数周的有效保护。

昆虫驱避剂

对于很多人来说，局部涂抹昆虫驱避剂是防止节肢动物叮咬的最简单有效的方法。尽管研究者们花费了数十年的时间研发"完美"的昆虫驱避剂，但到目前为止仍未实现。一款理想的驱避剂应该能够预防多种节肢动物的叮咬，保持至少 8 小时的持续药效，对人体皮肤或黏膜无刺激，无全身毒性，耐擦洗，不油腻、无异味。但到目前为止，还没有任何一款昆虫驱避剂符合以上所有标准。因为开发出这样一种"完美"的驱避昆虫的化合物会受到许多因素的束缚，而这些因素直接影响了化合物本身的化学驱避效果。同时，驱避剂本身对于预防多种昆虫的叮咬无法拘泥于同一种作用方式，因为不同种类的昆虫对于同一种驱避剂的反应不尽相同。

表 7.2　防护衣物、蚊帐和防虫网帐产品提供商
防护服装（包括连帽夹克、裤子、头网、护踝、鞋罩和连指手套）
Bug Baffler, Inc.
PO Box 444
Goffstown, NH 03045
(800) 662-8411
www. bugbaffler. com
Skeeta
19706 77th Avenue East
Bradenton, FL 34202
(941) 322-9739
www. skeeta. com
The Original Bug Shirt Company
60 Industrial Parkway
Cheektowaga, NY 14227
(888) 998-9096
www. bugshirt. com
Shannon Outdoor Bug Tamer
P. O. Box 444
Louisville, GA 30434
(800) 852-8058
www. bugtamer. com
Nomad Travelers Store
www. nomadtravel. co. uk
Protective Shelters and Insect Nets
Long Road Travel Supplies
111 Avenida Drive
Berkeley, CA 94708
(800) 359-6040
www. longroad. com
Wisconsin Pharmacal Co.
1 Repel Road
Jackson, WI 53037
(800) 558-6614
www. wpcbrands. com
Travel Medicine, Inc.
369 Pleasant Street
Northampton, MA 01060
(800) 872-8633
www. travmed. com
GearZone
www. gearzone. co. uk
Nomad Travelers Store
www. nomadtravel. co. uk

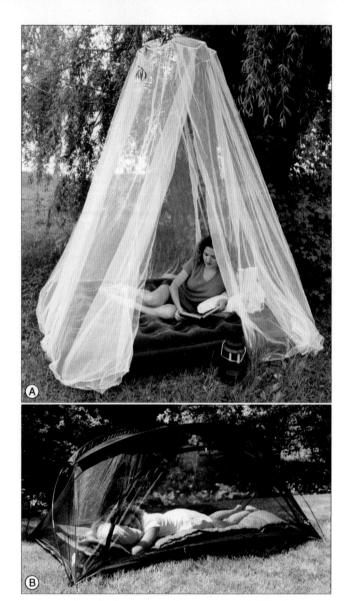

图 7.2　防护网状用品。(A)蚊帐;(B)防护罩

许多具有驱虫效果的化合物因为挥发或经皮肤吸收的速度过快而难以维持长效的驱避作用。作为一种有效的昆虫驱避剂,其化学成分必须具有足够的挥发性才能够在皮肤表面形成具有驱虫作用的有效浓度,但又不能挥发过快而失去驱避效果。这其中会受到多种影响因素的限制,如化学成分的浓度、涂抹的频率和均匀度、使用者的活动水平和其自身对吸血节肢动物的吸引力,以及昆虫的数量和种类。此外,使用者的性别也会影响到驱避剂的驱虫效果,有研究表明,含避蚊胺的驱避剂作用于男性的效果要好于女性[5]。任何一种昆虫驱避剂都会由于使用者的衣物摩擦,皮肤表面的挥发与吸收,汗液、雨水及水的冲洗,身体活动情况及处于有风环境等因素的影响而导致其效果下降[2]。此外,使用者所处的外环境气温每升高 10 摄氏度,其所引发的使用者皮肤表面驱避剂挥发会使驱避剂的保护时间缩短 50%。当然,昆虫驱避剂还有一个主要缺陷在于其无法保护暴露在外的未涂抹驱避剂的皮肤免遭节肢动物的叮咬。

化学性昆虫驱避剂

避蚊胺(DEET)

避蚊胺,化学名为 N,N-二乙基-间-甲苯甲酰胺(又称为 N,N-二乙基-3-甲基苯甲酰胺),近数十年来一直被作为昆虫驱避剂的金标准。直到最近才出现一些其他具有类似广谱功效的驱避剂进入市场(以下将会讨论)。避蚊胺于 1957 年在美国登记注册并投入使用,它能够有效抵抗包括蚊、吸血蝇类、蠓、恙螨、蚤、蜱等多种爬虫及飞虫的侵害。据美国环境保护署统计,每年近 30% 的美国人使用含避蚊胺的昆虫驱避剂,而全球每年超过 2 亿人在使用含避蚊胺的驱避剂[6]。近 50 年来,经研究测试的超过 20 000 种化合物中,避蚊胺的驱避效果最为出色[7-9]。避蚊胺可以作用于皮肤、衣物、防虫网、蚊帐、纱窗、帐篷及睡袋表面以防止节肢动物的侵害。由于避蚊胺是一种强效溶剂,能使塑料制品(例如手表配饰、眼镜框、镜片及光学器件)、人造纤维、氨纶、皮革及涂漆表面损坏,因此使用时要注意避免与这些物质接触。但避蚊胺不会破坏羊毛和棉花等天然纤维。

避蚊胺剂型的选择　全世界销售的驱避剂中避蚊胺的浓度范围为 5%~100%。避蚊胺可以应用于多种剂型当中,包括乳剂、溶液、湿巾、凝胶、固体棒和喷雾。一般来说,浓度越高的避蚊胺能够提供越为持久的保护。计算驱避效果的数学模型表明,驱避剂的保护效果与有效成分浓度对数成正比。其浓度与保护效果函数曲线显示,当避蚊胺浓度逐步增高时其保护效果达到平台状态,DEET 浓度增高到大于 50% 以后,保护效果增高较少。因此,10%~35% 浓度含量的避蚊胺足以为人们的日常活动提供保护,而 100% 配方往往很少使用。高浓度避蚊胺含量的驱避剂适合在昆虫密度较高的环境中使用(例如热带雨林、初夏时节的苔原),因为这些地方发生虫媒疾病传播的风险较高,同时由于高温高湿及经常下雨等气候因素使得驱避剂在这类环境中很容易从皮肤表面丢失。在这些情况下,为保持驱避剂的驱避效果就需要反复使用。

目前 3M 和 Sawyer 两家公司生产的避蚊胺缓释剂,能够使低浓度避蚊胺含量的驱避剂发挥持久的保护作用。3M 公司为美国军方生产了一种名叫 Ultra-thon 的昆虫驱避剂,经测试,这种 35% 避蚊胺含量的丙烯酸酯驱避剂,在多种不同的环境和气候条件下,均可达到与 75% 避蚊胺浓度的驱避剂相同的驱避效果。同时可以提供驱避率在 95% 以上并且长达 12 小时的功效[2]。Sawyer 公司生产的 20% 避蚊胺含量的缓释乳液可以将避蚊胺包裹在蛋白质颗粒中从而使其在皮肤表面缓慢释放。这种驱避剂能够提供长达 5 小时且与 50% 含量避蚊胺相同功效的保护。这种 20% 避蚊胺含量的缓释乳液比相同含量的酒精溶剂的皮肤吸收率低 50%。

避蚊胺的安全性与毒性　避蚊胺在全世界范围内的使用已经超过 50 年,依然显示出卓越的安全性。1980 年,为了与现代驱避剂安全标准更高要求相一致,美国环保署更新了避蚊胺的注册标准[6]。因此开展了 30 多项新的动物实验测试,包括:急性、慢性和亚慢性毒性测试;致癌和致突变测试;发育、生殖和神经毒性测试[10];这些测试结果显示,避蚊胺符合现行的驱避剂安全性标准,同时在正常使用情况下不会产生新的毒性。1998 年美国环保署《重新注册资质决定》(RED)认可了测试机构的结论,即"正常使用避蚊胺不会对美国民众造成健康问题"[11]。

一些医学文献中出现了避蚊胺有潜在毒性的病例报告,这一结论也出现在一些医学综述当中[2,12]。在过去的 50 年中,只有不到 50 例由于避蚊胺暴露而引发的中毒病例的记录,而超过四分之三的病例被救治后没有留下后遗症。其中许多中毒病例是由于长期、大量或不当使用避蚊胺类驱避剂所造成的;由于这些病例对避蚊胺暴露的细节没有很好的记录,因此很难进行因果关系的分析。此外,这些病例也没有显示出中毒风险与避蚊胺产品使用浓度及与使用者年龄之间的任何关联。

最值得关注的是有关避蚊胺中毒引发的 16 例脑病的报道,其中有 13 名年龄小于 8 岁的儿童[2,12]。这些儿童中有 4 人死亡,1 人可能由于避蚊胺的毒性而患有鸟氨酸氨基甲酰转移酶缺乏症,其余的儿童经治疗后痊愈。美国环保署对这些病例的分析所得出的结论是,这些案例并不能表明癫痫发病与避蚊胺暴露之间有直接联系[11]。此外,小鼠和大鼠实验也表明避蚊胺没有选择性毒性[6]。根据美国环保署的数据,即使避蚊胺与癫痫病的发生确实存在联系,使用避蚊胺而导致癫痫发病的概率也仅仅不到一亿分之一[11]。不过,其他一些研究已经证实 6 岁以下的儿童确实比成人发生避蚊胺不良反应的风险要更高[13-16]。

一项由避蚊胺注册中心提供的从 1995 年到 2001 年避蚊胺不良反应报告的回顾研究指出,具有潜在神经障碍的个体不会由于避蚊胺毒性而提高发病风险。没有证据表明使用高浓度的避蚊胺会增加不良反应的发生风险[17]。

同时使用避蚊胺类驱避剂和防晒霜的消费者们需要注意,使用驱避剂可能会降低防晒霜的功效。在一项由 14 名病例参与的研究中,他们依次使用 33% 避蚊胺含量的驱避剂和防晒系数(SPF)15 的防晒霜,结果显示,虽然驱避剂依然能保持其功效,但防晒霜的防晒系数平均下降了 33%[18]。另一项研究显示,在使用驱蚊剂后 2 小时再涂防晒霜时,避蚊胺的保护时间有所减少[19]。也有人担心避蚊胺和防晒霜中的氧苯酮会产生协同作用从而增强其他化学物质的经皮吸收效果[20]。当然你可以选择使用具有防晒和驱避作用的复合型产品,这些产品往往会在标签上注明防晒系数。然而,这类产品并不是一种很好的选择,因为很少会出现需要同时使用防晒霜和驱避剂的情况,而消费者往往为了保证防晒效果而反复涂抹此类混合产品,导致接触了过多的驱避剂成分。也正是因为这些原因,在 2000 年加拿大卫生部门停止了对具有防晒和驱避作用的复合型产品的上市审批。在 2007 年美国环保署也因为复合型产品其防晒和驱避的使用频率相冲突,而发布了针对该类产品需要进行适当监管的信息。

在怀孕期间使用驱避剂一直是人们特别关注的问题,但是大多数驱避剂并没有在孕妇中进行过测试。一项研究随访了 450 位泰国女性,她们在中期和晚期妊娠时每天使用 20% 避蚊胺含量的驱避剂以减少感染疟疾的风险[21]。在分娩时,她们中有百分之四的人脐带血中能检测到有避蚊胺。然而,使用含避蚊胺驱避剂的女性所生的婴儿与在妊娠期每天使用安慰剂的对照组女性所生的婴儿相比,没有任何存活、生长或神经发育之间的差异。

昆虫驱避剂的安全使用指南见表 7.3(改编自美国环保署)[22]。谨慎选择并正确使用驱避剂产品可以大大减少中毒的可能性。美国儿科学会目前的建议是,2 个月以上的儿童可以使用含 30% 的避蚊胺的驱避剂[23]。对于那些选择使用低浓度避蚊胺产品的消费者来说,反复使用驱避剂可以弥补其保护时间较短的缺陷。对于不愿意将避蚊胺涂在皮肤上的人来说,将其涂在衣物上同样可以获得持久的保护效果。此外,用避蚊胺处理过的衣物在不穿时放入塑料袋内保存,可以使其驱避效果维持数个星期之久。关于避蚊胺的安全性问题可以向美国环保署创办的国家农药电信网络进行咨询,咨询时间为每天上午 6:30 至下午 4:30,咨询电话是(800)858-7378 或者可以登录他们的网站 http://npic.orst.edu/进行咨询。

表7.3　昆虫驱避剂安全有效使用指南[22]
• 日常使用应选择避蚊胺含量不超过 35%的昆虫驱避剂。儿童使用则应选择避蚊胺含量 30%或更低浓度的昆虫驱避剂
• 喷涂驱避剂时,使用药量应使药剂刚好覆盖皮肤即可,切勿计量瞄涂伸药剂浸润皮肤
• 驱避剂可使用于外露的皮肤和(或)衣物外表面上,切勿使用于衣物内面
• 为达到最佳防护效果,使用驱避剂应覆盖所有外露的皮肤
• 脸部使用驱避剂时,不可直接喷涂,应先将驱避剂喷涂于手掌心中双手揉搓,再涂抹于面部
• 使用驱避剂时,应避免口/眼部周围接触到药剂。儿童使用时,还应避免儿童手部接触药剂,以防沾有药剂的手接触皮肤黏膜
• 手掌涂抹驱避剂后,应尽快擦洗接触过药剂的掌部周围,以免手接触的眼、口或外阴部沾染药剂
• 不可将驱避剂喷涂于皮肤伤口、发炎、红肿及湿疹处
• 使用驱避气雾剂时,应避免吸入或眼部接触药剂
• 除非已涂抹的驱避剂失效,否则没有必要反复使用。由于高温高湿的环境易使驱避剂迅速失效,因此处于这种环境中时,可以反复涂抹昆虫驱避剂
• 从户外返回室内后,应及时用肥皂和水清洗涂抹驱避剂的皮肤,尤其是在连续多日使用驱避剂的情况下

驱蚊酯(又称 IR3535)

驱蚊酯(丁基乙酰氨基丙酸乙酯)是一种 β 氨基丙酸类似物,已经在欧洲使用了超过 20 年时间。在美国,这种化合物被美国环保署列为生物杀虫剂,对蚊、蜱及蝇类具有很好的驱避效果。由 Avon 公司销售的含驱蚊酯的产品于 1999 年进入美国市场。Sawyer 公司随后推出了具有或没有防晒功效、浓度从 7.5%~20%的多种驱蚊酯产品。经过不同的产品浓度、蚊虫种类与测试方法的测定,在不同的情况下含驱蚊酯的驱避的效果并不相同,其有效保护时间从 23 分钟到 10 个小时不等[24-26]。此外,驱蚊酯对肩突硬蜱(又称黑足蜱)的防护时间可达 12 小时[26]。高浓度的驱蚊酯能够提供更长的保护时间,但还达不到高浓度避蚊胺驱避剂的防护效果。驱蚊酯不油腻,几乎没有气味,也不会溶解塑料,并且具有较高的安全性能。2008年,美国疾病预防控制中心(CDC)发布了一份声明,批准将驱蚊酯加入预防蚊媒疾病的推荐驱避剂列表当

中。尽管 AVON 公司从未将 Skin-So-Soft 沐浴油作为驱蚊产品进行市场推销,其驱蚊效果也并不好,但消费者仍普遍相信其有防虫效果。实验室研究表明,Skin-So-Soft 沐浴油对埃及伊蚊的防护有效半衰期为 0.51 小时[2]。而另一项研究表明,该款沐浴油对白纹伊蚊的有效防护时间为 0.64 小时,其防护效果不及 12.5% 浓度避蚊胺驱避剂效果的十分之一。此外,人们还发现 Skin-So-Soft 沐浴油具有一定的防螨效果,但这有可能是由于沐浴油在体表形成的油膜阻止了螨对皮肤的叮咬。对于 Skin-So-Soft 沐浴油防蚊效果不佳的原因,有观点认为沐浴油的香味或配方中的其他化学物质限制了其防蚊效果。

派卡瑞丁

派卡瑞丁是一种最近才在美国上市的驱避剂有效成分,而早在 1998 年,含派卡瑞丁的昆虫驱避剂就已经使用商品名为 Autan 和羟哌酯在欧洲市场上销售。派卡瑞丁是人工合成的驱虫剂,是一种最初从胡椒中分离出来的哌啶的衍生物。含派卡瑞丁的驱避剂目前已经在包括美国在内的多个国家销售。在美国销售的驱避剂其派卡瑞丁的含量 5%到 20%不等(见表 7.4)。该种驱避剂能够有效对抗蚊虫和其他吸血飞虫及蜱虫的叮咬。有研究表明,高浓度的派卡瑞丁与避蚊胺的驱避效果相当[27-31]。此外,不同于避蚊胺的是,派卡瑞丁对塑料制品没有溶解和腐蚀等作用。同时,美国环境保护署也发表声明,在动物实验中,派卡瑞丁没有显示出任何明显的毒性作用。2005 年 4 月,美国疾病预防控制中心发布了一份声明,批准将派卡瑞丁加入预防蚊媒疾病的推荐驱避剂列表当中。

植物源性昆虫驱避剂

人们曾经对数千种植物进行测试以判断其是否可以作为昆虫驱避剂的来源。迄今为止所测试的所有植物源性化学物中,没有一种具有避蚊胺那样的广谱驱虫效果和持续有效时间。有一些植物源性化学物具有一定的驱虫活性。据报道,一些植物包括香茅、雪松、桉树、马鞭草、薄荷、天竺葵、薰衣草、松树、白千层、肉桂、迷迭香、罗勒、百里香、大蒜和薄荷的精油都具有驱虫活性[8,32,33]。与避蚊胺不同,对于植物源性驱避剂的相关研究较少。而在测试研究中,大部分的植物精油保护效果的持效时间都较短,在数分钟至 2 小时之间。表 7.5 中列出了目前一些上市销售的植物源性驱避剂。

表7.4 生物杀虫类昆虫驱避剂

生产商	商品名	剂型	有效成分
S. C. Johnson Wax Racine, WI (800) 558-5566	OFF! Family Care Insect Repellent Ⅱ	喷雾剂	派卡瑞丁5%
Spectrum Brands Alpharetta, GA (800) 336-1372	Cutter Advanced	喷雾剂、湿巾	派卡瑞丁5.75%
	Cutter Advanced Sport	气雾剂	派卡瑞丁15%
	Cutter SkinsationsUltra Light	气雾剂	派卡瑞丁15%
Tender Corp. Littleton, NH (800) 258-4696	Natrapel	喷雾剂、气雾剂、湿巾	派卡瑞丁20%
Sawyer Products Safety Harbor, FL (800) 940-4664	Picaridin Insect Repellent	喷雾剂	派卡瑞丁20%
Avon Products, Inc. New York, NY (800)367-2866	Skin-So-Soft Bug Guard Plus Picaridin	喷雾剂、气雾剂、湿巾	派卡瑞丁10%
Avon Products, Inc. Suffern, NY (800)367-2866	Skin So Soft Bug Guard Plus IR3535 SPF 30	乳剂	驱蚊酯7.5%
	Skin So Soft Bug Guard Plus IR3535	气雾剂	驱蚊酯10%
	Skin So Soft Bug Guard Plus IR3535 Expedition	喷雾剂、气雾剂	驱蚊酯20%
Sawyer Products Tampa, FL (800) 940-4664	Sunblock Insect Repellent IR3535 (SPF30)	喷雾剂	驱蚊酯20%
HOMS, LLC Pittsboro, NC (800) 270-5721	BiteBlockerBioUD	乳剂、喷雾剂	2-十一烷酮7.75%

表7.5 植物源性昆虫驱避剂

生产商	商品名	剂型	有效成分
Spectrum Brands St. Louis, MO (800) 874-8892	Cutter Lemon Eucalyptus	喷雾剂	柠檬桉油40%
	Repel Lemon Eucalyptus	喷雾剂	柠檬桉油40%
ViforPharma Potters Ltd. Manchester, UK	Mosi-Guard Natural	乳剂、喷雾剂、霜剂、贴片	柠檬桉油30%~40%
HOMS, Inc. Pittsboro, NC (888) 270-5721	BiteBlockerXtreme Sportsman	乳剂和喷雾剂	大豆油3%,天竺葵油6%,蓖麻油8%
	BiteBlocker Herbal	喷雾剂	大豆油2%,天竺葵油5%
Quantum, Inc. Eugene, OR (800) 448-1448	Buzz Away Extreme	湿巾和喷雾剂	大豆油3%,天竺葵油6%,蓖麻油8%,雪松油1.5%,香茅油1%
All Terrain Co. Sunapee, NH(800) 246-7328	Herbal Armor	乳剂	香茅油12%,雪松油,薄荷油2.5%,
	Herbal Armor SPF 15	乳剂	雪松油2%,柠檬草油1%,天竺葵油
	Herbal Armor	喷雾剂	0.05%,采用缓释胶囊配方

香茅

香茅油最初是在1948年被美国环保署登记注册为昆虫驱避剂,是一些"天然"和"草本"的驱避剂中的最常见的有效成分。香茅油是一种具有柠檬香味的,从草本植物香茅中提取的植物精油。

在不同的测试方法、不同地点、不同种类的叮咬昆虫的测试研究当中,含香茅油成分的昆虫驱避剂表现出的驱避效果不尽相同。在一项实验室研究中,实验结果显示香茅油驱避剂对埃及伊蚊没有驱避作用[34]。而在另一项野外实验研究中,使用的是同样的产品,其结果是在 2 小时暴露时间内香茅油的平均有效驱避率为 88%。该产品在使用后的头 40 分钟驱避效果最佳,之后随着测试时间的延长其效果逐渐下降[35]。在一个实验室的药效学对比研究中,没有一款香茅油驱避剂(浓度范围在 0.1% 至 12% 之间)的有效驱蚊时间超过 19 分钟[25]。

由于香茅油合在皮肤表面迅速蒸发,而导致其快速丧失驱虫活性。因此,为了更持久的保持香茅油在皮肤表面的有效浓度,一些生产商会将香茅油与香兰素等大分子化合物混合在一起,以降低香茅油驱避剂在皮肤上的蒸发速度。而另一种方式是将香茅油驱避剂制成纳米乳剂来减缓香茅油的释放速度,以延长驱避剂的保护时间[36]。目前市面上许多香茅油驱避剂都加入了天竺葵油和(或)豆油,以增加产品的驱虫效果。

通过重复使用也可以在一定程度上克服香茅油药效持续时间短的缺点。1997 年,美国环保署在分析了香茅油的驱蚊效果的数据后,要求含有香茅油成分的驱避剂产品必须在其标签上注明:"为了达到最佳的防护效果,请每隔 1 个小时重复使用一次"[37]。

香茅油蜡烛是一种有效的可以应用于外环境中驱蚊的产品。一项关于预防伊蚊叮咬的野外现场实验药效对比研究中,将市面销售的香茅油含量 3% 的香茅油蜡烛、5% 的香茅油熏香以及普通的蜡烛,进行了保护效果比较。研究发现使用香茅油蜡烛的受试者与没有采取任何防蚊措施的受试者相比,蚊虫叮咬数减少了 42%(差异具有统计学意义)。使用普通蜡烛与没有采取任何防蚊措施的受试者相比,蚊虫叮咬数减少了 23%。香茅油熏香和普通蜡烛之间防蚊效果没有差别。对于燃烧普通蜡烛可以减少附近受试者蚊虫叮咬,这可能是由于蜡烛燃烧产生的温度、湿度和二氧化碳浓度的升高使其成为了吸引蚊虫的"诱饵",从而减少了蚊虫对周围受试者的叮咬。

市场上销售的驱蚊香草(属牻牛儿科天竺葵属转基因常绿草本植物),被认为能够在自然条件下散发香茅油以达到驱蚊效果。遗憾的是,经测试这些植物不仅不能提供任何的防蚊效果,甚至在实验中还发现有蚊虫停落在植物的叶片上[2]。相比较而言,在非洲进行的关于盆栽植物灰罗勒(O. americanum)、马缨丹(L. camara)和过江藤属(Lippiauckambensis)的实验室模拟现场驱蚊效果测试显示,这三种植物对蚊虫的平均驱避率分别为 40%、32% 及 33%[38]。

BiteBlocker 牌驱避剂

虽然 BiteBlocker 作为一种纯天然驱避剂已经在欧洲市场销售了许多年,但直到 1997 年才获准在美国上市销售。该产品目前由 HOMS 公司销售。BiteBlocker 的有效成分包含有豆油、天竺葵油和蓖麻油。加拿大圭尔夫大学进行的野外现场实验研究表明,针对伊蚊叮咬,BiteBlocker 可以提供驱避率在 97% 以上,长达 3.5 小时的防蚊效果。在相同时间里,6.65% 含量避蚊胺喷雾的驱避率为 86%[2]。另一项研究表明,BiteBlocker 能够提供长达 200 分钟防蚊虫叮咬的完全保护和 10 小时的防蜱叮咬的保护,而在相同实验条件下,20% 含量避蚊胺可以提供 6.5 小时的完全保护[2]。

BioUD 牌驱避剂

HOMS 公司是 BioUD(2-十一烷酮)在美国的独家销售公司。该种驱避剂来源于野生番茄植物,并作为一种用于预防蚊虫和蜱虫叮咬的生物杀虫剂,于 2007 年在美国环保署(EPA)注册。在针对预防蚊虫叮咬的野外现场实验研究中,7.75% 含量的 BioUD 展现出了与 25% 含量的避蚊胺相当的驱避效果[39]。如果采取皮肤涂抹 BioUD 的施药方式可以达到超过 2.5 小时的预防美洲狗蜱(又称变异革蜱)叮咬的驱避效果;此外,如果将其涂抹在棉织物上,则可以维持 8 天以上的防护效果[40]。实验室研究表明,BioUD 对于美洲花蜱、变异革蜱和肩突硬蜱的驱避效果是 98% 含量的避蚊胺的 2~4 倍以上[41],并且 BioUD 对于美洲花蜱的防护效果比驱蚊酯及柠檬桉树油(PMD)更好[41]。

桉树

柠檬桉醇(对孟烷-3,8-二醇,PMD)是从柠檬桉树制备精油的废弃物中发现的"天然"昆虫驱避剂。这种类似薄荷醇的驱避剂在中国已经流行多年,目前在欧洲注册的商品名为 Mosi-Guard。柠檬桉醇作为一种生物杀虫剂,于 2000 年 3 月在美国环保署注册并获得销售许可[42]。目前在美国市面上销售的有 Repel 牌柠檬桉驱避剂和 Cutter 牌柠檬桉驱虫剂(见表 7.5)。在一项预防按蚊叮咬的实验室研究中,30% 含量的柠檬桉醇驱避剂表现出与 20% 含量的避蚊胺驱避剂相当的驱蚊效果,但柠檬桉醇驱避剂需反复使用才能维持其效力[43]。柠檬桉醇驱避剂的野外现场实验研究表明,针对不同的蚊虫种类,其保护作用时间从 4 小时至 7.5 小时不等[44,45]。由于桉树油类驱避剂对眼睛有强烈的刺激作用,因此使用时务必要远离眼部并禁止在 3 岁以下儿童身上使用。2005 年,美国疾病预防控制中心批准将桉树油类驱避剂加入预防蚊媒疾病的推荐列表当中。

避蚊胺与植物源性驱避剂的药效对比

到目前为止很少有将植物源性驱避剂与避蚊胺驱避剂的药效直接进行对比的研究。现有的关于植物源性驱避剂的药效研究比较少,而且对这些产品的药效测试也没有一个统一的标准。因此,不同测试方法和测试地点,通常会产生不同的研究结果。

在严格控制实验条件的情况下,采用蚊笼装置的实验室药效研究,通常能够将目前市场上销售的一些植物源性昆虫驱避剂与低浓度避蚊胺之间防虫效果的差异体现出来。含香茅油的驱避剂通常提供的保护时间最短,其防虫效果通常只能维持几分钟。低浓度的避蚊胺乳剂(避蚊胺含量<7%)要比含香茅油的驱避剂效果更好,并且能够提供 1.5~2 小时的完全保护;同时,重复使用还能延长其保护时间[25]。此外,由于避蚊胺驱避剂有着明确的剂量-反应关系,因此驱避剂中避蚊胺的含量越高,所提供的保护时间越久,最长可达 6~8 小时。

值得注意的是,一些含有避蚊胺或是香茅油的驱虫腕带,并不具有任何防叮咬效果[25]。

对于那些选择使用"天然"驱避剂的人们来说,增加重复使用频率,例如,每小时使用一次,将有助于弥补这些驱避剂保护时间短的缺点。如果需要前往虫媒疾病高发的地区,旅行者们最好选择使用含有避蚊胺、桉树油(柠檬桉醇)、驱蚊酯或派卡瑞丁的驱避剂。因为含有以上成分的驱避剂产品在单次使用的情况下,一般都能够提供长达 4~12 小时的完全保护。

驱避剂替代品

一直以来,研究者们始终热衷于研制出一款能够口服的昆虫驱避剂。口服驱避剂使用方便,无需将驱避喷雾或乳液涂抹在皮肤上或穿戴防护衣物。然而,研究者们还没有研发出任何一款有效的口服类驱避剂。近些年来,一些文章宣称维生素 B_1(硫胺素)可以作为一种蚊虫驱避剂使用。然而,经过对这些文章进行科学审查后,发现硫胺素对蚊虫并没有任何的驱避作用[46]。1983 年,为了避免某些广告误导消费者,美国食品药品监督管理局发布了如下声明:"目前,尚无充分数据表明硫胺素或其他口服非处方药物可以作为有效的昆虫驱避剂使用。任何在药品标识上标注为口服类昆虫驱避剂的非处方药品都是虚假的、有误导性

的、缺乏科学数据支持的"[47]。对包括其他维生素的超过 100 种口服药物测试表明,没有任何一种药物能够有效地避免蚊虫叮咬[2]。此外,吃大蒜也并不能保护你免遭节肢动物侵扰。

杀虫剂

氯菊酯

除虫菊酯是一种杀虫效力高、作用迅速的杀虫剂。其最初是从除虫菊的干花粉末中发现的。氯菊酯是一种人工合成的拟除虫菊酯类杀虫剂,对昆虫没有驱避作用,但是有很好的触杀效果,能够使昆虫的神经系统中毒,导致其被击倒或死亡。这种化学物质对蚊、蝇、蜱、蚤、虱及恙螨等都具有很好效果。氯菊酯对哺乳动物的毒性低,且不容易被皮肤吸收,进入体内后会迅速被皮肤和血液中的酯酶代谢分解[48]。

氯菊酯可以直接喷涂于衣物或其他织物(例如,帐篷、蚊帐)的表面,但不能直接应用于皮肤。氯菊酯对环境无污染,无刺激性气味,对光、热稳定,不易分解,即使经过多次洗涤仍能维持至少两周的杀虫效果[2]。

穿戴经氯菊酯处理的衣物与皮肤涂抹避蚊胺驱避剂相结合,能够产生强大防虫叮咬效果。在阿拉斯加进行的一项防蚊野外现场实验中,测试者穿着经氯菊酯处理的制服同时涂抹 30% 含量的避蚊胺驱避剂,在 8 小时测试时间内,保护率超过 99.9%(被叮咬 1 次/小时);而未采取防蚊保护措施的空白对照组每小时平均叮咬次数高达 1188 次[49]。

经过氯菊酯处理的衣物对蜱虫的叮咬同样具有预防作用:西方革蜱(能够传播落基山斑疹热)在接触了经氯菊酯处理布料,3 小时内的死亡率为 100%[3]。穿着经氯菊酯处理过的裤子和外套,可以为预防蜱虫叮咬提供完全保护,从而预防由蜱传播的莱姆病感染[3]。穿着经氯菊酯处理过的运动鞋和袜子可以使防虫效果提高 73 倍[50]。相比较而言,针对预防可传播莱姆病的美洲花蜱[3]和肩突硬蜱的叮咬,仅在皮肤上涂抹避蚊胺只能提供 85% 的保护率,而 6 小时之后,保护率还会降低至 55%。从测试结果也可以看出蜱对避蚊胺的敏感性不高[51]。

在表 7.6 中列出了美国市面上销售的氯菊酯类杀虫剂。使用氯菊酯处理衣物的方法:将氯菊酯喷涂衣服织物每面约 30~45 秒,使衣物表面刚刚潮湿即可,穿前放置 2~4 小时晾干。对于处理蚊帐、防虫帐或大

批量的衣物等物品时,还可以采用物品浸泡于氯菊酯溶液中。当然,许多人更愿意购买经过氯菊酯处理的防蚊衬衫和裤子,这些衣物在许多运动商店及网络零售商处均有销售。

表 7.6　氯菊酯杀虫剂			
生产商	商品名	剂型	有效成分
Coulston Products Easton,PA (610) 253-0167	Duranon Perma-Kill	气雾剂和喷雾剂 浓缩液	氯菊酯 0.5% 氯菊酯 13.3%
Sawyer Products Tampa,FL (800) 940-4464	Permethrin Tick Repellent	气雾剂和喷雾剂	氯菊酯 0.5%
Spectrum Brands St. Louis,MO (800) 874-8892	Cutter Outdoorsman Gear Guard	气雾剂	氯菊酯 0.5%
3M St Paul,MN (888) 364-3577	Ultrathon Clothing and Gear Insect Repellent	喷雾剂	氯菊酯 0.5%
LifeSystems www. lifesystems. co. uk	AntiMosquito Fabric Treatment	喷雾剂	氯菊酯 0.49%

降低蚊虫密度

消费者们会发现一些能够发出诸如蜻蜓(蚊子的天敌)、雄蚊或蝙蝠的声音的小型超声波电子装置的广告,号称随身携带此类装置可以有效地避免蚊虫的叮咬。然而,许多野外现场和实验室试验都证明,这些装置没有任何防蚊作用[52]。甚至有研究显示,这类电子驱蚊装置不但没有防蚊效果,反而增加了埃及伊蚊的叮咬率[53]。在进行户外活动之前,使用含氯菊酯的杀虫喷雾剂,可以暂时降低环境中的蚊虫密度。但喷洒杀虫剂时要注意避免杀虫剂接触食物,并且喷洒时要远离牲畜和鱼池。此外,点燃含有除虫菊酯或拟除虫菊酯(例如丙烯菊酯或反式烯丙菊酯)的蚊香,也可以暂时降低周围蚊虫密度[35]。但也有人担心长期在室内使用蚊香会对身体健康造成危害。篝火木头产生的烟也可以减少蚊虫的叮咬。

缓解蚊虫叮咬

被蚊子叮咬后,皮肤通常会产生风团及潮红反应、迟发叮咬处丘疹、"斯基特综合征"(类似蜂窝组织炎),少见全身性反应甚至过敏反应。虫咬反应是人体将蚊子唾液作为抗原而引发的致敏反应,并导致产生特异性的 IgE 和 IgG 抗体。速发型超敏反应由 IgE 和组胺介导,而细胞介导的免疫则主要是迟发型超敏反应。

有以下几种方法可以缓解蚊虫叮咬引起的瘙痒。外用糖皮质激素可以缓解虫咬引起的红斑、瘙痒和硬结等;口服强的松则可以短时间内迅速有效地减轻大面积虫咬反应。由于可能引发接触过敏性皮炎,因此应避免外用苯海拉明及酯类麻醉剂。口服抗组胺类药物能够有效缓解蚊虫叮咬产生的症状。在一项由 18 名以前曾在蚊咬中有严重皮肤反应的受试者参与的为期两周的双盲安慰剂对照交叉试验中,受试者通过口服西替利嗪预防由蚊虫叮咬引起的严重皮肤反应[54]。试验结果显示,服用药物的治疗组受试者其蚊虫叮咬 15 分钟后引发的皮肤风团面积与叮咬 24 小时后生成的皮肤丘疹面积比服用安慰剂的对照组受试者小 40%,且差异具有统计学意义。同时,实验人员还测试了两组受试者被蚊虫叮咬后 0.25 小时、1 小时、12 小时及 24 小时后的平均皮肤瘙痒评分,结果显示治疗组的平均瘙痒评分比与安慰剂对照组低 67%。相似的结果也出现在依巴斯汀、氯雷他定、左旋西替利嗪的相关研究中[55,56]。对于过敏反应高度敏感的人群,使用非镇静类抗组胺剂进行干预性预防治疗,可以安全地缓解由蚊虫叮咬引发的皮肤过敏反应。

AfterBite 是一种含 3.6%铵基溶液的蚊虫叮咬止痒剂,具有很好的缓解蚊虫叮咬产生的 I 型超敏反应的疗效。在一项双盲安慰剂对照试验中,64%的实验组受试者在单次使用铵基溶液后,蚊虫叮咬反应症状完全缓解。36%的实验组受试者在使用 15~90 分钟后,症状部分缓解。而使用安慰剂的对照组受试者其症状没有任何缓解[57]。

总结——个人防护的综合方法

无论你身在世界何处,无论是针对何种昆虫的侵扰,一套综合性的个人防护方案是保护旅行者免遭节肢动物叮咬最有效的手段。通过远离蚊虫孳生地,穿戴防护服,局部使用驱避剂,用氯菊酯处理衣物,可以获得最大程度的保护[9]。必要时可使用蚊帐及防虫帐以防止夜晚蚊虫的叮咬[9]。

50 多年来,含避蚊胺的驱避剂能够提供最广泛,最持久并且针对多种节肢动物的驱避作用,是市场上最有效的防虫产品。基于安全性和有效性方面强有力的科学证据,美国疾病预防控制中心批准了派卡瑞丁、驱蚊酯和柠檬桉油(柠檬桉醇)作为避蚊胺的替代品,用以预防蚊媒疾病的传播与发生。在众多的植物源性驱避剂中,BiteBlocker 和柠檬桉油驱避剂拥有最佳的防护作用,但有些消费者并不喜欢它们的气味。对一些敏感个体,气味相对柔和中性的含派卡瑞丁和驱蚊酯成分的驱避剂可能是更好的选择。高浓度派卡瑞丁的驱虫能力可以和避蚊胺相媲美,且其气味更容易被使用者接受。BioUD 牌驱避剂作为避蚊胺类驱避剂的替代产品在预防蚊虫和蜱叮咬方面也有不错的防护效果。

然而,仅依靠驱避剂并不能获得完全的保护。例如,蚊子能够发现并叮咬未经驱避剂涂抹的皮肤,甚至可以透过薄衣服进行叮咬。而虻、蠓和蚋更喜欢叮咬头部附近的皮肤,且易爬进头发中叮咬没有涂抹防护药品的头皮。穿着防护服包括戴帽子可以减少被叮咬的可能性。如果能够使用氯菊酯处理自己的衣物和帽子,则可以最大限度地发挥它们的防虫功效,将爬到或飞落在衣物上的昆虫"击倒"。为了防止恙螨和蜱虫爬到腿上,外出时请把裤腿塞进袜子或者靴子里。穿着面料光滑并且织物结构紧密的衣物,例如,尼龙面料,可以有效地避免蜱虫附着在衣物纤维上。回到家中后,应当立即检查皮肤上是否有蜱虫附着,如果发现皮肤上有蜱虫,应当立即将其去除,以降低患蜱传疾病的风险。因为大多数蜱虫需要附着在皮肤上 48 小时以上才能传播莱姆病[58]。去除叮咬在皮肤上的蜱虫最好的方法是用镊子在尽可能贴近皮肤表面处夹牢蜱虫头部,然后稳定施力缓慢向上拉,确保将蜱虫完整地拔出。

美国军方依靠这套综合防护的方法来保护部署在蚊虫密度高或有虫媒疾病传播风险地区的部队。美国国防部制定的蚊虫防护方案,包括使用避蚊胺涂抹暴露在外的皮肤,穿着经氯菊酯处理的制服,将裤腿塞入靴子中,汗衫塞进裤腰中。这套综合防护方案已经被证实能够显著降低被节肢动物叮咬的可能性。

旅行者若前往具有虫媒传染病传播潜在威胁的地区,保护自己的最好方法是了解当地的昆虫种类以及可能传播的虫媒疾病。应随身携带防护服、防虫帐篷或床具、昆虫驱避剂及氯菊酯喷雾剂。此外,旅行者还应查阅世界卫生组织网站(www. who. int/en)和疾病预防控制中心网站(www. cdc. gov/travel/index. htm)或者国家级官方机构提供的关于旅行目的地的最新相关建议,考虑是否需要接种疫苗(如预防黄热病疫苗)或服用预防药物(如抗疟药)。

(田野 译,傅更锋 周明浩 黄祖瑚 校)

参考文献

1. Bock GR, Cardew G, editors. Olfaction in Mosquito-Host Interactions. New York: J Wiley; 1996.
2. Fradin MS. Mosquitoes and mosquito repellents: a clinician's guide. Ann Int Med 1998;128(11):931–40.
3. Fradin MS. Protection from blood-feeding arthropods. In: Auerbach PS, editor. Wilderness Medicine. 5th ed. St. Louis: Mosby Press, 2007. p. 892–904.
4. Curtis CF. Personal protection methods against vectors of disease. Rev Med Vet Entomol 1992;80(10):543–53.
5. Golenda CF, Solberg VB, Burge R, et al. Gender-related efficacy difference to an extended duration formulation of topical N,N-diethyl-m-toluamide (DEET). Am J Trop Med Hyg 1999;60(4):654–7.
6. US Environmental Protection Agency. Office of Pesticides and Toxic Substances. Special Pesticide Review Division. N,N-diethyl-m-toluamide (DEET) Pesticide Registration Standard (EPA 540/RS-81–004). Washington D.C.: US Environmental Protection Agency; 1980.
7. King WV. Chemicals evaluated as insecticides and repellents at Orlando, Fla. USDA Agric Handb 1954;69:1–397.
8. Maia MF, Moore SJ. Plant-based insect repellents: a review of their efficacy, development and testing. Malaria Journal 2011;10:S11.
9. Goodyer LI, Croft AM, Frances SP, et al. Expert review of the evidence base for arthropod avoidance. J Travel Med 2010;17:182–92.
10. Completed studies for the DEET Toxicology Data Development Program. Washington, DC: The DEET Joint Venture Group, Chemical Specialties Manufacturers Association; 1996.
11. US Environmental Protection Agency. Office of Pesticide Programs, Prevention, Pesticides and Toxic Substances Division. Reregistration Eligibility Decision (RED): DEET (EPA 738-F-95-010). Washington, D.C.: US Environmental Protection Agency; 1998.
12. Osimitz TG, Grothaus RH. The present safety assessment of DEET. J Am Mosq Control Assoc 1995;11(2):274–8.
13. Veltri JC, Osimitz TG, Bradford DC, et al. Retrospective analysis of calls to poison control centers resulting from exposure to the insect repellent N,N-diethyl-m-toluamide (DEET) from 1985–1989. J Toxicol Clin Toxicol 1994;32(1):1–16.
14. Bell JW, Veltri JC, Page BC. Human exposures to N, N-diethyl-m-toluamide insect repellents reported to the American Association of Poison Control Centers 1993–1997. Int J Toxicol 2002;21:341.
15. Sudakin DL, Trevathan WR. DEET: A review and update of safety and risk in the general population. Clin Toxicol 2003;41:831.
16. Koren G, Matsui D, Bailey B. DEET-based insect repellents: safety implications for children and pregnant and lactating women. CMAJ 2003;169:209.
17. Osimitz TG, Murphy JV, Fell LA, et al. Adverse events associated with the

use of insect repellents containing N,N-diethyl-m-toluamide (DEET). Regul Toxicol Pharmacol 2010;56:93–9.

18. Murphy ME, Montemarano AD, Debboun M, et al. The effect of sunscreen on the efficacy of insect repellent: A clinical trial. J Am Acad Dermatol 2000;43:219–22.

19. Webb CE, Russell RC. Insect repellents and sunscreen: implications for personal protection strategies against mosquito-borne disease. Aust N Z J Public Health 2009;33(5):485–90.

20. Kasichayanula S, House JD, Wang T, et al. Percutaneous characterization of the insect repellent DEET and sunscreen oxybenzone from topical skin application. Toxicol Appl Pharmacol 2007;223:187-94.

21. McGready R, Hamilton KA, Simpson JA, et al. Safety of the insect repellent *N, N-dietyyl-m-toluamide* (DEET) in pregnancy. Am J Trop Med Hyg 2001;65:285–9.

22. Using insect repellents safely. Office of Pesticide Programs, United States Environmental Protection Agency (EPA-735/F-93–052R); 1998.

23. Weil WB. New information leads to changes in DEET recommendations. AAP News 2001;19:52.

24. Comparative efficacy of IR3535 and DEET as repellents against adult Aedes aegypti and Culex quinquefasciatus. J Am Mosq Control Assn 2004;20:299–304.

25. Fradin MS, Day JF. Comparative efficacy of insect repellents. N Engl J Med 2002;347:13–18.

26. Carroll SP. Prolonged efficacy of IR3535 repellents against mosquitoes and blacklegged ticks in North America. J Med Entomol 2008;45(4):706–14.

27. Badolo A, Ilboudo-Sanogo E, Ouedraogo AP, et al. Evaluation of the sensitivity of Aedes aegypti and Anopheles gambiae complex mosquitoes to two insect repellents: DEET and KBR 3023. Trop Med Int Health 2004;9:330.

28. Frances SP, Van Dung N, Beebe NW, et al. Field evaluation of repellent formulations against daytime and nighttime biting mosquitoes in a tropical rainforest in northern Australia. J Med Entomol 2002; 39:541.

29. Debboun M, Strickman D, Solberg VB, et al. Field evaluation of DEET and a piperidine repellent against Aedes communis (Diptera: Culicidae) and Simulium venustum (Diptera: Simuliidae) in the Adirondack Mountains of New York. J Med Entomol 2000;37:919.

30. Frances SP, Waterson DGE, Beebe NW, et al. Field evaluation of repellent formulations containing DEET and picaridin against mosquitoes in Northern Territory, Australia. J Med Entomol 2004;41:414–7.

31. Carroll JF, Benante JP, Kramer M, et al. Formulations of DEET, picaridin, and IR3535 applied to skin repel nymphs of the lone star tick (Aari: Ixodidae) for 12 hours. J Med Entomol 2010;47:699–704.

32. Quarles W. Botanical mosquito repellents. Common Sense Pest Control 1996;12(4):12–19.

33. Duke J. USDA-Agricultural Research Service Phytochemical and Ethnobotanical Databases http://www.ars-grin.gov/~ngrlsb/.

34. Chou JT, Rossignol PA, Ayres JW. Evaluation of commercial insect repellents on human skin against Aedes aegypti (Diptera: Culicidae). J Med Entomol 1997;34:624–30.

35. Fradin MS. Insect repellents. In: Wolverton S, Comprehensive Dermatologic Drug Therapy. 2nd ed. Philadelphia, PA: WB Saunders; 2007. p. 785–801.

36. Sakulku U, Nuchuchua O, Uawongyart N, et al. Characterization and mosquito repellent activity of citronella oil nanoemulsion. Int J Pharm 2009;372:105–11.

37. United States Environmental Protection Agency, Office of Pesticide Programs, Prevention, Pesticides and Toxic Substances Division: Reregistration eligibility decision (RED) for oil of citronella (EPA-738-F-97-002) Washington DC, 1997.

38. Seyoum A, Kabiru EW, Wnade WL, et al. Repellency of live potted plants against *Anopheles gambiae* from human baits in semi-field experimental huts. Am J Trop Med Hyg 2002;67:191–5.

39. Bissinger BW, Stumpf CF, Donohue KV, et al. Novel arthropod repellent, BioUD, is an efficacious alternative to DEET. J Med Entomol 2008;45(5):891–8.

40. Bissinger BW, Apperson CS, Sonenshine DE, et al. Efficacy of the new repellent BioUD against three species of ixodid ticks. Exp Appl Acarol 2009;48:239–50.

41. Bissinger BW, Zhu J, Apperson CS, et al. Comparative efficacy of BioUD to other commercially available arthropod repellents against ticks *Amblyomma americanum* and *Dermacentor variabilis* on cotton cloth. Am J Trop Med Hyg 2009;81:685–90.

42. United States Environmental Protection Agency, Office of Pesticide Programs. *p*-Menthane-3,8-diol. Washington, DC 2000: www.epa.gov/pesticides/biopesticides/factsheets/fs011550e.htm.

43. Trigg JK, Hill N. Laboratory evaluation of a eucalyptus-based repellent against four biting arthropods. Phytotherapy Research 1996;10: 313–6.

44. Barnard DR, Xue RD. Laboratory evaluation of mosquito repellents against *Aedes albopictus, Culex nigripalpus*, and *Ochlerotatus triseriatus* (Diptera: Culicidae). J Med Entomol 2004;41:726–30.

45. Moore SJ, Lenglet A, Hill N. Field evaluation of three plant-based insect repellents against malaria vectors in Vaca Diez Province, the Bolivian Amazon. J Am Mosq Control Assoc 2002;18:107-10.

46. Ives AR, Paskewitz SM. Testing vitamin B as a home remedy against mosquitoes. J Am Mosq Control Assoc 2005;21:213–7.

47. Food and Drug Administration. Drug products containing active ingredients offered over-the-counter (OTC) for oral use as insect repellents. Fed Red 1983;48:26987.

48. Insect repellents. Med Lett Drugs Ther 1989;31:45–47.

49. Lillie TH, Schreck CE, Rahe AJ. Effectiveness of personal protection against mosquitoes in Alaska. J Med Entomol 1988;25(6):475–8.

50. Miller NJ, Rainone EE, Dyer MC, et al. Tick bite prevention with permethrin-treated summer-weight clothing. J Med Entomol 2011;48:327-33.

51. Schreck CE, Fish D, McGovern TP. Activity of repellents applied to skin for protection against *Amblyomma americanum* and *Ixodes scapularis* ticks (Acari: Ixodidae). J Am Mosq Control Assoc 1995;11:136–40.

52. Coro F, Suarez S. Review and history of electronic mosquito repellers. Wing Beats 2000;Summer 2000:6–32.

53. Andrade CFS, Cabrini I. Electronic mosquito repellers induce increased biting rates in *Aedes aegypti* mosquitoes (Diptera: Culicidae). J Vector Ecol 2010;35:75–8.

54. Reunala T, Brummer-Korvenkontio H, Karppinen A, et al. Treatment of mosquito bites with cetirizine. Clin Exp Allergy 1993;23:72–5.

55. Karppinen A, Kautiainen H, Petman L, et al. Comparison of cetirizine, ebastine and loratadine in the treatment of immediate mosquito-bite allergy. Allergy 2002;57:534–7.

56. Karppinen A, Brummer-Korvenkontio H, Petman L, et al. Levocetirizine for treatment of immediate and delayed mosquito bites. Acta Derm Venereol (Stockh) 2006;86:329–31.

57. Zhai H, Packman EW, Maibach HI. Effectiveness of ammonium solution in relieving type I mosquito bite symptoms: a double-blind, placebo-controlled study. Acta Derm Venereol (Stockh) 1998;78:297–8.

58. Sood SK, Salzman MB, Johnson BJ, et al. Duration of tick attachment as a predictor of the risk of Lyme disease in an area in which Lyme disease is endemic. J Infect Dis 1997;175(4):996–9.

8

旅行医疗包

Larry Goodyer

要点

- 旅行者在临行前应购买医疗和健康相关物品
- 医疗包的内容应由旅行的风险评估决定—需要考虑旅行的目的地、旅行类型和持续时间以及旅行中的活动
- 旅行者应注意关于携带药物的法律限制,特别是携带麻醉类药品和精神类药品进入某些国家的规定
- 携带的物品应根据旅行环境进行适当的包装
- 旅行医疗包的准备应遵循递进模式,即先准备所有旅行都需要的必需品,再准备某些特殊情况下需要的物品

引言

旅行前咨询的主要职能是为旅行提供必要的预防措施及适当的口头和书面建议。如果旅行者在国外生病或者受伤,有两种方式可供选择:自我治疗或者咨询医务人员,无论选择哪种方式都可能需要急救措施或药物来控制病情。本章内容将总结适用于个人使用的急救/医疗包所需要的物品以及适用于旅行团和探险队急救/医疗包所需要的物品。此外,为了完善旅行医疗包的内容,也应根据实际情况准备相应的保健用品,如防晒霜、洗手液和驱虫剂等。

目前还没有针对旅行者携带和使用自我治疗相关物品的详细调查。在一项小型研究中,研究者确定了一组以背包客为主的长期旅行者研究人群,对该人群的旅行携带物品调查显示,经常使用的旅行物品范围是相对有限的[1]。一项以1995—1997年尼泊尔昆布地区的徒步旅行者为研究对象的调查显示,只有18%的受访者携带完备的医疗包[2]。此外,还有一些研究

主要描述了在各种情况下使用医疗包的情况[3,4,5]。

有许多令人信服的理由说明旅行者应该在出发前购齐所需的医疗和健康相关物品,而不是在到达目的地后购买,尽管后者可能节省一定的资金:

- **可及性**:在许多发展中国家,所需的物品可能无法获得,这在到达目的地之前是很难预料的。类似的情况也可能出现在其他健康相关产品中,如特定的杀虫剂等。
- **一致性**:当物品可以获得时,可能很难用另一种语言向当地的医务人员准确描述所需物品,药品成分及使用说明也可能不是采用旅行者的母语。
- **质量**:众所周知,在一些发展中国家和新兴国家,药品监管制度可能并不完善,这就会导致大量的假药或劣药进入市场。在一些发展中国家,市场上销售的药品中有30%以上是仿制药[6]。

医疗和急救包构成的要素汇总

风险评估是旅行前准备工作的核心内容,旅行者在评估中应该被告知所有可能需要携带的旅行医疗包内容。以下是进行风险评估的标准问题,以及它们对旅行医疗包构成的影响:

- 目的地
  - 目的地的地方病。当目的地存在地方病时,需要携带特定的药物,如疟疾应急备用药。
  - 医疗设施质量。医疗设施的贫乏可能意味着某些物品无法在当地获得,这就需要在旅行前做更多的准备。
  - 极端环境。做好环境相关疾病的应对准备,比如急性高原病或中暑/中风就是最好的例子。
  - 安全性-当需要冒险进入诸如战区等安全状况非常糟糕的地区时,需要考虑更多、更全面的紧急

急救物品。

- 旅行类型
  - 到热门旅游地进行短期度假的**游客**可能只需要准备最基本的物品,而需要到偏远目的地的**背包客**们则应该考虑携带更多的物品,但也需保持在能携带的数量范围内。
  - 在大城市做短暂停留的**商务旅行者**只需要准备很少的携带物品,但如果是长期旅行或者家庭旅行则需要准备物品较多的医疗包。
  - **去出生地国家(特别是发展中国家)探亲访友的旅行者**,应该意识到上文所述的携带医疗包的重要性
  - 进行**野外旅行的旅行者**需要特别注意在应对任何可能发生的紧急情况时医疗或急救物品的自给自足。这种情况多数是在团体旅行或探险队中出现,需要有非常完备的医疗包以确保足够用于所需的人群。这样的医疗包通常难以运输,所以经常被视为"营地"的一部分,在离开营地时携带一个较小的医疗包备用。**陆上团队**坐卡车长途访问许多不同的地区时,也需要携带团队用的医疗/急救包以及个人医疗包。
- 开展活动的性质有助于确定所需急救物品的范围。
- 旅行时长和在目的地的停留时间决定每种物品的数量。
- 基础疾病状况也将影响处方药物的类型和数量。
- 关于进口物品的法律限制。在跨越国界时最容易引起问题的是麻醉类药物和精神类药物。大部分的国家允许旅行携带少于一个月使用量的个人药物,但也有些国家需要特别的许可文件或者完全禁止携带这些物品。国际麻醉品管理局(INCB)的官网[3,7]上有各国关于旅游携带物品的具体规定,尽管如此,有时仍会出现难以解释的情况。从大使馆获得一致且可靠的建议是困难的,同样,在各国官方网站上查询相关的信息,也可能遇到困难。有一些目的地,比如阿拉伯联合酋长国,有很长的违禁品清单,其中有些药物并不属于麻醉类和精神类。框8.1介绍了过境时携带个人药物的一般性建议。如果携带数量较多,则可能需要进口许可证,方可出入境。
- 可运输的包装类型。旅行物品的包装是需要慎重准备的,特别是供团体使用的物品或者是在野营/野外环境中使用的物品。在这些类型的旅行中,瓶子中松散放置的药物会摔碎,硬纸盒中的泡罩包装会很快损坏,说明书等印刷品也很容易丢失。有的时候需要对原包装的药物用密封塑料袋或者泡罩包装连同说明书进行二次包装(图8.1)。所有物品都应该

有序地放入有 PVC 口袋的药物旅行包中,便于药物的识别(图8.2)。很多公司现在都可以提供这样的旅行药品包,并包含配套的物品(表8.1)。

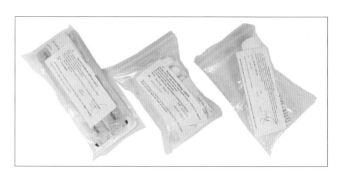

图 8.1　合适的旅行药物片剂包装

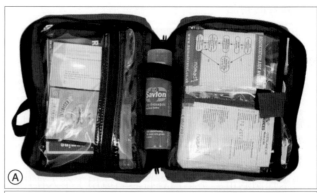

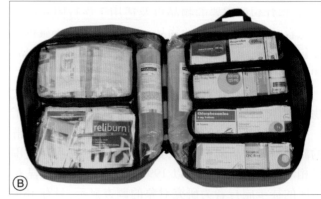

图 8.2　个人旅行医疗包

表8.1 旅行者医疗包的专业供应商举例	
Nomad Travelstore Ltd-UK	www. Nomadtravel. co. uk
Chinook Medical Gear Inc-US	www. Chinookmed. com
Travmed Products-US	www. medexassist. com
Lifesystems UK	www. lifesystems. co. uk
Travel Clinics Australia	www. travelclinic. com. au
Tropicaire（Netherlands）	www. tropenzorg. nl

医疗急救包的内容

设计医疗和急救包应该按照框8.2~框8.4所述的规则逐步进行。大部分旅行者应该考虑按照框8.2中所列的清单准备物品。对于在高风险环境中旅行的人群,如独自长期旅行的旅行者,应该考虑按照框8.2和框8.3中所列的清单准备物品。对于团队旅行者,框8.2~框8.4中所列的物品都应该考虑收入大型营地或旅行卡车的医疗包中。

框8.2	
适用于各类旅行的基础医疗包	
镇痛药	膏药
止泻药	润肤膏或凝胶
止咳或感冒药	剪刀、镊子
晕动药	防晒霜
驱虫剂	净水片/净水器
昆虫咬伤治疗药	数码温度计
杀菌/湿巾	避孕套

框8.3	
全面的个人医疗包	
框8.2中所列的物品	抗真菌药
非黏附敷料/胶带	人工泪液
吸塑石膏	无菌注射器、针头和套管
烧伤敷料	紧急牙修复工具包
支持绷带	处方药物
伤口绷带和纱布拭子	广谱口服抗生素
伤口闭合剂	抗生素眼药水和滴耳液
口对口复苏保护装备	止吐药
手套	特定情况下使用的额外物品等
润唇膏	
棉签	愈合(水状胶体)膏和绷带
抗酸剂	抗生素乳膏和粉剂
泻药	疟疾应急治疗药物
临时填料	乙酰唑胺
抗组胺药	

框8.4	
准备为他人提供服务的医疗包内容	

对重度疼痛的镇痛,如曲马多、纳布啡肌注、双氯芬酸肌注
范围更广的口服抗菌药物,如甲硝唑、大环内酯类、甲苯咪唑、三代可注射头孢菌素
糖皮质激素:强的松、静脉用氢化可的松
直肠地西泮
生理盐水洗眼液
表面麻醉滴眼液
眼底检查用荧光素条
静脉输液套装
静脉输液-胶体和晶体
局部注射麻醉药
缝合设备
注射用肾上腺素1:1000
治疗烧伤用磺胺嘧啶银
各种尺寸的医用气道
用于小型手术的无菌设备

基本医疗急救包

在基本医疗包中,常用的止痛药如非甾体抗炎药和(或)对乙酰氨基酚应始终携带。对于许多目的地,治疗旅行者腹泻的药物也是必备药物之一(详见第20章)。有些人还需要准备晕动药(详见第43章)。蚊子和其他昆虫的叮咬造成的局部皮肤反应也会给旅行者带来困扰,外用皮质类固醇和口服抗组胺药是针对这种情况的有效治疗药物(见第45章)。简单的急救物品也可以随身携带以应对割伤、擦伤等轻伤。在大多数情况下橡皮膏或小绷带都是必需的。无菌湿巾可用于清洁小伤口。最有效的消毒液是含有聚维酮碘的溶液,干粉喷雾和酊剂适合旅行时用。这些可能比管装消毒膏更适合旅行,因为管装药物的无菌性容易因为反复使用而受到影响。此外,一些健康相关物品也建议携带,如防晒系数高的防晒霜(SPF > 15且具备UVA防护等级)、避蚊产品(见第7章)和净水产品(见第6章)。

更全面的医疗包

对于进行高风险旅行的人们,如独自在发展中国家进行长期旅行的背包客,框8.3中所列的物品也应该考虑携带。潜在的可能需要的急救物品范围很广,这主要取决于旅行者在旅游中进行的具体活动类型。例如,当进行高强度户外活动时,应准备一系列伤口敷

药(图 8.3),非黏性伤口敷料是标准配置,带有胶粘剂外缘的伤口敷料比普通外科胶带更便于使用。治疗脚部起疱的含有水凝胶的膏药和治疗扭伤和关节损伤的支持绷带是登山者和步行者必不可少的。如果预计需要急救比较严重的损伤,那么就需要准备更全面的战地止血包以及伤口缝合用品。对于后者,缝合伤口需要受过专业训练的人进行;黏性创口闭合胶带是可用的,但是有时并不一定有效。新型伤口闭合胶的使用更加易于掌握,但是价格极高。

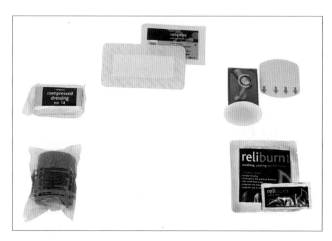

图 8.3　旅行用伤口包扎套装。从左上角按顺时针方向排列:带胶边非黏性敷料,脚泡膏,烧伤敷料,支持绷带,创面敷料。(所有图片由 Nomad Travel store 提供)

高风险旅客应该准备一系列无菌设备如针头、注射器、导管,因为在旅行目的地,这些无菌设备可能无法获得或供应不足。

根据个人需要,一些治疗常见病的药物,如用于治疗消化不良和上呼吸道感染的药物也是需要准备的。准备止吐药是非常有用的,携带口服氯吡嗪或异丙嗪栓剂可以避免注射用药。如果需要到雨林这种潮湿、闷热的环境中,抗真菌霜或粉也是需要准备的。其他有用的准备项可能包括治疗结膜炎(抗生素滴眼液或软膏)或外耳感染,后者在进行大量的游泳或潜水活动时特别有用。在为旅客提供用于治疗蜂窝组织炎、泌尿道感染和肺炎等疾病的广谱抗生素方面,目前是存在争议的。当然,对于荒野旅行来说,这些是必须且是救命用的。还有一种说法也是存在争论的,那就是在一些药品质量较差的国家,自己随身携带药物是否

是必要的。Goodyer 进行的一项研究表明,有 16% 的较长期旅行者在外期间使用或获得过抗生素[1]。

某些情况下,一些特定物品也是必要的,如用于预防或治疗高原病的乙酰唑胺、地塞米松(见第 39 章)和疟疾化学预防药物及备用治疗药物(见第 16 章)。在热带雨林环境中,伤口愈合是成问题的,建议使用水凝胶敷料以提供一个良好的愈合环境,即伤口长时间不受干扰。当在丛林环境中徒步旅行时,局部外用抗生素乳霜和药膏也可以在伤口可能被污染时使用,以促进伤口愈合。

探险队和团队医疗包

对于团体旅行和探险队,需要考虑准备足够数量的如框 8.2~框 8.4 中所列的物品。其中包括一些物品,是需要受过专业训练的人员来使用,为团队其他成员服务的。详细讨论探险队和荒野旅行的专业人员需求已超出了本章的范围,但是其中所列的物品将成为探险医疗官员所需准备物品的核心部分。一些专业的陆路旅行团体,如果旅行区域医疗用品供应困难,即使没有医务人员随行,也可能需要清单上的一些物品。更多详细内容,请参见荒野探险章节[8,9]。

(于洋 译,傅更锋　周明浩　黄祖瑚 校)

参考文献

1. Goodyer LI, Gibbs J. Medical supplies for travellers to developing countries. J Travel Med 2004;11:208–12.
2. His Majesty's Government of Nepal. Nepal tourism statistics, 1996. Kathmandu, Nepal: Asian Printing Press; 1996.
3. Sakmar TP. The traveler's medical kit. Infect Dis Clin North Am 1992;6:355–70.
4. Deacon SP, McCulloch WJ. Medical kits for business travellers. J Soc Occupational Med 1990;40:103–4.
5. Harper LH, Bettinger J, Dismukes R, et al. The evaluation of the Coca-Cola Company travel health kit. J Travel Med 2002;9:244–66.
6. IMPACT. Counterfeit Medicines: an update on estimates. 2006. (http://www.who.int/medicines/services/counterfeit/impact/TheNewEstimatesCounterfeit.pdf). Accessed 12 September 2011.
7. The International Narcotics Control Board (INCB) www.incb.org/incb/guidelines_travellers.html
8. Weiss EA. Wilderness 911 – A Step-by-step Guide for Medical Emergencies and Improvised Care in the Backcountry. Seattle: The Mountaineers; 1998.
9. Warrell D, Anderson S, editors. Expedition Medicine. London: Profile Books; 1998. p. 73–9.

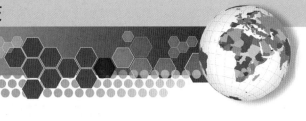

免疫原理

Herwig Kollaritsch and Pamela Rendi-Wagner

要点

- 旅行医学领域涉及两种疫苗:活疫苗和灭活疫苗。两种疫苗在免疫诱导、免疫应答持久性、免疫记忆以及不良反应方面各具特点

- 疫苗接种有几种途径:口服和非口服,后者又可分为皮内注射(较低剂量抗原、无佐剂疫苗)、皮下注射(活疫苗)和肌肉注射(含佐剂疫苗)。接种途径取决于抗原,也要依据诱导免疫的优选部位

- 灭活疫苗通常含有佐剂。佐剂具有免疫调节作用,并能够以多种方式激发免疫应答。佐剂有潜在刺激性,含佐剂疫苗须肌肉注射

- 每一种疫苗的接种部位、接种途径和注射器针头长度都有严格的规定,接种时应当严格遵守。儿童和成人应分别遵循各自的接种指南

- 疫苗接种后的不良反应应仔细记录,并按照规定上报国家药物警戒系统

- 除非在疫苗说明书中明确说明,如发生免疫系统超负荷,否则所有疫苗可同时接种。对于活疫苗,如果不能同时接种,则应至少间隔4周,以避免相互干扰

- 疫苗必须正确储存,疫苗接种后应在受种者疫苗接种记录上登记。疫苗接种前必须获得受种者同意,并检查受种者可能存在的禁忌证和详细病史,包括过敏反应和超敏反应

引言

"传染病的控制,预防比治疗更有效,特别是有针对性的使用疫苗",这一观点已成为近几十年来的业内共识。1977年全球消灭天花就是免疫接种策略可以有效控制疾病的有力证据,现代生物技术工具的应用产生了一系列、不同来源的疫苗候选株,从而为预防和治疗高死亡率、高发病率疾病带来了希望。目前有许多涉及疫苗和疫苗接种专业知识的网站,这些网站会定期发布新内容,如 www. immunize. org、www. vaccineinfo. org 和 CDC 红皮书(http://www. cdc. gov/vaccines/pubs/pinkbook/index. html)。

预防接种的免疫学理论

主动免疫

一般而言,主动免疫代表宿主免疫系统与特定病原体之间无害但高效的相互作用。详细信息可参考相关网站内容(http://www. cdc. gov/vaccines/pubs/pinkbook/prinvac. html)。一个疫苗成功的必要条件是,能够诱导滴度足够高的保护性抗体/T 细胞和免疫记忆,包括记忆性 T 细胞和 B 细胞(血清保护),并使生物体能够增强和加速产生保护性抗体,有效清除相同病原体的多次攻击(表9.1)。

目前疫苗主要可分为三大类:
- 活疫苗
- 灭活疫苗
- 基因工程疫苗(DNA,RNA,转基因植物)

主动免疫,是通过口服或非口服途径,接种全灭活或活(减毒)病原体、部分灭活微生物、或经修饰的病原体产物(如破伤风类毒素)。诱导产生抗毒素、抗侵袭或中和活性抗体一般作为保护效果的间接指标(免疫原性)[1]。然而,某些疫苗如百日咳疫苗,血清抗体滴度并不一定预示着保护效果，但可以作为诱导 T 细胞免疫的替代标志物（表 9.1）。因此，衡量保护效果最可靠的指标是人群接种疫苗后预防自然感染的保护率（效力，表 9.2）。

表 9.1　不同免疫机制与疫苗诱导临床保护的相关程度

疫苗类型	体液免疫	细胞免疫	注解
白喉疫苗	++		保护性抗体滴度 ELISA>0.01IU/ml。在免疫史不详和无接种证明凭据时可采用血清学检测证实
B 型流感嗜血杆菌疫苗	++	+	最小保护抗体滴度精确值目前不明；PRP 抗体水平可能为 0.15~1.0μg。该检测非常规使用
甲肝疫苗	++		对于可能曾感染甲肝的个体而言，接种疫苗前先进行血清甲肝抗体检测具有成本效益（ELISA>10mIU，为保护性抗体滴度）
乙肝疫苗	++		高风险人群接种疫苗后血清学检测提示，ELISA 保护性抗体滴度>10mIU/ml，英国为≥100mIU/ml
流感疫苗（灭活）	++	+	保护性血凝素中和抗体滴度：1∶40。免疫力很少超过 1 年。伴随 CTL 诱导？免疫功能低下建议检测
乙脑疫苗（小鼠大脑） 乙脑疫苗（Vero 细胞）	++ ++	+	小鼠大脑：没有建立保护性抗体滴度的国际标准。交叉反应：交叉反应抗体（黄病毒） Vero 细胞：噬斑减少中和实验是测量免疫保护相关性较好的方法（非常规使用，无国际标准）
麻疹疫苗	++	+	保护性抗体滴度：NT>1∶4；诱导重要的细胞免疫应答？
流脑疫苗	++		疫苗接种后 ELISA 抗体滴度和疫苗效力相关性表明，抗体水平>2μg 具有保护性
腮腺炎疫苗	++		疫苗接种后血清学 ELISA 抗体水平与保护力相关。最小保护性抗体滴度数值未知
百日咳疫苗（无细胞）	+	+	最小保护性抗体滴度数值未知。无常规检测方法。疫苗效力可在现场对照试验中获得
肺炎球菌疫苗	++		23 种亚型，抗体滴度测定不适合常规使用
脊髓灰质炎疫苗	++		IPV：保护性抗体滴度 NT>1∶8，具有免疫保护相关性；OPV：兼具血清和黏膜免疫。NT 值不一定与免疫力相关
狂犬病疫苗	++	+	保护性抗体滴度：RFFIT>0.5IU/mL 或 NT 1∶25
风疹疫苗	++		保护性抗体滴度：>1∶32（血凝抑制试验）或 ELISA。经测试与保护相关，含黏膜免疫
蜱传脑炎疫苗	++		ELISA 检测结果可作为免疫保护力的替代指标。交叉反应：交叉反应抗体（黄病毒）——需要 NT 检测
破伤风疫苗	++		保护性抗体滴度：ELISA>0.01IU/mL，但通常>0.1IU/ml（更可靠）。另见白喉疫苗
结核病疫苗（BCG）	−	++	目前尚无简单、易测量的结核病免疫保护相关性指标
伤寒疫苗	+		几乎无法测量。活疫苗口服后具有黏膜抗体
水痘疫苗	+	+	白血病病人建议定期检测抗体
黄热病疫苗	++		交叉反应：交叉反应抗体（黄病毒）。中和实验仅在 CDC 开展

+，低相关；++，高相关

表 9.2　临床疫苗文献涉及的主要术语

无细胞疫苗	纯化成分疫苗
ACIP	美国疾病预防控制中心免疫实施咨询委员会
佐剂	主要用于灭活疫苗以增加疫苗免疫原性并延长刺激效应的成分（例如铝盐）
不良反应	疫苗接种后出现的事件,可导致永久性后遗症或危及生命。其发生并不一定表明与疫苗接种存在因果关系
抗原性	（同:免疫原性）抗原及其成分诱导全身或局部免疫应答的能力
加强免疫	按照规定的间隔重复接种疫苗以产生更多的抗体分泌细胞和记忆 B 细胞从而维持长期免疫力
CMI	细胞介导的免疫（T 细胞反免疫应答）
结合疫苗	采用化学方法将多糖抗原共价结合在蛋白载体上,从而使多糖抗原由 T 细胞非依赖性抗原转化为 T 细胞依赖性抗原
疫苗效力	（同:保护效力）在疫苗临床试验中,对照组中由于未接种疫苗而发病的人群比例
GMT	几何平均滴度
免疫力	机体抵抗病原（传染源或疫苗）刺激的能力,通常用抗体水平衡量
免疫原性	传染性或疫苗抗原诱导特异性免疫应答的能力
免疫记忆	免疫系统（B 细胞和 T 细胞记忆）在再次感染或加强免疫后,能够识别抗原并发生更强烈的反应
灭活疫苗	包括病原全细胞灭活、亚单位或类毒素制剂等疫苗,其无法在疫苗受种者体内复制
减毒活疫苗	含有活的减毒（弱化）微生物的疫苗,其仍然能够在受种者内复制
致敏	刺激足够的体液免疫应答,包括通过后续加强免疫接种产生的免疫记忆
重组疫苗	通过在异源宿主中表达编码特定蛋白的基因获得的含有抗原（例如 HBs 抗原）的疫苗
血清阳转	自然感染或疫苗接种后可检出的体液免疫应答
血清保护	达到保护效果的特异性血清抗体滴度
不良反应	机体对抗原或其他疫苗成分固有的、不可避免的反应,一般为轻到中度,无永久性后遗症
亚单位疫苗	活性疫苗,仅含有纯化的保护性抗原决定簇及其相应的多肽
类毒素	活性疫苗,含具有免疫原性的去毒细菌毒素（例如破伤风、白喉）
预防接种	预防传染病的免疫接种程序
疫苗	用于主动免疫的免疫生物学物质
疫苗接种率	某个群体或人群中接种疫苗个体的比例
全细胞疫苗	含有灭活的全细菌或全病毒的疫苗

活疫苗

活疫苗包含活的减毒的微生物,仍然能够在宿主（疫苗受种者）体内复制。微生物被"弱化",意味着丧失了大部分致病能力,但仍保留免疫原性。多数情况下,活疫苗比灭活疫苗具有更高的免疫原性（表 9.2）,这是由于接种活疫苗类似一次自然感染,可诱导更广泛的免疫应答,包括体液免疫（B 细胞）和细胞免疫（CD8⁺和 CD4⁺ T 细胞）。活疫苗一般接种 1 剂次就足够,并能诱导长期甚至终生的保护力。

然而,这种疫苗的缺点在于其安全问题:特别是较老的活疫苗,如口服脊髓灰质炎疫苗（OPV）存在疫苗毒株反向突变的返祖风险,受种者或易感者接种后可能出现类似脊灰野毒株感染的临床症状（如口服 OPV

后出现的疫苗相关麻痹型脊髓灰质炎）。新一代的活疫苗,特别是稳定的遗传突变体,如伤寒 21a 疫苗,不会增加返祖风险。

灭活疫苗

大多数针对病毒和细菌的疫苗是灭活（杀灭）全细胞或亚单位制剂（表 9.2）,不能在疫苗受种者体内复制。灭活疫苗一般要含有比活疫苗更高的抗原量,才能诱导足够的包括 B 细胞和 CD4⁺ T 细胞在内的免疫应答。因此,许多灭活病原体或其产物需要免疫调节剂,也就是所谓的佐剂（主要是氢氧化铝或磷酸铝）,以提高抗原呈递并通过形成抗原库延长刺激效应[2]。近年来,各种强效佐剂系统不断涌现,如病毒颗粒、可生物降解微球,以及新型佐剂如 MF59、

MPLA。

有些疫苗(如类毒素疫苗、重组亚单位疫苗、多糖结合疫苗),若要维持长期免疫力,需要至少2~3次的多剂次基础免疫接种和定期加强免疫接种(表9.2)。不同剂次之间有最小时间间隔要求,低于该间隔可能无法产生理想的免疫应答。然而,在临床实践中,低于规定最小间隔4天及以内的接种仍视为有效(狂犬病疫苗除外)。

非结合多糖疫苗不需要接种多剂次。一般而言,无论何种接种途径,细菌抗原疫苗均不能维持长期免疫。由于存在免疫记忆效应,加强免疫的推迟或基础免疫程序的中断对免疫效果影响极小,不需要按照接种程序重新接种。

然而,有些灭活疫苗无法诱导免疫记忆,因而加强免疫效果有限,这些疫苗包括使用荚膜多糖作为抗原的疫苗。多糖疫苗还有一个缺点,荚膜多糖属于T细胞非依赖性抗原,在免疫系统尚未发育完全的2岁以下受种者中免疫原性较差。但是,这些抗原与蛋白质载体结合后能够诱导T细胞免疫应答,包括刺激B细胞记忆效应,从而可以应用于2岁以下儿童(例如Hib结合疫苗、肺炎球菌结合疫苗和脑膜炎球菌结合疫苗)。

由于灭活疫苗在宿主体内无法实现抗原增殖和毒力返祖,因而任何类型的灭活疫苗都是非常安全的,这也是灭活疫苗的最大优点。

被动免疫

在某些情况下,对特定感染采取直接、快速的保护措施十分必要。由于主动免疫在接种1~2周后才能产生保护性抗体,因此如果在最近或不远的将来存在潜在的疾病暴露风险,可以给予预先制备的特异性抗体,例如乙型肝炎免疫球蛋白(HBIg)、狂犬病免疫球蛋白、破伤风免疫球蛋白、水痘-带状疱疹免疫球蛋白和甲型肝炎免疫球蛋白。这些特异性免疫球蛋白来自于成年捐献者。这些人群接种过相应疫苗或最近曾经历自然感染,携带高滴度的所需抗体(含有95% IgG、微量IgA和IgM),并且不会传播其他传染病,如HIV-1。通常推荐肌肉注射免疫球蛋白,一般接种后约48~72小时血清抗体水平达到峰值。

疫苗接种管理

疫苗接种人员应采取必要预防措施以尽量减少传播疾病的风险。每次接触病人前后都应及时洗手。可以不戴手套,但接种人员如手上有伤口,很可能与潜在的传染性体液接触导致传染,此时应戴手套;当然,如果这种接触不涉及血液或其他潜在传染性物质,也可以不戴手套。为防止污染,注射器和针头必须是无菌的,做到一人一针头一注射器。用于抽取疫苗的针头不应再用于注射,其原因不是因为污染,而是因为针头可能会变钝。除非明确规定,否则禁止在同一注射器中混合不同的疫苗。

为了防止针刺伤害,针头使用后不应复帽,应立即将其丢弃于坚固、专用标识的容器中。美国的联邦法规要求,可使用商用并满足医学要求的更安全的注射装置(无针头注射器)。有关该规定的更多信息可参考网址:http://www.immunize.org/genr.d/needle.htm。

麻醉技术

在疫苗接种过程中,受种者经常会产生不适的焦虑。一些局部麻醉剂,如5%利多卡因-丙胺卡因乳液(EMLA,AstraZeneca制造)在注射前30~60分钟施用,可以减轻接种时的不适,且不会干扰免疫应答;但由于该方法可能增加高铁血红蛋白血症的风险,故不能用于12月龄以内的婴儿。局部制冷剂喷雾可以在接种前施用以缓解短暂疼痛。此外,在为新生儿注射前将蔗糖放进其嘴里可能具有镇静效果。

疫苗接种技术(http://www.cdc.gov/vaccines/pubs/pinkbook/genrec.html)

免疫接种途径[3]

疫苗接种途径是在许可前的研究中确定的。肌肉注射途径用于含佐剂、有潜在刺激性抗原的疫苗(如破伤风/白喉疫苗)。活疫苗接种优先选择皮下注射途径,以减轻由于局部炎症引发的不适(例如黄热病疫苗)。皮内注射途径(如BCG疫苗)技术性较强,注射时应十分小心以避免造成皮下注射从而削弱免疫应答。有些特定疫苗则需要口服途径以诱导肠道IgA和其他黏膜免疫以抵御病原体感染(如OPV、口服伤寒疫苗和口服霍乱疫苗)。鼻腔免疫途径对流感减毒活疫苗(LAIV)是一种行之有效的方法[4]。以直肠和阴道作为接种途径的疫苗正在研究中。

注射部位局部疼痛和肿胀是所有注射疫苗最常见的副作用。由于疫苗成分差异,不同疫苗上述副作用发生率和症状严重程度有所不同。除非已有研究数据支持备选部位,一般应遵循疫苗生产商推荐的接种技术和接种部位。接种于未经批准的备选部位可能会弱化对疫苗的免疫应答。

肌肉注射途径

　　肌肉注射部位的选择取决于注射疫苗物质容积和肌肉大小(表9.3)。对于18月龄以内的婴幼儿,肌肉注射的首选部位是大腿中部前外侧肌肉(图9.1)。在年龄较大儿童和成人中,三角肌是肌肉注射的理想位置(图9.2)。肌肉注射的针头长度,对于婴儿和儿童,按照年龄选择;对于成人,按照体重选择(表9.3)。22~25G 针头适用于大多数肌肉注射疫苗(图9.3)。

表9.3　疫苗接种的肌肉注射方法:针头长度和注射部位[10]		
年龄	针头长度	注射部位
≤18 岁		
新生儿[a]	5/8 英寸(16mm)[b]	大腿前外侧
1~12 个月婴儿	1 英寸(25mm)	大腿前外侧
1~2 岁幼儿	5/8[b]~1 英寸(16~25mm)	大腿前外侧[c]
	1~1¼ 英寸(25~32mm)	手臂三角肌
3~18 岁儿童/青少年	5/8[b]-1 英寸(16~25mm)	手臂三角肌[c]
	1~1¼ 英寸(25~32mm)	大腿前外侧
≥19 岁		
性别/体重		
男性和女性,体重<60kg(130lb)	1 英寸(25mm)	手臂三角肌
女性体重 60~90kg(130~200lb)	1~1½ 英寸(25~38mm)	
男性体重 60~118kg(130~260lb)		
女性体重>90kg(200lb)	1½ 英寸(38mm)	
男性体重>118kg(260lb)		

[a]出生后 28 天内
[b]如果皮肤绷紧,且没有隆起的皮下组织
[c]首选注射部位

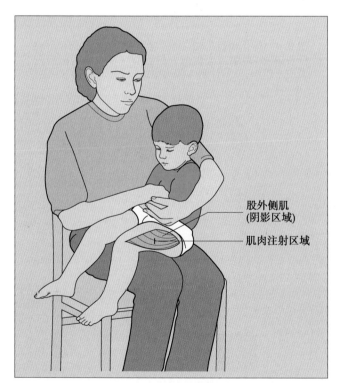

图9.1　婴儿和幼儿(0~36 月龄)肌肉注射部位。将针头以 90°角度刺入大腿中部或上部前外侧肌肉

股外侧肌
(阴影区域)
肌肉注射区域

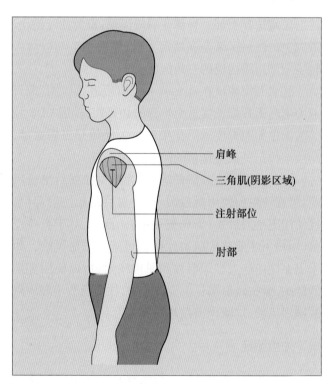

图9.2　大龄幼儿、儿童和成年人的肌肉注射部位。将针头以 90°角度刺入三角肌最密集的部位,腋下以上和肩峰下方

肩峰
三角肌(阴影区域)
注射部位
肘部

- 用一根足够长的针,与皮肤呈90°角,快速穿过皮肤到达肌肉组织

- 刺入针的同时,用拇指和食指压住注射部位周围皮肤

- 目前尚无数据证实回抽的必要性;但是,如果进行了回抽并且由于负压出现针管内血液,则应该拔出针头选择新的注射位置

- 在同一肢体连续多次注射时,针刺部位应尽可能隔开(一般相隔1~1.5英寸,最小间隔为1英寸)

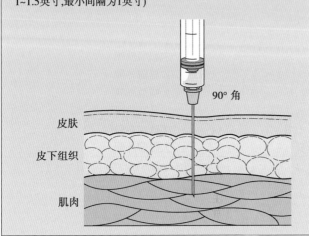

图 9.3   肌肉注射进针角度

由于臀部皮下脂肪较厚,可能导致免疫应答减弱,同时针刺有可能伤及坐骨神经,因而应该避免臀部区域的肌肉注射。然而,大剂量免疫球蛋白制剂的肌肉注射通常选择臀部。臀部注射应谨慎,避免神经损伤,最完美的注射区域是在髂前上棘、髂嵴结节和股骨大转子上部边缘构成的三角区域。

许多专家建议在针头刺入肌肉后进行回抽,但目前美国尚无数据证实这个步骤的必要性,美国 CDC 相关指南也无明确要求。如果进行了回抽并出现血液,则应该拔出针头选择新的注射位置。

对于存在出血障碍的病人,为减少注射后出血风险,可在注射前使用凝血因子,注射后紧压注射部位,或使用更小的针头(23G 或更小)。此外,对于有些疫苗,用皮下注射替代肌肉注射也可减少出血风险。如果出血倾向病人必须要接受肌肉注射,可以使用更细的针头,紧按注射部位至少 2 分钟,注射后数小时内限制剧烈运动,以减少出血并发症。

皮下注射途径

皮下注射(表 9.4),一般选择在大腿或上臂前外侧,以 45°角在捏起皮肤上进行注射,推荐使用 5/8 英寸,23~25G 的针头(图 9.4~图 9.6)。

表 9.4   疫苗皮下接种方法

年龄	针头型号	注射部位
婴儿	7/8~1 英寸,23~25G	股外侧肌
1~3 岁幼儿	5/8~3/4 英寸,23~25G	大腿脂肪区或上臂外侧
儿童和成人	5/8~3/4 英寸,23~25G	手臂外侧

摘自:美国儿科学会,红皮书,2006 年

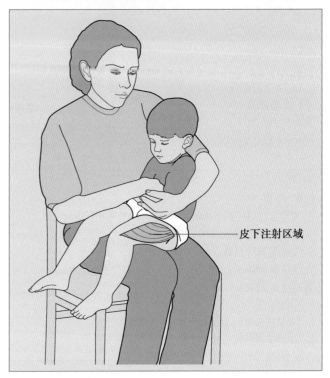

图 9.4   婴儿和幼儿(0~36 月龄)的皮下注射部位。将针头以 45°角刺入大腿前外侧脂肪区域。注射时应捏紧皮下组织,以防注入肌肉组织

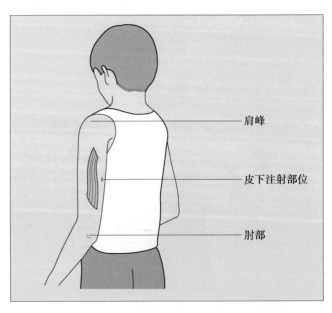

图 9.5   幼儿、儿童和成人的皮下注射部位。将针头以 45°角刺入上臂外侧。注射时应捏紧皮下组织,以防注射入肌肉组织

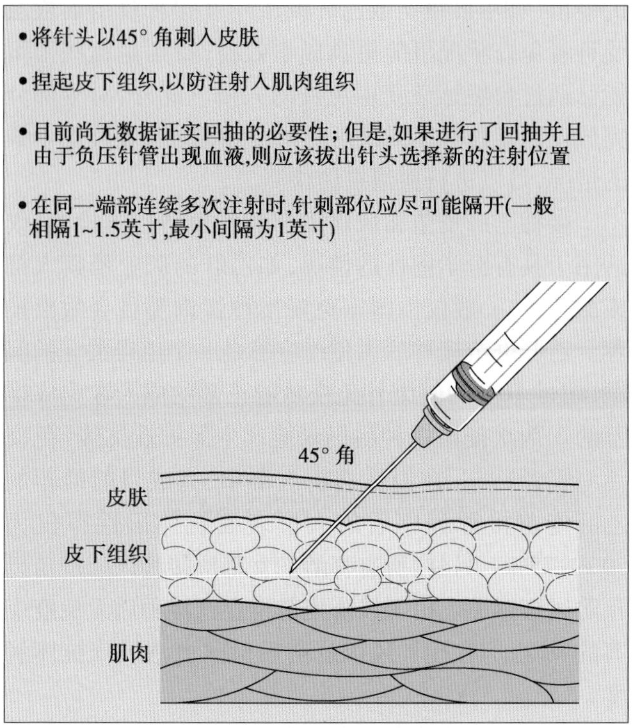

- 将针头以45°角刺入皮肤

- 捏起皮下组织,以防注射入肌肉组织

- 目前尚无数据证实回抽的必要性;但是,如果进行了回抽并且由于负压针管出现血液,则应该拔出针头选择新的注射位置

- 在同一端部连续多次注射时,针刺部位应尽可能隔开(一般相隔1~1.5英寸,最小间隔为1英寸)

45°角
皮肤
皮下组织
肌肉

图9.6 皮下注射进针角度

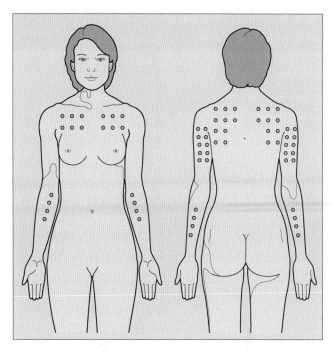

图9.7 皮内注射部位。最常见的皮内注射部位是前臂腹侧。其他部位(圆点区域)包括上胸部、上臂和肩胛骨区域。这些区域的皮肤肤色较浅,角质较少,毛发稀疏,便于不良反应观察

皮内注射途径

皮内注射,一般选择前臂掌侧或三角肌区,进针角度平行于手臂长轴,疫苗注射后形成小皮丘,推荐使用 3/8 ~ 3/4 英寸,25 或 27G 的针头(图9.7~图9.8)。

疫苗用无针头型注射器

目前已有很多种无针头型注射器的研发技术,该技术的应用可减少针刺伤害、防止注射器和针头重复使用。然而,目前市场上仅应用于流感疫苗和(在技术层面)MMR 疫苗,在未来几年这种设备可能将得到更广泛的推广。更多信息可参考网址:http://www.hhs.gov/nvpo/meetings/dec2003/Contents/ThursdayPM/Weniger.pdf。

口服途径

口服疫苗,如 OPV 或伤寒活疫苗,应该采用吞服的方式。如果疫苗口服后 10 分钟内被排出体外,则应再次服用一剂次。

不同疫苗同时接种[5]

不同疫苗同时接种,对准备国际旅行的人而言非常重要,也是儿童免疫规划项目中非常关键的策略。因为组合疫苗可以增加儿童在适当年龄完整接种的可

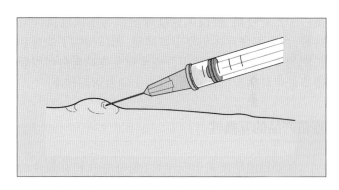

图9.8 皮内注射进针角度。以 10°~15°角,使针刺穿皮肤表面。注射完成后,皮肤应该会形成小皮丘

能性,疫苗接种率也得到显著提高。通常,最常使用的活疫苗和灭活疫苗可以安全有效地(以血清阳转率衡量)同时接种(表9.5)。

不同活疫苗可间隔 4 周接种,其他任何疫苗可在任何时间进行接种。为避免可能的免疫学干扰,一些活疫苗如果不同时接种,至少要间隔 4 周。然而,没有证据表明 OPV 或 Ty21a 与其他口服活疫苗同时接种或在 4 周内先后接种会相互干扰。

免疫球蛋白(Ig)与某些疫苗同时或在短时间内先后接种,也可能对疫苗接种后的主动免疫应答产生不利影响(如麻疹和风疹疫苗),这取决于免疫球蛋白的剂量。机体对黄热病疫苗和 OPV 的免疫应答似乎不受与免疫球蛋白同时接种的影响[7]。类似地,接种

表 9.5　不同疫苗的推荐接种时间间隔

不同疫苗抗原的接种组合	最小时间间隔
灭活疫苗-灭活疫苗	无
活疫苗-灭活疫苗	无
灭活疫苗-活疫苗	无
活疫苗-活疫苗	约 4 周，或同时接种（OPV-MMR-口服伤寒疫苗：无时间间隔要求）
灭活疫苗-免疫球蛋白	无
免疫球蛋白-灭活疫苗	无；若同时接种，应选择不同部位
活疫苗-免疫球蛋白	约 2 ~ 3 周（OPV，黄热病疫苗，口服伤寒疫苗：无时间间隔要求）
免疫球蛋白-活疫苗	约 3 ~ 5[a] 个月（OPV，黄热病疫苗，口服伤寒疫苗：无时间间隔要求）

[a] 根据剂量而定

Ty21a 和使用免疫球蛋白不受任何时间限制。与减毒活疫苗相比，免疫球蛋白对灭活疫苗的干扰较为轻微。例如，在暴露前或暴露后预防过程中，乙型肝炎免疫球蛋白和乙肝疫苗、破伤风免疫球蛋白与伤风疫苗同时接种，尚未发现存在免疫应答抑制，相反提供了快速和长期的保护。同时接种甲肝疫苗和免疫球蛋白可以轻微降低甲肝血清抗体滴度，但不影响血清阳转率。

疫苗产品的互换性

尽管目前缺乏关于安全性、免疫原性和有效性的精确数据，不同厂商生产的预防同一疾病并含有相似抗原的疫苗，根据相应厂商的说明书使用时，一般认为是可互换的。现有数据表明，在完成相应疫苗免疫程序时，不同品牌的白喉、破伤风类毒素、脊灰的活疫苗和灭活疫苗、甲型肝炎、乙型肝炎、蜱传脑炎、狂犬病疫苗等可以互换。由于缺乏 Bordetella 百日咳杆菌感染相关指标，因此很难评估不同厂商无细胞百日咳疫苗是否可互换。应尽可能使用相同厂商品牌的百白破疫苗。疫苗接种程序不应因同品牌疫苗缺货而中断。

应当特别注意，即便同一厂商的同一品牌疫苗，但如果来自不同国家，可能配方不同，应用时应谨慎。

免疫接种前后血清学检测[1]

除卡介苗外，其他疫苗可不考虑受种者接种前针对相应疾病的免疫状态，对于价格低廉的疫苗如脊髓灰质炎、白喉和破伤风疫苗尤其适用；而对于价格高昂的疫苗（如甲肝疫苗或乙肝疫苗），在接种疫苗前检测受种者免疫状况可能更具成本效益，特别是那些很可能已通过自然感染获得免疫的人群。此外，对于部分完成疫苗接种程序或缺乏明确接种记录等免疫史不详的情况，可以进行血清抗体检测。

接种乙肝疫苗和风疹疫苗后的血清抗体检测，仅适用于具有医学指征的情况，如乙肝的职业暴露人群或旅行者，一般仅由国家免疫接种咨询委员会做出推荐。乙肝疫苗接种后无免疫应答是一个值得关注的问题，超过 10% 的健康且免疫功能正常的成人在完成推荐的 3 剂次疫苗接种后仍未能产生保护性抗体（免疫无应答者）[6]。在慢性透析人群中，完成目前推荐的乙肝疫苗接种程序后的人群表面抗体阳性率仅为50% ~ 75%。另外，所有育龄妇女都应接种风疹疫苗以预防风疹感染。由于风疹疫苗也存在接种后无免疫应答的风险，应在接种风疹疫苗后检测血清风疹抗体滴度。

免疫功能缺陷者接种疫苗后，其血清阳转率和抗体水平可能较低。这类人群应在接种疫苗后检测血清抗体水平。

应当注意，当使用特异性抗体滴度作为保护水平的替代性指标来评价血清学结果时，如接种百日咳疫苗后，其血清抗体并不能可靠地预测保护能力。因此，临床上，血清学检测并非衡量疫苗接种后抗体保护水平的标准方法（表 9.1）[1]。虽然存在测量细胞免疫的特异性方法，但并不适合常规应用。

免疫功能缺陷者的疫苗接种[8,9]

在免疫功能受损的情况下，包括先天性免疫缺陷、HIV 感染、恶性肿瘤或免疫抑制治疗者，需要充分考虑接种疫苗的风险和受益。一般而言，免疫状况不明或免疫功能严重受损的病人不应接种活疫苗，这是由于在接种减毒活病毒疫苗或活细菌疫苗后，疫苗株有致病的风险。然而，有一种情况例外，无临床症状的 HIV 感染者或有临床症状但无严重免疫功能低下的 HIV 感染者可以接种麻疹-流行性腮腺炎-风疹联合疫苗（MMR）。

免疫力降低将导致疫苗接种后免疫原性即血清阳转率和抗体水平降低，因此这类病人应考虑接种后进行抗体血清学检测。

对特殊高风险人群的免疫接种策略可参考其他相关书籍。

不良反应的管理

现代疫苗一般要经过广泛和严格的临床前和临床安全性试验,才能获得公共卫生部门的常规使用许可,因而其安全性和有效性是毋庸置疑的。然而,尽管有各种各样的安全预防措施,仍无法绝对排除疫苗相关不良反应偶发病例的发生(表 9.6)。因此,应在仔细权衡接种受益、安全性和感染该疫苗可预防疾病风险的基础上进行疫苗推荐。

表 9.6　常见疫苗成分可能发生的过敏反应		
疫苗成分	存在于预防下列疾病的疫苗	可能的过敏反应
卵蛋白	黄热病[c] 流感[b] 麻疹[a] 腮腺炎[a] 狂犬病[a] 蜱传脑炎[a]	大多数疫苗含量极微(μg 量级),黄热病疫苗中少量存在(mg 量级)。罕见过敏反应或速发型超敏反应;剂量依赖性风险
抗生素(庆大霉素,新霉素等)	麻疹 腮腺炎 风疹 蜱传脑炎 狂犬病	含量极微;大多是迟发型(细胞介导)局部接触性皮炎;无接种禁忌
汞化合物(硫柳汞)	现代疫苗基本不存在	大多是迟发型局部接触性皮炎;无接种禁忌
苯酚	肺炎球菌(仅限PS 疫苗)	迟发型局部接触性皮炎;无接种禁忌
明胶	麻疹,腮腺炎,风疹(仅限冻干疫苗!)	罕见过敏反应或速发型超敏反应

[a] 很低风险
[b] 中等风险
[c] 高风险

疫苗相关不良反应(表 9.2)通常是轻度和无害的。平均约 5%~10% 的疫苗受种者报告不良反应,大部分为中度和局部反应(接种部位发红、肿胀和疼痛),或在疫苗接种后不久(6~48 小时)发生的全身反应(发热、头痛)。

罕见报道疫苗相关的严重过敏反应有皮肤、呼吸、心血管和(或)胃肠道的症状和体征。可能引起过敏反应的疫苗成分包括疫苗抗原(如破伤风类毒素),动物蛋白(如明胶)和抗生素(如新霉素)。对疫苗成分

的过敏史也是该疫苗接种的禁忌证。在疫苗瓶塞和注射器活塞中使用的胶乳也可能是导致疫苗相关过敏反应的因素。有些疫苗的瓶塞和注射器活塞使用了干燥天然橡胶或橡胶胶乳,对于胶乳过敏者(不包括对胶乳严重过敏者,如曾有胶乳手套过敏史)可以接种此类疫苗。疫苗瓶塞和注射器活塞等疫苗包装材料的使用正受到越来越多的关注。最近一项研究表明,接种疫苗后过敏反应的发生率非常低,大约为 1.5 例/百万剂次[10]。尽管如此,应设有专门的应急设施(肾上腺素和维持气道通畅的设备)和人员来快速处理这种过敏反应。

极端情况下,接种疫苗后可能会发生不可预知的严重危及生命的不良反应。然而,这不能证明与接种疫苗有因果关系。只有在接种疫苗和不良反应之间存在时间和症状的关联,并且排除了有类似症状的其他疾病后,才会考虑两者的相关性。对于大多数减毒活疫苗,如果从受种者或其接触者分离到疫苗株,则可以确认不良反应是由接种疫苗导致的。

如果高度怀疑某严重不良反应和接种疫苗存在关联,最重要的是向国家卫生行政部门提交正式报告,这有助于从其他类似报告中,发现有关这一事件的进一步线索。

疫苗的接种禁忌

关于疫苗接种禁忌和注意事项,疫苗生产厂商的说明书均有详细描述。

疫苗接种的绝对禁忌较为少见。除了对疫苗成分的严重超敏反应外,灭活疫苗一般没有其他禁忌证。然而,活疫苗在一些特殊情况下(如怀孕和免疫功能缺陷)是禁忌的。

过敏反应的发生轻重不一,可能为轻度局部症状,也可能为严重过敏反应(表 9.6)。但是接种疫苗后立即发生的过敏反应极具指示作用,并应成为后续疫苗接种的禁忌。有食用鸡蛋发生全身过敏样症状史的个体,若要接种黄热病疫苗,应在接种疫苗前进行皮肤敏感试验和脱敏。局部迟发型超敏反应,如对新霉素的过敏反应,不是接种疫苗的禁忌证。如果一个人对胶乳过敏,除非接种疫苗的受益高于发生过敏反应的风险,否则应该避免接种瓶塞含有天然橡胶的疫苗。

目前没有证据表明,个体的轻微发热(不超过 38℃ 或 100℉)症状会对疫苗接种后的免疫原性或效力有任何影响。如果发热(超过 38℃ 或 100℉)或临床症状严重,疫苗接种应推迟到康复后。

除非有特殊临床指征,不建议怀孕期间接种疫苗[11],但在怀孕期间意外接种了合格的灭活疫苗也不会有害处[12,13]。活疫苗,特别是风疹疫苗和水痘疫苗,虽然没有证据表明不良反应会增加,但在怀孕前后3个月禁止接种[14]。对于即将有黄热病高暴露风险的无免疫怀孕妇女,有指征接种黄热病疫苗。哺乳期妇女可接种任何疫苗。

目前仍存在许多不能成立的疫苗接种禁忌证(表9.7),应仔细和详细评估受种者的病史。

表 9.7 不成立的疫苗接种禁忌证
• 轻微疾病(如低热<38℃;轻度腹泻)
• 抗菌治疗(不包括口服伤寒 Ty21a 疫苗)
• 局部或吸入式应用类固醇
• 抗凝治疗(避免注射途径疫苗)
• 过敏(不包括含有致敏原的疫苗)
• 早产
• 哺乳期(不包括黄热病疫苗)
• 疾病暴露或疾病康复期
• 发生不良事件的家族史
• 怀孕或家庭成员中有免疫功能缺陷者
• 慢性病稳定期和非炎症性疾病(如高血压,冠心病)
• 多种疫苗同时接种

法律问题

接种记录和风险告知

负责疫苗接种的工作人员应当告知疫苗受种者或未成年儿童父母开展疾病预防的好处和风险,以及预防疾病和治疗疾病的方法(包括接种疫苗)。美国1986 年国家儿童疫苗伤害法案要求,工作人员接种该法案所涵盖的疫苗时,必须提供美国疾病预防控制中心(CDC)提供的有关疫苗信息材料的最新版副本,并推荐书面记录知情同意,但受种者不需要签字。

此外,法案责成接种医生保存接种记录,包括疫苗接种日期、发生的任何不良反应、疫苗生产商、疫苗批号、接种部位和途径、风险-受益告知日期以及疫苗类型和生产日期,如果受种者或家长拒绝接种推荐的疫苗,也应当记录。同时,上述接种详细信息也应在正式接种文件中体现。这些数据对于监测和研究疫苗的安全性、有效性和接种率至关重要。

世界卫生组织(WHO)目前规定接种的疫苗,如黄热病疫苗,在接种后应记录在国际承认的疫苗接种证上。

疫苗中的汞防腐剂

自 20 世纪 30 年代以来,含有 49% 乙基汞的硫柳汞一直作为防腐剂在疫苗中使用。对于单人份疫苗(1 支疫苗仅供 1 人使用),防腐剂不是必需的;对于多人份疫苗(1 支疫苗供多人使用),一般在疫苗生产的最后环节加入硫柳汞,以防止疫苗在开启后被污染。有些疫苗也在生产的初始阶段加入硫柳汞,但在后续加工过程中被移除,仅残存痕量,可忽略不计。疫苗由此可分为三类:① 不含硫柳汞;② 含有痕量汞(<0.3μg,美国 FDA 将其视同为无硫柳汞);③ 含有硫柳汞(25μg 汞/0.5ml 每剂)。

尽管美国 FDA 和美国医学研究所均认为,使用硫柳汞除了局部过敏反应外,无其他副作用,但近年来,疫苗和其他产品中使用硫柳汞的问题仍引起了普遍担忧。自 20 世纪 90 年代后期以来,作为预防措施,大多数国家均禁止在儿童用疫苗中使用硫柳汞,同时目前已极少有厂商采用多人份疫苗的包装形式。对于旅行者来说,目前仍含 25μg 硫柳汞的疫苗有多人份四价多糖脑膜炎球菌疫苗,以及少数品牌的流感疫苗。美国所有含硫柳汞疫苗的最新清单可参考网址:http://www.fda.gov/cber/vaccine/thimerosal.htm。清单中的很多疫苗在全球范围内供应。

疫苗存储

疫苗需要正确的储存和处理,以避免疫苗失效。对于不需要再处理的多人份疫苗,一旦打开后,只要正确存储,剩余剂量可在有效期内使用。对于需要再处理才能接种的疫苗,需要遵循疫苗生产商的说明书。

定期的温度监测与控制(通过记录最低、最高温)对于保持温度恒定至关重要。最好指定一个专门人员作为疫苗协调管理员,负责会计、采购和疫苗安全管理。可采用温度数据记录仪来连续记录和控制温度。

关于疫苗存储的相关指南,可参考疫苗生产厂商的产品或 ACIP 相关文献,见网址 http://www.cdc.gov/vaccines/pubs/pinkbook/vac-storage.html[12]。

旅行者免疫接种

除外已经消灭的疾病,免疫接种能够降低包括旅行者在内的个体罹患疫苗可预防疾病的风险。旅行者旅行期间感染疾病的风险是不确定的,比较明确的危险因素有旅行目的地、旅行季节、逗留时间和旅行期间个体状况。

因为大多数旅行者在旅行前健康咨询时,主要参考入境时官方的免疫接种要求,所以本部分将分别阐述官方规定的疫苗接种和为了旅行者安全而个体化推荐的免疫接种的不同:

- 黄热病疫苗是 WHO 目前唯一强制接种的疫苗。根据《国际卫生条例》相关规定,旅行者在前往黄热病流行的国家必须接种黄热病疫苗。许多黄热病流行区以外的国家也要求来自或过境黄热病流行区的旅客提供免疫接种证明(详见第 12 章)。
- 沙特阿拉伯要求旅行者提供流脑疫苗和流感疫苗的接种证明才能获得麦加朝觐签证。尽管在《国际卫生条例》中尚无明确规定,但已是旅行医学实践中约定俗成的做法。

为了制定符合个体特点的疫苗免疫接种程序,旅行者选择疫苗应考虑如下主要因素:

- 目的地国家的疾病流行趋势:对旅行者风险较高的疫苗可预防的疾病有哪些? 发病率是多少? 关于疾病流行和免疫接种要求的最新详细信息可参考美国 CDC 网站(http://wwwnc.cdc.gov/travel/page/yellowbook-2012-home.htm)和 WHO 网站(http://www.who.int/ihr/en/index.html)。同时,许多国家也会定期发布关于旅行者疫苗接种和卫生要求的指南。
- 旅行方式:详细行程、旅行时间、出发时间、住宿类型、探险旅行或豪华旅行。
- 旅行目的:旅游、工作、探亲等。
- 入境国家要求接种的疫苗(如黄热病疫苗)。
- 免疫接种的成本效益:根据个人支付能力和旅行频率确定疫苗接种的优先次序。
- 个人对疫苗接种的禁忌证:过敏史、身体是否有其他疾病、当前服用药物、是否怀孕、既往病史。
- 个人疫苗接种史:包括已接种的常规疫苗和既往旅行疫苗的初始免疫和加强免疫。

结论

本章通过协助医务人员更深入地了解疫苗接种相关的免疫学理论和实际操作问题,力图消除可能存在的对疫苗有关危害的严重偏见。毫无疑问,只要正确使用疫苗,其益处将远远超过风险。免疫接种可以预防疾病。然而,如果没有医务人员主动推荐并为受种者所接受,最好的疫苗也发挥不了作用。

（刘元宝 译,傅更锋　周明浩　黄祖瑚 校）

参考文献

1. Plotkin SA. Correlates of protection induced by vaccination. Clin Vaccine Immunol 2010;17:1055–65.
2. Coffman RL, Sher A, Seder RA. Vaccine adjuvants: putting innate immunity to work. Immunity 2010;33:492–503.
3. Petousis-Harris H. Vaccine injection technique and reactogenicity–evidence for practice. Vaccine 2008;26:6299–304.
4. Ambrose CS, Luke C, Coelingh K. Current status of live attenuated influenza vaccine in the United States for seasonal and pandemic influenza. Influenza Other Respi Viruses 2008;2:193–202.
5. Kroger AT, Atkinson WL, Marcuse EK, et al. General recommendations on immunization: recommendations of the Advisory Committee on Immunization Practices (ACIP). MMWR Recomm Rep 2006;55:1–48.
6. Rendi-Wagner P, Kundi M, Stemberger H, et al. Antibody-response to three recombinant hepatitis B vaccines: comparative evaluation of multicenter travel-clinic based experience. Vaccine 2001;19:2055–60.
7. Roukens AH, Visser LG. Hepatitis B vaccination strategy in vaccine low and non-responders: A matter of quantity of quality? Hum Vaccin 2011;7.
8. Ljungman P, Cordonnier C, Einsele H, et al. Vaccination of hematopoietic cell transplant recipients. Bone Marrow Transplant 2009;44:521–6.
9. Jong E, Freedman D. Immunocompromised travelers. In: CDC Health Information for International Travel 2012: Centers for Disease Control, United States; 2011.
10. Bohlke K, Davis RL, Marcy SM, et al. Risk of anaphylaxis after vaccination of children and adolescents. Pediatrics 2003;112:815–20.
11. Moro PL, Broder K, Zheteyeva Y, et al. Adverse events in pregnant women following administration of trivalent inactivated influenza vaccine and live attenuated influenza vaccine in the Vaccine Adverse Event Reporting System, 1990–2009. Am J Obstet Gynecol 2012;204:146 e1–7.
12. Gruslin A, Steben M, Halperin S, et al. Immunization in pregnancy. J Obstet Gynaecol Can 2009;31:1085–101.
13. D'Acremont V, Tremblay S, Genton B. Impact of vaccines given during pregnancy on the offspring of women consulting a travel clinic: a longitudinal study. J Travel Med 2008;15:77–81.
14. Bar-Oz B, Levichek Z, Moretti ME, et al. Pregnancy outcome following rubella vaccination: a prospective controlled study. Am J Med Genet A 2004;130A:52–4.

10

常规成人疫苗和加强免疫

Ursula Wiedermann

要点

- 建议成人国际旅行者常规接种的疫苗有:百白破疫苗(Tdap),麻风腮疫苗(MMR),水痘-带状疱疹疫苗,肺炎球菌疫苗,HPV 疫苗
- 欧洲各国和美国基于国家疫苗免疫委员会作出的成人疫苗接种推荐指南
- 美国 CDC 和欧盟 CDC 涉及成人疫苗接种推荐内容的网址
- 有关最新批准的成人疫苗信息
- 介绍了成人疫苗常见商品名、适应证、剂量和禁忌证

破伤风、白喉、百日咳疫苗

破伤风在全球范围内流行,因此无论是否旅行,均应及时接种破伤风疫苗。由于旅行中可能会频繁遭遇受伤、昆虫和动物叮咬等情况,足够的血清抗体保护水平对旅行者而言尤其重要[1,2]。

白喉更易于在免疫规划项目尚未达到既定覆盖率目标和社会经济条件落后的地区传播。目前白喉仍然在非洲、拉丁美洲、亚洲、阿尔巴尼亚、俄罗斯和前苏联等国家流行。因此,对于计划到这些地区生活或工作的旅行者,接种白喉疫苗显得尤为重要[3]。

百日咳无论是在发达国家还是发展中国家,成年人的发病率都非常高,即使在儿童时期接种了疫苗也是如此。有关旅行者百日咳发病率的数据较少,因此无法判断旅行者是否为特殊风险的群体。然而,在麦加朝觐者人群中,百日咳发病率高于其他与旅行相关疫苗可预防疾病的发病率。因此,在这类旅行者出发前,应详细告知其接种百日咳疫苗的重要性[4]。

无论是否有旅行计划,既往已完成白喉、百日咳和破伤风疫苗初始免疫程序的成人,如果未接种含无细胞百日咳成分疫苗,都应至少接种 1 剂次吸附无细胞百白破联合疫苗(Tdap)。在可能情况下,尽早替代原计划下一次 10 年期的 Td 加强免疫,且不需考虑与上一次接种 Td 的间隔。一些欧洲国家(如奥地利),推荐成人每 10 年接种 1 剂次 Tdap,直到 60 岁;而对于 60 岁以上老人,由于免疫衰老及抗体水平衰减加速等原因,缩短为每 5 年接种 1 剂次 Tdap[5,6]。无论距上次接种含有 Td 成分疫苗多久,都可接种 Tdap。和儿童 DTaP、DTP 或 DT 相比,Sanofi Pasteur 公司的 Tdap 疫苗(Adacel)含有更少的白喉类毒素,而且无细胞百日咳成分的抗原性也和儿童 DTaP 不同。尽管 Adacel 疫苗在大多数国家的许可使用范围为 11~65 岁人群,但这些国家的免疫规划项目仍然认可该疫苗可在 65 岁以上人群中使用。还有一种 Tdap,即 Boostrix(GlaxoSmithKline),可在 4 岁及以上人群中使用,该疫苗仅可用于加强免疫而不能用于初始免疫。另外市场上还有 DTaP 脊灰联合疫苗,如 Boostrix-Polio(GSK)、Repevax(Sanofi)等。

相类似的是,全球许多疫苗生产商的 Td 产品中的白喉类毒素含量低于儿童用 DTaP、DTP 或 DT 疫苗。有些国家没有 Td 联合类疫苗,仅使用单价破伤风类毒素疫苗用于成年人破伤风加强免疫。旅行者若只接种破伤风单价疫苗,将无法预防白喉和百日咳感染。

在未接种上述疫苗的成年人中,不论是否有旅行计划,都应完成初始免疫程序。未完成初始免疫程序或免疫史不详的人群应用 DT/DTaP 完成补种,其中任何剂量的 DT 可替代 DTaP。

接种对象

无论是否旅行,所有成年人均应尽快接种破伤风、白喉和百日咳疫苗[3](表 10.1 和表 10.5)。

表 10.1　疫苗接种推荐最小年龄和不同剂次时间间隔

疫苗和剂次	推荐接种年龄	最低接种年龄	推荐接种时间间隔	最小接种时间间隔
HPV1	11~12 岁	9 岁	2 个月	4 周
HPV2	11~12 岁（+2 月）	109 月龄	4 个月	12 周
HPV3	11~12 岁（+6 月）	112 月龄	–	–
肺炎球菌结合疫苗（PCV）1	2 月龄	6 周	2 个月	4 周
PCV2	4 月龄	10 周	2 个月	4 周
PCV3（一些欧洲国家只推荐 2+1 免疫程序）	6 月龄	14 周	6 个月	8 周
PCV4（3）	12~15 月龄	12 月龄	–	–
麻疹，腮腺炎和风疹联合疫苗（MMR）1	12~15 月龄（任何年龄的血清阴性或未接种该疫苗者，均可接种）	12 月龄	3~5 年（大多数欧洲国家：至少 4 周）	4 周
MMR2	4~6 岁（在某些欧洲国家为 2 岁）；与 MMR1 最小间隔 4 周	13 月龄	–	–
水痘疫苗 1（Var1）	12~15 月龄	12 月龄	3~5 年	12 周（欧洲为 6 周）
Var2	4~6 岁（在某些欧洲国家为 2 岁）；与 Var1 最小间隔 6 周	15 月龄	–	–
破伤风-白喉疫苗（Td）	11~12 岁	7 岁	10 年	5 年
破伤风-白喉-无细胞百日咳疫苗（Tdap）	>11 岁	10 岁	–	–
肺炎球菌多糖疫苗（PPV1）	–	2 岁	5 年	5 年
PPV2	–	7 岁	–	–
成人 13 价 PCV	欧洲和美国：>50 岁	50 岁	–	–
带状疱疹疫苗	>50 岁（美国>60 岁）	>50 岁	–	–

禁忌证

- 既往接种该类疫苗严重过敏史（如过敏性休克）或对该类疫苗成分后过敏反应者。
- 既往接种 DTP、DTaP 或 Tdap 7 天内，发生脑病，且无其他致病原因的（见表 10.4）。

注意事项

- 伴或不伴发热的中重度急性疾病者
- 既往接种含破伤风类毒素成分疫苗后 6 周内出现格林巴利综合征者
- 既往接种含破伤风类毒素成分疫苗后出现 Arthus 反应者

免疫程序

　　儿童时期全程接种了 DTP，以及从未接种过含无细胞百日咳成分疫苗（TdaP 或儿童用 DTap）的成年人都应该接种至少 1 剂次 Tdap。在可能情况下，尽早替代原计划下一次 10 年期的 Td 加强免疫，且不需考虑与上一次接种 Td 的间隔。后续每隔 10 年的加强免疫都应采用 Td。医疗保健工作者、产后妇女和其他计划前往发展中国家并可能与当地人密切接触的旅行者，无论距上次接种 Td 时间长短，均应优先考虑接种 1 剂次 Tdap，以便在高风险情况下更好得到保护。一般认为，如果接种含破伤风成分疫苗 5 年后，出现伤口污染，应强制再次接种 1 剂次含破伤风成分疫苗。因而一些临床医生建议，对于距上次加强免疫超过 5 年的旅行者，在前往发展中国家前应接种 Td 或 Tdap，以避免旅途中出现伤口污染却无法获得破伤风疫苗或 Td 的情况。

　　没有完成全程免疫的成年人应该接种（或补种至）3 剂次。优选方案为，第 1 剂次接种 Tdap，间隔至少 4 周后接种 1 剂次 Td，接下来，6~12 个月后再接种 1 剂次 Td。另外，其中 Tdap 可取代上述 3 剂次的任何 1 剂次 Td。旅行前应尽量完成接种表 10.2 和表 10.3 中所列疫苗。

表 10.2　全球重要成人旅行相关疫苗的商品名称

白喉-破伤风疫苗	Diphtheria & Tetanus Toxoids Adsorbed,Td-pur;Td-Rix;DiTeBooster,Ditanrix;Anatoxal
白喉-破伤风-百日咳疫苗(Tdap)	Adacel,Boostrix,Revaxis
白喉-破伤风-百日咳-脊髓灰质炎疫苗	Boostrix-Polio;Repevax
人乳头瘤病毒疫苗	Gardasil(quadrivalent),Cervarix(bivalent)
麻疹-腮腺炎-风疹联合疫苗	MMR-II,Priorix,Vaccine-Priorix
肺炎球菌(多糖,非结合)	Pneumovax,Pneumo23
肺炎球菌结合疫苗	Prevenar 13,Prevnar 13
水痘疫苗	Varivax III,Varilrix,VaricelaBiken,Okavax,
带状疱疹疫苗	Zostervax

根据应用广泛程度排序,除非特别规定,这些都是非口服疫苗

表 10.3　成人常规疫苗一览

疾病	疫苗类型;商品名称(制造商)	效力	成人初始免疫	加强免疫	加速免疫程序	怀孕或哺乳期	备注
白喉,破伤风,百日咳	Diphtheria & Tetanus Toxoid Adsorbed, Adacel, Boostrix, Revaxis	白喉:87%~98%;破伤风:94%;百日咳:92%	未接种疫苗者接种 3 剂次;每 10 年加强 1 次(ACIP 建议至少接种 1 剂次含百日咳成分疫苗)	每 10 年 1 次(一些国家规定 >60 岁者每 5 年 1 次)		必要时可接种	无论是否有旅行计划,均应根据年龄及时接种
人乳头瘤病毒	Gardasil(四价),Cervarix(二价)	处于研究中	女性:9~45 岁;男性:9~26 岁;3 剂:0—1(2)—6 个月肌肉注射	未知	无	不推荐	女性和男性均需接种以减少病毒传播
麻疹,腮腺炎和风疹	MMR,live attenuated virus vaccine(多种品牌)	每剂次 95% 抗体阳转率	≥ 18 岁成人:0.5ml 皮下注射,2 剂次减毒活病毒疫苗免疫程序,间隔至少 1 个月	无	无	属 C 类。理论上对胎儿有风险,怀孕期间和怀孕前 1 个月不推荐。无意接种该疫苗不须终止妊娠。存在母乳传播风险。建议个体接种疫苗后 1 个月内不要母乳喂养	可与 PPD 皮肤试验同 1 天开展或间隔 28 天
肺炎球菌疾病	Pneumovax(非结合,23 价)Prevnar/Prevenar 13(结合)	Pneumovax:50%~70%;成人使用 Prevenar13 的效力目前处于研究中	Pneumovax:皮下或肌肉注射 1 剂次;Prevenar13:肌肉注射	免疫功能正常者不需要	无	Pneumovax:如果存在指征,可在怀孕期使用。Prevenar13:尚无证据	无论是否旅行:Pneumovax:> 60/65 岁;Prevenar13:> 50 岁
水痘	Live attenuated viral vaccine;Varivax III(Merck);Varilrix(GlaxoSmithKline)		对于未免疫成人,接种 2 剂次,每次 0.5ml,间隔 4~8 周	未知。可能仅 10 年	无	属 C 类。理论上对胎儿有风险,怀孕期间和怀孕前 1 个月不推荐。无意接种该疫苗不须终止妊娠。存在母乳传播风险。建议个体接种疫苗后 1 个月内不要母乳喂养	若仅接种 1 剂次,在接种 6~8 年后,发生突破性病例的几率显著增加
带状疱疹	Live attenuated viral vaccine;Zostervax(Merck,Sanofi)	带状疱疹减少 51%~63%;带状疱疹后神经痛减少 66%;疾病负担减少 61%~65%	基于既往水痘感染分析:成人 >50 岁;美国 FDA:>50 岁;美国 ACIP:> 60 岁	未知	无	不适用	无论是否旅行,有疫情的情况下建议接种

免疫应答检测和免疫/保护时间

目前已有检测破伤风和白喉血清抗体的方法,但检测百日咳抗体的方法并不适宜常规使用。目前尚无关于 Tdap 中百日咳成分疫苗的免疫保护相关性(correlates of protection)及其保护时间的数据。

不良反应

局部不良反应非常常见,如注射部位发红、肿胀、压痛和硬结。目前有报道接种 Td 2~8 小时后从肘部到肩部肿痛的事件,但未见接种 Tdap 发生该事件的报道。极少有报道 Td 接种后发生过敏、广泛性皮疹/瘙痒、发热、全身症状、臂丛神经炎和格林巴利综合征等。Tdap 相关研究十分有限,但在一些初始安全性研究中,0.9%的受试者发生了明显不良反应(表 10.4)。

表 10.4　疫苗可预防疾病及其后果的风险与接种相应疫苗风险的对比

疾病	患病及并发症风险	疫苗风险
白喉	病死率:5%	破伤风/白喉/百日咳(Tdap)疫苗
破伤风	病死率:3%	注射部位常见局部疼痛,肿胀和硬结
百日咳	并发肺炎:12.5%	注射部位可能有局部疼痛,肿胀和硬结
	并发脑炎:5%	
	病死率:0.5%	
麻疹	并发肺炎:5%	MMR 疫苗:脑炎或严重过敏反应:1/100 万;
	并发脑炎:0.05%	2%~6%可能有皮疹,发热,流感样症状
	并发血小板减少症:1/3 万~1/10 万	
	病例死亡:0.03%	
腮腺炎	并发脑炎:0.33%	与麻疹疫苗相同
风疹	先天性风疹综合征(怀孕早期感染风疹孕妇所生的婴儿):25%	在成年妇女中,罕见风疹疫苗相关关节炎
肺炎球菌病	成人侵袭性疾病:80%菌血症,脑膜炎,败血症	注射部位疼痛,发红,肿胀,极少有发热或严重全身反应
水痘	并发脑炎:1.8/1 万	广泛性水痘样皮疹:4%~6%疫苗受种者
	死亡:1/6 万	
	年龄相关病死率:	
	1~14 岁:1/10 万	
	15~19 岁:2.7/10 万	
	30~49 岁:25.2/10 万	
带状疱疹	10%~20%的水痘感染者将发生带状疱疹;45%~50%的>65 岁水痘感染者将发生带状疱疹;25%的>50 岁水痘感染者将发生带状疱疹后综合征	局部反应(疼痛,肿胀,发红),发热,罕见水痘样皮疹

麻疹-腮腺炎-风疹联合疫苗

在大多数发展中国家,麻疹是一种常见传染病;在一些发达国家,由于疫苗抵制运动,麻疹-腮腺炎-风疹联合疫苗(measles,mumps,and rubella Vaccine,MMR)接种率下降,导致麻疹暴发时有发生。麻疹是高度传染性疾病,成年人感染麻疹易引发并发症。所有旅行者都需要接种 MMR 以预防麻疹、风疹及腮腺炎。

在美国,一般认为 1957 年前出生的人对麻疹具有免疫力,因此在旅行前不需要接种疫苗。由于不同国家的麻疹流行各具特点,具有麻疹免疫力人群的年龄界值也不能一概而论,例如,在加拿大,1970 年前出生的人对麻疹具有免疫力。1967 年之前,主要使用灭活麻疹疫苗,该疫苗免疫持久性尚无定论。很多接种了灭活麻疹疫苗的人再次暴露于麻疹病毒时,会引发一种称之为异型麻疹的严重综合征。麻疹减毒活疫苗于 1963 年投入使用,但直到 20 世纪 70 年代才被用于儿童常规免疫。在一些欧洲国家,1966—1976 年间出生的人接种了灭活麻疹疫苗(麻疹单价疫苗或联合疫苗,Qintovirelon)。在这些国家(例如瑞士,奥地利),年龄界值为 1964/1965 年,之后出生的人群接种疫苗情况不详,可能未接种或仅接种 1 剂次麻疹疫苗(极有可能是灭活疫苗),该类人群应接种 2 剂次 MMR。

腮腺炎成分:1979 年以前接种过灭活腮腺炎疫苗或无法确定来源的腮腺炎疫苗者,应接种 2 剂次 MMR。尽管 MMR 有极高的免疫原性,但仅有约 80% 的受种者在接种 1 剂次 MMR 后会产生腮腺炎抗体,故应接种 2 剂次 MMR。正是由于这个原因,包括美国、加拿大和欧洲的许多国家,均推荐小学入学(欧洲一些国家建议 2 岁时接种 2 剂次 MMR,最小间隔 1 个月)[7] 参见:http://ecdc. europa. eu/EN/ACTIVITIES/SURVEILLANCE/EUVAC/Pages/index. aspx)、中学或入学录取时,如果没有明确的 2 剂次 MMR 接种记录,应接种第 2 剂次 MMR。类似地,经常前往高风险区域的成年国际旅行者应至少接种 2 剂次 MMR,间隔至少 1 个月。

尽管 1957 年之前出生的人被默认对腮腺炎有免疫力,但是对于 1957 年前(在美国)出生,无明确针对腮腺炎免疫的证据,且正在从事卫生保健或人道主义工作,可能与病人密切接触的人群,应考虑接种 1 剂次 MMR 或腮腺炎疫苗(在欧洲只有 MMR)。

风疹成分:任何年龄的育龄期妇女均应检测风疹抗体,如果没有针对风疹免疫力的明确证据,均应接种 2 剂次 MMR。风疹抗体阴性的妊娠期妇女应在分娩后接种疫苗,最好是在出院前接种。

曾被明确诊断患过麻疹、风疹或者腮腺炎的个体,或者实验室检查结果显示具有麻疹、风疹、腮腺炎抗体的个人,均不需接种疫苗。对麻疹/腮腺炎/风疹任一血清抗体阴性的个体均应接种 2 剂次 MMR。

美国 CDC 一份报告显示了接种 MMR 疫苗对旅行者的重要性:2001—2010 年间,692 例麻疹报告病例中有 87% 与输入相关:54% 的输入病例为美国居民;30% 的儿童病例中,仅有 6% 在出国前接种了 MMR(图 10.1)。

加拿大最近发表的一份报告表明,对 1480 名移民和难民进行免疫力检测,其中 36% 对麻疹、腮腺炎或风疹易感。特别是来自东南亚、南亚或拉丁美洲 <35 岁的妇女中,麻疹/腮腺炎/风疹任一血清抗体阴性的比例高达 41%[9]。因此,推荐对成人移民/难民进行 MMR 追加免疫。

在欧洲,自 2010 年以来,本土麻疹报告病例急剧增加,在 2011 年累计超过了 3 万例,其中 2011 年报告病例数最多的国家是法国、意大利、罗马尼亚、西班牙和比利时,几乎所有欧洲国家都有麻疹病例报告。前往欧洲的旅行者应结合年龄、疾病史、血清学检测结果和既往疫苗接种史判断,以确保对麻疹具有免疫力。未免疫者应接种疫苗[10]。

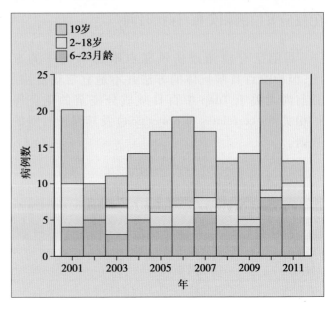

图 10.1 2001 年 1 月至 2011 年 2 月,美国公民按年龄分组输入麻疹病例数(n = 172)。(CDC,MMWR April 8, 2011;60(13);397-400. Measles imported by returning US travelers aged 6-23 months,2001-2011.)[8]

接种对象

所有未免疫的成人旅行者均应接种麻疹、腮腺炎和风疹疫苗,特别是那些前往发展中国家或最近有暴发疫情的国家。返回原籍国的移民者,如果没有患病记录和明确疾病史,应在出发前检测相关血清抗体,以确定是否需要接种疫苗。移民人群不适用于上述具有麻疹/腮腺炎/风疹免疫力人群的年龄界值推断(表 10.1 和表 10.5)。

禁忌

- 既往接种该类疫苗严重过敏史(如过敏性休克),或对该类疫苗成分过敏者,或对明胶/新霉素过敏者。MMR 含有新霉素。对于鸡蛋过敏者,可以接种 MMR,且不需要进行皮试或改变接种方案
- 怀孕或计划在 1 月内怀孕者
- 免疫功能不全者,包括免疫功能严重低下的 HIV 病人(见表 10.4)

注意事项

伴或不伴发热的中度、重度急性疾病者,不能接种。对于血小板减少症病史者,由于接种疫苗益处高于血小板减少症的潜在风险,可以进行初始免疫接种;

表 10.5　成人常规疫苗：美国 CDC 和欧洲国家免疫委员会（以奥地利为例）2011/2012 年成人免疫接种程序示例

疫苗	19~26 岁	27~49 岁	50~59 岁	60~64 岁	>65 岁
破伤风疫苗 白喉成分疫苗（Td） 百日咳成分疫苗（Tdap）*	加强免疫可用 1 剂次 Tdap 替代 Td；使用 Td（美国）/Tdap（奥地利）每 10 年加强 1 次				每 5~10 年使用 Td/Tdap 加强 1 剂次
脊髓灰质炎疫苗	无需常规接种；仅在前往脊灰流行国家旅行时才需接种				
MMR	血清抗体阴性，1~2 剂次		若存在风险（如医疗、职业、生活方式及其他适应证），1 剂次		
肺炎球菌疫苗**			1 剂次		
带状疱疹疫苗***			1 剂次	美国：>60 岁，1 剂次	
HPV****	女性、男性：3 剂次	女性：3 剂次			
流感疫苗	每年 1 剂次				
甲肝疫苗（特别是旅客*）	无甲肝疫苗接种史，2 剂次				
乙肝疫苗	无乙肝疫苗接种史，3 剂次				
脑膜炎球菌（四价）	1 或 2 剂次（青少年；前往流脑 A、C、Y、W135 群流行地区的旅行者）				

肺炎球菌多糖疫苗（美国）：免疫功能正常，>65 岁人群，接种 1 剂次；患多种疾病、免疫功能不全的成年人至少间隔 5 年加强一次

美国 FDA 现已批准四价 HPV 疫苗作为一种肛门癌疫苗上市（除作为宫颈癌和尖锐湿疣疫苗外）。同样批准用于 9~26 岁男孩和年轻男性接种

　* Td,Tdap：在执行每 10 年进行 1 剂次 Td 加强的地区，应至少接种 1 剂次 Tdap。在欧洲一些国家，每 10 年加强 1 剂次 Tdap，直到 60 岁；60 岁以后，每 5 年加强 1 剂次 Tdap

　** 肺炎球菌结合疫苗：>50 岁，免疫功能正常人群，接种 1 剂次；≥19 岁，无免疫史的无脾者、HIV 感染者、免疫功能不全者，应该接种 1 剂次 13 价肺炎球菌结合疫苗（PCV13），8 周（含）后接种 1 剂次肺炎球菌多糖疫苗（PPSV23）。上述这类特殊人群，若以前接种过 PPSV23，应该遵循 ACIP 接种指南进行接种

　*** 带状疱疹：>50 岁，接种 1 剂次（若当地批准上市）；>60 岁，根据 ACIP 指南接种 1 剂次（美国）

　****HPV：HPV 疫苗现在许可年龄包括 9~45 岁女性

但如果在接种第 1 剂次后 6 周内发生血小板减少症，应避免接种第 2 剂次。在注射免疫球蛋白后的一段时期内，机体对麻疹成分疫苗的免疫应答将会减弱。接受甲肝暴露后预防措施者应推迟 3 个月接种 MMR；而对于其他疾病的暴露后预防治疗，若使用了更高剂量的免疫球蛋白，应延长更长时间才能接种 MMR。如果为了旅行而使用免疫球蛋白，则应在使用免疫球蛋白前 2 周接种 MMR。MMR 可能会抑制免疫应答，造成结核菌素皮肤试验假阴性结果。PPD 皮肤试验要么与 MMR 接种同时进行，要么间隔 4 周。

接种程序

无既往相关疫苗免疫接种史且无其他免疫力证据的成年人，推荐 2 剂次（间隔至少 1 月）MMR 作为初始免疫程序。若在 1970 年后，有明确的 1 剂次含麻疹减毒活疫苗成分的 MMR 接种记录，可再次接种 1 剂次 MMR 以完成 2 剂次免疫程序。并非所有国家都认可在常规免疫或与旅行相关的免疫接种计划中使用 2 剂次 MMR 免疫程序。部分国家已批准 MMR-水痘联合疫苗（MMRV，如 Merck 的 ProQuad，GSK 的 Priorix tetra）应用于 9~12 月龄至 12 岁儿童，在同时需要接种水痘疫苗时可替代第 1 剂次或第 2 剂次 MMR。MMRV 在成人中应用尚无临床试验，也未获得批准（见表 10.2 和表 10.3）。

不良反应

在接种后 10~14 天内，15 名受种者中约有 1 名可发生红色斑丘疹，一般为成片皮疹，伴发热和流感样综合征，发热持续 1~2 天，这些症状一般是由于接种疫苗引起的，不会传染麻疹。接种第 2 剂次发生副反应的几率一般低于第 1 剂次。育龄妇女发生风疹疫苗相关关节炎的风险极低（见表 10.4）。

免疫应答检测和免疫/保护时间

麻疹、腮腺炎和风疹的血清抗体检测结果可用于反映个体对每种疾病的免疫力。该检测方法应用十分广泛，一般公立和私营实验室均能提供相关服务。血清阳转率和免疫持久性已在上文中阐述。

水痘和带状疱疹疫苗

急性水痘感染（水痘）具有高度传染性，大多数国

家呈流行状态。水痘在热带、非工业化国家多见于青少年和年轻人，而在温带地区则多发生于儿童。虽然目前尚无关于旅行者水痘发病率的数据，但前往热带地区旅行的易感成年人可能会有更高的感染风险。未免疫的成年旅行者应该认真考虑接种水痘疫苗，因为成人一旦感染水痘，临床症状通常很严重，且更易并发水痘肺炎。存在以下情况，可认为具备水痘免疫力：1980 年前出生于美国（仅限美国），已接种 2 剂次水痘疫苗（至少间隔 6 周），已感染过明确诊断的急性水痘或带状疱疹，或实验室检测结果支持存在免疫力。

许多欧洲国家，对于无水痘感染史者、特别是育龄妇女，以及所有医务人员（特别是产科或儿科工作人员），均建议接种水痘疫苗。如果免疫史不详，应进行免疫力检测。一旦确定对水痘无免疫力，无论年龄大小，均应接种 2 剂次水痘疫苗（至少间隔 6 周）。未免疫的孕妇应在分娩后接种第 1 剂次，间隔 4~8 周后接种第 2 剂次。

美国一些积极实施消除水痘策略的地区，自 2007 年以来，对于未免疫的成年人，无论是否有旅行计划，均推荐其常规接种水痘疫苗。但截至目前，其他大多数国家仍将重点放在儿童疾病控制上。全球范围内常见的水痘疫苗有两种：Varivax III（Merck）和 Varilrix（GlaxoSmithKline）。这两种疫苗均由冻干水痘减毒活病毒 Oka 株组成，该毒株由日本在 20 世纪 70 年代中期研制成功。2005/2006 年起，MMRV（Sanofi 的 Proquad，GSK 的 Priorix tetra）也已上市，但仅许可在 12 岁以下人群中使用。

带状疱疹是水痘病毒感染人体后，潜伏于神经根休眠数年再度激活复发导致的。Zostavax（Merck，Sanofi）是一种带状疱疹活病毒疫苗，于 2006 年上市使用。带状疱疹活疫苗是由水痘活病毒组成的疫苗，可以降低感染带状疱疹的风险，并能减少带状疱疹后神经痛[11,12]。该疫苗被批准用于 50 岁以上的人，接种 1 剂次，剂量为 0.7ml；疫苗保护期限目前未知。该疫苗不是旅行用疫苗，但可作为一级预防措施，接种 1 剂次。然而，需要注意，Zostavax 所含水痘病毒超过一般水痘疫苗（如 Varivax III，Varilrix）的 14 倍，因此不能作为预防水痘的疫苗用于水痘血清抗体阴性的个体。反之，水痘疫苗（如 Varivax III，Varilrix）也无法预防带状疱疹，故不能作为带状疱疹疫苗使用，仅能作为预防水痘的措施。

截至 2011 年年底，由于供应不足，Zostava 已无法保证欧洲 50 岁以上人群常规接种，美国也不得不将常规使用人群限于 60 岁及以上人群。预期产能增加后会缓解这种疫苗短缺局面。关于免疫应答持久性以及初始免疫 20~30 年后是否需要加强 1 剂次的数据较为有限，需要更多研究支持[13]。除非存在禁忌证，患有慢性疾病的人应该接种带状疱疹疫苗。

接种对象

所有健康、未怀孕的国际旅行者，尤其是那些可能与当地居民有密切接触以及旅行逗留时间较长的人，如果没有明确的免疫力证据，均应考虑接种水痘疫苗。

相反，带状疱疹疫苗并不特别推荐给旅行者，但对 50 岁以上、既往感染过水痘疾病的人群（美国 ACIP 推荐为 60 岁以上），只要当地有该疫苗，可考虑接种。既往有带状疱疹患病史的人也可以接种。尽管对有带状疱疹病史的人接种带状疱疹疫苗的安全性和有效性尚未评估，但在该人群中不会存在额外的安全性问题[14]（http://www.cdc.gov/mmwr/pdf/rr/rr5705.pd）（见表 10.1 和表 10.5）。

禁忌

- 既往接种该类疫苗严重过敏史（如过敏性休克），或对该类疫苗成分过敏者。
- 水痘和带状疱疹疫苗属于减毒活疫苗，一般而言对孕妇和免疫功能不全者是禁用的，但对于与孕妇、哺乳期妇女或免疫功能不全者同住的家人可以考虑接种。
- 活动期、未治疗的结核病人禁止接种（见表 10.4）。

注意事项

伴或不伴发热的中度或严重急性疾病不能接种。女性在疫苗接种后 1~3 个月内禁止怀孕。近期接受含有抗体血液制品者也不能接种。

建议在接种水痘或带状疱疹疫苗的同一天或 4~6 周后进行。使用抗病毒药物（如阿昔洛韦、泛昔洛韦、伐昔洛韦）的应至少 24 小时后再接种疫苗。如果可能，应在接种疫苗 14 天后再使用抗病毒药物。受种者接种前应明确是否有免疫缺陷家族史，或家庭中是否有高风险者。受种者尤其是接种疫苗后出现皮疹者，在水痘疫苗接种 6 周内应避免接触对水痘易感的怀孕妇女或免疫功能缺陷者。接种疫苗 6 周内禁止服用阿司匹林，特别是儿童和青少年。

根据美国 ACIP 建议，HIV 感染的儿童、青少年和成人可在权衡风险受益基础上接种水痘疫苗。大于 12 岁且 CD4$^+$ 比例超过 15% 的 HIV 感染儿童,或 CD4$^+$ T 细胞计数>20/ml 的青少年和成人,可以考虑接种水痘疫苗。

所有原发性或继发性免疫缺陷病人均禁止接种带状疱疹疫苗。

免疫程序

成人水痘疫苗免疫程序包括两剂次:在上臂三角肌区皮下注射 0.5ml 疫苗,两剂次间隔 4~8 周(若距第 1 剂次接种时间超过了 8 周,只需补种第 2 剂次即可,无须再次接种两剂次)。

带状疱疹疫苗只需皮下注射 1 剂次(0.7ml)(见表 10.2 和表 10.3)。

免疫应答检测和免疫/保护时间

1 剂次水痘疫苗预防水痘感染的效力为 80%~85%,约 15% 的儿童接种疫苗后并未产生达到保护水平的抗体滴度。另外,接种 1 剂次水痘疫苗 5 年后突破性病例显著增加,提示接种 1 剂次水痘疫苗 5 年后的保护效果将减弱。由于两剂次水痘疫苗免疫程序实施时间较短,目前尚无法确定该程序保护的时间。

未接种水痘疫苗的水痘易感者在接触水痘病人 72 小时内(甚至 5 天内)接种水痘疫苗,可有效预防水痘感染或减轻水痘临床症状。该类人群的水痘疫苗接种应按照上述标准程序执行。

对于 60~69 岁人群,根据水痘带状疱疹病毒特异性细胞介导的诱导/增强免疫力检测,疫苗保护效果为:带状疱疹发病率降低 51%~63%;疱疹后神经痛发生率降低 66%;疾病负担降低 61%~65%[15]。目前尚不清楚带状疱疹疫苗的免疫持久性和保护期限。

不良事件

水痘或带状疱疹疫苗接种后的报告不良反应一般轻微,包括注射部位红肿、硬结、肿胀和一过性疼痛以及发热。在 3%~6% 的水痘疫苗者以及极少的带状疱疹疫苗受种者中,会出现一种局部或全身的水痘样皮疹,偶尔会在接种后 2 天内出现,大多出现于接种后 2~3 周内。健康儿童接种疫苗后带状疱疹发生十分罕见(随访结果显示约为 18/10 万人年),且症状轻微,无并发症(见表 10.4)。

药物和疫苗相互作用

如果注射了甲肝免疫球蛋白(0.02ml/kg 和 0.06ml/kg),则应推迟 3 个月再接种水痘疫苗(目前甲肝免疫球蛋白在欧洲地区已无供应,或极少使用)。由于接种水痘疫苗后服用阿司匹林可能导致瑞氏综合征(Reye syndrome),因而水痘疫苗接种后 6 周内应避免使用水杨酸类药品(如阿司匹林,但迄今为止,水痘疫苗和阿司匹林使用后尚未见不良反应报道)。应该遵循减毒活疫苗和 PPD 试验之间的时间间隔要求。

肺炎球菌疫苗

肺炎链球菌至少包括 91 种血清型,是造成全球儿童(主要为 5 岁以下儿童)和成人(主要为 50 岁及以上老人)发病和死亡的主要原因。在成年人中,已有数据表明,年龄和合并疾病是获得性侵袭性肺炎球菌感染的重要危险因素,如慢性心血管疾病、肺部疾病(含哮喘)、慢性肾脏和肝脏疾病、糖尿病或可导致免疫抑制的疾病。其他危险因素有吸烟和酗酒。>50 岁成人感染侵袭性肺炎球菌疾病的主要临床表现是细菌性肺炎(80%)和脑膜炎。

旅行者肺炎球菌感染的发生率目前并不清楚。然而,肺炎球菌感染是仅次于腹泻、呼吸系统疾病之后旅行者最常见的疾病之一。尽管可能大多数感染都是病毒性的,但肺炎球菌感染比例也较高。旅行者在考虑是否接种肺炎球菌疫苗时,也应考虑到全球肺炎链球菌青霉素耐药或多重耐药,以及许多国家抗生素药物供应短缺等情况。

接种对象

美国 CDC 推荐 19~64 岁患有哮喘的成年人和吸烟者,以及所有 65 岁以上老人,无论旅行计划如何,均应常规接种 23 价肺炎球菌多糖疫苗(PPV-23)。患有基础疾病的 65 岁以上老人,若在 5 年以前接种过 PPV-23,应再接种 1 剂次[16]。

不推荐免疫功能正常的人(包括哮喘病人和吸烟者)定期复种。对于慢性肾衰竭或肾病综合征、功能性或器质性无脾(如镰状细胞病或脾切除)、慢性肝病、糖尿病和免疫功能缺陷者,推荐旅行前接种 1 剂次或基础免疫 5 年后再复种 1 剂次。由于临床受益和安全性尚不清楚,不推荐重复多次接种。

2~64 岁健康旅行者,如果计划移居肺炎链球菌耐药率高的国家,也可考虑接种该疫苗。

许多欧洲国家推荐 60 岁及以上且无并发疾病[17]（如德国）或 65 岁及以上（如奥地利,瑞典,瑞士）老年人使用多价多糖肺炎疫苗。对患有并发疾病的成年人,推荐至少 5 年再次接种该疫苗。

2011 年 10 月,欧洲医疗机构（EMA）批准 13 价肺炎球菌结合疫苗（PCV-13,Prevenar/Prevnar 13,Pfizer,已批准用于 7 月龄~5 岁儿童）用于 ≥50 岁成年人[18]（SmPCPrevenar13）,并推荐接种 1 剂次。再次接种是否必要,哪类危险人群需要接种,再次接种有哪些适应症,这些问题也许在未来几年研究中会找到答案。根据欧洲相关指南,有 PPV-23 接种史者,若要接种 PCV-13,应至少间隔 5 年以上。目前 PCV-13 和 PPV-23 的序贯接种是否带来受益尚不可知,尤其对于成人高风险人群,但若要执行该程序,应按照许可要求首先接种 PCV-13。最近一项为期 1 年的关于肺炎结合疫苗和肺炎多糖疫苗序贯联合接种的临床试验显示,序贯联合接种的免疫原性并未高于任意单苗接种[19]。当然,这仍需要新的研究加以证实。

免疫功能低下的成年人（如 HIV 感染者、癌症病人）,接种 7 价肺炎球菌结合疫苗可有效预防侵袭性肺炎球菌疾病的反复感染[20,21]。

在美国,PCV-13 于 2012 年年初被批准用于成人。美国 ACIP 推荐,未免疫的无脾者、HIV 感染者和 ≥19 岁免疫功能缺陷的成年人应首先接受 1 剂次 PCV13,并在至少 8 周后接种 1 剂次 PPV23;对于有 PPV23 免疫史的这类人群需要遵循 ACIP 一个较为复杂的追加免疫指南。PCV13 接种与上次 PPV23 接种应至少间隔 1 年（见表 10.1 和表 10.5）。

禁忌证

- 既往接种该类疫苗严重过敏史（如过敏性休克）,或对该类疫苗成分过敏者。
- 如果有明确适应证,怀孕妇女可接种肺炎球菌疫苗。目前未见孕妇接种 PCV-13 的报道。一些临床前（动物试验）研究也未发现该疫苗具有致畸作用。关于母乳喂养期间接种疫苗以及肺炎球菌荚膜多糖是否通过乳汁传递给婴儿等,也无相关数据（见表 10.4）。

注意事项

伴或不伴发热的中度或重度急性疾病不能接种。

免疫程序

PPV-23:肌肉或皮下接种 1 剂次（0.5ml）。除了以下情况,通常不推荐成年人复种该疫苗:

- 对于 65 岁及以上老年人,若 65 岁前或 5 年前曾接种过 1 剂次,则应再接种 1 剂次 PPV-23。
- 对于 2~64 岁功能性或器质性无脾者、年龄在 10 岁以上的人,可每隔至少 5 年再次接种。
- 对于免疫功能不全的人（如 HIV 感染、慢性肾衰竭和肾病综合征、恶性肿瘤、实体器官移植）,可在上次接种至少 5 年后再次接种。

PCV-13:根据 PCV-13 的许可文件,50 岁及以上人群（SmPCPrevenar/Prevnar）可接种 1 剂次[18]。无免疫史的无脾者,HIV 感染者和年龄 ≥19 岁的免疫功能不全者,应接种 1 剂次 PCV13,并在至少 8 周后接种 1 剂次 PPV23。关于高风险人群是否需要后续加强剂次及其免疫程序,目前正处于研究中。该疫苗接种途径为肌肉注射。血小板减少症或其他凝血障碍病人,可以采取皮下注射的方式。

免疫应答检测和免疫/保护时间

PPV-23 可诱导针对肺炎球菌荚膜多糖抗原 23 种血清型别的抗体免疫应答。超过 80% 的健康受种者在 3~4 周内可诱导相应型别的血清抗体。病例对照研究显示,该疫苗效力估计为 50%~70%。接种疫苗与住院率和死亡率下降存在相关[17]。

由于在临床获益,特别是在涉及疫苗保护程度及时间和安全性等方面数据有限,故不建议多次接种疫苗[16]。

成人接种 PCV-13 的免疫原性研究是通过检测特定血清型的调理吞噬活性（OPA）试验来确定抗肺炎链球菌功能性抗体的水平[22]。PCV-13、PPV-23 分别接种 1 个月后,检测两种疫苗共有的 12 种血清型抗体,PCV-13 所产生的抗体水平非劣效于 PPV-23,而对于其中 9 种血清型,OPA 滴度甚至更高。一项在 70 岁以上、5 年前有 PPV-23 免疫史的老年人中开展的接种 PCV-13 和 PPV-23 的平行对照临床试验显示,PCV-13 接种组（SmPCPrevenar 13）常见 10~12 种血清型的免疫应答显著高于 PPV-23 组[18]。关于疫苗效力和保护时间的研究目前正在进行中（见表 10.2 和表 10.3）。

不良事件

注射部位疼痛、发红、肿胀;接种疫苗 PPV-23 或

PCV-13,极少有发热、肌肉痛或严重的全身反应。

人类乳头瘤病毒疫苗

　　人类乳头瘤病毒(HPV)在全球范围内传播,约70%的人一生中至少会接触一次 HPV。已知有超过120种型别的 HPV,其中有 40 种易导致生殖道和口腔粘膜感染。大多数感染主要通过性接触传播,病毒具有自限性,但感染后不会产生持久免疫力;该病毒具有致癌性,持续 1 年以上的感染可增加发生肿瘤和侵袭性癌的风险。最常见的致癌性 HPV 型别为 16 和 18 型,这两种型别约占宫颈癌的 75%,但也可导致其他肿瘤,如外阴癌、阴道癌、肛门癌、喉癌和扁桃体癌[23]。90%的尖锐湿疣是由 HPV 6 和 11 型导致的。四价 HPV 疫苗(包含 6、11、16 和 18 型,Gardasil,Merck,Sanofi)和两价 HPV 疫苗(包含 16 和 18 型,Cervarix,GlaxoSmithKline)已经获得许可。为了让疫苗达到预期效果,HPV 疫苗接种应在自然感染前接种。许多国家已将青少年接种 HPV 疫苗接纳入国家免疫规划项目。澳大利亚的一项最新研究表明,在实施了一项广泛的 HPV 疫苗接种项目 3 年后,高危级宫颈异常发生率有了显著下降[24]。尽管如此,疫苗接种不能替代常规的宫颈癌筛查,接种疫苗的妇女应继续按照医生建议进行宫颈癌筛查。

接种对象

　　HPV4 疫苗被批准用于 9~26 岁女性和男性。最近 HPV4 又被批准用于 25~45 岁的女性。HPV2 被批准用于 10~25 岁的女孩/妇女,但不适用于男孩/男人。美国 ACIP 和欧洲大多数国家推荐 11 岁或 12 岁(甚至 9 岁)女性进行初始免疫,或 13~26 岁女性进行追加免疫。有些国家也建议 9~26 岁男性接种 HPV4 疫苗以预防尖锐湿疣传播。建议性活跃成年人常规接种该疫苗,女性 45 岁以内[25],男性 26 岁以内(包括男男同性性行为者)[26,27]。尚未感染任何 HPV 疫苗型别的性活跃期妇女接种 HPV 疫苗后将得到有效保护,而已经感染 HPV4 所涵盖的任一或几种型别的妇女尽管保护效果减弱,但仍会受益[28,29]。曾患有尖锐湿疣或宫颈细胞学涂片(PAP)异常者也可以接种上述两种疫苗,这是因为这些既往病症并不意味着已经感染了疫苗所覆盖的所有型别 HPV 病毒[30]。

　　旅行并不会增加感染 HPV 的风险,但有数据表明人们旅行时性行为有所增加,因此旅行前咨询是追加免疫的一次机会(见表10.1 和表10.5)。

免疫程序

　　Gardasil 和 Cervarix 两种疫苗,均为 3 剂次,每次肌肉注射 0.5ml。第 2 剂次与第 1 剂次间隔 2 个月(Cervarix 可为 1 个月),第 3 剂次与第 1 剂次间隔 6 个月。目前开展的疫苗效力研究表明,最后 1 剂次接种后,保护期至少为 9.5 年。截至目前,不推荐加强免疫(见表10.2 和表10.3)。

禁忌和注意事项

　　接种前一剂疫苗时发生严重过敏反应,或对该疫苗成分严重过敏。

　　怀孕期间发生伴或不伴发热的中度或重度急性疾病时任何 HPV 疫苗均不应接种,仅在具有明确适应证时才能使用。接种疫苗期间发现怀孕的妇女,应在怀孕结束后再完成后续剂次。关于孕妇接种尚缺乏良好的对照研究,但是关于大鼠的临床前研究没有发现导致不育或对胎儿有害的证据(见表10.4)。

　　（刘元宝 译,傅更锋　周明浩　黄祖瑚 校）

参考文献

1. Freedman DO, Weld LH, Kozarsky PE, et al. GeoSentinel surveillance network: Spectrum of diseases and relation to place of exposure among ill returned travelers. N Engl J Med 2006;354:119–30.
2. Gautret P, Schwartz E, Shaw M, et al. Animal-associated injuries and related diseases among returned travelers: a review of the GeoSentinel surveillance network. Vaccine 2007;25:2656–63.
3. Gautret P, Wilder-Smith A. Vaccination against tetanus, diphtheria, pertussis and poliomyelitis in adult travellers. Travel Med Infect Dis 2010;8:155–60.
4. Health conditions for travellers to Saudi Arabia for the pilgrimage to Mecca (Hajj). Wkly Epidemiol Rec 2009;84:477–80.
5. Chen W-H, Kozlovsky B, Effros R, et al. Vaccination in the elderly: an immunological perspective. Trends Immunol 2009;30:351–9.
6. Hainz U, Jenwein B, Asch E, et al. Insufficient protection for healthy elderly adults by tetanus and TBE vaccines. Vaccine 2005:3232–5.
7. http://ecdc.europa.eu/EN/ACTIVITIES/SURVEILLANCE/EUVAC/Pages/index.aspx
8. CDC, MMWR April 8, 2011/60 (13); 397–400. Measles imported by returning U.S. travellers aged 6–23 months, 2001–11.
9. Greenaway C, Dongier P, Boivin JF, et al. Susceptibility to measles, mumps, and rubella in newly arrived adult immigrants and refugees. Ann Intern Med 2007;146:20–4.
10. Surveillance report: European monthly measles monitoring (EMMO). Oct. 2011. Vol.5 www.ecdc.europa.eu
11. Oxman MN, Levin MJ. Vaccination against herpes zoster and postherpetic neuralgia. J Infect Dis 2008;197(Suppl 2):S228–236.
12. Simberkoff MS, Arbeit RD, Johnson GR, et al; Shingle Prevention Group. Ann Intern Med 2010;152:545–54.
13. Weaver AB. Update on the Advisory Committee on Immunization Practices' Recommendations for use of herpes zoster vaccine. J Am Osteopath Assoc 2011;111(suppl 6):S32–3.
14. Prevention of Herpes Zoster. Recommendation of the Advisory Committee

on Immunization Practises (ACIP). MMWR, June 6, Vol 57/RR-5. http://www.cdc.gov/mmwr/pdf/rr/rr5705.pd

15. Levin MJ, Smith JG, Kaufhold RM, et al. Decline in varicella-zoster virus (VZV)-specific cell mediated immunity with increasing age and boosting with a high-dose VZV vaccine. 2003. J Infect Dis 2003;188:1336–44.

16. CDC, MMWR September 3, 2010/59 (34); 1102–6. Updated recommendations for prevention of invasive pneumococcal disease among adults using the 23-valent pneumococcal polysaccharide vaccine (PPSV23).

17. Fedson D.S, Nicolas-Spony L, Klemets P, et al. Pneumococcal polysaccharide vaccination for adults: a new perspective for Europe. Expert Rev Vaccines 2011 Aug;10(8):1143–67.

18. Summary of Product Characteristics Prevenar 13. http://www.medicines.org.uk/emc/medicine/22689/SPC/Prevenar+13+suspension+for+injection/

19. Lazarus R, Clutterbuck E, Yu LM, et al. A randomized study comparing combined pneumococcal conjugate and polysaccharide vaccination schedules in adults. Clin Infect Dis 2011;15:736–42.

20. French N, Gordon,SB, Mwalukomo T, et al. A trial of a 7-valent conjugate vaccine in HIV-infected adults. N Engl J Med 2010;362:812–22.

21. Chan CY, Molrine DC, George S, et al. Pneumococcal conjugate vaccine primes for antibody responses to polysaccharide pneumococcal vaccine after treatment of Hodgkin's disease. J Infect Dis 1996;173:256–8.

22. Cooper D, Yu X, Sidhu M, et al. The 13-valent pneumococcal conjugate vaccine (PCV13) elicits cross-functional opsonophagocytic killing responses in humans to Streptocccus pneumoniae serotypes 6C and 7A. Vaccine 2011;29:7207–11.

23. Centers for Disease Control and Prevention. Sexually transmitted diseases treatment guidelines, 2010. Atlanta, GA: Centers for Disease Control and Prevention; 2010. Retrieved August 25, 2011.

24. Brotherton J, Fridman M, May C.L et al. Early effect of the HPV vaccination programme on cervical abnormalities in Victoria, Australia: an ecological study. Lancet 2011;377:2085–92.

25. Nubia M, Manalastas R, Pitisuttithum P, et al. Safety, immunogenicity, and efficacy of quadrivalent human papillomavirus (types 6,11, 16,18) recombiant vaccine in women aged 24-45 years: a randomized , double-blind trial. Lancet 2009;373:1949–7.

26. Palefsky JM, Giuliano AR, Goldstone S, et al. HPV vaccine against anal HPV infection and anal intraepithelial neoplasia. N Eng J Med 2011;365:1576–85.

27. Swedish KA, Factor SH, Goldstone SE. Prevention of recurrent high-grade anal neoplasia withj quadrivalent human papillomavirus vaccination of men who have sex with men: a nonconcurrent cohort study. Clin Infect Dis 2012;54:891–8.

28. Olson SE, Kjaer S, Sigurdsson K, et al. Evaluation of quadrivalent HPV 6/11/16/18 vaccine efficicy against cervical and anogenital disease in subjects with serological evidence of prior vaccine HPV types. Human Vaccines 2009;5:696–704.

29. Joura E, Garland SM, Paavonen J, et al. Effect of the human papillomavirus(HPV) quadrivalent vaccine in a subgroup of women with certvical and vulvar disease: retrospective pooled analysis of trial data. BMJ 2012;344:e1401.

30. CDC, MMWR Febr 4, 2011, Vol 60/No4. Recommended adult immunization schedule- United States, 2011.

11

常规旅行疫苗：甲肝疫苗、乙肝疫苗、伤寒疫苗和流感疫苗

Jiri Beran and Jeff Goad

要点

- 在对旅行日程、方式和旅行者基础健康状况进行风险评估的基础上，医务人员应广泛推荐常规旅行疫苗（甲肝疫苗、乙肝疫苗，伤寒疫苗和流感疫苗）作为旅行者接种的"一线"旅行疫苗
- 对所有前往甲型肝炎地方性流行的发展中国家，特别是到农村地区或卫生设施较差地区的旅行者，均应推荐接种甲肝疫苗
- 旅行者若将居住在乙肝高发地区，或在医疗机构工作，或可能接触血液，或可能与这些地区的居民有性接触，应推荐接种乙肝疫苗
- 旅行者若在伤寒发病率较高的国家较长时间接触可能受到污染的食物和水，特别是离开常规旅行线路而到农村地区去的旅行者，应推荐接种伤寒疫苗
- 流感并发症发生风险较高的旅行者在前往流感流行目的地前，应接种最新可提供的流感疫苗

甲型肝炎疫苗

甲型肝炎（hepatitis A, HA）是旅行者中最常见的疫苗可预防疾病之一[1,2]，也是最常见的病毒性肝炎之一[1,3]。甲肝病毒（HA virus, HAV）是一种微小核糖核酸病毒，呈 20 面体立体对称，无包膜，单股正链RNA[4]（http://www. who. int/mediacentre/factsheets/fs328/en/index. html）。感染者粪便中病毒数量很多[1]。HAV 主要由粪-口途径传播，可通过食用受污染的食物或水，或与受感染者密切接触传播[5]，偶尔也可通过性接触和输血传播。病毒潜伏期通常为 15～50 天（平均 28 天）[6,7]。儿童感染通常无症状，75%的成年感

染者进展为单纯的黄疸性肝炎。很少发生包括暴发性肝炎在内的并发症，这主要和年龄有关[6]。年龄较大且未接种甲肝疫苗的旅行者将面临并发严重疾病的更大风险。50 岁以上人群或慢性肝病患者的病死率为 27/1000，但在 5～14 岁年龄组只有 0.004/1000。约有 10%的显性感染患者病程长达 5～9 个月[7]。未免疫旅行者在发展中国家旅行期间的甲肝病毒感染风险估计高达每月 1/1000～5/1000[8]。最新数据表明，未免疫旅行者在甲肝高或中等流行地区总体风险降至每月 6/10万～30/10 万[9]，但这个风险仍然是非常高的。在发达国家出生和长大的移民孩子出国访问朋友和亲戚时，其甲肝感染的风险将增加（http://wwwnc. cdc. gov/travel/yellowbook/2012/chapter-3-infectious-diseases-related-to-travel/hepatitis-a. htm）。

适应证

所有 1 岁以上的易感人群，无论何种目的、旅行频次以及逗留时间，在前往甲肝高度或中度流行国家前，应在出发前接种疫苗或注射甲肝免疫球蛋白（Ig）[7]。在实际工作中，由于甲肝的主动免疫能够提供长期保护，目前甲肝 Ig 已经很少使用。此外，男同性恋者、非法吸毒者、有职业风险者以及慢性肝病患者，无论旅行目的地如何，都应接种疫苗。根据甲肝流行强度，全球可分为甲肝高、中、低或非常低流行区。澳大利亚、加拿大、西欧、日本、新西兰和美国属于甲肝低流行区[9,10]。很多国家如阿根廷、中国、以色列和美国等已经将甲肝疫苗纳入儿童常规免疫接种[4]。

禁忌证

既往接种该类疫苗严重过敏史，或对该疫苗成分

过敏的人群,属于"绝对"禁忌证;"相对"禁忌证则是伴或不伴发热的急性严重疾病患者,对该类患者,甲肝疫苗应该推迟接种。甲型肝炎血清抗体阳性并非禁忌证,仅表明已经具有免疫力。

注意事项

免疫系统受损的个体在初始免疫后可能无法获得足够高的抗 HAV 抗体滴度,因此可能需要加强免疫。在这种情况下,建议检测抗 HAV 抗体以确保产生保护,如果可能,在完成所有免疫抑制治疗后再接种疫苗。然而,尽管抗体应答有限,仍然推荐慢性免疫缺陷患者(如

HIV 感染者)进行疫苗接种,一般耐受性良好[11]。

免疫程序

国际上有多种甲肝疫苗可用,在保护效果和反应原性方面都是类似的。目前所有甲肝疫苗均不允许给 1 岁以下儿童接种(表11.1,表11.2)[7]。甲肝疫苗初始免疫只需接种 1 剂次,通常在 2~4 周内产生针对甲肝病毒的保护性抗体,即使在急性暴露后首次接种甲肝疫苗也能够产生临床保护(http://www.cdc.gov/mmwr/preview/mmwrhtml/mm5641a3.htm)。因此,出发前任何时间,包括在前往机场途中,都可以接种疫

表 11.1   甲肝疫苗推荐接种最小年龄和接种剂次的间隔时间

疫苗和接种剂次	推荐接种年龄	最小年龄	两剂次接种推荐间隔时间	两剂次接种最小间隔时间
乙肝疫苗 1	出生时	出生时	1~4 个月	4 周
乙肝疫苗 2	1~2 月龄	4 周	2~7 个月	8 周
乙肝疫苗 3	6~18 月龄	24 周	–	–
甲肝疫苗 1	12~23 月龄	12 月龄	6~18 个月	6 个月
甲肝疫苗 2	18~41 月龄	18 月龄	–	–
灭活流感疫苗(肌内注射,标准剂量)	≥6 月龄	6 月龄	4 周	4 周
流感减毒活疫苗	2~49 岁	2 岁	4 周	4 周

表 11.2   全球最重要的成人旅行者相关疫苗的商品名称

甲肝疫苗	Havrix 1440,VAQTA,Avaxim,Epaxal,HAVpur
乙肝疫苗	Engerix-B, Recombivax HB, HBVax-Pro,H-B-Vax II
甲肝乙肝联合疫苗	Twinrix Adult
甲肝伤寒联合疫苗	Hepatyrix,ViATIM,Vivaxim combination
伤寒 Vi 多糖疫苗	Typhim Vi,Typherix,Typhoid Polysaccharide vaccine
伤寒疫苗(口服)	Vivotif,Vivotif L,Vivotif Berna,Typhoral L

商业名称按照其全球范围应用广泛程度依次列出。除非特别说明,疫苗均为非口服途径

欧洲药品管理局(EMEA)
http://www.ema.europa.eu/ema/index.jsp? curl =/pages/home/Home_Page.jsp
欧盟(EU)——国家主管部门
http://www.ema.europa.eu/ema/index.jsp? curl = pages/medicines/general/general_content_000155.jsp&murl =menus/partners_and_networks/partners_and_networks.jsp&mid =WC0b01ac0580036d63
欧盟以外的监管机构
http://www.ema.europa.eu/ema/index.jsp? curl = pages/partners_and_networks/general/general_content_000214.jsp&murl = menus/partners_and_networks/partners_and_networks.jsp&mid =WC0b01ac058003176d&jsenabled=true

苗。完整的甲肝接种程序包括两剂次,第 2 剂次应在第 1 剂次接种后 6~12 个月(Havrix)或 6~18 个月(Vaqta)或 6~36 个月(Avaxim)完成。所有甲肝疫苗(本书中是指甲肝灭活疫苗,译者注)为肌肉注射。应按照其许可的免疫程序进行接种。两剂次接种程序一旦中断,也无须重新开始接种,只需补种 1 剂次即可。单价甲肝疫苗是可互换的[7],对于完成两剂次甲肝疫苗接种程序且免疫功能正常的儿童和成人,不推荐加强免疫接种[7,12]。一些权威机构,特别是美国疾病预防控制中心指出,40 岁以上且免疫功能不全的成年人、慢性肝病患者或其他慢性疾病患者,若计划 2 周内前往甲肝流行地区,在接种甲肝疫苗的同时,还可考虑注射甲肝 Ig[10]。甲肝 Ig(0.02ml/kg)可与甲肝疫苗在不同部位同时接种。对于 1945 年前出生[13]、或童年在甲肝流行地区度过、或曾有不明原因肝炎或黄疸疾病的个体,推荐首先检测抗 HAV IgG 抗体以避免不必要的疫苗接种。如果存在抗 HAV 抗体,则该个体具有甲肝免疫力,不需要接种甲肝疫苗[14]。但在已经具有甲肝免疫力的旅行者中接种甲肝疫苗不会增加不良事件发生风险。甲肝乙肝联合疫苗已在许多国家获得许可,其初始免疫

包括 3 剂次：第 0、1 和 6 个月分别接种 1 剂次，也可采用加速免疫程序（Accelerated Schedule），详见下一部分。此外，在一些国家/地区，甲肝伤寒联合疫苗已经获得许可。

认可的加速免疫程序

对于现有常用疫苗（Havrix，Vaqta，Avaxim），由于血清阳转率和保护率（单剂次甲肝疫苗接种后 4 周或 6 周时 HAV 总抗体≥20mIU/ml）均能接近 100%，因此没有必要执行加速免疫程序。成人旅行者甲肝乙肝联合疫苗（A+B 型联合疫苗，免疫程序为第 0、7 和 21~30 天分别接种 1 剂次）的加速免疫程序已获得许多监管机构的批准；然而，在这种情况下，应在 12 个月时给予加强免疫以维持长期免疫力。

免疫应答检测与免疫时间

与注射甲肝 Ig 的被动免疫方法相比，接种甲肝疫苗能够产生更高的抗体滴度从而有效预防 HAV。关于预防 HAV 感染的最低保护性抗体水平目前尚不明确。首剂甲肝疫苗接种后很快就会出现抗体，14 天后，超过 90% 的免疫功能正常的个体会血清阳性（抗体滴度≥20mIU/ml），1 个月后，近乎 100% 的免疫功能正常的 2~18 岁人群或成人抗体滴度>20mIU/ml。为了确保长期保护效果，在某个甲肝疫苗初始免疫完成后，应在 6~12/18/36 个月之间给予加强剂次（取决于不同的配方）。然而，如果在初始免疫后 6~36 个月之间均未进行加强免疫，加强剂次只能延后接种。在一些试验中，甲肝疫苗的加强剂次接种发生在初始免疫的数年后，但其诱导的抗体水平，与初始免疫后 6 至 12~18 个月之间加强免疫所产生的抗体水平类似[14-18]。制定灵活的两剂次甲肝疫苗接种程序（包括加强剂次推迟接种规定）非常重要，尤其对于经常错过第 2 剂甲肝疫苗的旅行者[19]。临床数据表明，体液免疫应答可至少持续 15 年[20,23]。通过数学模型，利用接种甲肝疫苗 15 年后的数据进行预测，至少 97% 的受种者在接种 25~35 年后仍能保持血清抗体阳性（≥20mIU/ml）[21-23]。无论自然感染还是接种甲肝疫苗，T 细胞介导的免疫应答在维持抗体保护持久性方面发挥重要作用[24]。基于甲肝疫苗保护性抗体可持续 15 年的观点，甲肝疫苗加强免疫接种可能并无必要[19,25]。

不良事件

单价或甲肝联合疫苗耐受性很好。不良反应通常为轻度，多发生于接种后 2~3 天。最常见的局部反应是注射部位疼痛、红斑和硬结。全身反应如头痛，疲劳和恶心等不常见。

药物和疫苗相互作用

当甲肝疫苗需要与其他疫苗同时接种时，甲肝疫苗不能与其他疫苗在同一注射器中混合注射。其他疫苗或 Ig 应在身体不同部位用不同注射器和针头注射。同时接种其他疫苗如乙肝疫苗、破伤风疫苗、白喉疫苗、脊髓灰质炎疫苗、伤寒疫苗、霍乱疫苗、乙脑疫苗、狂犬病疫苗或黄热病（YF）疫苗是安全的，并且不太可能降低对甲肝疫苗或同时接种的其他疫苗的免疫应答。同时接种 Ig 和甲肝疫苗的旅行者在接种后 4 周的血清抗体阳转率与单独接种甲肝疫苗的旅行者类似，但两年后的血清学阳转率和抗体滴度均显著低于后者。加强免疫后的免疫应答与此类似。

甲肝免疫球蛋白

免疫球蛋白是来自人类供体捐献的大量含有 γ球蛋白（主要是 IgG）的血液成分的浓缩制剂，用于预防甲肝及其他感染的被动免疫，亦用于免疫球蛋白缺陷患者的替代治疗。被动免疫对成年人、儿童、孕妇、哺乳期妇女和免疫功能缺陷者是安全的，但注射后仅能提供短暂的保护。

适应证

Ig 可用于提供暴露前的短期预防，相比于甲肝疫苗能够提供长期保护，一般不鼓励使用 Ig。然而，免疫功能低下、40 岁以上、慢性肝病或其他慢性疾病患者，若计划在 2 周内到达某一甲肝高风险区域，应接受 1 剂次甲肝疫苗，并同时在不同部位接种 Ig（0.02ml/kg）[7]。Ig 也可应用于对 HA 的暴露后预防，但不断有新数据表明，应用甲肝疫苗可能更有效。

禁忌证

绝对禁忌：曾有注射 Ig 后过敏史或对任何 Ig 过敏。患有免疫球蛋白 A（IgA）缺乏症的个体不能注射，这是由于反复注射含有 IgA 的血液制品将会增加过敏反应的风险。

相对禁忌:伴或不伴发热的急性严重疾病者。

免疫程序

<12 月龄或≥40 岁的旅行者,若对疫苗成分过敏或其他禁忌、或选择不接种疫苗者,应接受 1 剂次的 Ig(0.02ml/kg),可有效保护免受 HAV 感染长达 3 个月。不接受疫苗接种并计划旅行>3 个月的人员应注射 0.06ml/kg 的 Ig,如果行程持续 5 个月以上,则必须再次接种[7]。

不良事件

可能发生注射部位局部疼痛和压痛,荨麻疹和血管性水肿。注射人免疫球蛋白后的严重过敏反应虽然很少见,但已有报道。

药物和疫苗相互作用

Ig 可干扰对减毒活疫苗(麻疹、腮腺炎、风疹及其联合疫苗 MMR、水痘)的免疫应答。在注射 Ig 后,MMR 接种应延迟至少 3 个月(水痘 5 个月)。另一方面,接种减毒活疫苗后 2 周内不应注射 Ig。

乙型肝炎疫苗

乙型肝炎(hepatitis B,HB)是一种攻击肝脏的病毒感染,能够导致急性及慢性疾病[4](http://www.who.int/mediancentre/factsheets/fs204/en/index.html)。疾病由乙型肝炎病毒(hepatitis B virus,HBV)导致,该病毒是一种小型、环状、部分双链的 DNA 病毒,属于嗜肝病毒科[7]。HBV 感染力是 HIV 病毒的 50~100 倍,通过接触感染者的血液或其它体液传染[4](http://www.who.int/immunization_delivery/new_vaccines/hepb/en/index.html)。潜伏期通常为 45~160 天(平均 120 天)[26]。急性乙型肝炎的总体病死率大约为 1%。30%~90% 在婴儿或幼儿时期感染了急性乙型肝炎病毒的病例,以及少于 5% 的在青少年及成年期感染急性乙型肝炎病毒的病例会发展为慢性乙肝病毒感染。慢性乙肝病毒感染导致慢性肝脏疾病,包括肝硬化及肝癌[7]。全世界大约有 20 亿人曾感染过乙肝病毒,大约 3.5 亿人正处于慢性感染中。根据估计,每年大约 60 万人死于急性或慢性乙肝[4]。根据人群乙肝病毒表面抗原(HBsAg)的阳性率,全球可分为高、中和低流行国家。除了前往慢性乙型肝炎病毒感染率较高的地区(即 HBsAg 阳性率≥2%),国际旅行者感染乙型肝炎病毒的风险通常较低。移民、传教士以及长期援助人员可能有较高的感染 HBV 的风险,HBV 的月发病率可能高达 240/10 万[27](http://wwwnc.cdc.gov/travel/yellowbook/2012/chapter-3-infectious-diseases-related-to-travel/hepatitis-b.htm)。目前广泛使用的疫苗是基于酵母细胞表达的重组 HBsAg。迄今为止,大约 165 个国家已经将乙型肝炎疫苗纳入婴儿常规免疫程序中,覆盖了大约 50% 的全球人口[4]。

接种对象

乙型肝炎疫苗是适用于无免疫者预防所有已知乙肝病毒亚型感染的主动免疫。最常见的旅行相关乙肝风险因素包括长期旅行、与新性伴侣的随意性行为、可能的国外医疗和牙医护理、移民社区活动以及收养携带乙肝病毒的儿童[28,29]。探险类旅行者或者那些受伤风险较高而需要在国外医疗干预的旅行者可能有更高的风险。当旅行至中或者高流行地区,例如亚洲、非洲、拉丁美洲及中东,短期旅行者感染乙肝的风险比长期居住旅行者(>1 个月)、移民和长期工作者更低(只有 1/2~1/10)。因此 WHO 推荐所有去往高流行和中流行风险地区的旅行者接种乙肝疫苗,因难以避免意外暴露,例如事故及需要侵入性操作的紧急照护[30](http://www.cdc.gov/mmwr/preview/mmwrhtml/rr5516a1.htm?s_cid=rr5516a1_e)。

从高流行国家返回家庭访友的移民及他们的子女在接种乙肝疫苗前应当筛查乙型肝炎。收养高流行国家儿童的个人也应接种乙肝疫苗。符合常规乙肝疫苗接种指征但未接种的个人,在去任何目的地前都应当接种疫苗,这也是旅行前的常规程序。

禁忌证

绝对禁忌证:该疫苗既往接种剂次出现严重过敏史,或对包括酵母在内的任何疫苗成分过敏者。相对禁忌证:伴或不伴发热的急性严重疾病者,乙肝疫苗接种应当延后。

注意事项

很多因素可降低对乙肝疫苗的免疫应答。包括年龄较大、男性、肥胖、吸烟、接种途径以及一些慢性基础性疾病。HIV 感染者及肾功能不全患者，包括正在进行血液透析和免疫系统受损的患者，初始免疫程序完成后可能无法获得足够高的抗 HBs 抗体滴度，因此此类患者需要接种额外剂次疫苗。

免疫程序

常规初始免疫程序一般在 0、1、6 个月龄时接种，并在第 7 月龄开始产生最佳保护（>90% 的个体），直到年龄小于 40 周岁的健康成人中均可产生高滴度抗体[31,32]。替代免疫程序（例如：0、1、4 月龄或 0、2、4 月龄）已经被证实能够和 0、1、6 月龄的程序产生相似的每一剂次及全程血清保护率[33]。最小接种间隔应严格遵守（表 11.3），但延长接种间隔不会改变免疫原性或需要重新执行接种程序。

当采用不同制造商生产的疫苗完成整个接种程序时，未观察到免疫原性的差异[34]。免疫功能正常的个体，若完成完整的免疫接种程序后产生了免疫反应，无需再次加强免疫[12,34]。然而，对免疫系统受损的个体（例如有慢性肾衰竭、接受血液透析的患者、HIV 阳性的个体），应进行加强免疫以维持抗 HBs 抗体滴度达到或超过 10IU/L 的保护水平。免疫系统受损的个体，建议接种疫苗后每 6~12 个月进行抗体检测。

表 11.3　成人常规旅行疫苗汇总

病种	疫苗种类；商品名（厂商）	效力	初始免疫程序-成人	加强免疫	加速程序	孕妇或哺乳期	备注
甲肝	灭活病毒抗原；Havrix（GlaxoSmithKline）	2 周内 70%~80%；4 周内 >95%	成人 ≥19/>16 岁：1.0ml（1440 ELISA 单位）三角肌注射，分别在 0 和 6~12 个月接种	无	无	C 类疫苗，哺乳期无禁忌	可以替代作为之前接种过 Avaxim，Epaxal 或 Vaqta 的第二剂次
甲肝	灭活病毒抗原；VAQTA（Merck）	2 周内 70%~80%；4 周内 >95%	成人 ≥19 岁：1.0ml（50 单位）三角肌注射，分别在 0 和 6~18 个月接种	无	无	C 类疫苗，哺乳期无禁忌	可以替代作为之前接种过 Epaxal，Havrix 或 Vaqta 的第二剂次
甲肝	灭活病毒抗原；Avaxim（Sanofi Pasteur）	2 周内 >90%；4 周内 100%	成人：0.5ml（160 单位）三角肌注射，分别在 0 和 6~36 个月接种	无	无	C 类疫苗，哺乳期无禁忌	可以替代作为之前接种过 Epaxal，Havrix，或 Vaqta 的第二剂次
甲肝	灭活病毒颗粒形成抗原；Epaxal（Berna）	2 周内 >97%；4 周内 99%	0.5ml 三角肌注射，分别在 0 和 12 个月接种	无	无	C 类疫苗，哺乳期无禁忌	可以替代作为之前接种过 Avaxim，Havrix，或 Vaqta 的第二剂次
甲肝	预防甲肝的免疫球蛋白（Ig）	85%~90% 保护	三角肌深处肌肉注射。逗留 <3 个月：0.02ml/kg。逗留 3~5 个月：0.06ml/kg。一个接种部位最大接种剂量：成人 5ml（对于逗留 3~5 个月 >5ml 者，选择两个接种部位）	持续暴露者需要重复接种。再次接种剂量同初次接种剂量	无	孕妇接种安全	见正文：接种 MMR 或水痘疫苗，与使用 Ig 应满足最小间隔时间
甲肝乙肝联合疫苗	灭活病毒抗原；Twinrix 成人（GlaxoSmithKline）	完成 3 剂次以后甲肝保护率 100%，乙肝保护率 94%	成人 >18/16 岁：三角肌注射 1.0ml（甲肝 720 单位，乙肝 20μg），分别在 0、1 和 6 个月接种	无	分别在 0、7、21 天接种 1 剂次，1 年后加强 1 剂次	C 类疫苗，哺乳期无禁忌	如果在离开前不能接种两剂次，可分别接种单价甲肝和单价乙肝疫苗

表 11.3　成人常规旅行疫苗汇总(续)

病种	疫苗种类;商品名(厂商)	效力	初始免疫程序-成人	加强免疫	加速程序	孕妇或哺乳期	备注
乙肝	灭活病毒抗原;Engerix-B 重组疫苗(GlaxoSmithKline)	完成 3 剂次后 95% 保护率	成人 > 19/15 岁:1.0ml(20μg 乙肝表面抗原),三角肌注射,分别在 0、1 和 6 个月接种。透析患者使用 Engerix-B 40μg 时,采用肌肉注射,分别在 0、1、2 和 6 个月接种	免疫功能不全的患者,若接种后抗 HBs 抗体滴度 < 10mu/ml,有必要进行加强免疫	0、1、2、12 月或 0、7、21 天和 12 个月	C 类疫苗,哺乳期无禁忌	可以用 Recombivax 或 HBvax-PRO 替代
乙肝	灭活病毒抗原;Recombivax 重组疫苗(Merck)	3 剂次后 95% 保护率	成人 ≥ 19 岁:1.0ml(10μg 乙肝表面抗原),三角肌注射,分别在 0、1 和 6 个月接种。透析患者使用 Recombivax 40μg 时,分别在 0、1、2 和 6 个月接种	免疫功能不全的患者,若接种后抗 HBS 抗体滴度 < 10mu/ml,有必要进行加强免疫	0、7、21 天和 12 个月	C 类疫苗,哺乳期无禁忌	可以用 Engerix-B 或 HBvax-PRO 替代
伤寒,口服	减毒活细菌疫苗,胶囊型。伤寒 Ty21a,Vivotif(Berna)	58% ~ 80% 有效率	共 3 粒,0、2 和 4 天每天一粒。在北美免疫程序为 4 粒,0、2、4 和 6 天每天一粒	3~7 年。各国的说明书差异很大	无	C 类疫苗,没有关于孕妇或者哺乳期的临床试验,但是活疫苗应该避免在怀孕期间使用	胶囊必须冷藏,并且冷水空腹(进食前 1 小时)送服
伤寒,口服	减毒活细菌疫苗,悬浮液型。伤寒 Ty21a,Vivotif(Berna)	50% ~ 70% 有效率	0、2、4 天口服 3 剂次悬浮液	3 年	无	C 类疫苗,没有关于孕妇或者哺乳期的临床试验	疫苗成分(疫苗冻干粉和缓冲液)和胶囊必须冷藏:每剂次应按照要求在服用前混匀,并在空腹时服用
伤寒	多糖疫苗。注射剂。Typhim Vi(Sanofi Pasteur)或 Typherix(GlaxoSmithKline)	50% ~ 70% 有效率	0.5ml(25μg 纯 Vi 多糖)三角肌注射	每 2~3 年	无	C 类疫苗,没有关于孕妇或者哺乳期的临床试验	
伤寒甲肝联合疫苗	Vi 多糖和灭活甲肝疫苗。Vivaxim(Sanofi-Pasteur)或 Hepatyrix(GlaxoSmithKline)	见单价疫苗	1.0ml,肌肉注射。应在 6 ~ 12 个月时增加 1 剂次单价甲肝疫苗以完成甲肝免疫程序	甲肝没有,单价伤寒疫苗 2~3 年	无	C 类疫苗,没有关于孕妇或者哺乳期的临床试验	
流感	灭活和活病毒疫苗;流感疫苗有很多品牌	<65 岁的健康成人大约 70% ~ 90% 有效率。老年人群中只有 30% ~ 70% 的保护效率防止住院和感染流感	TIV,0.5ml 肌肉注射;TIV,0.1ml 皮内注射;LAIV,0.2ml,鼻内	每年	无	C 类疫苗,所有孕妇或将在流感季节怀孕者都应接种 TIV。母乳喂养不是接种该疫苗的禁忌证	

欧洲药品管理局(EMEA)
http://www.ema.europa.eu/ema/index.jsp? curl=/pages/home/Home_Page.jsp
欧盟(EU)——国家主管部门
http://www.ema.europa.eu/ema/index.jsp? curl=pages/medicines/general/general_content_000155.jsp&murl=menus/partners_and_networks/partners_and_networks.jsp&mid=WC0b01ac0580036d63
欧盟以外的监管机构
http://www.ema.europa.eu/ema/index.jsp? curl=pages/partners_and_networks/general/general_content_000214.jsp&murl=menus/partners_and_networks/partners_and_networks.jsp&mid=WC0b01ac058003176d&jsenabled=true

加速免疫程序

有两种可行的加速免疫程序:第一种在 0、1、2 月龄时接种,能够更快地产生保护作用,受种者依从性好;第二种是旅行者前往高流行地区的出发前 1 个月内完成乙肝疫苗接种程序,从而更加迅速地产生保护,即分别在第 0、7、21 天接种三针。上述两种加速接种程序完成后,均推荐在第一针接种后的 12 个月接种第四针,以维持长效保护[5,28,34,35]。

免疫应答检测和免疫/保护持久性

抗 HBs 抗体是唯一易检测的疫苗诱导保护性指标。疫苗接种后抗 HBs 浓度>10mIU/ml 的免疫功能正常者,即使以后抗 HBs 浓度下降至小于 10mIU/ml,也可获得对急性和慢性感染的完全保护[36-39]。持续疫苗诱导保护的机制是通过抗原特异性 B 和 T 淋巴细胞的选择性扩增和分化来维持免疫记忆[40]。当采用 0、1、6 月龄的常规接种程序时,≥96% 的受种者在首次接种后 7 个月后达到血清保护水平抗体。当采用 0、1、2 月龄(或 0、7、21 天)的加速接种程序时,首次接种后 1 个月,15%(0-7-21 天为 65.2%)的接种者具有血清保护水平抗体;第三剂次接种后 1 个月,89%(0-7-21 天为 76%)的接种者具有血清保护水平抗体。在第 12 月的第四剂次接种之后的 1 个月,95.8%(或 98.6%)的受种者达到了血清保护水平。尽管成人常规疫苗接种后不需要检测血清抗体,但对于那些后续临床管理需要了解其乙肝免疫状态的人群,推荐进行接种后检测,包括某些医疗保健和公共安全工作者、长期血液透析患者、HIV 感染者、其他免疫功能低下人群以及与 HBsAg 阳性人员有性关系或者共用注射器的伴侣[34]。

在完成乙肝初始免疫后进行了抗体检测的高风险个体中,有较小比例的健康受种者并未产生可检测的免疫应答。影响这种免疫失败的因素有年龄(>40 岁)、男性、吸烟、肥胖、HIV 感染或者慢性疾病。40 岁以上人群免疫应答小于 90%,而 65 岁以上人群中仅有 65% 至 75% 达到保护性抗 HBs 水平[4]。对于存在这些危险因素,以及处于乙肝暴露高风险的人群,应该在末次接种后 1~6 个月进行抗体血清学检测。完成初始免疫程序但未检测到抗 HBs 抗体的受种者应再次完成标准的 3 剂次免疫程序,并且在每次接种后 1 个月检测血清学抗体,直到血清阳性;或在额外的 3 剂次免疫程序完成后再进行检测。

对于那些接种乙肝疫苗已超过 10 年或者将有非常高的乙肝暴露风险(例如计划去往乙肝高流行国家进行手术操作的外科医生),而现在无法检测到抗 HBs 的个体,建议检测乙肝抗体滴度和加强接种一剂次乙肝疫苗。

不良反应

单价或联合乙型肝炎疫苗耐受性很好。不良反应通常轻微并局限于接种后 2~3 天内。最常见的局部反应为注射部位疼痛、红肿和硬结。不常见的为全身症状,包括头痛(常见于儿童)、不适、疲劳、胃肠道症状(如恶心、呕吐、腹泻、腹痛)。接种乙肝疫苗导致严重不良反应的风险远远低于患乙肝疾病本身及其慢性后遗症的风险(表 11.4)。

表 11.4 评估疾病及其后遗症风险和接种疫苗风险

疾病	患病风险或者疾病后遗症的风险	接种疫苗风险
甲肝	**旅行中患病风险:** 高流行区:1~5/1000/旅行时间(月) 低或中流行区:6~30/100 000/旅行时间(月) **病死率:** 所有:0.3% 5~14 岁:0.04%(0.004/1000) 50 岁以上:2.7%(27/1000)	已广泛使用 20 年,未报告严重不良事件
乙肝	在亚洲,非洲和拉丁美洲部分地区乙肝 HBsAg 携带率≥2%。长期援助工作人员 240/100 000/月	已广泛使用 25 年,未报告严重不良事件
伤寒	**旅行中患病风险:** 印度次大陆旅行者的伤寒发病率 10~100 倍(或大约 0.3/1000 旅行者)高于所有其他地方 病死率:12%~30%(未治疗的情况下)	未报告严重不良事件
流感	**旅行中患病风险:** 去热带亚热带国家旅行者每月 1% 患病率:游轮(17%~37%),飞机(27%~72%),20%(朝圣者)[71]	未报告严重不良事件

疾病预防控制中心-旅游相关的疾病
http://wwwnc.cdc.gov/travel/page/diseases.htm
欧洲疾病预防控制站-欧洲传染病流行病学年报-2010
http://www.ecdc.europa.eu/en/publications/Publications/Forms/ECDC_DispForm.aspx? ID=578

药物和疫苗相互作用

乙肝疫苗与乙肝免疫球蛋白或其他疫苗同时接种是安全的,如甲型肝炎疫苗、破伤风类毒素疫苗、白喉类毒素疫苗、脊灰疫苗、伤寒疫苗、霍乱疫苗、乙型脑炎疫苗、狂犬病疫苗或黄热病疫苗。只要在不同部位接种,且不混合在一个注射器中,不会降低乙肝或共同注射疫苗的免疫应答。

甲型肝炎和乙型肝炎联合疫苗

接种对象

甲肝/乙肝联合疫苗(Twinrix 儿童和 Twinrix 成人)适用于 1 岁以上、未免疫、处于感染甲肝和乙肝风险的旅行者(有些国家批准仅用于 ≥16 岁或 ≥19 岁人群,表 11.3)。甲肝乙肝联合疫苗的适用人群和单价疫苗的适用人群一致。

禁忌证

绝对禁忌证:该疫苗既往接种剂次出现严重过敏史,或对包括酵母在内的任何疫苗成分过敏者。相对禁忌证:伴或不伴发热的急性严重疾病者,甲肝乙肝联合疫苗接种应当延后。

注意事项

肥胖(BMI ≥ 30kg/m^2)会降低机体对甲肝疫苗的免疫应答。年龄较大、男性、肥胖、吸烟、接种途径及一些慢性基础性疾病可降低对乙肝疫苗的免疫应答。这些受种者存在达不到血清保护水平的风险,因而应考虑在完成 Twinrix 疫苗接种程序后进行血清学检测。

免疫程序

1ml 成人联合疫苗(Twinrix 成人)剂量中包含 720 个 ELISA 单位的甲肝抗原和 20μg 重组乙型肝炎表面抗原(HBsAg)。0.5ml 儿童联合疫苗(Twinrix 儿童)剂量中包含 360 个 ELISA 单位的甲肝抗原和 10μg 重组 HBsAg。初始常规免疫程序包含 3 剂次,分别在 0、1 和 6 月龄[30]。值得注意的是,完成 2 剂次联合疫苗可以对甲肝起到几乎 100% 的保护作用,但仅有 50%~

95% 的个体产生保护水平的抗 HBs 抗体。更高的血清保护率可在旅行者出行前完成 3 剂次疫苗程序或者加速程序后才能达到。单剂次的甲/乙型肝炎疫苗不能够提供针对甲肝病毒或者乙肝病毒的足够保护[30]。由于甲型肝炎风险更高,因此当旅行者回国接种第二针的时间不确定时,不应使用联合疫苗。

可接受及可能的加速免疫程序

对于出发前 21~28 天的成年旅行者,可使用已批准的在第 0、7、21 天及 12 个月接种 Twinrix 成人联合疫苗的加速免疫程序,该程序已被证明对甲型肝炎病毒和乙型肝炎病毒均具有良好的保护作用[41]。对于距离出发不到 3 周的旅行者,可采用 2 剂次免疫程序(间隔 7 天),可获得对甲肝病毒的保护。

免疫应答检测和免疫/保护时间

联合疫苗接种后可在 2~4 周内形成对甲型肝炎和乙型肝炎的保护。临床研究显示,第一剂次接种后 1 个月,大约 94% 的成人可产生针对甲型肝炎的特异性体液抗体,第三剂次接种后 1 个月内(即第 7 个月)达到 100%。第一剂次接种后 70% 的成人产生针对乙型肝炎的特异性体液抗体,第三剂次接种后达到大约 99%。当遇到同时需要甲肝疫苗和乙肝疫苗的加强免疫时,可以使用甲肝乙肝联合疫苗,也可以分别接种一剂次单价甲肝疫苗和单价乙肝疫苗。

不良反应

甲肝乙肝联合疫苗耐受性良好。不良反应通常轻微,一般出现于接种后 2~3 天内,且与单价疫苗类似[25]。

药物和疫苗相互作用

尽管同时接种 Twinrix 疫苗和其它疫苗并无专门研究,只要 Twinrix 疫苗与其他疫苗不混合于同一个注射器中,且在不同部位接种,未观察到有交叉反应。

伤寒疫苗

由伤寒沙门氏菌引起的伤寒在世界范围内普遍存

在,是与卫生条件差和受污染的食物和水供应有关的疾病。急性或慢性感染的人为传染源。去往印度次大陆感染伤寒的风险最高,其次是东南亚国家[42,43]。去往印度次大陆的旅行者中,发病率比其它所有地区高 10~100 倍(或估计约 0.3 人/千名旅行者)[44-47]。印度次大陆和东南亚地区出现的喹诺酮耐药伤寒沙门氏菌已经无法通过简单口服治疗,感染者经常需要住院接受有效抗生素的静脉注射治疗。

全球目前有两种伤寒疫苗:注射的纯化 Vi 荚膜多糖疫苗和口服的 Ty21a 减毒活疫苗。含有 Vi 多糖伤寒疫苗和灭活甲肝疫苗的联合疫苗(Hepatyrix、Vivaxim、ViATIM)已经在多个国家使用以预防这两种疾病(表 11. 1)[48-50]。现有的伤寒疫苗不能够提供针对副伤寒沙门氏菌的有效保护,这也是旅行者发生副伤寒的原因[44]。

接种对象

推荐前往发展中国家的旅行者接种伤寒疫苗。根据旅行类型(例如在常规旅游行程以外、在狭小偏远地区饮食)、逗留期限、饮食习惯(例如喜欢尝试新奇食物)、与当地居民接触(例如与当地人一起住宿)等患病风险不同,疫苗接种也不同。尽管如此,即使参加短期高档行程的个人也经常出现伤寒[45]。建议所有去往高风险国家的旅行者接种伤寒疫苗。对于前往中等风险国家的短期旅行者,如果他们的计划行程有较高的感染风险或者希望获得最大保护以规避风险,也可以考虑接种伤寒疫苗。即使旅行者已经接种了伤寒疫苗,也应在食物和饮水方面加以防范,因为疫苗并非提供完全保护,大量病菌经口进入体内最终也会摧毁机体最佳的抗体应答。

禁忌

既往接种后或者对疫苗成分发生严重的过敏反应(例如过敏性休克)。口服伤寒活疫苗包含减毒 Ty21a 伤寒沙门氏菌的活菌体,理论上孕妇禁止接种疫苗,因为没有关于孕妇或者免疫功能低下人群的安全性数据。然而,家庭成员接种该疫苗并不会给免疫功能低下者带来风险,因为接种者的粪便中无法分离到疫苗菌株。

注意事项

伴或不伴发热的中重度急性疾病应暂缓接种。当出现恶心、呕吐或腹泻的情况不应口服 Ty21a 伤寒疫苗。炎症性肠病或胃肠道其他溃疡性疾病患者应谨慎接种。疫苗应当在 5±3℃ 的冰箱中保存,但即使在 25℃ 保存 7 天也能保持稳定性[51]。短期(<24 小时)暴露于更高的 37℃ 环境也不会影响疫苗效力。如果 Ty21a 疫苗不慎被冷冻,应当在冰箱中缓慢解冻。在接种过程及接种前后 48~72 小时,应避免饮用含酒精饮料和服用抗生素。理想情况下,不同活体抗原疫苗应同时接种或间隔 4 周接种。但在必要情况下,口服伤寒疫苗可以与其他活病毒疫苗或免疫球蛋白同时、或前后任何间隔时间内使用。

免疫程序

伤寒 Vi 多糖疫苗

伤寒 Vi 多糖疫苗用于成人及 2 岁及以上儿童。该疫苗只需肌肉注射 1 剂次(0. 5ml),尤其适用于依从性较差的情况。与注射疫苗不同之处是,当由旅行者在家自行服用口服疫苗情况下,可能导致不依从或只能达到次优效果[52]。伤寒 Vi 多糖疫苗应当在暴露前至少 2 周前接种,以获得最佳免疫反应。在重复或持续暴露于风险的情况下,应每 2 年(美国)至 3 年(许多其他国家)注射一剂次疫苗。

Ty21a 口服伤寒疫苗

Ty21a 口服伤寒疫苗有两种分发剂型:一种在美国、加拿大及欧洲使用的肠溶胶囊,另一种为悬浮剂,在美国尚未使用。口服伤寒胶囊疫苗有两种不同的免疫程序。在美国和加拿大,成人和 6 岁及以上儿童采用四剂次免疫程序。在欧洲和其他国家,通常采用三剂次免疫程序。无论推荐使用的是四剂还是三剂,免疫程序均是在隔日服用一粒胶囊。胶囊应当在空腹时用冷水、温水(不超过 37℃)或牛奶服用,胶囊应冰箱冷藏。胶囊内容物不能打开后与食物和饮料混合。对于持续或者重复暴露的人群,建议每 3~7 年(根据各国批准程序)重复四剂或三剂疫苗的程序。两项研究表明,液体 Ty21a 疫苗较胶囊有更显著的效果[53]。最后一次接种应当至少在暴露 1 周前完成。

关于 Ty21a 口服疫苗免疫程序中断后如何再次接种的数据非常有限(见下文)。一般认为,若距离上次接种<3 周,可继续完成剩余剂次;若距离上次接种超过 3 周且未完成免疫程序,则需要重新全程接种。

免疫应答检测和免疫/保护时间

伤寒 Vi 多糖疫苗

在有沙门氏菌持续暴露地区的现场试验显示,接种后 17 个月的效力为 72%。另一项随访研究显示 21 个月效力为 64%,36 个月效力为 55%。最近在印度开展的一项研究显示疫苗总体效力为 61%,在 2~5 岁儿童中效力为 80%[54]。重复接种不会对初始接种产生强化作用。在旅行者中的疫苗效力研究尚未开展。Typhim Vi 和 Typherix 显示出同等免疫原性。

Ty21a 口服伤寒疫苗

对于在流行地区有持续沙门氏菌环境暴露的个体,三剂次肠溶胶囊的 3 年保护率为 67%,7 年保护率为 62%[53]。四剂次接种程序较三剂次接种程序可提供更高的保护率。某些受种者接受四剂次程序后的保护性免疫能够持续多达 5~7 年,但在旅行者中可能较短。在免疫程序完成前,各接种剂次间隔的延长将会增加受种者感染疾病的风险。研究表明,液体制剂比胶囊制剂(三剂次程序)有更高的免疫原性,5 年保护率为 78%。在旅行者中尚无充分的效力试验。

不良反应

伤寒 Vi 多糖疫苗耐受性非常好[55],发热或者流感样症状的报告发生率低于 1%。Ty21a 疫苗相关的最常见不良反应是腹部不适,其他还包括恶心、呕吐、皮疹、荨麻疹或头痛(0~5%)。

药物和疫苗相互作用

伤寒 Vi 多糖疫苗与其他疫苗同时接种,例如黄热病疫苗、麻风腮疫苗、破伤风疫苗、甲肝疫苗或乙肝疫苗均不会减弱其免疫应答。

口服 Ty21a 疫苗可以和其他活病毒疫苗(例如黄热病或麻风腮疫苗)同时或以任意间隔接种。当与口服霍乱活疫苗同时使用时,两种疫苗都能保持其免疫原性;不过最好间隔至少 8 小时。

如果同时使用抗生素、抗疟药(氯胍、甲氟喹和氯喹)和酒精,可能会抑制 Ty21a 疫苗的效果。患者应在抗生素停药至少 24~72 小时后接种疫苗,完成接种后 48~72 小时不得使用抗生素。

氯胍可能会干扰伤寒疫苗免疫应答,但这些有限的研究数据是使用了比目前的联合抗疟药物更高剂量的氯胍,联合药物是阿托伐醌加氯胍(Malarone)。一项同时服用阿托伐醌加氯胍和口服 Ty21a 疫苗的效力研究表明:同时使用阿托伐醌加氯胍不影响对 Ty21a 的血清 IgA 或 IgG 应答,因此对同时使用 Malarone 和 Ty21a 疫苗没有限制[56]。

体外实验显示,盐酸甲氟喹可抑制口服 Ty21a 疫苗,且半衰期长,因此口服伤寒疫苗至少 72 小时后才能开始使用预防性甲氟喹。

流感疫苗

呼吸道疾病是仅次于腹泻的旅行者常见疾病,这可能与大量旅行者人群近距离密切接触有关[57]。最新数据显示,流行性感冒(流感)是旅行者中最常见的疫苗可预防的疾病(见第 52 章),每月前往热带和亚热带国家的旅行者中,大约 1% 会发生流感[58,59]。流感在温带国家属于冬季疾病,但在热带国家全年流行,在游轮上也存在全年传播[60-62]。流感季节在北半球温带地区是 11 月至次年 4 月份,在南半球则是每年 4~10 月份。

大多数国家的流行性感冒指南并没有为旅行医学从业者处理复杂旅行相关问题提供详尽的指导性信息。虽然每个国家的主管部门都明确了应优先接种流感疫苗的高风险旅行者人群,但所有旅行者都有患流感的风险,所以在目的地流感季节期间到达的旅客应考虑接种流感疫苗。

目前有 2 种亚型的甲型流感(H3N2 和 H1N1)以及乙型流感的一株(乙型流感不分亚型)在人与人之间传播,所以季节性流感疫苗是三价的[61]。由于流感病毒持续发生抗原漂移,世界卫生组织每年给出两组疫苗的推荐意见[63]:①2 月制定针对北半球下一个冬季流行季(11 月~次年 4 月);②9 月份制定针对南半球下一个冬季流行季(4~10 月)。在每一个时间节点(2 月和 9 月),开始为期 6 个月的生产周期。即使北半球和南半球的疫苗只是在不同时间由跨国公司的同一工厂生产,南半球的疫苗不用于北半球国家,反之亦然。在一些热带国家,无论南半球还是北半球最近生产的疫苗,都可以使用。

由于疫苗种子株全部为世界卫生组织提供的、使用相似技术生产的标准品,因而所有品牌的流感疫苗都被认为是等效的。在北美洲,每年北半球冬季流行季都生产一种与注射用疫苗病毒组分相同的鼻内减毒活疫苗(LAIV,Flumist,MedImmune),仅被批准用于 2

岁至 49 岁的人[64-66]。

接种对象

流感疫苗适用于所有 6 月龄及以上旅行者，特别是患有慢性或损伤性疾病的旅行者，对于有以下情况且希望将流感风险降到最低的旅行者，强烈推荐接种疫苗[67]：

- 任何时间前往热带地区
- 任何时间参加游轮旅行
- 前往或者停留处于流感（冬季）季节的温带地区

所有麦加朝圣者[68,69]、跟随大型组织团体的旅行者，以及去往大型集会的旅行者，无论任何时间，均应接种流感疫苗。

禁忌证

- 既往接种后发生严重过敏反应（例如过敏症）或者对疫苗成分过敏的
- 患者有鸡蛋或者鸡蛋蛋白过敏史，但不包括较轻微反应（例如荨麻疹）[70]
- 不应使用鼻内流感活病毒疫苗的人群有：心血管或肺系统慢性疾病，包括哮喘或气道反应性疾病的患者；患有基础性疾病，如代谢性疾病（包括糖尿病）、肾功能障碍或血红蛋白病的人；或患有已知或疑似免疫缺陷病的人或正在接受免疫抑制疗法的人
- 如果医护人员接种减毒活疫苗，应在接种后 7 天内避免接触严重免疫功能低下的患者
- 孕期不应接种活疫苗

注意事项

伴或不伴发热的中重度疾病应暂缓接种。既往接种流感疫苗后 6 周内出现格林巴利（Guillain-Barré）综合征者不应接种。

免疫程序

不同国家之间的免疫程序可能有细微差异，但由于世界范围内的制造者和生产工厂仅限于少数几家，因此免疫程序大体上是类似的。对于 36 月龄及以上接种者，流感疫苗接种程序为，每年肌肉注射 1 剂次 0.5ml 当年生产的疫苗（三价灭活流感疫苗，TIV）。6 月龄至 35 月龄的儿童，肌肉注射 1 剂次 0.25ml 的疫苗。2~49 岁人群使用的鼻内活流感疫苗为 0.2ml 的预充式一次性喷雾剂，平均喷洒在两个鼻孔中。6 月龄至 8 周岁儿童首次接种流感疫苗时应当间隔 1 个月接种 2 剂次与其年龄相适应的剂量。在一些国家，18~64 岁人群可以使用一种皮内注射（ID）三价灭活流感疫苗，每剂次剂量为 0.1ml，含有三种毒株各 9μg 抗原。65 岁以上人群可以使用含有更高抗原剂量（每种毒株 60μg）的肌肉注射三价灭活疫苗。使用水包油乳剂作为佐剂的流感疫苗在一些国家也得到使用，但尚未在权威指南中找到独立的依据。这些佐剂已作为抗原节约策略用于应对 pH1N1（2009）和 H5N1 菌株大流行的疫苗制备过程中。假如旅行计划处于流感季节中且已经有当年的疫苗，则应该接种该类型的疫苗。对于在 4~10 月从北半球温带地区去往南半球的旅行者，如果上一年秋冬季没有接种过，则应当接种最新的流感疫苗。尚无证据支持上个秋季接种过流感疫苗的夏季旅行者需要进行再次接种。温带地区旅行者如果计划在另一个半球的流感季节长期停留，可能需要接种目的地最新的疫苗。来自热带地区的旅行者如果在当年尚未接种过流感疫苗，则应接种当时当地最新的流感疫苗。

免疫应答检测和免疫／保护时间

尽管接种疫苗后达到某些抗体滴度与人群的免疫保护水平有较好的相关性，但是否达到某一抗体阈值（通常定义为血凝素滴度 1∶32 或 1∶40）的意义对个体而言尚未完全阐明。然而，65 岁以下健康成年人中的保护效力介于 70%~90%，在 65 岁以上人群中更低[71]。一种含有每种毒株 60μg（而不是标准 15μg）的三价灭活流感疫苗被批准用于 65 岁及以上人群，且已经显示出更高的几何平均血凝素抑制滴度（HI），但是仍缺乏在临床方面对流感保护的数据[72]。保护期已被证明介于 3~6 个月之间，然而研究还表明，在同一个为期 12 个月的流感周期内，接种第 2 剂次相同成分疫苗并没有额外益处。

不良反应

流感疫苗接种后最常见的不良反应为注射部位疼痛和肿胀，在高剂量和皮内注射三价灭活流感疫苗时更常见。接种后 6~12 小时很少出现发热、不适或肌肉疼痛。超敏反应（荨麻疹、血管性水肿、过敏性哮喘和全身性过敏反应）罕见，可能与残余鸡蛋蛋白有关。鼻内流

感活疫苗一般具有轻微的不良反应,包括流鼻涕或鼻塞、咳嗽、头痛、喉咙痛、畏寒、疲倦或虚弱感。现有研究尚未显示接种流感疫苗会增加格林巴利综合征发病率。所有瓶装多剂次的流感疫苗均含有 $25\mu g$ 硫柳汞(0.01% 硫柳汞)作为防腐剂,一些消费者可能会关注这个问题,但尚无可靠的数据证实防腐剂会导致安全问题。一些国家强制要求,对于低龄儿童使用的流感疫苗不含硫柳汞且为单剂次注射器或容器包装。

(刘元宝 黄昊頔 译,
傅更锋 周明浩 黄祖瑚 校)

参考文献

1. Mayer CA, Neilson AA. Hepatitis A – prevention in travelers. Aust Fam Physician 2010;39(12):924–8.
2. Steffen R, Amitirigala I, Mutsch M. Health risks among travelers – need for regular updates. J Travel Med 2008;15:145–6.
3. Luxemburger C, Dutta AK. Overlapping epidemiologies of hepatitis A and typhoid fever: the needs of the traveler. J Travel Med 2005;12:s12–21.
4. World Health Organization. Hepatitis. Available at www.who.int/csr/disease/hepatitis/en/index.html (Accessed 29 July 2011).
5. Centers for Disease Control and Prevention. Hepatitis A. In: Atkinson W, Hamborsky J, McIntyre L, Wolfe S, editors. Epidemiology and Prevention of Vaccine-preventable Diseases. 9th ed. Washington DC: Public Health Foundation; 2006. p. 193–206.
6. National Health and Medical Research Council. The Australian Immunization Handbook. 9th ed. Canberra: National Health and Medical Research Council; 2008.
7. Centers for Disease Control and Prevention. CDC Health Information for International Travel 2012. New York: Oxford University Press; 2012.
8. Steffen R. Changing travel-related global epidemiology of hepatitis A. Am J Med 2005;118:46S–9S.
9. Askling Hh, Rombo L, Andersson Y, et al. Hepatitis A risk in travelers. J Travel Med 2009;16:233–8.
10. Advisory Committee on Immunization Practices (ACIP), Centers for Disease Control and Prevention (CDC). Update: Prevention of hepatitis A after exposure to hepatitis A virus and in international travelers. Updated recommendations of the Advisory Committee on Immunization Practices (ACIP). MMWR Morb Mortal Wkly Rep 2007;56(41):1080–4.
11. Mofenson LM, Brady MT, Danner SP, et al. Guidelines for the prevention and treatment of opportunistic infections among HIV-exposed and HIV-infected children: Recommendations from CDC, The National Institutes of Health, The HIV Medicine Association of The Infectious Diseases Society of America, the Pediatric Infectious Diseases Society, and The American Academy of Pediatrics. MMWR Recomm Rep 2009;58(RR-11):1–166.
12. Van Damme P, Banatvala J, Fay O, et al. Hepatitis A booster vaccination: is there a need? Lancet 2003;362:1065–71.
13. Grabenstein JD. Hepatitis A vaccine. ImmunoFacts 2006:175–85.
14. Landry P, Tremblay S, Darioli R, et al. Inactivated hepatitis A vaccine booster given ≥24 months after the primary dose. Vaccine 2000;19(4–5):399–402.
15. Iwarson S, Lindh M, Widerström L. Excellent booster response 4 to 8 years after a single primary dose of an inactivated hepatitis A vaccine. J Travel Med 2004;11(2):120–1.
16. Williams JL, Bruden DA, Cagle HH, et al. Hepatitis A vaccine: immunogenicity following administration of a delayed immunization schedule in infants, children and adults. Vaccine 2003;21(23):3208–11.
17. Beck BR, Hatz C, Brönnimann R, et al. Successful booster antibody response up to 54 months after single primary vaccination with virosome-formulated, aluminum-free hepatitis A vaccine. Clin Infect Dis 2003;37(9):126–8.
18. Beck BR, Hatz CF, Loutan L, et al. Immunogenicity of booster vaccination with a virosomal hepatitis A vaccine after primary immunization with an aluminum-adsorbed hepatitis A vaccine. J Travel Med 2004;11(4):201–6.
19. Van Damme P, Van Herck K. A review of the long-term protection after hepatitis A and B vaccination. Travel Med Infect Dis 2007;5(2):79–84.
20. Van Herck K, Van Damme P, Lievens M, et al. Hepatitis A vaccine: indirect evidence of immune memory 12 years after the primary course. J Med Virol 2004;72(2):194–6.
21. Bovier PA, Bock J, Ebengo TF, et al. Predicted 30-year protection after vaccination with an aluminum-free virosomal hepatitis A vaccine. J Med Virol 2010;82(10):1629–34.
22. Vidor E, Dumas R, Porteret V, et al. Aventis Pasteur vaccines containing inactivated hepatitis A virus: a compilation of immunogenicity data. Eur J Clin Microbiol Infect Dis 2004;23(4):300–9.
23. Van Herck K, Jacquet JM, Van Damme P. Antibody persistence and immune memory in healthy adults following vaccination with a two-dose inactivated hepatitis A vaccine: Long-term follow-up at 15 years. J Med Virol 2011;83:1885–91.
24. Lemon SM. Immunologic approaches to assessing the response to inactivated hepatitis A vaccine. J Hepatol 1993;18(Suppl 2):S15–9.
25. Zuckerman JN, Connor BA, von Sonnenburg F. Hepatitis A and B booster recommendations: implications for travelers. Clin Infect Dis 2005 Oct 1;41(7):1020–6.
26. Spira AM. A review of combined hepatitis A and hepatitis B vaccination for travelers. Clin Ther 2003;25:2337–51.
27. Zuckerman Jn, Van Damme P, Van Herck K, et al. Vaccination options for last-minute travelers in need of travel-related prophylaxis against hepatitis A and B and typhoid fever: a practical guide. Travel Med Infect Dis 2003;1:219–26.
28. Keystone JS. Travel-related hepatitis B: risk factors and prevention using an accelerated vaccination schedule. Am J Med 2005 Oct;118(Suppl 10A):63S–8S.
29. Connor BA, Jacobs RJ, Meyerhoff AS. Hepatitis B risks and immunization coverage among American travelers. Travel Med 2006;13(5):273–80.
30. Committee to Advise on Tropical Medicine and Travel (CATMAT). Statement on hepatitis vaccines for travelers. An Advisory Committee Statement (ACS). Can Commun Dis Rep 2008;34(ACS-2):1–24.
31. Andre FE. Summary of safety and efficacy data on a yeast-derived hepatitis B vaccine. Am J Med 1989;87(Suppl 3A):S14–20.
32. Zajac BA, West DJ, McAleer WJ, et al. Overview of clinical studies with hepatitis B vaccine made by recombinant DNA. J Infect 1986;13(Suppl A):39–45.
33. Lemon SM, Thomas DL. Vaccines to prevent viral hepatitis. N Engl J Med 1997;336:196–204.
34. Mast EE, Weinbaum CM, Fiore AE, et al. Advisory Committee on Immunization Practices (ACIP) Centers for Disease Control and Prevention (CDC). A comprehensive immunization strategy to eliminate transmission of hepatitis B virus infection in the United States: recommendations of the Advisory Committee on Immunization Practices (ACIP) Part II: immunization of adults. MMWR Recomm Rep 2006;55(RR-16):1–33; Erratum in: MMWR Morb Mortal Wkly Rep 2007;56(42):1114.
35. Keystone JS, Hershey JH. The underestimated risk of hepatitis A and hepatitis B: benefits of an accelerated vaccination schedule. Int J Infect Dis 2008;12(1):3–11.
36. Francis DP, Hadler SC, Thompson SE, et al. The prevention of hepatitis B with vaccine: report of the Centers for Disease Control multi-center efficacy trial among homosexual men. Ann Intern Med 1982;97:362–6.
37. Hadler SC, Francis DP, Maynard JE, et al. Long-term immunogenicity and efficacy of hepatitis B vaccine in homosexual men. N Engl J Med 1986;315:209–14.
38. Jack AD, Hall AJ, Maine N, et al. What level of hepatitis B antibody is protective? J Infect Dis 1999;179:489–92.
39. Szmuness W, Stevens CE, Harley EJ, et al. Hepatitis B vaccine: demonstration of efficacy in a controlled clinical trial in a high-risk population in the United States. N Engl J Med 1980;303:833–41.
40. Banatvala JE, Van Damme P. Hepatitis B vaccine-do we need boosters? J Viral Hepat 2003;10:1–6.
41. Nothdurft HD, Zuckerman J, Stoffel M, et al. Accelerated vaccination schedules provide protection against hepatitis A and B in last-minute travelers. J Travel Med 2004;11:260–2.
42. Crump JA, Luby SP, Mintz ED. The global burden of typhoid fever. Bull World Health Organ 2004;82:346–53.
43. Freedman DO, Weld LH, Kozarsky PE, et al. Spectrum of disease and relation to place of exposure among ill returned travelers. N Engl J Med 2006;354:119–30.
44. Connor BA, Schwartz E. Typhoid and paratyphoid fever in travelers. Lancet Infect Dis 2005;5:623–8.
45. Steinberg EB, Bishop R, Haber P, et al. Typhoid fever in travelers: who

should be targeted for prevention? Clin Infect Dis 2004;39:186–91.

46. Mermin JH, Townes JM, Gerber M, et al. Typhoid fever in the United States, 1985–1994: changing risks of international travel and increasing antimicrobial resistance. Arch Intern Med 1998;158:633–8.

47. Meltzer E, Schwartz E. Enteric fever: a travel medicine oriented view. Curr Opin Infect Dis Oct 2010;23(5):432–7.

48. Beran J, Beutels M, Levie K, et al. A single dose, combined vaccine against typhoid fever and hepatitis A: consistency, immunogenicity and reactogenicity. J Travel Med 2000;7:246–52.

49. Guzman CA, Borsutzky S, Griot-Wenk M, et al. Vaccines against typhoid fever. Vaccine 2006;24:3804–11.

50. Loebermann M, Kollaritsch H, Ziegler T, et al. A randomized, open-label study of the immunogenicity and reactogenicity of three lots of a combined typhoid fever/hepatitis A vaccine in healthy adults. Clin Ther 2004;26:1084–91.

51. Cryz Jr SJ, Pasteris O, Varallyay SJ, et al. Factors influencing the stability of live oral attenuated bacterial vaccines. Dev Biol Stand 1996;87:277–81.

52. Kaplan DT, Hill DR. Compliance with live, oral Ty21a typhoid vaccine. JAMA 1992;267:1074.

53. Levine MM, Ferreccio C, Abrego P, et al. Duration of efficacy of Ty21a, attenuated Salmonella typhi live oral vaccine. Vaccine 1999;17(suppl 2): S22–7.

54. Sur D, Ochiai RL, Bhattacharya SK, et al. A cluster-randomized effectiveness trial of Vi typhoid vaccine in India. N Engl J Med Jul 23 2009;361(4):335–44.

55. Begier EM, Burwen DR, Haber P, et al. Postmarketing safety surveillance for typhoid fever vaccines from the Vaccine Adverse Event Reporting System, July 1990 through June 2002. Clin Infect Dis 2004;38:771–9.

56. Faucher JK, Binder R, Missinou MA, et al. Efficacy of Atovaquone/Proguanil for Malaria Prophylaxis in Children and Its Effect on the Immunogenicity of Live Oral Typhoid and Cholera Vaccines. Clin Infect Dis 2002;35:1147–54.

57. Leder K, Sundararajan V, Weld L, et al. Respiratory tract infections in travelers: a review of the GeoSentinel surveillance network. Clin Infect Dis 2003;36:399–406.

58. Mutsch M, Tavernini M, Marx A, et al. Influenza virus infection in travelers to tropical and subtropical countries. Clin Infect Dis 2005;40:1282–7.

59. Leggat PA, Leder K. Reducing the impact of influenza among travelers. J Travel Med 2010;17:363–6.

60. Miller JM, Tam TW, Maloney S, et al. Cruise ships: high-risk passengers and the global spread of new influenza viruses. Clin Infect Dis

2000;31:433–8.

61. Freedman DO, Leder K. Influenza: changing approaches to prevention and treatment in travelers. J Travel Med 2005;12:36–44.

62. Brotherton JM, Delpech VC, Gilbert GL, et al. A large outbreak of influenza A and B on a cruise ship causing widespread morbidity. Epidemiol Infect 2003;130:263–71.

63. Barr Ig, McCauley J, Cox N, et al. Epidemiological, antigenic and genetic characteristics of seasonal influenza A(H1N1), A(H3N2) and B influenza viruses: basis for the WHO recommendation on the composition of influenza vaccines for use in the 2009–10 Northern Hemisphere season. Vaccine Feb 3 2010;28(5):1156–67.

64. Belshe R, Lee MS, Walker RE, et al. Safety, immunogenicity and efficacy of intranasal, live attenuated influenza vaccine. Expert Rev Vaccines 2004;3:643–54.

65. Sasaki S, Jaimes MC, Holmes TH, et al. Comparison of the influenza virus-specific effector and memory B-cell responses to immunization of children and adults with live attenuated or inactivated influenza virus vaccines. J Virol 2007;81:215–28.

66. Fleming DM, Crovari P, Wahn U, et al. Comparison of the efficacy and safety of live attenuated cold-adapted influenza vaccine, trivalent, with trivalent inactivated influenza virus vaccine in children and adolescents with asthma. Pediatr Infect Dis J 2006;25:860–9.

67. Statement on travel, influenza, and prevention. Can Commun Dis Rep 2005;31:1–8.

68. Balkhy HH, Memish ZA, Bafaqeer S, et al. Influenza a common viral infection among Hajj pilgrims: time for routine surveillance and vaccination. J Travel Med 2004;11:82–6.

69. Mustafa AN, Gessner BD, Ismail R, et al. A case-control study of influenza vaccine effectiveness among Malaysian pilgrims attending the Hajj in Saudi Arabia. Int J Infect Dis 2003;7:210–4.

70. CDC. Prevention and Control of Influenza with Vaccines: Recommendations of the Advisory Committee on Immunization Practices (ACIP), 2011. MMWR – MMWR Aug 26 2011;60: 1128–32.

71. Smith NM, Bresee JS, Shay DK, et al. Prevention and Control of Influenza: recommendations of the Advisory Committee on Immunization Practices (ACIP). MMWR Recomm Rep 2006;55:1–42.

72. Falsey AR, Treanor JJ, Tornieporth N, et al. Randomized, double-blind controlled phase 3 trial comparing the immunogenicity of high-dose and standard-dose influenza vaccine in adults 65 years of age and older. J Infect Dis 2009;200:172–80.

特殊成人旅行疫苗：黄热病疫苗、脑膜炎球菌疫苗、乙型脑炎疫苗、蜱传脑炎疫苗、狂犬病疫苗、脊髓灰质炎疫苗和霍乱疫苗

Joseph Torresi and Herwlg Kollaritsch

要点

- 给旅行者的疫苗接种推荐方案，是基于在给定旅行行程中，疫苗可预防疾病的预期暴露风险、患病后疾病严重程度以及疫苗本身的任何风险
- 每种疫苗可预防疾病的风险取决于目的地疾病流行情况以及旅行者个体化的危险因素，包括娱乐和职业性活动、旅行和住宿方式、旅行时间、与当地居民的密切接触程度（包括性关系）以及旅行季节
- 特殊旅行疫苗分为必须接种、推荐接种和特殊情况下接种三种类型。必须接种的疫苗包括特定行程所需的黄热病疫苗和脑膜炎球菌疫苗（仅限朝觐旅行）；推荐接种的疫苗包括乙型脑炎疫苗、蜱传脑炎疫苗、狂犬病疫苗、脊髓灰质炎疫苗和霍乱疫苗；特殊情况下需要的疫苗包括炭疽疫苗、天花疫苗和鼠疫疫苗

引言

基于疾病传播的地区模式，在一个国家被认为是常规或标准接种的疫苗对于来自另一个国家的旅行者可能仅作为旅行疫苗。典型的例子是乙型脑炎（JE）疫苗、狂犬病疫苗和黄热病疫苗，对于乙型脑炎、狂犬病和黄热病传播高风险国家的居民均需要常规接种上述疫苗，但对前往这些国家的旅行者，则认为是旅行疫苗。

针对一种特定疾病有多个制造商生产的多种疫苗，现有的旅行疫苗产品配方差异进一步导致了国际免疫接种规范的复杂化。一家疫苗制造商生产的特定疫苗在不同国家获得许可时使用了不同商品名称、不同接种程序和不同加强剂次间隔，这也造成了混淆。表 12.1 列举了常用旅行疫苗的商品名称。大多数旅行者能够在离开祖国之前完成推荐的特定疫苗初始免疫程序，但对于另外一些旅行者，特别是长期旅行者、侨民和移民等可能在国内开始免疫接种，在目的地国家接受后续接种以完成初始免疫或加强免疫程序。当这种情况不可避免时，不同国家之间的疫苗产品和接种程序差异可能影响免疫计划。本章节在阐述加速免疫程序时将提供相关信息。大多数疫苗免疫程序规定了首剂次的最小年龄以及后续剂次之间的最小时间间隔，这些最小时间间隔一般比通用的时间间隔要求更短。通常情况下，如果某疫苗接种程序的某一剂次漏种或者延迟，并不需要重新执行接种程序，只需要补种漏种或延迟的剂次并记录在案，并以该剂次为起点，后续剂次的补种应遵循与该年龄相适应的最小时间间隔。

表 12.1 全球重要旅行相关成人用疫苗商品名列表

疫苗	商品名
霍乱疫苗（口服）	Dukoral, Shanchol
乙型脑炎疫苗	Ixiaro, Jespect, Imojev, Japanese Encephalitis Vaccine（live 14-14-2）
脑膜炎球菌多糖疫苗	Menomune, Mencevax ACWY, ACWY Vax, MenceACW, Polysaccharide Meningococcal A+C Vaccine, MenAfriVac, Menomune A/C, Meningovax A+C, Vacina Antimeningococic A+C, Meninvact, Vacina Meningococica A + C, MeningokokkenImpfstoff A+C, Imovax Meningo A+C, Mencevax AC, Menpovax A+C, Mengivac A+C, Meningococcal Polysaccharide vaccine, Vaccin Meningoccique Mérieux, MeNZB

表 12.1　全球重要旅行相关成人用疫苗商品名列表(续)

疫苗	商品名
脑膜炎球菌结合疫苗	Menactra(ACWY),Menveo(ACWY),Nimenrix(ACWY),Menjugate(C),Neisvac-C,Meningitec(C),VacinameningococcicaconjugadaGrupo C
狂犬病疫苗	Imovax Rabies,Imovax Rabies HT,Rabies Imovax,ImmovaxRabbia,RabAvert Rabies Vaccine BP,VeroRab,Rabipur,Rabipur,Rabies Vaccine Adsorbed,Lyssavac,Lyssavac N,Rabies MIRV,Tollwut-Impfstoff(HDC),TRC VeroRab,Rabies Vero,Rabivac,Speeda,Abhayrab
狂犬病免疫球蛋白	Imogam,Imogam Rabies HT,Bayrab,HyperRAB,HyperRAB S/D,Berirab,Imogam Rabia,Imogam Rage,Tollwutglobulin,Favirab(equine)
黄热病疫苗	YF-Vax,Stamaril,Arilvax,Yellow Fever Vaccine(live),Vacina contra Febre Amarela
蜱传脑炎疫苗	Encepur,FSME-Immun;俄罗斯及周边国家:TBE vaccine Chumakow,Encevir

使用最广泛的商品名列于第一位。除特殊标注的接种方式外,以上疫苗均通过肠外途径接种

WHO 制定并采用了最后更新于 2005 年的国际卫生条例(IHRs)。关于国际旅行者疫苗接种需要的指南可以在 WHO 每年公布的国际旅行与健康一书中找到(电子版地址:www.who.int/ith)。2005 年版国际卫生条例仅指定了针对黄热病一种疾病的疫苗要求,但是也提及了允许在国际公共卫生紧急情况下快速引入其他国际旅行疫苗要求。WHO 也定期发布并更新疫苗的"立场文件"(http://www.who.int/immunization/documents/positionpapers/en/index.html)。这些立场文件尽管不是为旅行医学专家专门撰写的,但对目前有关疫苗的知识提供了很好的回顾。此外,这些文件代表了 WHO 的官方立场,因此可作为有效参考依据。

美国 CDC 也为国际旅行者制定了指南和信息,并发布于 CDC 所出版的《国际旅行健康信息》(Health Informationfor International Travel)一书(每半年出版一次,刊载于 CDC 网站 www.cdc.gov/travel)。其他国家也公布并使用相似的信息与指南,例如加拿大(可访问 http://www.phac-aspc.gc.ca/im/index-eng.php)、澳大利亚(可访问 http://immunize.health.gov.au/internet/immunize/publishing.nsf/Content/handbook03)。

医务人员应当咨询所在国的国家公共卫生机构,可获得国家制定的有关标准和疫苗操作规程的最新信息。

可行的疫苗用法

在为旅行者提供旅行前免疫接种建议时,实际工作中的常见挑战之一是在旅行出发前的有限时间内如何安排推荐的疫苗。成年旅行者常用疫苗一览表,包括常规免疫程序、加速免疫程序、效力评估和产品互换性见表 12.2。

表 12.2　常用的特殊旅行者疫苗简介

疾病名称	疫苗类型;商品名(制造商)	效力	初次免疫——成人	加强免疫	加速免疫	孕妇及哺乳妇女	备注
霍乱(经口传播)	灭活全菌体-重组霍乱毒素 B 亚单位霍乱疫苗;Dukoral(SBL)	85%~90%	>6 岁:口服 2 剂次,间隔 7~42 天	>6 岁的受种者,每两年加强一次	无	C 类。关于孕妇和哺乳期妇女的数据资料尚不充分	对肠毒素大肠杆菌 ETEC 存在交叉保护,见正文。一些国家批准用于预防旅行者腹泻
	灭活霍乱弧菌全菌体(包括 O139);Shanchol(Shanta Biotechnics Ltd. India)	66%	2 剂次,间隔 1 周	未知	无	无资料	仅限于印度和印度尼西亚(包括 O139 型)
乙型脑炎	IXIARO(IC51;Novartis)JESPECT(澳大利亚)	血清阳转研究显示,效力不低于 JE-VAX(鼠脑疫苗)	>18 岁:分别在第 0、28 天肌注 0.5ml	12~24 个月后加强免疫 1 剂次,后期加强免疫程序不明确	接种间隔为 14 天时,仅有 40% 的血清阳转率。无加速免疫程序	C 类	儿童疫苗期望 2012 年或 2013 年批准上市

表 12.2　常用的特殊旅行者疫苗简介（续）

疾病名称	疫苗类型；商品名（制造商）	效力	初次免疫——成人	加强免疫	加速免疫	孕妇及哺乳妇女	备注
乙型脑炎	IMOJEV（SanofiPasteur）	单剂次血清阳转率为99%	>18 岁：1 剂次	无	无	不推荐孕期接种	2011 年在澳大利亚治疗商品管理局（TGA）注册
脑膜炎球菌病	多糖疫苗。脑膜炎奈瑟菌 A、C、Y、W-135 群。Menomune（Sanofi Pasteur）ACYW Vax（GlaxoSmithKline）以及其他许多制造商	1~2 周后，效力为85%~90%	成人：单剂次皮下注射 0.5ml	在持续暴露情况下，每 3~5 年进行加强免疫，接种方式和剂量同初次免疫	无	C 类。尚无哺乳期相关数据	旅行者只需接种四价疫苗（ACYW）。A 和 A+C 疫苗已经在多个国家上市
脑膜炎球菌病	Menactra（Sanofi Pasteur）四价结合疫苗：脑膜炎奈瑟菌 A、C、Y、W-135 群，结合白喉类毒素	28 天后四种血清群的阳转率 >97%	≥2 岁：肌注 1 剂次；9~23 月龄儿童：2 剂次，间隔 3 个月，首次接种在 9 月龄	尚不清楚可能是 3 年	无	C 类。尚无哺乳期相关数据	旅行者只需接种 4 价疫苗（ACYW）。A C 联合疫苗在许多国家是儿童常规接种疫苗，但并不适用于旅行者
	Menveo（Novartis）四价结合疫苗：脑膜炎奈瑟菌 A、C、Y、W-135 群，结合 CRM197	81%~95%（取决于血清群）hSBA[62] 血清保护率 28 天后四种血清群的阳转率 >97%[69]	≥2 岁：肌注 1 剂次；更小年龄接种许可证要到 2012 年颁布	尚不清楚	无	C 类。尚无哺乳期的相关数据	欧洲于 2012 年颁布接种许可，接种的年龄范围包括青少年以及11~55 岁的成人；而在美国，其接种对象为 2~55 岁人群
	Nimenrix（GlaxoSmithKline）四价结合疫苗：脑膜炎奈瑟菌 A，C，Y，W-135 群，结合破伤风类毒素	1 个月后四种血清群的阳转率为82%~95%	12 月龄及以上：肌注 1 剂次	可能是 3 年	无	C 类。尚无哺乳期的相关数据	欧洲于 2012 年颁布接种许可
脊髓灰质炎	灭活病毒注射疫苗 IPV（许多品牌）		本疫苗为 3 剂次，分别于 0、2、8~14 个月皮下注射，每次 0.5ml	初始免疫 10 年以上者，每当去脊髓灰质炎流行地区旅行时，需要加强免疫 1 剂次，接种方式和剂量同初次免疫	接种 3 剂次，分别于 0、1 和 2 个月皮下注射（接种间隔至少 4 周）。考虑到在有限的时间里接种尽可能多的疫苗，尽快完成剩下剂次的接种	C 类。如果孕妇必须要接种脊髓灰质炎疫苗的，可以选择 OPV 或者 IPV。哺乳期并非禁忌	
狂犬病	灭活病毒疫苗，人二倍体细胞疫苗（HDCV）。Imovax Rabies（Sanofi Pasteur）		接种方式为：三角肌肌注 1.0ml，或者前臂真皮内注射 0.1ml。暴露前预防接种程序为：0、7、21 或者 28 天	一般不需要加强免疫。如果认为仍然存在较高风险，可以在 3 年后加强免疫。建议在加强免疫前，进行血清学检查	0、7 和 21 天	C 类。尚无哺乳期的相关数据	WHO 以及相关数据资料均认可皮内注射。制造商并未生产 0.1ml 装的狂犬病疫苗，因此只能通过 1.0ml 瓶装疫苗重新分装，新分装的 10 个剂次必须在 1 小时内使用

表12.2　常用的特殊旅行者疫苗简介(续)

疾病名称	疫苗类型;商品名(制造商)	效力	初次免疫——成人	加强免疫	加速免疫	孕妇及哺乳妇女	备注
狂犬病	灭活病毒疫苗,纯化鸡胚胎细胞疫苗(PCECV)。Rabavert 或者 Rabipur(Novartis)		三角肌肌注1.0ml。禁止在臀肌处接种。接种时间为0、7、21或28天	同上	0、7 和 21天	C类。尚无哺乳期的相关数据	同上
狂犬病	灭活病毒疫苗,Vero细胞疫苗 Verorab(Sanofi Pasteur)		肌注0.5ml,接种时间为0、7、21或者28天	同上	0、7 和 21天	C类。尚无哺乳期的相关数据	
蜱传脑炎	灭活病毒疫苗 FSME-immune(Baxter AG)和 Encepur(Novartis)	接种3剂次后,血清阳转率达到100%	FSME-immun:三角肌肌注0.5ml,接种时间为0、4~12周、第2剂次后9~12个月;Encepur:三角肌肌注0.5ml,接种时间为0、4~12周、第2剂次后5~12个月	每隔3~5年	FSME-Immun:三角肌肌注0.5ml,接种时间为0、14天、第3剂次在第2剂次后6~15月接种;Encepur:接种时间为0、7和21天,并在12~18个月后加强免疫	C类。孕妇及哺乳期妇女禁用,除非利远大于弊	对于欧洲及远东地区的蜱传脑炎均有保护性
黄热病	减毒活疫苗 YF-VAX,Stamaril(Sanofi Pasteur),Arilvax		1剂次皮下注射0.5ml	2012年WHO重新修订:每10年加强免疫	无	C类。孕妇禁用,除非暴露不可避免,但也需要权衡暴露风险和疫苗对胎儿的影响。据报道,因哺乳期接种疫苗,导致2例YEL-AND(黄热病疫苗相关内脏疾病)发生。因此,尽量避免哺乳期接种疫苗	黄热病AND(急性嗜神经型)发病率:<1岁:50~400/10万 AVD(急性嗜内脏型)发病率:60~69岁:1.0/10万;70岁以上:2.3/10万

不良反应

以下每一种疫苗均会讨论主要的疫苗相关不良反应。在询问咨询对象和推荐疫苗时,熟悉每种疫苗的风险和收益数据对于咨询服务提供者会有帮助。表12.3提供了罹患一种疫苗可预防疾病的预期风险或该疾病并发症所造成的伤害,与接种相应疫苗预期风险的比较。

表 12.3   疾病及后果的预计风险与疫苗风险的对比

疾病	罹患疾病或疾病后遗症的风险	疫苗的风险
霍乱	旅行中罹患的风险:1/50 万旅行者	1992—2003 年斯堪的纳维亚销售的 10 万亿支疫苗中发生 63 起不良反应[93]
乙型脑炎	在高流行地区罹患的风险:每停留 1 个月的风险1:4万~1:10 万 显性脑炎:每 20~1000 例中有 1 例 病死率:33%的脑炎病例 严重神经系统后遗症:33%的脑炎病例	使用 IC51[45]、IMOJEV、或 SA-14-14-2 疫苗的风险极小
脑膜炎球菌病	暴发的定义是每年>100 例/10 万[94] 非洲流行区域在流行期的比率:高达 1000/10 万 发达国家的病死率: 脑膜炎:7% 败血症:19% 发展中国家流行期的病死率: 脑膜炎:2%~10% 败血症:50%~70%	注射部位局部疼痛和肿胀<5% 严重不良反应(结合疫苗)非常罕见,不明确 格林巴利综合征:ACWY-D(Menactra)接种后略升高,没有关于 ACWY-CRM(Menveo and Nimenrix)的数据[95]
脊髓灰质炎	麻痹病例:所有感染者中的 2% 病死率: 儿童:临床病例中的 2%~5% 成人:临床病例中的 15%~30%	疫苗相关的麻痹性脊灰病例(VAPP):每 200 万~300 万口服脊灰疫苗(OPV)剂次中出现 1 例 灭活脊髓灰质炎疫苗(IPV)没有 VAPP 的风险
狂犬病	病死率:100%	细胞培养疫苗(CCV): 没有疫苗相关神经系统不良反应的风险;轻微不良反应的发生率为 20% HDCV:6%的加强免疫受种者出现急性过敏反应,3%为速发型过敏反应,3%为加强接种后 6~14 天出现的迟发型过敏反应 初始免疫过程出现过敏反应极罕见[96]
黄热病	病死率:>50% 在流行区域停留 2 周的患病风险: 非洲:10/10 万~50/10 万 南美洲:1/10 万~5/10 万[5]	1 型过敏反应:1/13.1 万剂次。每 10 万剂次出现 1.8 例过敏反应 黄热病疫苗相关神经系统疾病(Yel-AND):5/100 万 黄热病疫苗相关内脏疾病(Yel-AVD):总剂次的 0.9/100万~2.5/100 万,年龄>60 岁人群中为 1/5.5 万;年龄>70岁人群中为 1/3 万。病死率为 65%

减毒活疫苗

由于担心减毒疫苗病毒株在免疫缺陷人群中可能表现出毒力增加引起严重疾病,因此活病毒疫苗(例如黄热病疫苗)通常禁止用于孕妇以及那些先天性、获得性或药理性导致免疫缺陷的人群。当去往风险地区的旅行无法推迟或延期时,是否接种疫苗必须权衡罹患该疫苗可预防疾病的严重程度、患病死亡的潜在风险与接种疫苗本身风险,以及接种疫苗后能否诱导最佳免疫应答。更多讨论参见第 27 和 28 章。

必须接种的疫苗

黄热病疫苗

黄热病是一种由伊蚊或趋血蚊属的蚊子传播的严重病毒性出血热。尽管在所有温带气候地区都能发现埃及伊蚊,但黄热病只发生在非洲及南美洲(图12.1)。一般 2~5 天的较短潜伏期后出现临床病症,随后出现发热、肌痛、头痛、虚脱、恶心和呕吐等流感样症状。大多数病人能够康复,但是大约 15%的病人进展为黄疸、多器官衰竭、出血和休克等严重症状。重症病例死亡率为 25%~50%[1]。

黄热病有三种传播循环。第一种是丛林或森林传播循环,即一种动物源性病毒性疾病通过多种蚊子作为载体在非人灵长类动物宿主间传播,这些蚊子也可能叮咬并将病毒传播给人。第二种是城市传播循环,由埃及伊蚊从感染者传播给易感者的人际传播。第三种是中间或大草原传播循环,这种传播只发生在非洲,伊蚊将黄热病病毒传播给生活或工作在丛林边界地区的人。在这种循环中,病毒可能通过这些蚊子从猴子传播给人,或由人到人。森林传播和城市传播循环都发生在非洲，而丛林传播循环在南美洲占主导地位。南美洲黄热病毒的传播高峰出现在 1 月至 3 月期间，而在非洲的传染高峰期出现在 7 月至 10 月间。WHO 估计每年发病数约为 20 万例，几乎全部发生在撒哈拉以南的非洲地区[1,2]。

黄热病风险对旅行者来说很难确定，迄今为止均基于针对本土居民的风险进行估计[3,4]。未接种疫苗的旅行者去往西非流行地区停留 2 周时间，由黄热病导致的疾病和死亡风险分别为 50/10 万和 10/10 万；去往南美洲的风险分别为 5/10 万和 1/10 万。

黄热病疫苗来自于黄热病病毒（17D）的减毒活病毒株，于 1927 年初次研发成功[4]。目前使用的 WHO 标准化 17D 病毒种子批的毒株亚型被命名为 17DD，17D-204 和 17D-213，并且这三个毒株具有 99.9% 的序列同源性。WHO 目前仅批准 4 家黄热病疫苗的制造商：法国 Sanofi Pasteur 在法国生产 17D-204 疫苗（Stamaril）；塞内加尔 Institut Pasteur Dakar 生产 17D-204 黄热病疫苗；巴西 BioMaguinos 公司生产 17DD 疫苗；和俄罗斯联邦 Chumakov Institute of Poliomyelitis and Viral Encephalitides 生产 17D-204 疫苗（表 12.1）。此外，Sanofi Pasteur 在美国生产 YF-Vax 17D-204 疫苗。通过 WHO 初审的疫苗更新名单可参见：http：//www. who. int/immunization_standards/vaccine_quality/PQ_vaccine_list_en/en/index. html。

推荐

根据国际卫生条例（2005），任何国家都可要求来

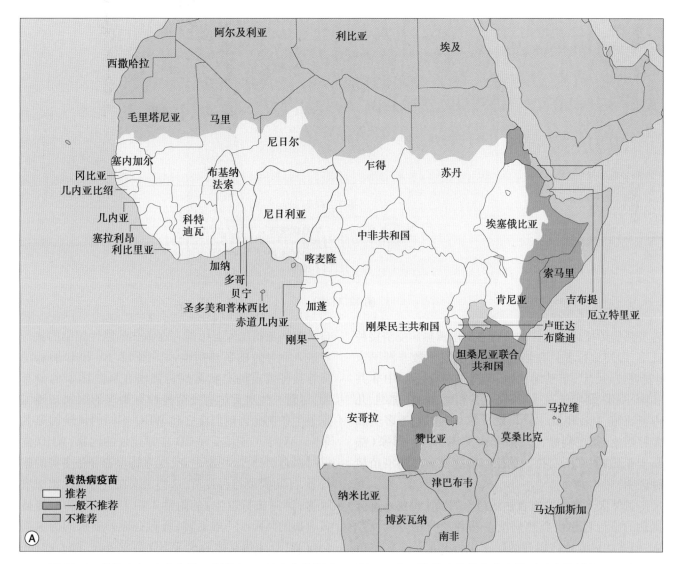

图 12.1　黄热病（YF）分布图。非洲地区（A）和南美洲地区（B）。一般不推荐去往黄热病毒暴露风险较低的地区时接种黄热病疫苗[5]。（Gershman M，Staples JE. Yellow fever. In：CDC，Health Information for International Travel：The Yellow Book Oxford University Press；2012. ）

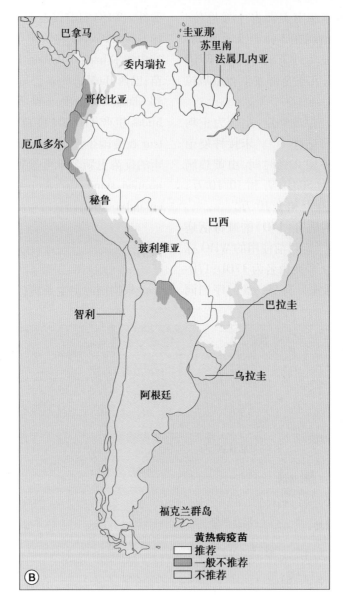

图 12.1（续）

自黄热病传播风险地区的旅行者出示黄热病疫苗接种证书，即使旅行者只在该国过境。只有少数非洲国家（安哥拉、贝宁、布基纳法索、布隆迪、喀麦隆、中非共和国、刚果、科特迪瓦、刚果民主共和国、加蓬、加纳、几内亚比绍、利比里亚、马里、尼日尔、卢旺达、圣多美和普林西比、塞拉利昂、多哥）和南美洲的一个国家（法属圭亚那）要求所有抵达的旅行者提供黄热病疫苗接种证明[5]。

虽然大多数本身有黄热病风险的国家也要求部分抵达的旅行者提供黄热病疫苗接种证明作为入境要求，但某些风险地区以外的国家也可能把黄热病疫苗作为需要或强制接种的疫苗。这些无黄热病的国家有发生和维持黄热病传播循环的适宜气候与昆虫学条件，在这种情况下要求接种疫苗的目的是为了防止来

自黄热病流行国家且可能存在黄热病隐性感染的旅行者进入而导致的黄热病输入。图 12.1A 和 B 展示了推荐接种疫苗的有黄热病传播潜在风险国家的分布图，尽管一些对黄热病疫苗接种有要求的国家知晓国际卫生条例允许他们建立和 WHO 不同的风险国家名单[5]。对于可能接受 WHO 官方建议的国家，WHO 建议对来自赞比亚、坦桑尼亚、厄立特里亚和圣多美的旅行者，不再需要接种疫苗，这些国家在世界卫生组织出版物《国际旅行卫生》的附件 1 中不再被认为有传播黄热病的风险。一般而言，所有有额外要求的国家都会向 WHO 申报具体要求，WHO 会在 www. who. int/ith 定期更新这些要求的清单。

如果旅行者已在合法的黄热病疫苗接种中心接种了 WHO 认可的黄热病疫苗，并且接种证明有权威部

门的盖章，则此次黄热病疫苗接种可以认为是有效的。个人签名不能代替官方公章。个别国家控制黄热病疫苗接种中心的数量和地点，这些地点可在公共卫生诊所或私立卫生服务中心，取决于所服务地区人口、估计风险人群和国家疫苗计划的优先次序。在许多国家，特别是在拉丁美洲，尽管私人诊所可以购买和使用黄热病疫苗，疫苗接种盖章只能从提供黄热病疫苗的政府诊所而不是私人诊所获得。

应在计划入境前至少提前 10 天接种疫苗，以符合入境国的官方要求，接种的有效期为 10 年。疫苗接种后应在国际疫苗证书的适当页面记录并盖章。与国际卫生条例（1969 版）不同的是，国际卫生条例（2005 版）删去了"只在黄热病风险国家的机场过境转机的旅客可免除接种"这一特殊豁免权[5]。因此，旅行者在旅行前咨询时需要提供一个完整的旅行路线，包括途中的中转站，因为个别国家可能要求飞机上所有从风险国家到达的乘客持有预防接种证明，即便乘客只是经过该国中转。

根据国际卫生条例，有医学或其他禁忌证的旅客可持豁免函免除接种黄热病疫苗。豁免函必须使用官方信笺，由具有黄热病疫苗接种资格的医师签字，并盖上官方接种中心的印章。是否接受豁免函由接受国自行决定。对于无法接种疫苗，并使用豁免函进入黄热病流行地区者，应在旅行前咨询如何有效使用防虫措施和避免进入传播风险高的环境，以降低在目的地感染自然疾病的风险。

在美国，根据黄热病毒传染风险，2012 年美国 CDC 疫苗接种建议将所有地区分为四类：地方性流行、过渡性、低潜在暴露风险和无风险[5]。去往地方性流行和过渡性流行地区时推荐接种黄热病疫苗。去往低潜在暴露风险地区时一般不推荐接种疫苗，除非与旅行者相关的因素使他们暴露于黄热病毒的风险显著增加；这些低潜在暴露风险地区都是从未报告过人罹患黄热病病例的区域，因此普通旅行者很少会面临较高的暴露风险。综合 CDC 黄热病分布图与具体国家信息，有 3 类黄热病疫苗推荐水平：推荐、一般不推荐和不推荐。有较小黄热病毒暴露风险地区的国家并不在 WHO 官方的黄热病毒传播风险国家名单上。因此，如果从一个黄热病毒暴露风险较小的国家去往有黄热病疫苗接种要求的国家，则不需要证明接种黄热病疫苗，除非该国要求所有抵达的旅行者均要提供黄热病疫苗接种证明。

前往巴西、秘鲁、库斯科和马丘比丘的游客无暴露风险，不需要接种疫苗。一般不推荐去往厄瓜多尔和哥伦比亚沿海地区的旅行者接种疫苗，而基多和波哥大因高于 2300m 的黄热病传播海拔阈值，也不推荐接种。

接种对象

疫苗接种的主要目的是防止有风险的个体患病。黄热病被批准用于 9 月龄及以上的所有无黄热病疫苗禁忌证的个体[6]（参看第 13 章 9 月龄以下儿童免疫的注意事项）。然而，由于罕见但可能的疫苗相关不良反应（见下文），没有暴露风险的人不应接种疫苗。在有疾病风险且在入境时有黄热病疫苗接种要求的国家，疾病风险通常局限在该国的有限区域。如果旅行者没有访问该特殊区域的可能性，虽然可能需要黄热病疫苗证明或正式的豁免信函以符合入境的法律要求，但基于健康风险的考量，接种疫苗可能并不合理。然而，如果上述情况的旅行者计划继续旅行到另一个有黄热病入境要求的国家，则需要接种疫苗以满足第二国的入境要求。无论是否有黄热病疫苗接种要求，谨慎的做法是任何没有明确固定行程和（或）预计在黄热病流行国家的市区以外旅行的人都需要接种疫苗。

禁忌和注意事项

年龄

小于 6 月龄的婴儿比年龄大的儿童更易受到严重不良反应（例如脑炎）的影响，应当绝对禁止接种。如果 9 月龄及以上儿童旅行或居住在有官方报告黄热病例的南美洲和非洲地区，或者去往有黄热病疫苗接种要求的国家，应当给予接种。

60 岁及以上成年人应谨慎使用黄热病疫苗，这是由于发生严重不良反应可能性较大，包括 YEL-AND（与神经系统疾病相关）和 YEL-AVD（与内分泌系统疾病相关）。如果旅行不可避免，是否为 60 岁及以上旅行者接种疫苗的决定应在考虑目的地特定黄热病毒暴露风险的基础上权衡接种疫苗的风险和收益[3]。仅根据年龄超过 60 岁就要求医疗豁免是有争议的，国际卫生条例或 WHO 均未就该问题提供任何建议。这种豁免也容易被旅行者误解，以为他们对于稍后去往极高风险地区的旅行是有免疫的。此外，豁免对于保护入境国的公共健康免受黄热病毒的输入没有任何作用，因此，在日益老龄化的旅行人群中广泛使用这种豁免可能会破坏国际卫生条例的宗旨。

由于接种黄热病疫苗后，出现的包括疫苗相关内脏性和神经性疾病等严重不良反应的风险，只有下列两种人群才应该接种疫苗：①有黄热病毒暴露风险；②需要疫苗接种证明才能进入一个国家。

孕妇

尽管有一些小样本研究，但怀孕期间黄热病疫苗的安全性尚未确认，疫苗理论上仍属禁忌。应在孕期避免接种疫苗，除非不可避免去往非常高风险的地区旅行。

哺乳期妇女

目前已报道 2 例纯母乳喂养的婴儿 YEL-AND 病例，其母亲曾接种黄热病疫苗。由于存在疫苗株病毒可通过母乳传播给婴儿的潜在风险，应避免哺乳期母亲接种疫苗。然而，哺乳期母亲去往黄热病流行地区时应接种疫苗。

胸腺疾病或功能障碍

鉴于有 4 例黄热病疫苗相关嗜内脏病（YEL-AVD）的病例发生于胸腺疾病患者，因此，凡有胸腺疾病或功能障碍史，包括重症肌无力、胸腺瘤、胸腺切除术或 DiGeorge 综合征的旅行者，无论其年龄大小，都不应接种该疫苗[7]。但创伤后胸腺切除的病例不在此列。如果这些人必须前往黄热病流行地区，则应该提供医疗豁免，并且应该重视针对防止蚊虫叮咬保护措施的咨询。

免疫功能低下

因癌症、HIV/艾滋病、移植或使用免疫抑制药物治疗导致的免疫缺陷者，禁用该疫苗，因为长时间的病毒血症可能增加脑炎的风险[5]。无症状 HIV 感染者，如果将要暴露于黄热病，并且 CD4 计数 $>200 \times 10^9$ 细胞/L，可接种该疫苗[8]。上述人群或有症状的艾滋病病毒感染者前往黄热病地区旅行时，应该提供医疗豁免，并且应该重视针对蚊虫叮咬防护措施的咨询。

对鸡蛋过敏

已知对鸡蛋有严重过敏反应（表现为荨麻疹、口腔和咽喉肿胀、呼吸困难或低血压）的患者不应接种黄热病疫苗。

免疫程序

成人黄热病疫苗的初始免疫程序为，皮下或肌内注射一剂次（0.5ml）。距上次接种达到 10 年且有持续暴露风险的人群，推荐加强免疫（表 12.2）。黄热病疫苗不含防腐剂，必须在配制后 1 小时内注射[6]。

免疫反应的检测和免疫/保护时间

疫苗接种后 10 天内，90%受种者可诱导产生中和抗体，30 天内达到 99%[9]。疫苗接种类似自然感染，接种后第一周有 50%～60%的受种者存在低水平的疫苗株病毒血症。黄热病的血清保护性中和抗体在接种后 7～10 天内产生。

虽然黄热病疫苗接种证明的官方有效期为 10 年，但黄热病疫苗免疫力的实际持续时间可能要长得多。首次接种疫苗后 16～19 年，92%～97%的疫苗受种者仍可检测到抗体。在另一项研究中，约 80%的受种者在接种一剂次黄热病疫苗 30 年后血清抗体仍然阳性[9]。一个由 WHO/国际卫生条例召集的专家小组已在 2012 年审查 10 年有效期的规则，并可能带来变动。

不良反应

大约 2%～5%的受种者在接种疫苗后 5～10 天（最常见的是第 6 或第 7 天）会出现轻度头痛、肌痛、低烧或其他轻微症状。大约 1%的接种者日常活动会受到影响。以皮疹、荨麻疹和（或）哮喘为特征的速发型超敏反应极少见（发生率<1/100 万），主要发生在有鸡蛋过敏史的人群中。据报道，包括过敏性休克在内的严重过敏反应发生率为 1.8 例/10 万剂次（表 12.3）。

报道接种疫苗后出现两种严重的反应，包括黄热病疫苗相关嗜神经病（YEL-AND）和黄热病疫苗相关嗜内脏病（YEL-AVD）（表 12.3）。有据可查的 YEL-AND 病例共有 50 例；历史记录显示，该不良反应发生于 7 个月或更小的婴儿，主要是 4 个月或更小的婴儿。近年来，成人受种者中报告了 4 例脑炎病例，全部是在首次接种疫苗后的 4～28 天发病[9,10]。该副反应一般会迅速完全康复。也有免疫功能低下的 HIV 感染者接种疫苗后发生了致死性脑膜脑炎的个案报道，但是 1993 年在肯尼亚进行的一次大规模免疫接种活动期间建立的前瞻性监测并未显示在 HIV 感染者中有更频发的严重反应。据估计，美国 YEL-AND 的发生率约为 1 例/800 万剂次至 4～6 例/100 万剂次[9]。

自 1973 年以来，已报告了 59 例 YEL-AVD，并且与接种黄热病疫苗发生的严重多器官系统衰竭有关联[9,11-16]。这种并发症均与 17D-204 和 17DD 黄热病毒株有关。疫苗受种者通常在接种后 2～5 天内出现以发热、肌痛和消化道症状为特征的疾病,随后快速进展为低血压、肝、肾和呼吸衰竭、脑病、淋巴细胞减少症、血小板减少症、弥散性血管内凝血,且大多数病例会死亡。YEL-AVD 的报告病死率为 65%。粗略估计的 YEL-AVD 发生率为 0.9～2.5/100 万剂次。60～65 岁以上个体发生风险最高。年龄超过 75 岁的人群风险是年轻人的 12 倍。接受加强免疫的个体尚未报道出现这种反应。23 名接种疫苗后发生这种综合征的个体中有 4 名(17%)有胸腺病史(胸腺切除术和胸腺肿瘤),表明胸腺功能障碍是一个独立的危险因素[7]。

黄热病疫苗接种的提供者应该完全熟悉旅行者目的地的实际感染风险,或者手头有资料来确定相对风险。先前无暴露史的个体,自然感染黄热病后通常表现为致命性出血热。

药物和疫苗相互作用

黄热病疫苗可与麻风腮疫苗、水痘疫苗和天花疫苗同时接种。如果不能同时接种,则应间隔 4 周接种。但如果时间有限,疫苗可在任意时间内接种。脊灰口服减毒活疫苗(OPV)可以在任何时候服用。免疫球蛋白不影响对黄热病疫苗的免疫应答,可以同时给予。同时接种卡介苗、口服霍乱疫苗、麻疹疫苗、白百破疫苗、脑膜炎球菌疫苗、脊髓灰质炎疫苗(OPV 和 IPV)、甲型肝炎疫苗、乙型肝炎疫苗、破伤风疫苗、口服和注射伤寒疫苗均不会抑制机体对黄热病疫苗的免疫应答[9,17]。尚没有关于黄热病疫苗和鼠疫疫苗、狂犬病疫苗或乙型脑炎疫苗之间可能干扰的数据。体外实验数据表明氯喹抑制黄热病病毒的复制。然而,一项人体研究表明,对黄热病疫苗的抗体应答不受抗疟药氯喹常规剂量的影响。

推荐接种疫苗

霍乱疫苗

霍乱是一种粪-口传播的、由毒素引起的疾病,在许多卫生条件差,食物和水卫生不良的地区流行,最常见的是以流行模式传播。普通旅行者感染霍乱的风险非常低(在发展中国家停留一月的风险为 0.01%～0.001%),因为大多数旅行者在面临流行疫情时会采取适当的卫生措施[18]。现在几乎所有的霍乱病例都

发生在非洲和亚洲以及伊斯帕尼奥拉岛(海地和多米尼加共和国)。尽管拉丁美洲在 20 世纪 90 年代有一次大暴发,但随后几乎没有病例发生。在孟加拉国和印度,相当多的病例是由霍乱弧菌 O139 型引起的,Shancol 疫苗包括了此型别,但 Dukoral 疫苗未包括(参见下文)。

Dukoral 疫苗是一种灭活的全细胞重组 B 亚单位(WC-rBS)口服疫苗,包含经甲醛和高温灭活的霍乱弧菌 O1 稻叶型、小川型和埃尔托生物型菌株以及重组 B 亚单位毒素,该疫苗已在 60 个国家被批准使用(表 12.1)[19]。WC-rBS 在美国以外被广泛使用,所以一些符合接种适应症的旅行者可以在途中或在抵达目的地时购买。第二种口服疫苗(Shanchol,针对 O1 和 O139 的二价灭活疫苗,无重组 B 亚单位)目前仅在印度、越南和印尼使用[20]。

口服 WC-rBS 亚单位毒素疫苗对肠产毒性大肠埃希菌(ETEC)感染具有一定的保护作用,这种细菌感染是导致旅行者腹泻的常见原因。其机理是霍乱毒素的 B 亚单位与 ETEC 的 LT 毒素(热不稳定性)之间的免疫交叉反应。Dukoral 作为一种防止旅行者腹泻的疫苗,已在加拿大、英国、新西兰、瑞典、挪威和其他多个国家注册[19]。针对旅行者腹泻保护的有效性结果波动范围较大,尚无关于是否推荐的明确结论[20,21]。

Shanchol(或 mORCVAX:其他生产商及其他制备方法,但是疫苗所含型别相同)于 1997 年在越南获得许可。从那时起,该疫苗已在越南当地使用了 2000 多万支,主要用于儿童接种。2004 年该疫苗调整配方以符合 GMP 和 WHO 标准,并于 2009 年在印度以 Shanchol 商品名获得批准,在越南批准的商品名是 mORCVAX[22]。

接种对象

根据现行的国际卫生条例(2005 版),进入任何国家都不需要接种霍乱疫苗。不建议在有地方性流行国家短期逗留的旅行者接种霍乱疫苗。对旅行者的接种指征仅限于直接面临感染霍乱风险的高危人群,主要包括在疫区接触流离失所人口的紧急救援人员和医疗工作者,特别是在拥挤的难民营和城市贫民窟。

禁忌和注意事项(两种疫苗都适用)

- 既往疫苗接种后严重过敏(例如过敏性休克)或对疫苗某种成分严重过敏的
- 伴或不伴发热的中重度急性疾病
- 在急性发热或急性胃肠疾病情况下不要接种 WC-

rBS

- 当有持续腹泻或呕吐的情况下应推迟接种
- 既往接种后有严重的局部或全身反应史,应禁止接种
- 虽然 Dukoral 在孕妇中的安全性尚无研究,但由于这是一种灭活口服疫苗,因此认为风险很小。根据具体情况,并仔细评估受益和风险后,可考虑给孕妇接种
- WC-rBS 疫苗在哺乳期妇女中具有良好的耐受性

免疫程序

Dukoral 疫苗用于成年人预防霍乱时,应接种 2 剂次,间隔 7 ~ 42 天。如果间隔超过 42 天,则应重新开始免疫程序。每一剂次由 1mg 无毒亚单位 B 和 10^{11} 个灭活霍乱弧菌组成,同碱性缓冲液混合在一杯水中服下。这种不耐酸疫苗需空腹服用(餐前 1 小时或餐后 1 小时)。应在暴露前至少 1 周完成接种程序。推荐重复暴露于霍乱者应每 2 年强化接种 1 次相同剂量的疫苗。旅行者前往 WC-rBS 疫苗预防腹泻指征的国家或地区,需要每 3 个月强化接种 1 次以预防 ETEC(表 12.2)。

Shanchol:基本免疫接种程序 2 剂次疫苗接种,间隔 14 天;2 年后推荐加强接种 1 剂次。

免疫反应的检测和免疫/保护时间

Dukoral:初始免疫程序可提供针对霍乱的短期保护(6 个月),总体保护效力为 85 ~ 90%,2 年保护效力为 50% ~ 60%[23]。对于成年人和 6 岁以上的儿童,在没有加强剂次的情况下,3 年保护效力平均为 63%,但在接种第一年后降至<50%。在首次接种的 6 个月内,对经典型和埃尔托生物型霍乱的保护效力是相似的。大剂量服用该疫苗会影响机体对疫苗的最佳免疫应答。无论是否接种疫苗,都应建议旅行者谨慎注意食物和水卫生。

Shanchol:临床试验结果显示安全性良好,印度一项大型的Ⅲ期有效性试验证实,2 年后临床有效性为 67%。正在进行的调查研究将提供有关 5 年期有效性的数据。

不良反应

两种疫苗:据报道,副作用是轻微的胃肠道症状。部分个体报告腹泻、腹部绞痛、恶心或发烧,但罕见(表 12.3)。

药物和疫苗相互作用

由于 WC-rBS 疫苗和口服减毒活 Ty21a 伤寒疫苗的稀释液不同,建议两种疫苗接种间隔至少 8 小时。有限数据表明 WC-rBS 疫苗可以与黄热病疫苗同时接种。

乙型脑炎疫苗

乙型脑炎(JF)是一种通过蚊子(库蚊)传播的黄病毒感染疾病,主要在亚洲地区流行,估计每年有 67 000 例病例[24]。传播模式主要有两种。在中国、西伯利亚、韩国和日本的北温带地区,传播主要发生在较温暖的 4 月至 11 月,在 7 月至 9 月达到高峰。在这些国家南方地区,传播季节扩大到 3 月至 10 月。在东南亚和印度的热带地区,季节性传播受当地季风雨和鸟类迁徙模式影响,有时每年有 2 个发病高峰[24,25]。1995 年托雷斯海峡群岛报告了乙型脑炎病例,1998 年澳大利亚约克角半岛报告了一例乙型脑炎病例。乙型脑炎是主要发生在农村水稻种植区的一种疾病,在蚊子和涉水鸟类之间存在动物间循环,而猪则是将病毒进一步扩大的宿主。季风季节发病风险显著增加。在越南河内、印度勒克瑙、泰国曼谷、中国北京和上海等大城市郊区,也会偶尔报告疾病流行。大多数乙型脑炎感染通常为隐性感染,感染者中神经侵袭性疾病发生率<1:250。75%以上儿童感染者会发生高热惊厥,而成年人中更常见的是头痛和脑膜炎。显性感染的病死率约为 5% ~ 30%,大约 60%幸存者将会有永久神经系统后遗症,其中一半有严重神经损伤[25]。

旅行者的感染风险很难量化。然而,在 1973 年到 2008 年期间,在未接种乙脑疫苗的旅客中报告了 55 例乙型脑炎[26]。大多数病例(60%)为游客(包括探亲访友的人群和学生),16% 为移民,11% 为军人。三分之二的感染旅行者停留时间超过 1 个月,然而即使是时间短于 2 周的旅行也与乙型脑炎感染有关联,提示即使是短期旅行也会造成非常小但也是可测量的乙型脑炎散发病例风险。与旅行相关的病例中,35%在泰国感染(特别是清迈山谷),15%来自印度尼西亚,13%来自中国;印度未记录到旅行相关的病例。疾病病死率为 18%,44%有神经系统后遗症,仅 22% 完全康复。前往地方性流行地区的普通旅行者罹患乙型脑炎的估计总体风险<1:100 万。亚洲地区未接种、有高强度暴露的军人中,有记录的发病率介于 0.005 ~ 2.1/(万人·周),这与高流行地区儿童 0.1 ~ 1/(万人·周)的

发病率相似。假如使用更高的估计值，在大多数地区传染期限于每年 5 个月情况下，预计暴露风险可达到 1/（20 万人·周）。对长期旅行者和移民来说，发病率与高流行地区儿童相似（表 12.3）。

目前有三种乙型脑炎疫苗，均来自于乙型脑炎的 SA-14-14-2 毒株（表 12.1），包括灭活细胞培养疫苗、乙型脑炎-黄热病嵌合减毒活疫苗和 SA-14-14-2 减毒活疫苗。JE-Vax（Biken），一种灭活小鼠脑培养疫苗，因频繁报道的严重不良反应，目前已不再使用[27]。

灭活细胞培养疫苗，IC51

灭活细胞培养疫苗，IC51（Novartis 公司生产；美国和欧洲商品名为 IXIARO；澳大利亚为 JESPECT），是由乙型脑炎的 SA-14-14-2 毒株制成，在美国、欧洲和澳大利亚获批使用。IC51 疫苗接种后耐受性较好[28]。一项近期在印度 1～3 岁儿童中开展的 II 期临床研究显示该疫苗安全且免疫原性良好[29]。截至 2011 年，该疫苗仅被批准用于 17 岁以上人群，但进行中的 III 期儿童临床研究预计可使该疫苗获批用于儿童。截至 2011 年，尽管 IC51 尚未获批，许多国家当局已认可在儿童中使用 IC51 疫苗的行为（参见第 13 章）。

嵌合乙型脑炎疫苗（JE-CV）

一种嵌合乙型脑炎疫苗（JE-CV；IMOJEV，Sanofi Pasteur）最近在澳大利亚注册并用于 12 月龄及以上人群[27,30-32]，该疫苗是在减毒的活黄热病毒骨架上植入重组乙型脑炎抗原（表 12.1）。截至 2012 年，美国或欧洲尚无引入这种疫苗的计划。JE-CV 疫苗的反应原性与成人安慰剂组[33]、儿童甲肝疫苗组[34]的反应原性相当（表 12.2）。

SA-14-14-2 减毒活疫苗

单剂次的 SA-14-14-2 减毒活疫苗已在中国广泛使用，该疫苗也在韩国、尼泊尔、斯里兰卡、印度和泰国获批使用。最近证实，该疫苗的表型和基因型稳定[35]，且神经毒力返祖可能性极小。WHO 现在已经为该疫苗生产制定了技术规范。世界上每年生产的乙脑疫苗大部分是 SA-14-14-2 减毒活疫苗，迄今为止已经接种超过 2 亿名儿童。疫苗在接种 2 剂次后（间隔 1 年）疫苗效力至少为 95%。广泛使用这种疫苗已经帮助中国显著地减轻了乙型脑炎的疾病负担，中国的乙型脑炎发病率从 1990 年的 2.5/10 万降至 2004 年的 0.5/10 万[36]。印度、日本、韩国、泰国和越南也生

产了少量用于当地的小鼠脑培养的乙型脑炎疫苗[24,27,37]。

接种对象

来自乙型脑炎非地方性流行国家的旅行者去往亚洲时感染乙型脑炎的风险非常低，预计总体发病率 < 1/100 万。然而，对于在乙型脑炎病毒传播活跃的农村地区长期停留的移民和旅行者来说，风险可能与易感人群风险一样高[26,38]。考虑接种乙型脑炎疫苗的因素为：在流行区停留时间、户外活动特别是在农村地区户外活动程度以及旅行季节[38]。年龄越大意味着发生显性感染的可能性越大。孕妇感染乙型脑炎可能导致宫内胎儿感染或死亡。

普通短期旅行者在地区性流行国家旅行期间感染乙型脑炎的风险较低[3,39]。尽管在一些城市的城乡结合部有一些病例报道（如北京和河内等），但仅在市区的行程通常不产生风险。1～2 周的旅行行程，即便短期特别是在白天去往农村地区，感染乙脑的风险通常较低。以下行程的旅行者应建议接种乙型脑炎疫苗：

- 移民至乙型脑炎流行国家。
- 在乙脑流行季节去往有当地流行的国家的农村地区，主要是耕种地区并停留较长时间的旅行者应考虑接种乙型脑炎疫苗。即使旅行时间很短，旅行者在农村地区的室外、傍晚和夜间暴露可能面临较高风险。因此，如果旅行者计划在乙型脑炎流行季节期间去往流行地区的市区外旅行，且其活动将增加接触乙型脑炎的风险，那么短期旅行者（< 1 个月）应考虑接种疫苗。

鉴于没有自然感染以后免疫应答持续时间的明确数据，所以返回本国的移居者疫苗接种应参照其移居的发达国家的指南。

无论是否接种疫苗，旅行者均应采取措施预防蚊虫叮咬。

禁忌和注意事项

- 既往疫苗接种后严重过敏（例如过敏性休克）或对疫苗某种成分严重过敏的。
- 伴或不伴发热的中重度急性疾病。
- JE-CV 疫苗是一种嵌合减毒活疫苗，因此不能用于免疫功能低下的个体。目前尚无孕妇接种该疫苗的安全性和免疫原性研究。
- SA-14-14-2 活疫苗不应用于免疫功能低下的个体和孕妇。

免疫程序

IC51 的接种程序为 2 剂次：分别在第 0 和第 28 天肌肉注射 1 剂次。此间隔不应缩短，因为使用加速免疫程序显著降低了疫苗效力。疫苗接种后 12~24 个月内，抗体滴度下降，因此在高风险目的地持续或重新暴露的人群中，推荐在 12~24 个月后加强免疫 1 剂次（表 12.1）。先前接种了 3 剂次小鼠脑培养疫苗（例如 JE-VAX）的成人旅行者仅需要加强接种 1 剂次乙型脑炎 Vero 细胞疫苗（Novartis 公司的 Ixiaro）。在本书出版时，尚无关于加强免疫接种间隔的建议[40]。

SA-14-14-2 和 JE-CV 疫苗是单剂次疫苗。数据显示 1 剂次 JE-CV 能够提供长达至少 5 年的血清保护抗体水平[41]。尽管中国儿童在 1 岁时加强接种 1 剂次 SA-14-14-2，但是数据却显示即使接种 1 剂次也能提供长达 11 年的保护[42,43]（表 12.2）。

免疫反应的检测和免疫/保护的时间

IC51 初始免疫程序为接种 2 剂次，间隔 28 天，血清阳转率可达到 98%[44,45]（表 12.2）。接种后 12~24 个月，抗体滴度衰减[46]。因此，如果完成初始免疫程序超过 1 年，再次前往或居住在高风险地区的人应当加强免疫接种 1 剂次。紧急出发的旅行者接种单剂次的有效性远低于间隔 28 天给予的标准 2 剂次接种程序。接种 1 剂次疫苗后第 28 天，只有 41% 的受试者会发生血清阳转。在接受 1 剂次疫苗 56 天后，仅有 26% 接受单剂次的受试者具有 PRNT50 ≥ 10 的保护性中和抗体水平（定义为空斑减少中和试验中，血清稀释使空斑计数减少 50%），相比之下，接受了 2 剂次的受试者中 97% 具有保护性中和抗体水平[47]。与标准的 28 天间隔相比，间隔 14 天接种 2 剂次的免疫应答并不理想。IC51 的免疫原性和安全性尚未在免疫功能低下的个体和孕妇中开展研究。

JE-CV 疫苗在成人（99%）[3] 和儿童（2~5 岁儿童为 100%，12~24 个月儿童为 96%）[34,48] 中都诱导产生了较高的血清阳转率。上述 2 个年龄组 1 年后血清保护率分别为 97% 和 84%[34]。报道称，接种 1 针 JE-CV 疫苗后，成人 5 年期的血清保护率为 93%，假如在首次接种后 6 个月接种第 2 剂次，5 年血清保护率上升至 97%[41]。这项研究支持在成年旅行者中使用单剂次 JE-CV 疫苗作为初始免疫。

单剂次乙型脑炎减毒活疫苗 SA-14-14-2 的疫苗效力不低于 80%，如果间隔 1 年接种 2 剂次，则有效性为 97.5%[37,49-51]，且中和抗体应答能够持续长达 5 年以上[42,43]。

不良反应

基于细胞培养制备的乙型脑炎 SA-14-14-2 毒株的现代乙型脑炎疫苗耐受性很好。<1% 的 JE-CV 接种者可出现注射部位红肿和疼痛肿胀。类似地，1% 的 IC51 接种者出现注射部位红肿、疼痛和肿胀[28,44]。两种疫苗都尚未报告过严重过敏反应或迟发型过敏反应。在大型随机试验中，SA-14-14-2 活疫苗与对照组一样，未产生神经性、发热性或者过敏性事件。

药物和疫苗相互作用

同时接种其他旅行疫苗不会增加接种乙型脑炎疫苗后的不良反应。在接种 JE-CV 前接种黄热病疫苗不会抑制对 JE-CV 的反应。同样的，先接种 JE-CV 也不会干扰黄热病疫苗的免疫原性。

脑膜炎球菌疫苗

脑膜炎奈瑟菌通过被污染的呼吸道分泌物液滴在空气中传播，或通过人与人之间的接触传播（亲吻、分享烟及饮料杯等）。人是脑膜炎奈瑟菌唯一的自然宿主，在地方性流行期间，多达 10% 的人群可能作为无症状宿主在鼻咽部位携带病菌。在混合居住或生活在拥挤条件下的不同人群（沙特阿拉伯麦加朝觐者、招募新兵、住宿学生、青年营营员、狂欢音乐会参与者等）中携带率最高。

脑膜炎奈瑟菌至少有 13 种血清群，主要造成人类感染的是 A、B、C、Y 和 W-135 的血清群，在 5 个群中，A 群和 C 群与脑膜炎的流行联系最紧密，特别是在每年 12 月至 6 月干燥冬季的撒哈拉以南非洲地区，也称"流脑带"[52-54]。近年来，尽管 A 群仍然占据主导地位，W-135 群在非洲和中东地区已经逐渐成为流行株。尽管 A 群于 20 世纪 70 年代在中国、蒙古、印度和尼泊尔引起了脑膜炎球菌病，并且也与 20 世纪 90 年代早期蒙古的地区流行有关，但是目前没有额外的旅行相关风险。尽管 B 群是导致美国和其他发达国家大多数侵袭性脑膜炎球菌散发病例的主要型别，但是除了在新西兰的针对本地菌株的疫苗外，这些国家并没有 B 型疫苗获得批准上市。

目前有几种脑膜炎球菌多糖疫苗正在使用中。Sanofi pasteur 公司的 Menomune 和 GlaxoSmithKline 公司的 Mencevax ACWY 是自 1981 年以来在北美和许多其他发达国家使用的 A、C、Y、W-135 四价脑膜炎球菌多糖疫苗。二价(A+C)脑膜炎球菌多糖疫苗在欧洲、中东和非洲广泛使用,同时也有 A 群和 ACW 群疫苗(表 12.2)。

三种四价结合疫苗已经获得了批准。Sanofi pasteur 公司的 Menactra(MCV4)是于 2005 年首次推出的第一种四价蛋白结合疫苗(A、C、Y、W-135)。Menactra 将脑膜炎球菌多糖结合到少量白喉类毒素上。Novartis 公司的 Menveo(MenACWY-CRM)于 2010 年获得批准,由脑膜炎球菌 A、C、Y、W-135 组寡糖结合到 CRM197(无毒性白喉毒素突变体)上[55-59]。Glaxo Smith Kline 公司的 Nimenrix(MenACWY-TT)于 2012 年获得批准,由脑膜炎球菌 A、C、Y、W-135 组寡糖结合破伤风类毒素制成。寡糖-蛋白质偶合物疫苗可诱导产生长效的 T 细胞依赖性抗体应答,而多糖诱导的非 T 细胞依赖性抗体应答通常不稳定(表 12.1)。

接种对象

在 12 月至次年 6 月旱季期间,前往赤道非洲的传统脑膜炎多发地区,尤其是预期与当地民众长期接触的情况下,所有长期旅行者都应接种四价疫苗预防脑膜炎球菌性脑膜炎。苏丹、埃塞俄比亚、索马里和坦桑尼亚都在非流行季节报告了疾病流行,表明流行病学特征可能发生了变化,这可能与气候变化有关。少数情况下,脑膜炎球菌疫情可能会扩散到其他"脑膜炎多发"的撒哈拉以南非洲国家,如安哥拉、刚果民主共和国、赞比亚、莫桑比克、乌干达、卢旺达、布隆迪和坦桑尼亚。国际机构和非政府组织(NGOs)越来越多地建议为去往这些"脑膜炎多发"国家工作的人员提供疫苗接种,特别是去往疫情正在暴发地区的旅行者。任何时间前往上述任何一个国家的医护人员都应该接种疫苗。这些旅行者应优先选择接种四价结合疫苗。在美国,MCV4 疫苗被批准用于 9 月龄至 55 岁人群,MenACWY-CRM 适用于 2~55 岁人群,Nimenrix 适用于 12 月龄及以上人群。预计将于 2012 年或之后扩大该疫苗接种的儿童年龄范围。结合疫苗对 55 岁以上成年人有效,如果有明确的使用指征就可以在这个年龄组中使用[52,54,55,60-66]。美国免疫接种咨询委员会(ACIP)[67]向所有年龄在 9 个月及以上脑膜炎球菌病风险增加的人员,包括到脑膜炎球菌流行或高流行国家的人员,推荐接种四价脑膜炎球菌结合疫苗[65]。

含有 A+C 或 A 群的多糖脑膜炎球菌疫苗成本较低,但并不鼓励去往"流脑带"的旅行者使用。截至 2002 年,沙特阿拉伯在颁发麦加朝圣签证时,要求提供三年之内的四价疫苗接种证明(结合和多糖疫苗均

可)。先前的脑膜炎球菌 C 群结合疫苗免疫史并不能替代麦加朝觐签证所需的四价疫苗。

四价、C 群或 A+C 群结合疫苗的接种要求因机构和国家政府的政策而异。脑膜炎球菌疫苗也推荐用于所有具有结构性或功能性脾缺失的旅行者,以及那些在终末共同补体旁路(C3,C5-C9)中具有成分缺陷的患者,因为具有这些病症的个体对脑膜炎球菌引起的严重败血症感染有较高的风险。

禁忌和注意事项

- 既往疫苗接种后严重过敏(例如过敏性休克)或对疫苗某种成分严重过敏的。
- 有格林巴利综合征既往史且脑膜炎球菌病风险不高的人应避免接种 MCV4。
- 除非存在重大风险,否则不应在怀孕时给予脑膜炎球菌疫苗。已知对白喉类毒素的过敏是 MCV4 和 MenACWY-CRM 的禁忌证。如果旅行有明确的接种需要,孕妇也可接种 MCV4 或 MPSV4。
- 伴或不伴发热的中重度急性疾病。

免疫程序

四价结合疫苗一般肌肉注射 1 剂次,剂量为 0.5ml。四价多糖疫苗一般皮下注射 1 剂次,剂量为 0.5ml。该疫苗应该在出发前 1~2 周接种,以获得最大的抗体应答。在成年人中,如果疾病的风险继续存在,则应每 5 年加强接种一次(表 12.2)。该时间间隔是以发达国家脑膜炎球菌流行病学为基础的;针对非洲 A 群血清滴度下降更快的情况,临床医生需要考虑 3 年后给予接种者加强接种以应对高风险旅行。

免疫反应的检测和免疫/保护时间

据估计,A 群和 C 群多糖疫苗在成人中的效力为 85%~100%。尽管目前尚无 Y 群和 W-135 群效力的数据,但疫苗对这些血清群具有高度免疫原性。由于免疫应答属于非 T 细胞依赖性抗体应答,所以不会发生长期免疫。多剂次接种含 A 群和(或)C 群的多糖疫苗可能导致将来接种该血清群疫苗时免疫应答敏感性降低。

MenACWY-CRM 疫苗获得批准是基于其免疫原性不低于四价多糖疫苗[55-58,68]。在成人中接种 MenACWY-CRM 28 天后,同样也显示针对所有 4 种血清群表现出近似于 100% 的免疫原性。接种第 3 年时,接种 MenACWY-CRM 疫苗的抗体滴度显著高于接种四价多糖疫苗的滴度[54,60-64]。MenACWY-CRM 在婴幼儿

中也具有安全性和免疫原性,婴幼儿接种 2 剂次后诱导产生针对 C、W-135 和 Y 群的 hSBA 滴度≥8 的概率是 100%,针对 A 群为 84%,针对 C 群为 96%[60,69]。

在成人单剂次接种 MenACWY-CRM 与 MCV4 的三项免疫应答持久性的比较研究中,拥有对 A 群、W-135 群和 Y 群的 hSBA≥8 抗体滴度的 MenACWY-CRM 接种者比 MVC4 接种者比例明显更高[63,64]。接种后 1 个月,两种疫苗的 hSBA 滴度分别为 95% ~ 100% 的接种者 hSBA 滴度≥8 和 91% ~ 100% 的接种者滴度≥128。然而在接种这两种疫苗后 22 个月,上述比例都显著下降,分别是 60% ~ 97% 的接种者滴度≥8 和 49% ~ 94% 的接种者滴度≥128[70]。

不良反应

在青少年和成人中最常报道的不良反应是局部疼痛、头痛和乏力。除红肿以外,MCV4 接种后的局部反应报告比 MPSV4 更为常见[69]。在接种四价结合疫苗的前 18 个月内,青少年中报告了 17 例格林巴利综合征,这发生在接种后 2 ~ 4 周,提示疫苗的预期发病率高于预期的 1.25 例/百万剂次,在大多数情况下低于脑膜炎球菌病的罹患率[71],目前也没有足够证据表明二者存在因果关系(表 12.3)。

药物和疫苗相互作用

与接种破伤风白喉疫苗(Td)之后 28 天后再接种包含白喉类毒素的 MCV4 疫苗相比,二者同时接种不会导致破伤风、白喉或脑膜炎球菌抗体应答的减少。同时接种 MCV4 和 Td 不会导致诸如局部疼痛、注射部位红肿等不良反应的增多。

脊髓灰质炎疫苗

脊髓灰质炎(脊灰)在全球大部分地区已经消灭,但仍在许多发展中国家传播,特别是非洲和印度次大陆。脊髓灰质炎病毒是一种肠道病毒,在卫生条件差的地区通过粪-口途径污染食物和水而传播。即使脊髓灰质炎在世界范围内普遍存在,到流行地区的旅行者风险仍然很小,在脊髓灰质炎病毒仍然传播的国家的消除前阶段,风险甚至更低。但是,WHO 始终重视为旅行者提供接种疫苗的公共卫生服务,以避免可能携带脊灰病毒的旅行者将脊灰传播到已经消除的国家。WHO 关于使用脊灰疫苗的立场文件详细信息可以访问 http://www.who.int/wer/2010/wer8523.pdf。

在大多数发达国家,针对成人或儿童的免疫已经不再使用口服脊灰疫苗。全世界许多制造商都可生产灭活脊灰疫苗(高效力灭活脊灰疫苗)。

脊灰疫苗接种对象

去往脊灰流行或当前仍有报告病例国家的成年旅行者应该接种脊灰疫苗[72]。既往在任何时间接种过三剂次或三剂次 OPV 或 IPV 的旅行者,在出发前都应接种 1 剂次 IPV[72]。未免疫的个体应当接种完整的灭活疫苗程序。鉴于近年来许多非流行国家发生的输入性病例,许多临床医师给所有去往非洲的旅行者都接种脊灰疫苗。因为来自非洲的麦加朝圣者人数众多,因此所有朝觐旅行者都应接种脊灰疫苗。

免疫程序

成人加强免疫程序为肌肉注射 0.5ml IPV。在儿童时期完成了初始免疫程序的成人,如果距离完成初次免疫程序已经超过 10 年,则应接受一次加强免疫。然而,可靠证据表明 IPV 保护持续时间更长,可达 20 年之久[73]。成人初始免疫程序包括 3 剂次 0.5ml IPV,分别在第 0、2 和 8 ~ 14 个月时肌肉注射接种(表 12.2)。

初始 IPV 加速免疫程序

先前未接种的和/或免疫状态未知的旅行者在去往脊灰地方性流行或流行地区前,应当完成初始 3 剂次 IPV 免疫程序,即便旅行前接种 1 针也有所益处。IPV 推荐的最小接种间隔为 4 周。当旅行者需要即刻出发或时间短暂的情况下,可以按照以下程序接种:如果在旅行前还有 1 个月,第二针应在首剂次后 1 个月时接种;如果有至少 8 周时间,则可以间隔 4 周完成 3 剂次接种。

禁忌

- 既往疫苗接种后严重过敏(例如过敏性休克)或对疫苗某种成分严重过敏的。
- 对新霉素、多黏菌素 B 或链霉素有过敏反应史的人不应接种 IPV。

注意事项

伴或不伴发热的中重度急性疾病应暂缓接种。孕妇应谨慎接种脊炎疫苗。

副作用

主要有注射部位疼痛、发热;过敏反应或其他罕见的全身性反应。

狂犬病疫苗

狂犬病是一种在全世界大多数国家都有传播的病毒性人畜共患病。WHO 估计每年有 55 000 例死亡病例，但这个数字可能被严重低估[74]。各国的流行程度不同，最高的出现在印度，人群罹患疾病的风险比例为 1/50 000。有较高狂犬病患病率的地区包括南亚一些国家（印度次大陆）和东南亚一些国家（特别是泰国）。近年来中部和南美洲的狂犬病已得到显著控制。

WHO 将那些连续 2 年无动物或者人患狂犬病病例的国家定义为无狂犬病国家。有一些无狂犬病国家已经连续 100 多年无病例，而另一些国家被认定无狂犬病的时间较短，所以无狂犬病国家的名单可能在现有基础上有部分变化。发达国家的监测好于欠发达国家。近年来，包括英国和澳大利亚在内的一些被认为是无狂犬病国家出现了少量致命的人感染蝙蝠狂犬病毒病例。蝙蝠狂犬病毒和狂犬病毒是狂犬病毒家族（总共 11 种）紧密相关的成员，狂犬病毒家族中的数个成员都可能导致包括人在内的陆地哺乳动物的狂犬病临床病例。欧洲蝙蝠狂犬病毒由几个欧洲国家的食虫蝙蝠携带，这些国家中一部分被认为属无狂犬病国家，蝙蝠狂犬病毒并不容易传染给陆地物种，所以人感染的病例较罕见。这些狂犬病毒对旅行者的风险实际上是不存在的，不推荐狂犬病暴露前免疫。在无狂犬病国家如果有蝙蝠狂犬病毒流行，被蝙蝠叮咬后可以考虑暴露后狂犬病预防接种。即使在无狂犬病国家，与蝙蝠的定期职业接触也可被认为是狂犬病暴露前预防接种的指征。

在亚洲、非洲和拉丁美洲，99% 的狂犬病由狗传播。然而，其他动物与狂犬病传播也有关联，包括猫、猴子、老虎、兔子、老鼠、猫鼬和松鼠。小型啮齿类动物虽然对狂犬病高度敏感，却几乎不将狂犬病传播给人类，因此不是主要传播媒介。蝙蝠在美国狂犬病传播中扮演着重要的角色，在世界其他地区这类情况也在增多。欧洲、加拿大、阿拉斯加和前苏联地区狂犬病毒的重要载体包括狐狸和浣熊。

全世界有许多种不同配方的狂犬病疫苗（表 12.1）。在所有疫苗产品中，现代细胞培养疫苗（CCV）是最安全和免疫原性最佳的。人类二倍体细胞疫苗（HDCV）、鸡胚细胞疫苗（PCECV）和 Vero 细胞疫苗都是被广泛使用的细胞培养疫苗。使用恒河猴胚胎细胞疫苗（RVA）较为局限。生产这些细胞培养疫

苗的成本很高，许多发展中国家并不能承受这样的高成本，因此疫苗并不容易获取。

狂犬病疫苗可以与（人）狂犬病免疫球蛋白一起，用作暴露前主动/被动免疫接种，或者用于之前未接种疫苗的人群。疫苗接种程序取决于指征，详见下文。

暴露前免疫的接种对象

狂犬病不是常见的旅行获得性感染，但是有着潜在的较长潜伏期（最长可达数月）且结局都是致命的。旅行前咨询应建议避免与动物接触。移民、所谓的"宠物成瘾者"和不会告知被动物咬伤的年幼儿童都处于较高的风险中。对于持续、频繁或风险增加地暴露于狂犬病毒的人群，特别是去往患病率最高的国家旅行，以及旅行者是属于下列群体的，则建议采用暴露前预防（PreP）：

- 去往有风险国家的长期旅行者或移民。
- 在旅行期间处于高风险的短期停留者，例如非常可能在狂犬病人畜传播地区接触动物的旅行者，且获得即时医疗救护（包括获得 CCV 疫苗和狂犬病免疫球蛋白）的条件有限。危险人群包括探险型旅行者、骑行者、洞穴探险者、短期而频繁的商务旅行者以及在这些旅行中计划在室外跑步的人群。
- 有潜在职业暴露的人群。

禁忌

- 既往疫苗接种后严重过敏（例如过敏性休克）或对疫苗某种成分严重过敏的。
- 既往接种 HDCV 狂犬病疫苗后有"免疫复合物样"（immune-complex-like）超敏反应的人不应继续接种更多剂次，除非发生高风险的咬伤且无法获得 RVA 或者 PCEC 疫苗。

注意事项

伴或不伴发热的中重度急性疾病应暂缓接种。早期的狂犬病疫苗是从感染动物大脑、神经组织分离的（Semple 疫苗）或者在胚胎化的鸭蛋中培养的（鸭胚疫苗或 DEV）。这些早期的疫苗有效性低于现代 CCV 疫苗，且有潜在的严重不良反应。神经组织分离的疫苗含有髓磷脂碱性蛋白，该蛋白已经被发现与脑脊髓炎的发生有关联。由于成本的缘故，这些早期的疫苗主要在亚洲销售和使用。应特别建议旅行者避免使用这些疫苗，如果在前往发展中国家旅行期间需要进行暴露后免疫接种，建议在可能的情况下可延迟最多 1

天以接种 CCV 疫苗。

免疫程序

暴露前免疫

预防狂犬病的 CCV 疫苗使用广泛,不同品牌是可以互换的。标准初始暴露前免疫程序为,接种 3 剂次,每次剂量为 1.0ml,在 0 天、7 天和 28 天通过三角肌内注射。但如果时间紧张,第 28 天的剂次可以提前至第 21 天接种(表 12.2)[74]。

皮内接种 CCV 疫苗非常经济,被 WHO 认可为是可接受的另外一种接种方法。抗体滴度尽管不如肌肉注射的那么高,但也是足够的[75]。使用多年的 0、7、21~28 天皮内接种 0.1ml 的疫苗包装已不再生产。可用于 10 次皮内注射的 1.0ml 小瓶疫苗必须在 1 小时内用完。由于目前的 1.0ml 小瓶装一般不是专门为多剂量规格生产的,使用皮内注射方案在一些国家可能会产生责任问题。只有经过皮内注射培训和经验丰富的人员才能以这种方式注射疫苗。随意的皮下接种疫苗会产生无效的免疫应答。

加强免疫

常规加强免疫仅推荐给有持续(职业)风险的人群。这些人群最好每隔 6 个月到 2 年做抗体检测,并根据检测结果给予加强免疫。数据证实,大多数人的疫苗诱导免疫能够持续许多年,可以在初始免疫完成后每隔 20 年进行加强免疫[76]。

可接受及可能的加速免疫程序

对于迫切需要出行的人员,狂犬病暴露前免疫可以执行 0 天、7 天和 21 天注射 3 剂次的加速程序。几种其他加速程序(0-3-7;0-0-7)也被认为是合适的。然而缺乏相关研究的证据,尚不清楚如果此类人员暴露后如何使用狂犬病免疫球蛋白的问题。

暴露后免疫(PEP)

应告知所有去往狂犬病流行地区的旅行者。一旦被动物咬伤,立即用大量肥皂水清洗动物咬伤、划痕或唾液接触,以尽快清除动物唾液。如果这些人没有暴露前 CCV 免疫的记录,则应按照 WHO 推荐的标准 5 剂次 CCV 狂犬疫苗(0-3-7-14-28 天)作为暴露后预防,同时还要接受(人)狂犬病免疫球蛋白(20 IU/kg,应尽可能多地注射于伤口部位或其周围)[77]。

然而,WHO 也提供了另一种 PEP 主动免疫的替代方案,由 4 剂次(0-0-7-21 天)取代了原本的 5 剂次,第 0 天在 2 个三角肌部位接种 2 剂次,随后在第 7 天和第 21 天分别接种 1 剂次。这种程序与先前的 Zagreb PEP 程序密切相关[78]。

美国 CDC 和 WHO 推荐一种 4 剂次暴露后接种程序(0-3-7-14 天),适用于下列情况:①健康、免疫功能健全的个体;②接受了(合格的)伤口处理;③接受了高质量的人源狂犬病免疫球蛋白;④接种了 WHO 认证的狂犬病疫苗。考虑到旅行者 PEP 效果不理想,这个程序在多数情况下不适用[77,79]。

人源狂犬病免疫球蛋白(HRIg)对于无暴露前免疫史的个体而言是必要的,但变得越来越稀缺,或只有马源性狂犬病免疫球蛋白(ERIg)可用。虽然纯化 ERIg(如 Favirab,Sanofi Pasteur)的使用日益广泛、效果良好、且不良事件发生率(免疫复合物型血清病)较低,但 ERIg 的使用仍应仅限于无法获得 HRIg 的情况下,不应基于降低成本的目的使用 ERIg。无论实际咬伤的时间长短,给既往未免疫过的人接种暴露后狂犬病疫苗时,也应注射 HRIg。但是,如果没有 HRIg,应立即开始接种疫苗,狂犬病疫苗接种首剂次 7 天内可使用 HRIg,否则狂犬病免疫球蛋白会干扰 CCV 的免疫效果。

在已经免疫过的个体(按照规定时间间隔接种 3 剂次疫苗的完整基础免疫),如遇到潜在暴露的情况下,在第 0 天和第 3 天接种额外的 2 剂次疫苗作为加强剂次;不管基础免疫程序接种后过了多长时间,都不需要免疫球蛋白。

免疫应答的检测和免疫/保护时间

目前尚无疫苗效力方面的安慰剂-对照随机研究。然而,在 21~28 天接种第 3 剂次的个体中,100% 诱导产生了可保护水平的抗体(替代检测,例如 RFFIT)。迄今为止,在常规暴露前免疫和足量暴露后处理的受试者中,尚无疫苗突破的报道。由于缺乏除 0、7、21~28 天免疫程序以外的其他具体数据,考虑到狂犬病感染的致死性结局,因此应遵循该接种程序剂次之间的最小时间间隔。既往狂犬病疫苗接种少于三剂次或者未按照规定时间间隔接种三剂次疫苗的个体,在暴露后处置时应被视为完全未接种疫苗,除非可以通过血清学检测证实抗体的存在。

不良反应

35%~45% 的受种者可有接种部位疼痛[74]。此外,CCV 狂犬病疫苗产生的大部分轻度不良反应包括：头痛、恶心、腹痛、肌肉酸痛和头晕（大约 5%~15% 的接种者出现）。接种 HDCV 加强剂次的人中有 6% 可能会出现荨麻疹、瘙痒症、全身乏力或其他"类免疫复合物"疾病。少数接种 PCECV 的人观察到荨麻疹[80]。

在许多发展中国家使用的成年动物或乳鼠（Semple 疫苗）大脑制成的灭活神经组织疫苗中,分别可能导致受种者大约 1/200~1/2000 和 1/8000 出现神经麻痹症反应。旅行者需要避免接种此类疫苗（表 12.3）。

药物和疫苗相互作用

CCV 狂犬疫苗的肌肉注射制剂与其他药物无特定的相互作用,与其他疫苗没有已知的相互作用。同时使用氯喹磷酸盐和可能的其他结构相关的抗疟药（如甲氟喹）可能干扰皮内注射 CCV 疫苗后的抗体应答。在旅行前需要开始服用抗疟药的情况下,应该通过肌肉注射接种 CCV。

蜱传脑炎疫苗

蜱传脑炎（TBE）是大多数中欧、北欧和俄罗斯联邦等国家中枢神经系统病毒性感染的最流行疾病,在中国和蒙古也呈地方性流行。流行地区覆盖了非热带地区欧亚大陆森林带的南部。每年大约报告 8500 例病例,但报告率严重低于真实数字。在 1974 年至 2004 年期间,欧洲报告的病例增加了 400%；几个新的地区,甚至海拔高达 1600 米的地区都发现了蜱传脑炎。目前临床发病率最高的为俄罗斯（部分地区）、斯洛文尼亚、波罗的海国家和捷克[81]。造成感染的黄病毒通过被感染的蜱（主要是蓖籽硬蜱和全沟硬蜱）传播,部分地区也通过未经高温消毒的奶制品,尤其是山羊奶传播。共发现了 3 种病毒亚型（欧洲型、西伯利亚型和远东型）,这些亚型在种属和抗原性方面都有很近亲缘关系。疾病的临床表现可能有无症状感染、流感样疾病和特征性的两阶段发热/神经系统疾病。欧洲型的病死率大约为 1%,西伯利亚型介于 6%~8%,远东型可高达 20%。在≤40% 的脑炎病例中,该病可产生以脑炎后综合征为特征的神经系统后遗症。年龄越大,疾病越严重,目前尚无有效治疗方法。

目前在欧洲使用两种细胞培养分离的甲醛灭活蜱传脑炎疫苗：Novartis 公司的 Encepur 和 Baxter 公司的 FSME-IMMUN,分别在德国和奥地利生产（表

12.1）[82]。所用的 K23 和 Neudoerfl 毒株高度同源,因此被认为能够诱导相同的免疫应答[83]。这两种疫苗尚未在美国得到批准,但 FSME-IMMUN 在加拿大经特别销售可以获得,这两种疫苗在英国都能给予实名制病人使用。

两种灭活蜱传脑炎疫苗（TBE 疫苗,Moscow 和 EnceVir）仅在俄罗斯联邦当地和一些邻国使用[84]。

接种对象

除非在蜱传脑炎流行国家的森林地区进行大规模的户外活动,否则对于旅行者的风险很低。在例如奥地利农村等地方性流行较高的地区,在流行季节（4 月~11 月）计算的风险为每月 1/10 000,但流行国家输出蜱传脑炎的实际监测数据依然缺失[85]。旅行者是否接种疫苗应考虑到确切的行程、在风险区域的停留时间、活动类型、风险区域蜱传脑炎的强度以及传播季节。旅行者在有风险地区的农村森林地区进行远足、露营或参与类似的活动时风险最高。流行国家的疫苗接种策略差异很大：只有奥地利实施了全民大规模接种疫苗计划,病例逐年减少,较 25 年前病例下降了 90%[86]。

接种依据

- 计划去往有持续传播的流行国家移居或者长期居住的人群,建议主动接种蜱传脑炎疫苗。
- 短期旅行者（如农民、伐木工、野外工作）或计划冒险旅行、户外广泛接触或在流行季节在流行国家的森林中露营。

禁忌

- 既往疫苗接种后严重过敏（例如过敏性休克）或对疫苗某种成分严重过敏的。
- 伴或不伴发热的中重度急性疾病。
- 对鸡蛋过敏的人群禁忌接种蜱传脑炎疫苗。
- 孕妇或哺乳期妇女或有自身免疫性疾病史的人,只有在蜱传脑炎疾病风险高且认为有必要接种疫苗的情况下才能接种疫苗。

免疫程序（表 12.4）

所有的蜱传脑炎疫苗都是全病毒、明矾吸附的灭活疫苗。按照 3 剂次常规接种程序（0 月、1~3 月、9~12 月）以及 3 年后首次加强免疫,然后,60 岁及以下个体每 5 年连续加强免疫,60 岁以上每 3 年连续加强免疫。然而,对西方国家适用的加速接种程序已经得到批准,允许接种 2 剂次（0、14 天）或 3 剂次（0、7、21

表 12.4　几个被欧洲和俄罗斯批准的疫苗接种程序

| 接种程序 | Encepur® | | | | | |
| | 基础免疫（天） | | | | 加强剂量（年） | |
	第一剂次	第二剂次	第三剂次	第四剂次	第一次加强	随后加强
常规	0	28~90	270~365	–	3	5(3*)
快速	0	7	21	365~540	5(3*)	5(3*)
	FSME-IMMUN®					
常规	0	28~90	270~365	–	3	5(3*)
快速	0	14	150~365		3	5(3*)

* 每 5 年进行加强接种,60 岁及以上的人群每 3 年加强接种

天)疫苗作为加速免疫接种程序,连续加强免疫取决于相应的初始免疫程序。免疫程序详细信息可以浏览:http://www.who.int/wer/2011/wer8624.pdf(WHO立场文件)。

免疫反应的检测和免疫/保护时间

两种欧洲型蜱传脑炎疫苗按照常规免疫程序接种 3 剂次后,都可产生近乎 100% 的血清阳转率。按照常规免疫程序接种 2 剂次后,Encepur 和 FSME-IMMUN 的血清阳转率都接近 100%。按照加速免疫程序接种 3 剂次 Encepur 后,血清阳转率达 100%,2 剂次的 FSME-IMMUN 后血清阳转率达 95%。诱导产生的抗体对所有型别的蜱传脑炎都有保护作用[87]。在有黄病毒病病史或疫苗接种史的人群中,抗体检测可能有偏差(中和抗体检测除外)[88]。

欧洲型蜱传脑炎疫苗已经被证实是非常有效的。给常规受种者接种后能够产生将近 100% 的保护率[89]。疫苗接种后可能发生突破病例,但是非常罕见[84]。

基础免疫后,免疫力能持续至少 3 年,连续加强免疫后能持续至少 5 年[90]。在老龄人口中(年龄>60岁),有证据显示加强免疫应该每隔 3 年接种 1 剂次[91]。在免疫功能低下的接种者中,几乎没有关于免疫原性和效力的证据[84]。尚无暴露后预防制剂(免疫球蛋白)可用。

不良反应

欧洲型蜱传脑炎疫苗被认为是安全的[92]。两种疫苗都可能发生局部反应。偶发疲劳、恶心、淋巴结炎或头痛。可能出现发热和皮疹。有报道神经炎等神经系统副作用,但罕见,且因果关系尚不明确。

药物和疫苗相互作用

基础免疫程序后两种疫苗是可以互换的。

特殊情况下使用的疫苗

炭疽疫苗

虽然炭疽在发达国家并不常见,全球真实的发病数尚不清楚,但它仍然发生在许多国家的乡村农业地区。在南欧和东欧、亚洲、非洲、中东、加勒比地区、中南美洲,炭疽作为职业病报告,多发于与牲畜、皮革和羊毛密切接触的人,大多数是皮肤感染。2001 年,炭疽孢子曾被用作生物恐怖制剂。国际旅客患炭疽病的风险微不足道,尚未达到需要接种疫苗的程度。

炭疽疫苗产品及其配方的可及性在全世界范围是不同的。在美国,疫苗目前只能通过军方和受限制的政府机构获得。吸收炭疽疫苗(AVA)于 1965 年获得许可,由细菌培养的无细胞滤液制备,不含活的或死的细菌。需要接种 6 剂次:在第 0、2、4 周分别在皮下注射 1 剂次,然后在第 6、12、18 个月分别给予加强接种剂 1 剂次,此后每年加强接种。大约 95% 的受种者在接种 3 剂次后通过间接血凝试验表现出抗体应答。AVA 预防炭疽病的保护效力约为 92%。接种 3 剂次后,大约 95% 的受种者出现血清阳转。然而,抗体滴度与预防感染保护之间的相关性尚未确定。尚无在低于 18 岁及高于 65 岁人群中使用 AVA 的数据。疫苗效力持续时间也未知。大约 30% 的受种者发生轻度局部反应,4% 发生中度局部反应,严重局部反应(红斑和硬结节>20mm)发生率<0.2%。5%~35% 的受种者发生全身反应(发热、寒战、肌肉痛、恶心)。如果有已

知明确的雾化孢子暴露,则应开始使用为期60天的环丙沙星或多西环素作为预防。

天花疫苗

WHO于1979年宣布消灭了由天花病毒引起的自然感染天花。经过几十年的努力,WHO通过大规模的接种牛痘疫苗活动实现了在全球消灭天花。1977年索马里报告了最后一例自然感染的天花。目前,不认为天花会对国际旅行者产生风险。

牛痘疫苗和牛痘免疫球蛋白的供应由各国政府官方储存和控制。现有疫苗库由更新的基于细胞培养的疫苗组成。ACAM-2000疫苗是由Acambis公司和Baxter公司制造的一种现代活病毒Vero细胞培养疫苗,并且分离自与Dryvax疫苗相同的痘苗病毒株。ACAM-2000疫苗于2007年获得批准。它是一种克隆疫苗,基于单一型、已被充分研究的NYBOH痘苗病毒。美国FDA于2007年颁发了这种疫苗的许可。该疫苗不能用于1岁以下儿童,仅限1~17岁儿童使用。美国现有3亿支疫苗作为战略储备,其他30多个国家目前也共储备有另外的4.2亿支疫苗。ACAM-2000疫苗不予销售,由不同政府部门保存。

疫苗使用分叉针头,通过独特的经皮多次穿刺技术进行接种。其他可能的接种途径已被证实是无效的。免疫接种后的不良反应包括在接种部位发生脓疱、红斑、硬结和压痛、局部淋巴结炎。疫苗病毒的无意自体接种可导致包括面部、眼睛和其他身体部位的严重痘苗病毒感染。更严重的副作用包括心肌炎、牛痘性湿疹、进行性痘苗感染(牛痘性坏死)、接种后脑炎和角膜炎。疫苗禁用于有湿疹、怀孕、HIV/AIDS或其他免疫缺陷的人群。在确定的天花暴发期间,疫苗接种对象和医务人员必须共同权衡暴露于天花的风险与疫苗相关并发症的风险。

目前已开发出两种不同的病毒减毒疫苗。第一种是在德国开发的Ankara修饰痘苗(MVA)(美国商品名Imvamunc、欧洲商品名Imvanexr、巴伐利亚州Nordic),这是一种不能在人体细胞内复制的痘苗病毒。因此MVA无法引起严重感染或传染。截至2012年,美国FDA、欧洲药品管理局(EMA)和加拿大公共卫生局(Public Health Agencyof Canada)已经启动了快速审批程序。该疫苗是通过传统途径注射,而不是像ACAM-2000疫苗那样需要分叉针。第二种是日本在20世纪70年代开发的LC16m8,目前

已经在日本获得许可。在5万名日本儿童中开展的试验未报告严重的不良反应。这两种疫苗都被认为比传统的天花疫苗更安全,特别是对免疫力低下的人群、孕妇和儿童。

鼠疫疫苗

引起鼠疫的细菌耶尔森菌(*Yersinia pestis*)普遍存在于亚洲、非洲、中南美洲、北美部分地区以及欧洲东南部的许多国家。疾病可以通过被感染的鼠蚤叮咬、直接暴露于被感染啮齿动物的体液传播,罕见情况下可通过气溶胶传播。普通的短期和长期旅行者暴露于鼠疫的风险可以忽略不计。然而,在农村、半干旱地区和山区进行远足或在农村地区露营的旅行者,或者在有鼠疫的国家以处理死亡或感染动物为部分工作的人,都存在较高的风险。

鼠疫疫苗的获得受全球范围内的地区供应和产品配方的制约。大多数鼠疫疫苗是经甲醛灭活的全细菌疫苗。评估疫苗效力的人群对照研究十分有限,目前尚不清楚疫苗是否能够预防气溶胶导致的肺部感染。鼠疫疫苗经皮下注射接种。最初的接种程序为,成人和青少年间隔1~3个月接种2剂次0.5ml疫苗,小于12岁儿童接种3剂次(0.1~0.3ml)疫苗。此后,每6个月进行加强免疫,为期18个月,如果接种者持续处在高暴露风险中,则可以每1~2年加强免疫。该疫苗已不再生产,仅被批准用于18~61岁人群。不良反应包括局部红斑、淋巴结肿大和疼痛(约29%受种者)。对先前剂次或任何组分出现不良反应的人禁止接种该疫苗。

由于缺乏明确的效力数据,并且大多数旅行者的暴露风险低,所以鼠疫疫苗不作常规推荐。万一有潜在的暴露,使用7天治疗剂量的抗耶尔森菌抗生素(四环素、多西环素或甲氧苄氨嘧啶/磺胺甲噁唑)可作为暴露后预防措施。

(黄昊頔 译,傅更锋 周明浩 黄祖瑚 校)

参考文献

1. Monath TP. Yellow fever: an update. Lancet Infect Dis 2001;1:11–20.
2. Barnett ED. Yellow fever: epidemiology and prevention. Clin Infect Dis 2007;44:850–6.
3. Marfin AA, Eidex RS, Kozarsky PE, et al. Yellow fever and Japanese encephalitis vaccines: indications and complications. Infect Dis Clin North Am 2005;19:151–68, ix.
4. Monath TP. Yellow fever vaccine. Expert Rev Vaccines 2005;4:553–74.
5. Gershman M, Staples JE. Yellow fever. In: CDC, Health Information for International Travel: The Yellow Book Oxford University Press; 2012.
6. Cetron MS, Marfin AA, Julian KG, et al. Yellow fever vaccine. Recommendations of the Advisory Committee on Immunization Practices

(ACIP), 2002. MMWR Recomm Rep 2002;51:1–11; quiz CE1–4.

7. Barwick R. History of thymoma and yellow fever vaccination. Lancet 2004;364:936.

8. Veit O, Niedrig M, Chapuis-Taillard C, et al. Immunogenicity and safety of yellow fever vaccination for 102 HIV-infected patients. Clin Infect Dis 2009;48:659–66.

9. Monath TP, Cetron MS, Teuwen DE. Yellow fever vaccine. In: Plotkin SA, Orenstein WA, Offit P, editors. Vaccines. 5th ed. Philadelphia: Saunders Elsevier; 2008. p. 959–1055.

10. McMahon AW, Eidex RB, Marfin AA, et al. Neurologic disease associated with 17D-204 yellow fever vaccination: a report of 15 cases. Vaccine 2007;25:1727–34.

11. Adverse events associated with 17D-derived yellow fever vaccination– United States, 2001–2002. MMWR Morb Mortal Wkly Rep 2002;51: 989–93.

12. Monath TP, Cetron MS, McCarthy K, et al. Yellow fever 17D vaccine safety and immunogenicity in the elderly. Human vaccines 2005;1. 207–14.

13. Khromava AY, Eidex RB, Weld LH, et al. Yellow fever vaccine: an updated assessment of advanced age as a risk factor for serious adverse events. Vaccine 2005;23:3256–63.

14. Vellozzi C, Mitchell T, Miller E, et al. Yellow fever vaccine-associated viscerotropic disease (YEL-AVD) and corticosteroid therapy: eleven United States cases, 1996–2004. Am J Trop Med Hyg 2006;75:333–6.

15. Lindsey NP, Schroeder BA, Miller ER, et al. Adverse event reports following yellow fever vaccination. Vaccine 2008;26:6077–82.

16. Monath TP. Suspected yellow fever vaccine-associated viscerotropic adverse events (1973 and 1978), United States. Am J Trop Med Hyg 2010;82:919–21.

17. Kollaritsch H, Que JU, Kunz C, et al. Safety and immunogenicity of live oral cholera and typhoid vaccines administered alone or in combination with antimalarial drugs, oral polio vaccine, or yellow fever vaccine. J Infect Dis 1997;175:871–5.

18. Steffen R, Amitirigala I, Mutsch M. Health risks among travelers–need for regular updates. J Travel Med 2008;15:145–6.

19. Jelinek T, Kollaritsch H. Vaccination with Dukoral against travelers' diarrhea (ETEC) and cholera. Expert Rev Vaccines 2008;7:561–7.

20. Lopez-Gigosos RM, Plaza E, Diez-Diaz RM, et al. Vaccination strategies to combat an infectious globe: oral cholera vaccines. J Glob 2011;3:56–62.

21. Hill DR, Ford L, Lalloo DG. Oral cholera vaccines: use in clinical practice. Lancet Infect Dis 2006;6:361–73.

22. Cholera Vaccines: WHO position paper. accessed 11–29–2011.

23. Sinclair D, Abba K, Zaman K, et al. Oral vaccines for preventing cholera. Cochrane Database Syst Rev 2011;CD008603.

24. Campbell GL, Hills SL, Fischer M, et al. Estimated global incidence of Japanese encephalitis: a systematic review. Bull World Health Organ 2011 Oct 1;89(10):766–74E.

25. Solomon T, Dung NM, Kneen R, et al. Japanese encephalitis. J Neurol Neurosurg Psychiatry 2000;68:405–15.

26. Hills SL, Griggs AC, Fisher M. Japanese encephalitis in travelers from non-endemic countries, 1973–2008. Am J Trop Med Hyg 2010;82: 930–6.

27. Halstead SB, Thomas SJ. Japanese encephalitis: new options for active immunization. Clin Infect Dis 2010;50:1155–64.

28. Dubischar-Kastner K, Kaltenboeck A, Klingler A, et al. Safety analysis of a Vero-cell culture derived Japanese encephalitis vaccine, IXIARO (IC51), in 6 months of follow-up. Vaccine 2010;28:6463–9.

29. Kaltenbock A, Dubischar-Kastner K, Schuller E, et al. Immunogenicity and safety of IXIARO (IC51) in a Phase II study in healthy Indian children between 1 and 3 years of age. Vaccine 2010;28:834–9.

30. Monath TP, Guirakhoo F, Nichols R, et al. Chimeric live, attenuated vaccine against Japanese encephalitis (ChimeriVax-JE): phase 2 clinical trials for safety and immunogenicity, effect of vaccine dose and schedule, and memory response to challenge with inactivated Japanese encephalitis antigen. J Infect Dis 2003;188:1213–30.

31. Guy B, Guirakhoo F, Barban V, et al. Preclinical and clinical development of YFV 17D-based chimeric vaccines against dengue, West Nile and Japanese encephalitis viruses. Vaccine 2010;28:632–49.

32. Morrison D, Legg TJ, Billings CW, et al. A novel tetravalent dengue vaccine is well tolerated and immunogenic against all 4 serotypes in flavivirus-naive adults. J Infect Dis 2010;201:370–7.

33. Torresi J, McCarthy K, Feroldi E, et al. Immunogenicity, safety and tolerability in adults of a new single-dose, live-attenuated vaccine against Japanese encephalitis: Randomised controlled phase 3 trials. Vaccine 2010;28:7993–8000.

34. Chokephaibulkit K, Sirivichayakul C, Thisyakorn U, et al. Safety and immunogenicity of a single administration of live-attenuated Japanese encephalitis vaccine in previously primed 2- to 5-year-olds and naive 12- to 24-month-olds: Multicenter Randomized Controlled Trial. Pediatr Infect Dis J 2010;29:1111–7.

35. Yu Y. Phenotypic and genotypic characteristics of Japanese encephalitis attenuated live vaccine virus SA14–14–2 and their stabilities. Vaccine 2010;28:3635–41.

36. Japanese encephalitis vaccines. Releve epidemiologique hebdomadaire / Section d'hygiene du Secretariat de la Societe des Nations = Weekly epidemiological record / Health Section of the Secretariat of the League of Nations 2006;81:331–40.

37. Japanese encephalitis vaccines. Wkly Epidemiol Rec 2006;81:331–40.

38. Fischer M, Lindsey N, Staples JE, et al. Japanese encephalitis vaccines: recommendations of the Advisory Committee on Immunization Practices (ACIP). MMWR Recomm Rep 2010;59:1–27.

39. Shlim DR, Solomon T. Japanese encephalitis vaccine for travelers: exploring the limits of risk. Clin Infect Dis 2002;35:183–8.

40. Erra E, Askling HH, Rombo L, et al. A single dose of Vero cell-derived Japanese encephalitis (JE) vaccine (Ixiaro®) effectively boosts immunity in travellers primed with mouse brain-derived JE vaccines. Clin Infect Dis 2012.

41. Nasveld PE, Ebringer A, Elmes N, et al. Long term immunity to live attenuated Japanese encephalitis chimeric virus vaccine: randomized, double-blind, 5-year phase II study in healthy adults. Human vaccines 2010;6:1038–46.

42. Tandan JB, Ohrr H, Sohn YM, et al. Single dose of SA 14–14–2 vaccine provides long-term protection against Japanese encephalitis: a case-control study in Nepalese children 5 years after immunization. drjbtandan@yahoo.com. Vaccine 2007;25:5041–5.

43. Sohn YM, Tandan JB, Yoksan S, et al. A 5-year follow-up of antibody response in children vaccinated with single dose of live attenuated SA14–14–2 Japanese encephalitis vaccine: immunogenicity and anamnestic responses. Vaccine 2008;26:1638–43.

44. Tauber E, Kollaritsch H, Korinek M, et al. Safety and immunogenicity of a Vero-cell-derived, inactivated Japanese encephalitis vaccine: a non-inferiority, phase III, randomised controlled trial. Lancet 2007;370:1847–53.

45. Schuller E, Jilma B, Voicu V, et al. Long-term immunogenicity of the new Vero cell-derived, inactivated Japanese encephalitis virus vaccine IC51 Six and 12 month results of a multicenter follow-up phase 3 study. Vaccine 2008;26:4328–86.

46. Dubischar-Kastner K, Eder S, Buerger V, et al. Long-term immunity and immune response to a booster dose following vaccination with the inactivated Japanese encephalitis vaccine IXIARO, IC51. Vaccine 2010;28:5197–202.

47. Schuller E, Klade CS, Wolfl G, et al. Comparison of a single, high-dose vaccination regimen to the standard regimen for the investigational Japanese encephalitis vaccine, IC51: a randomized, observer-blind, controlled Phase 3 study. Vaccine 2009;27:2188–93.

48. Chokephaibulkit K, Plipat N, Yoksan S, et al. A comparative study of the serological response to Japanese encephalitis vaccine in HIV-infected and uninfected Thai children. Vaccine 2010;28:3563–6.

49. Hennessy S, Liu Z, Tsai TF, et al. Effectiveness of live-attenuated Japanese encephalitis vaccine (SA14–14–2): a case-control study. Lancet 1996;347:1583–6.

50. Liu ZL, Hennessy S, Strom BL, et al. Short-term safety of live attenuated Japanese encephalitis vaccine (SA14–14–2): results of a randomized trial with 26,239 subjects. J Infect Dis 1997;176:1366–9.

51. Ohrr H, Tandan JB, Sohn YM, et al. Effect of single dose of SA 14–14–2 vaccine 1 year after immunization in Nepalese children with Japanese encephalitis: a case-control study. Lancet 2005;366:1375–8.

52. Meningococcal vaccines: WHO position paper, November 2011. Releve epidemiologique hebdomadaire / Section d'hygiene du Secretariat de la Societe des Nations = Weekly epidemiological record / Health Section of the Secretariat of the League of Nations 2011;86:521–39.

53. Harrison LH, Trotter CL, Ramsay ME. Global epidemiology of meningococcal disease. Vaccine 2009;27(Suppl 2):B51–63.

54. Bilukha OO, Rosenstein N. Prevention and control of meningococcal disease. Recommendations of the Advisory Committee on Immunization Practices (ACIP). MMWR Recommendations and reports: Morbidity and mortality weekly report Recommendations and reports / Centers for Disease Control 2005;54:1–21.

55. Bilukha O, Messonnier N, Fischer M. Use of meningococcal vaccines in the United States. Pediatr Infect Dis J 2007;26:371–6.

56. Girard MP, Preziosi MP, Aguado MT, et al. A review of vaccine research and development: meningococcal disease. Vaccine 2006;24:4692–700.

57. Keyserling H, Papa T, Koranyi K, et al. Safety, immunogenicity, and immune memory of a novel meningococcal (groups A, C, Y, and W-135) polysaccharide diphtheria toxoid conjugate vaccine (MCV-4) in healthy adolescents. Arch Pediatr Adolesc Med 2005;159:907–13.

58. Pichichero M, Casey J, Blatter M, et al. Comparative trial of the safety and immunogenicity of quadrivalent (A, C, Y, W-135) meningococcal polysaccharide-diphtheria conjugate vaccine versus quadrivalent polysaccharide vaccine in two- to ten-year-old children. Pediatr Infect Dis J 2005;24:57–62.

59. Snape MD, Pollard AJ. Meningococcal polysaccharide-protein conjugate vaccines. Lancet Infectious Diseases 2005;5:21–30.

60. Snape MD, Perrett KP, Ford KJ, et al. Immunogenicity of a tetravalent meningococcal glycoconjugate vaccine in infants: a randomized controlled trial. JAMA 2008;299:173–84.

61. Perrett KP, Snape MD, Ford KJ, et al. Immunogenicity and immune memory of a nonadjuvanted quadrivalent meningococcal glycoconjugate vaccine in infants. Pediatr Infect Dis J 2009;28:186–93.

62. Jackson LA, Jacobson RM, Reisinger KS, et al. A randomized trial to determine the tolerability and immunogenicity of a quadrivalent meningococcal glycoconjugate vaccine in healthy adolescents. Pediatr Infect Dis J 2009;28:86–91.

63. Reisinger KS, Baxter R, Block SL, et al. Quadrivalent meningococcal vaccination of adults: phase III comparison of an investigational conjugate vaccine, MenACWY-CRM, with the licensed vaccine, Menactra. Clin Vaccine Immunol 2009;16:1810–5.

64. Stamboulian D, Lopardo G, Lopez P, et al. Safety and immunogenicity of an investigational quadrivalent meningococcal CRM(197) conjugate vaccine, MenACWY-CRM, compared with licensed vaccines in adults in Latin America. Int J Infect Dis 2010;14:e868–75.

65. Licensure of a meningococcal conjugate vaccine (Menveo) and guidance for use – Advisory Committee on Immunization Practices (ACIP), 2010. MMWR Morbidity and mortality weekly report 2010;59:273.

66. Recommendation of the Advisory Committee on Immunization Practices (ACIP) for use of quadrivalent meningococcal conjugate vaccine (MenACWY-D) among children aged 9 through 23 months at increased risk for invasive meningococcal disease. MMWR Morbidity and mortality weekly report 2011;60:1391–2.

67. Updated recommendations for use of meningococcal conjugate vaccines – Advisory Committee on Immunization Practices (ACIP), 2010. MMWR Morbidity and mortality weekly report 2011;60:72–6.

68. Lagos R, Papa T, Munoz A, et al. Safety and immunogenicity of a meningococcal (Groups A, C, Y, W-135) polysaccharide diphtheria toxoid conjugate vaccine in healthy children aged 2 to 10 years in Chile. Human Vaccines 2005;1:228–31.

69. Halperin SA, Diaz-Mitoma F, Dull P, et al. Safety and immunogenicity of an investigational quadrivalent meningococcal conjugate vaccine after one or two doses given to infants and toddlers. European journal of clinical microbiology & infectious diseases: official publication of the European Society of Clinical Microbiology 2010;29:259–67.

70. Gill CJ, Baxter R, Anemona A, et al. Persistence of immune responses after a single dose of Novartis meningococcal serogroup A, C, W-135 and Y CRM-197 conjugate vaccine (Menveo(R)) or Menactra(R) among healthy adolescents. Human Vaccines 2010;6:881–7.

71. Update: Guillain-Barre syndrome among recipients of Menactra meningococcal conjugate vaccine–United States, June 2005-September 2006. MMWR 2006;55:1120–4.

72. Polio vaccines and polio immunization in the pre-eradication era: WHO position paper. Wkly Epidemiol Rec 2010;85:213–28.

73. Bottiger M. Polio immunity to killed vaccine: an 18-year follow-up. Vaccine 1990;8:443–5.

74. Rabies vaccines: WHO position paper–recommendations. Vaccine 2010;28:7140–2.

75. Khawplod P, Wilde H, Benjavongkulchai M, et al. Immunogenicity study of abbreviated rabies preexposure vaccination schedules. J Travel Med 2007;14:173–6.

76. Suwansrinon K, Wilde H, Benjavongkulchai M, et al. Survival of neutralizing antibody in previously rabies vaccinated subjects: a prospective study showing long lasting immunity. Vaccine 2006;24:3878–80.

77. Rabies vaccines: WHO position paper. Weekly Epidemiological Record 2010;85:309–20.

78. Vodopija I, Sureau P, Smerdel S, et al. Interaction of rabies vaccine with human rabies immunoglobulin and reliability of a 2–1–1 schedule application for postexposure treatment. Vaccine 1988;6:283–6.

79. Use of a Reduced (4-Dose) Vaccine Schedule for Postexposure Prophylaxis to Prevent Human Rabies: Recommendations of the Advisory Committee on Immunization Practices. MMWR 2010;59:1–9.

80. Dobardzic A, Izurieta H, Woo EJ, et al. Safety review of the purified chick embryo cell rabies vaccine: Data from the Vaccine Adverse Event Reporting System (VAERS), 1997–2005. Vaccine 2007;25:4244–51.

81. Suss J, Kahl O, Aspock H, et al. Tick-borne encephalitis in the age of general mobility. Wien Med Wochenschr 2010;160:94–100.

82. Zent O, Broker M. Tick-borne encephalitis vaccines: past and present. Expert Rev Vaccines 2005;4:747–55.

83. Broker M, Schondorf I. Are tick-borne encephalitis vaccines interchangeable? Expert Rev Vaccines 2006;5:461–6.

84. Vaccines against tick-borne encephalitis: WHO position paper. Wkly Epidemiol Rec 2011;86:241–56.

85. Rendi-Wagner P. Risk and prevention of tick-borne encephalitis in travelers. J Travel Med 2004;11:307–12.

86. Kollaritsch H, Chmelik V, Dontsenko I, et al. The current perspective on tick-borne encephalitis awareness and prevention in six Central and Eastern European countries: report from a meeting of experts convened to discuss TBE in their region. Vaccine 2011;29:4556–64.

87. Orlinger KK, Hofmeister Y, Fritz R, et al. A tick-borne encephalitis virus vaccine based on the European prototype strain induces broadly reactive cross-neutralizing antibodies in humans. J Infect Dis 2011;203:1556–64.

88. Holzmann H, Kundi M, Stiasny K, et al. Correlation between ELISA, hemagglutination inhibition, and neutralization tests after vaccination against tick-borne encephalitis. J Med Virol 1996;48:102–7.

89. Heinz FX, Holzmann H, Essl A, et al. Field effectiveness of vaccination against tick-borne encephalitis. Vaccine 2007;25:7559–67.

90. Paulke-Korinek M, Rendi-Wagner P, Kundi M, et al. Booster vaccinations against tick-borne encephalitis: 6 years follow-up indicates long-term protection. Vaccine 2009;27:7027–30.

91. Rendi-Wagner P, Zent O, Jilg W, et al. Persistence of antibodies after vaccination against tick-borne encephalitis. IJMM 2006;296(Suppl 40):202–7.

92. Demicheli V, Debalini MG, Rivetti A. Vaccines for preventing tick-borne encephalitis. Cochrane Database Syst Rev 2009;CD000977.

93. Holmgren J, et al. Oral B-subunit killed whole-cell cholera vaccine. In: Levine M, et al, editor. New Generation Vaccines. New York: Marcel Dekker; 2004. p. 991–1014.

94. Meningococcal Vaccines: WHO position paper. Weekly Epidemiological Record 2011;86:521–39.

95. Global Advisory Committee on Vaccine Safety. Weekly Epidemiological Record 2007;82:245–60.

96. Human Rabies Prevention – United States, 2008. Recommendations of the Advisory Committee on Immunization Practices. MMWR 2008;57.

13

儿童旅行疫苗

Sheila M. Mackell and Mike Starr

要点

- 多糖疫苗(脑膜炎球菌疫苗、肺炎球菌疫苗和伤寒疫苗)的免疫原性较差,因此 2 岁以下儿童免疫效果不佳
- 对于临时决定旅行的儿童应采用加速免疫程序完成常规疫苗接种(见表 13.5)
- 卡介苗(Bacille Calmette-Guérin vaccine,BCG)可减少婴幼儿患播散性、严重结核病的风险,婴幼儿发生这些并发症的风险很大。对于长期在外旅居特别是探访亲友的婴儿和儿童应接种 BCG
- 9 月龄以内婴儿禁止接种黄热病疫苗,1 岁以内婴儿禁止接种蜱传脑炎疫苗

引言

为旅行儿童接种疫苗,应考虑儿童特有的免疫应答特点、疫苗在特定年龄段使用与否的原理,以及现行儿童常规疫苗接种指南的要求。对婴儿和儿童接种疫苗需要特别考虑的因素包括:不良事件概况,母传抗体干扰,安全性和有效性数据是否缺乏以及超说明书应用。儿童常规免疫程序推荐每年均有更新。对应于第 10、11 和 12 章涉及的成人旅行者疫苗接种建议,本章将阐述儿童旅行者的疫苗免疫接种,并着重介绍根据具体旅行计划来更新或快速完成儿童常规疫苗接种程序的推荐指南。更多关于不同国家儿童常规免疫程序的推荐指南可参考网址:http://apps.who.int/immunization_monitoring/en/globalsummary/CountryProfileSelect.cfm。

婴儿和儿童的疫苗接种

免疫应答在母体子宫内已经开始,通过胎盘转运的免疫球蛋白在妊娠晚期开始具备抗原应答能力。早产儿因缺乏妊娠晚期母传抗体而无法对抗许多后天获得性感染,但他们仍能够以较快速度对疫苗抗原作出反应。不管怎样,早产儿的疫苗免疫程序和足月婴儿相同。

婴幼儿自身几个特点对疫苗效力影响较大。主要是免疫系统中 T 细胞功能未发育完全,B 细胞与 T 细胞之间协同作用较低,免疫球蛋白库受限,抗体亲和力低[1]。

婴幼儿期对接种疫苗的免疫应答受多种因素影响:抗原性质和剂量、疫苗剂次、接种年龄以及在接种时婴儿体内残余母传抗体水平[2]。百日咳、腮腺炎、脊髓灰质炎的母传抗体通常在出生后 4~6 个月内消失。对于甲肝、伤寒、脊髓灰质炎、乙脑、黄热病、百日咳、腮腺炎、风疹和麻疹,即使存在母体抗体,也只能提供有限保护甚至无保护。尽管如此,这些母传抗体的存在会不同程度地干扰婴儿接种疫苗后的免疫应答。

多糖疫苗

多糖是 T 细胞非依赖性抗原,在婴幼儿中免疫原性较差。并且 2 岁以下儿童中不能产生 IgG_2 亚类抗体,而多糖疫苗诱导的主要为 IgG_2 亚类抗体[3]。没有 T 细胞的参与,多糖疫苗不会产生免疫记忆,这也是加强免疫效果较差的原因。多糖疫苗主要有流脑疫苗(A+C 或 A/C/Y/W-135)、肺炎球菌疫苗(23 价多糖疫苗)和伤寒疫苗(Vi 多糖)。基于多糖疫苗无效反应的局限,这些疫苗的许可接种年龄一般都在 2 岁以上。

结合疫苗

寡糖-蛋白结合疫苗可产生对多糖的 T 细胞依赖

性应答,从而使 2 岁以下儿童对重要抗原做出反应,并诱导免疫记忆,这也保证了加强免疫能够取得较好的免疫效果。典型的两种结合疫苗是流脑结合疫苗和肺炎球菌结合疫苗。

并发疾病与疫苗接种

轻微发热性疾病不作为任何常规或旅行疫苗的禁忌证,也无须推迟接种。不同疫苗可以同时接种,并且不会影响免疫应答。与成人一样,活病毒疫苗要么同时接种,要么至少要隔 30 天。

儿童常规疫苗

常规免疫贯穿于婴儿出生后的前 24 个月,可避免感染常见的疫苗可预防疾病。表 13.1 列出了目前美国推荐的儿童常规疫苗。大多数发达国家的儿童常规免疫程序与之类似,主要不同在于疫苗初始免疫月龄和接种剂次。有一些疫苗如水痘疫苗、轮状病毒疫苗和人乳头瘤病毒疫苗,仅在一些国家批准使用或推荐常规接种。包含五种或更多抗原种类的联合疫苗已在大多数发达国家中批准使用。关于各个国家推荐的儿童常规免疫程序的详细信息,可参考:http://apps. who. int/immunization_monitoring/en/globalsummary/CountryProfileSelect. cfm。WHO 支持的全球疫苗免疫联盟(GAVI)旨在改善发展中国家的儿童免疫状况,其工作重点为 6 种疫苗可预防疾病(脊髓灰质炎、白喉、结核病、百日咳、麻疹和破伤风),并为之提出了适合全球儿童的疫苗免疫程序;另外,乙肝疫苗也在全球范围内推荐接种;在拉丁美洲、中东以及其他证实疾病流行的地区推荐接种 Hib 疫苗;在非洲和南美洲呈地方性流行的地区,推荐接种黄热病疫苗。GAVI 推荐的儿童疫苗免疫程序见表 13.3。GAVI 一些成员国也使用第 2 剂次麻疹疫苗以减少麻疹发病率和死亡率。

白喉-破伤风-无细胞百日咳联合疫苗(DTaP)

DTaP 适用于所有儿童(表 13.1 和表 13.2)。在过去十年中,含百日咳成分疫苗工艺的极大改进有效降低了副作用,但鉴于近期儿童百日咳大规模暴发,这种改进可能也导致了免疫原性的下降。与全细胞百日咳成分疫苗相比,无细胞百日咳成分疫苗的反应原性是最小的,因而仍是首选产品。

一旦接种 DTaP 后出现速发型过敏反应或 7 天内发生脑病,则应禁止接种后续剂次。但加拿大一项大型研究认为目前尚无证据表明在接种无细胞百日咳疫苗后会发生脑病[4]。不良事件如在疫苗接种后 3 天内伴或不伴发热的惊厥、持续超过 3 小时的哭闹、48 小时内晕厥或休克样症状以及其他不明原因的 ≥ 40.5℃ 高热需谨慎接种,但并非后续接种剂次的绝对禁忌。后续剂次是否继续接种应根据个体状况进行权衡。在发生惊厥风险较高、或伴有易诱发惊厥的基础疾病的婴儿和儿童中,应避免使用全细胞百日咳疫苗(DTP)[5]。

青少年百日咳疫苗(Tdap)

现在已有供青少年和成年使用的含低剂量白喉和百日咳类毒素成分的疫苗。这两个成分剂量减少将有助于降低注射部位副反应。Boostrix(GlaxoSmithKline)可用于 10 岁以上人群对破伤风和白喉的加强免疫。Adacel(Sanofi Pasteur)可用于 11~64 岁人群。考虑到人群易感性和抗体衰减,上述两种疫苗可作为加强免疫用于预防青少年人群的百日咳。前往百日咳流行地区的易感旅行者,可在上次接种 DTaP 或 Td 2 年后(必要时可低于 2 年)加强接种 1 剂次 Tdap 或 Td[6]。其他疫苗可与该疫苗同时接种。

7~11 岁儿童若是首次接种,追加免疫应首剂接种 Tdap,然后再接种 Td 的程序。

麻疹-腮腺炎-风疹疫苗

麻疹仍然是全球儿童疫苗可预防疾病导致死亡的主要原因,WHO 正在推动全球消除麻疹计划的开展。接种疫苗的目的是保护低龄儿童免受感染麻疹导致的严重后果。麻疹在发达国家和发展中国家都有暴发。前往发展中国家的儿童旅行者,应特别关注其麻疹免疫状况。2010—2011 年,欧洲麻疹出现暴发,截至 2011 年年中,已报告了 6500 病例,其主要原因被认为是过去 10 年麻疹疫苗覆盖率不高。

大多数发达国家推荐儿童在 12~15 月龄接种第 1 剂次麻疹-腮腺炎-风疹疫苗(MMR)。这个年龄组儿童的母传麻疹抗体水平已衰减并且机体能够对疫苗产生足够的免疫应答。大约95%的受种者在接种第 1 剂次 MMR 后能够产生保护性免疫力。第 2 剂次 MMR 并非加强剂次,而是为免疫失败的人群再次提供免疫的机会。第 2 剂次最快可在第 1 剂次后 1 个月接种。在许多国家的儿童疫苗常规免疫程序中,第 2 剂次一

表13.1 美国免疫程序

0～6岁儿童推荐免疫程序（美国，2012）

对于超过月龄未接种或推迟接种的人，参照追加免疫程序

疫苗年龄	出生	1月龄	2月龄	4月龄	6月龄	12月龄	15月龄	18月龄	19~23月龄	2~3岁	4~6岁
乙肝疫苗[1]	乙肝疫苗	乙肝疫苗			乙肝疫苗						
轮状病毒疫苗[2]			RV	RV	RV[2]						
白喉，破伤风，百日咳疫苗[3]			DTaP	DTaP	DTaP		DTaP				DTaP
Hib[4]			Hib	Hib	Hib[4]	Hib					
肺炎球菌疫苗[5]			PCV	PCV	PCV	PCV				PPSV	
灭活脊灰疫苗[6]			IPV	IPV	IPV	IPV					IPV
流感疫苗[7]						流感疫苗（每年）					
麻疹，腮腺炎，风疹[8]						MMR	MMR		见脚注[8]		MMR
水痘[9]						水痘	水痘		见脚注[9]		水痘
甲型肝炎[10]						HepA（2剂次）				HepA系列	
脑膜炎球菌[11]										MCV4	

图例：

（浅灰）所有儿童的推荐年龄范围

（深灰）特定高危群体的推荐年龄范围

该免疫程序为2010年12月21日生效的推荐意见。当存在适应证并且可行的情况下，在推荐年龄未接种的任一剂次均需要在下次访视时接种。相对应于单价疫苗，应优先选择联合疫苗。选择疫苗时应结合医生评估、受种者意愿以及不良反应综合考虑。详细的ACIP接种推荐意见，接种医生可参考网址：http://www.cdc.gov/vaccines/pubs/acip-list.htm。疫苗接种后临床显著的不良反应应在疫苗不良事件报告系统（VAERS）中报告，可采用网络报告（http://www.vaers.hhs.gov/）或电话报告 800-822-7967。记录中的商品名和疫苗采购来源（仅用于疫苗标识别，不作为违反美国卫生和公众服务部门有关规定的证据。（来源：http://www.cdc.gov/vaccines/recs/schedules/child-schedule.htm，对于脚注和追加免疫程序，可参考该网址）

表 13.2　7~18 岁儿童推荐免疫程序 (美国 ,2012)
对于超过月龄未接种或推迟接种的人,参照追加免疫程序

疫苗年龄	7~10 岁	11~12 岁	13~18 岁	
破伤风,白喉,百日咳疫苗[1]		Tdap	Tdap	所有儿童的推荐年龄范围
人乳头瘤病毒疫苗[2]	见脚注[2]	HPV(3 剂) (女性)	HPV 系列疫苗	
流脑疫苗[3]	MCV4	MCV4	MCV4	
流感疫苗[4]		流感疫苗 (每年)		追加免疫程序的推荐年龄范围
肺炎球菌疫苗[5]		肺炎球菌疫苗		
甲肝疫苗[6]		甲肝系列疫苗		
乙型肝炎[7]		乙肝系列疫苗		特定高风险群体的推荐年龄范围
灭活脊髓灰质炎病毒疫苗[8]		IPV 系列疫苗		
麻疹,腮腺炎,风疹疫苗[9]		MMR 系列疫苗		
水痘疫苗[10]		水痘系列疫苗		

该免疫程序为 2010 年 12 月 23 日生效的推荐意见。当存在适应证并且可行的情况下,在推荐年龄未接种的任一剂次均需要在下次访视时接种。相对应于单价疫苗,应优先选择联合疫苗 (来自美国疾病预防控制中心卫生与公众服务部)

表 13.3　WHO GAVI 常规免疫程序

年龄	疫苗
出生时	BCG,OPV-0,HBV-1
6 周	DPT-1,OPV-1,HBV-2 (HBV-1)[a]
10 周	DPT-2,OPV-2 (HBV-2)
14 周	DPT-3,OPV-3,HBV-3
9 月龄	麻疹疫苗,黄热病疫苗

[a] HBV 初始免疫备选方案

般安排在幼儿园入学时,也就是 4~5 岁。

鉴于旅行期间有感染麻疹的风险,前往发展中国家的 6~12 月龄婴儿应接种 1 剂次单价麻疹疫苗,如果没有,可以用 MMR 替代[7]。这将为婴儿提供即时保护,保护效力可以维持几个月或更长时间,但并不持久。因此,12 月龄前的疫苗接种都不作为常规免疫程序,婴儿在 12 月龄后仍需完成两剂次 MMR。所有 12 月龄至 4~5 岁的儿童在前往麻疹流行地区前,应完成第 2 剂次 MMR,只要两剂次接种间隔至少 4 周,可以认为完成了 MMR 常规免疫程序。

MMR 疫苗耐受性良好。大约 15 名受种者中可有 1 名在接种后 7~10 天发生红色斑丘疹,一般为融合成片,伴有发热和流感样症状,发热可持续 1~2 天。这些人不会传染麻疹。较轻的副作用可有注射部位不适、头痛和全身乏力。第 2 剂次的副作用发生率通常比第 1 剂次低。

曾有新霉素过敏史,或接种 MMR 后发生过严重过敏反应者,不应再次接种 MMR 疫苗。对曾有含明胶类产品过敏史的儿童应谨慎接种,接种后应密切观察。一些病例报道显示,有明胶过敏史者在接种 MMR (疫苗配方中含有少量明胶) 后发生了严重的过敏反应。对鸡蛋或蛋白过敏不是接种 MMR 的禁忌证。

脊髓灰质炎疫苗

近年来,许多发达国家对脊髓灰质炎疫苗的初始免疫程序作出了修改。在初始免疫程序中,注射型灭活脊髓灰质炎疫苗 (IPV) 已被推荐替代口服脊髓灰质炎疫苗 (OPV),而后者目前仍是 WHO 全球消灭脊髓灰质炎计划的标准疫苗。尽管口服 OPV 后发生疫苗相关麻痹的概率很低,但 IPV 却不存在这个风险。OPV 可用于一些控制项目,如脊髓灰质炎暴发,或无免疫史旅行者无法获得两剂次 IPV 的情况。OPV 已在包括美国在内的一些国家停产。婴儿旅行者最早可在 6 周时接种 IPV[8]。6 周前接种,疫苗效力将会受到母传抗体的干扰[9]。第 2 剂次 IPV 应至少在完成第 1 剂次 4 周后接种。对于低于 6 周的婴儿旅行者,若有,可优先选择 OPV。OPV 甚至可在出生时口服,后续剂次间隔 4 周或 8 周。前往脊髓灰质炎流行区的青少年旅行者,推荐加强接种 1 剂次 IPV。目前没有

证据显示接种脊髓灰质炎疫苗后存在抗体衰减,但初始免疫完成 10 年后,建议旅行者加强接种 1 剂次 IPV。

肺炎球菌疫苗

儿童中耳炎和侵袭性细菌感染最常见的病因是肺炎球菌感染。近期,13 价肺炎球菌结合疫苗(PCV-13)取代了 7 价肺炎球菌结合疫苗。该疫苗常规接种程序为,在 2、4、6 月龄分别接种 1 剂次,12~18 月龄加强接种 1 剂次。6 月龄~5 岁儿童的接种程序可参考表 13.1。PCV-13 所含的 13 种血清型是导致儿童发病以及易对青霉素耐药的常见血清型。23 价肺炎球菌多糖疫苗一般多推荐于 2 岁以上有基础疾病的儿童和成人,详细信息可参考第 10 章。

流感疫苗

流感是最常见的与旅行相关的疫苗可预防疾病。无论是否旅行,均应考虑为 6 月龄以上儿童接种流感疫苗,特别是在流感季节:热带地区全年流行,北半球温带地区为 12 月至次年 4 月,南半球温带地区为 4 月至 10 月。6 月龄以内婴儿接种流感疫苗免疫效果不佳[10]。

注射型流感疫苗可预防甲型和乙型流感。婴儿和<13 岁儿童应接种裂解病毒疫苗,其副作用较全病毒疫苗更小。13 岁以上儿童可以接种全病毒疫苗。小于 9 岁的儿童第一次接种流感疫苗时,应接种两剂次,间隔 1 月。3 岁以下儿童应接种 0.25ml 疫苗,为年龄较大儿童和成人用流感疫苗剂量的一半。由于与流感感染相关的并发症和住院发生率较高,所有 6 月龄~18 岁儿童,无论是否旅行,均推荐接种流感疫苗。目前一些流感疫苗产品仍然含有 25μg 硫柳汞,但家长也无须担心,因为在大多数国家,不含硫柳汞的流感疫苗供应充足,完全能够满足 3 岁以下儿童的需求。鸡蛋过敏不是接种流感疫苗的禁忌证,除非有过敏症。

在美国,鼻喷式流感疫苗(Flumist,MedImmune)被批准用于 2~49 岁人群[11]。该疫苗是活病毒疫苗,因此禁用于疑似免疫缺陷、格林巴利综合征患病史或正在接受阿司匹林治疗者,同样也禁用于哮喘或鸡蛋过敏者。首次使用该疫苗的 5~8 岁儿童,在使用第 1 剂次 45~60 天后,应再次加强接种 1 剂次。有数据表明,与注射型流感疫苗相比,9 岁以下儿童使用鼻喷式流感疫苗效果更好。鸡蛋过敏者是使用鼻喷式流感疫苗的禁忌证。

水痘疫苗

根据美国 CDC 数据显示,美国 90% 水痘病例为儿童。热带地区成人病例比例相对较高。热带国家的儿童和成人前往温带国家感染水痘的风险增加。如果旅行者没有明确的水痘患病史,应检测水痘免疫力,若易感应接种水痘疫苗。

水痘疫苗于 1995 年 3 月在美国获准上市,并被推荐给 12 月龄以上的易感儿童和青少年[12]。同时建议国际旅行者、家中有孩子的非怀孕成人、托幼机构工作人员、或传播风险较高场所(大学、军队、惩教机构)接种水痘疫苗。强烈推荐易感青少年接种水痘疫苗,这是由于青少年感染水痘后更易出现并发症。常规免疫程序为两剂次,12~15 月龄接种第 1 剂次,4~6 岁入学时接种第 2 剂次。必要时,1~12 岁儿童可在初始免疫 3 个月后接种第 2 剂次。对于 12 岁以上年龄较大儿童和青少年,两剂次间隔可为 1 个月[12]。大多数免疫功能缺陷者不应接种水痘或含水痘成分疫苗。MMR-水痘联合疫苗(MMRV)已在美国上市并用于初始或加强免疫。与分别单独接种 MMR 和水痘疫苗相比,MMRV 作为第 1 剂次接种时热性惊厥发生率较高;作为第 2 剂次时,未见风险增加。尽管两种方式都可接受,但若是首次接种,应优先选择分别单独接种 MMR 和水痘疫苗。个人或家族有惊厥史,任何剂次均应禁用 MMRV。

水痘疫苗耐受性良好,迄今尚无严重副作用报道。约 7%~8% 受种者发生轻度疫苗相关皮疹,一般有 2~5 个水痘样病灶。既往接种水痘疫苗发生严重过敏反应、有明胶或新霉素过敏史者,应禁止接种。

鉴于水痘病毒(而非水痘疫苗)、水杨酸类药品与 Reye 综合征可能存在关联,疫苗生产厂商建议接种水痘疫苗 6 周内不要使用水杨酸类药品。Reye 综合征首次发现于 20 世纪 70 年代,表现为儿童严重的脑损伤和肝衰竭,但水痘病毒与水杨酸类药品的相互作用机制尚不明确。目前还没有关于接种水痘疫苗与使用水杨酸盐类药品后发生 Reye 综合征的报道。

乙肝疫苗

乙肝疫苗已在越来越多的国家成为儿童常规免疫

疫苗,也是 WHO GAVI 项目对乙肝高流行国家推荐接种的疫苗。乙肝疫苗 3 剂次免疫程序可在婴儿出生时接种第 1 剂次,按照 0、1 和 6 个月程序完成。另一种免疫程序是,分别在 2、4 和 6 月龄接种,第 2 剂次与第 1 剂次间隔至少 1 个月,第 3 剂次与第 1 剂次间隔至少 4 个月。对于那些容易失访的婴儿,应在出生时接种 1 剂次以免失去接种乙肝疫苗的机会。体重至少达到 2kg 的早产儿,应在出院前接种 1 剂次乙肝疫苗,也可在 2 月龄接种。肌肉注射乙肝疫苗可获得最佳免疫应答。11~15 岁青少年,可采用 2 剂次免疫程序(两剂次间隔 4~6 个月)[13]。成人接种乙肝疫苗的效力约为 90%~95%。儿童完成乙肝疫苗免疫程序后不需要进行常规血清学检测。对于乙肝表面抗原阳性母亲所生的婴儿,应在接种第 3 剂次 1~2 月后进行血清学检测。乙肝疫苗的副作用包括注射部位局部疼痛和低热。据估计,约有 1%~6% 的受种者会出现发热症状。严重过敏反应罕见。

轮状病毒疫苗

轮状病毒是导致全球婴幼儿严重胃肠炎的最常见原因。2006 年以来,一种活的口服五价轮状病毒疫苗(Rotateq)在部分国家上市。其免疫程序为,婴儿分别在 2、4 和 6 月龄各常规接种 1 剂次。另外一种轮状病毒疫苗(Rotarix)的免疫程序为 2 剂次,分别在婴儿 2 和 4 月龄时各接种 1 剂次。这两种疫苗均应在婴儿 14 周龄+6 天之前接种第 1 剂次,无论是否在这个时间已完成接种,32 周龄后均不能再接种。一些人群在接种第 1 剂次轮状病毒疫苗后短期内发生肠套叠的风险增加[14]。

人乳头瘤病毒疫苗

人乳头状瘤病毒(HPVs)通过性接触传播,可导致尖锐湿疣和宫颈癌。基于病毒样颗粒(VLPs)采用重组 DNA 技术研发而成的人乳头状瘤病毒疫苗(HPV 疫苗),无传染性和潜在致癌性。目前在美国有两种 HPV 疫苗:含有 HPV 基因型 16、18、6 和 11(6 和 11 型预防尖锐湿疣)的 VLPs 四价疫苗(Gardasil,Merck)和含有 HPV 基因型 16 和 18 的 VLPs 二价疫苗(Cervarix,GlaxoSmithKline)。为了确保免疫效果,HPV 疫苗必须在可能发生自然感染前接种。接种 HPV 疫苗不能替代常规宫颈癌筛查,已接种 HPV 疫苗的女性仍然需要定期进行宫颈癌筛查。

接种对象

一些国家已将 HPV 疫苗作为一种常规疫苗推荐给发生性行为前的儿童,通常在 11~12 岁。该疫苗也同时推荐给 26 岁以下处于性活跃期的未接种成年女性,甚至包括已经感染了一种或多种型别 HPV 者。旅行并未证实增加了感染 HPV 的风险,然而,旅行一般会导致性活动增加,是否接种 HPV 应做好旅行前咨询。

免疫程序　这两种疫苗都是肌肉注射,每剂次 0.5ml,共接种 3 剂次。第 2 剂次与第 1 剂次间隔 1 个月(Cervarix)或 2 个月(Gardasil),第 3 剂次与第 1 剂次间隔 6 个月。目前不推荐加强免疫;该疫苗免疫持续时间目前未知。

四价 HPV 疫苗也可用于 9~15 岁男性[31]。近期研究表明,男性接种 HPV 疫苗后可防止 HPV 传播,也可预防生殖器 HPV 感染、尖锐湿疣、肛门生殖器瘤或癌[15,16]。二价 HPV 疫苗目前不能应用于男性。

禁忌和注意事项

该类疫苗严重过敏史(如过敏性休克),或对该类疫苗成分过敏者。

常规疫苗加速免疫程序

未完成常规免疫疫苗接种、可能将处于感染高风险的儿童在旅行前,应实施加速免疫程序。疫苗不同剂次推荐的最小时间间隔见表 13.4。疫苗接种最早月龄的确定一般基于母体抗体衰减情况,免疫应答有效性尚不知,也缺乏数据。设定最小间隔时间是为了产生足够的免疫应答反应,但间隔时间更长一点效果更好[17]。

表 13.4　儿童常规疫苗加速免疫程序

	年龄	最小间隔
DTaP	6 周	4 周
乙肝疫苗	出生时	4 周
Hib	6 周	4 周
IPV	6 周	4 周
MMR	6~11 月龄,12 月龄再次接种	4 周
OPV	出生时	4 周
PCV-13	6 周	4 周
轮状病毒疫苗	6 周	4 周

儿童旅行疫苗

必须接种的疫苗

黄热病疫苗

入境撒哈拉以南非洲地区或南美洲亚马逊国家时应当提供黄热病（YF）疫苗接种记录。对前往 YF 流行地区或疫区的旅行者，接种 YF 疫苗不仅是法律要求，更主要是基于预防黄热病感染风险的医学推荐（见第 11 章高风险旅行地区的一般性建议）。YF 疫苗最初使用的实践表明，低龄尤其是 4 月龄以内婴儿接种 YF 疫苗后，YF 脑炎发病率增加。

典型的疫苗相关脑炎综合征通常发生在疫苗接种后 7~21 天，其特征是疫苗株返祖现象。一般临床病程较短，且能够完全恢复。婴儿接种 YF 疫苗后发生脑炎的机制尚不清楚。

1960 年，YF 疫苗初始免疫月龄被定为 9 月龄，并得到各国普遍接受。目前建议是，9 月龄以内的婴儿，应避免前往 YF 高风险地区、流行地区或有报告病例地区。如果旅行不可避免，可在 6 月龄以后接种，但应咨询专家该地区 YF 当前流行情况以评估目的地的实际风险（表 13.5）[18]。婴儿 YF 疫苗相关脑炎的发病率估计为 $0.5/1000 \sim 4/1000$ [16]。对于因医学原因而无法接种 YF 疫苗的旅行者，无论年龄多大，均应为其发放豁免函。

表 13.5　使用黄热病疫苗的年龄限制

年龄	建议
<6 月龄	禁止接种
6~9 月龄	特殊情况下（需咨询专家）
>9 月龄	前往黄热病流行地区或疫区

加强免疫同成年人一样，推荐每 10 年接种一剂次。

推荐接种的疫苗

甲肝疫苗

低龄儿童感染甲肝后临床症状一般较轻，但可以作为传染源感染成年人或其照料者，他们感染后呈隐性感染。因此低龄儿童接种甲肝疫苗可同时保护其同行者在旅行期间和归来后免受甲肝感染。

前往发展中国家的成年人也可接种。美国和其他一些国家均推荐起始接种年龄为 1 岁。尚未接种甲肝疫苗的年龄较大儿童，不管是否有旅行计划，均应补种。

有数据表明，如果 6 月龄婴儿甲肝母传抗体消失，接种甲肝疫苗后将有良好的免疫应答[19]。如果存在母传抗体，则会在一段时间内干扰接种疫苗后的血清阳转率。≥1 岁幼儿由于母体抗体显著下降，接种甲肝疫苗后血清阳性应答率较高。全球范围内至少有 3 种儿童用甲肝疫苗品牌在使用。目前没有供旅行者常规使用的甲肝免疫球蛋白[20]。

甲肝乙肝联合疫苗

甲肝乙肝联合疫苗（Twinrix，GlaxoSmith-Kline）现在已广泛应用于成人。该成人疫苗在北美批准年龄为 18 岁以上，在其他许多国家为 16 岁以上。适用于 1~17 岁人群的 Twinrix-Junior（Glaxo-SmithKline）在全球许多国家也得到广泛使用[21,22]，其免疫程序也是 3 剂次，分别为 0、1 和 6 月。在许多国家，Twinrix 加速免疫程序为 4 剂次，分别为 0、7、21 天和 1 年。在加拿大和欧洲的 1~15 岁人群中，甲肝乙肝联合疫苗免疫程序为两剂次（0 和 6~12 月）。

脑膜炎球菌疫苗

在 12 月至次年 6 月旱季前往位于赤道非洲的脑膜炎高发地区，或前往沙特阿拉伯麦加朝觐的儿童应接种脑膜炎球菌疫苗。目前有 4 种疫苗可供使用：1 种四价 A/C/Y/W-135 多糖疫苗（Menomune）和 3 种四价 A/C/Y/W-135 结合疫苗（Menactra，Sanofi Pasteur and Menveo，Novartis；Nimenrix，GSK）。

在美国，多糖疫苗和结合疫苗被批准用于 2~55 岁人群，接种 1 剂次，但首选结合疫苗。目前仅 Menactra 被许可用于 9~23 月龄的婴幼儿，免疫程序为两剂次，间隔 3 个月。有数据表明 2 月龄婴儿接种四价结合脑膜炎球菌疫苗后，安全性和有效性良好。

2 岁以内婴幼儿接种多糖疫苗效果极其有限。3 月龄婴儿在接种 2 剂次多糖疫苗后会对 A 群（最常见致病群）脑膜炎球菌产生部分效果。婴儿不能对 C 群产生显著的免疫应答[23]。如存在疾病风险，应每隔 2~3 年加强 1 次多糖疫苗。

几种四价结合疫苗产品中，Menactra，Sanofi Pasteur 或 Menveo，Novartis 可用于所有儿童的常规免疫；Nimenrix（GSK）仅在欧洲获得批准，适用于 12 月龄以上人群（见表 13.6）。结合疫苗使用建议为：青少年常规接种，首剂次为 11~12 岁的，加强剂次为 16 岁；首剂次为 13~15 岁的,加强剂次为 16-18 岁[29]。剂次之间最小间隔为 8 周。16 岁以上人群接种 1 剂次即可,无须加强免疫。

有持续暴露风险的旅行者:首剂次为 2~6 岁的,3 年后再接种 1 剂次;首剂次为 7 岁以上的,每隔 5 年接种 1 剂次。结合疫苗的副作用通常为局部反应。脑膜炎球菌 C、Y、W-135 群已成为导致流行性脑脊髓膜炎的主要型别。B 群目前也是一种严重的致病群,对婴儿危害尤其严重。目前,古巴、挪威、荷兰、新西兰和加拿大都有针对 B 群脑膜炎球菌的疫苗,该疫苗基于外膜蛋白(OMP)研制而成。

其他脑膜炎球菌结合疫苗

其他一些国家也在使用 A 群、C 群和 A/C 群联合的结合疫苗。结合疫苗能够产生 T 细胞依赖性免疫应答,因而婴儿注射后也能产生免疫原性[27]。加拿大、英国以及其他一些国家已经批准脑膜炎球菌结合疫苗(如 Menjugate,Novartis 或 NeisVac-C,Baxter)用于 2 岁以下婴儿。各国免疫程序有所不同,但大多推荐接种 3 剂次,分别在 2、4 和 6 月龄,间隔至少 4 周。1~4 岁儿童仅需接种 1 剂次。鉴于英国大学生人群流行性脑脊髓膜炎发病率(2/100 000)达到全国平均水平的两倍,且主要是 C 型,因而英国大学生(含在英国上学的外国学生)需接种脑膜炎球菌 A+C 结合疫苗。

伤寒疫苗

目前儿童用伤寒疫苗有两种:口服减毒活疫苗 Ty21a(Ty21a S. typhi)和注射灭活 Vi 多糖疫苗。胶囊型 Ty21a 可以方便地整粒吞下,被广泛批准用于 6 岁以上儿童。胶囊应当完整吞下,以保证内含活菌悬浮液可以顺利通过胃酸环境。在许多国家(不包括美国),还有一种冻干伤寒疫苗,接种时用水稀释使用,主要应用于 3 岁以上儿童,免疫程序为接种 3 剂次。

伤寒 Vi 多糖疫苗在 2 岁以下婴幼儿中免疫原性较差。一般用于 2 岁以上儿童,注射 1 剂次可保护 2~3 年。而口服疫苗则可提供 4~5 年保护。2 岁以下儿童目前尚无伤寒疫苗,因此应重视婴幼儿的食物和水卫生。目前正在研究将 Vi 抗原转化为 T 细胞依赖性抗原的方法,以期为 2 岁以下婴幼儿提供伤寒疫苗。

狂犬病疫苗

狂犬病在全球许多国家呈高度流行。鉴于其潜伏期长和致死性的特点,无论儿童或成人,旅行前均应告知避免接触动物。暴露前和暴露后处置指南参见第 11 章,儿童疫苗免疫程序和处置时间同成人一致。然而,孩子似乎更有可能接触动物,并且被动物伤害后不一定会告诉家长[25],因此,对于将在更大范围内旅行或在狂犬病流行国家的农村居住的儿童,即便是父母拒绝,也应进行暴露前疫苗接种。费用高是影响狂犬病暴露前疫苗接种意愿的重要因素,但低龄儿童仍需优先考虑接种。婴儿和儿童对该疫苗具有良好的免疫应答,并且接种起始月龄没有限制。一项 Vero 细胞狂犬病疫苗与 DTP、IPV 联合接种的研究未发现相互之间存在干扰[30]。关于狂犬病疫苗与其他常规儿童疫苗同时接种的安全性和有效性数据较少。

乙型脑炎疫苗

旅行者很少感染乙型脑炎(JE);然而,与成年人一样,儿童也存在接种疫苗的适应证。乙脑疫苗主要用于长期在农村地区旅行的人群。在许多亚洲国家,包括中国、日本、韩国和泰国,乙脑疫苗初始免疫在儿童早期已完成。由于疫苗接种率高,这些国家乙脑的报告发病率和真实发病率可能较低,这可能会掩盖农村地区感染乙脑的重大风险。

一些国家批准了两种新的乙脑疫苗,但不能应用于儿童(美国和欧洲的 IXIARO,澳大利亚的 JESPECT;IC51,Intercell 不能应用于 17 岁以下人群)。在本书刊出时,疫苗生产商 Novartis 正在进行一项乙脑疫苗剂量研究:≥3 岁儿童的接种剂量为 6μg/0.5ml(成人剂量);2 月龄~2 岁儿童接种剂量为 3μg/0.25ml(成人剂量一半);尽管上述剂量尚未获得批准,基于至少一项关于该疫苗安全性和有效性的小型研究[26,27],许多业内专家推荐儿童使用该剂量方案。相关详细信息及目前进展可参考 http://www.cdc.gov/ncidod/dvbid/jencephalitis/children.htm。

产自中国的乙脑减毒活疫苗在印度、泰国和中国的外资医疗机构中使用广泛。SA 14-14-2 乙脑疫苗是一种减毒活疫苗,已在中国使用了近 20 年,超过 2 亿儿童接种过该疫苗。一些研究显示,该疫苗具有良好的安全性和免疫原性,未免疫儿童接种 1 剂次后中和抗体阳性率达到 85%~100%[28,29]。IMOJEV(Sanofi Pasteur)是一种由黄病毒-乙脑病毒嵌合病毒株构成的乙脑减毒活疫苗,在澳大利亚注册,起始接种月龄为 12 月龄,但该疫苗不容易获得。接种乙脑疫苗的同时,家庭成员也应注意做好防蚊措施。

蜱传脑炎疫苗

蜱传脑炎(TBE)由位于中欧和东欧森林地区的蜱科硬蜱属类蜱虫叮咬传播;极少数情况下,也可通过饮用被感染的牛、山羊或绵羊所产的、未经高温消毒的奶传播。TBE 临床症状轻重不一,轻则脑膜炎、脑膜脑炎,重则伴有明显的残余神经病变后遗症。该病在流行地区具有明显的季节性(夏季,见第 12 章)。流行地区已将蜱传脑炎疫苗纳入儿童常规免疫,目前有两种疫苗可供儿童使用。Encepur Kinder(Chiron Behring)产自德国,属于灭活疫苗,可用于 1~11 岁儿童,12 岁及以上儿童应使用成人剂型。如需加速免疫,可在第 0、7 和 21 天分别给予 0.25ml。一般在第 2 剂次接种 14 天内可实现血清抗体阳转。初始免疫 12~18 个月后可加强免疫 1 剂次。

接种第 1 剂次疫苗后发生流感样症状较为普遍。1~2 岁幼儿>38℃高热发生率较高,因而该年龄组的疫苗接种应根据个体情况而定。

FSME-IMMUN junior(Baxter)作为另外一种蜱传脑炎疫苗,在一些国家被批准用于 1~12 岁儿童。成人剂型可用于 12 岁以上人群。表 13.6 列出了包括该疫苗在内的所有儿童旅行者用疫苗。FSME-IMMUN 已在加拿大上市,在英国由专门部门负责管理。美国和澳大利亚没有 TBE 疫苗。

表 13.6 儿童接种疫苗汇总表(各疫苗详细信息见正文)			
疫苗	年龄	初始免疫	加强免疫间隔/备注
霍乱疫苗,口服(灭活 WC-rBS)[b]	>2 岁	2~6 岁:接种 3 剂次,间隔 1 周 >6 岁:接种 2 剂次,间隔 1 周	最佳时间间隔尚未确定;疫苗生产商建议,2~6 岁间隔 6 个月;6 岁以上间隔 2 年
甲肝疫苗	>2 岁[a] >1 岁 >12 岁	Havrix(GSK):接种 2 剂次(0、6~18 个月,肌肉注射 0.5ml) Vaqta(Merck):接种 2 剂次(0、6 个月,肌肉注射 0.5ml) 欧洲和加拿大的 Avaxim(Aventis Pasteur Merieux),瑞士的 Epaxal(Berna Biotech):>1 岁	见正文 也可接种甲肝乙肝联合疫苗
免疫球蛋白	出生时	肌肉注射 0.02ml/kg	见正文
乙脑疫苗	>2 月龄	共接种 2 剂次 2 月龄~2 岁:肌肉注射 0.25ml,间隔 1 个月 >3 岁:肌肉注射 0.5ml,间隔 1 个月	未确定最佳方案;推荐初始免疫 1 年后
脑膜炎疫苗(MCV-D)	9 月龄~2 岁	2 剂次(0、2 个月)	如果存在暴露风险,3 年后加强 1 剂次,后续 5 年加强 1 剂次
脑膜炎球菌性脑膜炎结合疫苗(MCV4)	2~55 岁	1 剂次	无推荐
脑膜炎球菌性脑膜炎多糖疫苗(ACYW-135)	>2 岁	1 剂次(皮下注射 0.5 ml)	4 岁前接种过第 1 剂次的,应每年加强 1 剂次。(见正文<2 岁儿童处)
Menveo(MCV-CRM)	2~55 岁	1 剂次	5 年
Nimenrix	>2 月龄	1 剂次	5 年
鼠疫疫苗	>18 岁	不适用于儿童	
狂犬病疫苗	任何年龄	3 剂次:0、7、21 或 28 天;婴儿三角肌/大腿前外侧;肌肉注射 1ml 或皮内注射 0.1ml	皮内注射仅适用于人二倍体细胞狂犬病疫苗(HDCV)
蜱传脑炎疫苗[b]	1~11 岁	接种 3 剂次 Encepur Kinder(Chiron-Behring):肌肉注射,0、1~3 个月、9~12 个月 FSME-IMMUNjunior(Baxter):肌肉注射,0、1~3 个月、9~12 个月,每次 0.25ml	两种疫苗均可在初始免疫程序完成 3 年后加强接种 1 剂次(可参考 Encepur Kinder 加速免疫程序正文部分)

表 13.6　儿童接种疫苗汇总表(各疫苗详细信息见正文)(续)

疫苗	年龄	初始免疫	加强免疫间隔/备注
伤寒,口服 Ty21a	>3 岁[a] >6 岁	3 剂次:隔天服用 1 剂次(取 1 袋溶于 100ml 水服下) 4 剂次:隔天服用 1 粒胶囊	液体疫苗[b] 用于加强免疫:7 年 胶囊疫苗用于加强免疫:5 年
伤寒,Vi,注射	>2 岁	1 剂次(肌肉注射 0.5ml)	存在持续暴露风险:初始免疫后 2 年
黄热病	>9 月龄	1 剂次(皮下注射 0.5ml)	10 年(见正文有关<9 月龄描述)

[a] 来自疫苗生产商产品说明书的剂量推荐
[b] 截止到 2013 年,在美国未获批准。在加拿大和欧洲地区上市

卡介苗(BCG)

相对于成人,儿童感染结核病(TB)后进展更快,后果更严重。卡介苗(BCG)可预防低龄儿童患播散性或其他严重的结核病,但对年龄较大儿童和成人患肺部结核的保护率只有 50%。大多数发展中国家将 BCG 列入儿童常规免疫,在婴儿在出生时接种 1 剂次。美国和加拿大并不推荐国内儿童常规接种该疫苗,而是通过筛查、病例诊断和治疗进行管理。免疫功能不全者禁止接种 BCG。

虽然各国对是否接种 BCG 存在着广泛的争议,但前往 TB 高流行地区、特别是走访亲友(visiting friends and relatives,VFR 旅行者)的 5 岁以下儿童,应考虑接种 BCG,这是由于这个年龄组儿童一般会与当地人有密切接触[30]。旅行前后是否进行结核抗体检查应因人而异[18]。

总结

应特别关注儿童旅行者,旅行前为其进行适当的疫苗免疫,以预防相关疾病。疫苗领域的不断发展推动了儿童常规免疫程序的不断变化。儿童旅行者是否接种疫苗应基于目前旅行用疫苗的可及性、适应证及免疫反应做出判断。儿童免疫年龄的确定是基于儿童免疫系统、潜在不良事件、是否存在母传抗体干扰,以及在某些情况下安全性和(或)有效性数据是否充分。对于超越许可和推荐范围的疫苗接种,应获得儿童父母的知情同意。

(刘元宝 译,傅更锋　周明浩　黄祖瑚 校)

参考文献

1. Siegrist CA. Vaccination in the neonatal period and early infancy. Int Rev Immunol 2000;19:195–219.
2. Siegrist CA, Cordova M, Brandt C, et al. Determinants of infant responses to vaccines in presence of maternal antibodies. Vaccine 1998;16:1409–14.
3. Plotkin SA. Immunologic correlates of protection induced by vaccination. Pediatr Infect Dis J 2001;20:63–74.
4. Moore DL, Le Saux N, Scheifele D, et al. Lack of evidence of encephalopathy related to pertussis vaccine: active surveillance by IMPACT, Canada, 1993–2002. Pediatr Infect Dis J 2004;23:568–71.
5. American Academy of Pediatrics. In: Pickering L.K, editor. 2009 Red Book: Report of the Committee on Infectious Diseases. 27th ed. Elk Grove Village: American Academy of Pediatrics; 2009; Pertussis.
6. Centers for Disease Control and Prevention. National Immunization Program. Record of the meeting of the Advisory Committee on Immunization Practices: June 29–30, 2005. Online. Available: http://www.cdc.gov/nip/ACIP/minutes/acip-min-jun05.rtf (accessed Nov 13, 2005).
7. American Academy of Pediatrics. In: Pickering LK, editor. 2006 Red Book: Report of the Committee on Infectious Diseases. 26th ed. Elk Grove Village: American Academy of Pediatrics; 2006; Measles: 441. American Academy of Pediatrics. In: Pickering L.K, ed. 2009 Red Book: Report of the Committee on Infectious Diseases. 27th edn. Elk Grove Village: American Academy of Pediatrics; 2009.
8. American Academy of Pediatrics. In: Pickering LK, editor. 2009 Red Book: Report of the Committee on Infectious Diseases. 27th ed. Elk Grove Village: American Academy of Pediatrics; 2009;Poliovirus Infections: 547.
9. Steffen R. Influenza in travelers: epidemiology, risk, prevention, and control issues. Curr Infect Dis Rep 2010 May; 12(3):181–5.
10. Centers for Disease Control and Prevention. Prevention and Control of Influenza: Recommendations of the Advisory Committee on Immunization Practices (ACIP). MMWR Recomm Rep 2006;55(RR-10):1–42.
11. Influenza Virus Vaccine Live. Intranasal. Online. Available: http://www.flumist.com/pdf/prescribinginfo.pdf (accessed Nov 13, 2005).
12. Centers for Disease Control and Prevention. National Immunization Program. June 2006 ACIP Recommendations Pending MMWR; 2007.
13. Cassidy WM, Watson B, Ioli VA, et al. A randomized trial of alternative two- and three-dose hepatitis B vaccination regimens in adolescents: antibody responses, safety, and immunologic memory. Pediatrics 2001;107:626–31.
14. Wkly Epidemiol Rec 2011 Jul 22; 86(30):317–21. Rotavirus vaccine and intussusception: report from an expert consultation.
15. American Academy of Pediatrics. In: Pickering LK, editor. 2009 Red Book: Report of the Committee on Infectious Diseases. 27th ed. Elk Grove Village: American Academy of Pediatrics; 2009; Active Immunization: p. 9–49.
16. Joel M, Palefsky MD, Anna R, et al. HPV vaccine against anal HPV infection and anal intraepithelial neoplasia. N Engl J Med 2011;365:1576–85.
17. Anna R, Giuliano PhD, Joel M, et al. Efficacy of quadrivalent HPV vaccine against HPV infection and disease in males. N Engl J Med 2011;364:401–11.
18. Arguin P, Kozarsky P, Reed C. CDC Health Information for International Travel, 2008. St Louis: Mosby; 2008.
19. Dagan R, Amir J, Mijalovsky A, et al. Immunization against hepatitis A in the first year of life: priming despite the presence of maternal antibody. Pediatr Infect Dis J 2000;19:1045–52.
20. Fiore AE, Wasley A, Bell BP. Prevention of hepatitis A through active or passive immunization: recommendations of the Advisory Committee on Immunization Practices (ACIP). MMWR Recomm Rep 2006;55(RR-7):1–23.
21. Diaz-Mitoma F. A combined vaccine against hepatitis A and B in children and adolescents. Pediatr Infect Dis J 1999;18:109–14.

22. Kurugol Z, Mutlubas F, Ozacar T. A two-dose schedule for combined hepatitis A and B vaccination in children aged 6–15 years. Vaccine 2005;23:2876–80.

23. Granoff DM, Feavers IM, Borrow R. Meningococcal vaccines; In: Plotkin S.A, Orenstein W, editors. Vaccines. 4th ed. Philadelphia: W.B. Saunders; 2004.

24. Centers for Disease Control and Prevention. Prevention and control of meningococcal disease. Recommendations of the Advisory Committee on Immunization Practices (ACIP). MMWR Recomm Rep 2005;54(RR07):1–21.

25. Castelli ED, Barnett WM. Stauffer and for the GeoSentinelStefan Hagmann, Richard Neugebauer, Eli Schwartz, Cecilia Perret, Francesco Illness in Children After International Travel: Analysis From the GeoSentinel Network. Pediatrics 2010;125:e1072.

26. MMWR 5/27/11;60(20):664–5 Update on JE vaccine for children.

27. Kaltenböck A, Dubischar-Kastnera K, Schuller E, et al. Immunogenicity and safety of IXIARO (IC51) in a Phase II study in healthy Indian children between 1 and 3 years of age. Vaccine 2010;28:834–9.

28. Sohn YM, Park MS, Rho HO, et al. Primary and booster immune responses to SA14–14–2 Japanese encephalitis vaccine in Korean infants. Vaccine 1999;17:2259–64.

29. Xin YY, Ming ZG, Peng GY, et al. Safety of a live-attenuated Japanese encephalitis virus vaccine (SA14–14–2) for children. Am J Trop Med Hyg 1988;39:214–7.

30. Centers for Disease Control and Prevention. The role of BCG vaccine in the prevention and control of tuberculosis in the United States: a joint statement by the Advisory Committee on Immunization Practices and Advisory Council for the Elimination of Tuberculosis. MMWR 1996;45(RR-4):1.

31. Recommendations on the Use of Quadrivalent Human Papillomavirus Vaccine in Males – Advisory Committee on Immunization Practices (ACIP), 2011December 23; 2011 / 60(50).1705–8.

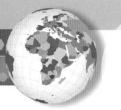

14

疟疾:流行病学和旅行风险

Gregory A. Deye and Alan J. Magill

要点

- 前往撒哈拉沙漠以南非洲和大洋洲的旅行者感染疟疾的风险最大
- 某些特定人群,如探访亲友的旅行者,感染疟疾的风险也较大
- 流行区人群罹患疟疾的风险并不能反映旅行者罹患疟疾的风险,因为两组人群的活动、行为和住宿条件往往不同
- 耐药性的地理分布限制了抗疟药物的使用。去撒哈拉以南非洲旅游的人群一定不要使用氯喹或含氯喹的药物
- 输入性疟疾很少致命且可预防。危险因素包括旅行者缺乏免疫力、年龄较大或以东非为目的地,以及缺少化学预防

引言

疟疾,已不是北美、欧洲、澳大利亚、新西兰和日本等工业化国家的地方性传染病。然而,由于疟疾流行地区的游客和商务旅客显著增加,以及来自该地区的移民和难民流入非疟疾流行地区的人口增加,导致这些工业化国家出现越来越多的输入性疟疾病例。前往撒哈拉以南非洲(疟疾最高风险地区)的国际旅行者在 2008 年至 2009 年由于全球经济的原因增速暂时性减少之后,2010 年比 2009 年增加了 6%,达到 4900 万人[1]。表 14.1 显示了 2000 年以来向世界卫生组织欧洲区办事处报告的某些欧洲国家的疟疾病例。虽然报告方法、准确性以及监测的完整性因国家不同而有所差异[2],但在 2000 年至 2010 年的 11 年期间共报告了近 11.5 万例病例。在此期间,病例数量呈下降趋势,很可能就是由于 2008—2009 年旅行人数减少的原因使这一趋势较为明显[3]。

英国和法国报告的病例数超过了总数的一半,可能因为这些国家有更好的监测机制,来自疟疾流行区的移民人口量大且经常访问其出生国,并且出国旅行人数众多。在 2000—2009 年期间,美国总共报告了 14 103 起病例。从 1980 年到 2009 年,美国的输入性病例数量从 1983 年的 803 例升至 2010 年的 1691 例,自 1993 年以来每年超过 1000 例[4]。2000 年至 2009 年间,澳大利亚有 6000 多例输入性疟疾病例,2000 年以间日疟为主,而到 2005 年就是以恶性疟为主了(澳大利亚国家疾病监测系统的澳大利亚疾病状态年度报告;可从以下网址获取:http://www. health. gov. au/internet/main/publishing. nsf/Content/cdi3403-1)。

表 14.1 某些欧洲国家 2000—2010 年报告 WHO 欧洲区办事处的疟疾病例(来自:http://data. euro. who. int/CISID/)

	2000	2001	2002	2003	2004	2005	2006	2007	2008	2009	2010	合计
奥地利	62	74	65	74	54	54	50	33	58	44	48	616
比利时	337	327	113	235	212	259	195	193	181	181	213	2446
保加利亚	15	15	18	12	10	12	13	4	0	–	5	104
捷克	23	26	21	25	14	18	16	22	20		13	198
丹麦	202	154	135	103	106	87	101	80	91	54	61	1174

表 14.1　某些欧洲国家 2000—2010 年报告 WHO 欧洲区办事处的疟疾病例（来自:http://data. euro. who. int/CISID/）（续）

	2000	2001	2002	2003	2004	2005	2006	2007	2008	2009	2010	合计
芬兰	38	38	31	22	26	25	30	21	40	34	33	338
法国	8056	7370	6846	6392	6107	5300	5267	4403	2239	2218	2438	56 636
德国	732	1040	861	819	708	628	566	540	547	523	617	7581
希腊	28	30	25	43	–	–	31	21	36	45	41	300
匈牙利	14	21	14	7	7	6	18	7	5	8	5	112
冰岛	19	11	20	20	25	44	96	71	82	90	82	560
以色列	53		41	40	41	46	38	38	46	40	181	564
意大利	986	984	736	672	661	637	630	573	–	–	–	5879
荷兰	691	568	395	356	307	299	253	214	226	241	–	3550
挪威	79	78	45	55	49	35	44	28	–	34	37	484
波兰	24	27	22	17	30	20	18	11	22	22	35	248
俄罗斯联邦	752	764	503	461	382	165	132	112	88	107	101	3567
西班牙	333	346	341	356	351	307	377	319	295	362	346	3733
瑞丹	132	143	132	99	102	112	93	88	90	81	115	1187
瑞士	317	322	239	230	229	204	189	188	216	–	228	2362
英国	2069	2050	1945	1722	1660	1754	1758	1548	1370	1495	1761	19 132
全欧洲	15 528	14 869	13 269	12 387	11 347	10 363	10 116	8801	5874	5791	6513	114 858

哪些人有患病风险?

　　虽然一般认为未经药物预防的无免疫力者,如果被感染的蚊子叮咬,可能会感染疟原虫而发病,但是对某些人群来说,由于行为、活动和睡眠条件等因素增加了暴露机会,其感染疟疾的风险会更高。没有采取药物预防措施、治疗不充分或不遵守预防方案的旅行者,更易感染发病。某些特定的群体,如移民群体,要回到他们位于流行地区的家乡或家庭（“探亲访友者”,visiting friends and relatives,VFRs）,似乎风险更大。来自欧洲、美国和加拿大的公共卫生机构的研究显示,在报告病例中移民和在国外出生者的比例在增高。在一项来自跨国旅行医学网络（GeoSentinel）的研究中,国外出生的 VFRs 需来往本国和撒哈拉以南非洲、拉丁美洲或亚洲的人群中被诊断为疟疾的几率分别是同一地区旅游者的八倍、三倍或两倍[5]。当移民返回其祖籍国时,常会停留较长时间。他们可能会回到年轻时条件简陋的乡村,而且常常带着他们的孩子,而孩子们可能对疟疾完全没有免疫力。成年人在离开了他们的家乡时,比如印度,可能当时疟疾的流行性相对较低,只过了几年又回国时,当地疟疾的流行性增高了。许多人从未在年轻时使用过药物预防疟疾,也没意识到随着年龄的增长对疟疾的免疫力会不断减弱。表 14.2 显示了美国疾病预防控制中心在 2006 年至 2010 年的年度监测总结中报告的输入性疟疾病例外出旅行的主要原因。趋势显示 VFRs 中输入性疟疾的发病率相对稳定,而其他类别则有所下降,导致 VFRs 所占发病率比例增大。移民人群和 VFRs 在返回其祖籍国时可能并不知道,也未使用有效药物预防。在 1989 年至 1997 年的意大利旅行者输入性病例研究中,只有 4% 的国外出生的移民或者 VFRs（主要来自非洲）采取了常规的药物预防措施,而外出旅行的意大利公民中有 36% 接受了药物预防[6]。同样,1987 年到 2006 年间英国输入性疟疾的流行病学数据显示,出生在非洲的患者进行药物预防者显著少于欧洲出生的患者（28% 与 61%）[7]。显然,VFRs 组罹患疟疾的相对风险明显较高。此外,虽然这一组病例的病死率较低（0.25%,其他旅行者病例组为 1.9%）,但在这一人群中确实有因疟疾死亡的病例[7]。

　　尽管年龄本身不应成为感染疟疾的危险因素,但不同年龄组参与的活动不同,可能会使某些年龄组更容易感染疟疾。例如,年轻的背包客感染风险增大,原因可能在于对异域目的地和活动特色的追求、住宿安排的可控性较差以及旅行时间较长。活动和住宿安排能显著影响感染的风险程度。例如,前往撒哈拉以南非洲旅游的散客感染艾滋病毒的风险几乎是团队游客的九倍[8]。德国旅客患病风险的增加可能与逗留时间较长,以及旅行和住宿条件缺乏保障有关。

　　一旦发生感染,年龄较大的旅行者出现不良后果甚至死亡的风险较高。1966 年到 1987 年美国旅客的恶性

表 14.2　美国 2006—2010 年美国公民因旅行而感染输入性疟疾的病例数

分类	2006		2007		2008		2009		2010	
	n	(%)	n	(%)	n	(%)	n	(%)	n	(%)
探访亲友	363	50.9	376	62.8	332	65.3	417	63.3	586	54
传教士或其随从	53	7.4	51	8.5	40	7.9	65	9.9	75	7
商务代表	41	5.7	47	7.8	36	7.1	40	6.1	65	6
教师/学生	26	3.6	29	4.8	15	2.9	28	4.2	38	3
游客	71	9.9	61	10.2	32	6.3	32	4.8	43	4
和平队志愿者	5	0.7	6	1	–	–	–	–	–	–
水手/空勤人员	4	0.6	1	0.2	2	0.4	–	–	9	1
未知/其他	150	21	128	21.3	51	10	73	11.1	267	25
合计	713	100	699	117	508	100	655	100	1083	100

疟疾病死率为 3.8%(66 例死亡/1760 例)。病死率随着年龄的增长而急剧增加。19 岁以下的人群是 0.4%;20 岁到 39 岁是 2.2%;40~69 岁是 5.8%;而 70~79 岁的人则为 30.3%(10 人死亡/33 例)[9]。欧洲最近的数据也强烈支持这一观点,即年龄增大是严重临床表现和不良结局的危险因素,>60 岁年龄组的死亡率比年轻组高 6 倍[10]。1988 年至 2002 年期间瑞士对疟疾死亡病例的回顾显示,死亡病例的平均年龄超过了年度平均死亡年龄 10~15 年[11]。法国也报告了类似的结果,1996 年至 2003 年期间报告的死亡病例的回顾性研究结果显示,年龄每增加十年,病例死亡率几乎增加了两倍[12]。法国入住重症监护病房的恶性疟患者的回顾性研究发现,在伴有低格拉斯哥昏迷评分和高寄生虫血症的情况下,年龄较大是死亡的预测指标之一[13]。年龄较大是否应成为推荐药物预防的理由尚不明确,但多个来源的大量数据得出的结论是:不良预后与年龄增长有关。

旅行者在哪些地区有感染疟疾的风险?

过去 30 年来,疟疾对流行地区人群的影响明显增加。自 20 世纪 50 年代努力消除疟疾以来,到 20 世纪 60 年代初疟疾的流行达到最低点,但疟疾,特别是耐药性疟疾现在已经恢复到历史上在亚马逊和印度次大陆的地理分布。然而,人们感染输入性疟疾的地理位置会因为旅行者的旅行原因以及所采取的预防措施不同而有变化。尽管流行地区人群和旅行者之间存在感染风险的差异,但通常情况下,到疾病流行强度高的地区旅行的患病风险肯定要高于流行率低得多的地区。

撒哈拉以南非洲是发生绝大多数疟疾病例的旅行目的地。如果不采取药物预防措施,估计东非的疟疾发病风险为每月 1.2%[14]。1989 年至 1997 年意大利旅行者中疟疾的发病率相对稳定,前往非洲为 1.5/1000,亚洲为 0.11/1000,而中南美洲为 0.04/1000[6],尽管同期前往亚洲和中南美洲的旅行人数明显增加。国际旅行医疗网络 GeoSentinel 的数据显示,非洲旅行相关的疟疾发病率比亚洲或美洲旅行高出 4~20 倍(表 14.3)。风险大小会因具体地点和旅行者的活动而有不同。在撒哈拉以南非洲以外,许多受公众欢迎的旅游目的地没有感染疟疾的风险或风险极低,不需药物预防。

表 14.3　不同目的地旅行相关疟疾的相对风险

到访地区	疟疾例数	到访旅行者(百万)[a]	每 1000 万 Geosentinel 诊所就诊的旅行者患疟疾的风险	RR(95% CI)
极低风险区[b]	83	1766.9	0.5	1(0.7~1.4)
加勒比海	9	50.5	1.8	3.8(1.9~7.5)
北非	10	30.8	3.2	6.9(3.6~13.3)
南非	17	43.8	3.9	8.3(4.9~13.9)
东南亚	64	118.8	5.4	11.5(8.3~15.9)
中美洲	24	13.5	17.8	37.8(24.0~59.6)
南亚	45	17.8	25.3	53.8(37.4~77.4)
大洋洲	31	8.6	36	76.7(50.8~115.9)
撒哈拉以南非洲	514	52.7	97.5	207.6(164.7~261.8)

[a] 根据世界旅游组织估算。
[b] 无风险/极低风险的地区是欧洲、东北亚、澳大利亚/新西兰、北美和中东。

From Leder K.,Black J.,O'Brien D.,et al:Malaria in travelers:a review of the GeoSentinel surveillance network. Clin Infect Dis 2004;39:1104-12. Used with permission.

旅行医师可以从许多来源获取目的地风险信息，包括国家指南、世界卫生组织、互联网以及众多商业软件和书籍。《2012 年国际旅行健康信息》（CDC 黄皮书）是许多美国从业人员的常见信息来源，由牛津大学出版社出版并销售。可在 http://wwwnc.cdc.gov/travel/page/yellowbook-2012-home.htm 上找到在线版以 pdf 格式免费下载。

在黄皮书中有两种疟疾风险信息。一种是在国家层面描述的地域性风险，包括对某些情况下与海拔高度相关的特定风险区域、国内局部地区和一些热门旅游目的地的说明。这类信息因对季节性变化有所忽略以及对旅行者个体的实际传播风险进行量化的难度较大，因而有一定局限性。例如，在西非大部分地区，疟疾的传播是高强度且是全年性的，而在美洲热带地区，传播是局部的、季节性的，而且是低强度的。由于大部分特定的地域风险信息都是按照其国内的行政区划划分的，因此有必要查阅更详细的地图以明确旅游目的地及所列的风险区域。2012 年黄皮书在地域性风险基础上增加了一些显示行政区划的参考地图，受到欢迎及使用。除了地域风险，还特别提到是否存在氯喹耐药性疟疾，因为世界上大多数疟疾流行地区的疟疾预防都强调氯喹耐药，所以这些信息已没有太多实际意义。黄皮书还提供了关于在美国注册并推荐使用的疟原虫特异性疟疾预防药物的信息。

尽管地域风险信息还有很多其他的来源，但对于不经常从事旅行医学或非专业的医师来说，在繁忙的医疗环境中识别和评估这些来源的可信度是一个挑战。疟疾目的地风险信息还可从世界卫生组织（WHO）国际旅行和健康主页（http://www.who.int/ith/chapters/en/index.html）、加拿大热带医学和旅行咨询委员会（CAT-MAT）对国际旅行者预防和治疗疟疾的建议（http://www.phac-aspc.gc.ca/publicat/ccdr-rmtc/09vol35/35s1/index-eng.php）、英国国家旅行健康网络和中心（NaTH-NaC）的海外旅行健康信息（http://www.nathnac.org/yellow_book/YBmainpage.htm）以及其他几个国家级组织获得。美国读者应注意到，来自不同国家的某些推荐意见可能与 CDC 的有所不同。

近几年，旅行者疟疾的流行病学得到了进一步阐明，这是由于建立了旅行者专用的监测网络如 GeoSentinel（http://www.istm.org/geosentinel/main.html）和欧洲输入性传染病监测网络，也被称为 TropNet（http://www.tropnet.net/）[15]。两者最近都有针对疟疾的专题出版物，更好地明确了旅行者罹患疟疾的风险[16-20]。

疟疾的物种分布

绝大多数输入性疟疾是由恶性疟原虫或间日疟原虫引起的。在大多数国家，卵形疟和三日疟的比例 <5%。疟原虫物种的比例在不同地理区域之间差异很大。在单个国家，由恶性疟原虫和间日疟原虫引起的输入性疟疾病例的比例能反映旅行者选择的旅行目的地，并在很大程度上可以反映出该国移民群体的性质。例如，历史上英国相当大一部分病例是由间日

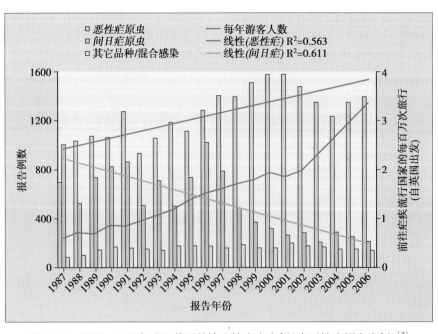

图 14.1　1987—2006 年进入英国的输入性疟疾病例（含恶性疟原虫病例）[7]

疟原因造成的，反映了大量移民来自印度和巴基斯坦这类前英国殖民地[21]。但近来该国已是恶性疟为主，这些年大量涌入的非洲移民返回原籍国[7]，是造成这一改变的原因（图14.1）。在法国和意大利等非洲移民人数众多的国家也可见到以恶性疟的发病为主[22,23]。图14.2显示了2001—2010年10年间美国旅行者疟疾病例中各种疟原虫的比例。恶性疟在过去几年中一直占总数的50%左右。间日疟病例数急剧下降，这与欧洲和其他地区的数据是一致的。美国的数据呈现出一个突出且令人遗憾的趋势，即未确诊或未分类的病例数急剧增加，这反映了许多医疗机构普遍缺乏显微镜诊断能力[24]。这个问题如得不到重视，将会危及监测系统功能。

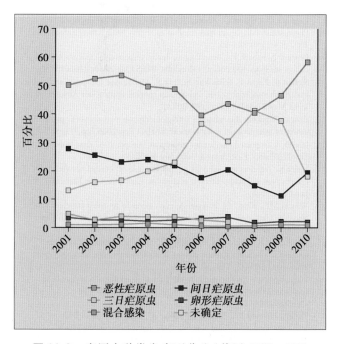

图14.2 疟原虫种类发病百分比（美国，2000—2009年）（CDC年度报告数据）

不同种类疟疾的发病比例在一年中的不同时期可以变化。例如，9月份法国和意大利的恶性疟病例明显增加，这与8月假期后旅行者返回国内的情况相对应[25]。在意大利，1月份出现了第二高峰，反映了意大利游客在温暖的热带地区度过圣诞假期后的回国潮[6]。

耐药性疟疾

氯喹

目前在大多数疟疾流行地区，包括撒哈拉以南非

洲、南美洲、印度次大陆、东南亚和大洋洲都发现了耐氯喹的恶性疟原虫（Chloroquine-resistant *P. falciparum*，CRPf）引起的疟疾。20世纪60年代早期，哥伦比亚地区首次报告CRPf[26]，在十年之内，CRPf在整个亚马逊流域蔓延。随后在柬埔寨也发现了CRPf[27]，1978年遍及南亚并进入东非。到20世纪80年代后期，CRPf在整个撒哈拉以南非洲地区广泛分布[28-31]。

在美洲还有少数国家和地区存在对氯喹敏感的恶行疟流行，包括墨西哥、巴拿马运河以西的中美洲所有国家、巴拉圭乡村和阿根廷北部的乡村以及加勒比地区唯一的流行地点——伊斯帕尼奥拉岛（海地和多米尼加共和国）。疟疾风险在这些国家往往是季节性的、局部的、难以预测的，而且感染风险相当低。偶尔会爆发小流行。这些区域的大多数地方很少有短期游客前往，但其他类型的旅行者如士兵、建筑工人和援助及救援人员可能到达。在这些氯喹敏感疟疾流行的国家，尤其是美洲国家，感染间日疟的风险比恶性疟高得多。

1987年在从巴布亚新几内亚返回的澳大利亚士兵中首次发现耐氯喹的间日疟（CRPv）[32]。自从最初的病例被报道以来，研究表明，CRPv在印度尼西亚和巴布亚新几内亚相对广泛，在婆罗洲、泰国、缅甸、印度[33]和圭亚那[34]有更多的零星报道。哥伦比亚[35]和巴西也发现了氯喹治疗失败的病例，但缺乏氯喹治疗血药浓度的记录。由于所有这些地区同时都有CRPf流行，这些信息对旅行者预防用药的影响很小，因为在这些地区预防药物不会选择氯喹。

印度尼西亚报道了两例CQ耐药三日疟病例，但临床意义和具体分布尚未确定[36]。

甲氟喹

目前，有意义的甲氟喹耐药在地区分布上局限于东南亚的部分地区。该地区耐甲氟喹株的流行率通常很高，甲氟喹不宜作为该地区旅行者的预防药物[37]。在非洲[38]和南美洲的其他地区也报告过甲氟喹预防失败的散发病例，但这些个案病例并不意味着耐药株已广泛传播，也不会改变常规的旅行预防药物建议[39]。

多西环素

目前还没有地区或旅行目的地因为耐药而不推荐使用多西环素。然而，一些非洲恶性疟原虫分离株

的体外试验显示,多西环素敏感性的降低与转运蛋白基因的拷贝数和氨基酸序列多态性增加有关[40]。这一发现的临床意义尚未可知。

阿托伐醌/氯胍

对阿托伐醌或氯胍的耐药性分别是由于细胞色素 B 基因或二氢叶酸还原酶基因的单点突变。当两种药物分开使用时,在治疗过程中会迅速出现耐药性疟原虫。当联合使用时,因治疗诱发耐药而导致治疗失败的情况就明显减少了。但在对回国旅行者的细胞色素 B 突变的监测中,仅发现极少数这种突变,且与治疗失败不一定相关[41]。在这些病例中,有的回国旅行者接受阿托瓦醌/氯胍治疗,在初始临床改善超过 3 周后出现疟疾复发(晚期治疗失败)。尽管阿托瓦醌/氯胍已广泛使用十余年,但迄今未发现预防失效。在一项经预许可的预防用药研究中发现的两例预防突破(失效)均与水平极低甚至检测不到环胍(氯胍的主要代谢产物)有关,提示治疗失败是药代动力学原因;对疟原虫进行遗传性分析以证实耐药的相关研究尚未进行[42]。

伯氨喹

伯氨喹可杀灭休眠子药,用于预防间日疟或卵形疟的复发。在分析耐药性与伯氨喹的关系时,一定要区分是获得性耐药还是其他原因导致的治疗失败。区分伯氨喹使用时的不同适应证也很重要。长期以来已认识到,当伯氨喹与氯喹联合根治间日疟有症状患者时,来自某些地区(如大洋洲)的间日疟原虫株比来自其他地区(如印度)的间日疟原虫株需要的剂量更高,并且失败率更高[43]。

作为初级预防药物用于无症状患者的初次疟疾感染的预防,对伯氨喹的这一适应证目前还没有耐药证据。伯氨喹尚未被美国 FDA 批准用于初级预防[44],但美国 CDC 推荐其作为在主要流行间日疟的区域作短期旅行时的备选药物。

(蔡洁 译,李军 黄祖瑚 校)

参考文献

1. Organization WT. UNWTO World Tourism Barometer. 2011 January.
2. Legros F, Danis M. Surveillance of malaria in European Union countries. Euro Surveill 1998 May;3(5):45–7.
3. UNWTO World Tourism Barometer. 2011.
4. Mali S, Tan KR, Arguin PM. Malaria surveillance–United States, 2009. MMWR Surveill Summ 2011 Apr 22;60(3):1–15.
5. Leder K, Tong S, Weld L, et al. Illness in travelers visiting friends and relatives: a review of the GeoSentinel Surveillance Network. Clin Infect Dis 2006 Nov 1;43(9):1185–93.
6. Romi R, Sabatinelli G, Majori G. Malaria epidemiological situation in Italy and evaluation of malaria incidence in Italian travelers. J Travel Med 2001 Jan-Feb;8(1):6–11.
7. Smith AD, Bradley DJ, Smith V, et al. Imported malaria and high risk groups: observational study using UK surveillance data 1987–2006. BMJ 2008;337:a120.
8. Jelinek T, Loscher T, Nothdurft HD. High prevalence of antibodies against circumsporozoite antigen of Plasmodium falciparum without development of symptomatic malaria in travelers returning from sub-Saharan Africa. J Infect Dis 1996 Dec;174(6):1376–9.
9. Greenberg AE, Lobel HO. Mortality from Plasmodium falciparum malaria in travelers from the United States, 1959 to 1987. Ann Intern Med 1990 Aug 15;113(4):326–7.
10. Muhlberger N, Jelinek T, Behrens RH, et al. Age as a risk factor for severe manifestations and fatal outcome of falciparum malaria in European patients: observations from TropNetEurop and SIMPID Surveillance Data. Clin Infect Dis 2003 Apr 15;36(8):990–5.
11. Christen D, Steffen R, Schlagenhauf P. Deaths caused by malaria in Switzerland 1988–2002. Am J Trop Med Hyg 2006 Dec;75(6):1188–94.
12. Legros F, Bouchaud O, Ancelle T, et al. Risk factors for imported fatal Plasmodium falciparum malaria, France, 1996–2003. Emerg Infect Dis 2007 Jun;13(6):883–8.
13. Bruneel F, Tubach F, Corne P, et al. Severe imported falciparum malaria: a cohort study in 400 critically ill adults. PLoS One 2010;5(10):e13236.
14. Steffen R, Fuchs E, Schildknecht J, et al. Mefloquine compared with other malaria chemoprophylactic regimens in tourists visiting east Africa. Lancet 1993 May 22;341(8856):1299–303.
15. Ross K. Tracking the spread of infectious disease: two networks prove the power of international collaboration. EMBO Rep 2006 Sep;7(9):855–8.
16. Jelinek T. Imported falciparum malaria in Europe: 2007 data from TropNetEurop. Euro Surveill 2008 Jun 5;13(23).
17. Leder K. Travelers as a sentinel population: use of sentinel networks to inform pretravel and posttravel evaluation. Curr Infect Dis Rep 2009 Jan;11(1):51–8.
18. Wilson ME, Weld LH, Boggild A, et al. Fever in returned travelers: results from the GeoSentinel Surveillance Network. Clin Infect Dis 2007 Jun 15;44(12):1560–8.
19. Freedman DO, Weld LH, Kozarsky PE, et al. Spectrum of disease and relation to place of exposure among ill returned travelers. N Engl J Med 2006 Jan 12;354(2):119–30.
20. Leder K, Black J, O'Brien D, et al. Malaria in travelers: a review of the GeoSentinel surveillance network. Clin Infect Dis 2004 Oct 15;39(8):1104–12.
21. Phillips-Howard PA, Bradley DJ, Blaze M, et al. Malaria in Britain: 1977–86. Br Med J (Clin Res Ed) 1988 Jan 23;296(6617):245–8.
22. Talarmin F, Sicard JM, Mounem M, et al. [Imported malaria in Moselle: 75 cases in three years]. Rev Med Interne 2000 Mar;21(3):242–6.
23. Romi R, Boccolini D, D'Amato S, et al. Incidence of malaria and risk factors in Italian travelers to malaria endemic countries. Travel Med Infect Dis 2010 May;8(3):144–54.
24. Abanyie FA, Arguin PM, Gutman J. State of malaria diagnostic testing at clinical laboratories in the United States, 2010: a nationwide survey. Malar J 2011;10:340.
25. Legros F, Gay F, Belkaid M, et al. Imported malaria in continental France in 1996. Euro Surveill 1998 Apr;3(4):37–8.
26. Moore DV, Lanier JE. Observations on two Plasmodium falciparum infections with an abnormal response to chloroquine. Am J Trop Med Hyg 1961 Jan;10:5–9.
27. Eyles DE, Hoo CC, Warren M, et al. Plasmodium falciparum resistant to chloroquine in Cambodia. Am J Trop Med Hyg 1963 Nov;12:840–3.
28. Moran JS, Bernard KW. The spread of chloroquine-resistant malaria in Africa. Implications for travelers. JAMA 1989 Jul 14;262(2):245–8.
29. Moran JS, Bernard KW, Greenberg AE, et al. Failure of chloroquine treatment to prevent malaria in Americans in West Africa. JAMA 1987 Nov 6;258(17):2376–7.
30. Wongsrichanalai C, Pickard AL, Wernsdorfer WH, et al. Epidemiology of drug-resistant malaria. Lancet Infect Dis 2002 Apr;2(4):209–18.
31. Laufer MK, Thesing PC, Eddington ND, et al. Return of chloroquine antimalarial efficacy in Malawi. N Engl J Med 2006 Nov 9;355(19):1959–66.

32. Whitby M, Wood G, Veenendaal JR, et al. Chloroquine-resistant Plasmodium vivax. Lancet 1989 Dec 9;2(8676):1395.
33. Whitby M. Drug resistant Plasmodium vivax malaria. J Antimicrob Chemother 1997 Dec;40(6):749–52.
34. Phillips EJ, Keystone JS, Kain KC. Failure of combined chloroquine and high-dose primaquine therapy for Plasmodium vivax malaria acquired in Guyana, South America. Clin Infect Dis 1996 Nov;23(5):1171–3.
35. Soto J, Toledo J, Gutierrez P, et al. Plasmodium vivax clinically resistant to chloroquine in Colombia. Am J Trop Med Hyg 2001 Aug;65(2):90–3.
36. Maguire JD, Sumawinata IW, Masbar S, et al. Chloroquine-resistant Plasmodium malariae in south Sumatra, Indonesia. Lancet 2002 Jul 6;360(9326):58–60.
37. Khim N, Bouchier C, Ekala MT, et al. Countrywide survey shows very high prevalence of Plasmodium falciparum multilocus resistance genotypes in Cambodia. Antimicrob Agents Chemother 2005 Aug;49(8):3147–52.
38. Wichmann O, Betschart B, Loscher T, et al. Prophylaxis failure due to probable mefloquine resistant P. falciparum from Tanzania. Acta Trop 2003 Apr;86(1):63–5.
39. Lobel HO, Varma JK, Miani M, et al. Monitoring for mefloquine-resistant Plasmodium falciparum in Africa: implications for travelers' health. Am J Trop Med Hyg 1998 Jul;59(1):129–32.
40. Briolant S, Wurtz N, Zettor A, et al. Susceptibility of Plasmodium falciparum isolates to doxycycline is associated with pftetQ sequence polymorphisms and pftetQ and pfmdt copy numbers. J Infect Dis 2010 Jan 1;201(1):153–9.
41. Wichmann O, Muehlberger N, Jelinek T, et al. Screening for mutations related to atovaquone/proguanil resistance in treatment failures and other imported isolates of Plasmodium falciparum in Europe. J Infect Dis 2004 Nov 1;190(9):1541–6.
42. Sukwa TY, Mulenga M, Chisdaka N, et al. A randomized, double-blind, placebo-controlled field trial to determine the efficacy and safety of Malarone (atovaquone/proguanil) for the prophylaxis of malaria in Zambia. Am J Trop Med Hyg 1999 Apr;60(4):521–5.
43. Goller JL, Jolley D, Ringwald P, et al. Regional differences in the response of Plasmodium vivax malaria to primaquine as anti-relapse therapy. Am J Trop Med Hyg 2007 Feb;76(2):203–7.
44. CDC Health Information for International Travel 2012. New York: Oxford University Press, 2012.

15

疟疾的药物预防

Patricia Schlagenhauf and Kevin C. Kain

要点

所有前往疟疾流行区的旅行者须知：

- 要意识到疟疾的风险，并懂得这是一种严重的、潜在致命的感染
- 知道如何通过虫媒预防措施和化学药物预防(如合适)实现最好的疟疾预防
- 在旅行中或旅行后如果发热，应紧急求医
- 高风险旅行者应在指导下使用化学预防药物，这些人群服药的益处明显超过药物不良事件带来的风险
- 没有适合所有旅行者的预防用药方案，旅行医学医师应依据个体的患病风险，结合药物疗效、耐受性、安全性和成本，制定适合的用药方案

预防疟疾的方法

疟疾的防治可以概括为四个原则。

评估个体风险

评估旅行者的风险要基于旅行者的详细行程和特定的风险行为。罹患疟疾的风险与多种因素有关，如所访问的地理区域(例如，非洲还是东南亚)、不同区域内的旅游目的地(城市还是乡村)、住宿类型(露营还是有纱窗或空调的房间)、旅行时长(1周商务旅行还是3个月的陆上徒步旅行)、旅行时节(疟疾高或低流行季节;雨季及其刚结束期间的风险通常最高)、预防措施的有效性和依从性(例如，杀虫剂处理的蚊帐，服用预防药物)和目的地海拔(在海拔2000米以上地区罕见疟疾流行)。

尽管在某些非洲国家的疟疾发病率总体有所下降,但最近有报道称,在较高海拔地区,特别是在东非高原地区,有疟疾死灰复燃。尽管最初有人猜测这是由于气候变化造成的,但其他数据并不支持这一观点[1]。耐药性增加和人口流动是这些高原流行病的一个看似更合理的解释。在旅行目的地的参考文献中能够找到某个国家的疟疾海拔高度界限[2-7]。应当指出,许多高海拔远足地,如乞力马扎罗山,其起点和营地都处于疟疾高风险的海拔高度。

从某些研究中可以获得更多的信息,这些研究使用疟疾监测数据以及到特定目的地的旅行者人数来预测旅行者的疟疾风险。这些研究表明非洲和新几内亚的恶性疟感染风险高于亚洲或拉丁美洲[6-9]。一些研究表明,定居在工业化国家的移民,当他们返回原籍国访问亲戚朋友(visit friends and relatives, VFR旅行者)时,罹患疟疾的风险特别高[7]。原因是这一特殊群体不太可能寻求旅行前咨询建议,许多人并不知道他们以前在原籍国时获得的对疟疾的半免疫力已逐渐减弱,不再具有保护作用。相比之下,许多游客常至的位于疟疾流行区的旅游目的地,例如,泰国的普吉岛或巴西的里约热内卢,其疟疾风险为零或微不足道。值得注意的是,在一项研究中,前往泰国的旅行者的疟疾罹患风险为1:12 254:这可能低于疟疾预防药物继发严重不良事件的风险[9]。这样的数据可以帮助评估不同地区使用各种预防药物的风险-获益比。及时更新的疟疾信息和特定国家的患病风险可以从多个来源在线获得,包括美国疾病预防和控制中心(CDC)、世界卫生组织(WHO)和加拿大卫生部。

预防蚊虫叮咬(个人防护措施)

所有到疟疾流行地区的旅客都需要得到如何最有效地防止传播疟疾的蚊子(按蚊)叮咬的有关指导。

任何在傍晚和夜间减少暴露于雌性疟蚊的措施都将降低获得疟疾的风险。旅行健康顾问应花时间解释个人防蚊措施,并鼓励这些措施的执行。研究表明,基于 N,N-二乙基-3-甲基苯甲酰胺(DEET,避蚊胺)的驱虫剂能够提供足够的防蚊虫保护,含有约 20%DEET 的制剂可推荐用于 2 个月以上的儿童和成人[2,10,11]。对照试验还表明,以 DEET 为基础的驱虫剂对预防媒介传播的疾病如疟疾有效[12]。一项随机安慰剂对照试验观察了在怀孕中、晚期使用含有 DEET 的驱虫剂(20%DEET)的情况,结果在母亲或胎儿中没有发现任何不良反应,为怀孕妇女使用含 DEET 的驱虫剂提供了保证[13]。另外一种广泛使用的驱避剂是派卡瑞丁(KBR 3023,Bayrepel[RS]-仲丁基-2-[2-羟乙基基]哌啶-1-羧酸叔丁酯)。这种驱蚊剂似乎比 DEET 产品刺激性小,具有良好的外用性能。一项对照现场研究表明,19% 的派卡瑞丁是有效的,并且具有与长效 DEET 药物相当的保护作用[14]。杀虫剂浸过的蚊帐(氯菊酯或类似处理)对于儿童和孕妇是安全的,也是旅行者经常使用的一种有效的预防措施[15]。

适时使用预防性药物

在抗疟药物使用及其潜在的确切不良反应与感染疟疾的风险(如上所述)之间必须加以权衡。在出具抗疟药处方前要考虑以下问题:

- 旅行者是否会暴露于疟疾？在撒哈拉以南非洲和印度次大陆的城乡地区存在疟疾风险,而东南亚、中南美洲的大多数城市地区、海滩和旅游度假区疟疾风险并不高,无需常规使用药物预防。
- 什么类型的疟疾在旅行目的地占主导地位,恶性疟原虫或间日疟原虫？
- 旅行者是否身处耐药恶性疟原虫流行区域？
- 当旅行者出现疟疾症状时能否迅速获得医疗服务(包括在无菌设施条件下制作血涂片并正确读片)？
- 是否存在使用某种抗疟药物的禁忌证？必须考虑的因素包括:基础健康状况,药物相互作用,是否怀孕、哺乳等。确定女性是否计划在旅行期间怀孕也很重要。
- 依从性很重要。旅行之前就应开始化学预防药物的服用——甲氟喹(1~3 周),多西环素和阿托伐醌/氯胍(1 天)——在旅行期间定时服用,离开疟疾流行地区后继续服药(除了阿托伐醌/氯胍和伯氨喹组合在旅行结束后只需再服药 1 周外,其他所有用药方案都要服用至旅行结束后 4 周)。

需要注意的是,一些到低风险地区的旅行者,如目的地为东南亚的城市地区和旅游胜地,仍然不恰当地使用了抗疟药物,导致不必要的药物不良反应,却没有什么保护作用。旅行医学工作者如果能协同努力来鉴别并仔细劝说高风险旅行者接受药物预防,同时避免给低风险人群使用不必要的药物,这样可能会提高旅行者对抗疟药的依从性。

旅行期间或旅行后发热,应寻求尽早诊断和治疗

应告知旅行者,个人防护措施和预防用药虽能显著减少疟疾患病风险,但这些措施并不能确保完全的保护。不论是否预防用药,在第一次暴露后 1 周至离开疟疾流行区几年后的这段时间,疟疾症状都可能出现。大约 90% 的感染疟疾的旅行者在返程到家之前不会出现症状[16-18]。感染恶性疟的旅行者大多数在接触后的 3 个月内出现症状[16-18]。在病程早期,恶性疟可得到有效治疗,但延迟治疗可能导致严重甚至致命的结果。决定预后的最重要的因素是早期诊断和恰当治疗。对在疟疾流行地区旅行期间或之后发生的任何发热性疾病,旅行者本身和医务人员都必须意识到并紧急排除疟疾的可能。

根据耐药模式进行药物预防

抗疟药物的选择应根据个体风险评估(如上所述)和耐药模式(图 15.1,表 15.1)来决定。目前除了

表 15.1	疟疾风险地区人群的疟疾药物预防方案[a]	
地区	**选择用药[b]**	**备选方案**
无氯喹耐药	氯喹	甲氟喹,多西环素或阿托伐醌/氯喹
氯喹耐药	甲氟喹或阿托伐醌/氯胍或多西环素	首选:伯氨喹[c];次选:氯喹+氯胍[d]
氯喹和甲氟喹耐药	多西环素或阿托伐醌/氯胍	
成人剂量		
磷酸氯喹	每周 300mg(碱)	
甲氟喹	每周 250mg(美国为甲氟喹盐;其它地区为碱)	
阿托伐醌/氯胍	每日一片(250mg/100mg)	
多西环素	每日 100mg	
伯氨喹	每日 30mg(碱)[c]	
氯胍	每日 200mg[*]	

[a] 重要提示:防止蚊虫叮咬(杀虫剂处理的蚊帐、含 DEET 的驱虫剂等)是所有旅行者防御疟疾的第一道防线。在美洲和东南亚地区,化学预防药物仅推荐用于在农村地区傍晚或夜间有室外暴露的旅行者。

[b] 氯喹和甲氟喹每周服用一次,进入疟疾疫区前 1 周开始,停留期间和离开疫区后 4 周内。多西环素和氯喹每天服用,进入疟疾疫区前 1 天开始,停留期间和离开疫区后 4 周内都需持续用药。阿托伐醌/氯胍和伯氨喹是每天服用一次,从进入疟疾疫区前 1 天开始,停留期间持续服药,到离开疫区 7 天后可停药。

[c] 禁忌证是 G6PD(葡萄糖-6-磷酸脱氢酶)缺乏和妊娠期。目前这一使用方法尚未获得许可。出具处方前必须进行 G6PD 检测。

[d] 在这些地区氯喹加氯胍的效果不及甲氟喹、多西环素或 AP。

[*] 只能与氯喹联合使用

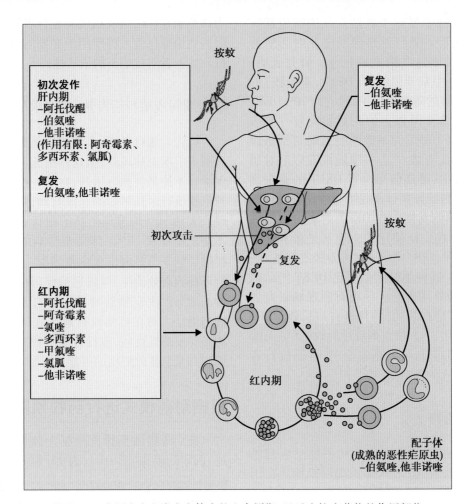

图 15.1　疟原虫在人类宿主体内的生命周期,显示出抗疟药物的作用部位

墨西哥、加勒比海地区、中美洲、阿根廷以及中东的部分地区和中国外,氯喹耐药的恶性疟原虫(CRPf)在世界所有疟疾流行地区广泛传播。除了泰国与柬埔寨和缅甸接壤的边境地区外,恶性疟原虫对氯喹和甲氟喹都耐药的情况仍然很少见。目前在亚马逊流域、东南亚以及非洲许多地区,对磺胺多辛-乙胺嘧啶的耐药情况是常见的。氯喹耐药的间日疟也成为一个重要问题,尤其是在巴布亚新几内亚、西巴布亚(原为伊里安贾亚)、瓦努阿图、缅甸和圭亚那。

氯喹敏感地带

氯喹是前往有限的未报告氯喹耐药的地区旅行的首选药物。

氯喹耐药地带

对于前往这些地区的大多数有暴露风险的旅行者,必须在甲氟喹、阿托伐醌-氯胍和多西环素中做出

选择。对这些药物有禁忌证或不能耐受者,或可使用伯氨喹,或氯喹加氯胍。确定哪种药物最好,需要评估个体的疟疾风险以及每种用药方案的具体优缺点(表 15.1~表 15.6)。对于甲氟喹、多西环素和氯喹/氯胍等药物来说,要达到最佳效果,需要服用至离开

表 15.2　无免疫旅行者药物预防疟疾时不良事件的发生率				
研究	人群	MQ	C+P	DX	A+P
Steffen 1993[8]	旅行者	24	35	–	–
Boudreau 1993[82]	美国海军	43	46	–	–
Barrett 1996[63]	旅行者	41	41	–	–
Nasveld 2000[97]	澳洲军人	–	–	58	38
Hogh 2000[a34]	旅行者	–	28		22
Overbosch 2001[62]	旅行者	68	–		71
Schlagenhauf 2003[19]	旅行者	88	86	84	82

　MQ,甲氟喹;C+P,氯喹/氯胍;DX,多西环素;A+P,阿托伐醌/氯胍。

　[a]药物相关

表 15.3　旅行者药物预防疟疾时严重[a]不良事件发生率

研究	人群	MQ	C+P	DX	A+P
Phillips 1996[64]	澳大利亚人	11.2	–	6.5	–
Schlagenhauf 1996[66]	瑞士	11.2	–	–	–
Barrett 1996[63]	英国	17	16	–	–
Steffen 1993[8]	欧洲	13	16	–	–
Hogh[b] 2000[34]	全球	–	2	–	0.2
Overbosch[b] 2001[62]	全球	5	–	–	1
Schlagenhauf 2003[c19]	全球	10.5	12.4	5.9	6.7

MQ, 甲氟喹；C+P, 氯喹/氯胍；DX, 多西环素；A+P, 阿托伐醌/氯胍。

[a] 影响日常活动。
[b] 停用抗疟药。
[c] 用药过程中寻求医疗关注

表 15.4　药物预防疟疾时严重[a]不良事件发生率

报告	人群	MQ	C+P	DX	A+P
MacPherson 1992[68]	加拿大人	1/20 000		?	?
Steffen 1993[8]	欧洲人	1/10 000	1/13 600		
Croft 1996[70]	英国士兵	1/6000+			
Barrett 1996[63]	英国	1/600	1/1200		
Roche Drug Safety 1997	全球	1/20 000			

MQ, 甲氟喹；C+P, 氯喹/氯胍；DX, 多西环素；A+P, 阿托伐醌/氯胍。

[a] 住院

表 15.5　抗疟药、剂量和不良反应（照字母顺序排列）（见文中禁忌证部分）

通用名	商品名	包装规格	成人剂量	儿童剂量	不良反应
阿托伐醌/氯胍	Malarone	250mg 阿托伐醌和 100mg 氯胍（成人片剂）	每日一片（见文中）[a]	见文中[b] 5~8kg:1/2 儿童片剂 8~10kg:3/4 儿童片剂 10~20kg:1 儿童片剂 20~30kg:2 儿童片剂 30~40kg:3 儿童片剂 >40kg:1 成人片剂	恶心、呕吐、腹痛、腹泻、转氨酶升高、癫痫发作、皮疹
氯喹[c]磷酸盐或硫酸盐	Aralen Avochlot Nivaquine Resochia	150mg 碱	每周一次 300mg 碱	每周一次 5mg 碱 5~6kg:25mg 碱 7~10kg:50mg 碱 11~14kg:75mg 碱 15~18kg:100mg 碱 19~24kg:125mg 碱 25~35kg:200mg 碱 36~50kg:250mg 碱 >50kg 或若≥14 岁:300mg 碱	黑皮肤患者的瘙痒、恶心、头痛、皮疹、可逆的角膜混浊、指甲和粘膜变色、神经性耳聋、畏光、肌病、每日用药至视网膜病、血液恶液质、精神病、癫痫发作、脱发
多西环素	Vibramycin Vibra-Tabs Doryx	100mg	每周一次[a] 100mg	1.5mg/kg 每周一次（每日最大剂量 100mg）<25kg 或若<8 岁:禁用 25~35kg:50mg 36~50kg:75mg >50kg 或若≥14 岁:100mg	胃肠道不适、阴道念珠菌病、光敏性、过敏反应、血液恶液质、肾病氮质血症、肝炎
甲氟喹	Lariam Mephaquin	250mg 碱（美国为盐）	每周一次[a] 250mg 碱	<5kg:无数据 5~15kg:5mg/kg 每周一次 15~19kg:1/4 片 20~30kg:1/2 片 31~45kg:3/4 片 >45kg:1 片，每周一次	头晕、腹泻、恶心、生动梦境、梦魇、烦躁、情绪改变、头痛、失眠、焦虑、癫痫、精神病
伯氨喹		15mg 碱	30mg 碱/d 终末预防或根治:15mg 碱/d 共 14 天[d]	0.5mg 碱/d 到最大剂量 30mg 碱/d 终末预防或根治；每天 0.3mg 碱/kg 共 14 天[e]	胃肠不适、因 G6PD 缺乏而溶血、高铁血红蛋白血症

表15.5　抗疟药、剂量和不良反应(照字母顺序排列)(见文中禁忌证部分)(续)

通用名	商品名	包装规格	成人剂量	儿童剂量	不良反应
氯胍	Paludrine 白乐君	100mg	每天200mg；注意：不推荐单药用于预防	5~8kg：25mg(1/4片) 9~16kg：50mg(1/2片) 7~24kg：75mg(3/4片) 25~35kg：100mg(1片) 36~50kg：150mg(1 1/2片) >50kg或若≥14岁：200mg(2片)	厌食、恶心、口腔溃疡

a 预防剂量。
b 在美国和欧盟，儿科制剂是有提供的(1/4强度＝62.5mg阿托伐醌和25mg氯胍)。CDC允许>5kg的婴儿使用。世界卫生组织允许体重超过11kg的婴儿使用。
c 硫酸氯喹(Nivaquine)美国和加拿大没有提供，但在大多数疟疾流行国家，其药片和糖浆都有提供。
d 对伯氨喹耐药的间日疟，剂量增加到30mg碱/d。
e 对伯氨喹耐药或个体能耐受的间日疟，剂量增加到每天0.5mg碱/kg

表15.6　对现行疟疾预防药物的临床实用评分

药物	有效性a	耐受性b	便利性c	病因预防d	成本e	总计
甲氟喹	3	1	3	0	3	10
多西环素	3	3	2	0	3	11
氯喹/氯胍	1	1	1	0	2	5
伯氨喹	2	2	1f	2	3	10
阿托伐醌/氯胍	3	3	2	2	1	11

注意：分数和权重是主观的，可以因特殊旅行者及行程进行修改/个体化。
a 有效性：1，<75%；2，75%~89%；3，≥90%。
b 耐受性：1，偶尔失能性不良反应；2，罕见的失能性不良反应；3，罕见的轻微不良反应。
c 便利性：1，需每日及每周服药；2，需每日服药；3，需每周服药。
d 病因预防：0，无病因预防作用；2，有病因预防作用(离开疫区1周内可能可以停药)。
e 成本：1，旅行期内>100美元/月；2，50~100美元/月；3，<50美元/月。
f 需要旅行前的G6PD水平检测，因此便利性分数较低

疟疾流行地区之后4周，但以往经验提示旅行者对其依从性较差[16-18]。因为阿托伐醌-氯胍和伯氨喹作用于疟原虫的肝内期，而被称为病因预防药，因此可在离开疾病流行区后1周就可停药。这一优势使得这些药物对于短期的高风险旅行来说很具吸引力。重要的是，没有任何一个药物是最理想的，所有药物都有发生不良事件的风险，可导致1%~7%的旅行者停用化学预防药物[2-4,16-18,19]。

氯喹和甲氟喹耐药地带

在泰缅边界和泰柬边界的沿线地区，如果需要进行药物预防，应首选多西环素或阿托伐醌-氯胍[2-4]。

现行化学预防药物使用方案

本章节总结目前推荐使用的化学预防药物的使用方案，包括适应证、不良反应、注意事项和禁忌证。读者还可参考其他来源的有关疟疾感染患者处置的重要细节[2-4,20]。

氯喹，氯喹/氯胍

药物说明、药理学和作用方式

氯喹最初是20世纪30年代在德国被开发，并在20世纪40年代经二战同盟国作了进一步药效评价。氯喹是一种优秀的抗疟疾药物，并已连续使用超过50年。尽管在流行地区仍普遍应用，但耐药的广泛传播限制了氯喹及其组合药物的使用。这种4-氨基喹啉药物在化学上为外消旋体，其两种旋光对映体具有相等的抗疟活性。有磷酸盐、硫酸盐和盐酸盐等不同形式的制剂，并有相应的多个不同的商品名。每天氯胍200mg(通常为Paludrine，白乐君)加每周氯喹300mg碱的组合方案已被广泛使用。在某些国家，可以使用包含氯喹100mg碱和盐酸氯胍200mg的联合片剂(Savarine)。

氯喹是一种强力的血中裂殖体杀灭剂，对所有四

种疟原虫敏感株的红内期都有活性,并对间日疟原虫、恶性疟原虫和卵形疟原虫配子体也有杀伤活性[20]。氯喹的作用位点在血液中寄生虫的溶酶体内[21],它与血红素结合,阻止其转变成无毒的疟色素[22]。氯胍转化为有活性的环胍,它是一种二氢叶酸还原酶抑制剂,通过干扰叶酸系统起作用。氯胍对原发红外肝内期的疟原虫有效,因此是病因性预防药物。它也是一种慢效血中裂殖体杀灭剂,对恶性疟原虫具有杀灭作用。

有效性和耐药性

耐氯喹的疟疾于 1960 年开始在东南亚和南美洲出现,并于 1978 年播散到东非,1985 年播散到西非[23]。耐氯胍的恶性疟原虫是普遍存在的,不推荐将其作为单药预防使用。耐氯喹的恶性疟(chloroquine-resistant P. falciparum,CRPf)现在广泛存在于许多疟疾流行地区。耐药疟原虫可以抵御氯喹进入其体内溶酶体参与消化过程,这一过程主要是通过 PfCRT 基因突变来调节的,该基因的功能是编码跨膜消化液泡蛋白。PfCRT 的突变使得疟原虫在能够杀灭敏感寄生虫浓度的氯喹中持续生存[24-27]。1989 年,在新几内亚报道了抗氯喹间日疟原虫,随后在大洋洲、印度、亚洲和南美部分地区也有报道,由于间日疟原虫分布广泛(估计暴露量为 28.5 亿人),因此氯喹耐药性增加将会对公众健康产生深远的影响[28]。但这一虫株的耐药性似乎并不是通过 PvCRT 突变来介导的[24]。

已发表的一个随机对照试验(RCT)研究观察了氯喹作为旅行者疟疾预防药物的效果。该研究比较了在尼日利亚的奥地利工人中使用氯喹与联合使用磺胺多辛/乙胺嘧啶的效果[29],发现两组用药的疟疾发病率没有显著差异。1990—1992 年间,驻西非的和平志愿者单独使用氯喹时,每月疟疾发病率为 3.8 例/100 个志愿者,使用氯喹/氯胍者每月发生率为 1.7 例/100 个志愿者,而使用甲氟喹者每月发生率为 0.2 例/100 例志愿者[30]。Croft 和 Geary[31] 回顾了氯喹加氯胍组合的研究,发现了两篇关于在未免疫的普通旅行者中使用氯喹加氯胍的随机对照研究,结果发现氯喹/氯胍组合并不比单用氯喹[32]或氯喹加磺胺多辛/乙胺嘧啶的组合更有效[33]。最近的一项研究[34]发现阿托瓦醌/氯胍(511 名旅行者中出现 1 例卵形疟)比使用氯喹/氯胍更有效(511 名旅行者中出现 3 例恶性疟)。使用 Savarine 联合制剂时,在中非的法国士兵中恶性疟发病率为 4.8%,使用多西环素时为 0.6%[35]。

耐受性

Croft 和 Geary 总结了 20 世纪 90 年代后期进行的 5 项关于氯喹/氯胍组合耐受性的研究[36-40]。发现轻度不良反应(adverse effects,AE)的发生率为 1%~5%,如抑郁、头晕、头痛、口腔溃疡、睡眠障碍、噩梦、视觉障碍和呕吐;以胃肠 AE 为主占 6%~10%;厌食症发病率高达 10% 以上。一项随机对照研究显示,阿托瓦醌/氯胍显然比氯喹/氯胍耐受性更好[37],最近的随机对照研究[19]显示氯喹/氯胍(如 Savarine)与多西环素、甲喹或阿托瓦醌/氯胍相比耐受性较差。使用氯喹/氯胍者中的严重 AE,如精神疾病发作[8],发生率<1/13 600。在氯喹使用者中已经报道了角膜病和视网膜病,特别是长期使用该药时。建议每 6 个月进行一次眼科检查,尤其是当累计剂量超过 100g 时。

禁忌证、注意事项和药物相互作用[41]

根据生产商的说明,氯喹禁用于 4-氨基喹啉化合物过敏者和 G6PD 缺乏的个体(虽然预防和治疗剂量极少见到严重溶血)。其他禁忌证有:视网膜病史、中枢神经系统疾病、重症肌无力、造血器官功能障碍、癫痫或精神病史。肝功能损害患者可能需要减量。氯喹和氯喹/氯胍可在怀孕期间使用。在哺乳期,母乳中存在药物,但不足以伤害或保护婴儿。氯胍没有已知的绝对禁忌证。氯喹和氯胍同时使用可增加口腔溃疡的发病率。口服伤寒活疫苗和霍乱活疫苗的服用应在使用氯喹前 3 天完成,氯喹可能会抑制暴露前皮内注射狂犬病疫苗的抗体应答。氯喹还可能与金盐类、单胺氧化酶抑制剂、地高辛和皮质类固醇发生相互作用。氯喹可以使甲氨蝶呤和其他叶酸拮抗剂的活性增加。

适应证及给药方法

氯喹是少数几个非 CRPf 疟疾流行地区的首选药物。当其他一线抗疟药禁忌时,联合使用氯喹和氯胍是 CRPf 的一种选择。剂量应根据碱基来计算。成人氯喹的剂量是每周 300mg 碱(在某些国家为每日 100mg 碱)。有儿童制剂提供,推荐的氯喹儿童剂量为每日 1.5mg/kg 体重。当与氯喹联用时,氯胍的成人剂量是每日 200mg(与阿托瓦醌联用时是每日 100mg)。世界卫生组织建议的儿童剂量为每日 3mg/kg。组合制剂 Savarine 现已在欧洲一些国家注册,每片含 100mg 氯喹碱和 200mg 氯胍。

甲氟喹

药物说明、药理学和作用方式

甲氟喹是在 20 世纪 60 年代由沃尔特·里德陆军研究所从近 300 种喹啉甲醇化合物中选出来的,因为它在动物模型中具有很高的抗疟活性[42]。如今,甲氟喹在临床上使用的是 50:50 的赤型异旋体外消旋混合物,所有的临床研究都使用这种混合物。商品化的形式是含有 250mg 甲氟喹碱的片剂。在美国使用的制剂是包含 250mg 盐酸甲氟喹(相当于 228mg 甲氟喹碱)。自 1985 年起在欧洲和 1990 年起在美国,甲氟喹作为未免疫人群预防疟疾的药物,已用于超过 3500 万名旅行者。

甲氟喹是一种强力的长效血液裂殖体杀灭剂,对各种疟原虫都有效,包括对氯喹和乙胺嘧啶-磺胺组合药耐药的恶性疟原虫,以及最近发现的第 5 种疟原虫,诺氏疟原虫[43]。其确切机制尚不清楚,但认为甲氟喹与结合血红素的络合蛋白竞争,产生对寄生虫有毒性的药物-血红素复合物[44]。

有效性和耐药性

对于未免疫过的旅行者来说,在高度危险的 CRPf 地区,甲氟喹被认为是高效的疟疾预防药物。1982 年,首次甲氟喹耐药性病例的报道来自泰国,该地区目前仍然是耐药的焦点地区,尤其是在泰国-柬埔寨和泰国-缅甸的边界地区,已经出现药物预防失败的情况。正如 Mockenhaupt[45] 所回顾的那样,关于甲氟喹治疗或预防失败的报道来自于亚洲某些特定的局部地区,其次是非洲和南非的亚马逊流域。1993 年的研究显示旅行者使用甲氟喹预防疟疾的高效性。甲氟喹对东非大队列旅行人群的保护性为 91%,显著高于当时的其他方案:氯喹/氯胍(72%)和不同剂量的氯喹单一预防(10%~42%)[8]。驻扎在撒哈拉以南非洲地区的和平志愿者长期用甲氟喹预防效果很好,发病率为每 100 名志愿者中每月发生 0.2 次感染。每周一次服用甲氟喹比氯喹预防效果高 94%,比氯喹/氯胍联合用药预防效果高 86%[46]。在巴布亚岛(新几内亚岛 New Guinea 的旧名)的印度尼西亚士兵用甲氟喹预防疟疾的效果很好(100%)[6]。Rieckmann[47] 发现甲氟喹对澳大利亚驻巴布亚新几内亚的士兵感染的恶性疟原虫 100% 有效。Pergallo[48] 报告了 1992—1994 年意大利军队在莫桑比克使用甲氟喹的有效结果。当氯喹/氯胍为推荐方案时,发病率为每月 17 例/1000

名士兵。当氯喹/氯胍被甲氟喹替代时,发病率降低至每月 1.8 例/1000 名士兵。1993 年联合国驻柬埔寨维持和平部队长期服用甲氟喹的有效性为 91.4%。[49] 相反,在 1992—1993 年间,甲氟喹在柬埔寨西部的荷兰海军陆战队预防疟疾方面并不完全有效。根据部队驻扎的地理位置不同,海军陆战队的疟疾患病率大不相同。分配到 Sok San 地区的 260 人中,有 43 人发病[16%,6.4/(1000 人·周)],而其他地方的 2029 人中有 21 人发病[1%,0.5/(1000 人·周)]。从荷兰和高棉患者身上分离出了耐甲氟喹的疟原虫[50]。1992—1993 年期间,美国军队在索马里恢复希望行动中使用抗疟药,甲氟喹表现出高效的预防能力。Sanchez 等人[51] 报告了在某地(Bale Dogle)驻扎部队进行甲氟喹预防效果的无对照横断面研究结果。甲氟喹服用者的疟疾发病率为 1.15 例/(10 000 人·周),而在多西环素的使用者中为 5.49 例/(10 000 人·周)。从这份及其他类似报告中可以看出[52],在索马里驻扎的美军中,甲氟喹比多西环素更有效。多西环素效果较低的原因是由于依从性较差。对参与扎伊尔戈马(1994 年)救灾行动的荷兰军人(n=125),甲氟喹提供了高效的保护作用。尽管暴露于恶性疟后环子孢子抗体检出率是 11.2%,但没有使用甲氟喹预防后出现的疟疾显性病例[53]。一项基于德国人群的病例对照研究显示,在前往肯尼亚的旅行者中,甲氟喹防疟的有效性为 94.5%[54]。

预防失败与耐药

在许多地区,对未免疫个体为主的预防失败病例进行定位分析,可用于发现早期耐药性的发生,但应强调预防失败不能证明就是耐药。通常认为要获得 95% 防疟效果,甲氟喹的血液浓度必须达到 620ng/ml。Lobel 定义的预防失败是指甲氟喹血液浓度超过这一保护水平但仍感染了恶性疟的情况[55]。根据这一定义,在撒哈拉以南非洲感染恶性疟原虫的 44 例病例中[55],有 5 例志愿者感染了甲氟喹耐药恶性疟。其他确诊的病例则归因于依从性不良,作者得出的结论是,撒哈拉以南非洲地区甲氟喹耐药疟疾的流行率仍然很低。关于交叉耐药性,最近有证据表明寄生虫株群在抗疟药物的压力下,不仅可以选择出对该药物的耐药株,还可以选择出对其他药物的耐药株。这一发现在西非喀麦隆北部得到验证,在那里发现的高水平的甲喹喹耐药性是由于对奎宁的交叉耐药,因为奎宁在该地区已作为治疗药物广泛使用[56]。对甲氯喹的耐药性似乎与对氯喹的耐药性不同,因为甲氟喹能抗

CRPf,而维拉帕米虽可调节氯喹的耐药性,但不能逆转甲氟喹耐药。此外,体外研究已经证明了氯喹和甲氟喹耐药性之间的反向关系。然而,甲氟喹耐药确与卤泛群耐药和奎宁耐药有关[56,57]。先天性耐药,即在任何感染寄生虫生物体内都存在少量的固有的耐药疟原虫,对此虽仍存争议,但可在一定程度上解释了对其他药物的交叉耐药性[45]。目前尚不清楚疟原虫耐药性的分子基础,但可能是某些基因产物如 Pgh1(一种由多重耐药同源基因 *Pfmdr1* 编码的能量依赖性转运子)突变或扩增的结果。最近的转染研究表明,*pfmdr1* 的突变可能会使甲氟喹对敏感的疟原虫产生耐药性[58]。有报道称,一种精神药物-五氟利多可以在体外逆转恶性疟原虫的甲氟喹耐药性[59]。

耐受性

关于甲氟喹预防用药与替代方案如多西环素、氯喹/氯胍和阿托伐醌/氯胍联合制剂的耐受性问题,在众多国际专家间存在较大争议。甲氟喹作为 21 世纪疟疾预防药物的地位最近仍在评估[60],甲氟喹仍然是重要的一线抗疟药物;但对该药的耐受性是关键所在,处方医生需要仔细筛查禁忌证,并告知使用者甲氟喹可能的不良反应。关于耐受性问题,有一篇综述对一些研究和相关资料中旅行者使用疟疾预防药物的情况进行了比较(表 15.2~表 15.4),结果有很大差异,原因是各研究的设计、定义和方法学以及研究人群的不同。使用甲氟喹期间,报告的 AE 发生率在 24%~88% 范围内,相比较而言,几乎与所有预防药物报告的 AE 发生率相当。一项比较所有药物的双盲研究显示,阿托伐醌/氯胍和多西环素的耐受性优于甲氟喹,尤其是妇女服用后者显然更易发生神经精神不良事件[19]。

荟萃分析

一项评估疟疾预防药物效果和耐受性的荟萃分析总结了 8 项试验,其中 4240 名未免疫的成人参与者被随机分配到甲氟喹、多西环素、阿托伐醌/氯胍或氯喹/氯胍药物组[61]。无"严重"不良事件发生,但是阿托伐醌/氯胍和多西环素组报告的不良事件少于甲氟喹组。

中度/严重不良事件

虽然不良事件经常是旅行者的主观报告,但如果采用某些指标来评估 AE 严重程度,有 11%~17%[8,19,62-67] 使用甲氟喹的旅行者因不良事件而在一定程度上影响正常活动。影响的程度常常难以量化,评估不良事件影响大小的一个较好指标是化学预防用药疗程的缩短程度。1992—1994 年期间部署在索马里和莫桑比克的 5120 名意大利士兵分别使用氯喹/氯胍(C+P)或甲氟喹,C+P 使用者的停药率为 1.5%,明显高于甲氟喹使用者的停药率(0.9%)[48]。这一结果与最近一项甲氟喹与阿托伐醌/氯胍(A+P)的比较研究结果有所不同,接受 A+P 联合方案的受试者发生药物相关性 AE 导致停药的比例(1%)显著低于甲氟喹(5%)[62]。最近一项耐受性对照研究显示,甲氟喹(3.9%)和多西环素(3.9%)的停药率居中,氯喹/氯胍(5.2%)相比较高,而阿托瓦醌/氯胍的停药率最低(1.8%)。

严重不良事件

严重不良事件构成对生命的威胁,这些事件需要住院或延长住院时间,或会导致严重失能[62]。使用甲氟喹造成的严重不良事件发生率估计在 1/6000 至 1/10 600 之间[8,67-69],而氯喹为 1/13 600。一项回顾性队列分析显示,甲氟喹使用者中 1/607 名出现了严重的神经精神 AE,而氯喹/氯胍使用者为 1/1181 名[63]。

神经精神不良事件

这是有关甲氟喹耐受性的主要争议之处。神经精神障碍包括两大类症状,即中枢和周围神经系统障碍(包括头痛、头晕、眩晕、癫痫发作)和精神障碍(包括重性精神障碍、情感障碍、焦虑和睡眠障碍)。Lobel等[46]发现,和平志愿者队员长期预防性服用甲氟喹发生怪梦(25%)、失眠(9%)和头晕(8.4%)的比例与氯喹服用者相类似(26%、6.5%、10%)。在该研究中甲氟喹的使用与严重神经精神不良反应没有因果关系。Steffen 等[8]对从东非返回的旅游者(n=139 164)进行分析,得到类似的结果。出现头痛的甲氟喹使用者为 6.2%,氯喹/氯胍为 7.6%,出现头晕、抑郁和失眠的甲氟喹使用者分别为 7.6%、1.8% 和 4.2%,氯喹/氯胍分别为 5.5%、1.7% 和 6.3%。在此大型队列研究中,严重的神经精神 AE 的发生率是 1/10 600。报告了 5 例可能与药物相关的需住院治疗的病例:两例癫痫发作,两例精神病发作和一例眩晕。氯喹使用者此类不良事件的发生率为 1/13 600,其中三例因神经精神疾病不良事件而住院(一例癫痫发作和两例精神病发作)。Croft[70] 报道了英国军队使用甲氟喹的经验,在持续 3 个月的预防性服药期间出现严重神经精神反应的发生率不高于 1/6000。在加拿大旅行者使用甲氟喹(n=251)或安慰剂(n=238)的随机、双盲、安慰剂对照持续监测中,两组中发现的 AE 的数量或严重程度无显著差异。251 名甲氟喹使用者中有一例[68]有临床症状明显的神经精神 AE,表现为中度至重度焦虑。在英国电话回访调查中[63],使用甲氟喹的旅行者报告的神经精神 AE 明显多于使用氯喹/氯胍者。神经精神事件划归到失能类别的比例,甲氟喹使用者为 0.7%,氯喹/氯胍为 0.09%(P=0.021)。两名使用甲氟喹的旅行者(1/607)和一名使用氯喹/氯胍的旅行者(1/1181)因此类不良事件而住院治疗。对旅行者回国后的回访调查显示,旅行期间的神经精神病事件与预防使用甲氟喹之间存在因果关系[71]。两项对照研究显示,使用甲氟喹者的神经精神事件明显多于对照组[19,62]。抗疟药物在神经精神性不良事件中的确切作用很难确定,旅行作为催化剂的作用,以及其他混杂因素也应一并考虑,如性别倾向、使用毒品和酒精[72]。世界卫生组织建议有个人或家族精神疾病史的人禁忌使用甲氟喹。就所有 AE 而言,研究显示女性显然更可能发生 AE[36,63-65,73]。与剂量相关的毒性可能与之相关。一项研究显示,低体重人群在预防服药时发生的 AE 风险相对较高[65]。这可能是由于报告偏倚、用药的依从性高[74]、或是药物吸收、代谢[64]或药物在中枢神经系统的分布等方面的性别差异造成的。计算机模拟显示,女性减少用药剂量仍有效,且可能会提高对药物的耐受性[64,75]。较早时期有一项耐受性研究旨在找到常规预防中发生的非严重性 AE 与外消旋甲氟喹、其对映体或羧酸代谢产物浓度之间的关系[65]。研究发现甲氟喹的分布是高度选择性的,但其对映体的浓度、总甲氟喹或代谢物的浓度都与非严重性 AE 的发生无显著相关性[72]。已有结果提示甲氟喹和娱乐性兴奋剂同时使用[64,71],或甲氟喹与大量酒精的相互作用使药物耐受性降低[75],而少量酒精似乎对耐受性不产生影响[76]。儿童对甲氟喹的耐受性良好[76],老年旅行者也如此,他们中发生的 AE 要比年轻者少得多[77]。一项报告表明,AE 患者比一般人群清除甲氟喹的速度要慢[78]。一些研究人员用动物模型来解释与甲氟喹有关的神经精神不良事件的可能机制。甲氟喹引起的"接合素阻断"现象推测为某些甲氟喹相关不良事件的一种可能的解释[79]。对旅行者进行仔细的筛查,特别要注意个人或家族的癫痫或精神障碍史等禁忌证,应可减少严重 AE 的发生。一些旅行健康顾问建议在旅行前 3 周开始使用甲氟喹,以便进行不良事件的筛查。有人推荐对低体重女性采用分次剂量(半片,每周两次)的方案。一些非

正式的报告提示这种方法有积极意义,但尚无发表的药代动力学数据。

禁忌证、注意事项和药物相互作用

对甲氟喹或甲氟喹相关物质(如奎宁)有过敏史的人,禁忌使用甲氟喹。有癫痫或精神障碍病史的患者,包括活动性抑郁症患者,不应使用该药物,也不能与卤泛群药物同时使用[2-4,80]。

对于那些不能推迟到高风险地区旅行的孕中期和晚期的孕妇,服用甲氟喹已经获得生产商、世界卫生组织和疾病预防控制中心的批准。如果预期利大于弊,大部分权威机构也允许在孕早期使用甲氟喹[2-4]。有些权威机构建议,由于甲氟喹的半衰期长,预防用药完成后 3 个月内应避孕,但在使用甲氟喹期间意外怀孕不需要终止妊娠。甲氟喹能少量分泌到母乳中。对母乳喂养婴儿的影响(如果有的话)尚未可知,但在母乳中的药量不足以保护婴儿免于疟疾。

一项关于抗疟药物耐受性数据库的回顾性分析表明,旅行者常用药物的同时服用对甲氟喹化学预防的安全性没有显著临床影响[81]。甲氟喹与心脏活性药物联合使用可能会延长 QTc 间期,所以尽管根据现有信息,甲氟喹与这类药物联合使用并无禁忌,但应予以监测。伤寒活疫苗或霍乱疫苗的接种应在第一剂甲氟喹前至少 3 天完成。对某些工作中需要良好协调性的人员应给予提醒[2-4,80],但有一篇关于甲氟喹影响工作效能的综述[81-83]表明,如果个体能够耐受甲氟喹,则其工作效能不会因用药而下降。

适应证和给药方法

除了在已明确的泰国边界多药耐药地区,甲氟喹在预防 CRPf 疟疾方面是有效的,是到疟疾流行高风险地区的旅行者的优选抗疟药。推荐的成人预防用药剂量是每周 250mg 碱(美国 228mg 碱)。若成年人体重<45kg,或儿童>5kg,剂量为每周 5mg 碱/kg。为了在缩短的时间范围内(4 天而不是 7~9 周常规的 250mg/周的方案)达到稳态的甲氟喹水平,一些研究[68,76,82,83]中采用甲氟喹 250mg/d 的负荷剂量治疗 3 天,然后再按每周甲氟喹 250mg 剂量给药。这种策略也被建议用于临时到氯喹耐药 CRPf 高风险地区的旅行者,这一用法的优点是在 4 天内迅速达到甲氟喹保护水平(620ng/ml),但这一优点又在一定程度上被这种负荷剂量策略造成的较高比例的 AE 发生率所抵消[82]。

甲氟喹及其代谢产物不能经血液透析消除[84]。

透析患者要达到与健康志愿者相似的血药浓度,无需作特别的剂量调整。

多西环素

药物说明

四环素是一类广谱抗菌药物,具有抗革兰阳性菌和革兰阴性菌(需氧和厌氧)、支原体、立克次体、衣原体和原生动物(包括疟原虫)的活性。多西环素和米诺环素分别于 1967 年和 1972 年半合成得到。这类药物唯一获得 FDA 批准的抗疟指征是在恶性疟原虫耐药地区的短期旅行者(<4 个月)可使用多西环素进行预防[85,86]。

药理学和作用方式

包括多西环素在内的四环素类药物是相对慢效的裂殖体杀灭药物,因此不能单独用于治疗。然而,许多研究已经确立了多西环素对间日疟原虫和恶性疟原虫单药预防的有效性。除了对疟原虫红细胞内期具有作用以外,多西环素被认为具有一些对红细胞前期疟原虫(病因性预防)的作用。然而,观察其作为病因性预防用药效果的研究,发现其失败率很高。该药的最佳效果应是在离开疟疾流行地区后服用 4 周起到化学抑制剂的作用[2,3,86,87]。

四环素在细菌中的作用机制已经被详细研究,推测在原生动物中是相似的。四环素主要与 30S 核糖体亚基可逆性地结合,从而通过阻止新的氨基酸并入增长的肽链来抑制蛋白质合成[85]。此外,在恶性疟中,多西环素可以抑制疟原虫生存所需的顶质体基因的表达[88]。多西环素与第一代四环素类药物相比有几个优点,包括吸收更好、抗菌谱更广、半衰期更长、安全性更高。多西环素由近端小肠良好吸收(口服吸收率>90%),与其他四环素相比,其与食物同时摄入时其吸收量并无改变。多西环素可以与食物一起服用,可以减少偶发的药物相关性胃肠刺激。多西环素与蛋白质结合率高(93%),分布容积小(0.7L/kg),是脂溶性的。这些特点可以解释其血药浓度高及半衰期延长,可以允许每天一次的给药方案。多西环素的半衰期约为 15~22 小时,不受肾脏功能损害的影响。多西环素经肾小球滤过,在尿液中以原型排出,并大部分以原型经胆道、胃肠道随粪便排出。在肾功能正常的个体约有 40% 的剂量经尿排除,而肾功能障碍的个体能够通过肝-胆道-胃肠道排出。因此,与其他四环

素类药物不同,多西环素可用于肾衰竭患者,肾功能不全的患者不需要调整剂量。腹膜透析或血液透析药物不能有效地去除该药[85,86]。

有效性和耐药性

一些随机试验观察了多西环素对疟原虫的化学预防效果[6,89-98]。其中四项试验是随机、双盲和安慰剂对照的。两项试验评估的是肯尼亚半免疫的儿童或成人,三项试验观察的是大洋洲的未免疫人群。这些研究报告显示保护效果非常好,抗恶性疟原虫的有效性从 92% 到 99% 不等,对原发性间日疟原虫的有效性为 98%。多西环素不能杀死间日疟休眠子,也就不能阻止间日疟和卵形疟的复发。在耐氯喹恶性疟流行的地区进行的比较试验表明,多西环素与甲氟喹和阿托伐醌-氯胍相当,优于阿奇霉素和氯喹/氯胍[6,93-97]。到目前为止,疟原虫对多西环素的耐药性尚未在任何疟疾流行地区成为实际问题。报告的预防失败与依从性差、漏服及剂量不足有关[99]。

耐受性

与多西环素有关的最常见的不良事件是胃肠道反应(4%~33%),包括恶心、呕吐、腹痛和腹泻。多西环素的这些副作用比其他四环素的发生率低。食管溃疡是一种罕见的,但已被详细描述与多西环素的使用相关的不良反应,一般在治疗开始后 1~7 天发生,表现为胸骨后烧灼感和吞咽痛[52,100]。对部署在索马里的美军进行的一项研究中,多西环素引起的食管溃疡是因预防疟疾用药相关的最常见的住院原因[52]。多西环素与食物同服,饮入足量液体,保持直立体位,可以减轻胃肠道不良反应。有限的数据表明,多西环素一水合物和肠溶盐酸多西环素制剂可能比常规的盐酸多西环素制剂的胃肠道不良反应少[99]。

皮肤不良反应也是使用多西环素的常见不良事件。严重程度从轻度感觉异常或暴露皮肤的过度晒伤到光照甲剥离(阳光诱导的甲床分离)、严重红斑、大泡形成以及(罕见)史-约综合征(Stevens-Johnson aymdrome)[85]。报告的光敏感发生率从<7%~21% 或更多,但大多数病例是轻症的[97,101]。使用合适的防晒剂[>SPF15,防紫外线 A(UVA)和紫外线 B(UVB)辐射]能减少光敏感的风险[97,102]。

虽然多西环素对正常菌群的作用比其他四环素弱,但仍会增加易感个体口腔和阴道念珠菌病的风险。应该建议有这些既往史的旅行者使用多西环素时,应适当进行抗真菌治疗。

多西环素其他少见的不良事件,包括头昏、眩晕、舌头变黑或变色,(罕见)肝毒性、胰腺炎或良性颅内压增高[101]。

总的来说,一些对照研究表明,多西环素作为预防药物通常具有良好的耐受性,副作用相对较少[6,52,90,91,94-98]。在临床试验中,多西环素耐受性等同于或优于安慰剂或对照药物,严重不良事件很少。有随机对照研究比较了驻扎在泰国的士兵中甲氟喹和多西环素的耐受性和肯尼亚半免疫儿童中伯氨喹、多西环素、氯胍/氯喹与安慰剂对照的耐受性,发现这些药物的耐受性没有显著差异[94,103]。Ohrt 和同事在巴布亚(伊里安查亚)的未免疫士兵中进行了甲氟喹和多西环素随机安慰剂对照现场研究。在这个试验中,两种药物的耐受性都很好,但就所报道的症状发生率来说,多西环素的耐受性比甲氟喹或安慰剂好[6]。作者将此归因于多西环素预防其他感染的作用。Anderson 及其同事在对肯尼亚西部半免疫成人的现场试验中进行了多西环素和阿奇霉素的比较[94]。与安慰剂相比,这两种药物的耐受性都很好,但有一例多西环素使用者因复发性阴道炎而停药。除阿奇霉素对痢疾有防治作用外,两组之间的不良事件谱没有显著差异。一项抗疟药耐受性的随机对照试验报告多西环素一水合物是包括甲氟喹、阿托伐醌/氯胍和氯喹/氯胍在内的四种方案中耐受性最好的[19]。

对短程服药依从性的研究发现,多西环素虽需每日给药,但依从性相对较好[6,91,92,94]。评估旅行者的依从率比较困难,因为这样的研究需要密切的日常监测。Ohrt 和他的同事们延长了他们对多西环素和甲氟喹的初步比较研究,但并没有像在研究的第一阶段那样强化依从性[6]。结果导致多西环素对所有疟疾的保护效果从99%(95%可信区间为94%~100%)降至89%(95%可信区间为78%~96%),提示如果没有密切监测,药物依从性会下降。部署在索马里的美国部队和部署在柬埔寨的荷兰部队也有相似的报告,即随着时间的推移,依从性下降导致有效性下降[50-52]。在索马里的美军使用多西环素者恶性疟的发作率比甲氟喹使用者高五倍。这些差异归因于药物每日服用的依从性不良,而不是多西环素耐药[52]。总的来说,这些研究表明,对多西环素每日用药的依从性可能很困难,特别是对长期旅行者而言。

禁忌证、注意事项和药物相互作用

以下情况不建议使用多西环素[2-4,85,86]:

■ 对多西环素或任何四环素类药物过敏或超敏。

■ 婴儿和 8 岁以下儿童。四环素与钙结合,可能导致牙齿永久变色(黄褐色)、牙釉质损伤以及这一群体的骨骼生长受损。多西环素结合钙比其他四环素要少,尚未见到多西环素短程疗法(如洛矶山斑疹热治疗)引起明显牙齿变色的报道[104]。

■ 怀孕。多西环素可以穿过胎盘,因此可能导致牙齿永久变色、牙釉质损伤和胎儿骨骼生长障碍(D 级药物)。

■ 哺乳。多西环素在母乳中存在,因此可能导致永久性牙齿变色、牙釉质损伤、骨骼生长障碍和母乳喂养婴儿的光敏感。

对光敏反应易感或阴道酵母菌感染或鹅口疮的个体使用多西环素时应采取预防措施。此外,某些易发哮喘人群可能出现对亚硫酸盐的过敏反应,亚硫酸盐是由多西环素钙口服悬液氧化而形成的。多西环素部分在肝脏代谢;有明显肝功能障碍的个体其半衰期可能延长,可能需要调整剂量[85,86]。

长期使用多西环素(>3 个月)的安全性尚未得到充分研究[102]。由于较低剂量的多西环素和米诺环素(另一种四环素类药物)经常用于痤疮的长期治疗,因此推测长期使用多西环素的成人剂量 100mg/d 是安全的。然而,最近有报告因使用米诺环素治疗痤疮而发生的严重不良事件,包括自身免疫性肝炎、暴发性肝功能衰竭、血清病样疾病和药物性红斑狼疮[105]。目前还不清楚多西环素是否会引起相似不良事件,但一项病例对照研究发现,多西环素与肝毒性风险增加无关[106]。多西环素与许多重要药物有潜在的相互作用[85,86],包括涉及以下药物和物质:

■ 含二价或三价阳离子的抗酸剂(钙、铝、镁)。多西环素结合阳离子,与抗酸剂合用会降低多西环素的血液浓度。

■ 口服铁剂、铋盐、钙剂、消胆胺或考来替泊和含有镁的缓泻药。同时摄入这些化合物可减少多西环素的吸收。上述药物不应在服用多西环素的 1~3 小时内服用。

■ 巴比妥酸盐、苯妥英钠、卡马西平。这些药物诱导肝微粒体酶活性,如与多西环素同用,可能会降低多西环素血清浓度和缩短半衰期,可能需要调整剂量。

■ 口服避孕药。早年的文献认为,含雌激素的避孕药与多西环素同时使用可能降低避孕药的疗效,需更换避孕方法。然而,多西环素导致口服药避孕失败的例子很少,已有报道服用口服避孕药的患者血清激素水平不受多西环素的影响。目前的证据提示,多西环素可与口服避孕药同时使用,不会导致避孕失败率升高[99,107]。

- 抗凝药。口服抗凝药的活性可因同时使用多西环素而增强。如果两药同服,建议密切监测凝血酶原时间。
- 维生素 A。有报道四环素类药物与维生素 A 同时使用与良性颅内压增高有关[86]。

适应证和给药方法

目前,多西环素是预防耐甲氟喹恶性疟的首选药物(傍晚或夜间暴露于泰国和缅甸或柬埔寨的乡村周边地区),或作为甲氟喹或阿托伐醌/氯胍的替代药物用于预防 CRPf 疟疾[2-4]。多西环素具有较长的半衰期,可以每天给药一次。推荐用于药物敏感和耐药性疟疾预防的多西环素剂量为 2mg 碱/kg 体重,最高可达每日 100mg 碱。研究发现低剂量方案不能提供足够的保护作用[91,92]。应该在进入疟疾流行地区前 1~2 天开始每日一次服用多西环素,停留期间每天服用。由于其病因性防治的效果差,在离开风险区域后必须再持续服用 4 周。为了减少胃肠道不良事件的发生,应该与食物和至少 100ml 液体同服且保持直立体位。口服抗酸剂或铁剂 3 小时内不应服用多西环素。

阿托伐醌/氯胍

阿托伐醌/氯胍(atovaquone/proguanil,AP)作为一种固定的药物组合,是可提供的最新的抗疟药,尽管其单个组分已使用多年。1997 年 8 月首次在瑞士获得批准使用,现在许多国家已批准用于治疗和预防恶性疟[108]。

药物说明

AP 对疟疾的预防和治疗都有效。阿托伐醌是一种羟基萘醌化合物,与氯胍(一种抗叶酸药物)联合使用,可协同对抗红细胞内期的所有疟原虫和肝内期恶性疟原虫(病因预防)[108a-110]。AP 对于间日疟和卵形疟的休眠子无作用,因此不能预防感染复发。

药理与作用方式

阿托伐醌通过抑制细胞色素 bc1 复合物水平的疟原虫线粒体电子传递,并破坏线粒体膜电位而起作用[111]。疟原虫电子传递系统对阿托伐醌的敏感性比哺乳动物电子传递系统高 1000 倍,可解释这种药物作用的选择性和副作用的有限性。如上所述,胍被代谢为环氯胍,其通过抑制二氢叶酸还原酶(dihydrofolate reductase,DHFR)起作用。DHFR 的抑制阻碍疟原虫 DNA 合成所需的叶酸辅因子的合成。然而,似乎氯胍与阿托伐醌协同作用的机理不是通过其环氯胍代谢物介导的。研究发现,单一氯胍对线粒体膜电位或电子传递并无作用,但在联合使用时显著增强阿托伐醌破坏线粒体膜电位的能力。这也许可以解释为什么即使在证明氯胍耐药的情况下也能显示与阿托伐醌的协同活性,以及在氯胍向环氯胍转换所需的细胞色素 P450 酶缺乏的患者群体中仍可显示出协同活性[111]。

阿托伐醌是一种高度亲脂性化合物,生物利用度差。阿托伐醌与膳食脂肪同服能增加其吸收度,因此药片应与餐饭或含乳饮料一起服用。阿托伐醌的蛋白质结合率>99%,几乎全部经胆汁排泄。在 21 天内超过 94% 在粪便中以原型排出,尿液中的排出率<0.6%。成年人的消除半衰期约为 2~3 天,在儿童中为 1~2 天[112,113]。老年患者和有肾脏及肝脏功能损害者的药代动力学研究表明,老年人、中度肝脏功能损害或轻度至中度肾功能损害患者不需要调整剂量。然而,严重肾功能不全(肌酸酐清除率<30 ml/min)的患者不应使用阿托伐醌/氯胍,因可能出现环胍含量升高和阿托伐醌水平下降。

有效性和药物耐药

阿托伐醌/氯胍(AP)对各种其他抗疟药物耐药的疟疾分离株均有效。如果单独使用阿托伐醌,则迅速产生耐药性[114]。对阿托伐醌和氯胍联合制剂的耐药虽不常见,但在 AP 治疗过程中有少数此类病例的报道(约 25 例)[115-120]。大多数失败记录发生在非洲感染疟疾的患者中。在大多数情况下,疟疾分离株具有遗传学上的抗性标记,特别是 268 位的细胞色素 b 基因的突变。与细胞色素 b 突变无关的治疗失败见于少数低血药浓度患者,在血液浓度足够的患者中罕见[121]。目前尚无使用 AP 作为化学预防而发生与细胞色素 b 突变相关失败的报告。

志愿者攻击性试验证明,阿托伐醌、氯胍及其联合制剂具有病因性预防作用(它们杀死在肝脏中发育的疟原虫)[108,110]。在这些研究中,18 名受试者随机服用阿托伐醌或阿托伐醌/氯胍,再被已感染的蚊子叮咬,无一人发生恶性疟,而 8 名安慰剂对照者全部感染发病。

随机对照试验发现,推荐的阿托伐醌/氯胍每日剂量预防成人和儿童恶性疟具有高效性。已有四项已发表的试验对疟疾流行地区 534 名半免疫成人和儿童进行了 AP 保护效果的研究[122-126]。这些试验中,

AP 预防恶性疟的总体效果为 98%（95%可信区间为 91.9%～99.9%）。研究药物中最常见的不良事件是头痛、腹痛、消化不良和腹泻。但值得注意的是，所有不良事件发生率与安慰剂组相似，并且没有严重的不良事件发生。

有 5 项临床试验研究了 AP 对未免疫成人和儿童的保护作用，其中 4 项为随机试验，3 项为盲法试验[43,62,124]。综合而言，对这一人群（1361 名未免疫个体，其中 126 名为 12 岁以下的儿童）的保护性为 96%～100%（95%可信区间为 48%～100%）。然而，在这些试验中保护效果的判定受到样本量小、缺乏安慰剂对照的限制，并且由于可信区间宽泛，这些研究用以确定保护效果的效力不足。

在两项大型随机双盲临床试验中，前往疟疾流行地区的不足 2000 名未免疫受试者从旅行前 1～2 天至出行后 7 天每日服用 AP，或从旅行前的 1～3 周到旅行后的 4 周服用甲氟喹或氯喹/氯胍[43,62]。

所有药物的耐受性良好，但是在这些研究中 AP 的耐受性明显好于甲氟喹或氯喹/氯胍。AP 与甲氟喹比较，药物停用率为 1.2% 和 5%（$P = 0.001$），AP 与氯喹/氯胍比较，停药率为 0.2% 和 2%（$P = 0.015$）[43,62]。一项对 175 名澳大利亚军事人员进行的 AP 与多西环素的比较试验中，两组均无预防失败发生，但 AP 耐受性较好，胃肠道不良事件发生率明显低于多西环素（29% 和 53%）[97]。

只有一项随机、双盲、安慰剂对照试验评估了 AP 对间日疟原虫的预防作用。AP 对间日疟原虫的预防效果为 84%（95%可信区间 45%～95%），对恶性疟原虫为 96%（95%可信区间 71%～99%）[125]。由于 AP 没有杀灭间日疟原虫休眠子的作用，建议旅行者到间日疟原虫流行率高的地区应考虑用伯氨喹进行抗复发治疗。

综上所述，这些研究表明，AP 是有效的预防恶性疟原虫的药物。对非恶性疟疾的预防作用还需要更多数据来验证。

耐受性

各对照试验都表明，成人和儿童对预防剂量的 AP 都有良好的耐受性，停药率为 0～2%。最常报告的不良事件是胃肠道反应，可以通过与食物同服来降低发生率。根据产品介绍，AP 用于疟疾预防时最常见的不良事件是头痛和腹痛；然而，在安慰剂对照试验中，这些事件与安慰剂接受者的发生率相似。在上述未免疫旅行者的研究中，与甲氟喹相比，服用 AP 者报告的神经精神不良事件发生率明显较低（14% 和 29%），

停药率较低（1.2% 和 5%）[62]。与 CP 比较，AP 使用者的胃肠道不良事件明显减少（12% 和 20%），停药率低（0.2% 和 2%）[34]。在旅行者随机试验中，AP 是耐受性最好的化学预防药物，停药率为 1.8%，甲氟喹和多西环素为 3.9%，氯喹/氯胍为 5.2%[19]。

有随机对照试验观察了在儿童旅行者中 AP 和 CP 的有效性和耐受性[126]。没有发生预防失败，但 AP 的耐受性更好，没有因不良事件而提前中断的情况，相比之下，儿童旅行者使用 CP 的停药率为 2%。

AP 进行治疗和预防时很少发生严重的皮肤不良事件，如红斑和 Stevens-Johnson 综合征[127,128]。总体而言，上述随机试验的系统性评价已经得出结论：AP 是一种预防恶性疟的耐受性好的高效的化学预防药物[129,130]。

禁忌证、注意事项和药物相互作用

对于严重肾功能不全患者（肌酐清除率<30ml/min）和对该药任何成分有过敏史者，禁用 AP。AP 不应用于治疗 AP 预防失败的，或患有重症或有并发症的疟疾患者。

最近，CDC 已经批准 AP 用于体重超过 5kg 儿童的疟疾预防。世界卫生组织和制造商建议这一药物预防仅用于体重超过 11kg 的儿童。2003 年 12 月，美国 FDA 批准将其用于治疗体重低至 5kg 的无并发症的儿童恶性疟患者。

AP 被列为妊娠 C 级药物。主要因为缺乏数据，目前不推荐阿托伐醌/氯胍在怀孕或哺乳期间用于疟疾预防。然而，在怀孕期间服用氯胍被认为是安全的，动物研究显示阿托伐醌没有致畸性。将 AP 作为妊娠期治疗疟疾药物的三个小型研究表明，AP 是安全的，且耐受性良好，但仍需要更多的数据来证实[131,132]。丹麦最近有一项对 570 877 名新生儿的基于注册表的队列研究，观察新生儿在最大致畸易感期内（3～8 周）暴露于 AP 是否与主要先天性缺陷的风险增加有关。尽管有暴露史的妇女人数有限，但没有观察到风险增加与早期妊娠期间暴露于 AP 有关[133]。美国处方资料规定，怀孕期间如果潜在获益超过对婴儿的潜在风险，则可以使用阿托伐醌/氯胍。

AP 不应与其他含氯胍的药物共同使用。与四环素同时使用可使阿托伐醌血药浓度降低 40%。同样，利福平、利福布丁和甲氧氯普胺（胃复安）可显著降低阿托伐醌的血药水平，也不应同时使用[132]。

阿托伐醌似可降低阿奇霉素的稳态值，也通过抑制葡萄糖醛酸化来增加齐多夫定的血药浓度；然而，上述两种药物相互作用的临床意义尚不清楚[132]。

适应证和给药方法

AP 目前用于恶行疟的预防和治疗,包括在已报道过氯喹和(或)甲氟喹耐药的地区。高密度暴露于间日疟和卵形疟的旅行者应该考虑在离开疟疾流行地区时用伯氨喹进行根治性治疗。由于其病因性预防作用,在进入疟疾疫区之前 1 天开始服用 AP,继之每日用药,直至离开疫区后 7 天。

几个欧洲国家最初对 AP 使用规定了时间限制。巴布亚的一项随机双盲研究显示,5 个月内有效且可耐受,6 个月的开放标签研究报告显示具有良好的耐受性[134,135]。大多数国家现在对 AP 作为疟疾预防用药没有时间限制。

伯氨喹

药物介绍和说明

伯氨喹是一种 8-氨基喹啉,用于终末预防或复发型疟疾(间日疟和卵形疟)根治治疗已超过 50 年,其作用是能够杀灭肝脏中的休眠子。因其能够消除肝内发育阶段的恶性疟原虫和间日疟原虫(病因性预防),伯氨喹在二十世纪九十年代被重新视为疟疾预防药物[136,137]。伯氨喹也具有杀配子体活性,已被用于减少恶性疟原虫在疟疾流行地区的传播(图 15.1)[138]。

药理与作用方式

8-氨基喹啉药物的确切作用机制尚不清楚。伯氨喹定位于疟原虫线粒体内,提示药物诱导的线粒体功能障碍是一种潜在的作用机制。它迅速从胃肠道吸收并迅速排出体外。峰值血药浓度在 2~3 小时内出现,平均半衰期约为 4~5 小时。伯氨喹会代谢成为抗疟活性未明的羧酸衍生物,其半衰期为 24~30 小时[139,140]。

有效性和药物耐受

已有一些随机对照研究(2 个在印度尼西亚,2 个在哥伦比亚,1 个在非洲)确切证明了伯氨喹的预防潜能。在四项研究中,既往少有疟原虫感染史的成年人每天伯氨喹用量为 30mg 碱,疗程 12~52 周。到巴布亚的无免疫移民高密度暴露于恶性疟原虫和间日疟原虫。1995 年,一项随机安慰剂对照试验表明,每日服用伯氨喹长达 1 年,对恶性疟的预防效率为 95%(95% 可信区间为 57%~99%),而对间日疟原虫的预防效率为 90%(95% 可信区间为 58%~

198%)[141]。在同一区域 1999/2000 年进行的 20 周以上的试验表明,恶性疟原虫的预防效率为 88%(48%~97%),而间日疟原虫的预防效率>92%(95% 可信区间>37%~99%)[142]。在哥伦比亚士兵中的安慰剂对照现场研究中,伯氨喹对恶性疟原虫的有效率为 94%(95% 可信区间为 78%~99%),对于间日疟原虫为 85%(95% 可信区间为 57%~95%)[143]。为了提高对间日疟原虫的杀虫率,在随后的试验中每周加用一次氯喹,但结果与伯氨喹单独使用相似[144]。

使用伯氨喹标准疗程(15mg 碱/d,共用 14 天)后的间日疟复发,在巴布亚新几内亚、巴布亚、泰国以及东南亚和大洋洲的其他地区较为常见(失败率<35%),而在印度和哥伦比亚则较少发生。Smoak 等[145] 报告,部署在索马里的美国士兵复发率很高。在用标准剂量的氯喹和伯氨喹(15mg 碱/d,14 天)治疗的 60 名间日疟原虫感染的士兵中,26 人复发,失败率为 43%。8 名士兵在接受另一疗程的氯喹加伯氨喹治疗后再次复发,其中还包括数例完成较高剂量伯氨喹方案的患者(30mg 碱/d×14 天)。

耐受性

随机对照试验表明,每日服用伯氨喹的耐受性良好,报告的停药率一般≤2%。最常见的不良事件是轻微的胃肠道紊乱,通过与食物同服可以减少。在 Baird 及其同事的一项研究中,伯氨喹的耐受性与安慰剂相当[142]。

禁忌证和注意事项

伯氨喹最令人担忧的副作用是葡萄糖-6-磷酸脱氢酶(G6PD)缺乏者的高铁血红蛋白血症和溶血。对严重缺乏者伯氨喹引起的溶血可能危及生命。当<20% 血红蛋白为高铁血红蛋白形式时,高铁血红蛋白血症通常不是严重的问题;只在很少情况下,由于临床上出现症状如紫绀、头晕或呼吸困难时,才会检测高铁血红蛋白血症。对照试验已经证明,每天伯氨喹 30mg 碱服用 20 周或 52 周的高铁血红蛋白水平并未高于标准方案每天 15mg 碱 14 天后的高铁血红蛋白水平[141,146]。在最近的试验研究中,高铁血红蛋白水平保持<8.5%,远低于出现症状时的 20%~30%。

由于存在胎儿溶血的风险,因此伯氨喹在 G6PD 缺陷者怀孕期间禁止使用。在儿童中预防性使用伯氨喹的经验有限。在接受伯氨喹之前,应通过实验室检测确认 G6PD 状态正常。

伯氨喹也不应用于 NADH 高铁血红蛋白还原酶缺乏症患者或接受有潜在溶血风险药物的患者。

适应证和给药方法

在印度尼西亚、南美洲和非洲开展的随机对照试验表明,伯氨喹是一种对间日疟原虫和恶性疟原虫有效且耐受性良好的化学预防药物(每天 0.5mg 碱/kg,成人剂量 30mg 碱/d)。由于其病因性预防作用,可在离开流行地区 1 周后停止使用。但是伯氨喹目前尚未获得此适应证的许可。正在进行的关键性临床试验可能能够满足允许这一适应证的要求。

对于未服用伯氨喹作为预防药物的个体,以及暴露于间日疟原虫或卵形疟原虫的高风险个体(如长期外派人员、士兵等),如 G6PD 正常,可考虑返回非流行区域之后,给予 2 周疗程的伯氨喹(每天 0.5mg 碱/kg;成人剂量 30mg 碱/d)消除潜伏肝内的疟原虫[138]。

未来发展方向

他非诺喹

药物介绍和说明

他非诺喹是伯氨喹类似物,具有较长的消除半衰期(14~28 天,伯氨喹为 4~6 小时)。它具有对肝内期、红细胞内期和疟疾传播阶段疟原虫的杀灭作用。他非诺喹的长半衰期允许服药间隔加长。当药物与食物一起服用时,吸收率增加约 50%,胃肠道不良反应的严重程度也会减轻[148,149]。体外和体内动物研究表明,他非诺喹比伯氨喹更有效且毒性更低(图 15.2)[150]。

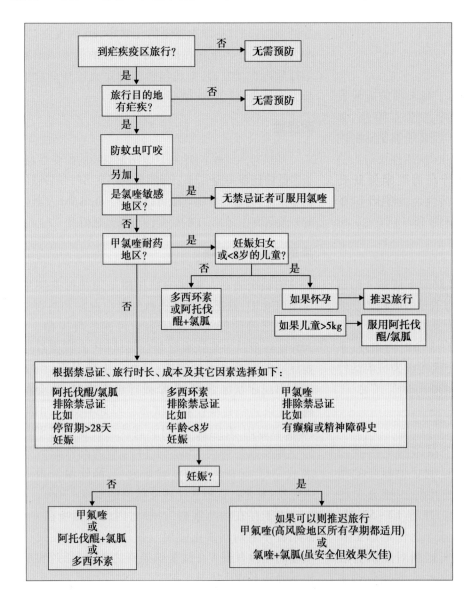

图 15.2　疟疾预防步骤及流程。注意:该图只作为直观辅助资料。关于禁忌证,注意事项和药物耐受性的其他重要细节,请参阅文本和产品/包装插页介绍。在欧洲的一些国家(除外英国、奥地利、捷克共和国和法国),阿托伐醌/氯胍注册的最大使用期限是 28 天

有效性和耐药性

迄今为止,试验评估了他非诺喹在疟疾流行地区的预防效果[151-156]。在加蓬对大龄儿童和年轻人进行了他非诺喹的的随机性剂量范围研究。按负荷剂量策略对他非诺喹从 25mg 碱至 200mg 碱进行了负荷剂量评价,每一剂量每日一次,持续 3 天。每天 50mg、100mg 和 200mg,连续 3 天的剂量,在 10 周随访中显示出确切保护作用。与安慰剂相比,他非诺喹每日 200mg 碱共 3 天,能提供 100% 的保护直到第 11 周[153]。提示他非诺喹 3 日剂量的"一次性"治疗策略可能足以保护有暴露的短期旅行者。

在肯尼亚西部的一个针对半免疫成人的随机安慰剂对照试验中,他非诺喹每日 200mg 碱,连用 3 天,继以 200mg 每周一次,共 13 周,结果有效率为 87%(95% 可信区间为 73% ~ 93%);每日 400mg,连续 3 天,随后每周 400mg,则有效率为 89%(95% 可信区间为 77%~95%)。有一组仅在开始时接受 400mg 连用 3 天,随后服用安慰剂。此组 15 周时的保护效果为 68%(95% 可信区间为 53%~79%)。但该组的疟疾发病率与后续接受每周剂量到第 7 周组相当,这也支持"一次性"给药策略。

一项随机试验观察了他非诺喹在加纳半免疫成人患者中抗恶性疟原虫的预防效果[152]。志愿者在每个负荷剂量连续三天用药,然后每周接受一次单剂治疗,持续 12 周。他非诺喹 200mg 碱的剂量,保护性约 86%,类似于每周 250mg 甲氟喹的效果。

在泰国东北部边境地区的 205 名未免疫士兵的安慰剂对照试验中评估了间日疟的预防效果。每天使用他非诺喹 400mg 碱,连续 3 天,然后每个月给予 400mg 的单次剂量,抗间日疟原虫的保护作用达 95%[155]。最近的一项随机双盲安慰剂对照试验中,205 名泰国士兵每月单剂量使用他非诺喹(400mg),抗间日疟原虫的保护作用为 96%(95% 可信区间为 76% ~ 99%),而抗恶性疟原虫的保护作用为 100%(95%CI 为 60% ~ 100%)[156]。Nasveld 及其同事报告了评估他非诺喹预防疟疾的安全性、耐受性和有效性的第一个 3 期临床试验。在印度尼西亚驻扎 6 个月的士兵每周接受疟疾预防治疗,使用他非诺喹 200mg(492 名受试者)或甲氟喹 250mg(162 名受试者)。在驻扎期两组均无疟疾病例发生。他非诺喹组有 3 人因可能的药物相关不良事件而停止用药,甲氟喹组无人停药。93% 的他非诺喹使用者检测到轻度涡旋性角膜病变,但甲氟喹受试者无此表现。涡状角膜病变不会导致视力的改变,并在 1 年内痊愈[157]。

耐药性

在他非诺喹预防疟疾的试验期间最常报告的不良事件是轻度胃肠不适,与安慰剂组无统计学差异。其他不良反应包括皮肤问题、头痛、转氨酶短暂升高。最初的临床试验也表明长期使用他非诺喹可能与角膜沉积物和血清肌酐升高有关。最近对 120 名自愿者服用 200mg 他非诺喹 6 个月的随机试验表明,他非诺喹对眼或肾功能没有具有显著临床意义的影响[158]。

禁忌证、注意事项和药物相互作用

他非诺喹相关的潜在毒性与伯氨喹相同:G6PD 缺乏者的高铁血红蛋白血症或溶血。在肯尼亚现场试验期间,两名 G6PD 缺乏的个体无意中服用了他非诺喹,导致一例明显的血管内溶血并需要输血。尽管出现了血红蛋白尿("黑尿"),但随后溶血缓解,也没有出现肾功能损害[151]。

尽管接受他非诺喹者中有高铁血红蛋白血症的记录,但没有严重到出现症状或需要治疗。

适应证和给药方法

目前还没有建立他非诺喹治疗或预防疟疾的适应证。近期大多数现场试验正在研究每周一次的给药方案,但最受关注的还是对短期旅行者(<1 个月)"一次性"的 3 天负荷剂量方案(3 天服 3 次)。他非诺喹也可作为终末预防的一种替代方案,以及伯氨喹治疗间日疟疾的替代药物[149]。他非诺喹能杀死有性增殖期的疟原虫,因此可能在阻断疟疾传播方面具有重要的公共卫生意义[159]。

不建议用于预防的药物

有一些以上未提及的药物偶尔也用于或推荐用于旅行者的疟疾预防。尽管其中有些是有效的疟疾治疗药物,但其药代动力学、不良反应或毒性不适合用于疟疾的预防[2-4]。以下列出了不推荐用于预防的药物。

阿莫地喹是一种 4-氨基喹啉药物,自 20 世纪 40 年代以来就在使用,其结构类似于氯喹。目前在一些撒哈拉以南非洲国家仍被用来治疗疟疾。其潜在不良反应包括粒细胞缺乏症和肝炎,不建议将其作为化学预防药物[140,150]。

乙胺嘧啶/磺胺多辛(凡西达)广泛用于治疗撒哈

拉以南非洲地区的恶性疟疾,偶尔也是治疗旅行者疟疾的备用药物。由于存在发生皮肤严重不良反应的风险,包括史-约综合征(Stevens-Johnson syndrome)和中毒性表皮坏死,因此不能用于疟疾预防[140,150]。其他形式的乙胺嘧啶(如达拉匹林)也因广泛耐药不被推荐单独使用。

奎宁仍然是耐氯喹疟疾的一线治疗药物。由于其半衰期短以及常见的治疗相关的不良反应如恶心、呕吐、头痛、耳鸣、心血管毒性和长期使用出现黑尿热的风险等,不用作预防药物。

阿奇霉素是一种氮杂大环内酯类抗菌药物,已作为一个化学抑制药物进行评价。虽然对抗间日疟原虫有保护效果(>90%),但对抗恶性疟原虫的保护作用太低(70%～83%),不能依靠其单药来预防[2-4,94,96]恶性疟。

青蒿素或青蒿素衍生物,包括青蒿琥酯,是一类极为有效的治疗药物;然而,这些药物目前并未作为预防药物使用[150,156,160]。

卤泛群是一种9-菲-甲醇药物,在一些国家仍作为治疗疟疾的药物。之所以不推荐用于预防或治疗疟疾,是由于其可能导致致命性心律失常和QTc间期延长,如再与其他可导致心脏变化的抗疟药如甲氟喹联合使用,这些心脏改变会更加严重[80,161]。

特殊人群的药物预防

妊娠、哺乳和受孕

孕妇感染恶性疟对母亲、胎儿和新生儿都会造成重大风险。恶性疟原虫会使自发性流产和死胎、宫内发育迟缓、早产及孕产妇死亡的风险增加。妊娠妇女或可能怀孕的妇女应避免或在可能情况下推迟到CRPf疟疾疫区旅行。该建议是基于这样的事实:大多数有效的抗CRPf抗疟药,都不推荐用于妊娠妇女,或缺乏足够的有关妊娠期用药的研究,尤其是对孕早期妇女。

如果孕妇必须前往疟疾流行地区,应强力鼓励其使用驱虫剂和杀虫剂处理的蚊帐,并应采用化学预防措施。单独使用氯喹或与氯胍联合使用对妊娠和哺乳期妇女是安全的;然而,这些药物只能在CRPf流行地区提供部分保护作用。如果旅行目的地有氯喹高度耐药的CRPf高强度流行,并且不能推迟旅行,则可考虑用甲氟喹进行预防。最近对未免疫孕妇进行预防药物的评估提示,对所有孕期的孕妇,如果旅行不

能推迟,而且处于CRPf疟疾感染的高风险之中,推荐使用甲氟喹进行预防[162]。对于非高强度流行地区,可考虑用氯喹和氯胍进行预防。有些建议认为服用氯胍的孕妇需补充叶酸。

如果可能的话,应从甲氟喹服药结束起延后3个月才能考虑妊娠;然而,在服用甲氟喹期间意外受孕,并不是终止妊娠的指征。

目前在妊娠期或母乳喂养期使用AP的资料不足,因此不建议使用,除非潜在获益超过对胎儿的潜在风险[2,132]。AP目前被允许用于>11kg的儿童;然而,现在也有权威机构推荐可用于体重5kg以上的儿童。

多西环素禁用于妊娠和哺乳期。妊娠应延迟到多西环素停用后1周。伯氨喹在妊娠期是禁忌的,但如果婴儿和母亲都进行了G6PD缺乏症的筛查,母乳喂养期使用被认为是安全的[2]。对有感染甲氟喹耐药恶性疟风险的孕妇,目前还没有安全、有效的化学预防方案。

婴儿和儿童

幼儿由于不能自我保护免受蚊虫叮咬、服用抗疟药物有难度以及易出现病情迅速加重,因此在疟疾流行区具有特别的风险。家长和监护人必须特别注意防虫措施,包括使用驱虫剂和经过处理的蚊帐。

幼小婴儿很难实现疟疾的药物预防。尽管母亲所服用的大多数抗疟药物都会分泌到母乳中,但药物浓度并不足以为哺乳期婴儿提供足够的保护剂量。因此,婴儿的疟疾预防与对母亲推荐的预防方案是不同的。

对于到氯喹仍然有效的疟疾流行地区旅行的儿童,可根据体重调整氯喹剂量(表15.6)。小儿氯喹磷酸盐混悬液在一些目的地国家是有提供的,但美国或加拿大没有。如果没有该混悬液,药剂师可以将氯喹磷酸盐片剂(250mg盐=150mg氯喹碱)粉碎,经调整剂量并加上填充剂后放入胶囊。然后每周一次,把胶囊打开,将氯喹粉末混入糖浆给孩子服用。相较于水果糖浆和果酱,巧克力糖浆更受推荐,因为巧克力可以有效地掩盖氯喹的苦味,让孩子觉得混合糖浆可口。片剂一旦从保护性包装中取出,也应避光和防潮。所有的药物都应放在儿童接触不到的地方,以避免过量服用,这可能是致命的。

氯胍的用量也可以根据体重进行调整。AP(有四分之一剂量的儿童片剂)和甲氟喹的儿童剂量可根据

体重进行调整。甲氟喹可用于体重超过 5kg 的儿童，耐受性良好[163]。甲氟喹每周服用一次，便于儿童使用，但药物的苦味需要用巧克力或果酱掩盖。药片切开或弄碎后是否稳定并无相关数据。多西环素禁用于 8 岁以下的儿童。

一般来说，儿童不应该依赖疟疾的备用治疗；相反，应该进行恰当的化学预防，旅行时一旦发热，应及时就医。

对免疫功能低下的旅行者来说，恶性疟已被证明可增加 HIV 1 型病毒的复制和前病毒载量，并可能导致 HIV-1 型疾病的快速进展。HIV-1 型病毒的感染似乎也使疟疾加重，与高疟原虫血症有关，并增加临床疟疾的发生[164]。因此，这一人群的疟疾预防尤为重要。

特别值得关注的是抗疟药物和抗逆转录病毒药物之间可能的相互作用。甲氟喹和蛋白酶抑制剂都是由细胞色素 P450 代谢的。细胞色素 P450 的诱导剂或抑制剂可能会改变这些药物的血药浓度。甲氟喹已被证明可以降低利托那韦的血液浓度，但是利托那韦对甲氟喹的药物浓度几乎没有影响[165]。据报道，甲氟喹与其他蛋白酶抑制剂如奈非那韦或茚地那韦之间的相互作用较少[146]。依法韦仑是一种具有潜在神经精神不良反应的抗逆转录病毒药物，可出现头晕、注意力不集中、失眠、怪梦、困倦、混乱、思维异常、记忆力减退和幻觉。虽然尚未明确，但是甲氟喹类药物可能会加剧这些影响。关于其他抗逆转录病毒药物与甲氟喹相互作用的资料目前较少[146,165,166]。

阿托伐醌可增加某些核苷类逆转录酶抑制剂（nucleoside reverse transcriptase inhibitors，NRTIs）如司他夫定，以及齐多夫定加叠氮胸苷的血药水平。这是否会增加药物不良反应事件的风险还不清楚。关于氯胍和抗逆转录病毒药物潜在相互作用的资料也很少[167]。

多西环素可引起光敏反应，与抗逆转录病毒药物如阿巴卡韦类似，并且易患念珠菌病，这对 HIV 感染者也是潜在的问题。

由于抗逆转录病毒药物和抗疟药物之间存在潜在的或未知的相互作用，因此更为有利的做法是，在推荐的服药日期之前就开始服用某种抗疟药物，这样可以监测到不良反应的出现。

长期旅行者

关于长期使用疟疾化学预防药物的有效性和耐受性的数据很少。依从性是至关重要的，长期旅行者需要就目的地罹患疟疾的风险、季节性因素以及长期用药的具体指导方面获得专家的咨询建议[30]。非洲和平组织志愿者已成功使用甲氟喹达 2.5 年[30]，对预防恶性疟具有良好的耐受性和有效性。一项药代动力学研究显示，长期服用并未发生毒性蓄积[168]。阿托伐醌/氯胍可用于长期旅行者[169]，在美国和加拿大，对预防使用期限没有限制。在某些国家，规定这种联合制剂用于短期旅行者的期限为 28 天。很少有长期使用多西环素预防疟疾超过 6 个月的数据。预防蚊虫叮咬措施，如经杀虫剂处理的蚊帐和有效的驱虫剂，是长期旅行者预防疟疾的必要措施。

说明性病例

病例 1

一名 23 岁的女子即将前往撒哈拉以南非洲进行为期 2 个月的陆路旅行。她担心在出发后出现与甲氟喹有关的不良反应。她想知道是否有办法让她在出发前就知道她能否耐受甲氟喹。

处理方案

这是许多计划旅行者相当关注的常见问题。没有人愿意经历药物不良事件，特别是当他们离家很远的时候。最常关注的是甲氟喹的使用，一种有效的方法是在化学药物预防前提前开始服药：在出发前 2.5~3 周开始甲氟喹预防用药。由于大部分副作用发生在头 3 次剂量内，这将有机会在出发前评估是否会出现不良反应。如果该个体能够耐受 3 剂甲氟喹，那就可以放心地认为，此人可能能够耐受这种药物。

病例 2

曼谷的一位企业主管未来三个月内将要在柬埔寨农村和老挝农村有几次短期（3~5 天）旅行。由于标准的预防方案如多西环素和甲氟喹需要在疟疾暴露后使用 4 周，他意识到他将需要持续使用抗疟药数月。他想知道是否有其他选择。

处理方案

到疟疾流行地区进行短暂且多次的旅行，最适合考虑使用病因性抗疟药如 AP 和伯氨喹。因为这些药物在离开疟疾流行地区后，只需短期（1 周）服用，因此更适宜用于这种类型的旅行者。肯尼亚内罗毕(东非为数不多的几个无疟疾地区之一)也存在类似情况,那里去城市以外旅行的人有感染耐氯喹恶性疟原虫的风险。欧洲专家对前往东南亚许多目的地的旅行者推荐采用备用治疗方案。

病例3

一名微生物学家带着她6岁的女儿前往旅行诊所,咨询前往撒哈拉以南非洲地区所需要的抗疟预防和免疫的相关建议。母亲选择使用AP预防疟疾,并要求口服伤寒疫苗。她询问AP是否会抑制对口服活疫苗的免疫反应。

处理方案

从理论上讲,抗微生物药物可以影响宿主对活疫苗的免疫反应。对加蓬儿童研究的数据显示,AP不影响口服伤寒活疫苗和霍乱疫苗免疫后的血清学转换率。

病例4

一名36岁的客户从柬埔寨发来电子邮件,表示他很难耐受多西环素。他已经能够获得AP并想要改用AP。他希望知道他是否可以在离开柬埔寨1周后停用AP。

处理方案

AP作为病因预防药物,通常在离开疟疾流行地区1周后停药。然而,所有的研究都是检验在暴露于疟原虫之前使用AP的效果。暴露后开始使用是否可起到病因性预防的作用尚不清楚。因此,换用AP的人应该将该药物作为抑制疟原虫的药物而不是病因性预防药物,并且在离开该流行区域之后继续服用4周。

病例5

一名前往巴布亚的39岁妇女,使用AP预防疟疾。她回家后约3个月患了间日疟。她问使用了抗疟预防药物为什么还会得疟疾。

处理方案

AP是预防恶性疟和间日疟的有效药物。然而,

AP对肝脏内的休眠子没有作用,因此不能阻止间日疟和卵形疟的复发。对复发型疟疾有高度暴露史的患者,应考虑在离开疟疾流行地区时使用终末防疟药伯氨喹。

结论

总之,抗疟药物的使用应针对高风险的旅行者,其获益应远超药物不良反应的风险。没有哪种方法适合所有的旅行者,从事旅行医学的医师应根据旅行者暴露于疟疾的风险,再综合考虑药物的有效性、耐受性、安全性和成本,选择合适的用药方案。一种有助于临床决策的策略是使用临床实用评分表(clinical utility score)[170],其中包括各种用药方案的不同属性,如有效性、耐受性、便利性及成本等,还介绍了这些用药方案的临床试验结果和临床使用经验(表15.6)。据此可与客户就优缺点两个方面进行讨论,再做出适当的选择。这是帮助确定旅行者个体用药"最佳选择"的客观方法。表中各项的赋分是固定的,但使用者可以根据具体需求和耐药疟疾罹患风险的差异,对每个变量进行权衡。

(蔡洁 译,李军 黄祖瑚 校)

参考文献

1. Hay SI, Cox J, Rogers DJ, et al. Climate change and the resurgence of malaria in the East African highlands. Nature 2002;415:905–9.
2. Centers for Disease Control and Prevention. Health Information for international travel: 2012.
3. Canadian recommendations for the prevention and treatment of malaria among international travelers. Committee to Advise on Tropical Medicine and Travel (CATMAT), Laboratory for Disease Control. Can Commun Dis Rep 2009; Volume 35-S1.
4. World Health Organization (WHO). International travel and health. Geneva: WHO; 2012.
5. Schlagenhauf P, Funk-Baumann M. Malaria maps: PDQ. Travelers' malaria. Hamilton: BC Decker; 2005. p. 81–199.
6. Ohrt C, Ritchie Tl, Widjaja M, et al. Mefloquine compared with doxy cycline for the prophylaxis of malaria in Indonesian soldiers. Ann Intern Med 1997;126:963–72.
7. Leder K, Black J, O'Brien D, et al. Malaria in travelers: a review of the GeoSentinel surveillance network. Clin Infect Dis 2004;29:1104–12.
8. Steffen R, Fuchs E, Schildknecht J, et al. Mefloquine compared with other malaria chemoprophylactic regimens in tourists visiting East Africa. Lancet 1993;341:1299–303.
9. Hill DR, Behrens RH, Bradley DJ. The risk of malaria in travelers to Thailand. Trans Roy Soc Trop Med Hyg 1996;90:680–1.
10. Fradin MS, Day JF. Comparative efficacy of insect repellents against mosquito bites. N Engl J Med 2002;347:13–8.
11. Anon. Insect repellents. The Medical Letter on Drugs and Therapeutics 2003;43:41–2.
12. Soto J, Medina F, Dember N, et al. Efficacy of permethrin-impregnated uniforms in the prevention of malaria and leishmaniasis in Colombian soldiers. Clin Infect Dis 1995;21:599–602.
13. McGready R. Safety of the insect repellent N, N-diethyl-m-toluamide (DEET) in pregnancy. Am J Trop Med Hyg 2001;65:285–9.

14. Frances SP, Van Dung N, Beebe NW, et al. Field evaluation of repellent formulations against daytime and night-time biting mosquitoes in a tropical rainforest in northern Australia. J Med Entomol 2002;39: 541–4.

15 Lengeler. Cochrane Database Syst Rev 2005. Online. Available: www.thecochranelibrary.com (doi: 10.1002/14651858.CD000363).

16. Kain KC, Keystone JS. Malaria in travelers. Epidemiology, disease and prevention. Infect Dis Clin North Am 1998;12:267–84.

17. Baird JK, Hoffman SL. Prevention of malaria in travelers. Med Clin North Am 1999;83:923–44.

18. Mali S, Kachur SP, Arguin PM. Malaria surveillance–United States, 2010. MMWR Surveill Summ 2012 Mar 2;61:(2):1–17.

19. Schlagenhauf P, Tschopp A, Johnson R, et al. Tolerability of malaria chemoprophylaxis in non-immune travelers to sub-Saharan Africa: multicentre, randomized, double blind, four arm study. BMJ 2003;32:1078–81.

20. World Health Organization. Severe falciparum malaria. Trans R Soc Trop Med Hyg 2000;94: S1–S90.

21. Warhurst DC, Hockley DJ. Mode of action of chloroquine on Plasmodium berghei and P. cynomolgi. Nature 1967;214:935–6.

22. Slater AF, Cerami A. Inhibition by chloroquine of a novel haem polymerase enzyme activity in malaria trophozoites. Nature 1992;355:167–9.

23. Croft Am, Schlagenhauf-Lawlor P. Malaria drug resistance. In: Schlagenhauf-Lawlor P, editor. Travelers' Malaria. 2nd ed. London, Hamilton: BC Decker; 2008. p. 81–8.

24. Rieckmann KH, Davis DR, Hutton DC. Plasmodium vivax resistance to chloroquine? Lancet 1989;2:1183–4.

25. Fidock DA, Nomura T, Talley A, et al. Mutations in the P. falciparum lysosome trans-membrane protein PfCRT and evidence for their role in chloroquine resistance. Mol Cell 2000;6:861–71.

26. Djimde A, Doumbo OK, Cortese JF, et al. A molecular marker for chloroquine-resistant falciparum malaria. N Engl J Med 2001;344: 257–63.

27. Warhurst DC. A molecular marker for chloroquine-resistant malaria. N Engl J Med 2000;344:299–302.

28. Guerra CA, Howes RE, Patil AP, et al. The international limits and population at risk of Plasmodium vivax in 2009. PloS Negl Trop Dis 2010;4(8):e774. Doi: 10.1371)

29. Stemberger H, Leimer R, Widermann G. Tolerability of long-term prophylaxis with Fansidar: a randomized double-blind study in Nigeria. Acta Trop 1984;41:391–9.

30. Chen L, Wilson M, Schlagenhauf P. Prevention of malaria in long-term travelers. JAMA 2006;296:2234 –43.

31. Croft AM, Geary KG. Chloroquine and combinations. In: Schlagenhauf-Lawlor P, editor. Travelers' Malaria. 2nd ed. Hamilton: Decker; 2008. p. 81–8.

32. Wetsteyn JCFM, de Geus A. Comparison of three regimens for malaria prophylaxis in travelers to east, central and southern Africa. BMJ 1993;307:1041–3.

33. Fogh S, Schapira A, Bygbjerg IC, et al. Malaria chemoprophylaxis in travelers to east Africa: a comparative, prospective study of chloroquine plus proguanil with chloroquine plus sulfadoxine-pyrimethamine. BMJ 1988;296:820–2.

34. Hogh B, Clarke P, Camus D, et al. Atovaquone/proguanil versus chloroquine/proguanil for malaria prophylaxis in non-immune travelers: Results from a randomized, double-blind study. Lancet 2000;356:1888–94.

35. Baudon D, Martet G, Pascal B, et al. Efficacy of daily antimalarial chemoprophylaxis in tropical Africa using either doxycycline or chloroquine-proguanil; a study conducted in 1996 in the French Army. Trans R Soc Trop Med Hyg 1999;93:302–3.

36. Huzly D, Schönfeld C, Beurle W, et al. Malaria chemoprophylaxis in German tourists: a prospective study on compliance and adverse reactions. J Travel Med 1996;3:148–51.

37. Chen LH, Wilson ME, Schlagenhauf P. Controversies and misconceptions in malaria chemoprophylaxis for travelers. JAMA 2007;297:2251–63.

38. Durrheim DN, Gammon S, Waner S, et al. Antimalarial prophylaxis-use and adverse events in visitors to the Kruger National Park. S Afr Med J 1999;89:170–5.

39. Peterson E, Ronne T, Ronn A, et al. Reported side-effects to chloroquine, chloroquine plus proguanil, and mefloquine as chemoprophylaxis against malaria in Danish travelers. J Travel Med 2000;7:79–84.

40. Carme B, Péguet C, Nevez G. Chimioprophlaxie du paludisme: tolerance et observance de la mefloquine et de l'association proguanil/chloroquine chez des touristes francais. Bull Soc Pathol Exot 1997;90:273–6.

41. Steffen R, DuPont H.L, editors. Manual of Travel Medicine and Health. Hamilton: Decker; 1999.

42. Schmidt LH, Crosby R, Rasco J, et al. Antimalarial activities of various 4-quinolinemethanols with special attention to WR-142,490 (mefloquine). Antimicrob Agents Chemother 1978;13:1011–30.

43. Bonner U, Divis PC, Färnert A, Singh B. Swedish traveler with Plasmodium knowlesi after visiting Malaysian Borneo. Malaria J 2009; 8:15.

44. Warhurst DC. Antimalarial interaction with ferriprotoporphyrin IX monomer and its relationship to the activity of the blood schizonticides. Ann Trop Med Parasitol 1987;81:65–7.

45. Mockenhaupt FP. Mefloquine resistance in Plasmodium falciparum. Parasitol Today 1995;11:248–53.

46. Lobel HO, Miani M, Eng T, et al. Long term malaria prophylaxis with weekly mefloquine. Lancet 1993;341:848–51.

47. Rieckmann KH, Yeo AE, Davis DR. Recent military experience with malaria chemoprophylaxis. Med J Aust 1993;158:446 9.

48. Pergallo MS, Sabatinelli G, Majori G, et al. Prevention and morbidity in non-immune subjects; a case-control study among Italian troops in Somalia and Mozambique, 1992–1994. Trans R Soc Trop Med Hyg 1997;91:343–6.

49. Axmann A, Félegyhazi CS, Huszar A, et al. Long term malaria prophylaxis with Lariam in Cambodia, 1993. Travel Med Int 1994;12:13–8.

50. Hopperus Buma AP, van Thiel PP, Lobel HO, et al. Long-term prophylaxis with mefloquine in Dutch marines in Cambodia. J Infect Dis 1996;173:1506–9.

51. Sanchez JL, DeFraites RF, Sharp TW, et al. Mefloquine or doxycycline prophylaxis in US troops in Somalia. Lancet 1993;341:1021–2.

52. Wallace MR, Sharp TW, Smoak B, et al. Malaria among United States troops in Somalia. Am J Med 1996;100:49–55.

53. Bwire R, Slootman EJH, Verhave JP, et al. Malaria anticircumsporozoite antibodies in Dutch soldiers returning from sub-Saharan Africa. Trop Med Int Health 1998;3:66–9.

54. Muehlberger N, Jelinek T, Schlipkoeter U, et al. Effectiveness of chemoprophylaxis and other determinants of malaria in travelers to Kenya. Trop Med Int Health 1998;3:357–63.

55. Lobel HO, Varma JK, Miani N, et al. Monitoring for mefloquine-resistant Plasmodium falciparum in Africa: implications for travelers' health. Am J Trop Med Hyg 1998;59:129–32.

56. Brasseur P, Kouamouo J, Moyou-Somo R, et al. Multi-drug resistant falciparum malaria in Cameroon in 1987–1988. II Mefloquine resistance confirmed in vivo and in vitro and its correlation with quinine resistance. Am J Trop Med Hyg 1992;46:8–14.

57. Cowman AF, Galatis D, Thompson JK. Selection for mefloquine resistance in Plasmodium falciparum is linked to amplification of the pfmdr1 gene and cross resistance to halofantrine and quinine. Proc Nat Acad Sci USA 1994;91:1143–7.

58. Reed MB, Saliba KJ, Caruana SR, et al. Pgh1 modulates sensitivity and resistance to multiple antimalarials in Plasmodium falciparum. Nature 2000;403:906–9.

59. Oduola AMJ, Omitowoju GO, Gerena L, et al. Reversal of mefloquine resistance with penfluridol in isolates of Plasmodium falciparum from south-west Nigeria. Trans R Soc Trop Med Hyg 1993;87:81–3.

60. Schlagenhauf P, Adamcova M, Regep L, et al. The position of mefloquine as a 21st century malaria chemoprophylaxis. Malaria J 2010;9:357.

61. Jacquerioz FA, Croft AM. Drugs for preventing malaria in travellers. Cochrane Database Syst Rev 2009:CD006491.

62. Overbosch D, Schilthuis HS, Bienzle U, et al. Atovaquone/proguanil versus mefloquine for malaria prophylaxis in non-immune travelers: results from a randomized, double-blind study. Clin Infect Dis 2001;33:1015–21.

63. Barrett PJ, Emmins PD, Clarke PD, et al. Comparison of adverse events associated with the use of mefloquine and combination of chloroquine and proguanil as antimalarial prophylaxis: postal and telephone survey of travelers. BMJ 1996;313:525–8.

64. Phillips MA, Kass RB. User acceptability patterns for mefloquine and doxycycline malaria chemoprophylaxis. J Travel Med 1996;3:40–5.

65. Ollivier L, Tifratene K, Josse R, et al. The relationship between body weight and tolerance to mefloquine prophylaxis in non-immune adults; results of a questionnaire-based study. Ann Trop Med Parasitol 2004;6:639–41.

66. Schlagenhauf P, Steffen R, Lobel H, et al. Mefloquine tolerability during chemoprophylaxis: focus on adverse event assessments, stereochemistry and compliance. Trop Med Int Health 1996;1:485–94.

67. CIOMS Working Group. International reporting of adverse drug reactions. CIOMS Working Group Report. Geneva: World Health Organization; 1987.

68. MacPherson D, Gamble K, Tessier D, et al. Mefloquine tolerance-randomized, double-blinded, placebo-controlled study using a loading dose of mefloquine in pre-exposed travelers. Program and Abstracts of the Fifth International Conference on Travel Medicine, Geneva: Switzerland; March 24–7, 1997.

69. Jaspers CA, Hopperus Buma AP, van Thiel PP, et al. Tolerance of mefloquine prophylaxis in Dutch military personnel. Am J Trop Med Hyg 1996;55:230–4.

70. Croft AJM, World MJ. Neuropsychiatric reactions with mefloquine chemoprophylaxis. Lancet 1996;347:326.

71. Potasman I, Beny A, Seligmann H. Neuropsychiatric problems in 2,500 long-term travelers to the tropics. J Travel Med 1999;6:122–33.

72. Schlagenhauf P, Steffen R. Neuropsychiatric events and travel: do anti-malarials play a role? J Travel Med 2000;7:225–6.

73. Schwartz E, Potasman I, Rotenberg M, et al. Serious adverse events of mefloquine in relation to blood level and gender. Am J Trop Med Hyg 2001;65:189–92.

74. Howard PA, Kuile ter FO. CNS adverse events associated with antimalarial agents. Fact or fiction? Drug Safety 1995;12:370–83.

75. Wittes RC, Sagmur R. Adverse reactions to mefloquine associated with ethanol ingestion. Can Med Assoc J 1995;152:515–7.

76. Vuurman EFPM, Muntjewerff ND, Uiterwijk MMC, et al. Effects of mefloquine alone and with alcohol on psychomotor and driving performance. Eur J Clin Pharm 1996;50:475–82.

76a. Schlagenhauf P, Adamcova M, Regep L, et al. Use of mefloquine in children – a review of dosage, pharmacokinetics and tolerability data. Malar J 2011,10:292.

77. Mittelholzer ML, Wall M, Steffen R, et al. Malaria prophylaxis in different age groups. J Travel Med 1996;4:219–23.

78. Jerling M, Rombo L, Hellgren U, et al. Evaluation of mefloquine adverse effects in relation to the plasma concentration. Fourth International Conference on Travel Medicine, Acapulco. Mexico: 23–7 April 1995.

79. Cruikshank SJ, Hopperstad M, Younger M, et al. Potent block of Cx36 and Cx 50 gap junction channels by mefloquine. Proc Natl Acad Sci USA 2004;101:12364–9.

80. CDC. Sudden death in a traveler following halofantrine administration – Togo, 2000. MMWR 2001;50:169–70, 179.

81. Handschin JC, Wall M, Steffen R, et al. Tolerability and effectiveness of malaria chemoprophylaxis with mefloquine or chloroquine with or without co-medication. J Travel Med 1997;4:121–7.

82. Boudreau E, Schuster B, Sanchez J, et al. Tolerability of prophylactic Lariam regimens. Trop Med Parasit 1993;44:257–65.

83. Schlagenhauf P, Lobel HO, Steffen R, et al. Tolerability of mefloquine in Swissair trainee pilots. Am J Trop Med Hyg 1997;56:235–40.

84. Crevoisier C, Joseph I, Fischer M, et al. Influence of hemodialysis on plasma concentration-time profiles of mefloquine in two patients with end-stage renal disease: a prophylactic drug monitoring study. Antimicrob Agents Chemother 1995;39:1892–5.

85. Joshi N, Miller DQ. Doxycycline revisited. Arch Intern Med 1997;157:1421–6.

86. USP DI. Drug Information for the Health Professional, vol.1, 1st ed. Englewood: Micromedex; 2001. p. 2801–12.

87. Shmuklarsky MJ, Boudreau EF, Pang LW, et al. Failure of doxycycline as a causal prophylactic against Plasmodium falciparum malaria in healthy nonimmune volunteers. Ann Intern Med 1994;120:294–9.

88. Dahl EL, Shock JL, Shenai BR, et al. Tetracyclines specifically target the apicoplast of the malaria parasite P. falciparum. Antimicrob Agents Chemother 2006;50:3124–31.

89. Shanks DG, Barnett A, Edstein MD, et al. Effectiveness of doxycycline combined with primaquine for malaria prophylaxis. Med J Aust 1995;162:306–10.

90. Pang LW, Limsomwong N, Boudreau EF, et al. Doxycycline prophylaxis for falciparum malaria. Lancet 1987;1:1161–4.

91. Pang LW, Limsomwong N, Singharaj P. Prophylactic treatment of vivax and falciparum malaria with low-dose doxycycline. J Infect Dis 1988;158:1124–7.

92. Watanasook C, Singharaj P, Suriyamongkol V, et al. Malaria prophylaxis with doxycycline in soldiers deployed to the Thai-Kampuchean border. Southeast Asian J Trop Med Public Health 1989;20:61–4.

93. Baudon D, Martet G, Pascal B, et al. Efficacy of daily antimalarial chemo-prophylaxis in tropical Africa using either doxycycline or chloroquine-proguanil; a study conducted in 1996 in the French Army. Trans R Soc Trop Med Hyg 1999;93:302–3.

94. Weiss WR, Oloo AJ, Johnson A, et al. Daily primaquine is effective for prophylaxis against falciparum malaria in Kenya: comparison with mefloquine, doxycycline, and chloroquine/proguanil. J Infect Dis 1995;171:1569–75.

95. Anderson SL, Oloo AJ, Gordon DM, et al. Successful double-blinded, randomized, placebo-controlled field trial of azithromycin and doxycycline as prophylaxis for malaria in western Kenya. Clin Infect Dis 1998;26:146–50.

96. Taylor WRJ, Richie TL, Fryauff DJ, et al. Malaria prophylaxis using azithromycin: a double-blind, placebo controlled trial in Irian Jaya, Indonesia. Clin Infect Dis 1999;28:74–81.

97. Nasveld PE, Edstein MD, Kitchener SJ, et al. Comparison of the effectiveness of atovaquone/proguanil combination and doxycycline in the chemoprophylaxis of malaria in Australian Defense Force personnel. Program and Abstracts of the 49th Annual Meeting of the American Society of Tropical Medicine and Hygiene; Houston, TX 2000:62-139

98. Kitchener SJ, Nasveld PE, Gregory RM, et al. Mefloquine and doxycycline malaria prophylaxis in Australian soldiers in East Timor. Med J Aust 2005;182:168–71.

99. Tan KR, Magill AJ, Parise ME, et al. Doxycycline for malaria chemoprophylaxis and treatment: report from the CDC expert meeting on malaria chemoprophylaxis. Am J Trop Med Hyg 2011;84:517–31.

100. Adverse Drug Reactions Advisory Committee. Doxycycline-induced esophageal ulceration. Med J Aust 1994;161:490.

101. Westermann GW, Bohm M, Bonsmann G, et al. Chronic intoxication by doxycycline use for more than 12 years. J Intern Med 1999;246:591–2.

102. Schuhwerk M, Behrens RH. Doxycycline as first line malarial prophylaxis: how safe is it? J Travel Med 1998;5:102.

103. Arthur JD, Echeverria P, Shanks GD, et al. A comparative study of gastrointestinal infections in United States soldiers receiving doxycycline or mefloquine for malaria prophylaxis. Am J Trop Med Hyg 1990;43:606–18.

104. Lochary ME, Lockhart PB, Williams WT. Doxycycline and staining of permanent teeth. Pediatr Infect Dis J 1998;17:429–31.

105. Gottlieb A. Safety of minocycline for acne. Lancet 1997;349:374.

106. Heaton P, Fenwick S, Brewer D. Association between tetracycline or doxycycline and hepatotoxicity: a population based case-control study. L Clin Pharm Ther 2007;32:483–7.

107. Neeley JL, Abate M, Swinker M, et al. The effect of doxycycline on serum levels of ethinyl estradiol, norethindrone, and endogenous progesterone. Obstet Gynecol 1991;77:416–20.

108. Boggild A, Parise M, Lewis L, et al. Atovaquone-Proguanil; Report from CDC Expert Meeting on Malaria Chemoprophylaxis. Amer J Trop Med Hyg 2007;76:208–23.

108a. Shapiro TA, Ranasinha CD, Kumar N, et al. Prophylactic activity of atovaquone against Plasmodium falciparum in humans. Am J Trop Med Hyg 1999;60:831–6.

109. Radloff PD, Philipps J, Hutchinson D, et al. Atovaquone proguanil is an effective treatment for P. ovale and P. malariae malaria. Trans R Soc Trop Med Hyg 1996;90:682.

110. Berman JD, Chulay JD, Dowler M, et al. Causal prophylactic efficacy of Malarone in a human challenge model. Trans R Soc Trop Med Hyg 2001;95:429–32.

111. Srivastava IK, Vaidya AB. A mechanism for the synergistic antimalarial action of atovaquone and proguanil. Antimicrob Agents Chemother 1999;43:1334–9.

112. Beerahee M. Clinical pharmacology of atovaquone and proguanil hydrochloride. J Travel Med 1999;6:S13–7.

113. Pudney M, Gutterage W, Zeman A, et al. Atovaquone and proguanil hydrochloride: a review of nonclinical studies. J Travel Med 1999;6: S8–S12.

114. Looareesuwan S, Viravan C, Webster HK, et al. Clinical studies of atovaquone, alone or in combination with other antimalarial drugs, for treatment of acute uncomplicated malaria in Thailand. Am J Trop Med Hyg 1996;54:62–6.

115. Fivelman QL, Butcher GA, Adagu IS, et al. Malarone treatment failure and in vitro confirmation of resistance of Plasmodium falciparum isolate from Lagos, Nigeria. Malaria J 2002;1:1–4.

116. Schwartz E, Bujanover S, Kain KC. Genetic confirmation of atovaquone-proguanil resistant Plasmodium falciparum malaria acquired by a nonimmune traveler to East Africa. Clin Infect Dis 2003;37:450–1.

117. Schwobel B, Alifrangis M, Salanti A, et al. Different mutation patterns of atovaquone resistance to Plasmodium falciparum in vitro and in vivo: rapid detection of codon 268 polymorphisms in the cytochrome b as a potential in vivo resistance marker. Malaria J 2003;2:5–11.

118. David KP, Alifrangis M, Salanti A, et al. Atovaquone/proguanil resistance in Africa: a case report. Scand J Infect Dis 2003;35:897–8.

119. Farnert A, Lindberg J, Gil P, et al. Evidence of Plasmodium falciparum malaria resistant to atovaquone and proguanil hydrochloride: case reports. BMJ 2003;326:628–9.

120. Kuhn S, Gill MJ, Kain KC. Emergence of atovaquone-proguanil resistance during treatment of Plasmodium falciparum malaria acquired by a non-immune North American traveler to West Africa. Am J Trop Med Hyg 2005;72:407–9.

121. Durand R, Prendki V, Cailhol J, et al. *P. falciparum* malaria and atovaquone proguanil treatment failure. Emerg Infect Dis 2008;14: 320322.

122. Shanks GD, Gordon DM, Klotz FW, et al. Efficacy and safety of atovaquone/proguanil as suppressive prophylaxis for Plasmodium falciparum malaria. Clin Infect Dis 1998;27:494–9.

123. Lell B, Luckner D, Ndjave M, et al. Randomized placebo-controlled study of atovaquone plus proguanil for malaria prophylaxis in children. Lancet 1998;351:709–13.

124. Sukwa TY, Mulenga M, Chisdaka N, et al. A randomized, double-blind, placebo-controlled field trial to determine the efficacy and safety of Malarone (atovaquone/proguanil) for the prophylaxis of malaria in Zambia. Am J Trop Med Hyg 1999;60:521–5.

125. Ling J, Baird JD, Fryauff DJ, et al. Randomized, placebo-controlled trial of atovaquone/proguanil for the prevention of Plasmodium falciparum or Plasmodium vivax malaria among migrants to Papua, Indonesia. Clin Infect Dis 2002;35:825–33.

126. Camus D, Djossou F, Schilthuis HJ, et al. Atovaquone-proguanil versus chloroquine-proguanil for malaria prophylaxis in nonimmune pediatric travelers: results of an international, randomized, open-label study. Clin Infect Dis 2004;38:1716–23.

127. Emberger M, Lechner A, Zelger B. Stevens-Johnson syndrome associated with Malarone antimalarial prophylaxis. Clin Infect Dis 2003;37:e5–7.

128. Remich S, Otieno W, Polhemus M, et al. Bullous erythema multiforme after treatment with Malarone. Trop Doc 2008;38:190–1.

129. Nakato H, Vivaancos R, Hunter P. A systematic review and meta-analysis of the effectiveness and safety of atovaquone proguanil (Malarone) for chemoprophylaxis against malaria. J Antimicrob Chemother 2007;60:929–36.

130. McGready R, Ashley EA, Moo E, et al. A randomized comparison of artesunate-atovaquone-proguanil versus quinine in treatment for uncomplicated falciparum malaria during pregnancy. J Infect Dis 2005;192:846–53.

131. Pasternak B, Hviid A. Atovaquone proguanil use in early pregnancy and the risk of birth defects. Arch Intern Med 2011;171:259–60.

132. GlaxoSmithKline. Malarone product monograph; 2004;1–36.

133. Jacquerioz F, Croft A. Drugs for preventing malaria in travelers. Cochrane Database Syst Rev 2009; CD006491).

134. Peterson E. The safety of atovaquone proguanil in the long term prophylaxis of nonimmune adults. J Travel Med 2003;10(Suppl. 1): S13–15.

135. Ling J, Baird JK, Fryauff D, et al. Randomized placebo-controlled trial of atovaquone proguanil for the prevention of *P. falciparum* or *P. vivax* malaria among migrants to Papua, Indonesia. Clin Infect Dis 2002;35:825–33.

136. Arnold JAA, Hockwald RS. The effect of continuous and intermittent primaquine therapy on the relapse rate of Chesson strain vivax malaria. J Lab Clin Med 1954;44:429–38.

137. Arnold JAA, Hockwald RS. The antimalarial action of primaquine against the blood and tissue stages of falciparum malaria (Panama, P-F-6 strain). J Lab Clin Med 1955;46:391–7.

138. Hill D, Baird JK, Parise M, et al. Primaquine: report from CDC expert meeting on malaria chemoprophylaxis I. Am J Trop Med Hyg. 2006 Sep;75(3):402–15.

139. Ward SA, Mihaly GW, Edwards G, et al. Pharmacokinetics of Primaquine in man. Comparison of acute versus chronic dosage in Thai subjects. Br J Clin Pharm 1985;19:751–5.

140. Taylor T, Strickland T. Malaria. In: Strickland T, editor. Hunter's Tropical Medicine and Emerging Infectious Diseases. 8th ed. Philadelphia: WB Saunders; 2000.

141. Fryauff DJBJ, Basri H, Sumawinata I, et al. Randomized placebo-controlled trial of primaquine for prophylaxis of falciparum and vivax malaria. Lancet 1995;346:1190–3.

142. Baird KLM, Sismadi P, Gramzinski R, et al. Randomized pivotal trial of primaquine for prophylaxis against malaria in Javanese adults in Papua, Indonesia. Clin Infect Dis 2001;33:1990–7.

143. Soto JTJ, Rodriquez M, Sanchez J, et al. Primaquine prophylaxis against malaria in nonimmune Colombian soldiers: efficacy and toxicity. A randomized, double-blind, placebo-controlled trial. Ann Intern Med 1998;129:241–4.

144. Soto JTJ, Rodriquez M, Sanchez J, et al. Double-blind, randomized, placebo-controlled assessment of chloroquine/primaquine prophylaxis for malaria in nonimmune Colombian soldiers. Clin Infect Dis 1999;29:199–201.

145. Smoak BL, DeFraites RF, Magill AJ, et al. Plasmodium vivax infections in U.S. Army troops: failure of primaquine to prevent relapse in studies from Somalia. Am J Trop Med Hyg 1997;56:231–4.

146. Schippers EF, Hugen PW, den Hartigh J, et al. No drug-drug interaction between nelfinavir or indinavir and mefloquine in HIV-1-infected patients. AIDS 2000;14:2794–5.

147. Kredo T, Mauff K, Van der Walt JS, et al. Interaction between artemether-lumefantrine and nevirapine-based antiretroviral therapy in HIV-1-infected patients. Antimicrob Agents Chemother 2011;55(12):5616–23. Epub 2011 Sep 26.

148. Brueckner RPLK, Lin ET, Schuster BG. First-time-in-humans safety and pharmacokinetics of WR 238605, a new antimalarial. Am J Trop Med Hyg 1998;58:645–9.

149. Walsh DS, Loodreesuwan S, Wilairatana P, et al. Randomized dose-ranging study of the safety and efficacy of WR 238605 (Tafenoquine) in the prevention of relapse of Plasmodium vivax malaria in Thailand. J Infect Dis 1999;180:1282–7.

150. Shanks GD, Kain KC, Keystone JS. Malaria chemoprophylaxis in an age of drug resistance II. Drugs that may be available in the future. Clin Infect Dis 2001;33:381–5.

151. Shanks GD, Klotz FW, Aleman GM, et al. A new primaquine analogue, Tafenoquine (WR238605), for prophylaxis against Plasmodium falciparum malaria. Clin Infect Dis 2001;33:1968–74.

152. Hale BR, Koram KA, Adjuik M, et al. A randomized, double-blinded, placebo-controlled trial of Tafenoquine for prophylaxis against Plasmodium falciparum in Ghana [abstract]. Am J Trop Med Hyg 2000;62:139–40.

153. Hale BR, Owusu-Agyei S, Fryauff DJ, et al. A randomized, double-blind, placebo-controlled, dose-ranging trial of tafenoquine for weekly prophylaxis against Plasmodium falciparum. Clin Infect Dis 2003;36:541–9.

154. Lell BFJ, Missinou MA, Borrmann S, et al. Malaria chemoprophylaxis with Tafenoquine: a randomized study. Lancet 2000;355:2041–5.

155. Walsh DSEC, Sangkharomya S. Randomized, double-blind, placebo controlled evaluation of monthly WR 238605 (Tafenoquine) for prophylaxis of Plasmodium falciparum and P. vivax in Royal Thai Army soldiers. Am J Trop Med Hyg 1999;61:502.

156. Walsh DS, Eamsila C, Sasiprapha T, et al. Efficacy of monthly tafenoquine for prophylaxis of Plasmodium vivax and multidrug-resistant P. falciparum malaria. J Infect Dis 2004;190:1456–63.

157. Nasveld PE, Edstein MD, Reid M, et al; Tafenoquine Study Team. Randomized, double-blind study of the safety, tolerability, and efficacy of tafenoquine versus mefloquine for malaria prophylaxis in nonimmune subjects. Antimicrob Agents Chemother 2010 Feb;54(2):792–8. Epub 2009 Dec 7.

158. Leary K, Riel M, Cantilena L, et al. A randomized, double-blind, safety and tolerability study to assess the ophthalmic and renal effects of tafenoquine 200 mg weekly versus placebo for 6 months in healthy volunteers. Am J Trop Med Hyg 2009 Aug;81(2):356–62.

159. Coleman RECA, Milhous WK. Gametocytocidal and sporontocidal activity of antimalarials against Plasmodium berghei ANKA in ICR Mice and Anopheles stephensi mosquitoes. Am J Trop Med Hyg 1992;46:169–82.

160. Brewer TG, Grate SJ, Peggins JO, et al. Fatal neurotoxicity of arteether and artemether. Am J Trop Med Hyg 1994;51:251–9.

161. World Health Organization. Drug Alert: Halofantrine. Wkly Epidemiol Rec 1993;68:268–70.

162. Schlagenhauf P, Suarez Boutros M, et al. Use of mefloquine chemoprophylaxis by non-immune travelers before and during pregnancy. A critical evaluation of the evidence from 1985–2005. Abstract NECTM, Edinburgh, June, 2006.

163. Schlagenhauf P, et al. Use of mefloquine in children – a review of dosage, pharmacokinetics and tolerability data. Malaria Journal 2011;10:292.

164. Kublin JG, Steketee RW. HIV infection and malaria – understanding the interactions. J Infect Dis 2006;193:1–3.

165. Khaliq Y, Gallicano K, Tisdale C, et al. Pharmacokinetic interaction between mefloquine and ritonavir in healthy volunteers. Br J Clin Pharm 2001;51:591–600.

166. Colebunders R, Nachega J, Van Gompel A. Anti-retroviral treatment and travel to developing countries. J Trav Med 1999;6:27–31.

167. Tessier D. Immunocompromised travelers. In: Schlagenhauf P, editor. Travelers' Malaria. Hamilton: Decker; 2001. p. 324–35.

168. Pennie R.A, Koren G, Crevoisier C. Steady state pharmacokinetics of mefloquine in long-term travelers. Trans Roy Soc Trop Med Hyg 1993:459–62.

169. Petersen E. The safety of atovaquone/proguanil in long-term malaria prophylaxis of non-immune adults. J Travel Med 2003;(Suppl.):S13–5.

170. Kain KC, Shanks GD, Keystone JS. Malaria chemoprophylaxis in an age of drug resistance I. Currently recommended drug regimens. Clin Infect Dis 2001;33:226–34.

16

旅行者疟疾的自我诊断和自我治疗

Martin P. Grobusch

要点

- 备用紧急治疗（standby emergency treatment, SBET）的概念是在 20 世纪 80 年代后期引入的
- SBET 的原则：在缺乏医疗照护条件的情况下，对疑似疟疾进行及早经验性治疗可以挽救生命
- 快速诊断检测作为旅行者手中的 SBET 决策工具并不完全可靠
- SBET 所用药物的选择取决于其耐药性和耐受性

引言

疟疾的全球疾病负担正在减少[1]，然而，尽管可以采用各种预防措施[2-5]，每年仍有相当数量的旅行者感染疟疾[6,7]。

虽然最近取得了相当大的进展，包括具有部分保护性的疟疾疫苗的研究，但当前还没有、近期也不会有全面而简单、安全且高效的预防疟疾的方法用于前往疫区的旅行者[8]。因此对于旅行者疟疾的预防建议，主要在于避免蚊虫叮咬（"暴露预防"）和合适的药物预防两者的结合。即使如此，也不能提供 100% 的保护。更重要的是，只有少数旅行者采用现有的保护措施。例如，在欧洲观察的 1659 名疟疾患者中，有 60.4% 的欧洲旅行者和 72.4% 的探亲访友者旅行时没有使用化学预防药物[9]，只有少数人会完全遵循预防蚊虫叮咬的措施。

各种前瞻性和病例对照研究中，选择适当药物预防的个体保护率从 70% 到 95% 不等[10,11]。这不仅包括已在使用的药物，而且还包括最近开始使用的复合药物，如阿托伐醌/氯胍[12]。药物预防失败有很多原因。对所使用的抗疟药而言，除了疟原虫对药物的敏感性降低外，导致失败的主要原因是缺乏对推荐方案的依从性（特别是过早停止预防药物的服用）、药物吸收问题（由于呕吐或腹泻）和疟疾红细胞外期的延长（即超过了服用药物的时限）[13]。

每种预防药物都有发生不良事件的风险，发生率在 10% 到 30%[11]。除了考虑到个体的禁忌证和不耐受问题之外，还应权衡不良事件的一般风险与在目的地感染疟疾的风险。这一点尤其适用于某些旅行者和职业群体，如在较长时期内反复、短暂在疫区停留的飞机机组人员和长时间旅行的大批旅行者。也适用于有低中度疟疾感染风险的人。

尽管已经服用预防药物，旅行者仍要牢记，感染恶性疟会在短期内发展成为非常严重的疾病。对于那些未免疫个体，如疫区的儿童和生活在无疟疾地区的旅行者尤其如此。

发生并发症甚至死亡的主要原因是治疗延误或治疗方案不当。疟疾的早期诊断和治疗对降低疟疾相关的发病率和死亡率是极为关键的[14]。

在存在疟疾流行的发展中国家，医疗机构可随时进行重症病例的治疗。事实上，不管患者的血液涂片结果如何（假阳性并不少见），大多数发热性疾病都被视为疟疾进行治疗。然而在许多偏远地区，患者要在合理的时间内获得恰当的治疗并不是件容易的事。

为此，20 世纪 80 年代后期引入了备用紧急治疗（SBET）的概念[15]，后来又对其进行了更新[16]。旅行者携带治疗剂量的适当的抗疟药物，一旦发热，在不能立即获得诊治时，旅行者可以服用所携带的抗疟药。

目前的指南，如德国的共识推荐[17]认为，如果旅行者能坚持严格的防蚊虫叮咬措施，则可以不选择化学预防，而在特定情况下采用 SBET[18]。在欧洲，SBET 通常建议用于疟疾低风险的情况，如旅行到泰

国或中、南美洲。CDC 建议,在某些罕见情况下,当旅行者发生了与疟疾表现一致的发热性疾病,而又得不到诊治时,可以根据推测自行服用适当的药物,但必须立即进行医学评估[5]。SBET 的一个主要问题是旅行者基于临床症状对疟疾进行自我诊断比较困难。自从引入新的快速免疫层析试验检测疟原虫抗原以来,现在出现的问题则是这些测试是否适合自我诊断。

疟疾的快速诊断试验

理论根据

无论是疟疾流行国家还是非流行国家,在具备显微镜装置和相应技术能力的条件下,吉姆萨染色厚、薄血涂片的专业性检测仍然是疟疾的诊断标准。然而,在大多数情况并非如此,不同的作者[19-22]详细回顾了疟疾诊断的新方法。荧光染色显微镜[23]、聚合酶链式反应检测[24]和自动血细胞分析仪[25],在不同程度上,为检测疟原虫的实验室诊断、流行病学和研究提供了替代方法。最近,在探索根除疟疾方法时,已经提出了未来进一步改进诊断方法和诊断理论的研究议题[26]。然而,最成功的替代显微镜的方法无疑是快速免疫层析法,基于试纸条的抗原检测技术。随着大多数流行地区采用青蒿素联合疗法(artemisinin combination therapies,ACTs)治疗恶性疟疾,以快速诊断试验(rapid diagnostic tests,RDTs)支持合理治疗决策,已成为目前全球疟疾控制策略的支柱[27-30]。理论上,RDTs 是推荐给非专业人士的疟疾自我诊断试验,使用者不需要实验室或许多医学专业知识。

检测试剂盒的原理和可用性

所谓的疟疾快速诊断试验(RDTs)是采用免疫层析技术检测疟原虫蛋白,即富含组氨酸的蛋白 II(histidine-rich protein II,HRP-2),在有些实验中则是 HRP-2 与寄生虫特异性醛缩酶或寄生虫特异性乳酸脱氢酶(parasite-specific lactate dehydrogenase,pLDH)的组合物。

测试原理和程序因生产商不同而不同。即用型检测试剂盒含有硝化纤维素试纸条,上面固定有针对 HRP-2 或 pLDH 的单克隆抗体。将少量全血与溶解红细胞的稀释剂一起加到测试条上。稍后加上与胶体金或酶结合的抗 HRP-2、寄生虫特异性醛缩酶或 pLDH 的检测抗体(或者已经整合到测试条中)。当再加以缓冲溶液后,试剂将沿着测试条迁移。

阳性结果是,寄生虫蛋白和检测抗体的复合物结合到固定抗体上。胶体金或酶底物产生肉眼可见的条带。与检测抗体结合的对照抗体条带的出现说明测试的操作是正确的。全部试验可以在 5~15 分钟内完成。图 16.1 说明了测试原理,图 16.2 和图 16.3 展示了测试结果,表 16.1[21,31-38]详细说明了已有或当前可用的多种试剂组成。为了适应生产商名单的快速增长和不断变化,世界卫生组织发布了关于可提供的试剂盒及其评估结果的信息[39]。

RDTs 在疟疾实验室诊断中的应用

迄今为止,有数百项对各种人群中不同 RDTs 进行评估的研究结果已经发表或形成综述。与显微镜诊断相比,所有快速检测方法检测有症状恶性疟原虫感染的灵敏度都很高,在大多数研究中灵敏度为 85%~100%。在几例确诊恶性疟疾的病例中,用显微镜不能检测到寄生虫时,快速检测获得了阳性结果。主要出现在半免疫状态下的低寄生虫血症时,所有试验的灵敏度都显著降低,寄生虫血症 $< 100/\mu l$ 时,灵敏度只有 50%~70% 的[40,41]。然而,高寄生虫血症($> 500 \sim 1000/\mu l$)时也偶有假阴性结果的记录[42-45]。有一例 MalaQuick 试剂检测结果为假阴性,其恶性疟原虫寄生虫血症为 30%,将患者血液 1:10 稀释后结果变为阳性;推测是抗原浓度高引起的前带现象[44]。更重要的是,估计所有分离株中有 2%~3% 可能缺乏 HRP-2 基因,因此感染者体内检测不到这一抗原[46-48]。另外,因为成熟的配子体不产生 HRP-2,如果患者体内只有配子体存在则会被漏检[49,50]。这个发现,以及在临床上抗寄生虫治疗愈后,HRP-2 抗原血症仍持续长达 4 周的事实[22,51],关系到治疗后随访期间检测方法的选择。

大多数研究中观察到的特异性在 90%~100% 的范围内。所有试剂都可能出现假阳性结果。这在类风湿因子阳性的患者中就能观察到[52-54],特别是在 ParaSight-F 试验(抗原捕获法)中可出现假阳性结果。

对于间日疟原虫感染的检测,用 OptiMal 检测 pLDH 的灵敏度高,特异性 >90%[55-57]。ICT 恶性/间日疟原虫检测试验(或 RIDA MalaQuick Kombi)对间日疟原虫感染具有相似的 >90% 的高特异性,但是在大多数研究中总体敏感性在 72% 和 75% 之间[37],在有些研究中检出率甚至低于 50%[58]。间日疟患者中经常存在低疟原虫血症($< 500/\mu l$),此时这两种试验的灵敏度不及显微镜检测法[57,59,60]。

表 16.1　疟疾诊断的试纸条检测法

抗原	虫株	试剂盒商品名
HRP-2	恶性疟原虫	ParaSight-F[31]
HRP-2	恶性疟原虫	Binax Malaria P. f. alias MalaQuick[32]
HRP-2	恶性疟原虫	PATH falciparum malaria[33]
HRP-2	恶性疟原虫	Paracheck-P. f.[34]
HRP-2	恶性疟原虫	Determine Malaria P. f.[35]
HRP-2	恶性疟原虫	Quorum RTM[36]
HRP-2+PMA	恶性疟原虫+间日疟原虫	Binax Malaria P. f./P. v.[37]
pLDH 亚型	恶性疟原虫+间日疟原虫/非恶性疟虫属	OptiMal[21]
HRP-2+pLDH 亚型	恶性疟原虫+间日疟原虫/非恶性疟虫属	First Response[38]

* 此处列举的试剂盒商品名仅作为例子,有多种产品可用,其中某些较早的产品已经下市。见于:WHO2010Informationfor up-to-date information on manufacturers of RDTs.[39]

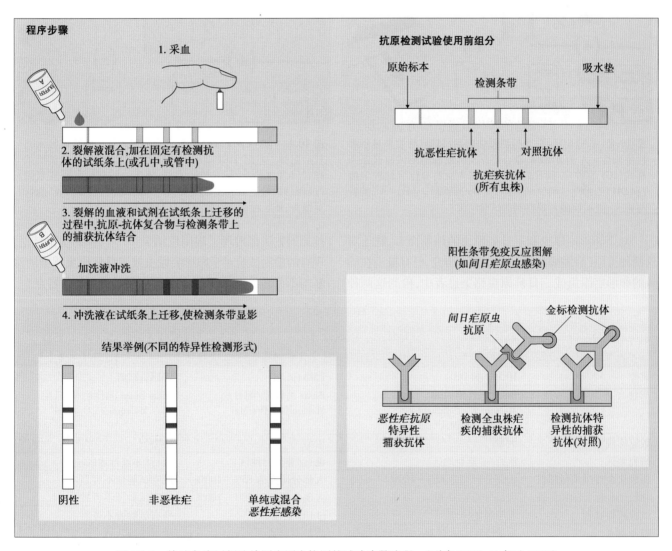

图 16.1　快速免疫层析法检测疟原虫抗原的试验步骤流程。(引自 WHO,日内瓦,2000)

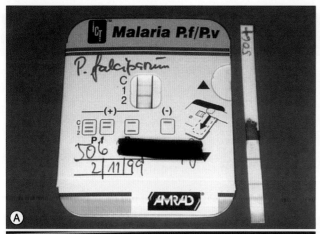

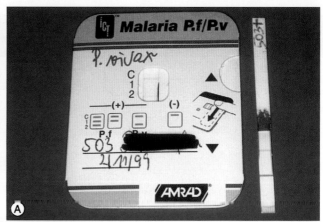

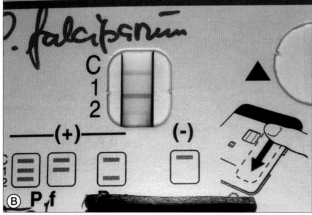

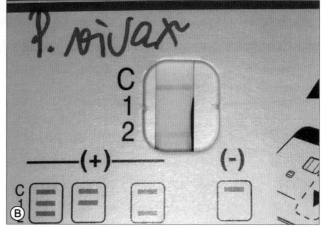

图 16.2 （A）RDTs 联合检测恶性疟和间日疟的结果显示恶性疟阳性。左侧，HRP-2 联合疟原虫醛缩酶检测试验试纸条样式（ICT 恶性疟/间日疟）；右侧，寄生虫特异性乳酸脱氢酶（pLDH）的检测试验试纸条样式（OptimMal）。（B）"A"的特写镜头，展示检测者观察到的试验结果

图 16.3 （A）RDTs 联合检测恶性疟和间日疟的结果显示间日疟阳性。左侧，HRP-2 联合疟原虫醛缩酶检测试验试纸条样式（ICT 恶性疟/间日疟）；右侧，寄生虫特异性乳酸脱氢酶（pLDH）的检测试验试纸条样式（OptimMal）。（B）"A"的特写镜头，展示检测者观察到的试验结果

对于卵形疟原虫和三日疟原虫的诊断而言，缺乏对这两种抗原（醛缩酶和 pLDH）的综合研究。已有报道在确认的卵形疟原虫或三日疟原虫感染患者中，检测这两种抗原的方法都出现了假阴性结果[56,61-63]，从而得出结论，现有的检测试验对于卵形疟原虫或三日疟原虫感染的诊断均不可靠[55]。表 16.2 总结了各种检测系统的特点。

表 16.2 疟疾试纸条试验的质量评估

检测种类	恶性疟原虫	间日疟原虫（与恶性疟联合检测）	卵形疟原虫+三日疟原虫（联合恶性疟原虫和间日疟原虫检测）
抗原	HRP-2，pLDH	PMA，pLDH	PMA，pLDH
产物	Binax 恶性疟 alias Malaquick[a]，ParaSight-F[a]及其他；OptiMal[b]	Binax 恶性疟/间日疟 Malaquick[c]；OptiMal[b]	Alias Binax 恶性疟/间日疟 alias Malaquick[c]；OptiMal[b]
数据库规模	大型	中型	小型
研究地区	流行/非流行地区	流行/非流行地区	流行/非流行地区
相较于金标准的敏感性	大部分研究为 85%~100%	大部分研究为 85%~100%	所有试验皆不可靠
相较于金标准的特异性	大部分研究为 90%~100%	大部分研究为 90%~100%	所有试验皆不可靠
试验直接比较	无明显差异	pLDH 更佳	所有试验皆不可靠
最新观点	质量得到认可，仿制品可能效果相同	质量得到认可	质量得到认可

[a] 使用 HRP-2 疟原虫抗原。
[b] 使用 pLDH 疟原虫抗原。
[c] 使用疟原虫特异性醛缩酶和 HRP-2 疟原虫抗原

旅行者自行使用 RDTs 的操作

有了快速检测试验后,无需额外的技术设备,在现场就可以进行测试,问题是这些自行使用的测试能否帮助旅行者决定是否开始 SBET。

为确定旅客是否可以成功地使用和解释 Para-Sight-F 试验,在一个开放性对照试验中,瑞士苏黎世一个大型旅游诊所的 160 名客户被要求测试自己的血样,并对已经预先准备好的 5 个 ParaSight-F 试纸条进行解读:75% 的人仅靠书面信息指导就成功进行了自我测试,而 90% 的人在书面指导加上口头讲解后,也能正确进行检测[64]。然而,对预先准备的试纸条的解读并不令人满意(正确率仅为 70.6%),假阴性率高(14.1%)。对 ParaSight-F 试验和 Mala-Quick 试验进行的一项对照研究中,164 名参与者对这两个系统的自我检测结果没有显著差异,但对于非专业人士来说,MalaQuick 的纸板格式比 ParaSight-F 的试纸条格式更易于操作[65]。用 0.1% 到 2.0% 寄生虫血症的样本进行的两个检测条的试验都获得了可靠的结果。有趣的是,在低寄生虫血症时,ParaSight-F 试纸正确解读的比例是 52.1%,而 Mala-Quick 仅为 10.8%,但是在高寄生虫血症时,ParaSight-F 试纸正确解读的比例仅为 33.8%,而 MalaQuick 则为 96.8%。总的来说,两个测试系统都出现了令人无法接受的高水平的假阴性结果解读。作者的结论是,有必要在帮助非专业人员正确操作方面做出重大改进,以适应旅行者的使用。在征求志愿者对此技术的评价时,约有 67.5% 的人认为自我测试是有用的,31.9% 认为是必不可少的,只有 0.6% 认为是多余的。

在肯尼亚现场调查的患有发热性疾病的 98 名欧洲游客中,只有 68% 的人能够正确完成 MalaQuick 测试。最重要的是,11 例显微镜下证实恶性疟的患者有 10 例未能通过快速检测试剂进行自我诊断(表 16.3)。而改为由医务人员进行这些测试时,敏感性和特异性达到了 100%。作者认为,相当一部分患者可能病得太重,无法通过 RDTs 正确诊断疟疾,并随后自行开始治疗[66]。

在英国进行的一项前瞻性研究中,153 名出现急性发热归国旅行者,使用改进的测试说明,只有 14 名(9%)未能正确操作 MalaQuick 测试。所有 22 例显微镜确诊的恶性疟患者均成功地完成了自我检测,总体敏感性达到 95%,特异性为 97%[67,68]。作者认为,各种研究结果的差异性可能是由于某些生产商的说明书质量较差以及自定的测试程序的问题。如果进行适当的验证,应能为旅行者提供更加"用户友好"的试剂盒,而无需额外的指导和培训。

Roukens 及其同事[69]开展了一项基于网络的横断面研究,对参与疟疾风险降低计划的 2350 名未免疫的国际油田雇员应用自我诊断和备用治疗的情况进行评估。对该计划的依从性提高了受试对象对疟疾的认知、态度和对化学预防的依从性。然而,自我测试仍比较困难,对这一策略的用途而言,结果并不令人

表 16.3 供旅行者自我使用的快速诊断试验

地区	所用试验	主要结果
瑞士健康旅行者:旅行前演练[64]（n=160）	ParaSight-F	成功率 75%(口头说明);成功率 95%(口头+书面说明) 预准备实验结果解读假阴性 14% 建议改进主要技术
瑞士健康旅行者:旅行前演练[65]（n=164）	ParaSight-F ICTP. f.	低寄生虫血症(<0.1%)的结果解读问题 高度的假阴性结果解读 需要技术改进和指导
发热的旅行者(肯尼亚)[66]（n=98）	ICTP. f.	成功率 68%(仅依据生厂商说明书) 11 位确诊恶性疟的患者中有 1 位试验成功 需要强化训练或指导
发热的归国旅行者(伦敦)[67]（n=153）	ICTP. f.	成功率 91%(强化操作指导和辅助获取样本) 确诊恶性疟的 22 名患者:成功率 100%,灵敏度 95%,特异性 97%
海外油田工人,自我测试(不同国家)[69]（n=575）	Para-CheckP. f. 或 Core MaiarieP. f.	85/575(15%)的自测者碰到技术困难 调查对象中未获指导或指导不力者操作困难的可能性翻倍

数据引自 Nothdurft and Jelinek[64]

满意。然而,由于已在旅行者开展了一些早期研究,使 RDT 技术得到了改进,现在可能到了重新评估旅行者使用 RDT 的时候了。

表 16.4[66] 总结了迄今为止关于这个专题的研究。表 16.5 总结了自我诊断的优缺点。

表 16.4	旅行者快速检测恶性疟结果失败原因分析	
失败原因	患者数[a]	
	n	(%)
不能采血(手指穿刺)	22	71
血标本加样不当	8	26
未等足操作要求的时间(8 分钟)	12	39
不能识别测试结果的条带	18	58
不能解读结果	27	87

[a] 患者总数为 31 人;一些患者在不止一个位点上出现失败。
数据引自 Jelinek 等[62]

表 16.5	自我诊断的优缺点
优点	缺点
症状发作后即刻诊断成为可能	对于已经因病虚弱的人和培训不到位的人,试验操作和结果解读可能受到影响
相对价廉的方法	取决于旅行的环境条件,高湿度和高温度会影响检测质量
不浪费转移患者时间或等待医生时间	检测结果假阳性或假阴性带来的"虚假安全"风险

SBET 可以在(初步)诊断的基础上启动,而不是仅依据临床怀疑的"盲目"治疗

疟疾的备用紧急自我治疗

原则和依据

备用紧急治疗(SBET)是在怀疑感染疟疾,且在症状出现后 24 小时内无法及时获得诊治时,自行服用抗疟药进行治疗。Schlagenhauf[70] 指出,这种推定性自我治疗仅在紧急情况下才能进行,接着必须尽快进行医学咨询。这意味着旅行者在出发前就应该根据个体旅行的具体情况,进行详尽的风险-利益分析。SBET 对于到可以获得良好医疗服务地区去的旅行者是不适用的。SBET 的适应证与是否使用了化学预防药物是不相干的,因为目前可用的任何药物都可能发生化学预防失败,特别是在疟疾传播率高和已知存在耐药性的地区。

关于是否需要采用 SBET,如果需要,推荐时机和

对象是谁,专家意见存在着巨大差异。最近在欧洲采用德尔菲法对疟疾药物预防建议进行的分析强调了这一事实,尽管 SBET 并不是该研究的重点,但愈加明显的是,一些专家在许多可能的情境下都更倾向于 SBET,而非药物预防[71]。

各个国家专家委员会针对特定地区感染疟疾的预估实际风险所采取的措施略有差异。例如,瑞士就建议,在疟疾低风险地区使用 SBET 而非预防药物,因为药物的副作用可能远超罹患疟疾的风险。由于疟疾症状在起病时没有特异性,因此在流行地区第七天之后发生的每一例急性发热均需考虑疟疾的可能。

应告知旅行者,即便严格依从推荐的药物预防方案,仍有疟疾发生的可能。旅行者必须知道 SBET 不是早期治疗的替代方法。不过,如果已经做出执行 SBET 的决定,无论任何理由,在各种情况下,都应尽快寻求医疗帮助,以肯定或排除疑似疟疾的诊断,保证治疗的成功,必要时还需寻找其他可能的病因。

在为旅行者提供咨询时,医务人员应该记住,在暴露期结束后 4~8 周,仍应考虑 SBET 的应用,以确保一旦发生恶性疟原虫迟发性感染时的迅速干预。

表 16.6 给出了 SBET 的可能适应证[70]。表 16.7 给出了 SBET 的使用指南。表 16.8 总结了旅行者咨询时就 SBET 进行讨论的要点。

表 16.6 备用紧急治疗(SBET)的可能指征[a]
在疟疾低风险地区逗留(如在墨西哥的海滩度假)
未使用或使用了非理想的化学预防,访问偏远的疟疾流行地区,当地没有可及的医疗照护设施(例如,在苏门答腊冒险徒步旅行)
改变行程,访问多重耐药地区,已选用的化学预防方案不能或不足以起到保护作用(例如,在柬埔寨旅行,使用甲氟喹预防疟疾或没有预防措施)
在无疟疾地区逗留,因此没有持续预防用药,但偶尔短暂访问了疟疾流行地区(例如在南非旅行 3 周,包括 2 个晚上在克鲁格公园)
经常短期在疟疾疫区停留(例如,每周在新德里过夜 1 次的机组人员)
对推荐的预防药物存在禁忌证,或已知不能耐受,因而没有/仅服用了"次选"预防药物
延长了旅行时间(超过 3 个月)或居住在疟疾疫区
对使用任何化学预防药物没有积极性
使用了足量的化学预防,但担心疟疾突破的风险,例如由于吸收减少(如由于腹泻、呕吐)而导致血液浓度低以及在 24 小时可及范围内没有医疗服务机构

[a] 修改自 Schlagenhauf[65]

表 16.7　备用紧急治疗（SBET）启用指南
提示疟疾的急性发热性疾病发作
在疟疾流行地区逗留超过 6 天
未来 24 小时内可能无法获得合格的医疗服务

表 16.8　对旅行者提供有关备用紧急治疗（SBET；有或无药物预防）咨询意见时讨论或培训的要点
SBET 只是紧急情况下的措施
识别疟疾症状，强调非特异性表现
自我启动治疗的适应证（见表 16.7）
足剂量服用药物的必要性
SBET 后不良事件发生的可能性
SBET 失败的可能性
尽管启动了 SBET，仍然需要就医的必要性
在暴露结束后继续执行 SBET 大约 4 周的必要性

药物选择的建议

表 16.9[70] 提供了一份适用于 SBET 的药品名单，依据是这些药物是否用作化学预防。列出的某些药物在所有国家都没有或不再供应及同意注册，如磺胺多辛/乙胺嘧啶的组合（如 Fansidar）或由于其剂量方案和副作用问题而不适合 SBET 的某些药物（如奎宁或奎宁/四环素）。列入的新药阿托伐醌/氯胍（Malarone），蒿甲醚/本芴醇（Riamet），仅在有限的几个国家注册和销售。卤泛群（Halfan）未被列入，因为有 QTc 间期延长和室性心律失常易发倾向的患者服用后可能会危及生命，现已不再推荐使用[72,73]。

各国专家组的推荐意见均受到世界卫生组织报告的指导，SBET 使用氯喹（Nivaquine，Resochin 和其他商标）仅推荐用于风险有限的区域。在具有相当水平疟疾风险的地区，甲氟喹（Lariam，Mephaquine）、阿托伐醌/氯胍（Malarone）和蒿甲醚/本芴醇（Riamet）应是合适的药物。由于在柬埔寨西部和泰国与柬埔寨、老挝和缅甸的边界地区甲氟喹耐药增多，在这些地区及毗邻区域使用阿托伐醌/氯胍和蒿甲醚/本芴醇是优选方案。

对于特定药物的特别禁忌证和不良事件概述，请参见第 15 章和第 17 章以及表 16.10 中有关 SBET 的影响因素。

表 16.9　可供选择的备用紧急治疗（SBET）			
通用名	品牌	每次剂量	SBET[a] 剂量（成人）
氯喹	Aralen，Avlochlor，Nivaquine，Resochin	片剂：100 或 150mg（碱）；可用糖浆	第 1、2 天 600mg，第 3 天 300mg
磺胺多辛/乙胺嘧啶	Fansidar	片剂：500mg/25mg	单剂 3 片
磺胺多辛/乙胺嘧啶/甲氟喹	Fansimef	片剂：500mg/25mg/250mg	单剂 3 片
磺胺多辛/乙胺嘧啶	Metakelfin	片剂：500mg/25mg	单剂 3 片
甲氟喹	Lariam，Mephaquin	片剂：250mg（美国，228mg）	5~6 片，根据体重分次服用[b]
奎宁（硫酸盐，硫酸氢盐，二盐酸盐，盐酸盐）	片剂：300mg（盐）	600mg（2 片）t.i.d.[c]，7 天（共 42 片）	
阿托伐醌/氯胍	Malarone	片剂：250mg/100mg	连续 3 天，每日一次，每次 4 片（共 12 片）
蒿甲醚/本芴醇[d]	Riamet	片剂：20mg/120mg	第 1 天 4 片，8 小时后再服 4 片；第 2、3 天每日两次，每次 4 片（共 24 片）

注：卤泛群不再在世界卫生组织推荐名单上；仅在医疗监督下使用。
[a]SBET，standby emergency treatment＝备用紧急治疗。
[b]生产商建议：未免疫者 25mg/kg，WHO 建议：15mg/kg（泰国边境某些地区为 25mg/kg）。
[c]t.i.d.，每天 3 次。
[d]对于这些较新的联合制剂在未免疫旅行者中的有效性和耐受性，相关资料很少。
数据转载自 Schlagenhauf[70]

表 16.10　备用紧急治疗(SBET)选择的影响因素

已用的预防药物对后续用药选择的影响

预期的局部疟原虫耐药模式

选用方案的简单性/复杂性(耐受性,如何处理)

个体禁忌证和预期/既往的不耐受性

关于孕妇、儿童和慢性病患者的 SBET 建议

孕妇和无免疫儿童对重型疟疾尤具风险。因此,如果可能的话,此类人群应避免在疟疾高风险地区居住。一旦出现发热,应尽一切努力尽快就医。对孕妇来说,奎宁是 SBET 的首选药物。甲氟喹只能在仔细的风险获益分析后使用,但孕早期不能使用。阿托伐醌/氯胍和蒿甲醚/苯芴醇的使用经验尚不足。对于体重超过 5 公斤的儿童,SBET 可用阿托伐醌/氯胍(>10kg)和蒿甲醚/本芴醇。对于体重轻于 5kg 的新生儿,奎宁是首选药物。表 16.11[70]详细列出了适合儿童使用的 SBET 可选药物。

对于有慢性疾病且正在服药的旅行者,必须根据他们的个人情况仔细选择适当的预防药物和(或)SBET 方案。应在其基础疾病背景下,结合药物禁忌证、预期的药物相互作用和不良反应来加以考虑。例如,对于既往有任何类型的神经精神障碍病史的患者,应严格避免甲氟喹用于预防和 SBET[70]。

对推荐意见的权衡

即使对于训练有素的医务人员来说,仅凭临床症状诊断疟疾也是不可靠和困难的。发热是最常见和最可信的症状。即使是到发展中国家的短期旅行,也有 3.8%～10% 的几率感染疟疾[14,74]。

旅行者似乎很难恰当地采用 SBET。尤其令人担心的是,不同原因的发热性疾病频繁发生,会导致不受控制的疟疾过度治疗,还伴有延误其他疾病诊断和发生抗疟药物不良事件的风险[69]。还有人推测,推荐使用 SBET 可能会鼓励旅行者完全放弃药物预防[75-77]。

两项大型的前瞻性研究调查了实施 SBET 建议的有关实际问题。瑞士的一项研究[78]调查了 1187 名只接受 SBET 推荐意见而没有同时进行药物预防的旅行者(主要是前往亚洲和拉丁美洲旅行)。在另一项研究的对象是 2867 名前往撒哈拉以南非洲高度疟疾流

行地区的德国游客,他们得到了使用药物预防和 SBET 两种推荐意见[76]。两项研究都证实,即使是到疟疾流行地区作短期旅行(平均停留时间 4 周),旅行者发热性疾病的发生率也分别为 8.1% 和 10.4%。但是,在这两项研究中,都只有一小部分旅行者执行了 SBET(分别为所有旅客的 0.5% 和 1.4%,发热旅客的 4.9% 和 17%)。后者分别只有 10.8% 或 16.7% 被回顾确诊为疟疾。执行 SBET 后共有 100 名(57%)患者寻求医疗建议。在所有患者中有 30 例(15%)主要服用甲氟喹或甲氟喹-磺胺多辛/乙胺嘧啶作为 SBET,其中一例因发生不良事件需要住院,采用与 SBET 协同的治疗。对遵从化学预防和 SBET 两种建议的旅行者的观察发现,其对化学预防的依从性并不差于比较研究中仅使用化学预防者的依从性[10,11]。两项研究都指出接受咨询的重要性,咨询期间书面和口头结合的详细建议是有必要的,可以确保旅行者对 SBET 建议的负责和充分的运用。

在 Roukens 等[69]的问卷分析中发现,44/49(90%)的自我检测阳性结果者和 115/508 的检测阴性结果者确实采取了 SBET,从而突显了该方法的局限性。表 16.12[70]总结了旅行者使用疟疾 SBET 的相关研究结果。

正如 Schlagenhauf[70]所总结的,旅行者的认知和行为是难以预测的。在一项瑞士的研究中,尽管人们意识到需要快速诊断和治疗疟疾,但大约 66% 的患有发热性疾病的旅行者未能及时寻求医疗建议[78]。在英国的一项调查中,将近 25% 的参与者在出现疟疾样症状时处置欠妥,主要是在家中休息,等待症状缓解[79]。另一方面,在缺乏诊断手段和医疗信息的情况下,将急性发热性疾病正确判断为疟疾也是困难的。德国的一项研究中这一点尤为突出,在 37 名接受 SBET 治疗者中只有 4 名(10.4%)被发现存在显著的抗恶性疟原虫抗体反应[77]。

空乘人员可能是评估单一 SBET 有效性和安全性的理想人群。瑞士航空公司的机组人员在前往疟疾高发地区的目的地时,放弃了甲氟喹化学预防而采用 SBET。尽管每年只有大约 1% 的机组人员采用 SBET[70,80],但观察到的疟疾病例没有明显增加。表 16.13 总结了自我治疗的优缺点。

疟疾指南的现行趋势是推荐简单、耐受性好的方案作为 SBET。现在的首选药物是阿托伐醌/氯胍和蒿甲醚/苯芴醇。

表 16.11　备用紧急治疗(SBET)用药方案:儿童剂量[a]

甲氟喹[b]			磺胺多辛/乙胺嘧啶 (500mg/25mg)		氯喹[c] (100mg 碱)				蒿甲醚/苯芴醇[d,e] (20mg/120mg)				阿托伐醌/氯胍[d] (250mg/100mg)			
体重(kg)	h1	h[f],6~24	体重(kg)	单剂	体重(kg)	第1天	第2天	第3天	体重(kg)	第1天	第2天	第3天	体重(kg)	第1天	第2天	第3天
5~6	1/4	1/4	5~6	1/4	5~6	1/2	1/2	1/2	–	–	–	–	–	–	–	–
7~8	1/2	1/4	7~10	1/2	7~10	1	1	1/2	–	–	–	–	–	–	–	–
9~12	3/4	1/2	11~14	3/4	11~14	1½	1½	1/2	10~15	2×1	2×1	2×1	11~20	1	1	1
13~16	1	1/2	15~18	1	15~18	2	2	1/2	15~25	2×2	2×2	2×2	21~30	2	2	2
17~24	1½	1	19~29	1½	19~24	2½	2½	1	25~34	2×3	2×3	2×3	–	–	–	–
25~35	2	1½	30~39	2½	25~35	3½	3½	2	–	–	–	–	31~40	3	3	3
36~50	3	2	40~49	2½	36~50	5	5	2½	–	–	–	–	–	–	–	–

注意:表中提到的剂量是成人片剂(不是儿童片剂)。

[a]片剂掰开给药。

[b]总剂量[25mg(碱)/kg]分成两个剂量:15mg(碱)/kg,然后 6~24h 后接着 10mg(碱)/kg。

[c]总剂量 25mg(碱)/kg,分 3 天(片剂通常含有 100mg 氯喹碱)。

[d]关于这种药物组合在未免疫旅行者中的有效性和耐受性的资料很少。

[e]第 1 天应按 8 小时间隔服药;第 2 天和第 3 天,间隔 12 小时服药。

[f]h,小时。

数据转载自 Schlagenhauf[70]

表 16.12   疟疾备用紧急治疗(SBET)的旅行者使用情况

年份	用药	旅行起点	旅行目的地	使用率(%)
1987/1988	SDX/PYR	瑞士	非洲	5.4
1989	MQ	瑞士	非洲	3.6
1991	MQ/SDX/PYR	法国	非洲	2.1
1992	MQ/SDX/PYR	瑞士	亚洲,美洲	0.5
1992/1993	H,MQ,CL	德国	亚洲,非洲	0.3
	SDX/PYR			1.0
1994	H,MQ,SDX/PYR	德国	亚洲,非洲	1.0
				5.0

CL,氯喹;H,卤泛群;MQ,甲氟喹;MQ/SDX/PYR,甲氟喹/磺胺多辛/乙胺嘧啶(Fansimef);SDX/PYR,磺胺多辛/乙胺嘧啶(Fansidar)。
数据经许可转载自 schlagenhauf[70]

表 16.13   自我治疗的优缺点

优点	缺点
迅速开始治疗,可能避免病情加重	基于误诊的错误治疗,可能存在遗漏潜在的、严重的非疟疾疾病的风险
可用于预防失败时	存在剂量不当(过低或过高)或使用药物不当的风险
可用于预防不当的旅行者	备用应急治疗(SBET)启动后仍需求专业医疗建议

总结和展望

为了合理使用 SBET,至关重要的是让旅行者拥有一个可靠的用于快速自我诊断或排除疟疾的工具。如果在实验室进行,快速免疫层析"试纸条"法的灵敏度和特异性几乎等同于经过培训的专业人员以显微镜检查的结果。有一个唯一的旅行者队列现场研究,虽然获得了研究数据,但出现了严重的试验操作和结果解读的问题,多发生于那些病情严重的患者。尽管已经证明,通过提供足够的信息和培训可以显著改善试验操作,但是免疫层析法抗原检测的固有问题,如在高寄生虫血症情况下竟出现假阴性的结果,很难被忽视或克服。

结论

虽然旅行者使用 RDTs 的早期实践被证明是令人失望的,但现在可能是时候重新评估这个潜在的对旅行者很有价值的工具了。根据目前的情况,伴有急性发热的旅行者在任何情况下都应尽快寻求医疗帮助,这是带有强制性的要求。如果一天内不能做到这一点,那么采用 SBET 的指征就不依赖于疟疾试纸条试验的结果了。

SBET 的概念已被证明是对减少旅行者疟疾发病的很有价值的辅助措施。旅行医学顾问应明确无误地说明 SBET 的适应证,旅行者应被细致全面地告知。当给予充分的口头和书面说明,以及综合的实践指导后,大多数旅行者都可以负责地采用这些 SBET 建议。

具有更好的耐受性并在多药耐药地区更有效的新药,将使 SBET 真正成为一个使旅行者能安全前往疟疾疫区的有效措施。

(蔡洁 译,李军 黄祖瑚 校)

参考文献

1. O'Meara WP, Mangeni JN, Steketee R, et al. Changes in the burden of malaria in sub–Saharan Africa. Lancet Infect Dis 2010;10:545–55.
2. Freedman DO. Clinical practice. Malaria prevention in short-term travelers. N Engl J Med 2008;359:603–12.
3. Schlagenhauf P, Petersen E. Malaria chemoprophylaxis: strategies for risk groups. Clin Microbiol Rev 2008;21:466–72.
4. Uzzan B, Konate L, Diop A, et al. Efficacy of four insect repellents against mosquito bites: a double-blind randomized placebo-controlled field study in Senegal. Fundam Clin Pharmacol 2009;23:589–94.
5. Centers for Disease Control and Prevention. CDC Health Information for International Travel 2012. Atlanta: US Department of Health and Human Services, Public Health Service; 2012.
6. Mali S, Tan KR, Arquin PM. Malaria surveillance – United States, 2009. MMWR Surveill Summ 2011;60:1–15.
7. Odolini S, Parola P, Gkrania-Klotsas E, et al. Travel-related imported infections in Europe, EuroTravNet 2009. Clin Microbiol Infect 2011;doi:10.1111/j.1469–0691.2011.03596.x [Epub ahead of print].
8. The RTS, S Clinical Trials Partnership. First results of phase 3 trial of RTS,S/AS01 malaria vaccine in African children. N Engl J Med 2011;Oct 18 [epub ahead of print].
9. Jelinek T, Schulte C, Behrens R, et al. Imported falciparum malaria in Europe: Sentinel surveillance data from the European network on surveillance of imported disease. Clin Inf Dis 2002;34:572–6.
10. Mühlberger N, Jelinek T, Schlipkoeter U, et al. Effectiveness of chemoprophylaxis and other determinants of malaria in travellers to Kenya. Trop Med Int Health 1998;3:357–63.
11. Steffen R, Fuchs E, Schildknecht J, et al. Mefloquine compared with other chemoprophylactic regimens in tourists visiting East Africa. Lancet 1993;341:1299–303.
12. Lell B, Luckner D, Ndjave M, et al. Randomized placebo-controlled study

of atovaquone plus proguanil for malaria prophylaxis in children. Lancet 1998;351:709–13.

13. Grobusch MP, Gobels K, Teichmann D. Is quartan malaria safely prevented by mefloquine prophylaxis? J Travel Med 2004;190:1541–6.

14. Grobusch MP, Kremsner PG. Uncomplicated malaria. Curr Top Microbiol Immunol 2005;295:83–104.

15. World Health Organization. Development of recommendations for the protection of short-stay travellers to malaria-endemic areas: Memorandum from two WHO Meetings. Bull WHO 1988;66:177–96.

16. World Health Organization. Malaria. In: WHO. International travel and health: situation as on 1 January 2002. Geneva: World Health Organization; 2002. p. 130–48.

17. Nothdurft HD, Bialek R, Burchard GD, et al. Consensus recommendations for malaria prophylaxis. Dtsch Med Wochenschr 2005;130:1392–6.

18. Connor BA. Expert recommendations for antimalarial prophylaxis. J Travel Med 2001;8(Suppl. 3):S57–64.

19. Marx A, Pewsner D, Egger M, et al. Meta-analysis: accuracy of rapid tests for malaria in travelers returning from endemic areas. Ann Intern Med 2005;142:836–46.

20. Hänscheid T. Diagnosis of malaria: a review of alternatives to conventional microscopy. Clin Lab Haematol 1999;21:235–45.

21. Makler MT, Palmer CJ, Ager AL. A review of practical techniques for the diagnosis of malaria. Ann Trop Med Parasitol 1998;92:419–33.

22. Moody A. Rapid diagnostic tests for malaria parasites. Clin Microbiol Rev 2002;15:66–78.

23. Lowe BS, Jfa NK, Pederson C, et al. Acridine orange fluorescence techniques as alternatives to traditional Giemsa staining for the diagnosis of malaria in developing countries. Trans R Soc Trop Med Hyg 1996;90:34–6.

24. Snounou G, Viriyakosol S, Jarra W, et al. Identification of the four human malaria parasite species in field samples by the polymerase-chain-reaction and detection of a high prevalence of mixed infections. Molecular Biochem Parasitol 1993;58:283–92.

25. Campuzano-Zuluaga G, Hänscheid T, Grobusch MP. Automated haematology analysis to diagnose malaria. Malar J 2010;9:346.

26. The maERA Consultative Group on Diagnoses and Diagnostics. A research agenda for malaria eradication: Diagnoses and diagnostics. PLoS Medicine 2011;8:e1000396.

27. Wongsrichanalai C, Barcus MJ, Muth S, et al. A review of malaria diagnostic tools: microscopy and rapid diagnostic test (RDT). Am J Trop Med Hyg 2007;77:119–27.

28. Murray CK, Bennett JW. Rapid diagnosis of malaria. Interdiscipl Persp Infect Dis 2009;doi:10.1155/2009/415953.

29. WHO. World Malaria Report:2010. Geneva: World Health Organization; 2010.

30. Abba K, Deeks JJ, Olliaro PL, et al. Rapid diagnostic tests for diagnosing uncomplicated P. falciparum malaria in endemic countries. Cochrane Database of Systematic Reviews 2011; Issue 7. Art. No.: CD008122. DOI:10.1002/14651858.CD008122.pub2.

31. Shiff CJ, Minjas JN, Premji Z. The ParaSight-F(r) test: a simple rapid manual dipstick test to detect Plasmodium falciparum infection. Parasitol Today 1994; 10:494–495.

32. Garcia M, Kirimoama S, Marlborough D, et al. Immunochromatographic test for malaria diagnosis. Lancet 1996; 347:1549.

33. Gaye O, Diouf M, Diallo S. A comparison of thick smears, QBC malaria, PCR and PATH falciparum malaria test strip in Plasmodium falciparum diagnosis. Parasite 1999; 6:273–275.

34. Proux S, Hkirijareon L, Ngamngonkiri C, et al. Paracheck-Pf: a new, inexpensive and reliable rapid test for diagnosis of falciparum malaria. Trop Med Int Health 2001; 6:99–101.

35. Singh N, Valecha N. Evaluation of a rapid diagnostic test, 'Determine malaria pf', in epidemic-prone, forest villages of central India (Madhya Pradesh). Ann Trop Med Parasitol 2000;94.421–427.

36. Wolday D, Balcha F, Fessehaye G, et al. Field trial of the RTM dipstick method for the rapid diagnosis of malaria based on the detection of Plasmodium HRP2 antigen in whole blood. Trop Doct 2001; 31:19–21.

37. Tjitra E, Suprianto S, Dyer M, et al. Field evaluation of the ICT malaria P.f./P.v. immunochromatographic test for detection of Plasmodium falciparum and Plasmodium vivax in patients with a presumptive clinical diagnosis of malaria in Eastern Indonesia. J Clin Microbiol 1999;37:2412–2417.

38. Bharti PK, Silawat N, Singh PP, et al. The usefulness of a new rapid diagnostic test, the First Response Malaria Combo (pLDH/HRP2) Card Test, for malaria diagnosis in the forested Belt of central India. Malar J 2008;11(7):126.

39. WHO. Global Malaria Programme: Information note on recommended selection criteria for procurement of malaria rapid diagnostic tests. World Helath Organization, Geneva 2010.

40. Burchard GD. Malariaschnelltests. Bundesgesundheitsbl Gesundheitsforsch Gesundheitsschutz 1999;42:643–9.

41. Ricci L, Viani I, Piccolo G, et al. Evaluation of OptiMal assay to detect imported malaria in Italy. New Microbiol 2000;23:391–8.

42. Beadle C, Long GW, Weiss WR, et al. Diagnosis of malaria by detection of Plasmodium falciparum HRP-2 antigen with a rapid dipstick antigencapture assay. Lancet 1994;343:564–8.

43. Kodisinghe HM, Perera KLRL, Premawansa S, et al. The ParaSight-F® dipstick test as a routine diagnostic tool for malaria in Sri Lanka. Trans R Soc Trop Med Hyg 1997;91:398–402.

44. Risch L, Bader M, Huber AR. Self-use of rapid tests for malaria diagnosis. Lancet 2000;335:237.

45. Stow NW, Torrens JK, Walker J. An assessment of the accuracy of clinical diagnosis, local microscopy and a rapid immunochromatographic card test in comparison with expert microscopy in the diagnosis of malaria in rural Kenya. Trans R Soc Trop Med Hyg 1999;93:519–20.

46. Pieroni P, Mills CD, Ohrt C, et al. Comparison of the Parasight-F® test and the ICT Malaria P.f.® test with the polymerase chain reaction for the diagnosis of Plasmodium falciparum in travelers. Trans R Soc Trop Med Hyg 1998;92:166–9.

47. Trarore I, Koita O, Doumbo O. Field studies of the ParaSight-F® test in a malaria-endemic area: cost, feasibility, sensitivity, specificity, predictive value and the deletion of the HRP-2 gene among wild type Plasmodium falciparum in Mali [Poster SO2]. Am J Trop Med Hyg 1997;57:272.

48. Uguen C, Rabodonirina M, De Pina JJ, et al. ParaSight-F rapid manual diagnostic test of Plasmodium falciparum infections. Bull World Health Organization 1995;73:643–9.

49. Banchongaksorn T, Yomokgul P, Panyim S, et al. A field trial of the ParaSight-F® test for the diagnosis of Plasmodium falciparum infection Trans R Soc Trop Med Hyg 1996;90:244–5.

50. Craig MH, Sharp BL. Comparative evaluation of four techniques for the diagnosis of Plasmodium falciparum infections. Trans R Soc Trop Med Hyg 1997;91:279–82.

51. Humar A, Ohrt C, Harrington MA, et al. ParaSight-F® test compared with the polymerase chain reaction and microscopy for the diagnosis of Plasmodium falciparum malaria in travelers. Am J Trop Med Hyg 1997;56:44–8.

52. Grobusch MP, Alpermann U, Schwenke S, et al. False-positive rapid tests for malaria in patients with rheumatoid factor. Lancet 1999;353:297.

53. Iqbal J, Sher A, Rub A. Plasmodium falciparum histidine-rich protein 2-based immunocapture diagnostic assay for malaria: cross-reactivity with rheumatoid factors. J Clin Microbiol 2000;38:1184–6.

54. Laferl H, Kandel K, Pichler H. False-positive dipstick test for malaria. N Engl J Med 1997;337:1635–6.

55. Lee MA, Aw LT, Singh M. A comparison of antigen dipstick assays with polymerase chain reaction (PCR) technique and blood film examination in the rapid diagnosis of malaria. Ann Acad Med Singapore 1999;28:498–501.

56. Moody A, Hunt-Cooke A, Gabbett E, et al. Performance of the OptiMal(r) malaria antigen capture dipstick for malaria diagnosis and treatment monitoring at the Hospital for Tropical Diseases, London. Br J Haematol 2000;109:891–4.

57. Palmer CJ, Lindo JF, Klaskala WI, et al. Evaluation of the OptiMal test for rapid diagnosis of Plasmodium vivax and Plasmodium falciparum malaria. J Clin Microbiol 1998;36:203–6.

58. Grobusch MP, Hanscheid T, Gobels K, et al. Sensitivity of P. vivax rapid antigen detection tests and possible implications for self-diagnostic use. Travel Med Infect Dis 2003;1:119–22.

59. Iqbal J, Sher A, Hira PR, et al. Comparison of the OptiMal test with PCR for diagnosis of malaria in immigrants. J Clin Microbiol 1999;37:3644–6.

60. Jelinek T, Grobusch MP, Schwenke S, et al. Sensitivity and specificity of dipstick tests for rapid diagnosis of malaria in nonimmune travelers. J Clin Microbiol 1999;37:721–3.

61. Grobusch MP, Hanscheid T, Zoller T, et al. Rapid immunochromatographic malarial antigen detection unreliable for detecting Plasmodium malariae and Plasmodium ovale. Eur J Clin Microbiol Infect Dis 2002;21:818–20.

62. Hunt-Cooke A, Chiodini PL, Doherty T, et al. Comparison of a parasite lactate dehydrogenase-based immunochromatographic antigen detection assay (OptiMal) with microscopy for the detection of malaria parasites in human blood samples. Am J Trop Med Hyg 1999;60:173–6.

63. John SM, Sudarsanam A, Sitaram U, et al. Evaluation of OptiMal, a dipstick test for the diagnosis of malaria. Ann Trop Med Parasitol

1998;92:621–2.

64. Trachsler M, Schlagenhauf P, Steffen R. Feasibility of a rapid dipstick antigen-capture assay for self-testing of traveller's malaria. Trop Med Int Health 1999;4:442–7.

65. Funk M, Schlagenhauf P, Tschopp A, et al. MalaQuick versus ParaSight F as a diagnostic aid in traveller's malaria. Trans R Soc Trop Med Hyg 1999;93:268–72.

66. Jelinek T, Amsler L, Grobusch MP, et al. Self-use of rapid tests for malaria diagnosis by tourists. Lancet 1999;354:1609.

67. Behrens RH, Whitty CJ Self-use of rapid tests for malaria diagnosis. Lancet 2000;355:237.

68. Nothdurft HD, Jelinek T. Use of rapid tests for and by travelers. In: Schlagenhauf P, editor. Travelers' Malaria. London: BC Decker; 2001. p. 423–30.

69. Roukens AH, Berg J, Barbey A, Visser LG. Performance of self–diagnosis and standby treatment of malaria in international oilfield service employees in the field. Malar J 2008;7:128.

70. Schlagenhauf P. Stand-by emergency self-treatment of malaria by travelers, pp. 316–322. In: Schlagenhauf P, (ed.) Travelers' Malaria. (2nd edition), Hamilton, London, BC Decker 2008.

71. Calleri G, Behrens R, Bisoffi Z, et al. Variability in malaria prophylaxis prescribing across Europe: A Delphi method analysis. J Travel Med 2008;15:294–301.

72. Matson PA, Luby SP, Redd SC, et al. Cardiac effects of standard-dose halofantrine therapy. Am J Trop Med Hyg 1996;54:229–31.

73. World Health Organization 1993. Drug alert: Halofantrine. Wkly Epidemiol Rec 1993;68:268–70.

74. Steffen R, Lobel HO. Epidemiologic basis for the practice of travel medicine. J Wilderness Med 1994;5:56–66.

75. Schlagenhauf P, Steffen R. Stand-by treatment of malaria in travellers: a review. J Trop Med Hyg 1994;97:151–60.

76. Löscher T, Nothdurft HD. Malaria – rapid diagnostic tests and emergency self-treatment. Ther Umsch 2001;58:352–61.

77. Nothdurft HD, Jelinek T, Pechel SM, et al. Stand-by treatment of suspected malaria in travellers. Trop Med Parasitol 1995;46:161–3.

78. Schlagenhauf P, Steffen R, Tschopp A, et al. Behavioural aspects of travellers in their use of malaria presumptive treatment. Bull World Health Organization 1995;73:215–21.

79. Behrens RH, Phillips-Howard PA. What do travellers know about malaria? Lancet 1989;ii:1395–6.

80. Steffen R, Holdener F, Wyss R, et al. Malaria prophylaxis and self-therapy in airline crews. Aviat Space Environ Med 1990;61:942–5.

17

疟疾患者的处理

Marc Mendelson

要点

- 疟疾可视为医疗紧急情况
- 从疟疾流行地区归来的旅行者出现任何类型的发热均应视为疟疾,直到确诊为其他疾病
- 疟疾的症状取决于疟原虫种株、患者的免疫状态和年龄,但并不具有特异性
- 通常未经免疫的成人或儿童的临床症状显著重于半免疫状态的成人
- 及时诊断和治疗是降低疟疾病死率的关键因素
- 疟疾治疗方案的选择应根据疟原虫种株、疾病严重程度和预期耐药模式来决定

引言

对前往流行地区的旅行者来说,疟疾仍然是一个重要健康问题。每年至少有 10 000 名旅行者患病[1]。旅行者疟疾的主要病因是恶性疟[2],输入型病例(大多数是未经免疫的成人)的病死率高达 1.5%~7%[3],与之相比,疟疾流行地区本地患者的病死率约为 1%。

诊断和治疗延迟与病死率相关,使恶性疟成为医疗紧急情况。另外四种对人类致病的疟原虫是间日疟原虫、卵形疟原虫、三日疟原虫和诺氏疟原虫,罕见致人死亡。

疟疾免疫力的产生

疟疾的免疫不是一种绝对的、保护性的、消除性免疫,而更倾向于一种抑制性免疫。疟疾流行地区的人反复暴露于疟原虫,产生能抑制疟原虫繁殖的相对免疫力,使个体成为血液中疟原虫密度很低的无症状携带者,并不会造成任何伤害。形成这种免疫力的时间取决于疟疾的传播水平和对疟疾的暴露情况。在高度流行(全地方性)的地区,年龄>5 岁的儿童很少患急性疟疾,而在流行性较低的地区,急性疟疾在年长的儿童中也很常见。在低风险地区或疫情暴发地区,免疫力可能永远不会形成。移居人群的暴露程度与当地居民未必相同,应视为无免疫人群。同样,在流行地区长大但在非流行国家长期居住的人也会丧失这种免疫力。当他们经常因探望亲友而返回原籍国时,会成为疟疾发病的高危人群[4]。而这一人群常常忽略药物预防。

无免疫个体感染恶性疟原虫的症状学

恶性疟原虫的潜伏期为 1 周至 3 个月,在极少数情况下会更长。无免疫的旅行者出现恶性疟疾的症状 65%~95% 是在离开流行地区后 1 个月内[5]。与许多传染病一样,疟疾的早期症状是非特异性的,特别要强调完整的旅行史绝对是所有临床评估的一个重要组成部分。尽管绝大多数患者(95%)出现发热,并且常伴有寒战,但是在出现症状的头几天,通常不会出现教科书上三日热或四日热(三日疟)的热型,甚至全程均不明显,尤其是当患者得到及时诊断并开始治疗以后。约三分之二的患者出现头痛、出汗和肌痛,除干咳外没有其他呼吸系统症状,大约三分之一的患者有腹泻和其他胃肠道症状。对无并发症的疟疾患者来说,体检往往无明显发现;可能有明显脾大,以及轻度肝大,伴或不伴黄疸和(或)脸色苍白。假性脑膜炎罕见,提醒临床医生应警惕并发细菌性脑膜炎的可能。

成人重型恶性疟疾

世界卫生组织定义的重型恶性疟疾(表 17.1)

可能会在症状出现 3~7 天后病情恶化,虽然也有报道无免疫患者会在 24 小时内死亡[6]。预后取决于累及的重要器官系统的数量和严重程度。脾切除、妊娠、糖皮质激素、细胞毒性药物或其他免疫抑制剂,包括 HIV 感染,会增加疟疾发展为重症的风险。

表 17.1 成人恶性疟的严重表现

	频率	预测价值
临床表现		
意识障碍或深度昏迷	++	+
虚脱,即全身乏力,使患者无法行走或不能独立坐起	+++	?
不能进食	+	++
多次惊厥-24 小时内>2 次	+	+++
深大呼吸,呼吸窘迫(酸中毒式呼吸)	+	+++
循环衰竭或休克,成人收缩期血压<70mmHg,儿童<50mmHg	+++	+
临床黄疸加重要器官功能障碍的证据	+	+
血红蛋白尿	+	++
异常自发性出血	+	+++
肺水肿(影像学)		
实验室检查		
低血糖(血糖<2.2mmol/L 或<40mg/dL)	++	+++
代谢性酸中毒(血浆碳酸氢盐<15mmol/L)	++	+++
严重的正红细胞性贫血(Hb<5g/dl,HCT <15%)	+	+
血红蛋白尿	+	
高寄生虫血症(在低强度传播区域>2%或 10 万/μl 或在稳定高强度的疟疾传播地区>5%或 25 万/μl)	+	++
高乳酸血症(乳酸>5mmol/L)	++	+++
肾功能受损(血清肌酐>26.5μmol/L)	+++	++

修改自 WHO[6]

重型恶性疟疾的发病机制主要是重要器官如大脑内疟原虫寄生的红细胞阻滞在毛细血管和小静脉中。恶性疟原虫红细胞膜蛋白 1(*P. falciparum* erythrocyte membrane protein 1,PfEMP1)在疟原虫寄生的红细胞表面表达,并与内皮细胞受体如 ICAM-1、E-选择蛋白结合(在胎盘中是与硫酸软骨素结合)。无疟原虫寄生的红细胞"簇拥"在疟原虫寄生的红细胞周围,进一步限制了血液流动,降低了无疟原虫寄生的红细胞膜的剪切力,从而使细胞通过微血管淤滞部位的能力进一步下降。红细胞的停滞会导致局部缺氧。细胞因子和可能产生的一氧化氮也在疟疾的重型化中也起了作用。

脑型疟疾是成人重型疟疾致死的最常见原因,可表现为从轻度意识障碍到全身性抽搐,再到深度昏迷[6]。应排除其他感染性病因引起的脑膜炎或脑炎,特别是在出现假性脑膜炎时。脑型疟的病死率约为~20%,但很少有永久性神经系统后遗症。

严重贫血与寄生虫血症程度相关。在无免疫者,如寄生虫血症>2% 应作为重型疟疾来治疗[3]。血红蛋白尿可能是与高寄生虫血症相关的溶血所致,先前不充分治疗中形成的奎宁致敏红细胞发生免疫性溶血也可能是一个原因。孤立性黄疸在患重型疟疾的成年人中很常见。轻度黄疸可能仅由溶血引起,但非结合胆红素为主的胆红素显著升高提示肝功能障碍。

急性肾衰竭常是多器官功能衰竭的一部分,治疗期间仍可能继续进展。早期透析预后良好。

肺毛细血管通透性增加导致类似于成人呼吸窘迫综合征(ARDS)的肺水肿,有时液体超负荷也参与其中,这种情况是重型疟疾危及生命的表现。发病突然,且可能会在治疗几天后血液中寄生虫已被清除时发生。

低血糖症常见,可能与疟疾感染本身有关,也可能与奎宁治疗引起胰岛素的释放有关。所有脑型疟疾或奎宁治疗的患者都应该进行血糖监测。虽然血小板降低和血管内凝血活化指标很常见,但重型疟疾时临床上出现明显出血者罕见。

与间日疟原虫和卵形疟原虫感染不同,恶性疟疾本身不会复发,治疗后症状的再现通常是由于产生低度耐药而未能清除寄生虫。发生再燃的时间取决于最初的寄生虫密度、耐药性的程度和所用抗疟药的半衰期;最常发生在治疗开始后的 2~4 周内。治疗失败的其他机制包括对抗疟治疗的依从性差,或抗疟药的生物利用度降低。

流行区本土居民的恶性疟疾

约 90% 的疟疾发生在撒哈拉以南非洲地区,每年约有 100 万小于 5 岁的儿童死于疟疾。与疟疾相关的死亡人数几乎占非洲儿童总死亡人数的四分之一。脑型疟疾和重型疟疾贫血是导致死亡的主要原因[3]。

由于缺乏特异性诊断条件,而疟疾又是一种常见的严重疾病,因此经常会出现对耐氯喹恶性疟原虫进行经验或"推定"治疗的情况,这导致许多流行国家,特别是对儿童,采取了过度的抗疟治疗[3]。

重型恶性疟疾的临床特征因流行地区传播强度不同而有所不同。在高度流行地区,1~3 岁儿童以严重贫血为主要表现。在流行性较低的地区,3~7 岁儿童以脑型疟疾为主,而年龄较大的儿童和成年人血液中虽仍存有少量疟原虫,却几乎没有症状。孕妇因部分丧失疟疾免疫力而导致母亲贫血和低体重婴儿[7]。

非恶性疟疟疾的临床表现

间日疟原虫和卵形疟原虫的平均潜伏期是 13~14 天。然而,间日疟原虫的一些虫株可能存留在肝脏中 9~12 个月甚至更长(越冬疟原虫),随后在血液中增殖而引起症状。现在除了印度北部的间日疟原虫以外,以往在温带气候下出现的这些虫株现在几乎已经灭绝。

首次有症状感染后,由肝内疟原虫释放引起的间日疟和卵形疟的复发可以多次发生,但通常在 3~4 年后,感染最终会消失。约有一半感染间日疟原虫的患者会有复发。发作通常在最初 2~3 个月内发生[8]。有报道三日疟原虫感染者,在初次感染后 30~40 年出现复发[9]。这一现象的机制尚不明确。

间日疟原虫或卵形疟原虫初次感染的热型往往是在头几天发热后就都呈现 3 日热型(每隔 48 小时发热),如果不用伯氨喹根除肝脏内的休眠子,约 50% 的复发患者在症状开始时就表现为 3 日热型。数小时内体温会升至很高,伴有发冷(剧烈的全身寒战)以及头痛和肌痛。退热时伴有淋漓大汗,经过 6~12 小时患者逐渐恢复。在发作间歇期,患者可能感觉良好。随着时间的推移,脾大和贫血可能会进展。最终,即使不经治疗,数周后感染也会逐渐消退。间日疟原虫和卵形疟原虫只侵入年轻红细胞,因此不会导致高寄生虫血症[10]。间日疟原虫很少有肺水肿等并发症。

显微镜诊断

显微镜检查仍然是灵敏度较高的检测和鉴定疟原虫的金标准[11]。通过仔细检查厚血涂片,可以检测到低至 5~10 个寄生虫/μl 血液的寄生虫密度。与基于抗原检测的快速诊断试验形成对照的是,显微镜检查可以对寄生虫血症进行定量,这对于疾病严重程度分类和观察疟原虫对治疗的反应是很有必要的。

显微镜检查从收集指尖穿刺或静脉穿刺血液样本开始。在标准显微镜载玻片上进行厚、薄两种血涂片制备。薄片用甲醇固定,然后对玻片进行染色,通常使用 3%~4% 的吉姆萨(Giemsa),镜检前冲洗并干燥。最好配合使用 100× 油镜和 10× 目镜,总放大倍数 1000 倍。厚血涂片用于检测疟原虫,在一个厚血涂片被判定是阴性之前,至少应该检查 100 个区域。这需要一个有经验的显微镜学家工作 7~10 分钟。厚片检测的灵敏度可以提高 10~20 倍。如果是阴性,则薄血涂片可以弃之不用。

在薄血涂片中,红细胞被固定,可以研究疟原虫寄生红细胞的大小、形状和外观,并且计算包含一个或多个疟原虫的红细胞的百分比(% 寄生虫血症)。这对于正确判定虫株,以及作为评估严重程度的部分依据,是十分必要的。从指尖穿刺到显微镜检查出结果所需的总时间大约不超过 30 分钟。

无免疫的疟疾患者有时可能在血寄生虫数量达到显微镜可检测水平之前出现症状。如果临床上疑似疟疾,而厚血涂片检查阴性,则应每隔 6~12 小时重复两次显微镜检查,以排除疟疾。由于显微镜检查需要高水准专业知识,而许多临床实验室缺乏这一条件,因此一些实验室现在用快速抗原检测试验来筛查疟疾[1]。然而,低疟原虫血症也降低了快速检测疟疾试验的灵敏度,同样需要重复检测才能肯定地排除疟疾。

无免疫者急性疟疾的实验室指标

所有从疟疾流行地区归来的旅行者,如果出现发热都必须接受疟原虫检查。血小板减少症（80%）[12]和嗜酸细胞减少症是常见表现。显著的血小板减少常见于重型疟疾并发败血症的病例，此时血小板计数降低也是预后不良的因素。与预期相反，贫血并不是无并发症疟疾的标志。在一项研究中，疟疾患者中32%的成年男性和44%的成年女性的血红蛋白偏低。恶性疟和非恶性疟疾（多为间日疟）在急性贫血发生率上没有差别。

C 反应蛋白（C-reactive protein，CRP）在疟疾中几乎都升高，有研究报道这与高寄生虫血症相关[13]。然而，CRP 升高是非特异性的。CRP 的极度升高（>200mg/L）很少见，医生应引起警惕，患者并发或重叠细菌感染（大叶性肺炎、肾盂肾炎或败血症）是更有可能的解释。同样，白细胞中度减少是疟疾中常见的表现，而白细胞增多症是罕见的，医师同样应警觉重叠细菌感染的可能性。在恶性疟疾患者时革兰阴性细菌发生跨越肠道的细菌易位增多，如果出现白细胞增多，应进行血培养，应依据经验开始应用覆盖革兰阴性菌的广谱抗生素。经常出现肝酶水平的轻微增高。因为溶血的原因，胆红素和乳酸脱氢酶水平也常常升高。

重要的鉴别诊断

由于疟疾的临床表现并不具特异性，因此应考虑一些重要的鉴别诊断。要考虑的疾病种类取决于旅行者的旅行史和曾经暴露过的地方流行疾病。此外，如果有任何局部临床特征，例如疟疾患者罕见的皮疹，或特殊的实验室检查结果异常如白细胞分类（表17.2），均可能有助于厘清各种可能性。

常见的鉴别诊断包括流感和其他上呼吸道感染，特别在冬季，是一些国家的流感季节。登革热是许多疟疾流行地区的常见病。登革热患者通常主诉有严重肌痛、关节痛（断骨热）与头痛。与疟疾不同的是，登革热经常出现皮肤斑疹，典型者呈"孤岛样"，当然这一表现也不是绝对的。可能出现结膜炎表现。其实验室检查结果与疟疾相似，具有血小板减少和白细胞减少的特点。由伤寒或副伤寒沙门菌引起的败血症早期可能与疟疾相似，但常缺乏消化道症状，其发病通常比疟疾更为平缓。

如果存在白细胞增多症，则应考虑肺炎球菌肺炎，因患者可能在病初急起高热而没有呼吸系统症状。同样，老年患者出现发热性上尿路感染时，可能没有泌尿系统症状或腰背痛，在症状出现的头几天可

能很难与疟疾鉴别。

表17.2　旅行者归来后发热基于白细胞计数的鉴别诊断		
白细胞减少	白细胞增多	嗜酸性细胞增多
疟疾*	阿米巴病	血吸虫病
伤寒	化脓性感染	包虫病
虫媒病毒，如登革热	钩端螺旋体病	丝虫病
立克次体病	疏螺旋体病	类圆线虫病
布氏杆菌病		旋毛虫病

* 疟疾患者白细胞增多提示重叠细菌感染

避免"就医延误"

所有曾经到过疟疾流行地区的旅行者，如在首次可能暴露后 1 周到末次可能暴露后 3 个月（在极少数情况下甚至更晚）期间出现发热或相应症状，必须排除恶性疟疾[1]。从流行地区输入携带疟原虫的按蚊后出现过罕见的"机场疟疾"病例[14]。同样，血制品来源疟疾也已被报道[15]。因此，提醒医生对任何出现发热和寒战的患者，均应考虑疟疾的可能性。建议旅行者归来后一旦出现发热性疾病，需紧急排除疟疾，可直接前往可进行高质量显微镜检查的医疗机构就诊。作为旅行前咨询的部分内容，每位旅行者都应得到关于疟疾症状和疑似疟疾时怎么办的书面信息。

无免疫患者药物治疗的几个问题

疟疾的治疗取决于疟原虫种类、寄生虫血症的程度、患者对口服药物的耐受性及其药物敏感性模式。氯喹仍为卵形疟原虫和三日疟原虫感染的首选药物。在世界的许多地方（巴布亚新几内亚、印度尼西亚、巴西、哥伦比亚、埃塞俄比亚、瓜地马拉、圭亚那、印度、缅甸、秘鲁、大韩民国、所罗门群岛、泰国和土耳其），间日疟原虫已经对氯喹耐药。在这些地区，甲氟喹、奎宁成为治疗红细胞内期疟原虫的首选药物[1]，但也可使用青蒿素衍生物。间日疟原虫和卵形疟原虫在肝内的休眠子需用伯氨喹杀灭。但此药会引起 G6PD 缺乏者溶血，应在出具处方前进行相关检查。在非恶性疟疾中，罕见重型表现，通常可口服治疗。

恶性疟原虫对氯喹和抗叶酸剂如磺胺多辛/乙胺嘧啶的全球性耐药使这些药物不再用于抗恶性疟治疗。甲氟喹和奎宁的耐药性在东南亚的一些地区也很明显，例如泰国的达勒特省和缅甸与柬埔寨的邻近地区。表 17.3 详细列出了用于治疗恶性疟原虫感染

的抗疟药的特性。

表 17.3　治疗恶性疟原虫感染常用抗疟药的优缺点		
化合物	优点	缺点
氯喹	肠外制剂,价格便宜	除巴拿马航道以北和加勒比岛屿以外的所有疟疾流行地区都有耐药
磺胺多辛/乙胺嘧啶	单剂量,通常耐受良好	在大多数疟疾地区耐药性逐渐增加起效缓慢无肠外制剂
甲氟喹	在非洲和大多数其他疟疾流行地区有效[a]	无肠外制剂不良反应(非致死性)
奎宁	在非洲和大多数其他疟疾流行地区有效[a]肠外制剂	药物浓度依赖性不良反应(金鸡纳中毒)疗程长(7 天)
阿托伐醌/氯胍	可能在大多数疟疾流行地区有效可能耐受性良好	经验有限无肠外制剂价格昂贵
青蒿素[b]衍生物	在所有疟疾流行地区有效[c]起效快肠外制剂	若不与其他推荐药物联用则疗程长(7 天)
蒿甲醚/本芴醇	可能在大多数疟疾流行地区有效耐受性好	经验有限无肠胃外制剂价格昂贵必须与含脂餐同服

[a] 不包括泰国与柬埔寨和缅甸接壤的地区以及柬埔寨西部。
[b] 蒿甲醚,蒿乙醚,青蒿琥酯,青蒿素和双氢青蒿素。
[c] 在柬埔寨西部青蒿琥酯的体内敏感性降低

青蒿素衍生物(二氢青蒿素、青蒿琥酯、蒿甲醚,青蒿乙醚)源自青蒿(artemisia annua),中医用该药来控制发热已超过 2000 年。优于奎宁之处在于其能够针对红细胞内期早期阶段的疟原虫,在受感染的红细胞更加成熟并聚集于内皮细胞表面之前就将其从血液中清除。因青蒿素短暂的半衰期以及阻止耐药性发展的需要,必须采取将青蒿素与另一种有效的抗疟疾药物联合的治疗方案(青蒿琥酯联合治疗,ar-temesinin-combination therapy,ACT)[16]。现在有许多固定剂量组合,最常用的是含有蒿甲醚和苯芴醇的复方蒿甲醚。如果只能单药治疗,治疗时间应延长至 7 天。然而,近期在柬埔寨西部出现青蒿琥酯体内敏感性降低的报道[17],其特征是寄生虫血症清除缓慢,这应理解为恶性疟原虫对青蒿素具有潜在耐药性的警

告,值得注意的是,这个地区有许多接受过青蒿琥酯单药治疗的患者。

静脉注射的青蒿琥酯现在成为治疗成人和儿童重型恶性疟疾的首选药物[18,19]。在重型恶性疟疾成年患者中比较青蒿琥酯 IV 和奎宁 IV 的 SEQUAMAT 研究显示,青蒿琥酯使病死率降低 34.7%。最近,针对非洲儿童的 AQUAMAT 研究显示,儿童使用青蒿琥酯治疗的病死率降低了 22.5%[19]。在没有青蒿琥酯供应的地方,应使用剂量为 20mg/kg 的奎宁注射剂,同时应谨慎监测血糖。一旦能够口服药物,患者应该用第二种抗疟药物或药物联合方案来完成治疗。例如,静脉使用青蒿琥酯的患者可以口服复方蒿甲醚完成治疗,使用奎宁的患者可以加用多西环素或克林霉素来完成治疗。

在目前的情况下,由于对大多数常用的抗疟药物存在不同程度的耐药性,对无免疫人群中新药使用效果的数据也不充分,所以建议在治疗开始后监测疟原虫反应。重复疟原虫计数的最关键时间是治疗开始后 48 小时。如果此时的疟原虫数量大于初始数量的 25%,则应怀疑有高度耐药性,并立即改用另一种药物。

结论

急性疟疾属于医疗紧急情况,所有在流行地区停留过的诉有发热的旅行者都必须怀疑疟疾。重型恶性疟可以在症状出现后的几天内形成。对这一本可预防的疾病,早期诊断和及时治疗是降低其发病率和死亡率最重要的措施。

(蔡洁 译,李军　黄祖瑚 校)

参考文献

1. International Travel and Health. Geneva: WHO; 2010.
2. Freedman DO, Weld, L, Kozarsky PE, et al. Spectrum of disease and relation to place of exposure among ill returned travelers. N Engl J Med 2006;354:119–30.
3. Expert Committee on Malaria. Technical Report Series No. 892. Geneva: WHO, 2000.
4. Leder K, Tong S, Weld L, et al. Illness in travelers visiting friends and relatives: A review of the GeoSentinel Surveillance Network. Clin Infect Dis 2006;43:1185–93.
5. Genton B, D'Acremont V. Clinical features of malaria in returning travelers and migrants. In: Schlagenhauf-Lawlor P, editor. Travellers' Malaria. Hamilton: Decker; 2001. p. 371–92.
6. WHO. Guidelines for the Treatment of Malaria. 2nd ed. Geneva, Switzerland.
7. Marsh K. Clinical features of malaria. In: Wahlgren M, Perlman P, editors. Malaria – Molecular and Clinical Aspects. Amsterdam: Harwood; 1999. p. 87–117.
8. White NJ. Malaria. In: Cook GC, Zumla A, editors. Manson's Tropical

Diseases. 22nd ed. London: WB Saunders; 2009. p. 1205–95.

9. WHO. Chemotherapy of Malaria. Revised 2nd ed. Monograph Series No. 27. Geneva: WHO; 1986.

10. WHO. The biology of malaria parasites. Technical Report Series No. 743. Geneva: WHO; 1987.

11. WHO/USAID. Malaria diagnosis. Report of a joint WHO/USAID informal consultation October 25–27, 1999. Geneva: WHO; 2000.

12. Eriksson B, Hellgren U, Rombo L. Changes in erythrocyte sedimentation rate, C-reactive protein and hematological parameters in patients with acute malaria. Scand J Infect Dis 1989;21:435–41.

13. Naik P, Voller A. Serum C-reactive protein levels and falciparum malaria. Trans Roy Soc Trop Med Hyg 1984;78:812–3.

14. Lusina D, Legros F, Esteve V, et al. Airport malaria: Four cases in suburban Paris during summer 1999. Eurosurveillance 2000;5(7):76–80.

15. Kitchen AD, Chiodini PL. Malaria and blood transfusion. Vox Sang 2006;90(2):77–84.

16. WHO. The use of antimalarial drugs. Report of a WHO informal consultation. Geneva: WHO; 2001. p. 13–7 November.

17. Dondorp A, Nosten F, Yi P, et al. Artemesinin resistance in *Plasmodium falciparum* malaria. N Engl J Med 2009;361:455–67.

18. Dondorp A, Nosten F, Stepniewska K, et al. Artesunate versus quinine for treatment of severe falciparum malaria: a randomised trial. Lancet 2005;366:717–25.

19. Dondorp A, Fanello C, Hendriksen I, et al. Artesunate versus quinine in the treatment of severe falciparum malaria in African children (AQUAMAT): an open-label, randomized trial. Lancet 2010;376:1647–57.

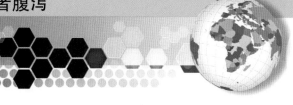

18

旅行者腹泻的流行病学

John W. Sanders, Mark S. Riddle and David N. Taylor

要点

- 旅行者腹泻(travelers' diarrhea, TD)是最常见的旅行相关性健康问题
- 产肠毒素大肠埃希菌(enterotoxigenic *E. coli*, ETEC)被发现为该病病因,使我们对旅行者腹泻的认识产生了重大飞跃
- 细菌是 TD 的最常见病因,ETEC 是最常见的细菌性病原体
- 宿主因素如年龄、预存免疫力、基础疾病和遗传因素影响着 TD 的易感性
- 避免高风险食物是明智的,但还不足以完全消除罹患 TD 的风险

引言

每年有超过 1 亿的来自工业化国家的游客访问全球的热带和发展中地区,大约发生 4000 万腹泻相关病例[1]。四分之一到超过二分之一的国际旅行者在国外旅行期间受到腹泻的困扰[2-8],使这一疾病成为最常见的旅行相关健康问题[9,10](表 18.1)。腹泻病也是一个长期困扰军队的问题,战时它所导致的人力损失比任何其他疾病都多[11-13]。旅行者腹泻通常呈急性过程,在不到一周时间内可以痊愈。约 10% 的病例可持续达 2 周[6]。在大多数情况下,旅行者腹泻是一种轻症的、自限性疾病;然而,即使只是一天的活动受到影响就能破坏一个精心安排的假期。1999 年的一项研究估计在牙买加度假期间每一位腹泻患者就医、治疗及错过的活动的平均成本达 116.50 美元[14]。并非只有旅行者才感受到腹泻病带来的经济负担。除了腹泻的患病率和病死率,发展中国家还损失了旅游

收入。担心腹泻的旅行者往往从他们的旅行计划中除去高风险国家[15]。TD 由多种食源性、水源性病原体包括细菌、病毒和寄生虫所引起。阐明旅行者腹泻的流行病学和病因将会减少旅行者的风险并降低发展中国家腹泻病的流行。

表 18.1 在不同气候区域短暂停留的欧洲游客中各种健康问题的发病率[a]

新出现或加重的疾病	旅行中健康问题的发病率(%)		
	热带地区 (N=10 555)	美国/加拿大 (N=1300)	统计学差异,以美国和加拿大作为对照组
腹泻	33.9	5.8	*P*<0.001
呼吸道感染	13.3	8.5	*P*<0.001
失眠	10.6	7.0	*P*<0.001
头痛	7.8	7.6	ns
皮肤病	5.7	3.4	*P*<0.001
各种原因的发热	3.8	1.2	*P*<0.001
心血管疾病	1.6	1.2	ns
事故	0.3	0.1	ns

[a]Steffen 1983[7]。ns,无统计学差异

历史

自有记录的历史以来,腹泻一直是旅行者面临的一个问题[16]。已经有很多关于旅行过程中腹泻发生原因的理论,包括环境、时区、饮食的变化以及暴露于病原微生物。Ben Kean 博士是最早推断出旅行者腹泻可能与细菌菌群转换或外来菌株被引入到肠道内有关的研究者之一[17]。他定义旅行者腹泻是一种临床综合征。他关于突然发作大量水样泻的生动描述仍是该病的经典描述之一。他在其职业生涯的大部

分时间中都未能找到旅行者腹泻的确切病因,但他排除了所有已知的病因并正确地推测出主要病因是细菌,因为暴露前使用抗生素可以预防多种腹泻病。1970 年,Rowe 等从在也门亚丁的大多数腹泻士兵中分离到一种新的大肠埃希菌血清型 O148:H28。一个在伦敦的实验室处理这种细菌的技术员稍后出现了严重的腹泻,从他的腹泻样本的纯培养物中随后也分离到大肠埃希菌 O148:H28[18]。Gorbach 和 Sack 等人在对印度次大陆急性不明原因性腹泻患者的研究中首次提出人肠埃希菌与肠毒素的关系,它被认为是非弧菌性霍乱(大量水样泻)的最常见病因[19,20]。Du-Pont 等从在越南发病的美军士兵中分离到这种产肠毒素大肠埃希菌(ETEC)[21]。Gorbach 与 Kean 合作在墨西哥重复了上述研究,发现 ETEC 是该国旅行者腹泻的主要病因[22]。从那以后进行的研究证实 ETEC 一直是世界范围内单个最重要的腹泻病原体。关于和平志愿队的研究也表明,在抵达新环境后的数天内肠道菌群发生了改变[23]。这些西方人体内最初定植的是对抗生素敏感的大肠埃希菌,但在抵达泰国数天后这些大肠埃希菌逐渐被当地的耐药株所代替。肠道菌群的迅速改变表明旅行者可快速、容易地获得诸如 ETEC 这样的致腹泻菌群。

临床特点

旅行者腹泻表现为突发的稀便、水便,伴有腹痛、发热或里急后重。关于腹泻频率、持续时间和严重程度的硬性标准是学术性的。病情的急迫感很强,可以有一些前驱症状,如胃部咕噜作响或恶心。发热较为常见,但粪便中很少会有血液出现。恶心和呕吐在最初的几个小时也很常见,加重了患者的不适和失水(表 18.2)。脱水在成人中很少危及生命,但在年轻旅行者中需要更多的关注。轻度脱水会导致全身不适以及其他症状如头痛、肌痛等[24]。

与大多数临床综合征相似,腹泻病也有依据临床症状的严重程度及类型划分的疾病谱。临床特征和实验室指标用于区分病原体已被证明或太不敏感或太不特异[25,26]。一般而言,与其他细菌如弯曲杆菌相比,ETEC 引起的腹泻较轻[24,27]。无论是何种病因所致,临床表现轻的患者通常恢复得更快。依旅行的类型和地点而定,腹泻起病通常发生在头 2 周且通常会在 3~4 天内痊愈[5,27]。大约有四分之一的腹泻患者将不得不改变他们的活动安排,但大部分人活动受影响不超过 24 小时。

表 18.2　去发展中国家旅行的美国人中腹泻的临床特点[a]

	旅行者腹泻[b]	所有事件
旅行者人数	270	358
发病的旅行日	10.6±9.2	9.8±8.5
大便次数/天(%)	4.4±2.6	3.7±2.5
1~2	17.4	37.4
3~5	63.0	47.8
>6	19.6	14.9
持续天数(%)	3.9±5.7	3.7±5.6
1~3	72.1	74.1
4~7	18.9	17
8~14	4.5	4.3
>14	4.5	4.6
症状(%)		
水样泻	66.3	58.4
腹部绞痛	44.4	33.5
呕吐	24.4	18.4
发热	22.2	16.8
出血	1.5	1.1
活动调整(%)	35.2	28.8

[a] Hill 2000[5]

[b] 旅行者腹泻是指 24 小时解不成形便≥3 次伴或不伴腹痛、呕吐、发热或出血,或者 24 小时解不成形便<3 次同时出现一种或多种上述症状

"所有事件"一列含单纯烂便和旅行者腹泻

病原学

旅行者腹泻的病原体分离率大约从 30% 到 60% 不等[14,28-32]。1974 年,Merson 等从 63% 在墨西哥旅行期间发生 TD 的旅行者中分离出某种病原体[6]。大约 20 年后,Jiang 等对去墨西哥瓜达拉哈拉游玩的旅行者进行了一项纵向研究,结果发现只在 44% 的腹泻病例中分离到某种病原体[30]。尽管实验室方法有进步、粪便标本处理有改进,分离率并没有明显提高。有很多变数或许可以解释为什么没有从粪便中分离到病原体或为什么某种特定病原体分离率大不相同。可能在粪便采集前已经使用了抗生素和铋剂;病情可能缓解,只有少量病原体排出;粪便标本量太少不足以检测到病原体;或没有采用恰当的诊断方法来检出病原体。无症状旅行者的粪便中常排出病原体,而有症状的旅行者中约 15% 带有多种肠道病原体,这使得感染性疾病病原学的研究更加复杂化[32]。尽管如此,这些研究有一个共同点:产肠毒素大肠埃希菌是最常被分离到的病原体(表 18.3)。未来的研究有可能发现

新的病原体。但即使有时没有分离到细菌性病原体，旅行者对抗生素治疗通常有效的事实表明，大多数没有明确诊断的旅行者腹泻是由细菌所引起的。

表 18.3 1973—2009 年间旅行者腹泻患者中肠道病原体的分布[a]			
病原体	不同地区病原体的大致分布（%）		
	拉丁美洲	非洲	南亚（印度次大陆）
ETEC[b]	34	31	31
EAEC[c]	24	2	16
志贺菌	7	9	8
沙门菌	4	6	7
弯曲杆菌	3	5	8
气单胞菌	1	3	3
邻单胞菌	1	3	5
诺如病毒	17	13	不详
原虫	3	3	9
未分离到病原体	49	45	39

[a] 改自 Shah, et al. Am J Trop Med Hyg. 2009. and Bauche, et al. Gastro and Hepatol. 2011.[143]
[b] ETEC，产肠毒素大肠埃希菌
[c] EAEC（enteroaggregative Escherichia coli），肠聚集性大肠埃希菌

细菌

产肠毒素大肠埃希菌

细菌是旅行者腹泻最常见的病因，而 ETEC 是最常见的细菌性病原体。沙门菌、志贺菌和弯曲杆菌占到了剩下的细菌性病原体的大部分（表 18.3）。在美国，除外 ETEC，所有这些细菌都是腹泻病的重要病因。目前还没有诊断 ETEC 的常规微生物实验室检测方法。为了确定大肠埃希菌能够产肠毒素，必须鉴定出它从细菌培养物中释放的毒素，或者必须鉴定出 ETEC 菌株所表达的不耐热（heat labilc toxin，LT）或耐热（heat-stable toxin，ST）毒素的基因。无论哪种检测方法都还没有商品化。

只有大量的 ETEC 才能导致腹泻[21]。与志贺菌感染剂量<200 个细菌相比，DuPont 等人证实 ETEC 需要达到 10^8 个菌体才能引起腹泻。摄入如此之高的细菌量，说明这些地区的卫生条件一定存在严重问题，这往往发生在一些发展中国家。在美国，偶尔会发生

ETEC 的暴发。1975 年，因为未经处理的污水进入了园区的水体，火山口湖国家公园出现了一起大规模的水源性暴发，感染了 2000 多人[33]。DuPont 的研究还表明，对动物致病的 ETEC 在人类中不致病[21]。上述因素，加上 ETEC 不能够轻易地定殖在家畜中，进一步支持了人类是 ETEC 的主要宿主的推测。

除了 ETEC，至少还有四种大肠埃希菌确实可以引起腹泻性疾病[34,35]。这些大肠埃希菌在旅行者腹泻中的作用目前还不太清楚，未来的研究或许可以澄清。肠侵袭性大肠埃希菌（enteroinvasive E. coli，EIEC）与志贺菌属关系密切，可引起痢疾样临床表现，但并不是 TD 的重要病因。肠出血性大肠埃希菌（enterohemorrhagic E. coli，EHEC）通过志贺样毒素（shiga-like toxin，SLT）引起出血性结肠炎和溶血性尿毒综合征。尽管 EHEC 在美国、欧洲和日本是一种重要的病原体，但在热带目的地却很罕见。很重要的一点是因为抗生素禁忌使用于 EHEC 感染，却常用来治疗旅行者腹泻[36]。肠致病性大肠埃希菌（enteropathogenic E. coli，EPEC）是婴儿腹泻的一个重要原因，它通过"粘附和脱落"机制造成损伤[37]，但肠致病性大肠埃希菌似乎对旅行者健康的影响并不严重。最后，还有肠聚集性大肠埃希菌，是一种最近才被认识的很可能是旅行者腹泻主要病因的病原体。目前，对 EAEC 引起腹泻的致病机制的认识还不清楚。但是，在最近的一项研究中，26% 的旅行者腹泻患者中分离到 EAEC，仅次于最常见的肠道病原体 ETEC[38]。有趣的是，该菌的分离对 26% 原本病原体不明的患者作出了解释，说明细菌作为旅行者腹泻主要病原体的重要性以及需要在这一领域继续进行研究。

弯曲杆菌属

虽然弯曲杆菌感染在美国和其他发达国家常见，但该病的发病率在发展中国家还是要高出许多倍[39]。在这些国家，由于持续的、大量的接触，在一岁以后就诱导出明显的机体免疫。旅行者在两周的旅行中感染弯曲杆菌的风险很高，可占旅行者腹泻病例总数的10%。在西班牙和泰国氟喹诺酮类药物耐药率>70%[28,40]。在这些地区治疗，可选用阿奇霉素治疗 TD[41]。

沙门菌属

非伤寒沙门菌感染在美国和其他发达国家越

来越常见,但在发展中国家是 TD 相对少见的原因。

志贺菌属

卫生条件越差,志贺菌越流行。它一直是美国军队在伊拉克、沙特阿拉伯和索马里部署期间的一个问题[12,42,43]。随着部署时间的延长,志贺菌成为腹泻和痢疾的一个更重要的原因。低感染剂量增加了人传人和蝇传疾病的发病率。因为志贺菌是一种苛养菌,在并非总能快速处理新鲜粪便标本的情况下,该菌感染的真正发病率可能被低估了[44]。最近,一项关于越南儿童腹泻的研究发现非痢疾的、培养阴性的标本有 36% 志贺菌 PCR 检测阳性[45]。随着这项技术的普及,与既往认识相比志贺菌导致更多的 TD 不足为奇。

弧菌属

副溶血性弧菌和非 O1 群霍乱弧菌可存在于海产品中,已经成为提供海鲜自助餐酒店的一个棘手问题[46]。O1 群霍乱弧菌很少引起 TD,但关于在秘鲁首都利马工作的美国人以及从印度尼西亚巴厘岛回来的日本人的报告表明,西方人在流行地区可以罹患霍乱[47]。其症状与其他原因的 TD 相同,病原体的鉴别只能依靠培养。

病毒

诺如病毒、腺病毒、星状病毒和轮状病毒等病毒都已发现可引起 TD[12,14,26,32]。大多数研究都没有针对性地去探索 TD 中的病毒性因素。在那些已开展的研究中,许多是采用电子显微镜或酶免疫测定(enzyme immunoassay,EIA),这些方法是不敏感的、费力的以及依赖于操作者的[48]。较新的研究正联合使用 PCR 和逆转录 PCR 来寻找引起 TD 的病毒和特定菌株[49-51]。包括诺如病毒和札幌病毒在内的杯状病毒家族正日益成为食源性、水源性和人传人腹泻暴发的病原体,其感染表现为恶心、呕吐和腹泻。有据可查的暴发已经出现在出国游轮和酒店[52-56]。最近,有研究表明诺如病毒是去墨西哥访问的美国学生中 TD 的第二个最常见原因,占病例的 17%[57]。

该病毒通过粪—口和气溶胶途径传播,且被认为是非细菌性 TD 的最常见原因。在海湾战争中,诺瓦克病毒是冬季腹泻的重要病因。一旦该病毒出现,人传人就成为一种重要的传播模式,导致部署地服役人员中显著的患病率[58]。

寄生虫

返回的旅行者中迁延性腹泻最常见的病因是寄生虫感染。寄生虫感染的可能性随着腹泻症状持续时间的延长而升高。在尼泊尔的旅行者中,如腹泻 >14 天,27% 的患者被诊断为贾第鞭毛虫感染,而相比之下如腹泻 <14 天,则只有 10% 为该寄生虫感染[32]。最常要考虑区分的寄生虫性腹泻是由蓝氏贾第鞭毛虫、溶组织内阿米巴、隐孢子虫和环孢子虫引起的。微孢子虫和脆双核阿米巴是持续的轻度胃肠道不适症状的罕见病因[59-62]。虽然肠道寄生虫病的危险因素没有很好阐明,但停留时间似乎是寄生虫性病原体感染的一个重要因素[63],并且这种风险与旅行者持续暴露于含人粪便的饮用水和食物有关[64]。

蓝氏贾第鞭毛虫

返回的旅行者中最常见的原虫感染是蓝氏贾第鞭毛虫[65,66]。蓝氏贾第鞭毛虫感染临床上可表现为急性自限性疾病,也可没有症状。如果不治疗,以胀气、乏力及体重减轻为特征的慢性间歇性腹泻可以持续数月[67,68]。氯化消毒在预防水源性感染方面无效。1997 年,一家希腊度假酒店正是依赖氯化消毒进行水处理结果导致了一起较大规模的英国游客中贾第鞭毛虫的暴发[69]。饮用水的过滤或者煮沸在这种情况下有助于预防感染,尽管还有包括娱乐性水源性来源在内的其他可能的水源性传播来源。粪便检查通常可以给出诊断,但必须通过多次、认真的检查来确认该病原体。蓝氏贾第虫粪便抗原检测试剂盒也可选用[70]。十二指肠吞线试验近年来已不再受青睐[71]。

内阿米巴属

近年来,关于溶组织内阿米巴感染的诊断和治疗的一些问题已经得到澄清。现在已清楚,有两种不同的但形态上一致的阿米巴[72]。溶组织内阿米巴具有致病性,其临床表现可从自限性急性疾病,直到严重的甚至致命性的结肠炎;迪斯帕内阿米巴无致病性,常见于那些"无症状性包囊携带者"[73]。这两种阿米巴不能在显微镜下区分,但可以通过EIA 或 PCR 来鉴别[74,75]。

环孢子虫

卡耶坦环孢子虫连同贝氏等孢球虫,是原生动物艾美虫属的一种球虫。在雨季前的春季和夏季,尼泊尔多达三分之一的腹泻性疾病是由季节性环孢子虫暴发所导致的[64,76]。进口的危地马拉树莓携带有环孢子虫进入了美国,在夏季引起暴发[77]。乏力和食欲缺乏非常显著,这有助于将环孢子虫感染从其他病原体感染区分开来。如果不经治疗,该病平均持续 6 周。

贝氏等孢球虫

贝氏等孢球虫在热带和亚热带国家流行。已经发现去加勒比海、印度和非洲的健康旅行者罹患等孢球虫感染回到美国。有一个美国人在遍游西非后出现了慢性腹泻和腹部绞痛[78]。5 周内多次对其粪便进行检查,终于查到了贝氏等孢球虫。

微小隐孢子虫

隐孢子虫现在是公认的发展中国家儿童腹泻的常见原因[79],并且逐渐被认为是这些地区旅行者腹泻的病因[80]。例如,在已知儿童隐孢子虫感染率高的地区,部署到当地的军事人员中隐孢子虫是旅行者腹泻的第三位最常见原因[79,80]。隐孢子虫的抗氯性在美国的各城市中已导致众多水源性暴发,最著名的是 1993 年威斯康星州密尔沃基市的大面积暴发[81]。前往列宁格勒进行周末旅行的 34 个芬兰学生中,7 人返回时罹患隐孢子虫显性感染,4 人是贾第鞭毛虫感染,2 人是隐孢子虫和贾第鞭毛虫同时感染[82]。与贾第鞭毛虫平均潜伏期为 16 天相比,隐孢子虫平均潜伏期为 6 天,症状持续时间为 9~23 天。免疫功能低下的 HIV 感染旅行者对隐孢子虫病尤为易感,出国旅行时

应该小心谨慎[68]。

人芽囊原虫

关于这一寄生虫是否能引起腹泻,很久以来一直有争议,但现在较为一致的认识似乎是人芽囊原虫没有致病性。1995 年在加德满都进行的一项认真的病例对照研究表明,在腹泻患者和没有腹泻症状的对照患者的粪便中人芽囊原虫都一样常见[89]。因此,恰当的做法是在粪便中存在人芽囊原虫的有症状的归来旅行者中继续寻找能够确认的病原体[83]。

宿主因素

来自欧洲、美国、澳大利亚和日本的游客占到了从发达国家前往欠发达国家的旅行者的大部分。这里面包括度假者、企业员工、军人和救援人员。来自发展中地区的难民和其他流离失所者是另一个重要的有风险人群。群体和个体不同的人口学和行为学特征,在决定其发生腹泻的风险方面起一定作用。

年龄/性别

大量研究表明,成年人随年龄增长保护能力增强[5,7,9,17,29,84]。这种关联性甚至在校正了冒险旅行偏好、停留期限和旅游经验的偏倚后仍然存在。一项研究发现,年龄每增加一岁腹泻发病率减少 1%[4]。年轻的成年旅行者因为一些原因增加了风险。他们食入大量食物,因而进入的病原体也多,而且他们对食物的来源和种类往往也不讲究。此外,他们对病原体的免疫反应可能与年长旅行者不同。性别一直不是一个腹泻发生的危险因素[14,17,27]。

儿童旅行者腹泻

儿童旅行者腹泻是一个相对被忽视的领域,但很显然的是更多的成年人现在会携带儿童和婴儿去旅行。Pitzinger 在苏黎世进行了一项回顾性研究以评估儿童腹泻发病率[85]。她发现,38% 的青少年会罹患TD,与 20~29 岁的青壮年群体的发病率一样高。7~14 岁的儿童中发病率降低至 20%,3~6 岁的儿童中发病率最低(8%)。最值得注意的是,0~2 岁的孩子的

腹泻发生率最高为40%[85]（图18.1）。年幼儿童的临床过程趋向于较重且病程较长。在这些孩子中，40%的父母报告说他们一直是采取饮食预防措施的。最近，GeoSentinel 旅行网报道的一项研究发现，在旅行归来的儿童中需要医疗照护的以腹泻最为常见（28%），其次是皮肤疾病（25%）、全身发热性疾病（23%）和呼吸系统疾病（11%）[86]。此外，腹泻分类为急性（80%）或慢性（持续时间＞2 周）（20%），急性腹泻患者中28%未明确病原体，29%为细菌性腹泻，25%为寄生虫所致。

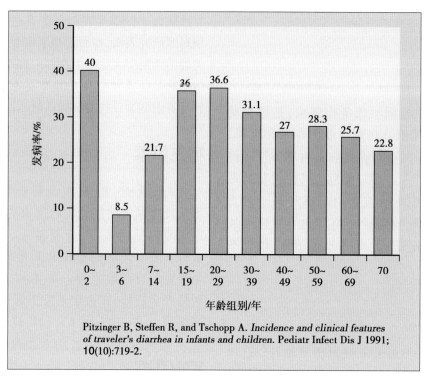

Pitzinger B, Steffen R, and Tschopp A. *Incidence and clinical features of traveler's diarrhea in infants and children.* Pediatr Infect Dis J 1991; **10**(10):719-2.

图 18.1　热带地区旅行者中各年龄段的腹泻发病率[91]

还在哺乳的婴儿可能是一个例外。母乳喂养在没有其他疾病时是最安全的营养方式，已经在欠发达国家挽救了数百万儿童的生命。婴儿配方奶粉和婴儿食品在大部分城市地区可有供应，并且可以安全地进行准备。到发展中国家去的家庭应该迅速找到一处有厨房的住所。降低腹泻风险最好的方法是能掌控食物的制备过程。带着婴儿徒步旅行时很难提供安全的食品。父母亲徒步旅行时或许能够携带幼童，但他们必须记住腹泻的风险是很高的。孩子的手会被污染，而且在儿童中引发疾病所需要的病原体感染剂量可能低得多。必须带着孩子旅行的父母应获得有关饮食预防、自我治疗和口服补液的详细的宣教。

目前很少有比较儿童和成人 TD 病因的直接数据。有一些资料描述了返回发展中国家的儿童中腹泻的原因。现有数据表明，儿童旅行者的腹泻病因与成年旅行者的腹泻病因非常相似。这是可以理解的，因为生活在欠发达国家的儿童腹泻的原因与来自发达国家的成年旅行者的腹泻原因是一样的。

原籍国

旅行者的原籍国可能是腹泻病的风险因素。在欠发达地区旅行时，从较发达国家来的居民罹患率最高[9]，而来自更欠发达国家的旅行者其患病率与当地人群更低或相似[87]。当到发展中国家旅行，原来住在北方一些国家的人 TD 罹患率显著高于那些从更南部地区国家来的人[14,88]。这些观察支持的理论是，罹患率直接与社会经济状况相关。一个含有不同社会经济状况的巴拿马人团体去墨西哥旅行时印证了上述观点[89]。

免疫

ETEC 自然感染后可诱发保护性免疫。诸如定植因子或毒素等特异性抗原或诸如肠道 IgA 或血清 IgG 等免疫系统特定组分在保护性免疫中的作用还不十分明确。从自然感染中恢复者可抵御同源菌株的感染[21,90,91]说明确实产生了免疫力。随着年龄的增大及在旅游目的地停留时间的延长,感染发生率逐渐下降,支持了上述发现[92,93]。然而,这种经诱导产生的免疫保护持续时间尚不清楚。先前到过某一特别高风险国家或去过另一个发展中国家旅行,并不能获得有效保护[9,94]。一些病例研究表明在发展中国家的腹泻病发病风险可持续至抵达后数年,尽管一段时间后风险会有所降低[29,32,92,93]。在一些特别高风险的流行环境中,这种风险可能会持续更久。尼泊尔的一项前瞻性研究表明在当地居住的第一年,腹泻发生风险没有降低,而且每月的高发病率可持续至抵达后的 2 年[64]。

基础性疾病

低胃酸被认为是 TD 的一个危险因素[21]。既往有胃切除手术和那些使用如质子泵抑制剂等抗酸剂的人被认为风险更高。其他慢性胃肠道疾病可能会在旅行期间加重并使腹泻症状更明显[94]。除此以外,基础病并不会影响腹泻发生的风险[5]。免疫功能低下的旅行者可能是个例外。HIV/AIDS 患者易于感染各种各样旅行相关的病原体,从隐孢子虫、微孢子虫及贝氏等孢球虫等寄生虫到沙门菌及弯曲杆菌等细菌[95]。

特定的宿主因素

显然有一些别的宿主因素导致个体对某些感染更加易感。例如,多年来临床医师已经观察到有些人似乎比其他人对诸如病毒感染更有抵抗力。最近,人们已经知道诺如病毒只能感染那些肠道细胞表面表达特异性、由基因决定的碳水化合物受体的个体。具体而言,诺如病毒似乎是与组织-血型抗原 H、Lewis 和 A 结合,该类抗原在肠道细胞绒毛顶端表达量最高[96,97]。不表达 1 型 H 抗原或 Lewis(B)抗原的"非分泌型"个体似乎对诺如病毒感染具有免疫力[98]。ABO 血型 B 型的个体似乎对感染更有抵抗力或者感染后更可能成为无症状感染[98]。启动子(IL-8 基因的-251 区)具有多态性的人似乎对 EAEC 导致的腹泻更易感[99]。人乳铁蛋白基因的单核苷酸多态性

(SNP)(632 位密码子呈 t/t 基因型)似乎使个体更易患 TD 并且产生更多的肠道炎症标志物(血液、粘液或粪便白细胞)[100]。

环境因素

在发展中国家旅行时 TD 相关的环境风险无处不在,而且常常不可避免。例如,欠发达国家的各种食品和饮料与腹泻病相关。数据还表明,在小餐馆或街头小贩处就餐可能使 TD 的风险增加[91,101]。这提示,旅行者通过避开某些食物和就餐场所而受益。在索马里,美军要求其服役人员只食用来自美国的预包装食品和来自严格监控的水源地的水。苍蝇等病原体相关虫媒被积极控制,同时也建造了各种现场卫生设施。这些巨大的努力取得的成效是,在一个高度流行地区停留 8 周,腹泻发病率低至 4.5%[42]。大多数旅行者并没有发现自己能从这些预防措施中受益,他们也不愿意这样做。但是,得到很好咨询建议的旅行者是能够通过改变其行为使风险显著降低的。

旅行前建议

通常情况下,都要求旅行者遵从如"煮沸、烧熟、削皮,否则就别吃"等预防建议[102]。遵循这一明智建议的益处难以证明[6,7,14,88]。在 1991 年的一项研究中,Hill 亲自为 784 名旅行者提供了关于预防旅行者腹泻和根据公认的指南采用经验性治疗的详细的咨询和书面建议。尽管开展了如此主动积极的教育,仍有 34% 的旅行者报告说他们在旅途中有显著的腹泻,近四分之一有发热和呕吐。这其中,35% 的人不得不改变他们的旅行计划[5]。一项前瞻性研究说明了一些旅行前饮食建议的益处[102]。患者对这项建议的依从程度以及其是否有效仍然存有争论。但资料显示旅行前咨询减少了在国外的医疗需求,并使返回的旅行者旅行后医疗的医生工作量减少 50%[103]。

旅行套餐和饮食

选择"全包旅行套餐"或提供部分膳食的旅行者与那些选择自行负责膳食的旅行者相比发生 TD 的

风险更高[14,104]。当人们能够自己做饭或者在朋友/家庭中进食时显示出保护作用[29,101,105]。食物看来是大肠埃希菌、志贺菌和沙门菌以及诺如病毒的主要传播模式，而水似乎是轮状病毒传播的主要途径[106,107]。Tjoa 等于 1975 年在墨西哥进行了一项研究，从 39% 的餐馆、55% 的摊贩和 40% 的小杂货店制作的食物中发现了大肠埃希菌。已发现乳制品中的大肠埃希菌数量最高。该项研究中发现四名厨房工作人员为志贺菌携带者的事实进一步说明了餐饮的潜在危险[101]。

一项关于 1992 年至 1993 年期间加德满都移居者的病例对照研究中，需要再加热的食品和混合饮料导致腹泻的风险最高[29]。关于瓶装水的益处以及进食餐厅提供的生蔬菜、沙拉、新鲜水果或冰的相关风险的数据相互矛盾[6,29,88]。目前数据支持的是，只要有可能就自己做饭，如果在外就餐应该选择能够提供热饭蒸菜的信誉良好、安全的餐馆。应该选择瓶装碳酸饮料而不是果汁和饮料机里的饮料。人们还应该避免食用沙拉或其他凉菜，因为它们携带肠道病原体的风险较高。

游船要为大量旅客准备食物，但食物储存和准备的空间有限。自助餐是船上提供食物的常用方式，并且食品通常会在上菜前室温放置数小时，病原体有足够的增殖时间。ETEC、沙门菌和诺如病毒可在船上引起食源性疾病暴发。如前所述，诺如病毒越来越多地出现在相关文献中。可疑的传播途径包括贝类、冰、沙拉、蛋糕糖衣甚至瓶装水。暴露时间能提示旅行者罹患腹泻的可能途径。带病的食品加工人员、不当的手工操作、卫生状况和存储条件是病毒感染暴发的根源。如果旅行者选择的航线能够提供烧熟的食物和经巴氏法消毒的鸡蛋并在离船上岸时不吃陆地上的餐饮，那么，游船上发生的许多病例是可以避免的[54]。

人传人也是一种可能的疾病传播途径。一项关于可能由诺如病毒引起的出国游轮旅客腹泻的研究发现，共用卫生设施的乘客患胃肠炎的几率是有私人浴室的乘客的两倍[108]。Kean 发现腹泻发生与有相似症状的室友具有关联性[17]。一旦暴发开始，就很难阻断传播的循环。在这种情况下，经典的预防措施如洗手、加氯水和抽水马桶等预防诺如病毒感染不那么有效[48]。在参与沙漠风暴行动的士兵中，诺如病毒是腹泻病的一个重要原因。在这项研究中，使用水壶与腹泻发生密切相关。军队通常使用氯处理水，而且 CDC 建议高水平氯化（10ppm 或 10mg/L，持续 30 分钟或更长）作为保护措施，尽管 CDC 承认即使这样可能还不够[43,109]。

住宿

住在豪华四星级或五星级酒店的客人常常认为如果他们在酒店餐厅用餐或享用客房送餐就不会染上 TD。Steffen 发现四星级酒店与等级较低的场所相比，并不能提供对 TD 的防护[7,94]。旅客不应根据机构的评级来推测其对 TD 具有可靠的防护效果。尽管如此，参与冒险旅行（背包旅行、露营或徒步穿越农村地区）的旅行者应该特别谨慎，因其风险高于住在酒店的旅客[83,85]。

风险的地理分布

腹泻的风险和病因有地区差异。Black 回顾分析了去拉丁美洲、亚洲和非洲的旅行者的 34 项研究报告。他发现这三个地区的旅行者罹患率（中位数）非常相似：拉丁美洲的 53%（21%～100%）；亚洲 54%（21%～57%）；非洲 54%（36%～62%）[15]。Du-Pont 将旅行者腹泻的风险划分为三个等级（高、中、低）[106]。他将上述三个地区列为"高风险"。低风险国家包括美国、加拿大、欧洲北部和中部、澳大利亚和新西兰。在这些国家，风险通常不会超过 8%[9,94]。剩下的地区为中等风险区，包括加勒比海地区（海地除外）以及太平洋和地中海北部的主要度假区。前苏联国家或许可以被列入这一类，但现在还缺乏这个区域的数据。

如果我们来分析这些区域的具体病因，ETEC 是拉丁美洲、非洲和南亚腹泻病的主要原因[8,110]，但在东南亚却并不常见[111]。基于一系列在拉丁美洲和非洲进行的研究，Black 总结认为这两个区域不同病原体的流行情况非常相似[110]。为了降低 ETEC 以外其他病原体的流行率，他指出轮状病毒、诺如病毒、志贺菌、沙门菌、蓝氏贾第鞭毛虫和溶组织内阿米巴是接下来最常见的病原体。已经注意到的是，弯曲杆菌是在泰国进行军事演习的美国军队中发现的主要病原体[112]。它也是摩洛哥冬季最常见的致病菌[113]。

在范围更广的温带地区,腹泻病因可随季节而变化。例如,尼泊尔腹泻患者发病高峰发生在雨季前或雨季期间的炎热月份,此时 TD 的发生率会翻倍。这是一年当中苍蝇最多和尼泊尔当地人食源性腹泻最多的时候[29]。尼泊尔环孢子虫感染的发生率进一步证明了这种季节性,环孢子虫的感染率在雨季持续处于高位水平,而在一年中的其他时间则下降到可以忽略不计的水平,提示该病为水源性传播[64,76]。轮状病毒和诺如病毒感染的典型表现是在较冷月份感染率较高[32,114]。其他大型回顾性研究未能发现季节因素对腹泻总发病率的影响[7]。

旅行者腹泻的后果

接受氟喹诺酮类或大环内酯类药物治疗的患者中 2%~5% 会出现抗生素相关性腹泻[115]。当接受抗生素治疗的 TD 患者症状持续或加重时需将抗生素相关性腹泻纳入到鉴别诊断中。TD 其他值得注意的并发症包括反应性关节炎和空肠弯曲杆菌相关吉兰-巴雷综合征。

估计有 1% 的旅行者罹患慢性腹泻[113]。Steffen 在 20 世纪 80 年代关于瑞士旅行者的研究表明,罹患急性腹泻的旅行者中 11% 的人会发展为慢性腹泻[7]。73 例慢性腹泻患者中总共有 20 例与原虫感染有关,如阿米巴、贾第鞭毛虫等,其余病例未能确诊。在西非、东亚旅行后慢性腹泻发生率最高。三分之一的患者返回后才出现症状,部分患者在一个多月后才发病。慢性腹泻在所有旅行相关疾病中位居导致不能工作天数的第二位。此外,最近的一项来自于 GeoSentinel 网的研究报告发现,与短期旅行者(旅行时间 <1 个月)相比较,长期旅行者(旅行时间 >6 个月)更容易罹患慢性腹泻、贾第鞭毛虫病或肠易激综合征(感染后),提示这一旅行者群体具有独特的风险暴露因素[116]。

感染后肠易激综合征

与旅行者腹泻的关系

肠易激综合征(irritable bowel syndrome,IBS)与旅行者腹泻和其他急性肠道感染相关已日益得到认识。IBS 是一种影响 12% 全球人口的异质性疾病[117]。大约 40 年前,Truelove 描述了继发于感染性痢疾之后的 IBS 症状[118]。随后的研究证实作为急性胃肠炎(gastroenteritis,GE)后遗症的感染后肠易激综合征(post-infectious irritable bowel syndrome,PI-IBS)的报告发病率范围在 4%~31%,相对风险为 2.5~11.9[119,120]。最近的一项荟萃分析报告发病率之间的差异,并提出患病率和风险的汇总估计数,发现有 14 项研究符合条件并纳入分析[118,121-134]。患病率范围从 2.6% 到 31.6%(见图 18.2)。感染性胃肠炎后继发 IBS 的概率比一

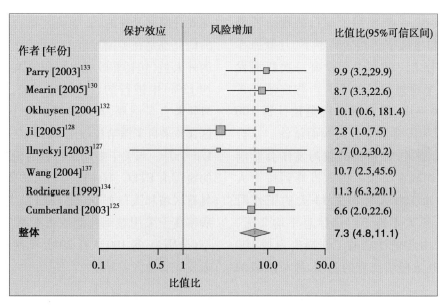

图 18.2 感染后肠易激综合征的风险

般人群高 7.3 倍,有 12% 的 GE 患者会继发 PI-IBS。有四项研究分析了与 TD 相关的 PI-IBS 的风险性。最近有一项研究报告,对被常规部署到中东地区后返回的 121 名美军军事人员的观察(随访>6 个月)发现,部署期间曾有过 TD 发作的军事人员的 IBS 发病率比那些没有发生过 TD 的军事人员高 5 倍(17.2% vs 3.7%,$P = 0.12$)[135]。一项关于以色列游客的研究称有 TD 病史的旅行者 6~7 个月后发生 IBS 的比例(14%)远高于没有旅行者腹泻病史旅行者中的发病率(仅为 2%)[136]。第三项研究报告称在墨西哥罹患 TD 的患者中 PI-IBS 的发病率为 10%[128]。第四项研究报告称 TD 后 PI-IBS 发病率仅为 4%,与那些没有腹泻病史患者的 IBS 发病率(2%)相比没有统计学差异[123]。总之,包括旅行者腹泻在内的胃肠道感染继发 IBS 的风险增加,再次强调了要采取预防策略降低旅行者腹泻发病率的必要性。

军队流行病学

部署在外的军事人员是一个独特的旅行者团体,长期以来一直被急性感染性腹泻所困扰[11,137]。虽然腹泻不太可能致命,但短期内腹泻患者数的增加加重了医疗照护任务、损失了工时及造成暂时性部署军力的短缺。虽然军方已为提供干净的食物和水作了巨大努力,腹泻仍然困扰着部署地军事人员。一系列评估美军部署在伊拉克和阿富汗的军事人员健康状况的研究发现,尽管使用了现行的预防性措施,腹泻的发病率和患病率仍然居高不下,月罹患率 >30% 并使超过四分之三的军人至少有一次腹泻发作[138,139]。将近一半罹患腹泻的军人声称病情严重到让他们至少就医一次,换句话讲就是预计每 100 人月中有 6 人次因为需要治疗腹泻病而就诊。结合伊拉克和阿富汗的结果,有 46% 的腹泻发作会影响工作,使工作日平均减少 2 天。据此推算到整个人群,估计腹泻会使每 100 人月损失 13 天的工作时间。14% 的腹泻病军人不得不卧床休息平均 2 天,2% 需要住院治疗,由此估计总的工作损失为每 100 人月 3.7 天[140]。在入侵伊拉克的初期,战斗阶段的腹泻发病率比战斗前增加了一倍,疾病对军队的影响在战斗阶段明显增加,导致 40% 的患者从医务人员处寻求照护,而这其中又有 14% 的人无法执勤超过 24 小时[140]。

军事人员腹泻相关的病原体一般与普通旅行者的腹泻病原体相同[11]。ETEC 和 EAEC 是从部署在伊拉克和阿富汗的军人中分离出来的两种最常见的病原体[140]。与普通旅行者一样,军事人员罹患腹泻的主要危险因素是食用当地的膳食[13],部署到伊拉克的三分之二的部队就是这种情况[141]。军事人员选择吃当地的食物常常是为了体验地方美食,但在伊拉克最初的"战斗阶段",三分之一的士兵报告称他们无法获得干净的食物和水,这可能导致了腹泻的高发率[140]。此外,由于军事部署常常伴随有过度拥挤和卫生条件差,人与人之间的病原体传播或所需感染剂量很小,就能导致疾病暴发。已经报道了多次诸如病毒导致恶心呕吐和志贺菌导致严重腹泻的暴发疫情[43]。

旅行者腹泻和诸如长期部署的军事人员等长期生活在海外人群的腹泻有时会有区别。由于全球经济的发展使短期旅行者增多,从发达国家移居并长时间驻留发展中国家的人群也在增加,寻找这些人群腹泻的流行病学特点是很重要的。最近一项对文献的系统回顾给出了美国部署的军队和类似的在海外居住较长时间的人群中特定病原体的流行率和腹泻相关的发病率的地区性估计值[142]。1990 年 1 月至 2005 年 6 月期间开展的 52 项研究符合入选标准。大部分的研究都是在美国军事人员(63%)和外国军队、移居国外人员(包括非政府组织和使馆人员)和学生(各占约 12%)中进行的。就地区而言,37% 来自于中东,31% 来自东南亚,24% 来自于拉丁美洲/加勒比海地区,6% 来自于撒哈拉以南非洲地区。旅行时间平均为 1.5 个月。与关于短期旅行者的研究相似,38%~45% 的腹泻由 ETEC、弯曲杆菌和志贺菌引起,但这些数据具有区域和人口差异(图 18.3)。基于自我报告的发病率高于采用被动监测或依据临床资料上报的发病率(分别为:每 100 人月 29 次、7 次和 6 次发作),其中未发现有地区差异性。

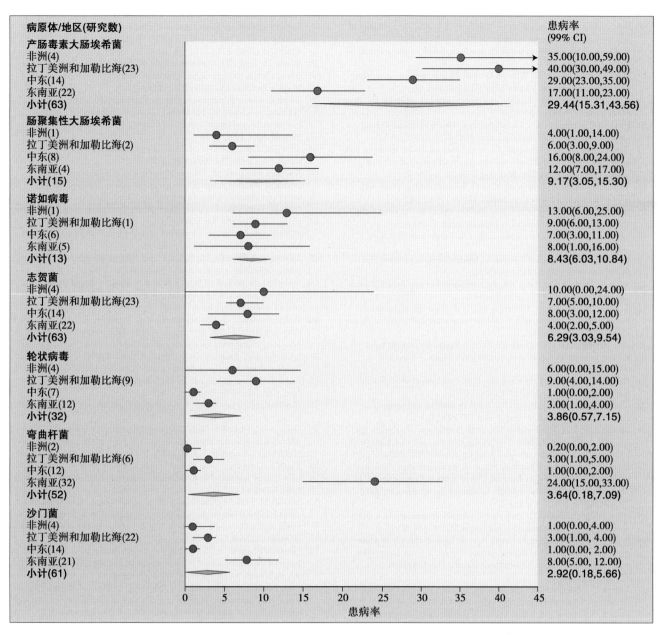

图 18.3 部署的军事人员和类似人群中与腹泻相关的病原体流行率[142]

结论

　　TD 是一种常见疾病,在国外的头两周内高达半数的旅行者会受到该病的影响。症状大部分是短暂的,但可能会因为病情的干扰而使一个精心策划的假期或商务旅行泡汤。有效的旅行前咨询可能会使一些旅行者主动避免有风险的食物和饮料,这可能会导致腹泻发病率的降低。因为大多数 TD 是由细菌所导致的,因此旅行时携带适当的抗生素用于治疗和预防也很重要。

（金珂 译,李军　黄祖瑚 校）

参考文献

1. Greenwood Z, Black J, Weld L, et al. Gastrointestinal infection among international travelers globally. J Travel Med 2008;15(4):221–8.
2. Ryan ET, Kain KC. Health advice and immunizations for travelers. N Engl J Med 2000;342(23):1716–25.
3. Echeverria P, Blacklow NR, Sanford LB, et al. Travelers' diarrhea among American Peace Corps volunteers in rural Thailand. J Infect Dis 1981;143(6):767–71.
4. Guerrant RL, Rouse JD, Hughes JM, et al. Turista among members of the Yale Glee Club in Latin America. Am J Trop Med Hyg 1980;29(5):895–900.
5. Hill DR. Occurrence and self-treatment of diarrhea in a large cohort of Americans traveling to developing countries. Am J Trop Med Hyg 2000;62(5):585–9.
6. Merson MH, Morris GK, Sack DA, et al. Travelers' diarrhea in Mexico. A prospective study of physicians and family members attending a congress. N Engl J Med 1976;294(24):1299–305.

7. Steffen R, van der Linde F, Gyr K, et al. Epidemiology of diarrhea in travelers. JAMA 1983;249(9):1176–80.

8. von Sonnenburg F, Tornieporth N, Waiyaki P, et al. Risk and aetiology of diarrhoea at various tourist destinations. Lancet 2000;356(9224):133–4.

9. Steffen R. Epidemiology of travellers' diarrhoea. Scand J Gastroenterol Suppl 1983;84:5–17.

10. Steffen R, Rickenbach M, Wilhelm U, et al. Health problems after travel to developing countries. J Infect Dis 1987;156(1):84–91.

11. Connor P, Farthing MJ. Travellers' diarrhoea: a military problem? J R Army Med Corps 1999;145(2):95–101.

12. Hyams KC, Bourgeois AL, Merrell BR, et al. Diarrheal disease during Operation Desert Shield. N Engl J Med 1991;325(20):1423–8.

13. Sanchez JL, Gelnett J, Petruccelli BP, et al. Diarrheal disease incidence and morbidity among United States military personnel during short-term missions overseas. Am J Trop Med Hyg 1998;58(3):299–304.

14. Steffen R, Collard F, Tornieporth N, et al. Epidemiology, etiology, and impact of traveler's diarrhea in Jamaica. JAMA 1999;281(9):811–7

15. Black RE. Epidemiology of travelers' diarrhea and relative importance of various pathogens. Rev Infect Dis 1990;12(Suppl. 1):S73–9.

16. Lim ML, Wallace MR. Infectious diarrhea in history. Infect Dis Clin North Am 2004;18(2):261–74.

17. Kean BH. The Diarrhea of Travelers to Mexico. Summary of Five-Year Study. Ann Intern Med 1963;59:605–14.

18. Rowe B, Taylor J, Bettelheim KA. An investigation of traveller's diarrhoea. Lancet 1970;1(7636):1–5.

19. Gorbach SL, Banwell JG, Chatterjee BD, et al. Acute undifferentiated human diarrhea in the tropics. I. Alterations in intestinal micrflora. J Clin Invest 1971;50(4):881–9.

20. Sack RB, Gorbach SL, Banwell JG. Enterotoxigenic Escherichia coli isolated from patients with severe cholera-like disease. J Infect Dis 1971;123:378–85.

21. DuPont HL, Formal SB, Hornick RB, et al. Pathogenesis of Escherichia coli diarrhea. N Engl J Med 1971;285(1):1–9.

22. Gorbach SL, Kean BH, Evans DG. Travelers' diarrhea and toxigenic Escherichia coli diarrhea. N Engl J Med 1975;292:933–6.

23. Echeverria P, Sack RB, Blacklow NR, et al. Prophylactic doxycycline for travelers' diarrhea in Thailand. Further supportive evidence of Aeromonas hydrophila as an enteric pathogen. Am J Epidemiol 1984;120(6):912–21.

24. Sanders JW, Isenbarger DW, Walz SE, et al. An observational clinic-based study of diarrheal illness in deployed United States military personnel in Thailand: presentation and outcome of Campylobacter infection. Am J Trop Med Hyg 2002;67(5):533–8.

25. Ericsson CD, Patterson TF, Dupont HL. Clinical presentation as a guide to therapy for travelers' diarrhea. Am J Med Sci 1987;294(2):91–6.

26. Svenungsson B, Lagergren A, Ekwall E, et al. Enteropathogens in adult patients with diarrhea and healthy control subjects: a 1-year prospective study in a Swedish clinic for infectious diseases. Clin Infect Dis 2000;30(5):770–8.

27. Mattila L. Clinical features and duration of traveler's diarrhea in relation to its etiology. Clin Infect Dis 1994;19(4):728–34.

28. Hoge CW, Gambel JM, Srijan A, et al. Trends in antibiotic resistance among diarrheal pathogens isolated in Thailand over 15 years. Clin Infect Dis 1998;26(2):341–5.

29. Hoge CW, Shlim DR, Echeverria P, et al. Epidemiology of diarrhea among expatriate residents living in a highly endemic environment. JAMA 1996;275(7):533–8.

30. Jiang ZD, Mathewson JJ, Ericsson CD, et al. Characterization of enterotoxigenic Escherichia coli strains in patients with travelers' diarrhea acquired in Guadalajara, Mexico, 1992–1997. J Infect Dis 2000;181(2):779–82.

31. Keskimaki M, Mattila L, Peltola H, et al. Prevalence of diarrheagenic Escherichia coli in Finns with or without diarrhea during a round-the-world trip. J Clin Microbiol 2000;38(12):4425–9.

32. Taylor DN, Houston R, Shlim DR, et al. Etiology of diarrhea among travelers and foreign residents in Nepal. JAMA 1988;260(9):1245–8.

33. Rosenberg ML, Koplan JP, Wachsmuth IK, et al. Epidemic diarrhea at Crater Lake from enterotoxigenic Escherichia coli. A large waterborne outbreak. Ann Intern Med 1977;86(6):714–8.

34. Levine MM. Escherichia coli that cause diarrhea: enterotoxigenic, enteropathogenic, enteroinvasive, enterohemorrhagic, and enteroadherent. J Infect Dis 1987;155(3):377–89.

35. Wanke CA. To know Escherichia coli is to know bacterial diarrheal disease. Clin Infect Dis 2001;32(12):1710–2.

36. Wong CS, Jelacic S, Habeeb RL, et al. The risk of the hemolytic-uremic syndrome after antibiotic treatment of Escherichia coli O157: H7 infections. N Engl J Med 2000;342(26):1930–6.

37. Knutton S, Baldwin T, Williams PH, et al. Actin accumulation at sites of bacterial adhesion to tissue culture cells: basis of a new diagnostic test for enteropathogenic and enterohemorrhagic Escherichia coli. Infect Immun 1989;57(4):1290–8.

38. Adachi JA, Jiang ZD, Mathewson JJ, et al. Enteroaggregative Escherichia coli as a major etiologic agent in traveler's diarrhea in 3 regions of the world. Clin Infect Dis 2001;32(12):1706–9.

39. Taylor D. Campylobacter Infections in Developing Countries. In: Nachamkin I, Blaser M, Tompkins L, editors. Campylobacter jejuni: current status and future trends. Washington, DC: American Society for Microbiology; 1992. p. 20–30.

40. Allos BM. Campylobacter jejuni infections: update on emerging issues and trends. Clin Infect Dis 2001;32(8):1201–6.

41. Kuschner RA, Trofa AF, Thomas RJ, et al. Use of azithromycin for the treatment of Campylobacter enteritis in travelers to Thailand, an area where ciprofloxacin resistance is prevalent. Clin Infect Dis 1995;21(3):536–41.

42. Sharp TW, Thornton SA, Wallace MR, et al. Diarrheal disease among military personnel during Operation Restore Hope, Somalia, 1992–1993. Am J Trop Med Hyg 1995;52(2):188–93.

43. Thornton SA, Sherman SS, Farkas T, et al. Gastroenteritis in US Marines during Operation Iraqi Freedom. Clin Infect Dis 2005;40(4):519–25.

44. Kotloff KL, Winickoff JP, Ivanoff B, et al. Global burden of Shigella infections: implications for vaccine development and implementation of control strategies. Bull World Health Organ 1999;77(8):651–66.

45. Vu DT, Sethabutr O, Von Seidlein L, et al. Detection of Shigella by a PCR assay targeting the ipaH gene suggests increased prevalence of shigellosis in Nha Trang, Vietnam. J Clin Microbiol 2004;42(5):2031–5.

46. Sriratanaban A, Reinprayoon S. Vibrio parahaemolyticus: a major cause of travelers' diarrhea in Bangkok. Am J Trop Med Hyg 1982;31(1):128–30.

47. Taylor DN, Rizzo J, Meza R, et al. Cholera among Americans living in Peru. Clin Infect Dis 1996;22(6):1108–9.

48. Greenberg HB, Matsui SM. Astroviruses and caliciviruses: emerging enteric pathogens. Infect Agents Dis 1992;1(2):71–91.

49. Deneen VC, Hunt JM, Paule CR, et al. The impact of foodborne calicivirus disease: the Minnesota experience. J Infect Dis 2000;181(Suppl 2):S281–3.

50. Moe CL, Gentsch J, Ando T, et al. Application of PCR to detect Norwalk virus in fecal specimens from outbreaks of gastroenteritis. J Clin Microbiol 1994;32(3):642–8.

51. Schwab KJ, Neill FH, Fankhauser RL, et al. Development of methods to detect 'Norwalk-like viruses' (NLVs) and hepatitis A virus in delicatessen foods: application to a food-borne NLV outbreak. Appl Environ Microbiol 2000;66(1):213–8.

52. Herwaldt BL, Lew JF, Moe CL, et al. Characterization of a variant strain of Norwalk virus from a food-borne outbreak of gastroenteritis on a cruise ship in Hawaii. J Clin Microbiol 1994;32(4):861–6.

53. Khan AS, Moe CL, Glass RI, et al. Norwalk virus-associated gastroenteritis traced to ice consumption aboard a cruise ship in Hawaii: comparison and application of molecular method-based assays. J Clin Microbiol 1994;32(2):318–22.

54. Koo D, Maloney K, Tauxe R. Epidemiology of diarrheal disease outbreaks on cruise ships, 1986 through 1993. JAMA 1996;275(7):545–7.

55. McEvoy M, Blake W, Brown D, et al. An outbreak of viral gastroenteritis on a cruise ship. Commun Dis Rep CDR Rev 1996;6(13):R188–92.

56. Sekla L, Stackiw W, Dzogan S, et al. Foodborne gastroenteritis due to Norwalk virus in a Winnipeg hotel. CMAJ 1989;140(12):1461–4.

57. Ko G, Garcia C, Jiang ZD, et al. Noroviruses as a cause of traveler's diarrhea among students from the United States visiting Mexico. J Clin Microbiol 2005;43(12):6126–9.

58. Hyams KC, Malone JD, Kapikian AZ, et al. Norwalk virus infection among Desert Storm Troops. J Infect Dis 1993;167:986–7.

59. Cuffari C, Oligny L, Seidman EG. Dientamoeba fragilis masquerading as allergic colitis. J Pediatr Gastroenterol Nutr 1998;26(1):16–20.

60. Raynaud L, Delbac F, Broussolle V et al. Identification of Encephalitozoon intestinalis in travelers with chronic diarrhea by specific PCR amplification. J Clin Microbiol 1998;36(1):37–40.

61. Thielman NM, Guerrant RL. Persistent diarrhea in the returned traveler. Infect Dis Clin North Am 1998;12(2):489–501.

62. Wanke CA, DeGirolami P, Federman M. Enterocytozoon bieneusi infection and diarrheal disease in patients who were not infected with human immunodeficiency virus: case report and review. Clin Infect Dis 1996;23(4):816–8.

63. Herwaldt BL, de Arroyave KR, Wahlquist SP, et al. Multiyear prospective

study of intestinal parasitism in a cohort of Peace Corps volunteers in Guatemala. J Clin Microbiol 2001;39(1):34–42.

64. Shlim DR, Hoge CW, Rajah R, et al. Persistent high risk of diarrhea among foreigners in Nepal during the first 2 years of residence. Clin Infect Dis 1999;29(3):613–6.

65. Tomkins AM, James WP, Drasar BS. Proceedings: A malabsorption syndrome in overland travellers to India: mucosal colonization by bacteria. Gut 1974;15(4):340.

66. Wright SG, Tomkins AM, Ridley DS. Giardiasis: clinical and therapeutic aspects. Gut 1977;18(5):343–50.

67. Nash TE, Herrington DA, Losonsky GA, et al. Experimental human infections with Giardia lamblia. J Infect Dis 1987;156(6):974–84.

68. Okhuysen PC. Traveler's diarrhea due to intestinal protozoa. Clin Infect Dis 2001;33(1):110–4.

69. Hardie RM, Wall PG, Gott P, et al. Infectious diarrhea in tourists staying in a resort hotel. Emerg Infect Dis 1999;5(1):168–71.

70. Johnston SP, Ballard MM, Beach MJ, et al. Evaluation of three commercial assays for detection of Giardia and Cryptosporidium organisms in fecal specimens. J Clin Microbiol 2003;41(2):623–6.

71. Goka AK, Rolston DD, Mathan VI, et al. The relative merits of faecal and duodenal juice microscopy in the diagnosis of giardiasis. Trans R Soc Trop Med Hyg 1990;84(1):66–7.

72. Jackson TF. Entamoeba histolytica and Entamoeba dispar are distinct species; clinical, epidemiological and serological evidence. Int J Parasitol 1998;28(1):181–6.

73. Nanda R, Baveja U, Anand BS. Entamoeba histolytica cyst passers: clinical features and outcome in untreated subjects. Lancet 1984;2(8398): 301–3.

74. Evangelopoulos A, Legakis N, Vakalis N. Microscopy, PCR and ELISA applied to the epidemiology of amoebiasis in Greece. Parasitol Int 2001;50(3):185–9.

75. Qvarnstrom Y, James C, Xayavong M, et al. Comparison of real-time PCR protocols for differential laboratory diagnosis of amebiasis. J Clin Microbiol 2005;43(11):5491–7.

76. Hoge CW, Shlim DR, Rajah R, et al. Epidemiology of diarrhoeal illness associated with coccidian-like organism among travellers and foreign residents in Nepal. Lancet 1993;341(8854):1175–9.

77. Herwaldt BL, Ackers ML. An outbreak in 1996 of cyclosporiasis associated with imported raspberries. The Cyclospora Working Group. N Engl J Med 1997;336(22):1548–56.

78. Shaffer N, Moore L. Chronic travelers' diarrhea in a normal host due to Isospora belli. J Infect Dis 1989;159(3):596–7.

79. Abdel-Messih IA, Wierzba TF, Abu-Elyazeed R, et al. Diarrhea associated with Cryptosporidium parvum among young children of the Nile River Delta in Egypt. J Trop Pediatr 2005;51(3):154–9.

80. Sanders JW, Putnam SD, Gould P, et al. Diarrheal illness among deployed U.S. military personnel during Operation Bright Star 2001–Egypt. Diagn Microbiol Infect Dis 2005;52(2):85–90.

81. MacKenzie WR, Schell WL, Blair KA, et al. Massive outbreak of waterborne cryptosporidium infection in Milwaukee, Wisconsin: recurrence of illness and risk of secondary transmission. Clin Infect Dis 1995;21(1):57–62.

82. Jokipii AM, Hemila M, Jokipii L. Prospective study of acquisition of Cryptosporidium, Giardia lamblia, and gastrointestinal illness. Lancet 1985;2(8453):487–9.

83. Shlim DR, Hoge CW, Rajah R, et al. Is Blastocystis hominis a cause of diarrhea in travelers? A prospective controlled study in Nepal. Clin Infect Dis 1995;21(1):97–101.

84. Black RE, Merson MH, Rowe B, et al. Enterotoxigenic Escherichia coli diarrhoea: acquired immunity and transmission in an endemic area. Bull World Health Organ 1981;59(2):263–8.

85. Pitzinger B, Steffen R, Tschopp A. Incidence and clinical features of traveler's diarrhea in infants and children. Pediatr Infect Dis J 1991;10(10):719–23.

86. Hagmann S, Neugebauer R, Schwartz E, et al. Illness in children after international travel: analysis from the GeoSentinel Surveillance Network. Pediatrics 2010;125(5):e1072–80.

87. Ryder RW, Wells JG, Gangarosa EJ. A study of travelers' diarrhea in foreign visitors to the United States. J Infect Dis 1977;136:605–7.

88. Loewenstein MS, Balows A, Gangarosa EJ. Turista at an international congress in Mexico. Lancet 1973;1(7802):529–31.

89. Ryder RW, Oquist CA, Greenberg H, et al. Travelers' diarrhea in Panamanian tourists in Mexico. J Infect Dis 1981;144(5):442–8.

90. Levine MM, Nalin DR, Hoover DL, et al. Immunity to enterotoxigenic Escherichia coli. Infect Immun 1979;23(3):729–36.

91. Levine MM, Rennels MB, Cisneros L, et al. Lack of person-to-person transmission of enterotoxigenic Escherichia coli despite close contact. Am J Epidemiol 1980;111(3):347–55.

92. Dupont HL, Haynes GA, Pickering LK, et al. Diarrhea of travelers to Mexico. Relative susceptibility of United States and Latin American students attending a Mexican University. Am J Epidemiol 1977;105(1): 37–41.

93. Herwaldt BL, de Arroyave KR, Roberts JM, et al. A multiyear prospective study of the risk factors for and incidence of diarrheal illness in a cohort of Peace Corps volunteers in Guatemala. Ann Intern Med 2000;132(12):982–8.

94. Steffen R. Epidemiologic studies of travelers' diarrhea, severe gastrointestinal infections, and cholera. Rev Infect Dis 1986;8(Suppl 2): S122–30.

95. Guerrant RL, Hughes JM, Lima NL, et al. Diarrhea in developed and developing countries: magnitude, special settings, and etiologies. Rev Infect Dis 1990;12(Suppl 1):S41–50.

96. Marionneau S, Ruvoen N, Le Moullac-Vaidye B, et al. Norwalk virus binds to histo-blood group antigens present on gastroduodenal epithelial cells of secretor individuals. Gastroenterology 2002;122(7): 1967–77.

97. Huang P, Farkas T, Marionneau S, et al. Noroviruses bind to human ABO, Lewis, and secretor histo-blood group antigens: identification of 4 distinct strain-specific patterns. J Infect Dis 2003;188(1):19–31.

98. Hutson AM, Atmar RL, Estes MK. Norovirus disease: changing epidemiology and host susceptibility factors. Trends Microbiol 2004;12(6):279–87.

99. Jiang ZD, Okhuysen PC, Guo DC, et al. Genetic susceptibility to enteroaggregative Escherichia coli diarrhea: polymorphism in the interleukin-8 promotor region. J Infect Dis 2003;188(4):506–11.

100. Mohamed JA, DuPont HL, Jiang ZD, et al. A novel single-nucleotide polymorphism in the lactoferrin gene is associated with susceptibility to diarrhea in North American travelers to Mexico. Clin Infect Dis 2007;44(7):945–52.

101. Tjoa WS, DuPont HL, Sullivan P, et al. Location of food consumption and travelers' diarrhea. Am J Epidemiol 1977;106(1):61–6.

102. Kozicki M, Steffen R, Schar M. 'Boil it, cook it, peel it or forget it': does this rule prevent travellers' diarrhoea? Int J Epidemiol 1985;14(1): 169–72.

103. McIntosh IB, Reed JM, Power KG. Travellers' diarrhoea and the effect of pre-travel health advice in general practice. Br J Gen Pract 1997;47(415):71–5.

104. Yazdanpanah Y, Beaugerie L, Boelle PY, et al. Risk factors of acute diarrhoea in summer–a nation-wide French case-control study. Epidemiol Infect 2000;124(3):409–16.

105. Ericsson CD, Pickering LK, Sullivan P, et al. The role of location of food consumption in the prevention of travelers' diarrhea in Mexico. Gastroenterology 1980;79(5 Pt 1):812–6.

106. DuPont H. Travellers' diarrhoea. Clin Res Rev 1981;1:225–34.

107. Glass RI, Noel J, Ando T, et al. The epidemiology of enteric caliciviruses from humans: a reassessment using new diagnostics. J Infect Dis 2000;181(Suppl 2):S254–61.

108. Ho MS, Glass RI, Monroe SS, et al. Viral gastroenteritis aboard a cruise ship. Lancet 1989;2(8669):961–5.

109. Parashar U, Quiroz ES, Mounts AW, et al. 'Norwalk-like viruses'. Public health consequences and outbreak management. MMWR Recomm Rep 2001;50(RR-9):1–17.

110. Black RE. Pathogens that cause travelers' diarrhea in Latin America and Africa. Rev Infect Dis 1986;8(Suppl 2):S131–5.

111. Taylor DN, Echeverria P. Etiology and epidemiology of travelers' diarrhea in Asia. Rev Infect Dis 1986;8(Suppl 2):S136–41.

112. Echeverria P, Jackson LR, Hoge CW, et al. Diarrhea in U.S. troops deployed to Thailand. J Clin Microbiol 1993;31(12):3351–2.

113. Mattila L, Siitonen A, Kyronseppa H, et al. Seasonal variation in etiology of travelers' diarrhea. Finnish-Moroccan Study Group. J Infect Dis 1992;165(2):385–8.

114. Bouckenooghe AR, Jiang ZD, De La Cabada FJ, et al. Enterotoxigenic Escherichia coli as cause of diarrhea among Mexican adults and US travelers in Mexico. J Travel Med 2002;9(3):137–40.

124. Ji S, Park H, Lee D, et al. Post-infectious irritable bowel syndrome in patients with Shigella infection. J Gastroenterol Hepatol 2005;20(3):381–6.

125. McKendrick MW, Read NW. Irritable bowel syndrome–post salmonella infection. J Infect 1994;29(1):1–3.

126. Mearin F, Perez-Oliveras M, Perello A, et al. Dyspepsia and irritable bowel

syndrome after a Salmonella gastroenteritis outbreak: one-year follow-up cohort study. Gastroenterology 2005;129(1):98–104.

127. Neal KR, Hebden J, Spiller R. Prevalence of gastrointestinal symptoms six months after bacterial gastroenteritis and risk factors for development of the irritable bowel syndrome: postal survey of patients. BMJ 1997;314(7083):779–82.

128. Okhuysen PC, Jiang ZD, Carlin L, et al. Post-diarrhea chronic intestinal symptoms and irritable bowel syndrome in North American travelers to Mexico. Am J Gastroenterol 2004;99(9):1774–8.

129. Parry SD, Stansfield R, Jelley D, et al. Does bacterial gastroenteritis predispose people to functional gastrointestinal disorders? A prospective, community-based, case-control study. Am J Gastroenterol 2003;98(9): 1970–5.

130. Rodriguez LA, Ruigomez A. Increased risk of irritable bowel syndrome after bacterial gastroenteritis: cohort study. BMJ 1999;318(7183):565–6.

131. Spiller RC, Jenkins D, Thornley JP, et al. Increased rectal mucosal enteroendocrine cells, T lymphocytes, and increased gut permeability following acute Campylobacter enteritis and in post-dysenteric irritable bowel syndrome. Gut 2000;47(6):804–11.

132. Thornley JP, Jenkins D, Neal K, et al. Relationship of Campylobacter toxigenicity in vitro to the development of postinfectious irritable bowel syndrome. J Infect Dis 2001;184(5):606–9.

133. Wang LH, Fang XC, Pan GZ. Bacillary dysentery as a causative factor of irritable bowel syndrome and its pathogenesis. Gut 2004;53(8):1096–101.

134. Halvorson HA, Schlett CD, Riddle MS. Postinfectious irritable bowel syndrome–a meta-analysis. Am J Gastroenterol 2006;101(8):1894–9; quiz 1942.

135. Trivedi KH, Schlett CD, Tribble DR, et al. The impact of post-infectious functional gastrointestinal disorders and symptoms on the health-related quality of life of US military personnel returning from deployment to the Middle East. Digestive Disease Sciences 2011;in press.

136. Stermer E, Lubezky A, Potasman I, et al. Is traveler's diarrhea a significant risk factor for the development of irritable bowel syndrome? A prospective study. Clin Infect Dis 2006;43(7):898–901.

137. Cook GC. Influence of diarrhoeal disease on military and naval campaigns. J R Soc Med 2001;94(2):95–7.

138. Sanders JW, Putnam SD, Riddle MS, et al. Military importance of diarrhea: Lessons from The Middle East. Curr Opin Gastroenterol 2005;21(1):9–14.

139. Sanders JW, Putnam SD, Riddle MS, et al. The epidemiology of self-reported diarrhea in Operations Iraqi Freedom and Enduring Freedom. Diagn Microbiol Infect Dis 2004;50(2):89–93.

140. Sanders JW, Putnam SD, Frankart C, et al. Impact of illness and non-combat injury during Operations Iraqi Freedom and Enduring Freedom (Afghanistan). Am J Trop Med Hyg 2005;73(4):713–9.

141. Putnam SD, Sanders JW, Frenck RW, et al. Self-reported description of diarrhea among military populations in operations Iraqi Freedom and Enduring Freedom. J Travel Med 2006;13(2):92–9.

142. Riddle MS, Sanders JW, Putnam SD, et al. Incidence, etiology, and impact of diarrhea among long-term travelers (US military and similar populations): a systematic review. Am J Trop Med Hyg 2006;74(5):891–900.

143. Shah N, DuPont HL, Ramsey DJ. Global etiology of travelers' diarrhea: systematic review from 1973 to the present. Am J Trop Med Hyg 2009;80(4):609–14.

144. de la Cabada Bauche J, Dupont HL. New Developments in Traveler's Diarrhea. Gastroenterol Hepatol (N Y) 2011;7(2):88–95.

旅行者腹泻的预防

Charles D. Ericsson

要点

- 通过改变饮食行为来控制旅行者腹泻的食品和饮料风险在很大程度上是不成功的
- 目前可用的疫苗仅可预防一小部分旅行者腹泻
- 碱式水杨酸铋和有选择的抗微生物药物能有效预防相当一部分旅行者腹泻
- 预防的获益包括减少生产力和假期的损失及降低感染后肠易激综合征的风险
- 预防的另外一种方法是早期自我治疗,但现在安全、有效的预防性药物的可及性正使旅行者腹泻的管理模式转向更加自由的预防性药物使用

引言

鉴于旅行者腹泻的发病率和患病率,一个合乎逻辑的问题是:该综合征可以预防吗? 毕竟,预防措施通常比治疗疾病及其并发症更具成本效益和实用性。旅行者腹泻中,预防方式需要与单一剂量抗生素和洛哌丁胺等制剂的高效组合这一早期自我治疗方案的益处进行比较[1-7]。

预防的两种主要方法是通过教育干预规避风险和使用抗微生物药物及其他制剂的化学预防。这些预防策略总结在表 19.1 中。作为预防策略的疫苗接种在第 3 节中详细讨论。可以这样说,针对伤寒和霍乱的疫苗保护与预防旅行者腹泻并不特别相关。伤寒和霍乱在旅行者中都不常见,一般情况下霍乱疫苗对产 LT 毒素大肠埃希菌引起的综合征的交叉保护非常有限。

表 19.1 当前预防旅行者腹泻的策略

策略	保护率	说明
危险行为改变	普遍较低	被认为是预防的基石;但是,相关建议经常被忽略,或由于暴露机会无处不在使其难以遵循。必须简单可操作
化学预防采用:		
碱式水杨酸铋	≤65%	给药方案不方便:一次 2 片嚼服,一天 4 次。可能会导致粪便和舌头发黑。水杨酸盐是可吸收的,因此它不应该与华法林和非甾体抗炎药联用。并不是所有国家都有售
可吸收性抗微生物药物 氟喹诺酮类 (阿奇霉素)	50%~80%	每日一次给药比较方便。依据区域的微生物及其敏感性给药有效。可能会引起副作用及诱导耐药。高耐药地区效果欠佳。TMP/SMX 在世界范围内都高度耐药,不再作为推荐用药 阿奇霉素研究不充分,所以其疗效和最佳剂量尚不清楚
不吸收性抗微生物药物 利福昔明	60%~70%	每日一次给药较为方便。非常安全。耐药性可能不是问题。不会因耐药性而出现区域性限制。不是所有国家都有售
益生菌	不确定	临床试验证据相互矛盾。相对安全

预防的意义

腹泻患者数以百万计,任何可以使其中相当一部分人得到保护的措施都应认真加以考虑。1985 年,美国国立卫生研究院听证会得出结论,数以百万计的人群服用抗生素或碱式水杨酸铋产生不良事件的风险超过了防止一个相对不重要的、自限性的综合征所获得的潜在益处[8]。这些专家还表达了对上述抗微生物药物使用加重细菌耐药性负担的关切;然而,在随后的几年中许多专家认识到,与原住人群的抗生素不当使用相比,旅行者使用抗生素对发展中国家耐药性加重的作用是很小的。此外,显然没有考虑到旅行者的想法,因为旅行者腹泻的高感染率和潜在的高患病率,旅行者往往认为它是一种重要的综合征。

对于每年八千余万从发达国家到发展中国家去的旅行者,旅行者腹泻有可能影响其中高达 60%~70% 的人[9]。虽然该病罕见致命而且也不常住院,但旅行者腹泻可以使一个人卧床一天或毁掉一次旅行。那次听证会后出现了另一种重要的变化。许多研究中有一项研究的结果使这一点得到放大,即约 18% 罹患旅行者腹泻的患者在 6 个月后仍有持续性胃肠道功能紊乱,而那些没有发生过旅行者腹泻的人群中这一症状的发生率要低得多。在这 18% 有持续症状的患者中超过一半符合肠易激综合征的罗马 II 标准[10]。

旅行者腹泻综合征最主要的病因被确定为细菌性肠道病原体,而且预防性研究专注于抗微生物药物。当该地区菌株对研究所用抗微生物药物敏感时,防止腹泻达 80%~90% 的保护率可以实现[1-7]。

碱式水杨酸铋(bismuth subsalicylate, BSS)根据剂量不同实现了 40%~65% 的保护率[11]。其他干预结果不甚一致,但总体上是令人失望的结果(例如益生菌),或者还没有被充分研究(例如行为改变)。可有效预防并治疗旅行者腹泻的利福昔明,作为一种安全有效的不吸收性抗微生物药物,已重新燃起了人们对化学预防的兴趣。

预防策略

确定高危人群

传统上,化学预防方案是基于旅客行程的风险程度、旅途中保持良好状态的紧迫性及个体危险因素来制定。已知的无争议要采取化学预防的流行病学危险因素有:发达国家居民前往发展中国家旅行,既往 6 个月内没有去热带地区旅行及社会经济地位较高。

虽然自我治疗能够使疾病得到控制,但化学预防仍可考虑用于一些冒险或"极端"旅行,因为旅行者不得不在不卫生的条件下进食食物和饮料,尤其是当他们远离医疗服务且承受不了哪怕一天的不适时。可以说,这样的旅客也不太可能去尝试行为改变。不管他们的行程如何,对那些自认为会忽视安全饮食建议而去发展中国家的旅行者或许也应采用化学预防;但是,必须告诫他们不要掉以轻心,因为旅行者腹泻相关的病毒和大多数寄生虫性病原体不能被诸如阿奇霉素、氟喹诺酮类药物或利福昔明所预防。

旅行时化学预防的必要性是一个主观问题,在理想情况下应该由旅行者与医生就化学预防的风险和收益进行讨论后再决定。那些被有风险的地方美食款待,又不想因拒绝预定好的菜单中的食物而冒犯主顾的商务人员或许应考虑化学预防。同样,有重要任务的政府官员也在其列。但是,蜜月夫妇是否有必要进行药物预防?恐怕应由该夫妇在接受了关于旅行者腹泻的风险和化学预防的风险及收益的宣教后再做决定。风险人群包括预测腹泻发病率高或并发症风险高的人群。虽然年龄小(<6 岁)是旅行者腹泻的相对危险因素,但一般认为不足以建议化学预防。另外一方面,青少年和青壮年人也有相当风险,特别是当他们打算成为冒险食客时,也可以考虑化学预防。强烈推荐化学预防的情形是胃酸降低和宿主防御功能减退(如与恶性肿瘤及其治疗、移植和 HIV 感染相关的免疫缺陷)。有些人还可能面临腹泻病情加重(如慢性胃肠道疾病患者)、对胎儿的担忧(如妊娠妇女)以及可能自我治疗不适当(例如老年人)[12]。高危人群如表 19.2 总结所示。

表 19.2　具有旅行者腹泻风险的旅行者	
患病风险增加的个体	**并发症风险增加的个体**
免疫力低下的个体[a]	老年人[a]
低胃酸者[a]	慢性胃肠道疾病[a]
青壮年和冒险家或"极端"旅行者[a]	妊娠
社会经济地位较高者	
既往 6 个月内未到过热带地区人	
从发达国家到不发达国家的旅行者	
<6 岁	

[a] 化学预防的典型目标人群。怀孕时也可能从化学预防中受益,但限制因素是抗微生物药物的安全性

教育和行为改变

教育和危险行为矫正一直被视为预防旅行者

腹泻的支柱之一。虽然"煮沸、烧熟、削皮，否则就别吃"是被广泛接受的、简单的而且总体上是有效的，一些研究已经发现很少有旅行者真正遵守这些指令。此外，有研究显示遵循如此严格的建议的结果是相互矛盾的。食品和饮料可以归为三类：安全，相对安全和不安全，尽管这些定义还缺乏足够的数据支持。示例如表19.3所示。应该让旅行者知道食物的选择会如何影响到他们罹患腹泻的可能性，但这种教育仍然不能保证旅行者将会遵从谨慎烹饪的建议。

表19.3　针对旅行者的食品和饮料建议			
类别	安全	相对安全	不安全
饮料	碳酸软饮料 苏打水 开水 纯净水（碘或氯）	新鲜的柠檬果汁 瓶装水 袋装冰（机器制造）	自来水 刨冰 未经巴氏消毒的奶
食物	热的，彻底烤的，煮沸的 加工食品和包装食品 烧熟的蔬菜和削皮的水果	干粮 高渗性食物（如果酱和糖浆） 洗干净的蔬菜和水果	色拉 酱汁和辣调味汁 生海鲜 生的或未烧熟的肉 未削皮的水果 未经巴氏消毒的乳制品 冷的甜点
场所	推荐的餐厅	当地家庭	摊贩

"水猜疑症"在旅行者中是常见的；然而，饮料的选择虽然重要但很可能对旅行者腹泻的影响小于受污染的食物。碳酸饮料可以被认为是安全的。瓶装天然水一般是安全的，特别是饮用前必须打开密封瓶盖的那种。由大容器供应的水不能想当然地认为是安全的：有时，它不过是来自普通城市水源的瓶装本地水。在饮用前应该先清洁并擦干罐子、瓶子。虽然把水煮沸是确保水安全非常有效的方法，但对于短期旅行者而言这是极不现实的。碘化学消毒是一种实用的净化水的方法，但随之而来的化学味道可能会妨碍它的使用，而且怀孕的旅行者和那些有甲状腺疾病的人不应该使用碘。此外，必须注意的是碘消毒前应先把水净化，并密切注意碘的用量、环境温度和消毒时间。与碘相比氯消毒不怎么可靠，因为寄生虫如贾第鞭毛虫的包囊可以耐受氯化消毒；然而，对于重污染环境中的隐孢子虫卵囊或贾第鞭毛虫包囊，即使碘消毒也不完全有效[13]。

市售的滤器可以大量或少量供水。过滤器足以去除细菌和寄生虫包囊，但对病毒无效。过滤器与碘树脂联合使用不仅可以去除细菌和包囊也可以去除许多病毒。

水消毒后必须保持干净。容器的处理非常重要，因为受污染的容器可能会使消毒失效并使旅行者面临的风险增加（见第6章）。

受污染的食物比水更成问题。食品可能在源头（如在农作物上使用粪便肥料）或在制备过程中因厨师或食物准备者个人卫生不良或食品处理和储存方法不当被污染。最好的建议就是食用刚刚彻底烧熟并趁热上桌的食物。使食物温度达到160℉（约71℃）左右是必要的，当然这时因太烫而不能直接食用。冷的食物如色拉和生的蔬菜和水果应尽量避免。餐厅柜台上长时间放置的新鲜酱汁和调味品（如"辣调味汁"）是理想的培养基，同样应该避免食用。一项对墨西哥瓜达拉哈拉大众餐馆中辣调味汁的研究显示大肠埃希菌污染率很高[14]。未经巴氏消毒的奶制品以及生海鲜是不应该食用的高风险食品。

食物来源地和消费场所的不同也会产生差异。虽然不能保证一定安全，但在私人住所吃饭一般比外出就餐安全。在一家豪华酒店就餐不见得比在经济或普通酒店安全，因为很多考究的食物是手工制作的、生的而且特意以冷菜形式提供。从街头摊贩购买食品的风险最高。这些食品可能从一开始就没有好好准备。摊贩的个人卫生也非常重要，以及同样重要的食品储藏方式、盘子及餐具的清洁程度。

通过对食物和水的建议进行行为矫正应该尽可能是互动和坦诚的。教条的建议和长长的"坏"食物清单很可能是不成功的。饮用具有密封盖子的容器盛装的碳酸饮料或瓶装水；避免食用冰；吃热的、干的或去皮的食物；避免辣调味汁、色拉和冷的、生的、未烧熟的或未经巴氏消毒的食物。然而，即使是这么简单的教育其作用也微乎其微。特别是对于一个高风险旅行者,其对于行为改变又没有正确态度时,或许重点应该放在化学预防或者经验性治疗策略而不是教育上[11]。

益生菌及其他非抗生素形式的预防

使用益生菌来防止旅行者腹泻一直是一个很有吸引力的想法。益生菌使用的前提是,非致病性微生物在胃肠道的定殖可以取代或预防病原体感染。也有关于局部免疫调节作用的说法。其他学者还推测肠道 pH 改变可以抑制肠道病原体的生长。益生菌的早期研究由于缺乏标准化模式生物、递呈载体和坚实的临床试验设计而受到极大的限制。后续使用标准化模式生物(基因工程菌株如乳酸杆菌 GG)的临床试验得出的矛盾的结果增加了人们的困惑。一些试验显示出一定程度的正面效果[15-18];然而,研究总体上仅发现最多也就是一定程度的保护作用,而且奇怪的是地区差异令人难以理解[18]。目前,益生菌治疗不能被推荐用来常规预防旅行者腹泻。但是,由于益生菌是安全的,旅行者如果在谨慎挑选食品和饮料的同时愿意使用这些产品,也无可非议。

虽然粪便成形药物(聚卡波非)或吸附剂(活性炭)可用于其他 GI 疾病,但不推荐用于预防旅行者腹泻,因为其缺乏有效性并可能会干扰药物的吸收。抗动力药如洛哌丁胺或苯乙哌啶/阿托品、抗胆碱能药物以及钙调素抑制剂都不应用于预防旅行者腹泻,因为它们可能导致便秘甚至肠梗阻,如果是苯乙哌啶还会形成依赖性。

疫苗

因为有多种生物可引起旅行者腹泻,使得旅行者腹泻相关疫苗的开发一直进展缓慢。实验性疫苗包括那些针对志贺菌、伤寒沙门菌、霍乱弧菌和产肠毒素大肠埃希菌的疫苗[19]。已可供应的伤寒沙门菌疫苗虽有一定效果但对旅行者腹泻的预防一般没有什么作用,因为伤寒沙门菌病在旅行者中的发病率较低。对产不耐热毒素大肠埃希菌病具有交叉保护作用的霍乱口服全细胞重组 B 亚基疫苗在部分地区有供应[20]。如果假设只产 LT 的大肠埃希菌不是一种重要的病原体,那么这种疫苗最多只能预防 5% 的旅行者腹泻。接种疫苗的旅客仍然需要配备治疗性药物

甚至需要考虑抗生素预防性使用。当然,后一种方法使得疫苗接种没有任何意义,因为大肠埃希菌病将被抗生素预防性使用所阻止。目前正给儿童接种的轮状病毒疫苗,或许在成年旅行者的轮状病毒预防方面没有太大作用,因为很多成年人都曾经罹患过轮状病毒病[21]。

抗微生物药物

Pepto-Bismol 的活性成分碱式水杨酸铋的主要作用方式可视为一种抗微生物药物。碱式水杨酸铋在胃酸中解偶联形成铋盐如氯氧化铋。除了抗微生物作用外,碱式水杨酸铋还具有抗分泌特性和吸附毒素的潜力。水杨酸作为反应的副产物释放出来几乎被完全吸收。每天嚼服八片 Pepto-Bismol 相当于服用 3~4 片成人用阿司匹林片。尽管水杨酸不具有乙酰水杨酸的抗凝特性,服用华法林或非甾体类抗炎药物的旅行者还是应该避免使用碱式水杨酸铋。

碱式水杨酸铋是一种有效而安全的预防、治疗旅行者腹泻的药物[22]。根据给药的剂量和频率,保护率在 40% 至 65%。为了获得最佳的保护,碱式水杨酸铋应该一天四次,一次两片嚼服[6,11]。黑色铋盐的形成可使舌头染黑,粪便颜色也变黑,类似于黑便。建议旅行者在每次服药后都要彻底漱口,尤其是睡前服的那一次。推荐在睡前轻轻刷舌头以避免舌苔发黑影响美观。从理论上说,吸收的水杨酸盐可能引起耳鸣,但在许多研究中服用碱式水杨酸铋患者的耳鸣发生率并不比安慰剂治疗的患者高。肾功能受损的患者应谨慎使用碱式水杨酸铋。碱式水杨酸铋可以导致水杨酸盐中毒,因此它不应该与阿司匹林同时服用。脑病已有非正式报道,但相对于其他铋化合物,碱式水杨酸铋中的铋是基本不吸收的,所以这样的报道极其罕见。如果要使用多西环素来预防疟疾,旅行者应注意不能同时使用碱式水杨酸铋。碱式水杨酸铋中的二价阳离子可以降低多西环素的生物利用度。

许多关于旅行者腹泻预防的早期工作着重于预防性抗微生物药物的使用。表 19.4 显示了当前推荐的抗微生物药物及建议的给药方案。虽然抗微生物药物在预防旅行者腹泻方面有确切效果,但必须关注其药物副作用、对形成耐药性的促进作用以及这些用来预防一种自限性综合征的抗微生物药物还有其他更重要的用途。

表19.4 目前推荐的预防旅行者腹泻的抗微生物药物		
抗微生物药物	每日口服剂量	不良反应/评论
碱式水杨酸铋	总量8片,分4次嚼服	舌头和粪便发黑。潜在的耳鸣和水杨酸过量 不要与华法林或非甾体类抗炎药物同时使用
氟喹诺酮类药物		
氧氟沙星	300mg	胃肠不适、皮疹、头晕、失眠和焦虑
诺氟沙星	400mg	
环丙沙星	500mg	在东南亚不作为推荐
左氧氟沙星	500mg	
利福昔明	200mg	与安慰剂相比没有差异。在相对耐药的弯曲杆菌流行的东南亚,剂量尚不确定;另有推荐200mg,一天两次或400mg,一天一次

Ben Kean经典的研究指出了抗生素新霉素在预防旅行者腹泻中的作用。后来有研究显示多西环素以100mg/d给药可有效预防旅行者腹泻。发展中地区四环素耐药性的增加使这类药物不再使用。

甲氧苄啶和甲氧苄啶与磺胺甲噁唑的复方制剂(trimethoprim and sulfamethoxazole,TMP/SMX)在历史上曾是研究用于腹泻预防的下一代抗微生物药物。这些药物在低耐药地区保护率为71%~95%;然而,世界各地日益增长的耐药性降低了这些药物的有效性。此外,TMP/SMX对旅行者腹泻的另一重要病原体空肠弯曲杆菌无效,尤其是在东南亚,TMP/SMX不能推荐用于预防或治疗。尽管TMP/SMX相对便宜、易于给药并且可以在儿童中使用,但其主要缺点有皮疹、过敏性反应(包括Stevens-Johnson综合征)、骨髓抑制和胃肠功能紊乱。严重副作用罕见,但将其用于预防目的时仍需警惕。

到目前为止,氟喹诺酮类药物是预防旅行者腹泻相对安全、有效的药物。1994年的一项研究显示保护率为84%[23]。不幸的是,氟喹诺酮类药物的耐药尤其是空肠弯曲杆菌中的耐药报道越来越多。在东南亚,氟喹诺酮类药物已不再推荐用于预防旅行者腹泻。氟喹诺酮类药物的不良反应包括皮疹、胃肠道不耐受和中枢神经系统刺激症状,表现为失眠、紧张或头晕。氟喹诺酮类药物不应用于妊娠妇女。对于这类药物,社区耐药性的发生是一重要事件,因为它具有广谱抗菌活性,包括对呼吸道病原体,使其临床应用范围广泛。

阿奇霉素是一种可有效治疗旅行者腹泻的抗生素[24]。该药很具吸引力,是因其对肠道病原体,包括空肠弯曲杆菌,具有广谱抗菌活性,又可用于儿童和孕妇。在东南亚,阿奇霉素可能是目前治疗旅行者腹泻的首选药物。虽然阿奇霉素也可用于预防,但尚没有数据来指导给药剂量或给药频率。

理想的预防旅行者腹泻抗微生物药物应该对肠道病原体具有极好活性、不吸收(有助于保证良好的安全性)、安全、不易诱导耐药性产生以及除了肠道疾病没有其他用途[1]。利福昔明就是这样一种药物,现已被批准用于治疗非侵袭性病原体所致的旅行者腹泻[25-27]。它只在胃肠道内发挥作用,胃肠道吸收率<0.4%,产生交叉耐药的可能性低,仅限于胃肠道疾病及预防肝性脑病。利福昔明也被证明可有效预防旅行者腹泻,每天单剂200mg保护率达60%~70%[28]。粪便中利福昔明含量在治疗后3天约为每克粪便含利福昔明8000μg,这远远超过了肠道病原体的平均MIC(32~50μg/ml)[25]。这样一种药物的使用,使得人们开始考虑防治模式的改变。随着利福昔明的应用,对听证会结论的反对意见已没有意义,虽然关于化学预防概念的一般性的分歧可能仍会在一些专家中存在[29]。可以认为,利福昔明这样的药物已可用于许多短期旅行者的化学预防,而不仅仅是那些具有特殊风险的人了。

预防与早期治疗

反对旅行者腹泻化学预防的一个有力论据是,目前已具备有效的治疗方法,如洛派丁胺和有效的抗微生物药物的联合治疗一旦开始,几个小时内就可以使一般病例的病情得到控制[30]。在利福昔明之前,化学预防法需要给大量患者服用系统吸收的抗微生物药物或碱式水杨酸铋,可预防大约60%~80%的病例。使用系统吸收的药物进行化学预防与抗微生物药物的经验性治疗相比,就减少在疾病高发地区的旅行者旅途中因发病而损失的时间而言,前者是值得的,但又有着潜在的毒性反应和药物间相互作用。化学预防可能会助长旅行者的冒险行为。此外,系统吸收性抗生素并不能防止病毒和寄生虫性疾病,这仍然是对化学预防的中肯批评。美国国立卫生研究院听证会承认了药物在预防中的作用但仍不推荐,主要是由于这些药物已知的和未知的副作用[8]。尽管 Pepto-Bismol 在世纪之交即已上市且未知的副作用不太可能发生,这一结论仍然成立。

这种消极的方法没有考虑与高风险个体进行互动,其实这些人很容易理解化学预防和必要时后续使用经验性治疗的利弊。此外,虽然联合治疗可以在平均数小时内将疾病控制,但是某些旅行者仍然会经历若干小时的病痛和不便,而这些本来是可以避免的。最重要的是,枳极的经验性目找治疗仍然不能预防肠易激综合征的晚期并发症,这一因素在听证会上从未被考虑过。最后,由于单一剂量的抗生素即可实现有效的治疗,因此预防疾病的医疗成本可能高于治疗的成本。然而,时间损失和不便所导致的代价可能仍会使疾病预防的成本效益优于经验治疗。

图 19.1 提供了化学预防的方法[31],不同于传统的支持自我治疗的方法。需要注意的是,在当前的方案中 TMP/SMX 由于世界范围内的高耐药性已不再重要。氟喹诺酮类药物及阿奇霉素用于自我治疗。利福昔明和碱式水杨酸铋在许多国家没有出售。

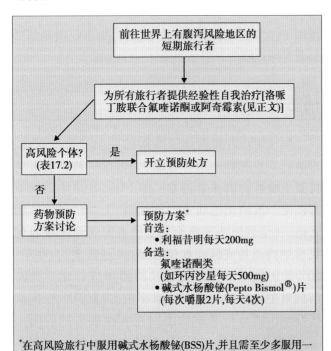

图 19.1 预防旅行者腹泻的策略和方法

结论

行为矫正并不可靠,碱式水杨酸铋、抗微生物药物等预防性药物可有效预防旅行者腹泻,并可能会预防感染后肠易激综合征。

化学预防传统上就是预防旅行者腹泻的有吸引力的、有效的策略,但对这种方法的现实反对意见包括副作用的风险和旅行者对食物和饮料进行选择时的麻痹大意。

随着安全、无吸收的药物如利福昔明的出现,既可有效预防又不太可能增加抗微生物药物耐药性,应考虑对高风险的或有重要行程的短期旅行者给予化学预防,或许还可以讨论作为所有旅行者的一种选择。

（金珂 译,李军 黄祖瑚 校）

参考文献

1. DuPont HL, Ericsson CD. Prevention and treatment of travelers' diarrhea. N Engl J Med 1993;328:1821–7.
2. Ericsson CD, DuPont HL. Travelers' diarrhea: approaches to prevention and treatment. Clin Infect Dis 1993;16:616–24.
3. Ansdell VE, Ericsson CD. Prevention and empiric treatment of travelers' diarrhea. Med Clin North Am 1999;83:945–73.
4. Ericsson CD. Travelers' diarrhea. Epidemiology, prevention, and self-treatment. Infect Dis Clin North Am 1998;12:285–303.
5. Ericsson CD. Travelers' diarrhea. Int J Antimicrob Agents 2003;21:116–24.
6. Ericsson CD, DuPont HL, Steffen R, editors. Travelers' Diarrhea. Hamilton: Decker; 2003.
7. Hill DR, Ericsson CD, Pearson RD, et al. The practice of travel medicine: guidelines by the Infectious Diseases Society of America. Clin Infect Dis 2006;43:1499–539.
8. Gorbach SL, Edelman R. Travelers' diarrhea. National Institutes of Health Consensus Development Conference. Bethesda, MD; January 28–30, 1985. Rev Infect Dis 1986;8(Suppl. 2):S109–233.
9. Steffen R, Tornieporth N, Clemens SA, et al. Epidemiology of travelers' diarrhea: details of a global survey. J Travel Med 2004;11:231–7.
10. Okhuysen PC, Jiang ZD, Carlin L, et al. Post diarrhea chronic intestinal symptoms and irritable bowel syndrome in North American travelers to Mexico. Am J Gastroenterol 2004;99:1774–8.
11. DuPont HL. Bismuth subsalicylate in the treatment and prevention of diarrheal disease. Drug Intell Clin Pharm 1987;21:687–93.
12. Ericsson CD. Travelers with pre-existing medical conditions. International J Antimicrob Agents 2003;21:181–8.
13. Gerba CP, Johnson DC, Hasan MN. Efficacy of iodine water purification tablets against Cryptosporidium oocysts and Giardia cysts. Wilderness Environ Med 1997;96:96–100.
14. Adachi JA, Mathewson JJ, Jiang ZD, et al. Enteric pathogens in Mexican sauces of popular restaurants in Guadalajara, Mexico, and Houston, Texas. Ann Intern Med 2002;136:884–7.
15. Hilton E, Kolakowski P, Singer C, et al. Efficacy of Lactobacillus GG as a diarrheal preventative in travelers. J Travel Med 1997;4:41–3.
16. Katelaris PH, Salam I, Farthing MJ. Lactobacilli to prevent travelers' diarrhea? N Engl J Med 1995;333:1360–1.
17. Gorbach SL. Probiotics and gastrointestinal health. Am J Gastroenterol 2000;95: S2–4.
18. Ericsson CD. Nonantimicrobial agents in the prevention and treatment of travelers' diarrhea. Clin Infect Dis 2005;41(Suppl. 8):S557–563.
19. Nataro JP. Vaccines against diarrheal disease. Semin Pediatr Infect Dis 2004;15:272–9.
20. Ryan ET, Calderwood SB. Cholera vaccines. Clin Infect Dis 2000;31:561–5.
21. Dennehy PH. Rotavirus vaccines: an update. Curr Opin Pediatr

2005;17:88–92.

22. Steffen R, DuPont HL, Heusser R, et al. Prevention of travelers' diarrhea by the tablet form of bismuth subsalicylate. Antimicrob Agents Chemother 1986;29:625–7.

23. Heck JE, Staneck JL, Cohen MB, et al. Prevention of travelers' diarrhea: ciprofloxacin versus trimethoprim/sulfamethoxazole in adult volunteers working in Latin America and the Caribbean. J Travel Med 1994;1: 136–42.

24. Adachi JA, Ericsson CD, Jiang Z-D, et al. Azithromycin found to be comparable to levofloxacin in the treatment of US travelers with acute diarrhea acquired in Mexico. Clin Infect Dis 2003;37:1165–71.

25. Ericsson CD, DuPont HL. Rifaximin in the treatment of infectious diarrhea. Chemother 2005;51(Suppl. 1):73–80.

26. DuPont HL, Jiang Z-D, Ericsson CD, et al. Rifaximin versus ciprofloxacin for the treatment of travelers' diarrhea: a randomized, double-blind clinical trial. Clin Infect Dis 2001;33:1807–15.

27. Steffen R, Sack DA, Riopel L, et al. Therapy of travelers' diarrhea with rifaximin on various continents. Am J Gastroenterol 2003;98: 1073–8.

28. DuPont HL, Jiang Z-D, Okhuysen PC, et al. Prevention of travelers' diarrhea with rifaximin, a non-absorbed antibiotic. Annals Intern Med 2005;142:805–12.

29. Gorbach SL. How to hit the runs for fifty million travelers at risk. Ann Intern Med 2005;142:861–2.

30. Adachi JA, Ostrosky-Zeichner L, DuPont HL, et al. Empirical antimicrobial therapy for travelers' diarrhea. Clin Infect Dis 2000;31:1079–83.

31. DuPont HL, Jiang ZD, Okhuysen PC, et al. Antibacterial chemoprophylaxis in the prevention of travelers' diarrhea. Clin Infect Dis 2005;41(Suppl. 8):S571–576.

20

旅行者腹泻的临床表现和处理

Thomas Löscher and Martin Alberer

要点

- 旅行者腹泻(travelers' diarrhea, TD)的临床过程和严重程度变化不一,根据 24 小时内排便次数或频率而下的精确定义也失之武断
- 未经治疗的 TD 平均持续 3~5 天,但 8%~15%出现病程延长(>1 周)、1%~3%形成慢性腹泻(>4周)
- 50%的 TD 患者至少会有 1 天无法照常活动,20%的患者不得不卧床休息 1~2 天,5%~15%的患者寻求专业医疗照护
- 病情容易重症化、复杂化的高危人群包括儿童、老人、免疫功能低下者以及患有慢性基础疾病的人
- 在旅行者中,腹泻可能是其他潜在危险性疾病如恶性疟的初期表现

定义和疾病谱

大多数研究将 TD 定义为 24 小时内解稀便 3 次或 3 次以上,同时伴有至少一种肠道疾病的症状[1,2]如恶心、呕吐、腹痛、发热、便急、里急后重或者解血性黏液便(表 20.1)。然而,TD 不是一种独立的疾病,而是一种多病因的综合征,涵盖了由相当多不同的病原体(见第 18 章)所致以感染性肠道疾病为主的一大类疾病[3]。所以,TD 定义的界限在日常实践中并不是很准确。即使是不符合典型 TD 定义的肠功能紊乱症状(表 20.1)也会影响旅行者的健康(轻度和中度TD),并会因此而违背某个商业承诺或对其他旅行计划产生明显影响[4]。另一方面,旅行者的腹泻可能是

某种严重的或全身性疾病的一种症状(表 20.2),尤其在病初,临床上很难与 TD 鉴别[5]。特别要记住的是,腹泻可能是恶性疟的一种症状,在这些患者中 TD 就可能是一个致命的误诊[6]。

表 20.1 旅行者腹泻(TD)的定义

轻度 TD	每 24 小时解不成形便一次或两次,没有其他症状
中度 TD	每 24 小时解不成形便一次或两次,合并存在至少一种以下症状
典型 TD	每 24 小时解不成形便三次或三次以上,合并存在至少一种以下症状

症状	各研究中的频率(%)
恶心	10~70
呕吐	4~36
腹部绞痛	60
发热	10~30
便急	>90
腹痛或里急后重	80
大便带血	5~15

表 20.2 有腹泻症状的全身性感染

急性感染	慢性感染
禽类流行性感冒	非洲锥虫病
布氏杆菌病	美洲锥虫病(慢性期)
登革热	巨细胞病毒病[b]
埃博拉出血热	肠结核
埃立克体病	组织胞浆菌病
汉坦病毒感染	HIV 感染
甲型流行性感冒(儿童)	性病淋巴肉芽肿
片山综合征[a]	鸟-胞内分枝杆菌感染[b]

表 20.2 有腹泻症状的全身性感染（续）	
急性感染	**慢性感染**
军团病	血吸虫病（肠道）
钩端螺旋体病	内脏利什曼病
李斯特菌病	惠普尔病
疟疾	
马尔堡出血热	
麻疹	
鸟疫	
鼠疫	
立克次体病	
严重急性呼吸综合征	
脓毒血症	
蜱传回归热	
中毒休克综合征	
旋毛虫病	
兔热病	
伤寒/副伤寒	
病毒性肝炎（尤其是甲型和戊型）	

a 急性血吸虫病
b 通常只出现于免疫功能低下的患者

体征和症状

由于地域差异和微生物谱变化，各研究之间关于 TD 的临床过程和严重程度差异较大。TD 一般不会在到达后立即出现，经常是在 3~4 天后才发生。大多数病例，在一些研究中高达 90%，是在头 2 周内发病[7]。由于驻留时间、目的和旅行目的地的不同，5%~30% 的旅行者报告有两次或更多次独立的 TD 发作[4,7]，可能是新的感染或者是复发。

典型病例是突然发病。然而，在一些患者中，胃肠道症状缓慢出现（在原虫性 TD 中更常见）。大多数患者每天腹泻 3~5 次。至少有 20% 的患者排便次数更多，每天腹泻 20 次以上[1,2,7]。大多数患者是水样便。在典型 TD 中有 3%~15% 会出现大便带血或黏液血便（图 20.2）[1,4]。伴随症状常见，而且往往比腹泻本身更令人感到不适。几乎所有的患者都会有便急、恶心、腹痛或里急后重（表 20.1）。便急可以严重到出现大便失禁。呕吐通常在病初数小时内发生。频繁呕吐可能令人非常虚弱，并会导致严重的电解质失衡和体液丢失，尤其是婴幼儿。

病初的发热常持续 1~2 天（表 20.1），在某些目的地典型 TD 患者中上述情况可高达 40%[1,2]。典型 TD 和病原体明确的患者中，高热（有时伴有寒战）或发热持续时间超过 2 天很常见[1,2]。除了胃肠道症状和发热，还可出现各种全身症状（即肌痛、关节痛、头痛）。

大多数患者病程呈自限性且无并发症。在不同的研究中观察到病情更为严重和复杂时需要补充液体或电解质，痢疾病例占 3%~15%[4,7]。因 TD 而死亡极其罕见，几乎只发生于高危人群（见"并发症"）或超出 TD 定义以外的严重或肠道侵袭性疾病患者（例如霍乱、志贺菌病或阿米巴痢疾）。

轻度和中度 TD 往往只持续 1~2 天[7]。如果不治疗，各研究中典型 TD 的平均持续时间为 3~5 天。然而，观察到 8%~15% 的患者病程延长（>1 周），1%~3% 的患者发展为慢性腹泻（>4 周）（见第 21 章）[4,7]。

有些患者在罹患 TD 后出现肠易激综合征，这在 TD 病情较为严重的旅行者中可高达 15%[8]。

几乎有一半的典型 TD 患者平均有 1 天不能正常活动（定义为不能按计划活动）[2]。大约有 20% 的患者卧床休息 1~2 天，5%~15% 会寻求专业医疗照护[4]。住院率低，通常<2%，但因医疗环境和目的地微生物谱的原因，也可能升高到≥10%[1,4]。

并发症

容易重症化和出现并发症的高危人群包括儿童、老人、免疫功能低下者以及有对液体丢失或电解质失衡特别敏感的基础病的患者（即糖尿病，心或肾功能不全）。

在大量水样泻和（或）严重而又频繁呕吐的患者中，体液和电解质的明显丢失可引起脱水，如果治疗不充分可出现肌张力低下、肌肉痉挛、少尿、心律失常、昏迷和休克。尤其是婴幼儿可快速进展为严重脱水（图 20.1），与 TD 相同的病原体也是发展中国家 5 岁以下儿童死亡的主要原因[9,10]。

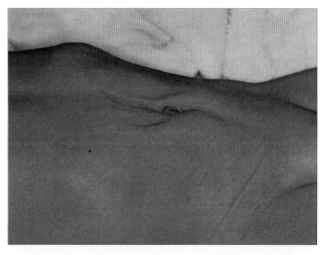

图 20.1 一例 7 岁儿童患急性水样泻伴脱水的临床体征"站立的皮肤褶皱"

肠道侵袭性和（或）产细胞毒素病原体（表20.3）[1,11]可能会造成明显的痢疾样的黏膜损伤（图20.2）、黏膜炎症和溃疡形成（图20.3），有严重出血或穿孔的风险。此外，侵袭性病原体和一些可吸收的细胞毒素可以引起脓毒症和各种肠外表现如溶血性尿毒综合征（肠出血性大肠埃希菌、痢疾志贺菌）、关节炎和脏器脓肿（如阿米巴肝脓肿、肠外沙门菌感染）。

表20.3　腹泻的致病机制

发病机制	作用方式	临床表现	病原体（举例）
黏膜黏附、浅层侵入	黏附、定殖和黏膜消失	水样泻、吸收不良	EPEC、EAEC、DAEC、轮状病毒、诺如病毒、蓝氏贾第鞭毛虫
产生毒素			
神经毒素	作用于自主神经系统	肠道症状	葡萄球菌 B 型肠毒素、肉毒杆菌、蜡样芽孢杆菌
肠毒素	体液分泌但黏膜不受损	水样泻（分泌性腹泻）	霍乱弧菌、ETEC、沙门菌属、弯曲菌属、艰难梭菌毒素 A、A 型产气荚膜梭菌
细胞毒素	黏膜受损	炎症性结肠炎、痢疾	痢疾杆菌血清型 1、EHEC、艰难梭菌毒素 B、沙门菌属、弯曲杆菌属
黏膜侵袭	穿入黏膜并破坏上皮细胞	痢疾样综合征	志贺菌属、EIEC、弯曲杆菌属、耶尔森菌属、溶组织内阿米巴

EPEC（enteropathogenic *Escherichia coli*），肠致病性大肠埃希菌；EAEC（enteroaggregative *Escherichia coli*），肠聚集性大肠埃希菌；DAEC（diffusely adhering *Escherichia coli*），弥散黏附性大肠埃希菌；ETEC（enterotoxigenic *Escherichia coli*），产肠毒素大肠埃希菌；EHEC（enterohemorrhagic *Escherichia coli*），肠出血性大肠埃希菌；EIEC（enteroinvasive *Escherichia coli*），肠侵袭性大肠埃希菌

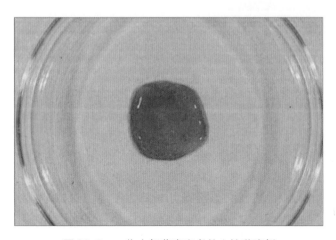

图20.2　一位志贺菌病患者的血性黏液便

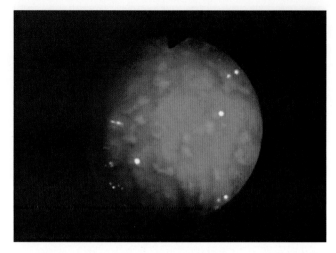

图20.3　阿米巴结肠炎结肠多发小（3～5mm）溃疡，伴有淡黄色渗出物，边缘充血，溃疡间黏膜几乎正常

一些细菌性病原体（即志贺菌属、沙门菌属、耶尔森菌属、弯曲杆菌属）在急性腹泻性疾病后数周可发生反应性关节炎（瑞特综合征）。瑞特综合征主要见于 HLA-B27 单倍型的患者，而且也可表现为尿道炎、结膜炎、葡萄膜炎和各种皮肤、黏膜病变。吉兰-巴雷综合征是空肠弯曲杆菌感染的一种罕见但重要的并发症[12]。

在艾滋病患者和其他免疫力低下的人群，TD 会更严重，并呈慢性病程[13,14]。此外，还必须考虑更多潜在的病原体以及各种条件致病菌（如 CMV、分枝杆菌、隐孢子虫、微孢子虫、等孢球虫和环孢子虫）。

鉴别诊断

可以从临床表现和回顾性数据中获得关于可能的病因谱、严重程度以及适合的处理等重要信息（表20.4）。然而，不可能从临床表现推测出病原体，因为引起 TD 的各种病原体所致临床表现有很大部分重叠：

- 血性黏液便（图20.2）、腹部绞痛、里急后重和发热是志贺菌病的典型表现。然而，空肠弯曲杆菌、肠侵袭性和肠出血性大肠埃希菌、沙门菌、耶尔森菌或艰难梭菌感染也可能出现完全痢疾样的表现。阿米巴痢疾的腹泻往往也有黏液并混有血液，但高热、腹部绞痛不太常见。
- 大量水样泻可能提示霍乱，这是 TD 很少见的病因。然而，产肠毒素大肠埃希菌和许多其他病原体可引起霍乱样综合征。
- 吸收不良性腹泻伴有肠蠕动亢进、胃肠胀气和常常在餐后出现的急迫的无血液或黏液的大量水样便，是贾第鞭毛虫病的典型表现，但上述表现在肠致病性和肠聚集性大肠埃希菌、隐孢子虫、等孢球虫或环孢子虫感染中也可见到。

表20.4　临床表现与特定肠道病原体

症状	发热	潜伏期	大便白细胞及红细胞	肠道病原体
恶心、呕吐、水样泻	Ø	1~18 小时	阴性	ETEC、金黄色葡萄球菌(毒素)、蜡样芽孢杆菌(毒素)、产气荚膜梭菌
大量水样泻、弛缓性呕吐	Ø	5 小时~3 天	阴性	霍乱弧菌、ETEC
恶心、呕吐、腹泻、肌痛、头痛	Ø/+	12 小时~3 天	阴性	轮状病毒、诺如病毒和其他病毒
痢疾(血性黏液便)、腹部绞痛	+	1~3 天	阳性	志贺菌属、空肠弯曲杆菌、沙门菌属、耶尔森菌属、艰难梭菌
痢疾	Ø/+	不确定	阳性	溶组织内阿米巴
消化道出血	Ø/+	1~3 天	含血液	EHEC、巨细胞病毒[a]
吸收不良性腹泻、胃肠胀气	Ø	1~2 周	阴性	蓝氏贾第鞭毛虫、隐孢子虫、环孢子虫、微孢子虫[a]

[a] 几乎只发生在免疫功能低下的患者

大多数旅游目的地的原虫不常引起 TD。然而,在表现为持续性胃肠功能紊乱的返回旅行者中,原虫感染有重要意义(见第 21 章)。由蠕虫感染(类圆线虫病、鞭虫病、姜片虫病、血吸虫病等)导致的腹泻在发展中国家儿童中常见,但在旅行者中很少见。

抗生素治疗(包括对 TD 的化学治疗)后的腹泻可能是由产毒艰难梭菌引起的。

特定病原体的临床和诊断特征

TD 患者中特定肠道病原体的检出可能需要谨慎解读。有几种病原体,如对肠道有致病性的大肠埃希菌、贾第鞭毛虫或芽囊原虫,在从热带地区返回但没有 TD 发作的旅行者中也普遍存在[15],尤其是采用诸如 PCR 等灵敏方法时(表 20.5)。此外,TD 患者中常可检测到两种或两种以上的肠道病原体。所以,粪便标本中检测到的某种肠道病原体并不总是与目前发作的 TD 有因果关系[1,4,15]。不过,特定的病原体往往与特征性的流行病学、临床和诊断特征相关[3]。

表20.5　一项关于从热带地区返回有或没有腹泻的旅行者的研究中各种肠道病原体的检出率(以%表示)[15]

肠道病原体	有 TD 的旅行者	无 TD 的旅行者
肠聚集性大肠埃希菌(EAEC)	45	16.4
产肠毒素大肠埃希菌(ETEC)	36.2	25.4
弯曲杆菌属	12.3	0
志贺菌属	6.1	0
沙门菌属	2.6	5.4
诺如病毒	10.5	3.6
蓝氏贾第鞭毛虫	6.1	5.4
隐孢子虫属	2.6	0
环孢子虫	2.6	0
人芽囊原虫	14.9	3.6
检测到任何一种肠道病原体	95.6	44.6
检测到一种以上肠道病原体	60.5	12.5

细菌

产肠毒素以及其他大肠埃希菌

ETEC 是发展中国家儿童以及到达上述地区的旅行者发生腹泻的主要原因[3,16]。感染是通过严重污染的食物或水获得的。ETEC 菌株可表达一种或两种由质粒编码的毒素导致分泌性腹泻,分别是不耐热(heat-labile toxin, LT)和耐热(heat-stable toxin, ST)肠毒素。LT 与霍乱毒素密切相关。其临床表现可以是无症状携带状态也可以是大量水样泻。由 ETEC 所致的 TD 经过一个短暂、约数小时至 2 天的潜伏期,随后发作急性腹泻,并可伴有恶心、腹部绞痛和低热。呕吐、里急后重和高热不是典型表现,大便也不含血液或白细胞。但是,部分病例可出现霍乱样病变伴严重脱水。症状通常在 3~5 天内自行消退。使用 PCR 或 DNA 探针检测编码 LT 和 ST 的基因或检测 LT/ST 生物活性可能获得明确诊断。然而,对于这样一种自限性疾病上述实验室检测并非常规开展,除非为了研究或者为了那些非常严重或具有重要流行病学意义的患者的处置。

除了 ETEC,至少还有另外五种大肠埃希菌可以引起腹泻(表 20.6)。EAEC 被确认为是急性和迁延性腹泻的常见原因,大部分是发展中国家的儿童。近年来,EAEC 也已成为 TD 的常见原因[17,18]。但是,在许多没有肠炎的旅行者中也可查见 EAEC 以及目前还知之甚少的致病性弥漫黏附性大肠埃希菌(DAEC)[15,19]。这一风险及其他证据表明 EAEC 和 DAEC 菌株存在异质性,有的菌株可能比其他菌株更具致病性。

EPEC 和 EIEC 是 TD 的少见病因。EHEC 和其他产志贺毒素大肠埃希菌(Shiga toxin-producing *E. coli*,

STEC)可导致水样和血性腹泻并可伴有溶血尿毒综合征(hemolytic uremic syndrome,HUS)。EHEC 和 STEC 在工业化国家是新发病原体。但其很少被明确为旅行者腹泻的病原体。

表 20.6　肠道致病性大肠埃希菌与旅行者腹泻

致病型	流行病学	临床特征	诊断
ETEC	被污染的水和食物;发展中国家儿童腹泻的主要原因,TD 的首要病因	急性水样泻,有时很严重(霍乱样腹泻)	利用 PCR 或 DNA 探针检测肠毒素基因(ST/LT)
EAEC/DAEC	发展中及工业化国家儿童急性和慢性腹泻,TD 的新发病原体	水样及黏液性腹泻,迁延性腹泻	利用组织培养检测聚集性或弥散性黏附现象(如 HEp-2 细胞黏附试验),使用 PCR 检测 aggR 基因
EPEC	人传人;发展中国家儿童急性和迁延性腹泻,TD 的病因	水样泻及呕吐,迁延性腹泻	利用 PCR 或 DNA 探针检测 eae/bfp 基因,利用组织培养检测局灶型黏附现象
EIEC	被污染的食物;在发展中国家可暴发,TD 的病因	水样泻或痢疾	利用 PCR 或 DNA 探针检测 inv 基因
EHEC 及其他 STEC	食物、水源、人与人传播;工业化国家血性腹泻的主要原因,TD 的罕见病因	水样便和血便,溶血尿毒综合征	检测志贺毒素,利用 PCR 或 DNA 探针检测 stx 基因

弯曲杆菌

弯曲杆菌属呈世界性人畜共患分布,是人类食源性感染的主要病因。空肠弯曲杆菌是世界各地最常见的细菌性肠道感染的病原体,是东南亚地区 TD 的首要病因[3]。在大多数研究中,食用被污染的鸡肉一直是主要的危险因素,当然也可以通过其他受污染的食物和水传播[20]。经过 2~5 天的潜伏期后腹泻发作,其严重程度可表现为稀便或大量水样泻或痢疾。腹部痉挛性疼痛常见,并可能是一些患者的主要或唯一症状。通常先有胃肠道症状或同时伴有发热、头痛、肌痛和全身乏力。通常症状持续不超过一周。然而,有一些患者可见持续性、复发性或迁延性病程。菌血症、肠外并发症和慢性化在免疫功能低下患者中更常见。据估计每 2000~3000 个感染者中就有一例会出现吉兰-巴雷综合征,该综合征通常在腹泻后 2~3 周出现[12]。反应性关节炎可在数周后出现。

诊断依赖于在选择性培养基和微厌氧条件下的病原体培养分离。粪便标本的显微镜直接镜检和石碳酸复红/革兰染色可发现红细胞、白细胞和特征性快速运动的弧菌形细菌。

沙门菌

非伤寒沙门菌所致肠炎在世界范围内普遍存在,主要与受污染的食品有关。通常情况下,感染后 6~48 小时内开始水样泻并常常伴有发热(持续 1~3 天)、恶心、呕吐及腹部绞痛。大便镜检可见中性粒细胞,偶可见红细胞。该病通常是自限性的,持续 3~7 天。有些患者可表现为痢疾或剧烈霍乱样腹泻伴严重脱水。重症和死亡病例确实会发生,主要是新生儿、老人和免疫功能低下的患者。一些患者可出现菌血症并可能导致血流感染或局部感染(例如骨关节炎)。在艾滋病患者中沙门菌可引起慢性或复发性菌血症。

非伤寒沙门菌通常是通过标准培养法来诊断的。

志贺菌

志贺菌病在全球范围内广泛存在,大多数患者是发展中国家的儿童。人传人常见,但食源性和水源性流行也有报道。与其他细菌性肠道病原体相比,志贺菌的感染剂量很低。经过 1~3 天的潜伏期后出现症状,表现为发热、腹部绞痛,随后是反映小肠部位感染的水样泻。约 1 或 2 天后可出现细菌性痢疾的典型表现,包括血性黏液便、里急后重和便急等反映结肠侵袭的症状。腹泻通常在1周内痊愈,但未经治疗的患者症状可持续数周。暴发性痢疾、严重脱水、菌血症甚至死亡都有报道,主要发生于婴幼儿和老年患者。痢疾志贺菌可导致更严重的疾病,产志贺毒素的菌株可引起溶血尿毒综合征。反应性关节炎(瑞特综合征)可在恢复期后数周再发生。

志贺菌可采用标准培养法分离。然而,志贺菌是苛养菌,粪便样品的快速制备是获得高诊断率所必需的。

其他细菌性病原体

霍乱在旅行者中罕见。然而,并非所有致病的O1群或O139群霍乱弧菌感染都会引起严重的疾病,一些患者可表现为无合并症的TD[21]。副溶血性弧菌和其他非霍乱弧菌在许多沿海水域中大量存在,通常是由摄入海水或进食生的和未烧熟的海产品而传播。典型表现是自限性的水样泻;一些菌株也可引起痢疾。普遍存在于淡水中的气单胞菌属和类志贺邻单胞菌也是旅行者急性腹泻的病因之一[3]。工业化国家急性腹泻的常见病原体小肠结肠炎耶尔森菌很少成为TD的病原体。但是,这可能是由于既往分离方法不理想而被低估了[2]。艰难梭菌是旅行者腹泻比较罕见但重要的病因,较多见于抗生素治疗期间或之后,包括使用多西环素预防疟疾[22]。

最近,弓形杆菌和产肠毒素脆弱拟杆菌已被确定为TD的病原体。在墨西哥、危地马拉和印度开展的一项研究发现,8%的TD病例是由布氏弓形杆菌引起的[23]。临床特点与弯曲杆菌感染相似,但布氏弓形杆菌感染时迁延性水样泻更常见,血性腹泻少见。在泰国旅游饭店的食物中已经发现了弓形杆菌,大多数分离菌株对阿奇霉素耐药但对环丙沙星敏感[24]。用标准培养法来分离时误判为弯曲杆菌是常见的。弓形杆菌的鉴定及种类区分还需要更加特异性的培养、生物化学和分子检测方法[23]。

产肠毒素脆弱拟杆菌(enterotoxinogenic Bacteroides fragilis, ETBF)可在儿童(大于1岁)和成人中引起以剧烈腹痛、无发热的炎症性腹泻为特征的临床综合征。作为一种锌依赖性金属蛋白酶的ET-BF肠毒素已通过PCR在不同目的地4%~13%的TD患者中检测到[23,24]。

病毒

在引起胃肠炎的病毒(见第18章)中诺如病毒(norovirus, NoV)是工业化国家成人中最常见的腹泻病因,包括流行性或散发性病例。近年来NoV也被认为是TD最主要的病毒性病原体,检出率在3%到17%之间[15,25,26]。对人类致病的NoV基因型具有高度传染性并可导致重大疫情,例如在游轮上或度假胜地。人到人的直接粪-口途径传播被认为比通过粪便污染的水和食物传播更重要。NoV还可通过呕吐时产生的气溶胶传播[27]。NoV肠炎一般在12~48小时的短潜伏期后发生,表现为恶心、呕吐和腹痛,继之为非血性腹泻,部分患者伴有低热。症状通常在12~60小时内消退。有时,老年人和患有基础疾病的患者可出现大量腹泻并导致脱水甚至死亡。部分免疫是短暂的,而且大多呈毒株特异性。

多达10%的TD患者中可检测到轮状病毒[3]。轮状病毒感染在发展中国家高度流行,主要累及5岁以下儿童。所有年龄组轮状病毒感染的典型表现均为2~3天的发热、呕吐,然后出现非血性腹泻。每天解大便可多达10~20次,可迅速导致严重脱水,婴幼儿中尤为常见。在健康成人,病毒性肠炎往往较轻,通常只持续几天,而且会产生针对感染血清型的保护性免疫。然而,在免疫功能低下的患者中轮状病毒可引起慢性和复发性腹泻。

诺如病毒和轮状病毒感染的特异性诊断最好是通过特异性PCR法检测粪便中的病毒RNA。

寄生虫

贾第鞭毛虫

虽然蓝氏贾第鞭毛虫在大多数研究中都不是TD的常见病因,但它是旅行者腹泻最重要的原虫性病原体,也是迁延性TD最常见的病原体(见第21章)。其临床表现可以是无症状携带、急性腹泻、慢性或复发性胃肠道症状[28]。急性贾第鞭毛虫病发生在摄入包囊后1周或更长时间,表现为水样泻、腹痛、腹胀、恶心和呕吐。大多数患者症状在1~3周之内消退。慢性贾第鞭毛虫病可有或没有急性贾第鞭毛虫病病史。

在所有患者中，腹泻不是最显著症状，而胃肠胀气、硫味嗝逆、恶臭便和疲劳等症状可能更加突出[28]。症状可以是连续的也可间歇发作，并且可以持续数年。部分患者可出现慢性吸收不良，表现为体重减轻、慢性疲劳以及儿童生长迟缓。

诊断通常是依靠检测粪便标本中的贾第鞭毛虫滋养体和（或）包囊。滋养体也可在十二指肠活检和引流液样本中发现。粪抗原 ELISA 法检测粪便中寄生虫抗原灵敏度高、特异性好。由于所有的方法都可能产生假阴性结果，建议多次检测。

内阿米巴

从历史上看，溶组织内阿米巴作为 TD 的病因可能被高估了。目的地实验室经常的过度诊断以及最近发现的两种形态相同但致病性不同阿米巴种属的存在，已清楚表明旅行者发生溶组织内阿米巴感染的风险并不大。不致病的迪斯帕内阿米巴的流行率比致病的溶组织内阿米巴高 10 倍[29]。

肠阿米巴病的临床表现通常有三种形式。第一种是无症状包囊携带，对粪便标本进行筛查时才被检测到。第二种是非痢疾阿米巴病，常常表现为腹泻和便秘交替出现伴有疲乏无力。第三种是阿米巴性结肠炎，表现为痢疾、腹部痉挛性疼痛和里急后重。症状性结肠炎通常发生在摄入具有感染能力的包囊后2~6周。肠外表现主要是阿米巴肝脓肿（见第53章），发病前可以有或没有结肠炎，潜伏期长短不一，短则几天，长则数年。

肠阿米巴病时，可从新鲜或保存良好的粪便标本中发现包囊和滋养体。但区分不了两种形态上相同的内阿米巴，除非检测到溶组织内阿米巴的噬血性滋养体（图 20.4）。特异性粪抗原 ELISA 和 PCR 检测法高度敏感而且可以区分溶组织内阿米巴和不致病的迪斯帕内阿米巴。血清学检查也有帮助，在阿米巴性结肠炎或肠外阿米巴病患者可呈阳性结果，大多数溶组织内阿米巴的无症状携带者也可阳性，但迪斯帕内阿米巴的结果为阴性。

隐孢子虫

人隐孢子虫和其他隐孢子虫最初被认为是引起艾滋病患者慢性腹泻的机会性病原体，有时会有胆道和呼吸道受累等肠外表现。但是，返回旅行者中报告的病例和在威斯康星州密尔沃基市发生的大型水源

性暴发证明了免疫功能正常的人也有感染风险。虽然在免疫功能正常人群中通常是一种自限性腹泻病，但其症状仍可持续数周[30]。粪便样本中的隐孢子虫卵囊不能被标准寄生虫浓缩与染色法检出。可以使用改良的抗酸染色法（图 20.5）和粪抗原 ELISA 或 PCR 来进行诊断。

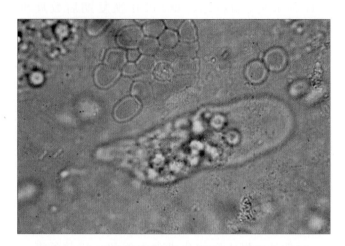

图 20.4 新鲜粪便样本的带血黏液直接镜检观察到溶组织内阿米巴的噬血性滋养体

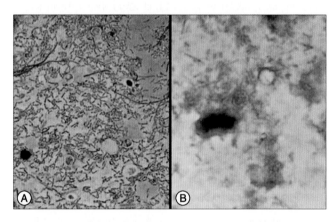

图 20.5 粪便样本的 Kinjoun 染色。（A）隐孢子虫属的卵囊。（B）卡耶坦环孢子虫的染色和未染色卵囊

环孢子虫

卡耶坦环孢子虫是一种可引起急性和慢性腹泻的球形原虫，在 20 世纪 90 年代初期尼泊尔和秘鲁发生暴发时第一次被描述。卡耶坦环孢子虫可能更早见于到巴布亚新几内亚、海地和墨西哥的旅行者发生腹泻的报告中，只是当时还未被认识。世界上许多国家现在都有返回的旅行者罹患环孢子虫病的报道。除了水样泻和其他胃肠道症状外，卡耶坦环孢子虫还

会引起明显的乏力和厌食这一特征性表现[31]。未经治疗的环孢子虫病可持续数周或更长;可以是周期性的或复发性的;可导致明显脱水和体重减轻。在艾滋病患者中,可发生慢性肠炎和胆道疾病。与隐孢子虫病类似,粪便样本中环孢子虫卵囊的检测需要特殊染色方法(图 20.5)。

其他寄生虫性病原体

人芽囊原虫是一种临床意义有争议的原虫,可能是男性最常见的肠道寄生虫。许多研究已经发现 TD 患者粪便样本中人芽囊原虫检出率高于健康对照组。目前猜测,该原虫引起腹泻和其他胃肠道症状,可能与其某些亚型有关[32]。利用显微镜可便捷地获得诊断;通过基因分型可确定亚型。

微孢子虫有时可以成为 TD 的病因[33]。即使在治疗和腹泻缓解之后,仍可在粪便中找到微孢子虫。免疫功能低下的患者中容易出现迁延性腹泻。通过特殊染色对粪便进行镜检或使用诸如 PCR 等更灵敏的检测方法可进行诊断。

蠕虫性寄生虫不是典型 TD 的病因,但腹泻可以是各种蠕虫感染的症状,如类圆线虫病、鞭虫病、姜片虫病、肠道血吸虫病或旋毛虫病。血液中嗜酸性粒细胞常增多。在旅行者中通过粪便寄生虫学检测来进行诊断是困难的,因为寄生虫的载量通常很低。因此,血清学和新的 PCR 方法可能有所帮助。

旅行者腹泻的处理

对急性 TD 的及时有效治疗应该有助于减少该病对旅行者即时和可能的长期影响。大多数旅行者腹泻患者不会脱水,尤其是在迅速给予有效治疗后;因此,口服补液盐的经典作用在旅行者的一般性处理中没有太大意义,在这里也不会作进一步讨论。由于作为急性 TD 基础性病因的细菌性微生物患病率高,使得抗生素成为治疗的主要手段。治疗返回旅行者急性 TD 的指导原则也适用于旅行者在外突发 TD 后在知情情况下给予的自我治疗。TD 抗生素治疗的益处是显而易见的,接受治疗的旅行者其症状缓解更快、腹泻病情更轻。最近的一项循证医学分析发现,接受抗生素治疗的旅行者腹泻病情的迅速缓解比未接受

治疗的旅行者快近 6 倍[34]。虽然还缺乏临床试验来证实,但这有可能最终导致慢性腹泻和肠易激综合征的发生率降低。

最早的用于治疗旅行者腹泻的抗生素是四环素和氨苄西林。20 世纪 80 年代初期对这些药物的耐药导致了甲氧苄啶/磺胺甲噁唑的使用[35]。到了 80 年代末,许多细菌性肠道病原体已经对该复方制剂产生耐药,进而导致了氟喹诺酮类的使用,先是萘啶酸然后是诺氟沙星和环丙沙星。氟喹诺酮类药物在快速清除细菌性病原体和恢复旅行者的良好感觉方面非常有效,有时大概只要数小时即可。这一疗效在世界各地都是如此,直到 20 世纪 90 年代初期,这时泰国出现了环丙沙星耐药的弯曲杆菌,才将阿奇霉素用于该地区 TD 的经验性治疗[36]。随着 TD 相关的常见细菌性病原体的耐药性越来越广泛,目前可用的抗微生物药物的选择将随着时间的推移而受到更多的限制。

随着对耐药模式的认识加深,经验性治疗时抗生素的选择需要尽可能与旅游目的地的状况相匹配。抗生素耐药性达到何种程度就要改变经验性治疗,现在还没有明确的阈值。目前已知的是,在亚洲某些旅游目的地如泰国和尼泊尔,大约 25% 的细菌性病原体是弯曲杆菌分离株。考虑到这些地区氟喹诺酮类药物耐药率达 70%~90%,在接受这类抗生素治疗 TD 的旅行者中可能会有高达 23% 的失败率。

阿奇霉素的抗菌活性至少可以与氟喹诺酮类药物相比,但治疗弯曲杆菌感染的效果比氟喹诺酮类药物更好[37]。因此,阿奇霉素作为一种有效的治疗急性 TD 的抗生素已被广泛接受,在一些旅游目的地已成为首选药物。一种新的用于治疗 TD 的抗生素是利福昔明。利福昔明很少被吸收,它的作用仅限于肠腔内。虽然多个国家的研究表明利福昔明在 TD 的经验性治疗方面与环丙沙星一样有效[38],但事实上该药不吸收的特点使得它在治疗侵袭性病原体如志贺菌属或弯曲杆菌属细菌时无效。

所以,现在我们不得不考虑诸如特定病原体和特定地区的耐药模式以及是侵袭性还是非侵袭性病原体感染等因素,来改变过去那种"一种药全有效"的策略。因此,TD 的经验性治疗并不像几年前那么简单,需要一个更周密的策略(图 20.6)。

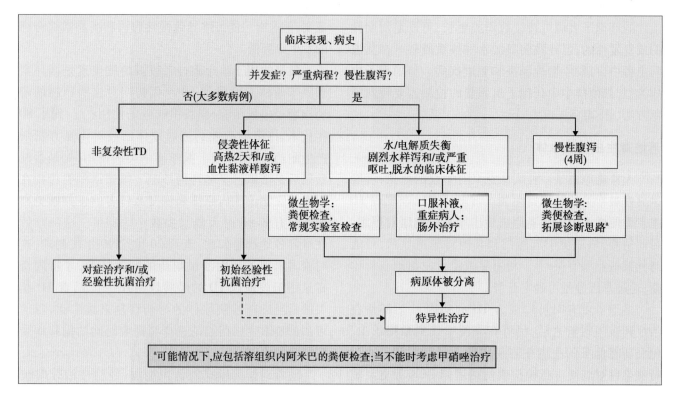

图 20.6　旅行者腹泻（TD）的处理流程图[a]（见第 21 章）

旅行者腹泻的自我诊断和自我治疗

让旅行者能识别急性细菌性腹泻并能够将其与旅行者腹泻不太常见的病因（如寄生虫）区分开来，这一目标使得旅行前咨询的标准化成为可能。病毒性胃肠炎在临床上往往无法与起病时的细菌性腹泻区分开来，所幸有经验性自我治疗的概念，而研究表明仅 5%~8% 的 TD 是由病毒引起的。同样地，由于摄入已经存在的毒素而不是由细菌性肠道感染所致的中毒性胃肠炎，也不是旅行者腹泻的常见原因。贾第鞭毛虫是旅行者中最常见的原虫性病原体，尼泊尔的一处旅行医学诊所发现高达 10% 的 TD 由其所致[39]。贾第鞭毛虫的潜伏期有 1~2 周，所以它不是短期旅行者 TD 的常见原因。那些粪便中被证实有细菌性病原体的旅行者通常在起病后 3 天内就医，而那些是原虫性病原体的旅行者直到起病后 2 周才会就医[39]。溶组织内阿米巴导致的腹泻在旅行者中更不常见，仅占长期旅行者和移居者中旅行者腹泻患者的 1%~5%。微小隐孢子虫是另一种原虫，它引起的旅行者腹泻并不少见。该病通常是自限性的，一个多星期后缓解痊愈，对经验性抗生素治疗无应答，可考虑使用硝唑尼特治疗[40]。卡耶坦环孢子虫感染早期与细菌性腹泻难以区别。虽然严重的临床症状在 2~3 天后缓解，但

随后呈迁延病程[41]。环孢子虫腹泻可用 TMP/SMX 治疗，该药用于大多数更为常见的细菌性病原体初始经验性治疗时效果不显著。

抗生素

因为 TD 病因中细菌性病原体远远多于其他微生物，所以使用直接针对肠道细菌性病原体的抗生素进行经验性治疗仍然是 TD 的最佳、最确切的疗法。还可推荐使用控制症状的辅助性药物如洛哌丁胺。虽然及时治疗会缩短病程，也有单剂量疗法，但标准治疗方案还是抗生素 3 天疗法，可以使病程缩短至几个小时（表 20.7）。

一系列研究已证实了使用抗生素治疗 TD 的益处。某种特定的抗微生物药物的疗效取决于病原体及其抗生素敏感性。既可用于经验性治疗又可治疗特定的细菌性病原体的一线抗生素包括氟喹诺酮类药物如环丙沙星或左氧氟沙星和大环内酯类的阿齐霉素。

氟喹诺酮类药物

二十年来氟喹诺酮类药物一直是 TD 抗微生物治疗的主要药物。氟喹诺酮类药物和洛哌丁胺的组合

已经被证明不仅可有效缓解腹泻而且还很安全,甚至在志贺菌痢疾患者中都如此[42]。但是,对于发热伴严重血性腹泻的患者应采取更为谨慎的态度,开始治疗时宜单用抗生素。

表20.7　用于治疗急性旅行者腹泻的抗微生物药物	
抗生素	成人给药方案
氟喹诺酮类	
环丙沙星	单剂口服750mg;或者一次500mg,一天两次,连用3天*
诺氟沙星	单剂800mg;或者一次400mg,一天两次,连用3天*
左氧氟沙星	单剂口服500mg,或连用3天*
阿奇霉素	单剂口服1克;或者一次500mg,一天一次,连用3天
利福昔明#	一次口服200mg,一天三次,连用3天;或者一次400mg,一天两次,连用1~3天;或者550mg每天一次

* 适用于肠道侵袭性疾病(如痢疾和(或)高热)
\# 不适用于罹患肠道侵袭性疾病的患者

所有的氟喹诺酮类药物吸收都很好并且具有优良的口服生物利用度,使它们适用于肠道侵袭性细菌感染的治疗。虽然短期使用氟喹诺酮类药物治疗TD是相对安全的,但这类药物禁用于孕妇,幼儿也应慎用[43]。

各种微生物特别是弯曲杆菌分离株日益增长的对氟喹诺酮类药物的耐药性,可能会削弱这类药物在一些旅行目的地如泰国和尼泊尔的有效性。然而,除非有整个亚洲多个地区的高质量流行病学数据支持,不断增长的耐药性对氟喹诺酮类药物治疗TD的疗效的影响目前还是不确定的。尽管在这一点上认知还存在差异,但现在氟喹诺酮类药物在大多数有TD风险的旅游目的地使用效果仍然良好,对大部分旅行者而言还是一线药物。

阿奇霉素

阿奇霉素对多种肠道病原体具有良好活性,对于在墨西哥和泰国感染的TD,阿奇霉素治疗似乎与氟喹诺酮一样有效[44]。阿奇霉素对弯曲杆菌具有抗菌活性,使其在弯曲杆菌流行区比氟喹诺酮类药物更有优势。对于在泰国和尼泊尔罹患的TD,阿奇霉素现在是首选药物[44]。

利福昔明

利福昔明是一种不吸收性抗生素,近来作为TD治疗的另一种选择被广泛使用,特别是针对产肠毒素或肠聚集性大肠埃希菌引起的腹泻。对于侵袭性肠道细菌性病原体如志贺菌和弯曲杆菌,已证实利福昔明的疗效不及环丙沙星[45]。如果是侵袭性病原体感染,旅行者用利福昔明经验治疗,症状可能得不到改善,此时就需要使用对这些病原体有效的替代性药物。在有关于利福昔明治疗侵袭性肠道病原体有效性的进一步资料之前,不能推荐利福昔明用于这些患者,也不能用于到诸如东南亚等侵袭性病原体流行地区去的旅行者。

如果所选用的抗生素在48小时内未使病情改善,这可能意味着诊断错误(患者可能是寄生虫或病毒感染)、细菌对该抗生素耐药或(使用利福昔明时)患者感染的是侵袭性细菌。另外,也有可能是混合感染。在这种情况下,就需要考虑肠道寄生虫引起疾病的可能性。

抗动力药物

抗动力药物在TD治疗中可以缓解症状并可作为抗生素治疗的有效辅助手段[46]。人工合成的阿片类药物如洛哌丁胺和苯乙哌啶可以减少排便次数并让旅行者在等待抗生素疗效的同时继续他们的活动。洛哌丁胺还具有抗分泌作用,而且因为避免了苯乙哌啶制剂中所含的阿托品的抗胆碱能副作用,洛哌丁胺比苯乙哌啶更受欢迎[47]。虽然早期的研究表明这些药物不应用于伴有高热或大便带血的腹泻性疾病,最近的研究发现只要同时使用抗生素这些药物就可以用于上述病情。洛哌丁胺和抗生素的组合在缓解病情方面比单用抗生素或洛哌丁胺更为迅速[48]。关于儿童使用抗动力药物的推荐意见不甚一致。洛哌丁胺和苯乙哌啶在美国不推荐用于<2岁的儿童,在英国不推荐用于4岁以下的儿童,在澳大利亚禁用于12岁以下的儿童。

止吐药

其他的对症治疗还包括使用止吐药。大多数旅行者在他们的旅行医药包中可能不需要配备止吐药用作经验治疗,因为恶心和呕吐在旅行者腹泻中一般都是自限性的。止吐药有三种形式可供使用:口服、注射剂和栓剂。栓剂是旅行者自我治疗呕吐的一种比较实用的办法,但它们的作用可能因同时存在腹泻而受到限制。昂丹司琼口服崩解片有一定疗效,且服用时不需要摄入液体。这些药物在呕吐已经减少而恶心仍然突出时服用效果最好。通过减轻恶心进而防止呕吐，患者就可以更积极地进行口服补液。根据我们的经验，在偶尔呕吐的情况下旅行者仍应继续补充水分，这样他们就可以很有效地避免脱水。此外，在不用止吐药的情况下，可以在两次恶心之间的间隙服用药物。

非特异性药物

在一些安慰剂对照研究中碱式水杨酸铋（BSS，Pepto-Bismol）已被证明可以减少大便次数和缩短病程[49]。与洛哌丁胺使未成形便减少50%以上相比，该药使未成形便减少16%~18%。其副作用包括舌头颜色变黑、黑色粪便和耳鸣。使用阿司匹林或抗凝剂的旅行者应慎用BSS，严重肾功能不全的患者也应避免使用。另外，儿童的病毒感染如水痘或流感等应避免使用BSS，因存在瑞氏综合征的风险。BSS在世界许多地区如欧洲、澳大利亚和新西兰都没有供应。其他非特异性药物，如高岭土果胶、活性炭和鼠李糖乳杆菌、布拉酵母菌等益生菌，在TD治疗方面作用有限。

（金珂 译，李军 黄祖瑚 校）

参考文献

1. Hill DR, Beeching NJ. Travelers' diarrhea. Curr Opin Infect Dis 2010 Oct;23(5):481–7.
2. Al-Abri SS, Beeching NJ, Nye FJ. Travellers' diarrhoea. Lancet Infect Dis 2005;5:349–60.
3. Shah N, DuPont HL, Ramsey DJ. Global etiology of travelers' diarrhea: systematic review from 1973 to the present. Am J Trop Med Hyg 2009;80:609–61.
4. Steffen R, Tornieporth N, Clemens SA, et al. Epidemiology of travelers' diarrhea: details of a global survey. J Travel Med 2004;11:231–7.
5. Reisinger EC, Fritzsche C, Krause R, et al. Diarrhea caused by primarily non-gastrointestinal infections. Nat Clin Pract Gastroenterol Hepatol 2005;2:216–22.
6. Jelinek T, Schulte C, Behrens R, et al. Imported falciparum malaria in Europe: sentinel surveillance data from the European network on surveillance of imported infectious diseases. Clin Infect Dis 2002;34:572–6.
7. Mattila L. Clinical features and duration of travelers' diarrhea in relation to its etiology. Clin Inf Dis 1994;19:728–34.
8. Stermer E, Lubezky A, Potasman I, et al. Is traveler's diarrhea a significant risk factor for the development of irritable bowel syndrome? A prospective study. Clin Inf Dis 2006;43:898–901.
9. Kosek M, Bern C, Guerrant RL. The global burden of diarrheal disease, as estimated from studies published between 1992 and 2000. Bull WHO 2003;81:197–204.
10. World Health Organization. The World Health Report 2010, Geneva: WHO; 2011.
11. Brito GA, Alcantara C, Carneiro-Filho BA, et al. Pathophysiology and impact of enteric bacterial and protozoal infections: new approaches to therapy. Chemotherapy 2005;51:S23–35.
12. McCarthy N, Giesecke J. Incidence of Guillain-Barré syndrome following infection with Campylobacter jejuni. Am J Epidemiol 2001;153:610–4.
13. Baer JT, Vugia DJ, Reingold AL, et al. HIV infection as a risk factor for shigellosis. Emerg Infect Dis 1999;5:820–3.
14. Furrer H, Chan P, Weber R, et al. The Swiss HIV Cohort Study. Increased risk of wasting syndrome in HIV-infected travellers: prospective multicentre study. Trans R Soc Trop Med Hyg 2001;95:484–6.
15. Paschke C, Apelt N, Fleischmann E, et al. Controlled study on enteropathogens in travellers returning from the tropics with and without diarrhoea. Clin Microbiol Infect 2011;17:1194–2000.
16. Vargas M, Gascon J, Gallardo F, et al. Prevalence of diarrheagenic Escherichia coli strains detected by PCR in patients with travelers' diarrhea. Clin Microbiol Infect 1998;4:682–8.
17. Adachi JA, Jiang ZD, Mathewson JJ, et al. Enteroaggregative Escherichia coli as a major etiologic agent in travelers' diarrhea in 3 regions of the world. Clin Infect Dis 2001;32:1706–9.
18. Jiang ZD, Lowe B, Verenkar MP, et al. Prevalence of enteric pathogens among international travelers with diarrhea acquired in Kenya (Mombasa), India (Goa), or Jamaica (Montego Bay). J Infect Dis 2002;185:497–502.
19. Schultsz C, van den Ende J, Cobelens F, et al. Diarrheagenic Escherichia coli and acute and persistent diarrhea in returned travelers. J Clin Microbiol 2000;38:3550–4.
20. Buettner S, Wieland B, Staerk KD, et al. Risk attribution of Campylobacter infection by age group using exposure modelling. Epidemiol Infect 2010;138:1748–61.
21. Zuckerman JN, Rombo L, Fisch A. The true burden and risk of cholera: implications for prevention and control. Lancet Infect Dis 2007;7:521–30.
22. Golledge CL, Riley TV Clostridium difficile-associated diarrhoea after doxycycline malaria prophylaxis. Lancet 1995;345:1377–8.
23. Jiang ZD, Dupont HL, Brown EL, et al. Microbial etiology of travelers' diarrhea in Mexico, Guatemala, and India: importance of enterotoxigenic Bacteroides fragilis and Arcobacter species. J Clin Microbiol 2010;48:1417–9.
24. de la Cabada Bauche J, Dupont HL. New Developments in Traveler's Diarrhea. Gastroenterol Hepatol 2011;7:88–95.
25. Ajami N, Koo H, Darkoh C, et al. Characterization of norovirus-associated traveler's diarrhea. Clin Infect Dis 2010 Jul 15;51(2):123–30.
26. Apelt N, Hartberger C, Campe H, et al. The Prevalence of Norovirus in returning international travelers with diarrhea. BMC Infect Dis 2010;10:131.
27. Marks PJ, Vipond IB, Regan FM, et al. A school outbreak of Norwalk-like virus: evidence for airborne transmission. Epidemiol Infect 2003;131:727–36.
28. Jelinek T, Loscher T. Epidemiology of giardiasis in German travelers. Travel Med 2000;7:70–3.
29. Herbinger KH, Fleischmann E, Weber C, et al. Epidemiological, clinical, and diagnostic data on intestinal infections with Entamoeba histolytica and Entamoeba dispar among returning travelers. Infection 2011 Jun 30. [Epub ahead of print]
30. Okhuysen PC. Travelers' diarrhea due to intestinal protozoa. Clin Infect Dis 2001;33:110–4.
31. Ortega YR, Sanchez R. Update on Cyclospora cayetanensis, a food-borne and waterborne parasite. Clin Microbiol Rev 2010;23:218–34.
32. Stensvold CR, Christiansen DB, Olsen KE, et al. Blastocystis sp. subtype 4 is common in Danish Blastocystis-positive patients presenting with acute diarrhea. Am J Trop Med Hyg 2011;84:883–5.
33. Wichro E, Hoelzl D, Krause R, et al. Microsporidiosis in travel-associated chronic diarrhea in immune-competent patients. Am J Trop Med Hyg 2005;73:285–7.
34. Al-Abri SS, Beeching NJ, Nye FJ. Traveller's diarrhoea. Lancet Infect Dis 2005;5:349–60.
35. Black R. Epidemiology of travelers' diarrhea and relative importance of various pathogens Rev Infect Dis 1990;12(Suppl 1):S73–9.
36. Kuschner RA, Trofa AF, Thomas RJ, et al. Use of azithromycin for the treatment of Campylobacter enteritis in travelers to Thailand, an area where ciprofloxacin resistance is prevalent. Clin Infect Dis 1995;21:536–41.
37. Adachi JA, Ericsson CD, Jiang ZD, et al. Azithromycin found to be comparable to levofloxacin for the treatment of US travelers with acute diarrhea acquired in Mexico. Clin Infect Dis 2003;37:1165–71.
38. Steffen R, Sack DA, Riopel L, et al. Therapy of travelers' diarrhea with rifaximin on various continents. Am J Gastroenterol 2003;98:1073–8.
39. Shlim DR. Update in Traveler's Diarrhea. Infect Dis Clin North Am 2005;19:137–49.
40. Rossignol JF, Ayoub A, Ayers MS. Treatment of diarrhea caused by C. parvum: a prospective randomized, double-blind, placebo-controlled study of nitazoxanide. J Infect Dis 2001;184:103–6.
41. Shlim DR, Cohen MT, Eaton M, et al. An alga-like organism associated

with an outbreak of prolonged diarrhea among foreigners in Nepal. Am J Trop Med Hyg 1991;45:383–9.

42. Steffen R, Jori J, DuPont H, et al. Treatment of travelers diarrhea with fleroxacin: a case study. J Antimicrob Chemother 1993;31:767–76.

43. Adachi J, Ostrosky-Zeichner L, DuPont HL, et al. Empirical antimicrobial therapy for traveler's diarrhea. Clin Infect Dis 2000;31:1079–83.

44. Tribble DR, Sanders JW, Pang LW et al. Traveler's diarrhea in Thailand: Randomized double-blind trial comparing single-dose and 3-day azithromycin-based regimens with a 3-day levofloxacin regimen. Clin Infect Dis 2007;44:338–46.

45. Taylor D, Bourgeois A, Ericsson C, et al. A randomized, double-blind, multicenter study of rifaximin compared with placebo and with ciprofloxacin in the treatment of travelers' diarrhea. Am J Trop Med Hyg 2006;74:1060–6.

46. Schiller LR, Santa Ana CA, Morawski SG, Fordtran JS. Mechanism of the antidiarrheal effects of loperamide. Gastroenterology 1984;86:1475–80.

47. Ericsson CD, Johnson PC. Safety and efficacy of loperamide. Am J Med 1990;88(suppl 6A):10S–4S.

48. Murphy GS, Bedhidatta L, Echeverria P, et al. Ciprofloxacin and loperamide in the treatment of bacillary dysentery. Ann Intern Med 1993;118:582–6.

49. Ericsson CD. Non antimicrobial agents in treatment and prevention of travelers' diarrhea. Clin Infec Dis 2005;41:S557–63.

迁延性旅行者腹泻

Bradley A. Connor and David R. Shlim

要点

- 尽管大多数旅行者腹泻是急性、自限性的,但对于那些为归来旅行者进行治疗的医生来说,很重要的一点是要意识到有相当比例的患者会出现持续的胃肠道症状
- 迁延性旅行者腹泻的发病机制通常归于以下三大类中的一类:迁延性感染,感染后过程,因肠道感染而暴露的慢性胃肠道疾病
- 迄今为止,在旅行者腹泻患者中最常见的迁延性感染是贾第鞭毛虫病,因此对其进行经验性治疗是合理的
- 许多没有其他病因的迁延性旅行者腹泻患者是患有感染后肠易激综合征,虽然这类患者中许多人是以胃肠胀气和便秘为主要症状
- 感染后肠易激综合征的患者可通过使用抗生素消除小肠细菌过度生长而受益

引言

旅行者腹泻以急性、自限性疾病为多。但重要的是一小部分患者会出现病程迁延不愈,持续数周、数月,甚至数年。迁延性旅行者腹泻(persistent travelers' diarrhea, PTD)是临床医师常见的一种综合征,但研究总结很不够。这些患者中有许多人已清除病原体很长时间,现在主要表现为感染后遗症:炎症、吸收不良或功能性病变。其他患者可能会进展为慢性非感染性胃肠道疾病,例如特发性炎症性肠病、结直肠癌或乳糜泻。这些疾病是由于前期的肠道感染才被暴露,继而引起医学关注。当初始粪便检测提示有病原体持续存在时,处理通常是直截了当的。但如果不是这种情况,有效的处理就需要对胃肠病学、感染病学和旅行医学的基本原则加以理解和应用。

定义和流行病学

旅行者腹泻(travelers' diarrhea, TD)可以定义为在发展中国家或刚从发展中国家返回不久而出现的腹泻。急性腹泻和慢性腹泻通常以 4 周(症状持续时间)为分界线[1]。术语"迁延性腹泻"(persistent diarrhea, PTD)是指一种症状持续时间(>14 天)在急性和慢性腹泻之间的综合征,尤其指儿童[2]。

尽管"迁延性"这个术语更受欢迎,因为它不那么精确而且描述的是一个起病急骤但病情好转缓慢的过程,但在本章中术语"慢性旅行者腹泻"和"迁延性旅行者腹泻"是可以互换的,用来描述一种持续时间至少 3 周的综合征。此外,在许多 PTD 患者中,腹泻本身只是一个相对轻微的不适,但被伴随的痉挛性疼痛、腹胀、胃肠胀气或里急后重甚至便秘所遮掩,所有这些都包含在 PTD 里。

有四项研究分析了与 TD 密切相关的感染后肠易激综合征(post-infectious irritable bowel syndrome, PI-IBS)的发病率。最近一项研究显示,在例行部署到中东地区返回的 121 名美军军人中(>6 个月的随访),那些在部署期间有过 TD 发作的军事人员继发 IBS 的风险是那些在部署期间没有 TD 发作的军事人员的 5 倍以上(17.2% vs 3.7%, $P=0.12$)[3]。另一项关于以色列旅行者的研究发现,有 TD 病史的人在 6~7 个月后出现 IBS 的风险(14%)显著高于那些没有腹泻病史的人(2%)[4]。第三项研究报道了在墨西哥罹患 TD 的患者中 10% 会出现 PI-IBS[5]。第四项研究报告了 TD 后 PI-IBS 的发病率仅 4%,与无腹泻病史人群 2% 的

IBS 发病率没有统计学差异[6]，可能由于这项研究的效能不足，没有能够检出很小的发病率差异的统计学意义。

除了这些包含有对照组的观察性研究，近期有一项关于旅居在南美洲的健康青壮年人的研究报告，发现发生率较高的新发消化不良似乎从海外返回后仍持续存在[7]。作者并没有报告这种功能性胃肠道疾病与旅行期间急性腹泻病的关联性，尽管在移居人群中急性腹泻病的风险很高。具有急性腹泻性疾病高风险的长期旅行者发生新发消化不良的这一发现与许多关于第一次波斯湾战争美国老兵的研究所报道的功能性疾病（包括消化不良和 IBS）高发病率是相似的[8,9]。总之，这些研究表明，TD 之后 PI-IBS 的发生是一客观现象，且其发生率为 4% 至 17%。

致病机制

PTD 综合征大致可分为以下几种发病机制亚类：迁延性感染、感染后过程和因为感染而暴露出来的慢性胃肠道疾病（表 21.1）。

迁延性感染或混合感染

旅行者罹患的感染往往反映了发展中国家当地儿童的感染，这两个群体对环境中的病原体都没有免疫力[10]。相关病原体详见表 21.1。

寄生虫

作为一个群体，寄生虫是最有可能从 PTD 患者中分离出来的病原体，相对于细菌感染而言寄生虫感染的可能性随着病程持续时间的延长而升高。一项关于到尼泊尔去的旅行者的研究中，胃肠道症状持续时间<14 天的旅行者中 10% 检测到原虫，症状持续>14 天的患者中检出率为 27%[11,12]。当临床症状中出现吸收不良时，要特别关注小肠近端是否有寄生虫。最有可能在 PTD 中遇到的寄生虫将在下面进行简要讨论。

蓝氏贾第鞭毛虫

蓝氏贾第鞭毛虫是目前 PTD 患者中最常见的病原体（图 21.1）。当上消化道症状突出时，需高度警惕贾第鞭毛虫病（见"临床处理"部分）[13]。未经治疗，

即使是免疫功能正常的人症状都可能会持续数月。通常可以通过粪便镜检作出诊断；但是，由于寄生虫寄生于近端小肠，其往往在排便之前就显著降解而难以在显微镜下识别。目前还不清楚使用酶联免疫吸附测定法（enzyme-linked immunosorbent assay，ELISA）来检测贾第鞭毛虫特异抗原，其敏感性是否能显著高于反复多次仔细的粪便检查[14]。

表 21.1 慢性旅行者腹泻的鉴别诊断
迁延性感染或寄生虫感染
原虫
鞭毛纲：蓝氏贾第鞭毛虫
球虫亚纲：隐孢子虫，贝氏等孢球虫
纤毛亚门：结肠小袋纤毛虫
微孢子门：比氏肠微孢子虫、肠脑炎微孢子虫
艾美虫科：卡耶坦环孢子虫
根足亚纲：溶组织内阿米巴
组织滴虫与毛滴虫：脆弱双核阿米巴
蠕虫
粪类圆线虫
血吸虫属
人蛔虫
菲律宾毛细线虫
细菌
肠杆菌科：大肠埃希菌（尤其是肠粘附性大肠埃希菌）
志贺菌属、非伤寒沙门菌
弯曲杆菌属、小肠结肠炎耶尔森菌
弧菌科：气单胞菌属、邻单胞菌属
艰难梭菌
病毒
不明病原体
Brainerd（布雷纳德）腹泻
热带口炎性腹泻
感染后过程
感染后吸收不良状态
双糖不耐受症
细菌过度生长
感染后肠易激综合征
因肠道感染而暴露的慢性胃肠道疾病
特发性炎症性肠病
溃疡性结肠炎
克隆恩病
显微镜下结肠炎
乳糜泻
结直肠腺癌
获得性免疫缺陷综合征（AIDS 肠病）

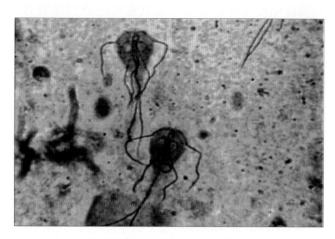

图21.1   蓝氏贾第鞭毛虫滋养体,经典描述酷似一张脸,如本图湿法准备的粪便标本中所示(由 Murray Wittner,MD, Albert Einstein College of Medicine, Bronx, New York. 提供)

十二指肠取样寻找贾第鞭毛虫可以通过多种方式来实现。吞线试验,就是一根长长的线被吞下去,通过蠕动进入十二指肠,再经口拔出。由于其不可靠性,吞线试验已经被淘汰[15]。上消化道内镜检查同时抽取十二指肠液及十二指肠活检可能是最敏感的诊断手段。活检标本通常能发现典型的滋养体,表现为小波浪线,位于小肠刷状缘,但不侵入上皮。

贾第鞭毛虫可以治愈,通常选用甲硝唑,一次250mg,一天三次,连用 5~7 天,或替硝唑,单次口服2g 治疗。偶尔可能需要第二个疗程。最近有对甲硝唑和替硝唑均耐药的报道。硝唑尼特,一次 500mg,每12 小时一次,连用 3 天,是一种替代方案。受试儿童中治愈率100%的治疗方案是阿苯达唑,一次 400mg,一天一次,连用 5 天,该方法在旅行者中的疗效有好有差[16,17]。奎纳克林,一次 100mg,一天三次以及其他替代方案列于表 21.2。鉴于贾第鞭毛虫在 PTD 中发生率非常高,在适当的临床情况下,大便镜检阴性但给予经验性治疗是合理的,可以替代十二指肠采样。

表 21.2   贾第鞭毛虫的治疗方案

药物	方案
甲硝唑	一次 250mg,一天三次,连用 5~7 天
奎纳克林	一次 100mg,一天三次,连用 5~7 天
硝唑尼特	一次 500mg,每12 小时一次,连用 3 天
巴龙霉素	每日剂量 25~30mg/(kg·d),分三次使用,连用 7 天
阿苯达唑	一次 400mg,一天一次,连用 5 天
替硝唑	单次口服 2g

溶组织内阿米巴

溶组织内阿米巴具有产生急性或慢性症状的能力,临床可表现为轻度腹泻,直到严重的甚至是致命的结肠炎或痢疾。然而,作为 TD 和 PTD 的病因,其患病率在历史上可能被高估了。最近,人们发现了迪斯帕内阿米巴,一种形态上难以与溶组织内阿米巴区分,并且没有致病性的原虫,其在粪便中的分离率似乎远高于致病的溶组织内阿米巴,可达 10:1[18,19]。诊断通常依赖于粪便标本镜检发现包囊或滋养体或通过血清学试验。阿米巴病通常表现为以下三种形式中的一种。第一种形式是无症状包囊携带,对粪便标本进行筛查时才被检测到。第二种形式是非痢疾阿米巴病,常常表现为腹泻和便秘交替出现伴有疲乏无力。表现为血性腹泻伴有腹部痉挛性疼痛和里急后重的阿米巴性结肠炎是第三种也是最严重的一种,在旅行者中相对少见。前两种表现形式的患者的粪便样本应仔细分析以确保发现的原虫不是迪斯帕内阿米巴,如果是迪斯帕内阿米巴应予忽略。对于由溶组织内阿米巴所引起的第一种表现形式的患者,应使用肠腔内杀包囊药单药治疗,如巴龙霉素一次 500mg,一天三次,连用 10 天,双碘喹啉一次 650mg,一天三次,连用 20 天,或糠酸二氯尼特[20-22]。对于第二种和第三种表现形式的患者,治疗方法是甲硝唑一次 750mg,一天三次,连用 10 天,或替硝唑一次 2g,一天一次,连用 3 天,随后使用肠腔内杀包囊药。

脆双核阿米巴

脆双核阿米巴作为 PTD 相对罕见的病因,通常经粪便镜检而诊断,双碘喹啉一次 650mg,一天三次,连用 20 天,或四环素一次 500mg,一天四次,连用 10 天可以有效治疗[23]。

微孢子虫

在 PTD 患者中已发现的微孢子虫包括毕氏肠微孢子虫和肠脑炎微孢子虫[24,25]。

卡耶坦环孢子虫

卡耶坦环孢子虫是一种在 PTD 患者中需要特别关注的球虫类寄生虫,如未治疗症状可以迁延(图 21.2)[26]。来自尼泊尔和秘鲁的数据显示,在还没有有效的治疗方法之前,患者的腹泻症状通常持续 6 周或更长[27,28]。该病通常表现为上消化道症状,并伴有显著乏力、食欲不振、体重减轻和吸收不良[29]。虽然其大小是隐孢子虫的两倍,检测这种 8~10μm 大小的原虫时常需要对粪便进行改良抗酸染色。尽管其与细菌性胃肠炎初起和贾第鞭毛虫病相似,但环孢子虫与其他病原体不同,无论是喹诺酮类药物还是甲硝唑作为经验治疗都无效。有效的药物是现在相对较少用于治疗腹泻的甲氧苄啶-磺胺甲噁唑(两倍剂量片剂一次一片,一天两次,连用 7~10 天),所以卡耶坦环孢子虫感染的患者可能会在多次经验性治疗失败后来寻求照护[30]。

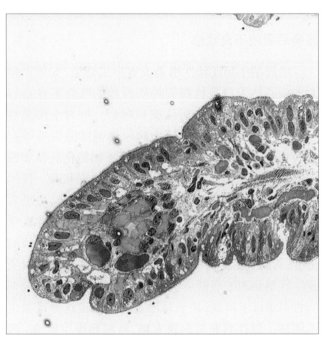

图 21.2 内镜下十二指肠活检标本的电子显微镜检查(×1.1K),可发现在绒毛周围呈点状分布的多个卡耶坦环孢子虫

微小隐孢子虫

虽然最初被描述为一种引起艾滋病患者腹泻的机会性病原体,但 1993 年的一次水源性微小隐孢子虫暴发影响到了 40 万密尔沃基居民,证明了免疫功能正常的人也处于高风险状态[31]。有报道称,在来自埃及、毛里求斯和其他地方的旅行者中,微小隐孢子虫是 PTD 的病因之一[32]。有一起与旅行相关的较大暴发发生在 34 名前往列宁格勒旅行的芬兰学生中,有 7 名出现了大量腹泻[33]。与环孢子虫相似,抗酸染色的粪便标本中微小隐孢子虫更容易被发现。在免疫功能正常的人,该病是一种自限性疾病,病程通常不超过一个月。有证据证明硝唑尼特能够成功治疗艾滋病患者和免疫功能健康旅行者的微小隐孢子虫感染,巴龙霉素的作用稍逊[34]。

贝氏等孢子球虫

据报道,在从加勒比海、印度和西非返回到美国的旅行者中,贝氏等孢子球虫是导致腹泻的原因之一[35]。成功的治疗方法通常包括,甲氧苄啶-磺胺甲噁唑两倍剂量片剂一次一片,一天四次,或者乙胺嘧啶-磺胺嘧啶,疗程均为 10 天。

细菌

肠杆菌科

肠杆菌科细菌如产肠毒素大肠埃希菌(enterotoxigenic *Escherichia coli*,ETEC)、弯曲杆菌和沙门菌等是急性旅行者腹泻的主要病原体[36],但在迁延性旅行者腹泻中则相对少见。据报道,沙门菌和志贺菌均可形成携带状态,但症状复发不太可能。

在儿童、艾滋病患者和旅行者中,聚集性大肠埃希菌(enteroadherent *E. coli*,EAEC)被认为是慢性腹泻的一个重要原因[37-39]。对于被 EAEC 感染的旅行者,氟喹诺酮药物和利福昔明治疗安全有效[40,41]。气单胞菌、邻单胞菌和小肠结肠炎耶尔森菌是其他的可引起亚急性症状的病原体,在 PTD 患者中均有报道[42,43]。

艰难梭菌

艰难梭菌是一种与 PTD 密切相关的病原体。其临床表现多变,可以是急性也可以是慢性,病情轻者可以是排便频次增加,也可以重至血性腹泻甚至中毒性巨结肠。因此,PTD 的初步检查应包括粪便艰难梭菌毒素测定。许多 PTD 患者使用了包括甲氟喹、氯喹或多西环素等疟疾预防药物,或者使用了抗生素来治疗急性旅行者腹泻,这使他们获得这种机会性感染的风险增加[44]。对于多疗程经验性抗生素治疗疗效不佳的持续性 PTD 患者来说,需要特别警惕艰难梭菌感染。使用甲硝唑、口服万古霉素或非达霉素治疗通常有很好效果,尽管已有耐药的报道并且 10% 以上的患者可能会复发。

不明病原体

很多具有 PTD 综合征的患者,其临床和流行病学特征符合迁延性感染性疾病,但经过广泛的微生物分析仍不能找到相应的病原体。人们只需回顾一下最近的历史就可以预见,随着诊断技术如新的染色剂、聚合酶链反应和 ELISA 技术的改进和我们对新发病原体认识的增加,这个不明病原体的类别在将来会缩小。分别在 1977 年、1982 年、1985 年和 1991 年人们发现空肠弯曲杆菌、微小隐孢子虫、肠聚集性大肠埃希菌和卡耶坦环孢子虫是人类的常见病原体,在此之前,由它们所导致的旅行者腹泻一直被认为是特发性感染性疾病[45-48]。

热带口炎性腹泻

热带口炎性腹泻是一种表现为吸收不良、脂肪泻、疲乏和近端及远端小肠维生素吸收障碍(叶酸和维生素 B_{12})的迁延性旅行者腹泻综合征[49]。虽然短期旅行者也属于高危人群,但热带口炎性腹泻最常见于热带某些流行区的长期旅行者和移居者[50]。它更常见于与当地原住人群有密切接触的旅行者,往往继发于急性感染性腹泻,有家庭聚集性和季节性。长期以来人们都知道该病呈感染性疾病过程,所以被列入引起 PTD 的迁延性感染的章节中。尽管现代微生物学和流行病学提供了支持这一说法的证据,但过去的一个世纪在确定其特定病原体方面进展甚微。竞争性理论认为是混合菌群相对于隐孢子虫、等孢球虫和环孢子虫等原虫的过度生长[51]。该病的内镜和组织病理学改变类似于乳糜泻,包括黏膜皱襞的裂开和扇形变化以及绒毛萎缩伴隐窝增生[49]。

热带口炎性腹泻发病率在这几年大幅下降。在尼泊尔的一个积极为旅行者和移居者服务的诊所里,每年约 1500 例腹泻病患者中只有 5~6 个诊断为热带口炎性腹泻[52]。发病率如此明显下降的原因尚不清楚。虽然缩短疗程、一天两次给药以及多西环素替代方案已经尝试成功,但该病的治疗一般采用四环素一次 250mg,一天四次,至少 6 周,同时补充叶酸。因为该病已很少诊断,而且疗程太长,所以现已不主张进行经验性治疗。

Brainerd 腹泻

Brainerd 腹泻最早是在 1983 年明尼苏达州 Brainerd(地名)发生慢性腹泻的流行时被发现的,流行病学调查认为当地乳制品中未经巴氏消毒的牛奶是此次事件中的传染源[53]。虽然推测为感染性的,但广泛的微生物学分析未能确定病原体,也未能发现有效的抗微生物药物。自首次被报告以来,至少又报告了 7 次 Brainerd 腹泻的流行,其中 6 次发生在美国,1 次发生在厄瓜多尔的加拉帕戈斯群岛的游轮上[54,55]。该病表现为水样泻伴有便急、大便频次增加(10~20 次/天)、痉挛性疼痛、体重减轻,且呈周期性发作,症状可持续 2~42 个月。首次暴发后 1 年时的随访,12%的患者自觉正常,40%病情改善,48%仍持续腹泻。结肠活检标本显示上皮内淋巴细胞显著增多,但没有与显微镜下结肠炎或胶原性结肠炎一致的特异性标志。目前还不清楚该病是否是散发性 PTD 的常见原因。

感染后过程

感染后吸收不良状态

由近端小肠迁延性感染或寄生虫感染,如贾第鞭毛虫病或热带口炎性腹泻等所导致的吸收不良很容易被大多数临床医生所认识和理解。但对于细菌性或病毒性胃肠炎等急性感染病原体被清除后持续存在的吸收不良则重视不够。双糖酶,如消化乳糖和蔗糖的酶,正常情况下位于肠上皮表面的刷状缘。任何急性炎症过程都会很容易破坏脆弱的刷状缘,使患者出现暂时性的乳糖和蔗糖不耐受,且需要数周才能缓解[56,57]。在某些患有亚临床双糖酶缺乏症基础病的患者,胃肠炎后更容易出现持续不缓解的乳糖不耐受症。乳制品和浓缩糖可引发症状加重,但除非特别询问否则则难以了解到,甚至对患者本人来说这种现象也不明显。急性胃肠炎出现木糖、叶酸和维生素 B_{12} 吸收不良报道很多[58]。该报道中,大多数患者的吸收不良相当短暂;然而,少数患者呈持续性吸收不良,时间可长达急性肠胃炎痊愈后数周至数月。

急性 TD 后肠蠕动的变化偶尔可导致消化道淤积和继发性细菌过度生长,最终导致同时出现的渗透性和分泌性腹泻。在非侵入性检查和内镜下十二指肠取样均未发现持续存在的病原体而粪便脂肪分析和 D-木糖试验均阳性时,临床上要考虑这一诊断。可通过乳果糖氢呼气试验来进一步证实该诊断,而且一般情况下该病抗生素治疗有效,具体药物包括四环素、阿莫西林-克拉维酸、喹诺酮类药物和利福昔明[59,60]。PTD 中细菌过度生长的患病率并不清楚,许多这样的患者在使用四环素经验性治疗热带口炎性腹泻时被治愈。有些学者认为,总体而言在慢性胃肠道症状当中,小肠细菌过度生长被广泛漏诊,最近有证据表明在许多 PI-IBS(见下一节)的患者中小肠细菌过度生长可能与包括腹胀和排气在内的许多典型症状相关[61,62]。

感染后肠易激综合征

绝大多数 PTD 患者最初发病后随着时间的推移仍未发现特定病因。在人们认识到 PTD 作为一种病史的重要性的同时，还观察到一些肠易激综合征患者症状的出现可追溯到急性胃肠炎发作。急性肠炎后出现的肠易激综合征已被命名为 PI-IBS（表 21.3）[63]。随着确认其为一种诊断、阐释其病理生理改变的证据的积累，PI-IBS 最近已成为一个临床和研究领域很感兴趣的专题。大量没有检测到病原体但呈迁延性旅行者腹泻的患者可能就归因为 PI-IBS 综合征。

表 21.3 感染后 IBS 的诊断

根据罗马 II 标准，出现新的 IBS 症状：

过去 6 个月至少累计有 12 周（不必是连续的）腹部不适或腹痛，并伴有如下症状的 2 项或 3 项

　　排便后缓解

　　发作时伴有排便次数的改变

　　发作时伴有粪便性状的改变

　　继发于胃肠炎或旅行者腹泻发作

病原微生物和基础胃肠道疾病检查结果为阴性

最初的肠道感染通常以腹泻为特征，且常常但并不总是粪便培养细菌阳性或经适当的抗生素治疗临床有效[63,64]。在大多数研究中，感染后 IBS 与细菌性病原体的急性感染相关，但也可能继发于病毒感染[65]或原虫感染[66]。

非急性感染引起的 IBS 症状出现缓慢，而 PI-IBS 的特征是在先前肠道功能正常的情况下出现急性的或新发的症状[63]。PI-IBS 的患者不正常的排便习惯通常从急性感染开始，然后持续不断，虽然症状可能时轻时重。虽然急性感染发作之后，症状的严重程度会减轻，但肠道功能恢复不到发作前的状态。

感染后 IBS 的特点是腹泻比便秘更为常见[67,68]。在 90 名胃肠炎发作后出现持续性排便习惯改变的患者中，腹痛、稀便或水样便、直肠紧迫感、黏液便和腹胀在胃肠炎发作后 6 个月内的出现频率相对于胃肠炎发作前 6 个月明显增加[68]。IBS 和 PI-IBS 都可能出现迁延性腹泻；然而，也可能出现便秘型和交替型[67]。

感染后 IBS 的预后尚未得到系统的评估，但有一项研究的结果表明在许多患者中症状可持续数年。对 192 个患者进行长期随访，在胃肠炎后出现感染后 IBS 的 14 例患者中仅 6 例（43%）、在胃肠炎前就有 IBS 的 13 例患者中仅 4 例（31%）在胃肠炎发作后的 6 年内排便功能恢复正常[69]。

虽然在返回的旅行者中这一重要诊断最近才被确认，但实际上早在半个多世纪前就有人描述过这种综合征。1950 年 Stewart 创造了"痢疾后肠炎"这个术语来描述英军在阿米巴痢疾治疗成功后仍有的持续性腹泻[66]。包括两种类型，一种是"溃疡"型（回顾起来可能是溃疡性结肠炎或艰难梭菌结肠炎），另一种是功能性非溃疡型，后者症状持续但乙状结肠镜下无明显病理改变。十年之后，Chaudhary 和 Truelove 描述了 130 名 IBS 患者，其中 34 人的症状始于细菌或阿米巴痢疾[70]。此后，其他人指出胃肠道感染后 IBS 的发病率很高，估计从 4% 到 31%[64,68,71-80]。

在解释发病率数据时应注意到这些研究的局限性。许多研究都是回顾性的，容易发生偏倚。此外，大部分研究没有设立对照组来确定在没有感染的情况下新发 IBS 的发病率[81]。虽然大多数研究根据被广泛接受的罗马 I 或罗马 II 标准来诊断 IBS，但迁延性肠道症状的其他病因往往没有得到评估。这对于在旅行后 3 个月内已被考虑为 PI-IBS 的患者尤其如此，因为此时应能发现其他病因如艰难梭菌、原虫性病原体以及暂时性的感染后症状。

尽管这些研究存在局限性，但相关数据表明感染后 IBS 可能是急性肠胃炎的一种比较常见的后遗症。将有急性胃肠炎发作的患者与没有胃肠炎的对照组人群进行比较的研究一致显示，在有胃肠炎发作的患者中 IBS 发病率升高[73,76-79]。这些研究中，在长达 1 年的随访期内那些有急性胃肠炎的患者出现 IBS 的概率比没有急性胃肠炎的对照组人群高出大约 2.5 ～ 12 倍。

在英国诺丁汉地区的研究中女性比男性更有可能出现感染后 IBS[68]，但其他研究却发现男性居多（作者未发表的数据）。与 19 ～ 29 岁年龄段相比，60 岁以上人群的发病风险较低（调整后的相对危险度为 0.36）。

急性细菌性感染的病原体类型也可能影响感染后 IBS 的发生风险。在社区获得性胃肠炎的研究中，与沙门菌感染相比弯曲杆菌和志贺菌感染后出现感染后 IBS 更为常见[63]。这种差异可能是由于与沙门菌感染相比弯曲杆菌和志贺菌感染所导致的黏膜损伤更严重和（或）腹泻持续时间更长。与此猜测相一致，有一项研究显示体外的细菌毒性是空肠弯曲杆菌肠炎 3 个月后是否出现感染后 IBS 的重要决定性因素[74]。

迄今为止的研究都提示急性感染性疾病的持续

时间可能是感染后 IBS 最强的危险因素[68,78]。一项关于英国诺丁汉地区培养阳性细菌性胃肠炎患者的社区回顾性调查中,急性感染性腹泻的天数与感染后 IBS 的发生风险有直接关系[68]。与急性感染性腹泻持续天数为 7 天或更短的患者相比,急性感染性腹泻持续 8~14 天、15~21 天以及 ≥22 天的患者发生感染后 IBS 的风险分别为 2.9 倍、6.5 倍和 11.4 倍。病程长的患者出现感染后 IBS 的风险比病程短的患者高的原因尚不清楚。在一定程度上,疾病持续时间较长代表着疾病更为严重,因此可能是疾病严重程度而非疾病持续时间决定了感染后 IBS 的发生风险。这就可以解释 PI-IBS 为何往往继发于持续时间相对较短(<7 天)的急性 TD。而研究发现急性胃肠炎期间的呕吐可以通过减少病原体感染量并降低疾病的严重程度而防止后续发生感染后 IBS,则进一步支持了上述可能性[68]。有些人认为这是支持对 TD 进行早期自我治疗或预防的理由。

实验证据表明了继发于急性细菌性感染后的慢性炎症在 PI-IBS 形成中的病理生理作用。这些患者似乎无法下调肠道炎症。在最近一项关于随机选择的 IBS 患者的研究中,出现抗炎细胞因子 IL-10 和 TGF-β 的患者患病率低,这意味着病程迁延、炎症严重的患者更易感染后 IBS。感染后 IBS 患者的黏膜炎症标志物持续升高。与 7 例排便习惯恢复正常的患者相比,8 例出现感染后 IBS 的患者在急性胃肠炎期间及 3 个月后直肠黏膜的炎症细胞因子 IL-1β 均呈较高水平[82]。此外,与研究前至少 2 年没有发生胃肠炎的 18 名对照组人群相比,在病后第 3 个月评估时感染后 IBS 患者的 IL-1β 水平升高,而在急性肠胃炎后排便习惯恢复正常的患者中则没有升高。基于这些发现,作者认为炎症在引起感染后 IBS 中发挥了一定作用,出现感染后 IBS 的患者可能比那些没有出现感染后 IBS 的患者对炎症刺激更为敏感[82]。

感染后 IBS 患者肠黏膜的大体和常规组织学检查在急性感染性疾病的前 2 周内通常是正常的,但定量组织学分析显示慢性炎症持续存在[63,83]。在一项对 21 例急性弯曲杆菌肠炎后仍有症状的患者及 12 例弯曲杆菌肠炎后无肠道症状的对照组个体进行的研究中,直肠活检标本中上皮内 T 淋巴细胞和肠嗜铬细胞的数量与对照组细胞数相比在肠炎发作后第 2、6、12 周均升高[83]。在肠炎发作 1 年后仍有症状的七例患者中两种细胞的计数仍显著高于对照组。上皮内 T 淋巴细胞和肠嗜铬细胞在另外一个有 10 例感染后 IBS 患者的组别中亦有升高。后一组的细胞计数与弯曲杆菌肠炎发作 1 年后仍有症状的 7 名患者的细胞计数相当[83]。持续性局部炎症伴随有小肠通透性增加,具体表现为乳果糖/甘露醇尿排泄比率升高。总之,T 淋巴细胞和肠嗜铬细胞细胞数的升高以及小肠通透性的增加反映了持续的黏膜炎症。

对 28 例新诊断的弯曲杆菌感染后继发出现感染后 IBS 患者的研究结果证实了这些发现,该研究还包含有 28 例年龄、性别相匹配的弯曲杆菌感染后无症状的个体以及 34 名健康志愿者[76]。感染后 IBS 患者的直肠活检标本中肠嗜铬细胞和 T 淋巴细胞的细胞数既高于痊愈的对照组患者又高于健康志愿者(图 21.2)[75]。对于肠嗜铬细胞而言,感染后 IBS 患者每高倍视野细胞数为 35.8 而痊愈的对照组患者为 30.6(与 IBS 相比 $P = 0.022$)、健康志愿者为 29.1(与 IBS 相比 $P = 0.006$)。对于 T 淋巴细胞而言,感染后 IBS 患者每高倍视野细胞数为 127.1 而痊愈的对照组患者为 113.4(与 IBS 相比无统计学差异)、健康志愿者为 97.1(与 IBS 相比 $P = 0.006$)。

肠嗜铬细胞增生,被认为是对黏膜损伤和炎症的相对非特异性反应,可能通过 5-羟色胺介导的效应引起了感染后 IBS 的相关症状[63]。肠嗜铬细胞是几乎所有肠黏膜 5-羟色胺的来源,可刺激肠液的分泌、激活内脏感觉传入神经并调节肠蠕动。

因肠道感染而暴露的慢性胃肠道疾病

旅行者腹泻有一个"重要潜能"就是让一些潜在的非感染性胃肠道疾病暴露出来。以乳糜泻(麸质过敏性肠病)和结肠腺癌为例,显然在旅行中罹患的急性感染并不是它们的病因,但是腹泻使潜在的病变出现临床表现,并促使患者就医。对于炎症性肠病的患者,旅行者腹泻只是使慢性疾病暴露还是确实启动了疾病的发生,现在还不清楚。

特发性炎症性肠病

一项来自英国的回顾性调查研究发现,129 例在热带地区逗留期间或从热带地区返回后两周内出现血性腹泻的患者中,有 25% 的患者被诊断为特发性炎症性肠病(inflammatory bowel disease,IBD)[84]。这些患者否认了在旅行前胃肠道不适,这就要求我们回答一个问题,旅行中罹患的感染是否真正导致了 IBD 自身免疫级联反应的发生。在许多流行的假说都认为

IBD 的发病机制是在肠道通透性改变以及由基因决定的促炎和抗炎反应失衡的背景下,由一种最初的具有抗原性的病原体所启动,这样的设想似乎是合理的。此种情况下暴露出来的最常见的 IBD 形式是溃疡性结肠炎;然而,也可见到克罗恩病[85]和显微镜下结肠炎,包括胶原性和淋巴细胞性结肠炎。后一组疾病的大体结肠镜检查正常,但随机活检样本会显示潜在的炎症过程。

乳糜泻

乳糜泻是一种小肠疾病,系基因易感人群暴露于

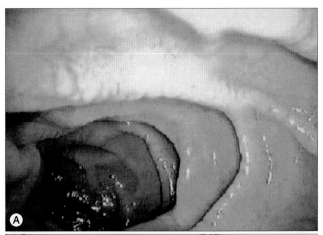

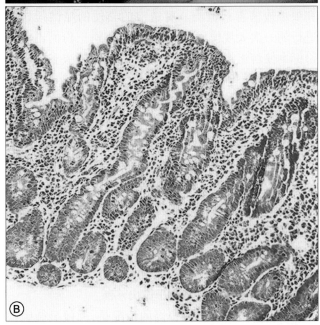

图 21.3 (A)一例因乳糜泻而出现 PTD 的患者的内镜检查照片,呈典型的黏膜褶皱的裂痕及扇形改变。(B)十二指肠活检标本低倍光镜显示有明显的绒毛萎缩和隐窝增生,与乳糜泻一致。这位患者的实验室检查结果显示明显的铁和叶酸缺乏但维生素 B_{12} 正常,与十二指肠病变过程一致;抗麦角蛋白抗体、抗组织谷胺酰胺转移酶抗体阳性。推荐无麸质饮食

许多谷物中存在的抗原物质而出现持续性绒毛萎缩和隐窝增生,导致吸收不良。从健康献血者的研究中我们知道,临床症状明显的吸收不良性腹泻只占乳糜泻的冰山一角,大部分患者为亚临床感染或只出现如骨质疏松或贫血等伴随症状[86]。基于对血库捐献血制品的筛查每 250 个健康美国人中似乎就有 1 个是潜在的乳糜泻患者,所以认识到 PTD 患者因肠道重叠感染能使潜在的乳糜泻暴露出来这一点是很重要的。该病通过大体和显微镜下双重十二指肠检查以及通过抗肌内膜抗体、抗麦胶蛋白抗体、抗组织谷胺酰胺转移酶抗体阳性而诊断[87],无麸质饮食治疗该病非常有效,但有时难以坚持(图 21.3)。

结直肠癌

PTD 患者必须考虑到结直肠癌,尤其是那些便血、粪便隐血阳性或新发缺铁性贫血的患者[88]。那些在腹泻停止后仍然持续便血的患者特别要加以关注。对于任何年龄超过 50 岁的这一类患者,即使症状似乎与感染性结肠炎一致,也应进行全结肠镜检查。结直肠癌甚为常见,西方国家人群的平均寿命风险接近 6%,而且错过早期诊断的后果非常严重,以至于应对每位老年患者进行完整的结肠镜评估。

临床处理

病史和体格检查

获得一份完整而详细的当前疾病的病史非常重要(表 21.4)。疾病最初的特点是什么?起始突然,表现为令人不舒服的腹泻提示细菌性病原体感染,起病隐匿提示为原虫感染?症状自始至终一致吗?患者是否真的呈持续性腹泻,或其持续症状实际上是分开的各自不同的急性腹泻发作,是最近的哪一次发作让患者去就医了?在了解当前疾病的病史时,发现身体健康状况中出现的时间间隔是至关重要的:如存在 5~7 天没有腹泻的间隙,则表明原先的感染可能已经被清除,这次是新的感染[89]。此外,呕吐和发热通常在肠道感染刚发生时出现,所以如果患者诉说数周腹泻后才开始呕吐和发热,很可能是罹患了一种新的重叠的急性感染,而不是一次慢性感染。旅行者可以出现多种肠道感染,正如一项对去尼泊尔的旅行者的研究所发现的,17% 的人粪便中被诊断出不止一种病原体[90]。

表 21.4　迁延性旅行者腹泻患者的评估

迁延性感染或混合感染

寄生虫	粪便虫卵及寄生虫检查×3,粪便贾第鞭毛虫抗原
艰难梭菌	艰难梭菌毒素检测
	全血细胞计数分类
热带口炎性腹泻	D-木糖试验
	食管胃十二指肠镜(esophagogas-troduodenoscopy,EGD)下十二指肠穿刺和小肠活检

感染后遗症

乳糖不耐受症	乳糖限制饮食或乳糖耐受试验
	D-木糖试验
PI-IBS	见表 54.3(PI-IBS 的诊断)

潜在胃肠道疾病

	乳糜血清学
	IBD 血清学
	D-木糖试验
	胃肠道内镜
	EGD 下十二指肠穿刺和小肠活检
	结肠镜检查/乙状结肠镜检查伴活组织检查

如果有可能应根据病史从解剖学上将病变定位于小肠或大肠。腹泻量大但次数相对较少提示小肠病变,因为大部分的液体吸收通常发生在小肠内,同时没有炎症的结肠作为粪便的保存处。其他定位于上消化道的症状包括恶心、呕吐、嗳气、胃灼烧和反流。诸如大量矢气或大便恶臭味、呈漂浮状或伴有油滴等症状表明小肠吸收不良。伴有脐下绞痛的频繁但量相对较小的腹泻提示结肠病变(如 Brainerd 腹泻),如还有其他症状如里急后重、血性黏液便或就是血便则提示是结肠炎或痢疾。发热、出汗或寒战则支持持续性侵袭性病原体的存在,但也可见于暴露出来的特发性炎症性肠病。体重减轻应引起对持续感染、吸收不良、炎症或恶性病变过程的关注,它与 PI-IBS 等单纯的功能性综合征的表现是不一致的。

当前病史的另一个重要作用,是了解此前的所有诊断和治疗措施。这方面尤其重要的是所用药物和/或抗生素的信息以及回顾所有旅行前、旅行期间和旅行后接受医疗照护的情况。许多患者将要服用抗菌药物和疟疾预防用药等,除了药物的胃肠道副作用之外还可能对抗生素相关性腹泻和艰难梭菌感染易感。使用过的特定抗生素非常重要。这其中包括像氟喹

诺酮或大环内酯类这样的广谱抗生素吗？是否服用过甲氧苄啶-磺胺甲噁唑？该药能覆盖环孢子虫。

除了详细的胃肠病病史,详细的旅行史也非常重要。患者是在哪个季节旅行的(环孢子虫在南亚的春季和初夏最为流行)？患者是在农村还是在城市逗留？在返程飞机上症状加重了吗？(飞行中气压的变化会引起发炎的肠道肿胀而更不舒服。)

虽然对于这些患者而言体格检查不如病史那么有帮助,但仍然很重要。明显的体重减轻、腹部压痛和人便隐血阳性(没有便血的情况下)对于指导进一步检查是有用的。

非侵入性实验室检查

粪便检查

粪便检查应该是病史询问、体格检查之后 PTD 诊断的第一步。如结果阳性会很有帮助,但众所周知其并不敏感。上消化道寄生虫经常被遗漏,许多病原菌没有送特异性培养,粪便培养可能变为阴性。初始粪便检查应包括对湿样采用三色染色和改良抗酸染色法进行至少三次的虫卵和寄生虫检查,还需进行培养和艰难梭菌毒素检测。对送检的粪便的显微镜样本进行的一次大规模回顾性检查发现,送三份而不是一份标本使溶组织内阿米巴、蓝氏贾第鞭毛虫和脆弱双核阿米巴的检出率分别提高了 22.7%、11.3% 和 31.1%[91]。抗酸染色在检测环孢子虫、隐孢子虫和等孢球虫属方面非常有用,但在大多数实验室中除非特别要求一般不做。粪便浓缩也将提高发现这些原虫的可能。诸如蓝氏贾第鞭毛虫等的抗原检测似乎对检测敏感性的提高作用有限。

粪便光镜检查的准确性与技术人员阅片的技能、经验和综合素质密切相关。因此,对于临床医生来说,与特定的实验室建立联系和信任是很重要的。一些实验室在显微镜粪便查找寄生虫方面敏感性不高,或在未查到病原体时又急于做出诊断。

另一个重要的值得警惕的情况是,粪便显微镜检查可能会发现非致病性原虫,常常从前往发展中国家去的旅行者中检出。许多这样的原虫列在表 21.5 中。这些原虫并无临床意义,反而导致不必要的关注、患者焦虑及药物的滥用,并且会妨碍临床医师对患者的进一步检查以及因不必要的治疗而诱发潜在的医源性并发症。

表21.5 非致病性原虫
内阿米巴属（非溶组织性）
哈门内阿米巴
莫氏内阿米巴
大肠内阿米巴
迪斯帕内阿米巴（只有通过特殊分析才能够与溶组织内阿米巴区分开来）
人芽囊原虫
微小内蜒阿米巴
布氏嗜碘阿米巴
迈氏唇鞭毛虫
人肠滴虫

血液检查

和其他慢性腹泻病的诊断一样，PTD 合理的实验室评估首先应进行全血细胞计数和分类。嗜酸性粒细胞增多虽然提示寄生虫感染，也确实可见于侵袭性蠕虫感染患者，但通常不会出现在肠道的原虫感染中。白细胞增多伴有中性粒细胞增多倾向于细菌感染，如果显著升高(>20 000 细胞/dl)则提示艰难梭菌感染。血沉加快或 C 反应蛋白升高，虽然既不敏感又不特异，但可见于感染性或炎症性过程，鉴别诊断中可不考虑 PI-IBS。白蛋白或凝血酶原时间的异常可见于吸收不良或营养不良。铁或叶酸异常降低提示病变在近端小肠，而维生素 B$_{12}$ 缺乏通常源于回肠疾病，与正常吸收时的小肠面积相关。维生素 B$_{12}$ 和叶酸同时缺乏应引起对热带口炎性腹泻的怀疑，因为它的典型病变就是累及到消化道的多个节段。

D-木糖试验是一种评估小肠吸收不良的非侵入性检查。饮用 25g 的 D-木糖后患者可收集 5 小时内的尿液或抽取静脉血样本送检。正常结果是随尿排出的木糖占到总量的 20% 以上。

乳糜血清学，包括抗麦胶蛋白抗体和抗组织谷氨酰胺转移酶抗体，应考虑在内；也应进行 HIV 血清学试验，因为肠病可能是 HIV 感染的第一个临床标志。

内镜检查

大多数 PTD 患者在接受过上文所述的非诊断性无创检查之后，应考虑进行内窥镜检查，尽管针对诸如贾第鞭毛虫病等寄生虫病或细菌性疾病而言经验性治疗同样是一种可以接受的一线处理方法。这两种策略各有优缺点。目前还没有关于 PTD 的经验性治疗与内镜下评估的随机研究数据，推荐意见一般来自于感染病专业人员而不是胃肠病学家，前者没有在手头随时可以使用的内窥镜。主张经验性治疗的依据是这样做避免了一些检查，减少了一些成本和一些小的风险。但在没有病原学证据的情况下使用抗微生物或抗寄生虫药物可能产生混淆而不是澄清问题。这些药物特别是少数药物除了有过敏反应和其他副作用的风险以外，还能改变肠道菌群诱发抗生素相关性腹泻从而混淆临床表现。此外，经验性治疗应答不佳可能只是反映了抗生素耐药而不是诊断错误。尽管经验性治疗仍然是我们诊治策略中的一种重要手段和一种可接受的一线处理方法，但有一些特定情况的患者需要进行内镜检查，包括：①经验性治疗失败一次或两次的患者；②所有年龄>50 岁而粪便隐血试验阳性或便血的患者；③有吸收不良的症状或体征。内窥镜检查是检出迁延性寄生虫感染或热带口炎性腹泻的一种敏感方法，还可以识别潜在的胃肠道疾病，包括特发性炎症性肠病、乳糜泻和结直肠癌。对于症状持续的患者它还是一个随访的客观指标。从循证医学的角度来看，内镜检查总体上有助于对慢性腹泻的诊断[92]；然而，在 PTD 中的作用研究仍不够深入。

是选择上消化道内镜检查还是选择结肠镜检查（或乙状结肠镜检查），这又要回到病史的重要性上来，要根据病史中的线索来定位病变位于小肠还是大肠。至关重要的是，不管是否存在肉眼可见的黏膜病变，内镜医生都应该在上消化道内镜下对十二指肠、下消化道内镜下对结肠（以及尽可能在回肠末端）进行活检和穿刺，因为有些病变只能在显微镜下可以看到。

治疗

经验性抗感染治疗是一种既可诊断又可治疗的手段。喹诺酮类或大环内酯类治疗有效既支持细菌感染的诊断又对细菌性疾病进行了治疗。同样，硝基咪唑治疗有效对临床疑诊的贾第鞭毛虫病或阿米巴病，甲氧苄啶-磺胺甲噁唑治疗有效对疑诊的环孢子虫病均有诊断意义。许多学者推荐对于 PTD 和吸收不良患者的热带口炎性腹泻进行经验性治疗[89]。如前所述，由于以下几个原因不再推荐这种疗法，其中包括热带口炎性腹泻发病率急剧下降、所需疗程长以及对其他病因如乳糜泻认识的日益提高。对于伴有上胃肠道症状但没有吸收不良的腹泻患者，使用甲硝唑经验性治疗以覆盖贾第鞭毛虫病是一种合适的干预措施。

对症治疗是 PTD 临床处理的另一个重要方面，而且应该从调整饮食开始。由于短暂的肠道感染使刷状缘功能下降，应按序避免食用乳制品、含山梨醇的产品、果汁、浓缩的糖果和高脂食品。对于结肠炎患者，推荐少渣低纤维饮食。

治疗可以是经验性的、对症的或目标性的（表 21.6）。PI-IBS 患者可以从很多经验治疗中获益，如排除法饮食、增加膳食纤维、补充消化酶以及益生菌（包括乳酸杆菌 GG、VSL3 及布拉酵母菌）等[93]。此外，解痉药（如莨菪碱），或止泻剂（如洛哌丁胺）的合理使用等对症治疗可以减轻症状。低剂量的三环类抗抑郁药通过拮抗 5-羟色胺和乙酰胆碱可能有助于减轻腹泻。能够延长结肠转运时间从而改善腹泻型 IBS 患者症状的 5-羟色胺 3（serotonin 3，5HT3）拮抗剂可能对 PI-IBS 也有效[94,95]。此外，5HT4 激动剂可能对以便秘和腹胀为主要表现的 PI-IBS 患者有用。

表 21.6 PI-IBS 的治疗
对症治疗
排除法饮食
膳食纤维
消化酶
益生菌
解痉药
止泻剂
三环类抗抑郁药
根治性治疗
使用不吸收性抗生素清除相关的 SIBO 的疗程（如利福昔明一次 550mg，一天三次，连用 14 天）
随后睡前低剂量促动力药物（如红霉素 50mg）

因为细菌参与了感染后 IBS 的病理生理学改变，所以抗生素对 IBS 的处理是有帮助的。抗生素既可用于已确诊的 PI-IBS 的治疗，也可通过治疗或预防细菌性腹泻急性发作来预防 PI-IBS 的发生。

抗生素治疗通过根除引起或加重症状的细菌，对已确诊的 IBS 可能有效。研究表明，可引起一组类似于 IBS 症状的小肠细菌过度生长（small intestinal bacterial overgrowth，SIBO）可能是 IBS 患者产生一些消化道症状的基础。在最近的一项评估 SIBO 和 IBS 之间关系的荟萃分析中，84% 的 IBS 患者乳果糖氢呼气试验异常（反映了 SIBO 的存在），SIBO 的根除使 IBS 症状平均改善了 75%[96]。

减轻 SIBO 的抗生素治疗缓解或消除了许多患者的 IBS 症状[61,62]。在一项 111 例诊断符合罗马 I 标准的 IBS 患者的研究中，84% 的人在研究开始时乳果糖氢呼气试验异常；相比于安慰剂组的 11%，口服吸收差的抗生素新霉素治疗后罗马综合症状评分改善了 35%。新霉素与安慰剂组症状评分改善方面的差异在研究开始时乳果糖氢呼气试验异常患者组更加显著（新霉素组 35% VS 安慰剂组 4%）。在 IBS 的全身症状改善方面也有类似的结果。IBS 症状最显著的改善是在那些乳果糖呼气试验结果正常，接受新霉素治疗的患者疗程完成后 7 天时观察到的。

这些数据支持抗生素治疗已确诊 IBS 的潜在用途，尤其是那些乳果糖氢呼吸试验阳性，提示存在 SIBO 的患者。由于这些数据是从 IBS 患者中收集的，没有区分他们是否患有感染后 IBS，所以这些发现未必能推及感染后 IBS 的患者。由于在非选择性患者中抗生素疗效较好，有必要在感染后 IBS 患者中作进一步研究。已证实抗生素对 SIBO 有效，也是进一步研究的良好对象。一些关于口服吸收差（<0.4%）的肠道选择性抗生素利福昔明的小型研究结果，支持其在 IBS 中接受进一步评估。在一项关于 21 例 SIBO 患者的随机双盲平行组研究中，利福昔明 1200mg/d 连用 7 天使 70% 的患者乳果糖氢呼吸试验恢复正常，而金霉素治疗组则仅为 27%[60]。利福昔明对功能性胃肠症状的改善优于金霉素。同样地，在一项关于 34 例有功能性胃肠道症状患者（但不一定诊断患有 IBS）的随机双盲平行组研究中，利福昔明而不是活性炭改善了乳果糖氢呼气试验和功能性胃肠道症状[97,98]。在两项设计相同的 3 期双盲对照研究中，无便秘的 IBS 患者随机服用利福昔明 550mg 每日三次或安慰剂共 2 周，利福昔明组在治疗后的最初 4 周内达到全身性 IBS 症状明显缓解（主要终点）及 IBS 相关腹胀明显缓解（关键的次要终点）的患者更多[99]。

有人建议抗生素治疗加用促动力药物如红霉素或 5HT4 激动剂可使胃肠道动力尤其是消化间期 III 期波恢复正常，并且可防止症状复发[99]。

人们越来越认识到急性细菌性胃肠炎经常会引起包括感染后 IBS 在内的远期后遗症，这就使有效治疗急性细菌性疾病作为预防相关并发症的一种方法的重要性得到提高。急性细菌性腹泻经抗生素有效治疗可缩短急性细菌性腹泻的持续时间、降低疾病严重程度并减轻可导致功能性肠道症状的慢性炎症，从而会减少感染后 IBS 的风险。

如果旅行者腹泻是 PI-IBS 发生的危险因素，那么显然，早期治疗、早期自我治疗或预防就为预防这种并发症提供了潜在的机遇窗口。虽然目前没有相关数据来支持这一假说,但预防这种感染后并发症的潜在益处,还应该结合抗生素治疗旅行者腹泻的其他已知收益来综合考虑。

结论

本章回顾了 PTD 的各种致病机制,并概述了 PTD 患者合理的临床处置。特别是当最初的粪便检查未能发现病原体时,需要有相当的临床敏锐性来恰当地指导诊断和治疗,并寻找最初评估中没有明确或遗漏的诊断。当然,我们应该尽一切努力确定迁延性感染的病因,还应该对新发病原体保持警觉。然而,对于临床医生来说,同样重要的是,在没有确定微生物学或组织病理学诊断的情况下使患者的病情达到一定程度的缓解,因为大多数 PTD 患者都不会有明确诊断。在这种情况下,临床医生必须详细地询问病史、仔细地体格检查,进行血液和粪便检查,给予经验性治疗;有时还需内镜检查,以便确定病变位于小肠还是大肠,以便明确是迁延性感染、感染后综合征亦或是暴露出来的慢性胃肠道疾病,在此基础上给予相应治疗。许多没有找到其他原因的迁延性旅行者腹泻患者其实是患有 PI-IBS,使用抗生素治疗清除小肠细菌过度生长可能使患者获益。

(金珂 译,李军　黄祖瑚 校)

参考文献

1. American Gastroenterological Association Medical Position Statement. Guidelines for the evaluation and management of chronic diarrhea. Gastroenterol 1999;116:1461–3.
2. International Working Group on Persistent Diarrhea. Evaluation of an algorithm for the treatment of persistent diarrhea: A multicenter study. Bull WHO 1996;74:478.
3. Trivedi KH, Schlett CD, Tribble DR, et al. The impact of post-infectious functional gastrointestinal disorders and symptoms on the health-related quality of life of US military personnel returning from deployment to the Middle East. Dig Dis Sci 2011;56:3602–9.
4. Stermer E, Lubezky A, Potasman I, et al. Is traveler's diarrhea a significant risk factor for the development of irritable bowel syndrome? A prospective study. Clin Infect Dis 2006;43:898–901.
5. Okhuysen PC, Jiang ZD, Carlin L, et al. Post-diarrhea chronic intestinal symptoms and irritable bowel syndrome in North American travelers to Mexico. Am J Gastroenterol 2004;99:1774–8.
6. Ilnyckyj A, Balachandra B, Elliott L, et al. Post-traveler's diarrhea irritable bowel syndrome: a prospective study. Am J Gastroenterol 2003;98:596–9.
7. Tuteja AK, Talley NJ, Gelman SS, et al. Development of functional diarrhea, constipation, irritable bowel syndrome, and dyspepsia during and after traveling outside the USA. Dig Dis Sci 2008;53:271–6.
8. Gray GC, Reed RJ, Kaiser KS, et al. Self-reported symptoms and medical conditions among 11,868 Gulf War-era veterans: the Seabee Health Study. Am J Epidemiol 2002;155:1033–44.
9. Sostek MB, Jackson S, Linevsky JK, et al. High prevalence of chronic gastrointestinal symptoms in a National Guard Unit of Persian Gulf veterans. Am J Gastroenterol 1996;91:2494–7.
10. Shlim DR, Hoge CW, Rajah R, et al. Persistent high risk of diarrhea among foreigners in Nepal during the first 2 years of residence. Clin Infect Dis 1999;29:613–6.
11. Hoge CW, Shlim DR, Echevarria P. Epidemiology of diarrhea among expatriate residents living in a highly endemic environment. JAMA 1996;275:533–8.
12. Taylor DN, Houston R, Shlim DR. Etiology of diarrhea among travelers and foreign residents in Nepal. JAMA 1988;260:1245–8.
13. Ortega YR, Adam R. Giardia: overview and update. Clin Infect Dis 1997;25:545–50.
14. Addis DG, Mathews HM, Stewart JM. Evaluation of a commercially available enzyme-linked immunosorbent assay for Giardia lamblia testing in stool. J Clin Microbiol 1991;29:1137.
15. Goka AK, Rolston DD, Mathan VI. The relative merits of faecal and duodenal juice microscopy in the diagnosis of giardiasis. Trans R Soc Trop Med Hyg 1990;84:66.
16. Kollaritsch H, Jeschko E, Wiedermann G. Albendazole is highly effective against cutaneous larva migrans but not against Giardia infection: Results of an open pilot trial in travelers returning from the tropics. Trans R Soc Trop Med Hyg 1993;87:689.
17. Dutta AK, Phadke MA, Bagade AC. A randomized multicentre study to compare the safety and efficacy of albendazole and metronidazole in the treatment of giardiasis in children. Indian J Pediatr 1994;61:689.
18. Jackson TF. Entamoeba histolytica and Entamoeba dispar are distinct species; clinical, epidemiological and serological evidence. Int J Parasitol 1998;28:181.
19. Reed SL. Amebiasis: an update. Clin Infect Dis 1992;14:385–91.
20. Anand AC, Reddy PS, Saiprasad GS, et al. Does non-dysenteric intestinal amoebiasis exist? Lancet 1997;349:89–92.
21. Nanda R, Baveja U, Anand BS. Entamoeba histolytica cyst passers: clinical features and outcome in untreated subjects. Lancet 1984;1:301–3.
22. Petri WA, Singh U. Diagnosis and management of amebiasis. Clin Infect Dis 1999;29:1117–25.
23. Cuffari C, Oligny L, Seidman EG. Dientamoeba fragilis masquerading as allergic colitis. J Pediatr Gastroenterol Nutr 1998;26:16.
24. Raynaud L, Delbac F, Broussolle V. Identification of Encephalitozoon intestinalis in travelers with chronic diarrhea by specific PCR amplification. J Clin Microbiol 1998;36:37.
25. Wanke CA, DeGirolami P, Federman M. Enterocytozoon bieneusi infection and diarrheal disease in patients who were not infected with human immunodeficiency virus: Case report and review. Clin Infect Dis 1996;23:816.
26. Connor BA, Herwaldt BL. Cyclospora. In: Blaser MJ, Smith PD, Ravdin JI, et al, editors. Infections of the Gastrointestinal Tract. 2nd ed. Maryland: Lippincott, Williams and Wilkins; 2002. p. 1029–38.
27. Herwaldt BL, Ackers ML. An outbreak in 1996 of cyclosporiasis associated with imported raspberries. Cyclospora Work Group. N Engl J Med 1997;336:1548.
28. Hoge CW, Shlim DR, Echeverria P, et al. Epidemiology of diarrhea among expatriate residents living in a highly endemic environment. JAMA 1996;275:533–8.
29. Connor BA, Shlim DR, Scholes JV, et al. Pathologic changes in the small bowel in nine patients with diarrhea associated with a coccidian-like body. Int Med 1993;119:377–82.
30. Hoge CW, Shlim DR, Ghimire M, et al. Placebo-controlled trial of co-trimoxazole for Cyclospora infections among travelers and foreign residents in Nepal. Lancet 1995;345:691–3.
31. MacKenzie WR, Hoxie NJ, Proctor ME, et al. A massive outbreak in Milwaukee of Cryptosporidium infection transmitted through the public water supply. N Engl J Med 1994;331:161.
32. Gatti S, Cevini C, Bruno A, et al. Cryptosporidiosis in tourists returning from Egypt and the island of Mauritiun. Clin Infect Dis 1993;16:344–5.
33. Jokipii AMM, Hemila M, Jokipii L. Prospective study of acquisition of Cryptosporidium, Giardia lamblia, and gastrointestinal disease. Lancet 1985;1:487–9.
34. Bissuel F, Cotte L, Rabodonirina M, et al. Paramomycin: an effective treatment for cryptosporidiosis in patients with AIDS. Clin Infect Dis 1994;18:447.
35. Shaffer N, Moore L. Correspondence – chronic travelers' diarrhea in a normal host due to Isospora belli. J Infect Dis 1989;159:596–7.
36. Steffen R, van der Linde F, Gyr K, et al. Epidemiology of diarrhea in travelers. JAMA 1983;249:1176–80.
37. Bhan MK, Raj P, Levine MM. Enteroaggregative Escherichia coli associated with persistent diarrhea in a cohort of rural children in India. J Infect Dis

1989;159:1061–4.

38. Matthewson JJ, Jiang ZD, Zumla A. Hep 2 cell adherent Escherichia coli in patients with human immunodeficiency virus-associated diarrhea. J Infect Dis 1995;171:1636.

39. Gascôn J, Vargas M, Quinté L. Enteroaggregative Escherichia coli strains as a cause of travelers' diarrhea: a case control study. J Infect Dis 1998;177:1409–12.

40. Glandt M, Adachi JA, Mathewson JJ, et al. Enteroaggregative Escherichia coli as a cause of travelers' diarrhea: clinical response to ciprofloxacin. Clin Infect Dis 1998;29:335–8.

41. Boockenooghe AR, DuPont HL, Jiang ZD, et al. Markers of enteric inflammation in enteroaggregative Escherichia coli diarrhea in travelers. Am J Trop Med Hyg 2000;62:711–3.

42. Rautelin H, Hanninen ML, Sivonen A. Chronic diarrhea due to a single strain of Aeromonas caviae. Eur J Clin Microbiol Infect Dis 1995;14:51.

43. Rautelin H, Sivonen A, Kuikka A. Enteric Plesiomonas shigelloides infections in Finnish patients. Scand J Infect Dis 1995;27:495.

44. Golledge CL, Riley TV. Clostridium difficile-associated diarrhea after doxycycline malaria prophylaxis. Lancet 1995;345:1377–8.

45. Skirrow MB. Campylobacter enteritis: a 'new' disease. BMJ 1977;2:9–11.

46. Centers for Disease Control. Cryptosporidiosis: an assessment of chemotherapy of males with acquired immunodeficiency syndrome (AIDS). MMWR 1982;31:589–92.

47. Mathewson JJ, Johnson PC, DuPont HL, et al. A newly recognized cause of travelers' diarrhea: Enteroadherent Escherichia coli. J Infect Dis 1985;151:471–5.

48. Hoge CW, Shlim DR, Rajah R, et al. Epidemiology of diarrheal illness associated with coccidian-like organism among travelers and foreign residents in Nepal. Lancet 1993;341:1175–8.

49. Farthing MJG. Tropical malabsorption and tropical diarrhea. In: Feldman M, Scharschmidt BF, Sleisenger MH, editors. Sleisenger & Fordtran's Gastrointestinal and Liver Disease. 6th ed. Philadelphia: WB Saunders; 1998. p. 1574–84.

50. Klipstein FA. Tropical sprue in travelers and expatriates living abroad. Gastroenterology 1981;80:590–600.

51. Cook GC. Aetiology and pathogenesis of postinfective tropical malabsorption (tropical sprue). Lancet 1984;i:721–3.

52. Shlim DR. Response to Letter to the Editor: Tropical sprue as a cause of traveler's diarrhea. Wilderness Environ Med 2000;11:140–1.

53. Osterholm MT, MacDonald KL, White KE. An outbreak of a newly recognized chronic diarrhea syndrome associated with raw milk consumption. JAMA 1986;256:484–90.

54. Mintz ED, Weber JT, Guris D. An outbreak of Brainerd diarrhea among travelers to the Galapagos Islands. J Infect Dis 1998;177:1041.

55. Parsonnet J, Wanke CA, Hack H Idiopathic chronic diarrhea. In: Blaser MJ, Smith PD, Ravidin JI, editors. Infections of the Gastrointestinal Tract. New York, NY: Raven Press; 1995. p. 311–23.

56. Montgomery RD, Beale DJ, Sammons HG, et al. Postinfective malabsorption: a sprue syndrome. BMJ 1973;2:265–8.

57. Greene HL, McCabe DR, Merenstein GB. Protracted diarrhea and malnutrition in infancy: changes in intestinal morphology and disaccharidase activities during treatment with total intravenous nutrition or elemental diets. J Pediatr 1975;87:695.

58. Lindenbaum J. Malabsorption during and after recovery from acute intestinal infection. BMJ 1965;2:326–9.

59. Attar A, Flourie B, Rambaud JC, et al. Antibiotic efficacy in small intestinal bacterial overgrowth-related chronic diarrhea: A crossover, randomized trial. Gastroenterol 1999;117:794–820.

60. Di Stefano M, Malservisi S, Veneto G, et al. Rifaximin versus chlortetracycline in the short term treatment of small intestinal bacterial overgrowth. Aliment Pharmacol Ther 2000;14:551–6.

61. Pimentel M, Chow EJ, Lin HC. Eradication of small intestinal bacterial overgrowth reduces symptoms of irritable bowel syndrome. Am J Gastroenterol 2000;95:3503–6.

62. Pimentel M, Chow EJ, Lin HC. Normalization of lactulose breath testing correlates with symptom improvement in irritable bowel syndrome. A double blind randomized, placebo-controlled study. Am J Gastroenterol 2003;98:412–9.

63. Spiller RC. Post-infectious irritable bowel syndrome. Gastroenterol 2003;124:1662–71.

64. Lee J-S, Jung S-A, Shim K-N, et al. The frequency of post-infectious IBS (PI-IBS) in patients with acute diarrhea and the risk factors for PI-IBS of special reference to the colonoscopic findings (abstract W1686). Program and abstracts of Digestive Disease Week, 105th Annual Meeting of the American Gastroenterological Association, New Orleans,

2004.

65. James C, Thabane M, Borgaonkar MR, et al. Post-infectious irritable bowel syndrome (PI-IBS) is transient following a foodborne outbreak of acute gastroenteritis attributed to a viral pathogen. Gastroenterology 2004;126:S434.

66. Stewart GT. Post-dysenteric colitis. BMJ 1950;1:405–9.

67. Dunlop SP, Jenkins D, Spiller RC. Distinctive clinical, psychological, and histological features of postinfective irritable bowel syndrome. Am J Gastroenterol 2003;98:1578–83.

68. Neal KR, Hebden J, Spiller R. Prevalence of gastrointestinal symptoms six months after bacterial gastroenteritis and risk factors for development of the irritable bowel syndrome: postal survey of patients. BMJ 1997;314:779–82.

69. Neal KR, Barker L, Spiller RC. Prognosis in post-infective irritable bowel syndrome: a six year follow up study. Gut 2002;51:410–3.

70. Chaudhary NA, Truelove SC. The irritable colon syndrome. Quart J Med 1962;123:307–22.

71. McKendrick MW, Read NW. Irritable bowel syndrome – post salmonella infection. J Infect 1994;29:1–3.

72. Gwee KA, Graham JC, McKendrick MW, et al. Psychometric scores and persistence of irritable bowel after infectious diarrhoea. Lancet 1996; 347:150–3.

73. Rodriguez LA, Ruigomez A. Increased risk of irritable bowel syndrome after bacterial gastroenteritis: cohort study. BMJ 1999;318:565–6.

74. Thornley JP, Jenkins D, Neal K, et al. Relationship of Campylobacter toxigenicity in vitro to the development of post-infectious irritable bowel syndrome. J Infect Dis 2001;184:606–9.

75. Dunlop SP, Jenkins D, Neal KR, et al. Relative importance of enterochromaffin cell hyperplasia, anxiety, and depression in post-infectious IBS. Gastroenterology 2003;125:1651–9.

76. Ilnyckyj A, Balachandra B, Elliott L, et al. Post-traveler's diarrhea irritable bowel syndrome: a prospective study. Am J Gastroenterol 2003;98: 596–9.

77. Parry SD, Stansfield R, Jelley D, et al. Does bacterial gastroenteritis predispose people to functional gastrointestinal disorders? A prospective, community-based, case-control study. Am J Gastroenterol 2003;98: 1970–5.

78. Ji SW, Park H, Lee DY, et al. Post-infectious irritable bowel syndrome in patients with Shigella infection: a prospective case-control study. Presented at Digestive Disease Week, May 15–20, 2004; New Orleans.

79. Mearin F, Perez-Oliveras M, Perello A, et al. Irritable bowel syndrome after Salmonella gastroenteritis: one year follow-up prospective cohorts study. Presented at Digestive Disease Week, May 15–20, 2004; New Orleans.

80. Okhuysen PC, Jiang ZD, Carlin L, et al. Post-diarrhea chronic intestinal symptoms and irritable bowel syndrome in North American travelers to Mexico. Am J Gastroenterol 2004;99:1774–8.

81. Barber R, Blakey A. Prevalence of gastrointestinal symptoms after bacterial gastroenteritis. BMJ 1997;314:1903.

82. Gwee KA, Collins SM, Read NW, et al. Increased rectal mucosal expression of interleukin 1beta in recently acquired post-infectious irritable bowel syndrome. Gut 2003;52:523–6.

83. Spiller RC, Jenkins D, Thornley JP, et al. Increased rectal mucosal enteroendocrine cells, T lymphocytes, and increased gut permeability following acute Campylobacter enteritis and in post-dysenteric irritable bowel syndrome. Gut 2000;47:804–11.

84. Harries AD, Myers B, Cook GC. Inflammatory bowel disease: a common cause of bloody diarrhea in visitors to the tropics. BMJ 1985;291:1686–7.

85. Case Records of the Massachusetts General Hospital. Case 29–1992. New Engl J Med 1992;91:182–91.

86. Trevisiol C, Not T, Berti I, et al. Screening for celiac disease in healthy blood donors at two immuno-transfusion centres in northeast Italy. Ital J Gastroenterol Hepatol 1999;31:584–6.

87. Ladinser B, Rossipal E, Pittschieler K. Endomysium antibodies in celiac disease: an improved method. Gut 1994;35:776–8.

88. Case records of the Massachusetts General Hospital. Case 33–1993. N Engl J Med 1993;329:561–8.

89. Taylor DN, Connor BA, Shlim DR. Chronic diarrhea in the returned traveler. Med Clin North Am 1999;83:1033–52.

90. Taylor DN, Houston R, Shlim DR. Etiology of diarrhea among travelers and foreign residents in Nepal. JAMA 1988;260:1245.

91. Hiatt RA, Markell EK, Ng E. How many stool examinations are necessary to detect pathogenic intestinal protozoa? Am J Trop Med Hyg 1995;53:36–9.

92. Shah RJ, Fenoglio-Preiser C, Bleau BL, et al. Usefulness of colonoscopy with biopsy in the evaluation of patients with chronic diarrhea. Am J

Gastroenterol 2001;96:1091–5.

93. Kirchhelle A, Fruhwein N, Toburen D. Treatment of persistent diarrhea with S. boulardii in returning travelers: results of a prospective study. Fortschr Med 1996;114:136.

94. Camilleri M, Mayer EA, Drossman DA, et al. Improvement in pain and bowel function in female irritable bowel patients with alosetron, a 5-HT3 receptor antagonist. Aliment Pharmacol Ther 1999;13:1149–59.

95. Houghton LA, Foster JM, Whorwell PJ. Alosetron, a 5HT-3 receptor antagonist, delays colonic transit in patients with irritable bowel syndrome and health volunteers. Aliment Pharmacol Ther 2000;14:775–82.

96. Lin HC Small intestinal bacterial overgrowth: a framework for understanding irritable bowel syndrome. JAMA 2004;292:852–8.

97. Di Stefano M, Strocchi A, Malservisi S, et al. Nonabsorbable antibiotics for managing intestinal gas production and gas-related symptoms. Aliment Pharmacol Ther 2000;15:1001–8.

98. Pimentel M, Park S, Kong Y, et al. Rifaximin, a non-absorbable antibiotic improves the symptoms of irritable bowel syndrome: A double-blind randomized controlled study. Am J Gastroenterol 2005;100:S321–45.

99. Pimentel M, Lembo A, Chey WD, et al. Rifaximin therapy for patients with irritable bowel syndrome without constipation. N Engl J Med 2011;364:22–32.

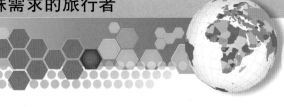

妊娠期和哺乳期旅行者

Sheila M. Mackell and Susan Anderson

要点

- 对怀孕旅客的评估包括详细的产科病史、旅行禁忌证、国外医疗服务条件，以及可能有风险的行为，比如旅行方式、体育娱乐活动和高空旅行
- 除了少数例外，活疫苗在妊娠期间是禁忌的。孕妇和哺乳期妇女应该避免接种黄热病疫苗
- 因为疟疾对母亲和孩子构成相当大的危害，所以预防措施，包括化学预防，是最重要的。
- 对于预防妊娠期间特别高风险的病原体（例如戊型肝炎、李氏杆菌病、弓形虫病），食物和水的预防措施至关重要
- 作为一般原则，母乳喂养的益处超过了母亲药物治疗可能对婴儿造成的低风险

引言

国际和国内旅行的可及与方便，为任何有理由旅行的孕妇提供了各种可能性。由于许多职业女性选择推迟生育，许多人在妊娠期公务旅行已是现实。长途旅行在妊娠妇女变得越来越普遍，怀孕旅客可能并未被充分告知旅行中的产科照护和与旅行相关的保险细节[1]。许多关于怀孕旅客的信息都是基于一些小的研究、非正式资料以及来自非孕旅客的推断。虽然以证据为基础的建议是理想的，但是对孕妇来说却缺乏这些建议。这一章将总结在这个日益增长的旅客群体中的现有数据和经验。

旅行前准备

常规产科护理大约从妊娠 10~12 周开始，每月一

次直到第 7 个月，然后每两周一次，直到第 36 周，那以后按标准就是每周监测了[2]。妊娠旅客旅行前的准备工作从回顾她的产科病史和全部病史开始。如有任何关于怀孕的问题、出血史、早产史或慢性病史都需要咨询产科医生关于拟议行程的建议。表 22.1 列出了旅行的相关禁忌证[6]。

表 22.1　妊娠期间国际旅行的相关禁忌证[6]
医疗危险因素
心脏瓣膜病
需要持续评估和药物治疗的慢性器官功能障碍
重度贫血
血栓栓塞病史
产科危险因素
流产史
目前妊娠期先兆流产或阴道出血
子宫颈功能不全
早产、胎膜早破或存在胎盘异常
异位妊娠史（旅行前应使用超声排除）
当前系多胎妊娠
任何妊娠期毒血症、高血压、糖尿病史
初产妇年龄>35 岁或<15 岁
可能有危险的旅行目的地
高海拔地区
出现威胁生命的食物或虫媒传播疾病的地区或疾病流行区
抗氯喹恶性疟原虫流行区
需要和推荐接种活疫苗的地区

改编自 the CDC Health Information for International Travel 2012.[6]

应该就旅行的时间安排进行咨询。根据美国妇产科学会的说法，对孕妇来说，最安全的旅行时间是妊娠中期。这时妊娠已经稳定，额外的体重对一位母亲来说通常还不会有功能上的限制。所有女性在早期妊娠

时流产的风险最高。在旅行前确认宫内妊娠应该被视为优先事项。虽然由于对发育中的胎儿器官的未知影响,不推荐在早期妊娠进行疫苗接种,但是可在广泛的风险/效益评估后进行。此外,在早期妊娠时进行抗疟疾化学预防有很多的不确定性。晚期妊娠的产科风险包括妊娠并发症,如出血、先兆子痫、早产和分娩。

妊娠的生理变化可能影响到旅行。运动量和热耐受性降低,血浆容量增加导致心率加快以及生理性贫血可能会增加旅行相关的不适。

获得国外医疗服务

了解目的地的医疗资源和合格的产科医疗能力,对怀孕的旅客是至关重要的。应鼓励怀孕旅客事先就考虑到如果在旅行期间或因旅行而出现妊娠并发症或不良后果,她会有何想法。产科问题的任何征兆,如出血、腹痛、胎膜早破、严重或复发性头痛或高血压,应立即请有资质的医生进行评估。调查目的地的血液供应和筛查程序(艾滋病毒、肝炎),并了解其血型是必要的。虽然许多旅行行程都要求重点关注传染病的风险,但孕妇创伤仍然是导致胎儿死亡的主要原因。车祸和跌倒可能导致胎盘早剥或早产。晚期妊娠要增加额外的护理,因为届时孕妇的身体平衡和体位更难保持[7]。

应检查个人健康保险承保范围的限制。一些保险政策可能不包括非预期的离家分娩或经批准的医疗服务提供者。建议购买能专门覆盖因任何妊娠或分娩问题而需要的转运保险,但可能很难获得。对保险利益的除外条款应仔细审查。

航空旅行

对大多数无并发症妊娠而言,飞机并不是禁忌[8]。航空公司的规定各不相同。对于妊娠超过36周的国内旅行和第35周时的国际旅行,大多数美国航空公司都需要医生开具证明。这封信应记录妊娠情况和预期分娩的日期。

在达到海拔6500~8000英尺时飞机机舱内开始加压。相应的氧分压对母体氧合的降低程度远大于对胎儿氧合的降低程度。胎儿氧合受到的影响要小是由于胎儿血红蛋白的存在,其与氧分子结合更紧密。血红蛋白-氧解离曲线允许胎儿在母体氧含量较大范围波动时保持氧合状态[9],因此,航空旅行对胎儿的风险不是低氧。

由于血浆容量的扩大和发育中胎儿的需要,轻度贫血在妊娠期间很常见。建议所有的孕妇补充铁剂。

如果贫血更明显,而又必须旅行的情况下,则可考虑在血红蛋白水平小于8.5g/dl时补充氧气。患有镰状细胞贫血症的孕妇,只有在仔细审查整个妊娠状况并与有关产科医生密切协商后,才可以考虑航空旅行。

飞机上的机舱湿度约为8%。在这种相对干燥的环境中,建议摄入超过正常量的液体,以保持胎盘的血流量。6~8杯不含咖啡因的液体是妊娠期间正常每日摄入的推荐量。

在长时间飞行中,任何旅客均可能发生血栓性静脉炎,原因是制动而造成的静脉瘀滞。由于妊娠激素和子宫对静脉的压力阻碍了血流,孕妇发生血栓性静脉炎的风险增加[10]。虽然目前无随机对照研究数据支持,但建议孕妇坐在靠过道的座位上,在长途飞行中每小时站立,移动或者行走。强烈推荐穿弹力长袜,因其已被证实可以降低长途飞行中发生深静脉血栓的风险[11]。也可以在坐着时进行等距小腿锻炼,以促进静脉回流。不建议在妊娠期间常规使用阿司匹林,特别是最后3个月,那时可能会出现出血增加和对胎儿的不良作用。有血栓形成倾向,血栓栓塞病史,或有遗传易感性的孕妇,应咨询其产科医生,以便在旅行期间进行最新的产前管理和预防。

应限制妊娠期间的辐射暴露。妊娠8~14周被认为是胎儿对辐射最敏感的时候,因为这是大脑和神经系统的发育阶段。胎儿与母亲暴露在相同的辐射量中,因为母亲的身体不能提供有效的辐射防护。目前联邦航空管理局的建议是,妊娠期总暴露量为1毫秒(毫西弗),而不论飞行月数的多少,或限制在每月0.5毫秒[12-13]。每次飞行的辐射暴露量取决于飞行的巡航高度和飞行的持续时间。有关这些建议的详情,可获自美国交通部航空医学办公室:http://www.hf.faa.gov/docs/cami/00_33.pdf。飞行剂量计算器可通过联邦航空管理局获得,提供给希望进一步了解累积暴露的频繁旅行者。保持在可接受的指南规定的妊娠总暴露量范围内,没有显示胎儿畸形、出生缺陷或流产的增加。没有关于产前辐射暴露和终生癌症风险的数据。在协和式飞机2003年退休之前,建议避免乘坐这种飞机,因其飞行的高度高,因此有更多辐射暴露。此外,应考虑限制沿极地航线的飞行。安全检查站的磁力仪和全身扫描仪均不存在辐射暴露的风险。

水上运动与乘船旅行

打算乘船出游的孕妇应研究如果发生妊娠并发症,船上是否有医疗服务、设备以及训练有素的工作人员。治疗晕动病的选择因妊娠而受到限制(表22.2)。

表 22.2　妊娠期和哺乳期旅行用药

药物	FDA 分级	妊娠期问题	哺乳期问题
止痛药/解热药		首先试用非药物疗法治疗疼痛,如休息、热敷、按摩	
对乙酰氨基酚	B	低剂量短期安全	安全
阿司匹林	C/D	避免用于晚期妊娠,与胎儿动脉导管早闭及出血过多有关;小剂量阿司匹林(60~80g)可用于先兆子痫	未知
非甾体抗炎药(布洛芬,萘普生)	B/D(妊娠晚期)	由于对胎儿动脉导管早闭和凝血的影响,不宜在晚期妊娠使用;不致畸	安全
可待因	B	谨慎使用;如果接近分娩时使用,可能引起胎儿呼吸抑制和戒断症状	
二氢可待因酮	B	谨慎使用;接近分娩时使用可能引起胎儿呼吸抑制	
抗生素			
阿莫西林,阿莫西林/克拉维酸(Augmentin),阿莫西林/舒巴坦(优立新)	B	安全;用于治疗中耳炎、鼻窦炎、链球菌性咽喉炎	安全
阿奇霉素	B	安全;用于支气管炎、肺炎、弯曲菌、志贺菌、沙门菌、大肠杆菌	安全
头孢菌素类	B	用于治疗中耳炎、链球菌感染、鼻窦炎、咽炎	安全
克林霉素口服或阴道乳膏	B	安全;避免早期妊娠使用;在中期妊娠或晚期妊娠口服或局部使用治疗细菌性阴道病;作为疟疾的替代疗法,与奎宁或奎尼丁一起口服	安全
环丙沙星,其他喹诺酮类	C	有争议;可考虑短期用于严重感染和(或)长期用于危及生命的感染(炭疽);如果潜在利益证明胎儿的风险属于合理时可使用	避免
双氯西林	B	安全;用于皮肤感染	安全;用于治疗乳腺炎
多西环素/四环素	D	在牙齿发育过程中可能导致牙齿永久变色,包括妊娠后半期和八岁以下儿童;可与奎宁联合使用,用于治疗疟疾等危及生命的情形	避免
红霉素(碱)	B	安全	安全
呋喃妥因	B	泌尿系感染的首选药物,避免 G6PD 缺陷及接近分娩时使用	安全
青霉素	B	安全	安全
磺胺异噁唑	C/D	安全;由于高胆红素血症的风险,晚期妊娠不推荐	因婴儿的核黄疸风险而避免使用
甲氧苄啶	C	安全	安全
胃肠道止泻药		补充液体	
复方地芬诺酯片(Lomotil)	C	妊娠期避免	避免
洛哌丁胺(盐酸洛哌丁胺)	C	症状严重时使用	安全
治疗恶心、胃灼热、食管反流的止吐药		首先采取辅助性措施,如出现症状时给予清淡饮食(如饼干),少食多餐,睡前吃蛋白质餐,而不是用药	
抑酸剂	B	根据症状谨慎使用	安全

表 22.2 妊娠期和哺乳期旅行用药（续）

药物	FDA 分级	妊娠期问题	哺乳期问题
次水杨酸铋（Pepto-Bismol）	D	避免；含有水杨酸盐	避免
西咪替丁,雷尼替丁,奥美拉唑	B	早期妊娠的使用与先天性畸形增加无关。	安全
甲氧氯普胺（Reglan）	B	小剂量安全	安全
茶苯海明（乘晕宁）	B	安全用于治疗严重恶心	安全
吩噻嗪类（Compazine）		美国不再使用；在妊娠期使用已经出现罕见的先天性畸形病例	避免
穴位按摩（穴位腕带）		安全	安全
Emetrol（补液）	N/A	含有平衡量右旋糖的口服溶液（葡萄糖），左旋糖（果糖）和磷酸的口服溶液	未知
姜	B	安全	安全
美克洛嗪	B	可安全用于治疗严重恶心和呕吐	安全
盐酸维生素（B$_6$）	A	用于治疗恶心	安全
昂丹司琼（枢复宁）	B	安全	安全
便秘		先增加膳食中纤维的含量	
比沙可定	B	偶尔使用安全	安全
镁乳	B	少剂量安全	安全
车前子亲水胶浆	B	安全	安全
痔疮		增加膳食中的纤维和液体	
氢化可的松栓剂	B	偶尔用安全	
上呼吸道感染/充血/咳嗽		对症治疗	
抗组胺药			
扑尔敏	B	严重时小心使用	未知
西替利嗪（Zyrtec）	B	安全；非镇静	未知
苯海拉明	B	安全	避免
氯雷他定	B	安全；非镇静	未知
右美沙芬	C	可能是安全的；少量使用	安全
愈创木酚甘油醚	C	可能是安全的,仅在需要时使用	未知
伪麻黄碱（Sudafed）	C	早期妊娠避免；谨慎使用	未知
生理盐水喷雾剂	A	安全	安全
局部鼻腔减充血剂,羟甲唑啉（Afrin）	C	安全；使用不要超过 3 天	安全
哮喘/过敏			
吸入型支气管扩张剂	C	妊娠期哮喘使用安全	可能安全
吸入型类固醇	C	如有指征可使用	安全
鼻用类固醇	C	如有指征可使用	安全
抗疟药			
甲氟喹	C	安全用于预防和治疗	未知影响；在母乳中少量排泌；婴儿也需要预防

表 22.2　妊娠期和哺乳期旅行用药（续）

药物	FDA 分级	妊娠期问题	哺乳期问题
氯喹	C	安全用于预防和治疗	安全;在母乳中少量排泄;婴儿也需要预防
阿托伐醌/氯胍(马拉隆)	C	早期妊娠避免使用,正在进行评估妊娠安全性的研究(见正文)	无数据
多西环素	D	禁用;可考虑用于治疗严重感染	避免
卤泛群	C	胚胎毒性;避免	避免
伯氯喹	C	妊娠期不要服用,因为胎儿可能有 G6PD 缺陷;继续抑制治疗直到分娩	
氯胍	C	与致畸性无关	未知
硫酸奎宁	C	除非有危及生命的感染,否则禁止使用;可导致严重低血糖	
奎尼丁	C	妊娠时相对安全,但用药次数过多可能导致早产,过量用药可能导致流产;从奎尼丁使用至今没有致畸病例报道;自 20 世纪 30 年代以来一直被用于产科治疗	
阿奇霉素	B	低效;避免用于疟疾预防	
驱虫剂			
二乙基甲苯酰胺		安全;按说明谨慎使用	安全
抗寄生虫药			
阿苯达唑	C	在动物研究中有致畸作用;避免妊娠早期使用;如可能,在分娩后用于治疗;可能适用于严重感染	在动物乳汁中排泄,在人类中未知;谨慎使用
呋喃唑酮	C	避免用于 G6PD 缺陷;因胎儿 G6PD 状态不明避免使用	安全性尚未确定
双碘喹啉	C	仅在严重感染时使用	未知
甲硝唑	B	避免在早期妊娠使用;易穿过胎盘;只在有明确指征的情况下才能使用	小心使用;母乳浓度类似于血浆;最好一次给药,并且延迟母乳喂养 12~24 小时
巴龙霉素	B	最小的全身吸收量;建议用于治疗妊娠期贾兰第鞭毛虫、溶组织内阿米巴和绦虫引起的严重感染	无资料
吡喹酮	B	重症血吸虫病的治疗;除非绝对必要,最好在妊娠期将治疗推迟到分娩后	治疗当天和治疗后 72 小时内请勿母乳喂养
抗病毒药			
阿昔洛韦	B	只用于严重感染	安全
伐西洛韦(Valtrex)	B	有限的数据显示出生缺陷没有增加,但是小型研究;如果潜在的益处超过了对胎儿的风险,可选择使用	数据有限;存在于母乳中;仅在有指征时谨慎使用
高原病			
乙酰唑胺(Diamox)	C	不在早期妊娠使用;只有受益大于风险时才使用	服药期间停止哺乳

表 22.2 妊娠期和哺乳期旅行用药（续）

药物	FDA 分级	妊娠期问题	哺乳期问题
地塞米松（Decadron）	C	需要时可用于高原病治疗	在治疗过程中避免母乳喂养
钙通道阻滞剂（Nifedipine）	C	仅用于治疗症状严重的肺水肿	安全
净水			
碘	D	避免使用，除非是短期治疗（2~3 周）；可能导致甲状腺肿和胎儿甲状腺功能减退	避免

妊娠期间滑水所面临的风险是外生殖器裂伤和剧烈水流经子宫颈进入腹腔。这可能导致流产或腹膜炎。

在妊娠的任何阶段，水肺潜水通常都被认为是不安全的。当减压病发生时，可能使胎儿发生减压病、先天性畸形和高压氧暴露的风险是未知的。

运动

轻度至中度的运动与妊娠流产无关。跑步和高强度有氧运动可以转移子宫的血液，因此在妊娠过程中必须小心。美国和英国妇产科学院关于妊娠期间运动的建议如下[3,4]：

- 运动期间孕妇心率<140bpm
- 剧烈运动<15 分钟
- 避免核心体温>38℃
- 第四个月后不进行仰卧位运动

每天进行 30 分钟的有氧运动是得到支持的。应该避免低血糖。然而，关于这些建议仍存在一些争议[5]。目前的研究正在考虑如何修改这些建议，以供妊娠前是中等到竞技水平运动员的女性参考。该组的许多孕妇超过了美国妇产科医师协会指南中的建议，

而没有对胎儿造成已知的伤害。怀孕的优秀运动员需要特别注意胎儿的生长评估和强化训练计划的调整。

乘车旅行

关于汽车旅行的谨慎但未经证实的建议，包括限制久坐和经常性停车休息来增加血液循环。应注意将安全带放置在腹部较低的位置，以防止在快速停车时发生胎儿压迫。由于单独的腰式安全带没有足够的束缚，所以推荐使用肩带-腰带组合。

免疫接种

妊娠期免疫接种（表 22.3）需要仔细评估疫苗可预防疾病的潜在风险与疫苗接种对母亲和胎儿的可能风险的利弊。妊娠期接种疫苗的指征是，暴露于这种疾病的可能性很大，而该疾病对孕妇和胎儿的风险大于接种疫苗的风险（险/益比）。理想的情况是，作为孕前护理的一部分，所有女性都应在妊娠前接种疫苗。在可能的情况下，应利用旅行前检查来更新育龄期非孕女性的接种情况。

表 22.3 妊娠期免疫接种

免疫生物制剂	疫苗类型	妊娠期问题
霍乱	全细胞灭活疫苗；灭活口服霍乱毒素 B 亚单位全细胞灭活（Dukoral）	由于低效能而不推荐给任何旅行者；美国不使用；加拿大和欧洲使用；没有活的生物；在高危情况下可能有效，但目前不建议在妊娠期使用
	口服霍乱减毒活疫苗（CVD 103HgR 株）	不建议在妊娠期使用；美国不使用；欧洲使用
白喉-破伤风-无细胞百日咳	类毒素	无；批准用于妊娠期和产后
产肠毒素性大肠杆菌	灭活细菌，口服	没有关于妊娠的安全数据；接种时要权衡疾病风险
甲型肝炎	福尔马林灭活疫苗（联合甲型肝炎/Vi 荚膜多糖）	仅在有明确指征的情况下使用；目前还没有妊娠安全性的数据；接种疫苗的理论风险应与疾病风险进行权衡
乙型肝炎	重组纯化乙型肝炎表面抗原	对有风险的孕妇进行暴露前和暴露后的预防
B 型嗜血杆菌结合物	多聚糖	适用于高危人群

表 22.3　妊娠期免疫接种(续)

免疫生物制剂	疫苗类型	妊娠期问题
免疫球蛋白(IG) 混合或超免疫	免疫球蛋白或特异性抗毒素血清,包括蛇咬伤、蜘蛛咬伤、白喉抗毒素、HB IG、狂犬病 IG、破伤风 IG、Rho(D),水痘带状疱疹免疫球蛋白	根据暴露情况给予适当的免疫球蛋白或抗毒素
流感	灭活疫苗	建议所有处于中期妊娠或晚期的孕妇在感染季节使用;对于有高危疾病病史的孕妇,则适用于所有妊娠期
	活病毒	不建议在妊娠期使用
日本脑炎	Vero 细胞疫苗	无安全数据;风险评估
麻疹 腮腺炎 风疹	减毒活疫苗	禁忌;妊娠应延迟给予 MMR 后三个月;如果免疫力不明则检查抗体滴度;如果暴露可给予免疫球蛋白
脑膜炎疫苗	多聚糖;结合	用于高风险暴露,按非孕旅行者同样看待;无妊娠期研究;理论上可用
肺炎球菌	多聚糖;结合	仅用于高风险妊娠;脾切除术后;无妊娠期研究;理论上可用
脊髓灰质炎	三价减毒活疫苗(OPV);	由于存在疫苗相关的麻痹风险,避免在先前无免疫的个体中使用;ACIP 建议在暴发情况下使用;妊娠期优先于 OPV
	灭活(IPV)	
狂犬病	灭毒;人类二倍体细胞狂犬病疫苗(HDCV)或吸附狂犬病疫苗(RVA)	如存在有实质性风险的暴露时可进行暴露前预防;妊娠期可用于暴露后预防
蜱媒脑炎	失活	妊娠期间不推荐;采取严格的防蜱叮咬措施
破伤风-白喉	联合类毒素	妊娠期使用安全;如果缺少初级系列免疫,或在 10 年内没有加强免疫,应使用
伤寒(Ty21a)	口服减毒活菌苗	没有妊娠期安全数据;理论上妊娠期应避免使用(活疫苗)
伤寒	Vi 荚膜多聚糖	前往流行地区时可使用
水痘	减毒	妊娠禁忌 虽然没有关于疫苗致畸作用的记载,但在疫苗接种后三个月发生的怀孕或妊娠期间意外接种者,应向 Varivax 处报告
黄热病	减毒	禁忌,除非暴露不可避免;给予前往低风险地区者旅行豁免信;避免用于哺乳期

改编自 CDC Information for International Travel,2007-2008.[6]

妊娠期免疫接种的风险大部分还是理论上的。目前还没有完成关于疫苗对胎儿作用的良好的对照研究。病例报告和暴露后数据构成了目前关于孕妇接种疫苗的现有知识。

一般来说,由于疫苗对胎儿发育的不确定影响,在早期妊娠应避免接种疫苗。除特殊情况外,在所有孕期都应避免使用活病毒疫苗。如果到高危地区旅行是不可避免的,可以在妊娠期间给予黄热病疫苗。对少数无意中接种了黄热病疫苗的孕妇进行了研究[14,15]。疫苗似乎没有对胎儿或母亲的结局产生不利影响。

已有记载,这种病毒的疫苗株可通过母乳转移给婴儿。在过去 3 年中,有几例报告,在母亲接种疫苗后,婴儿感染了疫苗株黄热病[40]。哺乳期妇女应避免接种黄热病疫苗,除非暴露无法避免。怀孕旅客如准备前往可能需要接种黄热病疫苗才能进入的国家或在实际患病风险较低的某些国家之间旅行,她们应准备好豁免书。

疟疾和妊娠

疟疾每年影响 3 亿 ~ 5 亿人,造成 80 多万人死亡[16]。儿童和孕妇的发病率和死亡率最高。妊娠期间患疟疾会造成严重后果。数据表明,女性在妊娠期间和产后初期对疟疾更加易感[17,18]。在有与没有免疫力的妇女中,妊娠均会增加恶性疟原虫疟疾的临床严重程度[19]。疟原虫感染的红细胞被优先扣留在胎盘内,同时可抑制妊娠期间免疫系统的某些成分。可能导致宫内发育迟缓、早产、贫血、胎儿丢失、产妇死亡和(或)先天性疟疾。感染后,产妇和围产期死亡率均明显增加。

怀孕的旅客需要仔细检查她们的行程,并意识到对她们自己以及胎儿增加的风险。如果一位女性怀孕了,或者计划怀孕,并且不能推迟前往高危地区,则必须采取适当的化学预防和最大程度的个人防护措施。由于关于预防方案选择的数据有限,增加了前往恶性疟原虫耐氯喹株存在地区的风险。计划在旅行中或者在不久之后怀孕的女性,需要了解关于预防或治疗药物对胎儿的潜在作用的已有信息,以及如果她们患了疟疾,是否能够获得适当的医疗照护。

在非洲以外的许多热带地区,间日疟原虫比恶性疟原虫更常见[16]。对妊娠期间日疟原虫感染的作用的了解不如对恶性疟原虫那样充分,但最近的资料表明,间日疟原虫感染可能比先前认为的更严重[17]。妊娠期间间日疟与母亲贫血和低出生体重有关,但似乎与流产、死产或妊娠时间缩短无关[20]。虽然间日疟原虫感染对妊娠期的影响不如恶性疟原虫那么明显,但仍强烈推荐前往间日疟原虫流行地区的旅行者进行抗疟化学预防。已经开展的大多数研究是针对生活在流行地区的孕妇的,未必能推及处于高风险的非免疫妊娠旅行者。妊娠期不推荐用伯氨喹进行终末期预防,因为理论上存在着未诊断的 G6PD 缺乏症胎儿以及使用该药后发生溶血的风险。

预防指南

个人防护措施

妊娠旅行者应该联合使用物理和化学屏障,以减少感染疟疾的风险。建议使用经氯菊酯处理过的蚊帐。对非洲孕妇进行研究发现,该蚊帐对妊娠妇女无任何有害影响。在妊娠期间,可以考虑安全地使用浓度≤35%的驱蚊胺(二乙基甲苯酰胺)或派卡瑞丁(KBR3023)。在泰国一项针对中期妊娠和晚期妊娠妇女的单一研究中,对 DEET 的安全性进行了评估[21]。在这组婴儿中,出生时或一岁时的存活、生长或发育没有受到任何影响。虽然在8%的婴儿脐带血中检测到 DEET,但对这组一岁婴儿的存活、发育、生长或状态没有影响。

化学预防

在向孕妇推荐药物预防时,必须权衡疟疾的风险与药物的益处(表 22.4)。对前往氯喹敏感地区旅行的孕妇,可以按正常成人剂量安全使用氯喹。几十年来,氯喹一直用于妊娠期疟疾的预防和治疗,没有对胎儿或产妇的不良作用。如有可能,在妊娠期间应推迟到氯喹耐药的恶性疟原虫地区旅行。甲氟喹是目前唯一推荐用于耐氯喹恶性疟原虫地区的抗疟药。直到最近,甲氟喹被认为在中期妊娠和晚期妊娠时使用总体是安全的。然而,在 2011 年,食品和药品管理局根据对已发表的关于妊娠期间使用甲氟喹的数据的审查,在妊娠安全性方面将甲氟喹从 C 类重新分类为 B 类。这些数据表明,服用不同剂量甲氟喹来预防和治疗疟疾的孕妇与一般人口中的背景比率相比,没有增加致畸作用(出生缺陷)或不良妊娠结局的风险。

随后,疾病预防控制中心(CDC)推荐孕妇使用甲氟喹,在妊娠全周期中既可以是治疗疟疾的选择,也可以是预防疟疾感染的选择[22]。

在妊娠期,每周服用氯喹和每日服用氯胍的联合使用是安全的;但是由于它在耐氯喹地区的有效性低,所以不推荐作为一线组合。多西环素目前被归类为妊娠 C 类药物[23]。四环素穿过胎盘并且对胎儿骨骼发育有不利影响。由于缺乏阿托伐醌使用效果的数据,因此目前尚不建议将阿托伐酮与氯胍(马拉隆)联合应用于妊娠期的化学预防。目前它被归类于妊娠 C 类药物。

治疗

没有令人信服的证据证明,在妊娠期间治疗疟疾会对妊娠结局产生不利影响。如上所述,甲氟喹已被食品和药品管理局批准用于治疗各期妊娠的疟疾。奎宁已用于晚期妊娠的治疗,然而,已经有死产和先天性畸形的报道。妊娠期使用奎宁治疗时,通常会反复发生低血糖,因此应该密切监测血糖以避免发生这种情况。

表 22.4　妊娠旅客疟疾的化学预防

抗疟药	剂量	意见
氯喹敏感区		
氯喹(CQ)	在旅行前一周开始,每周 300mg 碱(相当于 500mg 磷酸盐)并在旅行到达疟疾区后持续 4 周	安全;不良反应罕见
氯喹耐药区(化学预防选择方案)		
甲氟喹(MQ)	每周 250mg,在旅行前 2~4 周开始使用,并在到达疟疾区域后继续使用 4 周	FDA 认为在所有妊娠期的治疗和预防都是安全的;一些研究提到死产的可能趋势;神经精神反应
妊娠期间不推荐的化学预防		
阿托伐酮/氯胍	阿托伐酮 250mg+氯胍 100mg;旅行前每日一片,连续一至两天,直到离开疟疾区后使用一周	阿托伐酮在妊娠期使用的安全性尚未确定;目前尚不确定阿托伐酮是否排入母乳中;少量氯胍排入母乳中;由于目前还没有关于其安全性和有效性的数据,因此不应向正在母乳喂养体重<5 公斤的婴儿的妇女给药,除非对母亲的潜在益处大于对儿童的潜在风险(例如对于一个在多药耐药地区感染恶性疟原虫病且不能耐受其他治疗选择的哺乳期妇女)
乙胺嘧啶		
阿奇霉素	每天 250mg	由于作用有限,不建议用于预防;妊娠期治疗的研究正在进行中
伯氨喹		由于存在胎儿 G6PD 缺陷的可能性,禁止用于妊娠期

在少数孕妇中进行了阿托伐醌/氯胍治疗疟疾的研究。在两项小型研究中,该药物耐受性良好,对胎儿没有不良影响。目前,认为是治疗多重耐药恶性疟原虫感染的一种选择[23,24]。需要更多的数据来确定这一组合用药在妊娠期是否安全。

青蒿素衍生物青蒿琥酯和蒿甲醚已用于各期妊娠的疟疾治疗。对 441 名在泰国接受治疗的女性进行的研究表明,它们的耐受性良好,没有不良妊娠结局的报告。这些化合物在妊娠中的应用还需要进一步研究[25]。然而,在严重疟疾中,肠外的青蒿素组合在中期妊娠和晚期妊娠的使用效果优于奎宁,因为存在奎宁相关的低血糖问题;这种情况在早期妊娠发生较少[26]。虽然阿奇霉素单用在疟疾预防方面未被证明有可靠效果,但目前正在研究如何将阿奇霉素与其他抗疟药物联合使用,来治疗妊娠期疟疾。

食物及水的预防措施

旅行者腹泻

怀孕的旅客需要尽一切努力避免旅行者腹泻。据报道,在发展中国家短期旅行的所有旅行者中该病的

发生率为 33%-50%。所有旅行者都应该采取细致的饮食和水的预防措施。食物应该彻底煮熟,以避免常见的细菌、病毒和原虫病原体。对于怀孕的旅行者,不推荐常规使用抗生素或者铋剂进行药物预防。许多旅行者腹泻综合征伴随的发热和脱水可能会影响胎盘血流,并对胎儿产生潜在的不利影响。妊娠期胃酸减少可能会增加旅行者腹泻和其他肠道病原体的易感性。此外,在妊娠期间对一些病原体(李斯特氏菌、弓形虫、戊型肝炎)有异常高的感染风险。

如果女性在妊娠期间发生急性弓形虫感染,可能会导致先天性弓形虫病。大约 3/1000 名婴儿出现先天性弓形虫病的证据;当孕妇在晚期妊娠发生感染时,最有可能发生婴儿感染。在受累及的婴儿中,有不到一半在出生时有症状。严重异常的风险为 5%~6%;包括婴儿的癫痫发作、智力迟钝、脑瘫、耳聋和失明。虽然在早期妊娠时胎儿感染的风险最低,但如果发生了,则大多数受感染的胎儿都患有严重疾病。慢性或潜伏性感染几乎从未对其他方面都健康的母亲造成胎儿感染[27]。彻底烹饪肉类和戴手套接触污物可以减少感染弓形虫的风险(搭帐篷或者其他接触污物的活动)。孕妇不应该更换猫的垃圾箱。

妊娠期间感染李斯特菌可能会导致流产、死产、早

产和胎儿死亡。李斯特菌最有可能出现在未经巴氏杀菌的牛奶和其他软奶酪中。孕妇在早期妊娠应避免食用羊奶、布里奶酪、卡门乳酪、墨西哥式奶酪、蓝纹奶酪和熟食肉。应遵守有关感染李斯特菌产品的媒体警报，以便在妊娠期间避免此类食品。

妊娠期戊型肝炎可引起母亲和胎儿的严重疾病。这是在印度、尼泊尔、中国、巴基斯坦、非洲和前苏联等多国发生，在中美洲和东南亚也有报道的肝炎爆发的主要原因。病毒的传播是通过粪-口途径进行的。大多数暴发是饮用水被粪便污染造成的。这种感染在育龄人口中最为常见。临床疾病程度可从轻微到严重。妊娠期患戊型肝炎的孕妇死亡率特别高（15%~30%）。在非孕妇女中，只有不到1%的人发生严重疾病。然而在孕妇中，20%~30%可能成为暴发性疾病[28]。研究表明，妊娠期因戊型肝炎引起的产妇死亡率可能从早期妊娠的2%上升到晚期妊娠的20%~30%。妊娠期间病情加重的原因尚不清楚。晚期妊娠获得的戊型肝炎也与胎儿的发病率和死亡率有关。一种疫苗正在临床试验中，但目前还不能使用。如有可能，孕妇应避免前往戊型肝炎高发地区旅行。免疫球蛋白被动免疫不能有效预防感染。严格遵守食品和水的预防措施对预防这种感染至关重要。

净水

应确保水源的清洁。在海平面水平沸水煮1分钟会杀死所有生物。由于瓶装水的生产不受监管，应检查瓶装水是否有工厂密封盖。市场上有售的陶瓷净水器可去除细菌和99%~99.9%的病毒。仅使用过滤器并不能消除病毒，故不推荐使用。严重污染的地下水应该用氯或者碘预处理，然后再过滤。短期旅行（2~3周）使用碘片进行水的化学处理可能是安全的。在妊娠期间摄入的较多的碘（尽管尚未确定），可能导致胎儿甲状腺肿和甲状腺功能减退。世界卫生组织（WHO）推荐孕妇每天摄入200 µg碘[29]。妊娠旅行者应该熟悉碘片中残余碘的含量。

治疗

世界卫生组织（WHO）的口服补液溶液（ORS）应足量使用以防止脱水。预先包装的电解质或以大米为基础的口服补液溶液应该是妊娠旅客医疗包组成的一部分。

药物治疗受限于妊娠和对胎儿的潜在危害。没有

单一的理想药物。环丙沙星是非洲、中东和西半球非孕成人常用的首选药物，但由于在理论上该药对胎儿骨骼发育有潜在的不利影响而被禁止在妊娠期使用。然而，到目前为止还没有关于意外使用环丙沙星的孕妇有胎儿不良结局的报道。最近一项荟萃分析显示，氟喹诺酮类药物对早期妊娠不产生有害影响[30]。在获得更多数据之前，除非感染的可能风险超过药物的风险，否则不建议普遍使用环丙沙星。考虑到妊娠期间潜在感染的严重程度，以及单剂量环丙沙星已被证明与三天的治疗一样有效，故在知情同意的情况下，可考虑使用单剂量环丙沙星。值得注意的是，如果怀疑接触炭疽，在妊娠期也推荐使用环丙沙星。阿奇霉素是一种B类药物（表22.5），它对弯曲菌、产肠毒素性大肠杆菌和其他大多数引起旅行者腹泻的肠道病原体有很好的疗效。头孢克肟是一种口服的三代头孢药物，妊娠期使用是安全的。尽管其抗菌谱覆盖了大肠杆菌和沙门菌，但它不是治疗志贺菌或弯曲杆菌感染的最佳选择[31]。氨苄西林和红霉素在妊娠中使用是安全的，但对常见的旅行者腹泻病原体缺乏疗效。应避免使用克拉霉素。同样，应避免呋喃唑酮，因为它可能会在胎儿G6PD缺乏的情况下造成问题。甲硝唑在初期妊娠之后可根据指征使用。巴龙霉素，一种非吸收性的腔内阿米巴杀灭剂和抗鞭毛虫药，在妊娠期使用是安全的[32]。

表22.5 食品和药品管理局妊娠期间使用药物评级	
FDA 类别/等级	描述
A 类	在女性中进行的充分和良好对照的研究表明，药物对胎儿没有风险
B 类	没有人类风险的证据；动物研究显示存在风险，但在人类没有发现，或在缺乏人类研究的情况下，动物研究结果阴性
C 类	不能排除风险；没有在人类进行充分和良好对照的研究；动物研究证明药物对胎儿有危害性，或者缺乏动物研究；只有证明潜在益处大于对胎儿的潜在风险时，才能用药
D 类	有阳性证据证明药物对人类胎儿有风险；然而潜在的益处可能超过潜在的风险
E 类	妊娠期禁忌；对动物或人类的研究，调查，或上市后报告显示，药物对胎儿的风险远超对患者的任何潜在益处

由于有关数据表明铋剂对绵羊的毒性以及其中含有水杨酸盐，可能会导致胎儿出血，因此碱式水杨

酸铋是相对禁忌的。洛哌丁胺与口服补液结合使用，可用于妊娠期。可在妊娠期安全使用的药物列在表 22.2 中[33]。

高海拔和妊娠

对于妊娠期间这一冒险旅行要深思熟虑进行讨论的重要问题包括为母亲或胎儿提供足够的医疗服务、运输风险和肠道感染的治疗。如果使用非加压飞机，或者在运送过程中发生分娩，紧急的运输可能会对胎儿造成风险。肠道感染应进行适当治疗，以避免产妇脱水和可能发生的早产；治疗选择的局限性见上述。

很少有孕妇进行高空（2400m）短途旅行的数据发表。对希望在高海拔进行锻炼的孕妇的建议，是基于孤立的观察和一些系统的研究。很少有研究探讨在人类妊娠期运动和高海拔联合暴露的极限。应综合考虑已知在高海拔地区居住的生理变化，对妊娠和海拔高度的生理适应程度，以及关于人类妊娠的少数几个系统研究的数据。由于在海平面上无法可靠的确定个人的海拔高度耐受性和运动能力，因此相关建议应更加谨慎，并认识到现有数据的局限性。

中等海拔的短期旅行似乎对妊娠没有负面影响。对生活在高原的女性来说，妊娠期高血压和先兆子痫更常见。高海拔地区婴儿的出生体重要低于海平面的婴儿[34,35]。慢性胎盘改变发生在高海拔地区，但在短期旅客中尚未见到或没有进行过充分的研究。对于妊娠期大部分时间处于海拔 2400m 以上地区的妇女来说，低氧张力和气压的变化可能会导致宫内发育迟缓，早产的风险也会增加[36]。

对高原孕妇的研究表明，人类胎儿在低氧条件下发育正常。孕妇在高海拔地区暴露于低氧环境中，会产生适应性反应来保持胎儿的氧气供应。胎儿还利用几种代偿机制，在短暂缺氧的情况下生存。虽然高空旅行期间的胎儿心率监测数据表明胎儿氧合不会受到影响，但在高海拔地区的运动可能会对胎儿的氧供带来更大压力。因此，进入高原的孕妇必须花些时间适应环境，以避免高原肺水肿或额外的低氧应激。

尽管发现暴露于极端海拔条件下出现胎儿心动过缓，但是高原徒步旅行对母亲和胎儿的生理危害并不确定[37]。令人欣慰的是，目前还没有关于高原运动（滑雪、跑步、山地骑行、徒步旅行等）引起受伤、妊娠并发症或流产的报告。然而，迄今是在中等海拔高度进行的短时间和低强度情况下的研究。在获得更多数据之前，建议孕妇避免极端高原的额外低氧应激[38]。

妊娠计划

打算怀孕的女性应该重视某些疫苗和药物的潜在影响，并在可能的情况下制定相应的计划。

计划怀孕应推迟到接种麻疹-腮腺炎-风疹疫苗 1 个月后。这种注意事项是基于胎儿感染活病毒疫苗的理论风险。没有先天性缺陷的报告，单独或联合接种任何成分的疫苗均不是终止妊娠的指征[39]。

在接种水痘疫苗后，同样应推迟 1 个月再考虑妊娠。VARIVAX 妊娠登记中心正在监测女性在妊娠期间或早期妊娠意外接种水痘疫苗的产妇和胎儿的结局。

由于使用甲氟喹或氯喹进行抗疟化学预防与胎儿异常并不相关，因此已不再推荐在暴露于这些抗疟药后等待一段特定的时间再尝试受孕[6]。从理论上讲，根据药物半衰期，应用多西环素、阿托伐他酮/氯胍或伯氯喹进行化学预防时，应至少等待两周才能受孕。

母乳喂养

母乳中的药物

由于对哺乳期药物的安全性还没有进行随机对照试验，因此给予哺乳妇女的任何药物都应该慎重考虑。大多数常规处方药在哺乳期使用都是安全的。在一次哺乳后使用短效药物，被排泌到乳汁的机会最少。在哺乳期很少有药物是绝对禁忌的。目前禁止喹诺酮类药物用于 18 岁以下的儿童。尽管环丙沙星有少量被排泌到母乳中，但没有关于母乳喂养婴儿受到任何不良影响的报告。

疟疾预防

甲氟喹、氯喹、四环素和氯胍被少量排泌到母乳中。目前尚不清楚阿托喹酮或多西环素是否排泌到母乳中。这样的药物量不足以保护哺乳的婴儿。因此，婴儿必须得到适当的根据体重调整剂量的抗疟药物的保护。没有证据表明排泌到母乳中的药物对哺乳婴儿有害。

免疫接种

哺乳期母亲可以安全地接种大多数疫苗。除了黄热病毒和风疹减毒病毒外，大多数活病毒疫苗都不会经母乳传播。婴儿通常不会感染风疹病毒疫苗株[39]。黄热病毒疫苗株的传播在哺乳期母亲中得到了证实，因此，除非旅行不可避免，否则强烈不主张接种黄热病疫苗[40]。不应给哺乳期母亲接种天花疫苗，尽管如发生暴发情况可能会使这一建议有所改变[41]。

实用方法

在旅行期间，哺乳母亲应该保持良好的乳房卫生。母乳可以保护婴儿免受多种肠道疾病的侵害，对正在旅行的新生儿应大力支持母乳喂养。

对于没有携带婴儿旅行的哺乳母亲，应该特别注意吸乳器的保养。手动和电动吸乳器使用后应用清水和肥皂清洗，并在无苍蝇的环境下干燥。母乳在使用前可在室温下保存4小时，或在72小时内冷藏待用，也有消息说母乳可以保存长达5天[42]。冷冻的母乳可以储存4个月。

女性应该尽可能像她们给婴儿喂奶一样频繁地使用吸乳器，以避免乳房肿痛或发生乳腺炎。如果患了乳腺炎，需要考虑的治疗方法包括更频繁地抽吸、止痛药和抗葡萄球菌抗生素（双氯西林或头孢氨苄）的使用。

药物

为孕妇开具用药处方时应考虑的一般原则包括：

- 妊娠期间药物的药代动力学有何不同？
- 妊娠期间的不良反应或副作用是否比非妊娠女性更常见？
- 用于治疗或者预防疾病的药物的潜在风险与该疾病传染给发育中的胎儿的风险如何评估？

美国食品和药物管理局（FDA）对美国使用的每一种药物和免疫方法进行分类。由于大多数药物和免疫接种尚未在妊娠或哺乳期间进行试验，因此被归类为 FDA C 类（表20.5）。在其他国家，如瑞典、澳大利亚、荷兰和丹麦，他们也开发了其他分类系统来评估胎儿风险。此外，还有一些网站资源，提供关于某一特定药物或疫苗的可能致畸风险的信息。

美国妇产科学会发布了关于妊娠期间使用抗菌药物治疗的建议。对常用抗生素的分类如下[43]：

- 被认为是安全的药物（即青霉素和红霉素碱、硬脂酸盐或琥珀酸乙酯）。
- 可能安全，但需要谨慎使用的药物（如阿奇霉素、甲硝唑、呋喃妥因）。

- 违禁药物（如四环素、呋喃醌和无味红霉素）。

其他问题

医疗包

怀孕的旅客应该随身携带一个医疗包。除了满足急救，医疗和舒适需求的物品外，在远离常规的妇产科照护的长途旅行中，应该考虑携带血压计来监测血压，尿液试纸来检查蛋白尿。其他项目可能包括咀嚼抗酸剂、氢化可的松痔疮膏、产前维生素和便秘治疗药。

替代药物

在过去几年中，中草药的使用在所有医疗领域有所增加，特别是在女性健康领域。其中一些药物已经显示出良好的应用前景，例如使用生姜或穴位按压来治疗妊娠期恶心。女性旅行者可能会尝试传统的治疗方法或当地药物来减轻症状。应该告知孕妇，某些草药可能具有未知的副作用，如诱发子宫收缩或者有胎儿致畸作用。在获得更多的数据之前，所有中草药都应该谨慎使用，特别是在早期妊娠时。

（朱传龙 译，李军 黄祖瑚 校）

参考文献

1. Kingman CE, Economides DL. Travel in pregnancy: pregnant women's experiences and knowledge of health issues. J Travel Med 2003;10:330–3.
2. Gabbe SG. Obstetrics – Normal and Problem Pregnancies. 5th ed. New York: Churchill LivingstoneElsevier; 2007.
3. American College of Obstetricians and Gynecologists; ACOG Committee Opinion, No. 267, January 2002. Exercise during pregnancy and the postpartum period. Obstet Gynecol 2002;99:171–3.
4. Exercise in Pregnancy, RCOG Statement No. 4 –January 2006. Online. Available: http://www.rcog.org.uk/index.asp?PageID=1366
5. Clapp 3rd JF. Exercise during pregnancy. A clinical update. Clin Sports Med 2000;19:273–86.
6. Center for Disease Control. Health Information for International Travel, 2012. US Department of Health and Human Services: Public Health Service; 2012.
7. Rose SR. Pregnancy and travel. Emerg Med Clin N Am 1997;15:95–111.
8. Committee opinion No, 264, December 2001. Air travel during pregnancy. ACOG Committee on Obstetric Practice. Obstet Gynecol 2001;98:1187–8.
9. Huch R, Baumann H, Fallenstein F, et al. Physiologic changes in pregnant women and their fetuses during jet travel. Am J Obstet Gynecol 1986;154:996–1000.
10. Ryan KJ. Kistner's Gynecology and Women's Health. 7th ed. St. Louis: Mosby; 1999.
11. Scurr JH, Machin SJ, Bailey-King S, et al. Frequency and prevention of symptomless deep-vein thrombosis in long-haul flights: a randomised trial. Lancet 2001;357:1485–9.
12. United States Department of Transportation, Office of Aviation Medicine. Online. Available: http://www.hf.faa.gov/docs/cami/00_33.pdf (accessed Feb 25, 2006).
13. Carroll ID. Pregnancy and travel. Clin Fam Pract 2005;7:773–90. Available: http://www.acog.org/from_home/publications/green_journal/2004/

v103n6p1326.pdf

14. Robert E, Vial T, Schaefer C, et al. Exposure to yellow fever vaccine in early pregnancy. Vaccine 1999;17:283–5.

16. Suzano CE, Amaral E, Sato HK, et al. The effects of yellow fever immunization (17DD) inadvertently used in early pregnancy during a mass campaign in Brazil. Vaccine 2006;24:1421–6.

16. Kain KC, Keystone JS. Malaria in travelers. Epidemiology, disease, and prevention. Infect Dis Clin North Am 1998;12:267–84.

17 Kochar ,DK Das A, Kochar SK, et al. Severe *Plasmodium vivax* malaria: A report on serial cases from Bikaner in Northwestern India. Am J Trop Med Hyg 2009; 80:194–8. Diagne N. Increased susceptibility to malaria during the early postpartum period. N Engl J Med 2000;343:598–603.

18. Lindsay S, Ansell J, Selman C, et al. Effect of pregnancy on exposure to malaria mosquitoes. Lancet 2000;355:1972.

19. Nathwani D, Currie PF, Douglas JG, et al. *Plasmodium falciparum* malaria in pregnancy: a review. Br J Obstet Gynaecol 1992;99:118–21.

20. Nosten F, McGready R, Simpson JA, et al. Effects of *Plasmodium vivax* malaria in pregnancy. Lancet 1999;354:546–9.

21. McGready R, Hamilton KA, Simpson JA, et al. Safety of the insect repellent N,N-diethyl-M-toluamide (DEET) in pregnancy. Am J Trop Med Hyg 2001;65:285–9.

22. CDC Update: New Recommendations for Mefloquine Use in Pregnancy www.cdc.gov/malaria (accessed 1.1.2012).

23. McGready R, Ashley EA, Moo E, et al. A randomized comparison of artesunate-atovaquone-proguanil versus quinine in treatment for uncomplicated falciparum malaria during pregnancy. J Infect Dis 2005;192:846–53.

24. McGready R, Keo NK, Villegas L, et al. Artesunate-atovaquone-proguanil rescue treatment of multidrug-resistant *Plasmodium falciparum* malaria in pregnancy: a preliminary report. Trans R Soc Trop Med Hyg 2003;97:592–4.

25. McGready R. Artemisinin antimalarials in pregnancy: a prospective treatment study of 539 episodes of multidrug-resistant *Plasmodium falciparum*. Clin Infect Dis 2001;33:2009–16.

26. Guidelines for Treatment of Malaria, second edition 2010 p 47.

27. Gabbe SG, Neibyl JR, Simpson JL, editors. Obstetrics – Normal and Problem Pregnancies. 4th ed. London: Churchill Livingstone; 2002.

28. Aggarwal R, Krawczynski K, Hepatitis E. an overview and recent advances in clinical and laboratory research. J Gastroenterol Hepatol 2000;15:9–20.

29. WHO. Bulletin of the World Health Organization 1996;74:1–3. Reprint 5665. Online. Available: http://whqlibdoc.who.int/hq/1996/WHO_NUT_96.5.pdf

30. Bar-Oz B, Moretti ME, Boskovic R, et al. The safety of quinolones – a meta-analysis of pregnancy outcomes. Eur J Obstet Gynecol Reprod Biol. 2009;143(2):75–8.

31. Salam MA, Seas C, Khan WA, et al. Treatment of shigellosis: IV. Cefixime is ineffective in shigellosis in adults. Ann Intern Med 1995;123:505–8.

32. Rosenblatt JE. Antiparasitic agents. Mayo Clin Proc 1999;74:1161–75.

33. Briggs GG, Freeman RK, Yaffe SJ. Drugs in Pregnancy and Lactation: a Reference Guide to Fetal and Neonatal Risk. 5th ed. Baltimore: Williams & Wilkins; 1998.

34. Niermeyer S. The pregnant altitude visitor. Adv Exp Med Biol 1999;474:65–77.

35. Mortola JP. Birth weight and altitude: a study in Peruvian communities. J Pediatr 2000;136:324–9.

36. Ali KZ, Ali ME, Khalid ME. High altitude and spontaneous preterm birth. Int J Gynaecol Obstet 1996;54:11–5.

37. Hackett PH. High altitude and common medical conditions. In: Hornbein T, Schoene R, editors. High Altitude: an Exploration of Human Adaptation, vol. 161. New York: Dekker; 2001. p. 839–86.

38. Huch R Physical activity at altitude in pregnancy. Sem Perinatol 1996;20:303–14.

39. American Academy of Pediatrics. Rubella. In: Pickering LK, editor. Red Book: Report of the Committee on Infectious Diseases, 2009. 2nd ed. Elk Grove Village: American Academy of Pediatrics; 2003. p. 540.

40. Centers for Disease Control and Prevention. Transmission of yellow fever vaccine virus through breast-feeding: Brazil, 2009. MMWR Morbid Mortal Wkly Rep 2010;59:130–2.

41. Wharton M, Strikas RA, Harpaz R, et al. Recommendations for using smallpox vaccine in a pre-event vaccination program. Supplemental recommendations of the Advisory Committee on Immunization Practices (ACIP) and the Healthcare Infection Control Practices Advisory Committee (HICPAC). MMWR Recomm Rep 2003;52(RR-7):1–16.

42. Academy of Breastfeeding Medicine. Protocol for human milk storage 2010 revision. Online. Available: www.bfmed.org/Resources/Download.aspx?Filename=Protocol_8.pdf (accessed Sept 24,2011).

43. American College of Obstetricians and Gynecologists. Antimicrobial therapy for obstetric patients. ACOG Educational Bulletin No. 245. Washington: ACOG; 1998.

23

儿童和青少年旅行者

Andrea P. Summer and Philip R. Fischer

要点

- 有合理的计划和准备,旅途中适当多休息,准备充足的食物和水,如能做到这些,与孩子们一起旅行是非常有意义的
- 安全考虑包括机动车辆和飞机的儿童约束装置以及在水上和陆地活动时的警觉照看
- 防晒和防昆虫以及避开动物对于儿童尤其重要
- 只要使用得当,DEET 可安全用于儿童
- 应考虑使用抗生素进行旅行者腹泻的自我治疗,但年幼儿童应避免使用肠蠕动抑制剂
- 对于从高风险地区特别是暴露于结核病的地区返回的长期旅行者进行相关疾病筛查是合理的

引言

与孩子一起旅行能够增添家庭乐趣,拓宽文化视野,有利于孩子世界观的形成,以及提供服务社会的机会。尽管国际旅行有明显的好处,但也有给家庭带来不便、伤害和疾病的可能性。家庭、儿童和青少年都应做好适当旅行前准备[1,2],以便能够最大限度地享受国际旅行的好处,同时避免不必要的风险。

旅行前咨询和干预有助于旅行者旅行中的安全和健康,并能在各地收获有益的经历。

儿童旅行医学是一个动态的过程。实际上小儿旅行者在旅程中一直是坐在由四个移动的"轮子"(安全和舒适、免疫接种、避免昆虫传播的疾病以及腹泻管理)支撑的装置中。孩子的年龄、健康状况和行程安排决定了这四个"轮子"如何助力以及如何使用。这四个领域每一方面的健康行为都融合在孩子的整个行程中,甚至就像飞机起落架的轮子起飞时要收进机身

一样。这样,孩子就可以安全地享受一个增益人生的旅程。

安全和舒适

一般情况

儿童国际旅行安全吗?

无论是花几分钟过街道,还是花几个月穿越海洋,所有的旅行至少都有一些风险。孩子的监护人必须能够确信,这次旅行的好处大于旅行可能带来的任何风险。此外,监护人应该帮助旅行的孩子做好合理的预防措施以减少在计划的旅行中可能出现的不利后果的风险。

比如,九个月大的孩子是否应陪着其父母去登乞力马扎罗山山顶?人们很难确定这样做带给孩子的益处能超过高山病的风险,它不仅可能伤害孩子,也会使父母登顶的计划夭折。传教士父母是否应该把他们两个月大的女儿带到他们在肯尼亚农村的家中?该父母在自己神职岗位所感受到的宗教价值可能会促使他们接受其宝宝所面临的虫媒传播疾病的风险;并同时采取适当的预防措施。旅行医师应根据对孩子而言的风险/收益平衡来帮助其父母明智地选择旅行的时间和目的地。

应建议家长和旅行组织者从孩子的角度出发安排活动。快速地从一个博物馆奔到另一个博物馆,可能不是 4 岁小孩最感兴趣的,而在其他活动之间安排参观博物馆,并且有适当的休息,可能会给学龄前儿童一个良好的,与年龄相适应的历史和艺术展示。一些畅销书可以指导家长做好带孩子旅行的准备[3,4]。

旅行的益处(指征)必须始终与单个儿童的风险(潜在的禁忌证)相权衡。但是,旅行有绝对的禁忌吗?旅行可能没有绝对的禁忌证,但健康问题可以成为相对禁忌证,使医师能够提出不同意进行某些旅行的令人信服的理由。有了充分的计划安排,并有可及的适当的旅行卫生资源和交通工具,任何行程都可以安排。尽管如此,常识(实际上并不总是如此)应该有助于指导决策。旅行家庭也可以通过联系那些居住在或已经到他们的目的地旅行过的同行,获得有关当地资源和风险的有益建议。有了对目的地的充分了解,大多数家庭可以调整计划并做好准备以避免不必要的风险。

日程安排

家长应根据孩子的特点细致安排行程,确保他们能够随时获得充足的食物和饮用水。为了适应新的地区气候,儿童往往需要增加液体摄入量。另外,在旅途中应给儿童提供充足的休息时间。

航空旅行

婴儿乘商用飞机旅行或到高海拔地区安全吗?

儿科旅行医学在此方面以及其他许多方面的数据是有限的。尽管如此,现有的证据表明虽然年龄小与高海拔环境中的呼吸和心血管系统的改变有关,但却不是航空旅行的禁忌。

乘商用飞机旅行要在类似于海拔 2700m 环境的飞机加压舱中待一段时间。在这一海拔高度上的室内空气氧含量相当于同一海平面上空气氧含量,即氧含量 15%。这种相对缺氧对婴儿或儿童是问题吗?健康的新生儿、婴儿和儿童不必因考虑肺泡发育问题而限制航空旅行。然而,有肺部和心脏问题并可能由此引起缺氧的儿童可能不能耐受长时间没有氧气补给的空中旅行。有慢性肺病病史且不足 1 岁的新生儿,即使其在家时不需要用氧气,但在高海拔时有缺氧的危险,飞行中的氧气补给是有益的[5]。

机舱内的相对缺氧会改变婴儿的正常呼吸模式吗?

在注意到航空旅行与婴儿猝死综合征相关联的传闻之后,研究人员研究了婴儿在 15% 氧含量环境中过夜时的呼吸模式。婴儿在低氧环境中的血氧饱和度较低,出现更多的不规则呼吸以及更多的呼吸暂停,但是并没有发现不良的临床后果。似乎长时间的空中飞行(或访问/居住在高海拔地区)确实可能与婴儿呼吸控制的变化有关。但是,这些变化是否与严重的健康后果相关尚不清楚。

航空旅行中的损伤风险如何?

对常规空中旅行中是否要约束儿童的问题一直存在争议,但目前已经有了合理的指南。在汽车旅行时,安全座椅确切有效地减少了与撞车有关的损伤。同样里程的旅行,空难的发生率比车祸要低得多,而航空旅行的成本(一张额外的票)和不适(长时间在一个被约束的座位上哭泣)并没有明显超过其收益(在某些事故中受伤的机会较少)。因此,目前还不清楚在空难中哪种制约系统最能保护婴儿。很明显,小孩和成年人使用同一根安全带可能会导致在突然减速时处在安全带和成人之间的小孩会发生腹部受到挤压的危险;小孩使用单独的但与成人安全带相连的安全带会更安全。由于使用汽车安全座椅至少理论上可以提供一些保护,所以即使没有成本效益数据来支持关于使用这种约束方式的立法,也有家庭倾向于选择在飞机上使用这种座椅。许多家庭会理性地接受获益有限的数据,并以此为由不为婴儿购买单独座位。目前还没有一致认同的协议授权在飞行中使用婴儿安全座椅。

假设合理的安全措施已有序实施,还可以做些什么来确保家庭和儿童空中旅行的舒适?

大多数洲际航班上的前排("舱壁")座椅提供壁挂式床,可以让婴儿平躺着睡眠。靠近通道可以让其家庭成员带着坐了长时间累了的孩子一起"散步"。当供应食物尤其是热饮时,父母应帮助孩子安排好座位和托盘,以防止液体溅出和烫伤。孩子的着装应该舒适,并备有干净的衣服以防孩子的衣服被泼溅和污渍弄脏。在空气相当干燥的环境中应提供饮用的液体来维持水分的平衡。可以给孩子准备适合年龄的书籍、玩具和游戏用来娱乐,特别是对于不能看电影屏幕的儿童。从窗户看到的具体地标,机舱外部光照的变化,以及飞行地图的行程进展的视野可以触发儿童像打开新的玩具惊喜包一样能够保持长时间航行的热情和期待。根据孩子的兴趣来安排适当行程,还可以更好地发挥长途飞行期间机场停留和旅行中短暂休息的作用。

在长途飞行中儿童需要使用镇静剂吗?

镇静剂是被用来镇静或麻醉儿童以减轻痛苦的医

疗过程。一次长时间空中旅行是一个应该进行医疗干预的"痛苦的过程"吗？如果是的话,这种干预的目的是为了帮助孩子,还是使用儿科药物来使成年人在旅行过程中感到舒适？不同的家庭答案各不相同,有些人选择给孩子镇静。要知道还没有研究测定飞行前或飞行中使用镇静剂的后果,尽管苯海拉明(1mg/kg,每4~6小时给予一次,视需要而定)是相对安全的药物,但大多数专家不建议为旅行的儿童实施镇静。实际上,药理学家已经注意到对2岁以下儿童使用抗组胺药物会产生特殊的兴奋反应。如果父母希望在旅行期间避免这种意料之外的兴奋反应,可以在旅行之前使用测试剂量,以确保儿童不发生这种不希望的反应。

随着机舱压力的改变,在商用飞机的上升和下降过程中,耳痛会困扰一些儿童(以及坐在他们旁边的家长)。在飞机上升过程中大约有6%的孩子经历烦恼的耳痛,大约10%的孩子在飞机的下降过程中感到疼痛。出现耳痛的成年人在使用伪麻黄碱后可以有预防效果,但是在年幼的儿童旅行者中对此药品进行的一项研究显示没有明显的疼痛减轻。虽然未经测试,但一般建议采取吮吸、咀嚼(口香糖)和吞咽等物理方法努力打开咽鼓管。在飞机上升和下降时,应该给婴儿准备一些随时可以饮用的东西,而飞机乘务人员此时常不能提供饮料。

机动车

对于旅行者而言创伤造成的死亡人数超过了传染病。机动车事故是导致旅行中儿童创伤的主要原因。应提醒家长当孩子处在街道和马路旁边时一定要加强监管。小孩子也要像成年人一样,在过街时要真正做到"两边看",因为当地的驾驶习惯与自己家乡不同。

家庭在规划公路旅行时应特别注意:在大多数发展中国家,天黑以后在公路上行驶是危险的,应尽可能避免。旅行前的咨询内容还应包括对车内儿童进行适当约束的建议(表23.1)。使用适当的约束措施让驾驶者少分散注意力,从而降低撞车的风险。使用适当的约束措施也可以减轻发生碰撞时儿童的受伤程度。不满一岁的孩子应该被约束在一个限制体位的安全座椅里并牢固地固定在汽车后座上。到2岁时儿童在车辆倒退时颈部受伤的风险开始降低[6]。直至13岁前,儿童都应该在适当的后排座位上受到约束[6]。应该提醒家人认识到,确保提供适当的有约束装置的汽车座椅带来的不便,比危及生命的创伤带来的"不便"要小得多。由于在国外常常不能方便地提供儿童安全座

椅,携带子女的家庭应考虑自己携带安全座椅。如果没有用适当的约束装置,那么后座的中间位置通常是车内危险最小的地方。小孩不应该在没有系上安全带的汽车座椅上面向前坐,而一个无约束装置的向后坐的安全座椅可以防止一些碰撞伤害。不幸的是,许多发展中国家车内往往没有安全带。

表23.1　一般安全提示
乘坐汽车时,请务必使用安全约束系统
带上儿童汽车安全座椅
检查房屋是否存在潜在危险:阳台有缺陷、裸露的电线、裸露的电源插座、虫害毒物、油漆斑
使用防晒霜,SPF30或更高
谨慎监管和使用经批准的水上活动安全装置
让孩子远离流浪的或未知的动物,无论是家养还是野生的动物

晕动症

晕动症可以影响所有年龄的儿童,但最常发生在4~10岁的儿童中。年龄较大的儿童最常见的症状是恶心,而<5岁的儿童主要症状是共济失调[7]。其他症状包括头晕、呕吐、出汗和脸色苍白。非药物手段是预防该疾病的首选方法,包括避免在旅行前大量进食,使儿童面向车前方,并避免视觉刺激如阅读或玩视频游戏等。对于情况严重者,苯海拉明和茶苯海明即使是幼儿亦可以安全使用。东莨菪碱是超过13岁儿童的选择。由于可能存在锥体外系副作用,建议不要给儿童使用抗多巴胺能药物,如异丙嗪和丙氯拉嗪[8]。此外,异丙嗪对于<2岁的儿童有使用禁忌,2岁以上儿童也要非常谨慎地使用,因为可能产生致命的呼吸抑制[9]。

户外活动

水上活动

在国内和国外的目的地,与水有关的活动都与旅客的严重伤害有关[10]。船上活动造成伤害的可避免的风险因素包括驾驶者饮酒,以及当人们在附近游泳以及爬上或者离开船只时螺旋桨仍在运转。打算在旅途中使用船只的家庭应该咨询有益的船只安全使用方法。

儿童在水边的安全也很重要。没人监管时儿童不能靠近水面,在水中玩耍的儿童身边应始终有成人陪伴。

带有鼓室造口管(通过鼓膜的通气管,有时被称为"压力平衡"管)的孩子能否游泳? 水面游泳可能使外耳道潮湿,但不会使水进入中耳。因此,在水面玩耍嬉戏不是鼓膜造口管的禁忌。然而,当耳朵在水下时受到静水压的作用,水会通过咽鼓管进入中耳。因此,鼓膜不完整的患者,无论是近期穿孔还是鼓室造口置管,都不应潜水或把耳朵置于水中,除非他们有定制的耳塞来完全堵塞外耳道。

游泳者的耳或外耳炎是外耳道的浅表感染,在那些长时间待在水里且耳朵潮湿的人中很常见。这种情况并不严重,感染很容易治疗(外用醋酸或抗炎滴剂);游泳者对耳朵的关注不必限制旅行期间的水上活动。

患有长 QT 综合征和癫痫两种疾病的儿童旅行者,可能在玩水和游泳的时候有更高的溺水风险。有在水上活动时曾失去意识的病史的孩子,在国际旅行之前应对这些可能的问题进行评估。已知有此类病症的孩子的父母应该确保孩子的基础疾病已经得到充分治疗。而且孩子的身高不应超过其身边保护者的两个手臂长度,这样如果孩子在水中失去知觉,就能被身边的人救起。

皮肤防护

无论是度假还是移居他国,所有种族的孩子外出旅行时都会增加户外活动,从而接触更多的日光照射,有时在海滩大部分皮肤会裸露在外,有时会在接近赤道的地方有阳光直射。已明确日光照射与皮肤急性灼伤以及之后的皱纹、色素改变和皮肤癌有关。事实上,儿童时期的灼伤性晒伤是今后易发恶性黑色素瘤的主要危险因素[11]。防晒霜是安全且有效地减少阳光照射不良后果的产品。但避免日光直射和反射,尤其是在中午的时候,对于最大限度地保护皮肤非常重要。防晒霜是以防晒系数(SPF)来衡量防晒的效力,SPF是指在人为测试条件下防晒霜覆盖的皮肤上产生最小红斑所需的时间与在未覆盖的皮肤上产生相同红斑所需的时间的比率。SPF15 的防晒霜可以阻挡大约93%的紫外线伤害,SPF30 的防晒霜可以阻挡大约96%的紫外线。儿童应该使用防晒系数至少为 30 的防晒产品(SPF30 的防晒霜如使用不足,希望也能提供 SPF15防晒霜的效果。)防晒霜应在暴露日光前 15~30 分钟涂抹,洗澡、游泳和过度出汗后需要再涂抹。在日光下连续暴露几个小时不需要再次涂抹[12]。6 个月内的婴儿不再被认为禁忌使用防晒霜,但年幼的孩子还是待在阴凉处或遮盖起来比暴露于日光反射或直射要好。衣服对于防止阳光直射只能提供部分保护,防晒霜对于即使在阴影区域穿着浅色衣服的儿童也能起到一定的防晒作用。

高海拔

跟成年人一样,急性高山反应对于儿童也是个潜在问题[13]。儿童急性高原病的确切发病率不详。不管是头痛还是不适都很难分辨出是旅行还是高原暴露所致。一项研究显示,28%的学龄儿童在海拔 2835m处度假时出现急性高原反应症状,但同样有 21%的学龄儿童在海平面地区度假时也有类似的症状[14]。在另一项对 3~36 个月会说话前的儿童的研究中发现有22%的儿童似乎确实发生了急性高原反应,提示儿童在高海拔地区出现症状的风险与成人相似[15]。然而,与成年人不同的是,儿童在此高海拔地区的经历并不能预测其随后出现高原相关症状的风险[16]。乙酰唑胺还没有被作为儿童高山病预防药物进行具体研究,但是此药同样剂量应用于其他适应证是安全的。对于成年人来说,作为治疗严重高原相关疾病(高原肺水肿,高原脑水肿)的主要治疗方法其疗效正在迅速下降。地塞米松(用于高原性脑水肿,关于儿童的报道不多[17,18])和硝苯地平(用于高原肺水肿)可以作为治疗重症儿童的有效辅助手段。

停留在高海拔地区,儿童会经历生理适应过程。最初氧饱和度急剧下降。随着时间的推移,血氧饱和度似乎会上升,主要由于通气量、肺顺应性和肺扩散能力的增加促进了氧气摄取。胸腔容积和血红蛋白浓度也升高。这些变化有助于孩子们逐步耐受高海拔条件,并能在这种环境中生存。

然而,并不是所有的儿童都能耐受在高海拔地区的持续暴露,有些孩子会出现危及生命的肺动脉高压。最初,肺动脉压力升高是由氧输送减少引起的,但随后的肺动脉高压可能是有害的。虽然在高海拔地区危及儿童生命的肺动脉高压的发病率尚不清楚,但对西藏地区(海拔 3600m)15 名婴儿尸体的研究表明,非当地民族的儿童比当地儿童患病风险高,而且大多数死亡事件发生在最近移居到高海拔地区的儿童中[19]。在高原儿童身上所见的肺动脉高压其机制尚不完全清楚,但在一些儿童中似乎的确存在,有相关遗传背景的新迁入儿童比其他儿童的患病风险更大。显然,任何在高海拔地区出现心脏呼吸系统症状的儿童都应仔细评估;转移到较低海拔地区可能是治疗方案的主体。

婴儿猝死综合征(SIDS)在高海拔地区比在低海拔地区儿童中更常见? 没有明确的数据表明婴儿猝死

在高海拔地区更常见,各种研究由于诊断标准的差异而不具可比性。尽管如此,在美国相对较低海拔的地区进行的一项研究表明,SIDS 可能更常见于居住在较高海拔地区的婴儿[20]。在任何海拔高度地区,预防 SIDS 的主要方法是让婴儿仰卧以及让婴儿远离香烟烟雾。

动物接触

国外旅行的乐趣之一是能看到新的动物种类。然而关于动物的安全预防措施非常重要。

显然,应该避免动物咬伤。儿童尤其是幼龄儿童不应该在陌生的动物周围玩耍,观赏野生动物应该始终保持安全距离。发生动物咬伤的旅游家庭应及时去看医生,以便处理伤口和细菌污染,预防狂犬病。

即使不咬人,动物也可在不知不觉的情况下将疾病传染给儿童。这类情况多变,可以是家犬传染弓蛔虫,也可以是浣熊在儿童游玩的地方留下带有大量贝利蛔线虫卵的粪便,还可以是猫携带了感染鼠疫的跳蚤。儿童与动物共处时一定要在安全区域,家长在孩子接触动物的过程中和接触动物后应帮助他们保持清洁。

由于并不能避免所有的动物的咬伤,所以家长应该随时能用清洁用品和水来清洁伤口,并用大量水来冲洗伤口。动物咬伤时也可以考虑预防性使用抗生素,特别是伤口在手上或面部时。携带儿童旅行的家庭可悲地忽略了狂犬病疫苗[21],狂犬病对于所有打算去亚洲和非洲的儿童,尤其是旅行时间将超过 1~2 个月,都应考虑暴露前狂犬病疫苗预防,因为当地狂犬病并不罕见。家长在规劝孩子不要抚摸动物时还应总是提醒孩子,如果孩子没有听从劝告,被动物咬伤或抓伤了,只要孩子告知实情,父母不会生他们的气。

对慢性疾病的儿童应采取哪些预防措施?

患有贫血、严重呼吸系统疾病或先天性心脏病的儿童,应该知道如何在长途旅行中尽快获得氧气和急救药物。即使是哮喘患儿也应该携带足够的药物在病情加重时使用。免疫缺陷儿童应携带合适的抗生素,用于在不便的情况下寻求良好的医疗照护的同时,先开始推定性治疗。专家对旅行的看法是比较谨慎的。健康保险和转运保险是所有旅行者的重要事项,对有慢性疾病的儿童旅行者尤其重要。遗憾的是,如果在海外所患疾病与旅行者原有的健康问题有关,则不太可能被保险覆盖。

有风险的行为

旅行中的滥用药物对于旅行中的儿童尤其是青少年来说是一大风险。旅行中的青少年有时会发现自己拥有新的自由感。他们可能会滥用廉价药物以及与派对同伴厮混来度过"春假",或者他们可能会认为"入乡随俗"就意味着他们在欧洲旅行时就应该过度饮酒。旅行前咨询时应提醒青少年及其家长/监护人,应明确一些安全限制条件,避免在国外旅行期间不安全地饮用酒精和其他非法药物(表 23.2)。

表 23.2　关心青少年旅行者

告诉他们什么:
　玩得开心!
　为什么食物和水的选择很重要
　避开昆虫怎么能预防疾病
给他们什么:
　最新的常规建议的免疫接种
　接种适当的旅行疫苗
他们应该带什么:
　医疗包(见表 23.3)
　如果没有瓶装水则要携带净水器
他们应该做什么:
　很多要学习的
　适当地使用安全带和头盔
　避免使用影响精神的药物
　避免潜在的体液接触:
　　文身,穿洞,未经消毒的医疗措施
　　性接触
　只能跟朋友一起游泳或划船
　使用防晒霜
　避开流浪动物
　选择合适的食物和饮料
　腹泻的情况下喝大量纯净水
　按照说明携带抗疟药物

体液暴露会给青少年有时是幼龄儿童带来其他风险[22]。需要注射的儿童,如需要注射胰岛素的糖尿病患儿,应该携带足够的无菌注射用品和药物。他们还应该携带这些医疗用品的相关文件以满足移民官员的好奇心。旅行者应坚持进行医学检测或治疗只能使用无菌用品。只有在危及生命的情况下才能接受输血,并希望能提供安全的血液。对于青少年旅行者来说,无论是与旅行同伴还是新认识的朋友,性接触都是重大风险。禁欲是最安全的计划;所有独自旅行的青少年都应该备有避孕套,因为有 50% 的旅行者与新伴侣发生性行为前并没有料到会有这种亲密接触[23]。身体穿洞和文身是众所周知的传播肝炎病毒和人类免疫缺陷病毒（HIV）的途径,特别是穿刺针给不同的人使用时不进行消毒,或者是多个文身者使用同一份文身染料时。所以应建议青少年旅行者避免任何身体穿洞或刺青。

有孩子家庭的医疗包

要意识到积极的安全措施并不总是完全成功,有责任心的家长应该携带一个包括旅行儿童用品的医疗包。表23.3给出了可能包含的物品的样单。一般包括说明健康情况的文件,急救用品,常用药物和一些卫生用品。对患有慢性病或基础疾病的儿童,不仅应该准备附加的用品或产品,还可以佩戴医疗警报手镯。

表23.3 旅行儿童医疗包:可能需携带的物品

信息卡内容:
 姓名
 生日
 慢性病,如果有的话
 日常药物,如果有的话
 药物过敏,如果有的话
 血型,如果知道
 免疫记录
 紧急联络人
物品:
 绷带
 黏附胶带
 纱布
 杀菌清洁用品
药物:
 对乙酰氨基酚
 布洛芬
 苯海拉明
 外用抗生素乳膏或软膏如莫匹罗星
 如有旅行者腹泻风险可准备阿奇霉素或环丙沙星等抗生素
 年龄较大的孩子准备洛哌丁胺
 日常药物,如果有的话
产品:
 口服补液溶液
 防晒霜,SPF15或30
 驱虫剂
 氯菊酯

免疫接种

旅行前咨询提供了一个机会,确保孩子能达到目前家乡环境所需要的接种疫苗的要求。随着旅行日程的变化,一些参与旅行的儿童需要进行额外的免疫接种[24,25]。世界各地的各个机构都公布了他们的"常规"免疫接种计划,美国儿科学会会定期更新疫苗建议和信息[26]。年轻的旅行者可以通过"加快"常规免疫程序来获得在行程中最大限度的免疫覆盖(见第13章)。有特殊需要的儿童应该实行个体化免疫。早产的婴儿一般根据年龄进行免疫而不是考虑其胎龄而改变接种计划。免疫功能低下的儿童通常应该避免接种活疫苗,但症状前期的艾滋病毒感染儿童仍然能获益于麻疹、腮腺炎和风疹疫苗的接种。最后,具体的疫苗选择应该根据孩子的活动、年龄和健康状况来谨慎考虑。儿童罹患某些疾病如狂犬病风险不断增加,幼儿对某些疫苗如脑膜炎双球菌疫苗不能产生完全应答(关于疫苗的具体内容可以在第10、11、12和13章中找到)。

昆虫传播疾病

每年有100多万儿童死于疟疾和其他虫媒疾病。应该充分保护旅行中的儿童免受昆虫叮咬,特别是在媒介传播疾病流行的地区。避免叮咬的预防措施包括活动安排、环境控制、物理屏障、化学驱虫剂和杀虫剂[27]。

掌握昆虫叮咬习惯的常识,携带孩子旅行的家庭就可以安排好孩子们的活动以减少叮咬风险。例如,欧洲中部的蜱虫叮咬在夏季比冬季更常见。传播疟疾的蚊子叮咬高峰时间是在傍晚和夜间,室内外都如此。在一些地区疟疾传播有季节性变化,旱季通常比雨季安全。一些登革热的媒介蚊虫已经适应在城市、室内及白天叮咬;由于登革热可能会给儿童带来危及生命的风险,因此家长应在早晨和傍晚时分小心避开活跃的蚊子。能传播利什曼病的沙蝇通常在黄昏到黎明这段时间叮咬。在利什曼病流行地区,儿童不应露营或在啮齿动物的洞穴附近玩耍,因为沙蝇在这些地方更加活跃,容易导致疾病传播。

蚊子喜欢水生环境。它们在水中生活并繁殖,一个小水坑足够维持他们繁殖后代。儿童应尽可能避开死水,特别是在携带疟疾的蚊子最活跃的傍晚和夜间。在住地,特别是当窗户没有用纱窗完全遮挡时,住宅不应该被开口的储水容器、水坑、甚至叶茎之间可以容纳水的植物包围。清理居住地周围的环境可显著降低疟疾和登革热传播的风险;后者是由伊蚊———一种很小的水孳生昆虫所传播。衣服和床罩是阻挡许多昆虫叮咬的有效屏障。在疾病流行地区,建议儿童在昆虫活动期间穿长袖和长裤或长裙。在热带气候地区应该选择较轻并且颜色较浅的衣服以减少对蚊子和其他昆虫的吸引力。

孩子睡觉时使用蚊帐能有效的阻挡昆虫进入并叮咬皮肤。在那些蚊子和其他昆虫夜间传播疾病的地区，儿童应睡在封闭的或有空调的房间内或睡在床罩下面。床罩应该没有裂口并应完全覆盖睡眠区，使孩子在睡觉时不会部分身体压在床罩上。蚊帐如用杀虫剂浸泡过效果更好，如采用除虫菊酯，一种安全的从菊花中提取的化学物质。

数百万儿童已经安全有效地使用含 DEET 的避蚊胺（N,N,二乙基间苯甲酰胺或 N,N-二乙基-3-甲基苯甲酰胺）长达五十多年[28]。增加 DEET 的浓度可使杀虫剂有效驱避活性的持续时间延长，5%~7% DEET 能保护 1~2 小时、24% DEET 能保护 5 小时不受叮咬[29]。复合制剂和接近纯浓度的 DEET 似乎能更长时间的预防叮咬，但是比较性数据有限。在过去，与使用 DEET 有关的儿童罕见的悲剧性后果所形成的公众压力及关注引发了对儿童使用 DEET 的争议。DEET 可因局部接触而刺激眼睛，并且摄入 DEET 可发生全身并发症。已有报道儿童发生严重并发症，包括神经系统症状，但这些孩子中至少有一部分存在不正确使用 DEET（每天超过 10 次，经常舔皮肤）的问题。实际上现在还没有任何更好的数据来支持 DEET 浓度和不良结果风险之间的联系[30,31]。在美国，环境保护署[31]和美国儿科学会[32]都撤销了对儿童使用避蚊胺的浓度限制。儿童可以在接触昆虫的整个过程中安全地使用 DEET（表 23.4）。然而，避蚊胺不应喷洒或涂抹于幼儿的眼睛附近，因为儿童可能会揉眼睛，并且不得将其喷洒在有咬或舔身体部位习惯的儿童的手和前臂部位。新品驱虫剂派卡瑞丁与 DEET 具有相同的效力，并且当以相同的浓度使用时，似乎比 DEET 的刺激性更小。派卡瑞丁具有较低的口服、皮肤和吸入毒性，被美国环境保护局归类为可能非人类致癌物。派卡瑞丁在欧洲、澳大利亚和拉丁美洲已使用多年，但是最近才被疾病预防控制中心推荐为 DEET 的安全、有效的替代品。派卡瑞丁可以用于所有年龄段的儿童，并且当以 20% 或更高的浓度使用时，能够充分预防按蚊叮咬。含有香茅、桉树或其他成分的"天然"植物驱虫剂通常不如 DEET 有效，因为它们只能提供非常短时间的（30 分钟）保护。

香水驱蚊剂闻起来不错，但实际上可能会吸引昆虫。环境杀虫剂，包括通过逐步燃烧缓慢释放杀虫成分的线圈样杀虫剂有一些（50%~75%）保护效果[27]。超声波蜂鸣器和电蚊拍在减少昆虫叮咬方面无效。

表 23.4 昆虫预防措施
穿浅色的长袖衬衫和长裤
使用经过杀虫剂处理的蚊帐
将氯菊酯涂抹在衣服上
使用 DEET（25%~35%），或短暂暴露时使用派卡瑞丁（20%）涂于暴露皮肤
请勿将驱虫剂涂抹在幼儿的面部或手上

氯菊酯和相关的拟除虫菊酯类化合物实际上可以经接触杀灭各种昆虫，这些产品对蚊子和蜱都有效。它们可以在社区中大面积喷洒，浸泡蚊帐或者用于衣服上。蚊帐和衣服用 0.5% 苄氯菊酯溶液浸湿或喷洒后，在儿童接触前要风干约 6 小时。这些蚊帐和衣服即使被洗涤，也能起到好几个星期的保护作用。使用浓度更高的杀虫剂浸渍蚊帐可维持 6~12 个月的保护作用。使用浸渍的蚊帐可减少蚊帐下的儿童以及同一区域的其他人被蚊子叮咬。

治疗叮咬

即使尽力避免叮咬，昆虫有时还是会叮咬孩子。使用局部或全身抗组胺药如苯海拉明（剂量为约 1mg/kg，每 4~6 小时一次，用于口服时镇静是并不少见的副作用）可以缓解肿胀和瘙痒等不适。叮咬的伤口应保持清洁，避免抓挠，以防止细菌性病原体侵入已经发炎的皮肤。叮咬引起的红斑和硬结可在 24 小时内更加明显，并持续超过 48 小时。24~48 小时之后红肿继续加重的，可能是继发细菌感染。可以使用外用抗生素例如莫匹霉素或口服能覆盖葡萄球菌和链球菌感染的抗生素（如克林霉素）来治疗。

全身性类固醇药物仅用于叮咬引起的非常严重的反应，例如叮咬引起的过敏反应。当孩子确实对叮咬过敏，出现精神状态改变，低血压或呼吸道梗阻，应使用肾上腺素（0.01ml/kg 至最大剂量 0.3~0.5ml 的 1:1000 溶液，如果需要，15 分钟后重复注射），可能还要使用糖皮质激素。

对特定虫媒疾病的其他预防策略

疟疾

因为认识到疟疾会迅速威胁儿童的生命，因此通常将化学预防措施纳入到疟疾流行地区旅行的儿童的预防性照护计划中[27]。药物的选择取决于旅行路线和当地疟原虫的耐药形式，如第四部分所述。海外旅行前往症疾高发地区的高风险人群之一是那些先前来自目的地国家，现在又返回故地探望亲友的家庭。这样的旅行者有时会带着他们的孩子来进行旅行前咨询。基于孩子的咨询对于年长的旅行同伴也提供了一个进行必要干预的好机会，否则他们可能会忽略对自己的照护。

儿童，尤其是生活在疟疾流行地区的儿童，比成年人更容易患疟疾且病情要重些。因此预防非常重要。尽管母亲服用预防疟疾的药物可有一部分进入母乳，但是剂量太低达不到保护儿童的效果，因此即使哺乳的儿童也需要自己的药物预防。

任何年龄和体重的儿童都可以安全使用甲氟喹[33]。一般而言，使用预防剂量的甲氟喹其副作用似乎与对成人的作用相似。然而，可能与药物的味道相关，有一些有关儿童使用甲氟喹出现呕吐的报道。甲氟喹用于儿童的预防剂量是每次大约 5mg/kg，每周一次。每周剂量可以装入胶囊在给药时打开，或者每周服用接近四分之一药片的剂量。哪种方式都可以，大孩子可以直接吞下片剂，而较小的孩子应粉碎后服用。粉碎了的片剂味道不好，可以混合在少量的适合其年龄的美食如母乳，巧克力布丁或糖浆或可乐饮料中。给药后 30 分钟内孩子出现呕吐的，应立即再次全剂量给药。和成人一样，孩子在服用甲氟喹时也应该大量饮水。另外，儿童和成年人一样如患有已知的精神疾病、心脏节律异常或活动性癫痫，则应使用替代药物。有注意力缺陷障碍或很早前有高热惊厥史的儿童可以安心服用甲氟喹。

根据所有可获得的证据，使用阿托伐醌/氯胍复合制剂对旅行中的儿童是安全和有效的。另外，由于这种药品没有液体制剂，所以可以根据需要的剂量将药片切开或粉碎后（并混合在牛奶中）服用。较小的"小儿"片剂可以方便儿童服药。对于长期旅行的人来说，每天服药的依从性及成本花费是个问题，但是这种药品对于儿童和成年人都有用。体重低于 5kg 作为应用阿托伐醌-氯胍的下限，并没有可靠的数据支持，也不代表一定存在安全性和有效性问题。当其他化学预防药物用于儿童存在问题时，可以考虑阿托瓦醌-氯胍在适应证之外的使用。

对于那些不能服用其他药物的年长儿童或是去甲氟喹耐药疟疾流行地区的儿童，每日服用强力霉素是可以预防疟疾的。由于强力霉素可使生长中的牙齿染色，一般不给 8 岁以下的儿童服用。理论上强力霉素可能会影响长骨生长，但这对出生后的小孩来说似乎并不是一个实际问题。建议使用药物后涂抹阻挡 UVA 和 UVB 的防晒霜，特别是对那些已知具有光敏反应的孩子。使用多西环素的青少年女孩可使用抗真菌药物以防阴道念珠菌感染。

除东南亚发生甲氟喹耐药地区外，对于前往耐氯喹恶性疟疾地区的儿童，预防措施通常为甲氟喹、阿托伐醌/氯胍或多西环素。可根据健康史，年龄和个人情况选择这些药物。对于不能使用以上药物但 G6PD 活性检测正常的儿童，可以选择伯氨喹作为预防药物，尽管这种药效果稍差。

氯喹用于任何年龄和体型的儿童是安全的，可以在有指征时服用。氯喹硫酸盐溶液在一些国家有售。在其他地方应按要求每周口服 5mg/kg 剂量的氯喹，可以用混合片或压碎的氯喹药片（非肠溶片易压碎）来调整剂量接近要求。尽管视网膜病变的风险很低，但预防性使用氯喹超过 5 年的儿童应定期进行眼科检查（更多细节和剂量参见第四部分）。注意：氯喹 1~2 片过量用于婴儿是致命的。

蜱传播疾病

莱姆病、立克次体病、脑炎和蜱麻痹等蜱传播疾病在一些地区对儿童健康是个问题。蜱叮咬和蚊子叮咬一样，可以通过使用 DEET 涂在暴露的皮肤上和用氯菊酯浸渍衣服来有效预防。

大多数蜱传播疾病发生在蜱吸附于皮肤超过 24 小时之后。因此，在蜱虫较多的环境中应每天进行皮肤检查。要特别注意颈部和腹股沟区。可以通过抓住在皮肤表面的蜱虫并垂直拉起来移除蜱虫。

蜱虫叮咬后服用多西环素可降低莱姆病的风险。在莱姆病流行地区若发现特别大的蜱（表明发现时蜱虫已经长时间附着），则应给超过 8 岁的儿童单次服用 200mg 剂量的强力霉素。否则蜱去除后不需要预防性使用抗生素。

除了蜱传脑炎疫苗在加拿大和欧洲已有供应，其他蜱传播疾病还没有疫苗预防。

黄热病和日本脑炎

蚊子传播黄热病和日本脑炎。采用预防措施可有效减少蚊子叮咬。如上述和第 3 节所讨论的，疫苗对于在旅行中有可能感染这些疾病的儿童是有效的。

腹泻

食物和水卫生

通过加强食物和水卫生来预防微生物的粪-口传

播的原则,对于成人和儿童基本一样。尽管如此,仍有一些儿童的特点需要重视[34]。

母乳喂养给婴儿提供充分的营养和一些抗感染保护。如果在出生头 4~6 个月内只喂母乳,婴儿在旅行中将不易接触到潜在污染的水/配方产品。做好乳房的正常清洁就足够了。婴儿似乎比年长的儿童更易发生旅行者腹泻。旅行婴儿的父母应重视饮食和水卫生(表 23.5)。许多孩子习惯把手放在嘴里吸吮,咬指甲或剔牙。家长应注意经常给这样的孩子洗手。要提醒所有的孩子在吃东西之前洗手。在水质不够干净的地方应监督儿童,并提醒孩子不要饮用自来水或用自来水刷牙。

表 23.5　旅行者腹泻

预防
　　使用净化水或瓶装水饮用或刷牙
　　鼓励认真洗手
　　吃洗净和/或去皮的水果和蔬菜
　　只吃送来时滚热的食物
　　不吃白助柜沙拉,冷自助餐和摊贩食物
　　仅食用巴氏消毒的乳制品
管理
　　保持足够的水分:用口服补液剂补充液体
　　避免幼儿使用抗胃肠动力药物(如洛哌丁胺)
　　用阿奇霉素或环丙沙星进行推定治疗

儿童旅行者的腹泻流行病学

一项研究中显示旅行者腹泻的发病率随年龄而变化[35]。在国际旅行中,0~2 岁婴儿大约有 40% 出现腹泻,而 3~6 岁的儿童只有 9%,7~14 岁的孩子为 22%,15~20 岁的孩子为 36%。与年龄较大的儿童相比,婴儿的旅行者腹泻似乎时间更长症状更严重。

导致旅行者腹泻的病原体似乎儿童和成人并无不同。因此,产肠毒素性和肠聚集性大肠埃希菌、弯曲杆菌、沙门菌和志贺菌都是旅行儿童腹泻的潜在细菌性病原体。

治疗

一般不主张对儿童进行腹泻的预防用药。碱式水杨酸铋有一定的疗效,但水杨酸盐使用和 Reye 综合征之间的联系增加了使用该药的儿童特异性风险。通常不预防性使用抗生素,以避免鼻咽部和胃肠道菌群中产生耐药菌株。

对于腹泻的儿童来说,主要的风险是脱水。治疗应该以口服补液为主。当儿童不脱水时,可以饮用水或常规饮料来补充水分。孩子在充分补足疾病中胃肠道额外丢失的液体的同时,还要摄入正常的"维持"量的液体。当存在脱水时,含 2% 糖和大量盐分的电解质溶液最易被吸收。因此,WHO 的补液配方、商业产品如 Pedialyte 或 Infalyte、或自制补液(两汤匙糖和四分之一茶匙的盐,如可能在加上四分之一茶匙的小苏打混合在 1L 纯净水中)都是有效的。可以用杯子、勺子或注射器给液。一旦脱水得以纠正,孩子可以在患病期间继续进食常规的,与年龄适合的饮食[36,37]。

抗胃肠动力药可用于成人旅行者的腹泻。这些药物可以减少排便次数,但是没有确凿证据表明它们有助于减少肠液的丢失。儿童的父母不应误认为用了抗动力药,口服补液就能放松。一些抗动力药,如地芬诺酯,是可吸收的,能产生全身毒副作用,最好避免给年幼的孩子使用。洛哌丁胺虽然在幼童中见到一些不良后果,但其全身作用最小。在一项对婴儿的研究中发现洛哌丁胺并不会减少补液的需求,而另一项研究则发现洛哌丁胺有效地降低了 2~11 岁儿童腹泻的严重程度和持续时间。一般来说,不建议小于 3 岁的婴幼儿使用洛哌丁胺,因为可能会分散家庭对于口服补液的注意力,以及使可能是腹泻病因的侵入性细菌的排出延缓[36]。

膨胀剂如高岭土能改变粪便的性状,但不减少液体的净丢失。这类药还没有被证明可以减轻腹泻的严重程度或减少脱水的发生。类似的是,吸附肠毒素的粘附剂同样未能证实对儿童旅行者腹泻有效。目前正在研究中的益生菌,在未来治疗儿童旅行者腹泻方面有一定潜力。

只要给予良好的口服补液,旅行者腹泻就是一种自限性疾病。尽管如此,使用全身性抗生素可以减少症状的持续时间。治疗成人和儿童旅行腹泻的磺胺类抗生素的耐药性日益增强。推定性的抗生素治疗可以缩短旅行者的腹泻持续时间。在一些地方,如工业化国家等,大肠埃希菌 O157:H7 常见,由于有引起溶血性尿毒症综合征的风险,血性腹泻的儿童已明确不使用抗生素治疗。对于非工业化地区典型旅行者腹泻的儿童,缩短病程的好处大于抗生素治疗的最低风险。

儿童应使用哪种抗生素?

阿奇霉素可有效治疗引起旅行者腹泻的病原体,对儿童安全,而且有便捷的儿童容易接受的配方剂型。

经常推荐的剂量是每天总用量 10mg/kg,根据需要,可用 3 天,但是还没有比较不同剂量差异的详细研究。阿奇霉素是印度次大陆和东南亚的首选药物。环丙沙星(10mg/kg,每日 2 次,持续 1~3 天)治疗旅行者腹泻常常有效,尽管早期曾关注其关节软骨毒性,现在认为用于儿童是安全的[38]。环丙沙星有不需要冷藏的混悬液。不易吸收的抗生素如利福昔明已被证实治疗成人感染性旅行者腹泻安全有效。尽管利福昔明在减少旅行者腹泻的持续时间上与环丙沙星效果相似,但是它治疗由侵袭性病原体引起的旅客腹泻的效果尚不清楚[39]。利福昔明已被批准用于 12 岁及以上的儿童,对幼龄儿童也可能有效。阿莫西林、复方新诺明和红霉素对大多数旅行儿童感染的致病微生物的疗效较差,应避免使用。

归来/移民旅行者

结束国际旅程回国的孩子应该做什么?

短途旅行后,无症状的孩子不需要任何特定的医疗干预。对于长时间逗留海外的儿童,即使没有症状,进行常规的医学筛查也是有益的。所有旅游归来的儿童和移民儿童都应纳入现行的医疗照护和监测体系。

对于 3 个月以上的国际旅行,归来的孩子应接受一些筛查试验[40]。曾在结核病常见地区停留的孩子,结核病皮肤试验是必要的,但无症状的孩子最好在旅行后 2~3 个月进行检测,以避免因处在结核接触与皮肤试验阳性的"窗口"期而出现假阴性结果。如果孩子一直待在卫生条件差的地方,当地肠道寄生虫病多发,应进行粪便镜检,寻找虫卵和寄生虫。如果孩子在血吸虫病流行地区接触到淡水,可考虑进行尿液和粪便检测,但阴性结果不能完全排除感染;血清学检测是对这种感染最敏感和特异性的检测方法。对于长时间旅行者,还应考虑圆线虫类寄生虫的血清学检测。

刚刚移居到工业化国家来的儿童应作进一步健康筛查。饮食史和人体测量数据将有助于指导饮食调整。视力和听力筛查可能有助于检出轻微缺陷。牙科评估有助于防止无症状龋齿进展到更严重的状况。根据孩子所来自的国家情况,除了筛查结核病以及肠道和(或)泌尿系寄生虫外,筛查艾滋病毒、乙型肝炎抗原、甲型肝炎和丙型肝炎抗体、贫血症以及铅中毒也是有价值的。应开始常规儿童疫苗接种或更新。社会工作者可以帮助孩子适应新环境。心理咨询对来自特定创伤环境的孩子可以有帮助。

在过去 2 个月内曾经在疟疾流行地区停留而现在发热的孩子,即使采取了适当的预防措施,也应立即对其进行疟疾相关的检查[41]。血液检查可能提示贫血,血小板减少或胆红素升高。厚、薄血涂片可提供明确的诊断。然而,当高度怀疑疟原虫感染时,如果检查结果阴性,可在 12~24 小时后重复两次。患伤寒的儿童在发热时可没有明显局部体征,可能有轻度的白细胞减少。要进行血液和粪便培养来明确诊断。对归来旅行者中发热儿童的特殊及支持性照护措施与对成人相似,除了要根据体重调整药物剂量。(疟疾治疗的细节在第 17 章中讨论)

归来旅行者中腹泻并不少见[42]。含有血液和粘液的腹泻应做粪便培养检查侵袭性细菌病原体(弯曲杆菌、大肠埃希菌 O157:H7、志贺菌、沙门菌,有时为耶尔森菌和艰难梭菌)以及做粪便镜检找阿米巴。除了最近在发展中国家发生急性腹泻返回的旅行者外,在细菌培养结果出来前应暂停使用抗生素(以避免不必要的治疗或长期携带沙门菌的风险或发生与大肠埃希菌 O157:H7 相关的溶血性尿毒综合征的风险)。对于归来的小儿腹泻患者,应继续进行补液和常规喂养。慢性腹泻的孩子如果疑似可考虑炎症性肠病外,应检查感染性病因(如贾第虫和环孢子虫)。然而,儿童可能与成年人一样发生短暂性感染后肠道疾病,如乳糖不耐症和肠易激综合征。

归来的小儿旅行者的皮肤病问题似乎比同行的成年人更常见,可能是因为孩子与周围环境有更多的皮肤接触。由于刺激或特定的接触引起的皮炎可用增湿洗剂治疗,严重时可使用类固醇乳膏。如昆虫幼虫或跳蚤卵穿入皮肤造成麻烦,应像对成人那样,设法移除那些异物。如果出现大面积的瘙痒和皮疹,应考虑疥疮。化脓性细菌性皮肤感染可外用莫匹罗星(每天 3~4 次,用 5~10 天)。当感染较广泛时,应口服克林霉素。

结论

旅行为儿童及其家庭带来丰富的良好经历。旅行前的仔细风险评估,加上必要的保护性干预,旅行的健康风险可以降到最低。可以根据旅行者的年龄和体型使用药物(表 23.6)。管理好这些风险,医护人员和家庭都可以确保孩子在童年时期的国外经历是积极、难忘的。

表 23.6　儿童旅行者常用药物

药物	剂量	常规反应
阿托伐醌-氯胍		
成人 250mg/100mg 片剂 儿童 62.5mg/25mg 片剂	(5~11kg)31.25mg/12.5mg (11~20kg)62.5mg/25mg 每日 (21~30kg)125mg/50mg 每日 (31~40kg)187.5mg/75mg 每日 (>40kg)250mg/100mg 每日	胃肠道症状,肝脏 转氨酶升高,眩晕
氯喹 300mg 碱或 150mg 碱,片剂	每周 5mg/kg 碱,最大剂量 300mg 碱	胃肠道症状,视力模糊,皮疹
强力霉素 100mg 片剂	>8 岁儿童每天 2mg/kg(最大剂量 100mg)	胃肠道症状,皮疹,光敏反应,阴道念珠菌感染
甲氟喹 200mg 片剂	<5kg,无数据 (<10kg)5mg/kg 每周 (10~19kg)1/4 片每周 (20~30kg)1/2 片每周 (31~45kg)3/4 片每周 (>45kg)1 片每周	胃肠道症状,头痛,怪梦,眩晕,皮疹;
旅行者腹泻-治疗		
阿奇霉素 混悬液 100mg/5ml 或 200mg/5ml 250mg 或 500mg 片剂	每天 10mg/kg 服用 3 天	胃肠道症状,阴道炎,头晕,皮疹
环丙沙星 混悬液 250mg/5mL 或 500mg/5ml 100、250 或 500mg 片剂	>1 岁的儿童每次 10mg/kg 每日 2 次服用 3 天	胃肠道症状,头痛,头晕,皮疹
抗晕动药		
乘晕宁 糖浆 12.5mg/5ml 咀嚼片 50mg	1.25mg/kg,最高 50mg,每 6 个小时可重复一次 不适用于 2 岁以下儿童	困倦,眩晕,口干,视力模糊
苯海拉明 糖浆 12.5mg/5ml 片剂 25mg	1mg/kg,最高 25mg 每 6 个小时可重复一次	同乘晕宁
东莨菪碱贴剂	每片 1.5mg,每 3 天一片贴于耳后,提前 4 小时使用	口干,困倦,头晕,视力模糊
预防高原反应		
乙酰唑胺片剂 125mg 或 250mg 片剂	每次 2.5mg/kg 每 12 小时一次 每天最大剂量 250mg	疲劳,味觉改变,胃肠道症状,电解质紊乱,耳鸣

（朱传龙 译,李军　黄祖瑜 校）

参考文献

1. Stauffer W, Christenson JC, Fischer PR. Preparing children for international travel. Travel Med Infect Dis 2008;6:101–13.
2. Summer AP, Fischer PR. Travel with infants and children. Clin Fam Pract 2005;7:729–43.
3. Lanigan C, Wheeler M. Lonely Planet Travel with Children. 4th ed. London: Lonely Planet; 2002.
4. Wilson-Howarth J, Ellis M. Your Child's Health Abroad: A Manual for Travelling Parents. Bucks: Bradt Publications; 1998.
5. Udomittipong K, Stick SM, Verheggen M, et al. Pre–flight testing of preterm infants with neonatal lung disease: A retrospective review. Thorax 2006;61:343–7.
6. Durbin DR. Technical Report – child passenger safety. Pediatrics 2011;127:e1050–66.
7. Takahashi M, Ogata M, Miura M. The significance of motion sickness in the vestibular system. J Vestib Res 1997;7:179–87.
8. Lankamp DJ, Willemse J, Pikaar SA, et al. Prochlorperazine in childhood: side-effects. Clin Neurol Neurosurg 1977;80:264–71.

9. Starke, PR, Weaver J, Chowdhury BA. Boxed warning added to promethazine labeling for pediatric use. N Engl J Med 2005; 352(25):2653.

10. Orlowski JP, Szpilman D. Drowning: rescue, resuscitation, and reanimation. Pediatr Clin North Am 2001;48:627–46.

11. Gloster HM, Brodland DG. The epidemiology of skin cancer. Derm Surg 1996;22:217–26.

12. Diffey BL. When should sunscreen be reapplied? J Am Acad Derm 2001;45:882–5.

13. Durmowicz AG. Recognizing high-altitude illnesses in children. J Resp Dis Pediatr 2002;4:34–40.

14. Theis MK, Honigman B, Yip R, et al. Acute mountain sickness in children at 2835 meters. Am J Dis Child 1993;147:143–5.

15. Yaron M, Waldman N, Niermeyer S, et al. The diagnosis of acute mountain sickness in preverbal children. Arch Pediatr Adol Med 1998;152:683–7.

16. Rexhaj E, Garcin S, Rimoldi SF, et al. Reproducibility of acute mountain sickenss in children and adults: a prospective study. Pediatrics 2011;e1445–e1448.

17. Pollard AJ, Niermeyer S, Barry P, et al. Children at high altitude: an inter-national consensus statement by an ad hoc committee of the International Society for Mountain Medicine, 12 March, 2001. High Alt Med Biol 2001;2:389–403.

18. DeMeer K, Heymans HS, Zijlstra WG. Physical adaptation of children to life at high altitude. Eur J Pediatr 1995;154:263–72.

19. Sui GJ, Liu YH, Cheng XS, et al. Subacute infantile mountain sickness. J Pathol 1988;155:161–70.

20. Getts AG, Hill HF. Sudden infant death syndrome: incidence at various altitudes. Dev Med Child Neurol 1982;24:61–8.

21. Arguin PM, Krebs JW, Mandel E, et al. Survey of rabies preexposure and postexposure prophylaxis among missionary personnel stationed outside the United States. J Travel Med 2000;7:10–4.

22. Nield LS. Health implications of a adolescent travel. Pediatr Ann 2011;40:358–61.

23. R. Vivancos I, Abubakar PR. Hunter Foreign travel, casual sex, and sexually transmitted infections: systematic review and meta-analysis. International Journal of Infectious Diseases 2010;14:e842–e851.

24. Greenwood CS, Greenwood NP, Fischer PR. Immunization issues in pediatric travelers. Expert Rev Vaccines 2008;7:651–61.

25. Rongkavilit C. Immunization for pediatric international travelers. Pediatr Ann 2011;40:346–50.

26. American Academy of Pediatrics. Recommended childhood and adolescent immunization schedule – United States. 2011. Pediatrics 2011;127:387–8.

27. Fischer PR, Bialek R. Prevention of malaria in children. Clin Infect Dis 2002;34:493–8.

28. Qui H, Jun HW, McCall JW. Pharmacokinetics, formulation, and safety of insect repellent N,N-diethyl-3-methylbenzamide (DEET): a review. J Am Mosq Control Assoc 1998;14:12–27.

29. Fradin MS, Day JF. Comparative efficacy of insect repellents against mosquito bites. New Engl J Med 2002;347:13–8.

30. Osimitz TG, Murphy JV, Fell LA, et al. Adverse events associated with the use of insect repellents containing N,N-diethyl-m-toluamide (DEET). Regul Toxicol Pharmacol 2010;56(1):93–9.

31. US Environmental Protection Agency. EPA promotes safer use of insect repellent DEET (press release 24 April). Washington, DC: US Environmental Protection Agency; 1998.

32. Weil W.B. New information leads to changes in DEET recommendations. AAP News 2001;Aug:52–3.

33. Use of mefloquine in children – a review of dosage, pharmacokinetics and tolerability data. Malaria J 2011;10:292.

34. Stauffer WM, Konop RJ, Kamat D. Traveling with infants and young children. Part III: travelers' diarrhea. J Travel Med 2002;9:141–50.

35. Pitzinger B, Steffen R, Tschopp A. Incidence and clinical features of travelers' diarrhea in infants and children. Pediatr Infect Dis J 1991;10:719–23.

36. Provisional Committee on Quality Improvement. Practice parameter: the management of acute gastroenteritis in young children. Pediatrics 1996;97:424–33.

37. Duggan C, Nurko S. 'Feeding the gut': the scientific basis for continued enteral nutrition during acute diarrhea. J Pediatr 1997;131:801–8.

38. Grady RW. Systemic quinolone antibiotics in children: a review of the use and safety. Expert Opin Drug Saf 2005;4:623–30.

39. Taylor DN. Poorly absorbed antibiotics for the treatment of travelers' diarrhea. Clin Infect Dis 2005;41:S564–70.

40. Fischer PR, Christenson JC, Pavia AT. Pediatric problems during and after international travel. In: Bia FJ, editor. Travel Medicine Advisor, vol. TC2. Atlanta: American Health Consultants; 1998. p. 9–18.

41. Hickey PW, Cape KE, Masuoka P, et al. A local, regional, and national assessment of pediatric malaria in the United States. J Travel Med 2011;18:153–60.

42. Hagmann S, Neugebauer R, Schwartz E, et al. GeoSentinel Surveillance Network. Illness in children after international travel: analysis from the GeoSentinel Surveillance Network. Pediatrics 2010;125:e1072–80.

24

老年旅行者

Kathryn N. Suh

要点

- 心血管疾病和意外创伤是老年旅行者死亡的主要原因
- 老年旅行者要做好旅行的计划,对身体适应旅行的能力进行评估,并在旅行前尽早进行适当的旅行健康咨询
- 无论身体状况如何,所有年长的旅行者都应该有足够的健康保险来支付在国外的医疗和送返国内的费用
- 推荐的疫苗对于老年人来说可能免疫原性较低,许多旅行疫苗对这一人群的保护效力是未知的

引言

与过去任何时候相比,高龄已不太能成为国际旅行的阻碍了。在每年越过国际边界的超过 9.4 亿人次的旅行者大军中,老年人的占比在增长[1]。随着老年人口比例的不断增加,老年旅行者的数量也会增加。现代旅行的便利和以前觉得偏远的或很有吸引力的旅游目的地变得更加可及,这些可能会刺激年老的旅行者到远超他们以前想象所及的地方去冒险一游。

为什么老年旅行者面临更大风险?

老年旅行者即使没有基础性疾病,在旅行途中患病、受伤或死亡的风险也会增加。健康的老人在旅途中常常很难适应新的环境,面对极端的温度或湿度以及海拔的变化需要较长的时间调整,并且更容易出现晕动症、时差、失眠和便秘。

随着年龄的增长,很可能出现一些潜在的健康问题,这些又会使年老的旅行者对旅行相关的感染更易

感,并且可能增加这些疾病的严重程度。一些特定的旅行建议(如疟疾药物预防、疫苗)也会受到旅行者身体状况和年龄的影响(框 24.1)。

框 24.1

对老年旅行者的一般性建议

1. 提前计划行程,以便进行旅行前健康准备。
2. 在旅行之前,请要求您的私人医生给您进行全面的身体检查。
3. 如有需要,至少在出发前 8 周咨询旅行医学专家(以便有充足的时间进行免疫接种)。确保你了解提供的建议,以及如何使用规定的药物。
4. 在旅行前 1~2 个月开始一个调节计划。
5. 确认您目前的健康保险范围。它是否包括国外费用和遣返费用?
6. 预订旅行时,请确保可以充分满足任何特殊要求,并询问如何补充健康保险(如果需要)和取消保险。购买之前一定要说明限制条件和排除情况。
7. 带上急救包,内含常用药物,包括腹泻和便秘的自我治疗药物。
8. 如果您有潜在的身体状况或药物过敏,请考虑购买医疗手镯。
9. 携带所有相关的处方药(不要将它们装在托运行李中)。带上额外的药物和每种药的处方。
10. 携带您的私人医生的电话号码和所有相关的病历。
11. 如果旅行期间需要医疗服务,请在旅行前询问医生您是否可以提前安排这些服务。
12. 为助听器或医疗设备带上备用电池。戴上眼镜。小修理工具也可派上用场。
13. 逐渐适应高温,寒冷和高原。喝足够的水(在炎热的环境中加入额外的盐),节制地饮用含酒精饮料。
14. 如果您在旅途中或回家后出现发热或其他健康问题,请就医。告诉你的医生你最近的旅行及旅程的细节

虽然旅行前评估往往侧重于预防与旅行有关的感染,但重要的是要认识到只有 1%~3% 的旅客的死亡

是由传染病引起的。大多数的死亡是由于自然原因：主要是心血管疾病和创伤[2-5]。老年旅行者的死亡常常是由于基础健康原因。老年旅客也存在因受伤而死亡的风险，因为他们反应相对迟缓，听觉或视觉不灵敏，身体协调能力降低加上药物副作用，会使他们更容易发生事故或遭遇犯罪行为。

一般性建议

选择旅行方式

提前做好充分的旅行计划对年长的旅客来说尤其重要。提供恰当旅行建议的关键是了解有关旅行目的地的情况和这次旅行的类型。

对于一些年长的旅客，相较于个体计划旅行而言，全包式度假胜地，有组织的旅游或乘坐游轮可能更具有吸引力。这些旅行方式通常组织良好，有预定的行程，可以选择参加活动，旅程比较悠闲，有足够的休息机会，住宿有保障，有行李协助以及可靠的医疗照护（如有必要）。

身体状况是否适合旅行

个体的总体身体状况是否适合旅行，应提前由自己的私人医生进行评估，特别是如果旅程中有一些显著增加体力活动的项目。对于年龄较大的旅行者来说，旅行前的全面检查是一个良好的开端，但并不能代替所需要的特殊的旅行建议。应采集完整的病史，进行体格检查。这次评估应尽早安排，这样才有足够时间来进行相关检查以及治疗以前没有发现的健康问题，而这些问题可能妨碍（或延误）旅行。

有一些航空旅行的绝对禁忌证：①气胸或纵隔气肿；②急性或不稳定性冠状动脉综合征，充血性心力衰竭或旅行前 4 周内出现明显的心律失常；③旅行前 1 周内行腹部或颅内手术，2 周内的中耳手术和 3 周内的胸部或心脏外科手术；④旅行前 2 周内发生脑血管意外；⑤处于传染期的一些传染病（如水痘，麻疹，结核病）[6]。呼吸道感染和其他肺部疾病、贫血和大多数传染性疾病是航空旅行的相对禁忌证；给以充分的时间和适当的治疗，大部分身体状况会得到明显改善以适合旅行。有一点很重要，即在推荐使用任何药物之前，必须考虑基础身体状况，包括疟疾的化学预防、免疫以及用于常见病的非处方药。对存在基础健康问题的旅客的建议在别处叙述，这里不做详细讨论。

如果预计的旅行中会显著增加活动量，则在旅行前 1~2 个月开始身体锻炼或体能调整计划，可以发现潜在问题并改善心血管系统状态和肌肉力量。运动负荷试验并不是常规推荐的旅行前评估，但如果在旅程中安排有剧烈运动项目或计划远程跋涉的旅行者可以考虑，尤其是有冠心病史或有 2 项及以上冠心病危险因素的 40 岁以上男性和 50 岁以上女性[7]。

做好旅行安排

单个的旅行者应在预订时与旅行社讨论旅途中及在目的地的具体需求，以确保能够得到相关服务和帮助。预订旅行时，可要求提供靠走道的座位、逃生门旁座位或能增加腿部活动空间的舱壁座位（可能需要额外收费）；除了更舒适之外，腿也可以伸展而不必站立。在允许吸烟的班机上，如果你愿意，可以要求提供禁止吸烟区的座位。因医疗或个人原因需要或偏好特殊饮食的旅客应在旅行前 48 小时提出具体要求。大多数航空公司都能提供合适的选择，但不能保证满足临时性要求。

旅客应在出发前确认旅行日程。应留有足够的时间前往航空站点和办理登机手续。如果在航站楼需要轮椅或机动交通工具，应至少提前 48 小时与特定的航空公司联系，但在某些情况下也可在办理登机手续时向航空公司提出要求。在许多航站楼都有行李员协助搬运行李，但并不总是如此，老年旅行者使用带轮子及可伸缩把手的手提箱能更容易通过拥挤的区域。

健康保险

年纪较大的旅行者比其他大多数旅行者更要注意确保其健康保险足够保障预期的旅行。政府建立的医疗保险计划通常不覆盖国外医疗费用；但私人保险计划可能会包括。如果需要，可以通过大多数的保险和信用卡公司、旅行社以及旅行保险公司购买补充旅行保险。对于任何保险计划，购买者都应仔细查看所提供的保险条款、限制条款和保额上限，并与保险提供者逐一澄清。大多数承运方不负责已有健康问题导致的海外疾病或转运，也不会为 85 岁以上的人提供保险。保险必须在出发前在居住国购买。一些公司会出售适合经常旅行的人购买的固定期限（例如 12 个月）旅游保险。为了防止返程延误，明智的选择是多付几天额外的保额。应确保该保险单涵盖送返费用，并说明清楚在什么条件下可以要求赔偿。在国外，可能要求支付医疗费用,或要求"预付"。以后偿还费用时会要求持医疗服务及处方药的明细发票和收据。

旅客应随身携带详细的保险单,包括保单号码。在国内的家人或朋友也应该知道如何联系该保险公司。

药物和医疗用品

旅行常备药品对年龄较大的旅行者来说没有不同,除了泻药,因为便秘在这个年龄段更为常见。某些国家可能很难找到义齿黏合剂,所以佩戴义齿者应为整个旅程做好充足准备。老年人也不能随意使用急救药物,因为可能会引起不适和潜在的严重副作用。年长的旅行者应尽可能携带以前使用过能耐受的药物。但无论如何,这些药物的使用应该在出发前与旅行者一起沟通确认。

处方药应放在随身携带的行李里,以尽量减少丢失或被盗的机会。旅行者应带足整个旅程所需的药物并额外多带几天的药量。应该多带一套药物和每个药物的说明书,并另外放置以防止第一套药品的丢失。药物应该保存在标有原始标签的瓶子或包装中。携带某些药物和医疗用品,包括但不限于阿片类止痛剂、麻醉剂、针头和注射器,在过境时可能会遇到麻烦。医生开具的合法处方和(或)正式(信笺抬头)信件可以帮助解决这个问题。如果在离家时需要补充处方药,则最好购买同一制造商的相同的药物,因为不同品牌的相同药物之间确实存在差异。假药问题日益严重,应劝阻游客在国外购买廉价药物。

旅客还应该随身携带自己的医生和紧急情况下联系人的姓名和电话号码,以及自己的病历摘要,目前用药的完整清单,以及最近的心电图拷贝件(如果有必要)。

国外医疗服务

世界各地的医疗照护标准差异很大,可能与居住国的情况有很大不同。任何急性病对老人来说都是一种伤害,再加上不理想的照护,不熟悉的环境和语言障碍,会使老人更加紧张。国外能提供的医疗服务的列表可以在旅行前通过多种途径获得,包括国际旅行医疗协会(IAMAT)(www. iamat. org),Shoreland' sTravax-EnCompass(www. shoreland. com)的订户或国际 SOS (www. internationalsos.com)的会员可以在许多旅游目的地获得各地诊所和医院的列表。

航空旅行的实用技巧

旅客应该穿着宽松舒适的衣服。随着海拔升高肠道气体会膨胀引起腹部不适,但极少成为临床问题。此外,应避免食用引起腹胀的食物(如苹果汁、碳酸饮料、含山梨糖醇的无糖口香糖)。酒精和含咖啡因的饮料有利尿作用,在飞行中应避免饮用,因为脱水会加剧时差,并可能促进深静脉血栓形成。

旅行期间出现的医学状况

晕动症

50 岁以上的成年人不易发生晕动症,这可能是由于年龄相关的前庭功能衰退。有关如何减少晕动症的提示,请参阅第 43 章。

常用的抗晕动症药物如茶苯海明、苯海拉明及相关抗组胺药,以及抗胆碱能药东莨菪碱(Hyoscine),在老年人中可引起很多副作用。东莨菪碱可以口服、透皮或鼻内给药。虽然它是晕车药中最有效的口服药物之一,但它副作用风险(嗜睡、口干、视力模糊)大于其他药物。其抗胆碱能作用还可能导致窄角型青光眼、尿潴留(特别是前列腺肥大的老年男性)和肠梗阻。东莨菪碱抑制出汗可能会导致在气温较高时中暑。茶苯海明和苯海拉明通常比较安全,但也可能导致嗜睡、思维混乱或共济失调,在老年人中这些副作用可能会加重或延长时间。

飞行紧急情况

飞行中的紧急状况可能与旅行压力、机舱环境(湍流,气压变化)或事故及损伤有关。与上述无关的医疗紧急情况也会出现,虽然不太常见,但可能是最严重的,甚至迫使飞机转向飞行。这种情况占事件的 4%~8%[8,9]。在飞行中最常见的医疗事件包括晕厥、创伤、胃肠道、心脏或呼吸道疾病[9]。

有研究估计,飞行紧急情况的发生率是 22~100/100 万旅客[8-11]。在飞行中发生死亡是罕见的,发生率为 0.1~0.8/100 万旅客[9-10]。绝大多数是既往没有冠心病史的中年男性突然发生的心脏猝死[12]。飞机上自动体外除颤仪(AED)的使用增加可能会改善一些人的生存率,虽然商业航空公司不负责在飞行期间提供医疗服务。

血栓栓塞性疾病

旅行者的静脉血栓栓塞症(VTE)的确切发病率是未知的。观察性研究表明,VTE 发生率在旅行者中为 0~12%[13],与其他人群相比,旅行者的患病风险似乎增加了 2~4 倍[13-16]。研究报道的大多数深静脉血栓(DVT)没有症状。其临床意义和自然史尚不清楚[13]。Philbrick 估计,0.05% 的旅行者将会发展成有重要临床意义的 DVT,DVT 并发有症状的肺栓塞(PE)的风险为 27/100 万次飞行[13]。旅游相关的 VTE 风险因素包括旅行超过 6~8 小时,其他公认的 VTE 危险因素包括年龄增加、既往 DVT 或 PE 史、血栓形成倾向、肥胖、长时间静止不动、恶性肿瘤和静脉瘀血包括静脉曲张。相当比例的 VTE 发生在旅行结束后的第一个星期,但通常发生在飞行以来的 96 小时内。

在旅行期间预防 VTE 的建议,包括穿宽松的衣服,坐位时经常收缩腿部肌肉,在安全的前提下经常短暂行走以及确保补充足够的(非酒精饮料)水分,但这些措施尚未被证明可以降低 VTE 风险。相对制动、脱水、小腿水肿、缺氧和机舱内的低压条件可能易于引发血栓形成状态,凝血因子测定提供了一些依据,但这些状况在旅行相关 VTE 形成中的作用尚不清楚。使用压力袜可将无症状 DVT 的风险降低 90% 甚至更多[17,18],但对有临床表现的 VTE 的影响尚不清楚。对于大多数旅行者不推荐使用压力袜、阿司匹林和肝素钠皮下注射来预防 VTE,但对于某些存在高风险因素的患者可能需要使用压力袜或肝素。

时差

时差在老年人中更常见,而且更为严重或适应期更长。旅行前充足的休息和旅行期间适当的饮水可以改善个体的整体健康状况而不会受到时差的影响。将长途旅行分为几段(增加中途停留),可以减少时差的影响,但常常增加不便。在到达目的地后,将自己的生活习惯根据当地时间进行调整,可以将时差反应减至最小。外在明亮的室外光线下可能有助于重新调整昼夜节律。其他干预措施,如运动和饮食,未经证实能减少时差不适。

苯二氮䓬类药物可缓解睡眠障碍,但可能导致白天打瞌睡或者嗜睡以及记忆力减退和疲劳。这些副作用在老年旅行者中可能更为明显,特别是那些未习惯服用这些药物的人。唑吡坦是一种用于短期治疗失眠症的短效吡啶类催眠药,已被证实在治疗时差方面比褪黑素更有效[19]。唑吡坦的半衰期和不良反应如思维混乱、共济失调和摔倒及胃肠道副作用(痉挛,恶心,呕吐,腹泻)在老年人中增多,所以老年人服用时初始剂量应该减半(睡前 5mg)。虽然最近的一项 Meta 分析[20]和美国睡眠医学研究院[21]支持使用褪黑激素,但是使用褪黑激素的临床试验报道了矛盾的结果。一项剂量研究显示,虽然服用较低剂量的唑吡坦(0.5mg)也有效,但是 5mg 快速释放制剂对于调整时差最有效。不过此项研究不包括超过 65 岁的受试者[22]。褪黑素目前还没有被批准用作药物,但是已被作为营养补充剂广泛使用。服用褪黑素的长期安全性是未知的。莫达非尼的外消旋异构体阿莫达非尼是一种经批准用于治疗嗜睡症的药物,可增加旅行后白天的清醒程度,但未被批准用于时差反应[23]。有限的数据表明,老年人对此药的耐受性良好,但减少剂量是明智的,因其体内药物水平可能会增加。关于阿莫达尼治疗老年旅行者时差的有效性和安全性尚未被评估。

高温和低温

老人更容易受到冷热环境的影响。在两种极端的温度条件下,衣着适当是至关重要的。对于冷热温度的适应可能需要几天的时间。在极端天气条件下,老年旅行者应该限制户外活动,或者至少需要几天时间逐渐适应气候。

热

随着年龄的增长,老年人的外周血管舒张功能受损,出汗减少,炎热气候下身体的降温机制也减退。老年人的口渴反应也可能减弱,长期下去易导致脱水。一些药物包括抗组胺药、抗胆碱药、β-受体阻断剂、钙通道阻滞剂、利尿剂、三环类抗抑郁药和抗帕金森病的药物服用能够损伤机体温度调节功能,增加了老年人过热和中暑的风险。年纪较大的旅客在炎热天气要多加注意,饮用足够的液体,但要避免饮用含咖啡因和酒精的饮料,后者会使脱水加重。肾病患者以及使用利尿剂的患者如果出现脱水或中暑,更易发生体液和电解质紊乱。

冷

老人对冷也很敏感。老年人的身体产热机制(即寒战)减退。穿着适当厚度的衣服(应多层)很重要,衣服潮湿后应立即更换。饮酒和吸烟会增加寒冷相关疾病的风险(体温过低和冻伤)。和在高温气候下一样,在寒冷的环境适当饮水也很重要。

高原病

高原病包括几种不同的临床综合征,其中最常见的是急性高原病(AMS)。年龄对 AMS 的影响一直存在争议。一些研究表明高龄可以预防 AMS,而另一些研究则没有发现年龄与 AMS 之间的关联。合适的健康状况以及充分适应环境会使老年人患 AMS 的风险降到最小。通过 5 天的适应期,健康的老年人可以耐受 2500m 的海拔高度。但低氧血症、交感神经激活、肺动脉高压及血浆容量减少等因素可导致运动能力下降[24]。心血管疾病或贫血患者在高海拔地区可能发生更严重的低氧血症或心脏缺血。β 受体阻滞剂可以减少预期的代偿性心动过速,并引起呼吸困难。乙酰唑胺用于预防 AMS 是有效的,尽管其在年长旅客中的效果还需要仔细观察。

事故和伤害

外伤是旅行者发病和死亡的一个重要原因。在 1975 年至 1984 年期间,外伤致死占美国旅客死亡人数的 25%[2],1995 年占加拿大人旅客死亡人数 38%[3]。旅行者中外伤导致的死亡更常见于男性、青年和老年人。机动车事故和暴力事件引起的死亡是所有意外死亡中的最常见原因,但具体死因还因旅行地区不同而异[25]。其他死亡原因还包括溺水和潜水事故、跌倒以及自然灾害。大多数(80%)因创伤而死亡的旅客在到达医院之前可能已经死亡。即使能运送到医院,但由于医疗设施不足仍常常需要紧急转送。

老年人的旅行相关感染

疟疾

所有旅行者不论年龄大小,在进入疟疾地区前都必须做好疟疾预防措施。2009 年,美国报告的所有疟疾病例中有 5% 是超过 65 岁的老人[26]。有人认为老年旅客不太可能感染疟疾,因为他们参与的活动感染风险低。但这种认知可能会导致严重的后果。老年人得病后病情可能更严重,疟疾造成的死亡率会随着年龄的增长而增加[27,28]。对于老年人的疟疾风险评估不容忽视。

N,N-二乙基-3-甲基苯甲酰胺(DEET)对于老年人

不会增加毒性。疟疾的化学预防总是必需的,老年人可以安全服用,并且比年轻人更容易耐受,但在某些情况下必须谨慎使用。已有视网膜疾病的人,如使用氯喹很少会造成不可逆的视网膜损伤,也有报道说听觉障碍患者使用氯喹后听力丧失。存在心脏传导问题或神经精神障碍的人,不应使用甲氟喹,其他老年人可安全使用。服用 β-受体阻滞剂或钙通道阻滞剂时不排斥同时服用甲氟喹。阿托伐醌-氯胍用于预防疟疾时通常耐受性良好,但只有少数年龄≥65 岁的旅行者参与了相关临床试验。

旅行者腹泻

年轻成人比其他旅行者更容易发生旅行者腹泻(TD),因为他们吃的较多(更喜欢冒险),并且可能对 TD 的病原体缺乏免疫力。理论上来说,年龄较大的旅行者应该更容易发生腹泻,原因是由于患有胃酸缺乏症,或使用 H₂ 阻滞剂或质子泵抑制剂,或以前做过胃切除术,使胃液酸度下降,导致发病所需的细菌感染量降低。但这在流行病学研究中尚未得到证实。然而,老年人对 TD 的并发症包括脱水和电解质紊乱的耐受性较差,尤其是那些患有基础的心脏病、肾脏或胃肠道疾病、糖尿病、免疫抑制以及应用利尿剂的老年人。

应讨论有关以饮食安全为重点的预防措施、支持疗法和自我治疗等问题。对于大多数旅客不推荐使用抗菌药进行预防,但是对于那些存在糖尿病或肾功能不全等潜在健康问题的人可以预防性使用抗生素,尽管目前还证据不足。需预防性使用抗生素的旅客建议从出发前 1 天开始持续到最后一次暴露之后的 2 天,每天服用氟喹诺酮类药物或阿奇霉素(取决于旅行行程),最长时间不超过 3 周。氟喹诺酮类药物与跟腱炎有关联,尤其是老年人应谨慎使用。有基础心脏疾病的人应谨慎服用阿奇霉素,因近期发现该药与心源性猝死相关[29]。反对抗菌药物预防性应用的理由包括已有高效的抗菌疗法(甚至单剂就有效)、不良反应、抗微生物药物耐药性的形成以及预防性抗菌带来的错误的安全感。然而,新近出现的新药利福昔明(一种不可吸收的利福平衍生物)可能会改变老年人的预防用药方法。该药副作用少,已证实对非侵袭性细菌引起的旅客腹泻能提供 60% ~ 75% 的保护[30,31]。

在没有血性腹泻的情况下,可以使用止泻药(洛哌丁胺、盐酸地芬诺酯)来缓解 TD 症状,但该类药物可能导致便秘、麻痹性肠梗阻以及中枢神经系统抑制(尤其是地芬诺酯,属于麻醉药)。抗胆碱能药物的副

作用是导致体温过高。经典的氟喹诺酮类(环丙沙星,诺氟沙星,氧氟沙星)仍然是非洲和西半球治疗 TD 的首选抗菌药物,因其可能降低肌酐清除率,所以有时需要调整剂量。阿奇霉素现在是南亚和东南亚的首选药物。利福昔明治疗非侵袭性细菌病原体引起的 TD 仍然有效。

性传播感染

在旅行者中性传播感染(STIs)并不常见,只占所有旅行者报告疾病的 1% 以下[32,33]。相比之下,性行为更为常见,超过 20% 的旅行者在旅行期间发生随意性行为[34]。而其中超过 60% 的性行为是在没有使用防护措施的情况下发生的。虽然在旅行期间发生随意性行为的通常是年轻的单身男性[34],但由于勃起功能障碍的有效治疗,使老年人尤其是男性获得性传播感染的风险增加。西地那非(伟哥)的使用与无保护的性行为增多有关,也与旅行者中男男性行为导致性传播疾病的风险增加有关[35]。一般而言西地那非的耐受性良好,但禁用于服用硝酸盐类药物的个体(可能年龄较大的旅行者占多数),因为有引起严重低血压的风险,因潜在的心脏疾病而被告诫不应有性行为的男性应避免使用西地那非。不论旅行者的年龄如何,对性行为风险以及必要的防护措施进行咨询都是必要的。

疫苗可预防的感染

在老年人中,疫苗诱导的抗体应答可能需要更长的时间,并且应答反应可能不够强烈。因此,应鼓励年龄较大的旅行者尽早咨询旅行建议,最好在旅行前 8 周开始。有关各种疫苗对于老年人的免疫原性和效果的资料很少。关于旅行免疫接种的建议与年轻人相同。以下只讨论那些与老年旅行者有关的疫苗的具体问题。

常规免疫

肺炎球菌疫苗

旅行给老年人提供了接种肺炎球菌多糖(PPV)或结合多糖(Pevnar)23 疫苗的机会。由于全球范围的肺炎链球菌广泛耐药性使得肺炎球菌疫苗对旅客来说越来越重要。建议 65 岁以上的所有成年人接种

PPV。在老年人中,接种 PPV 与降低肺炎发病率无关,但可有效减少侵入性肺炎球菌感染(即菌血症)[36]。建议仅对小于 65 岁并已接受免疫的高危人群进行再免疫;这些人一旦到 65 岁就应进行第二次接种,因距离上次接种可能已超过 5 年。

旅行疫苗

甲型肝炎和乙型肝炎

甲型肝炎是旅客中最常见的疫苗可预防感染性疾病之一。其疾病严重程度和死亡率随年龄而增加。曾经在甲型肝炎流行地区居住或旅行过的老年人,或曾有黄疸病史的老年人,甲型肝炎抗体的检出率较高,在这些人群中进行免疫接种前的筛查具有成本效益。

无乙肝免疫的旅行者到乙肝高流行地区旅行以及可能发生血液接触或性接触的旅行者应接种乙肝疫苗。尽管血清转换率和抗体滴度随着年龄的增长而降低,但如果在乙型肝炎流行地区需要接受非预期的医疗照护,那么接种乙肝疫苗还是能提供一些保护的。在部分发展中国家,使用未经消毒的医用材料进行注射仍比较常见,尤其是北非和印度次大陆[37]。

对于既没有进行甲肝免疫也没有进行乙肝免疫的旅行者,并且有指征接种这两疫苗时,可使用甲肝和乙肝联合疫苗(Twinrix),其对老年人(包括那些年龄大于 60 岁的人)是具有免疫原性的[38],虽然抗体滴度随着年龄的增长而下降而且可能需要较长时间产生有效抗体。

日本脑炎

在年龄较大、非免疫人群中尚未进行日本脑炎(JE)疫苗的研究工作,且疫苗在该年龄组的免疫原性,免疫效果和持续时间均不清楚。

旅行者腹泻

旅行者腹泻(TD)是旅客最常遇到的医疗问题之一。由于总体的疫苗有效率较低(ETEC 引起的 TD 为 60%,所有因素引起的 TD 为 25%),并且大部分 TD 的发作具有自限性以及能提供治疗 TD 的有效药物,所以不常规推荐接种疫苗来预防 TD,但对 TD 耐受性差的个体可以考虑接受免疫(参见前面的部分)。目前还缺乏口服霍乱 BS-WC 疫苗在老年人群中预防 TD 功效的研究。

伤寒

伤寒在旅行者中比较少见。伤寒的严重程度及死亡率都随年龄增长而增加。到伤寒流行地区旅行特别是到印度次大陆访问亲友的老年人应该接种伤寒疫苗。目前还没有关于现有疫苗制剂(纯化的Vi多糖疫苗和口服减毒活疫苗)在老年人中血清转换率或保护效果的研究,也没有关于疫苗在这一旅行者人群中效力的研究。某些国家可提供甲型肝炎/Vi多糖伤寒疫苗,剂量与单个疫苗成分相同。但也未在老年人进行研究。

水痘

没有水痘史的成人旅行者可以检测是否有抗体存在,如果血清抗体阴性,则可以给没有相关禁忌的旅行者接种减毒活疫苗。单剂疫苗接种后,75%的成人发生血清转换,第二次接种后,转换率可上升到>95%。水痘疫苗的整体有效率约为90%,但在成人中效果较低。该疫苗用于预防老年人原发性感染方面没有关于其免疫原性或不良事件的资料。对老年人进行免疫接种也可以预防带状疱疹和带状疱疹后的神经痛。接种单剂量的成人带状疱疹疫苗可能与接种双剂量水痘疫苗的效果相同,但还缺乏这方面的资料。

黄热病

黄热病(YF)在旅客中比较罕见。黄热病毒感染所致的严重疾病风险和黄热病活疫苗不良事件的发生率均随着年龄增长而增加,特别是在50岁以后。被动报告数据显示,疫苗不良事件,严重副作用,住院及死亡发生率为4.7/10万,而70岁以上为12.6/10万人[39]。与19~29岁的年轻人相比,60~69岁年龄组的严重全身不良事件发生率高出5.9倍,而在70岁以上年龄组,则高出10.7倍[40]。在全部接种者中,出现内脏毒性和神经毒性反应的发生率为0.4/10万~0.8/10万,但在60~69岁之间的老年人中,这种发生率增长到分别为1/10万和1.6/10万,而在超过70岁的人群中均达到2.3/10万[39]。这些数据提示,免疫前必须仔细考虑患YF的风险和发生YF接种相关不良事件的风险,具体来说,对于感染YF风险很小的老年旅行者,应慎重行事而不接种疫苗,即使按照国际规定应该接种疫苗(例如,老年人只是在停靠于南美洲海岸线港口的游轮上,而不是到有感染YF风险的内陆旅行)。可选择的办法是在医疗证明上标注该疫苗"因无明确指征或存在接种禁忌证而未予接种"。

总结

老年旅行者的人数将来只会继续增长。虽然出于健康原因,老年人旅行可能会受到某种限制,但没有什么理由阻碍老年人到广泛的目的地去旅行。老年旅行者经过充分的准备,获得恰当的咨询建议,就可以在旅行中保持良好的健康状态。

其他资源

疾病预防与控制中心。黄皮书。2012年国际旅行的疾病预防控制中心健康信息。线上。可用:http://wwwnc.cdc.gov/travel/page/yellowbook-2012-home.htm(每年更新)。

热带医学和旅行咨询委员会(CATMAT)。对老年旅客的声明。Can Comm Dis Rep 2011;37:ACS-2。线上。可用:http://www.phac-aspc.gc.ca/publicat/ccdr-rmtc/11vol37/acs-2/index-eng.php

(朱传龙 译,李军 黄祖瑚 校)

参考文献

1. World Tourism Organization. Online. Available: http://mkt.unwto.org/sites/all/files/docpdf/unwtohighlights11enhr.pdf. accessed 2011 July 22.
2. Hargarten SW, Baker TD, Guptill K. Overseas fatalities of United States citizen travelers: an analysis of death related to international travel. Ann Emerg Med 1991;20:622–6.
3. MacPherson DW, Guerillot F, Streiner DL, et al. Death and dying abroad: the Canadian experience. J Travel Med 2000;7:227–33.
4. Leggatt PA, Wilks J. Overseas visitor deaths in Australia, 2001 to 2003. J Travel Med 2009;16:243–7.
5. Redman CA, MacLennan A, Walker E. Causes of death abroad: analysis of data on bodies returned for cremation to Scotland. J Travel Med 2011;18:96–101.
6. Aerospace Medical Association. Medical Guidelines for Airline Travel, 2nd ed. Aviat Space Environ Med 2003;74;5 Section II: A1–19.
7. Backer H. Medical limitations to wilderness travel. Emerg Med Clin North Am 1997;15:17–41.
8. Cummins RO, Schubach JA. Frequency and types of medical emergencies among commercial air travelers. JAMA 1989;261:1295–9.
9. Delaune EF 3rd, Lucas RH, Illig P. In-flight medical events and aircraft diversions: one airline's experience. Aviat Space Environ Med 2003;74:62–8.
10. Speizer C, Rennie C, Brenton H. Prevalence of in-flight medical emergencies. Ann Emerg Med 1989;18:26–9.
11. Lyznicki JM, Williams MA, Deitchman SD, et al; Council on Scientific Affairs, American Medical Association. Inflight medical emergencies. Aviat Space Environ Med 2000;71:832–8.
12. Cummins RO, Chapman PJC, Chamberlain DA, et al. In-flight deaths during commercial air travel. How big is the problem? JAMA 1988;259:1983–8.
13. Philbrick JT, Shumate R, Siadaty MS, et al. Air travel and venous thromboembolism: a systematic review. J Gen Intern Med 2007;22:107–14.
14. Kuipers S, Schreijer AJM, Cannegieter SC, et al. Travel and venous thrombosis: a systematic review. J Intern Med 2007;262:615–34.
15. Peerz-Rodriguez E, Jiminez D, Diaz G, et al. Incidence of air travel-related pulmonary embolism at the Madrid-Barajas airport. Arch Intern Med 2003;163:2766–70.
16. Oger E. Incidence of venous thromboembolish: a community-based study in

Western France. EPI-GETBP Study Group. Group d'Etude de la Thrombose de Bretagne Occidentale. Thromb Haemost 2000:83;657–66.

17. Clarke MJ, Hopewell S, Juszczak E, et al. Compression stockings for preventing deep vein thrombosis in airline passengers. Cochrane Database Syst Rev 2006;April 19(2):CD004002.

18. Hsieh HF, Lee FP. Graduated compression stockings as prophylaxis for flight-related venous thrombosis: systematic literature review. J Adv Nurs 2005;51:83–98.

19. Suhner A, Schlagenhauf P, Hofer I, et al. Effectiveness and tolerability of melatonin and zolpidem for the alleviation of jet lag. Aviat Space Environ Med 2001;72:638–46.

20. Herxheimer A, Petrie KJ. Melatonin for preventing and treating jet lag. Cochrane Database Syst Rev 2002;(2):CD001520.

21. Morgenthaler TI, Lee-Chiong T, Alessi C, et al. Practice parameters for the clinical evaluation and treatment of circadian rhythm sleep disorders. An American Academy of Sleep Medicine report. Sleep 2007;30:1445–59.

22. Suhner A, Schlagenhauf P, Johnson R, et al. Comparative study to determine the optimal melatonin dosage form for the alleviation of jet lag. Chronobiol Int 1998;15:655–66.

23. Rosenberg RP, Bogan RK, Tiller JM, et al. A phase 3, double-blind, randomized, placebo-controlled study of armodafinil for excessive sleepiness associated with jet lag disorder. Mayo Clin Proc 2010;85:630–8.

24. Levine BD, Zuckerman JH, deFilippi CR. Effect of high-altitude exposure in the elderly. The Tenth Mountain Division study. Circulation 1997;96:1224–32.

25. Tonellato DJ, Guse CE, Hargarten SW. Injury deaths of US citizens abroad: new data source, old travel problem. J Travel Med 2009;16:304–10.

26. Centers for Disease Control and Prevention. Malaria surveillance – United States, 2009. Morb Mort Wkly Rep 2010;60(SS-3):1–15.

27. Greenberg AE, Lobel HO. Mortality from *Plasmodium falciparum* malaria in travelers from the United States, 1959–1987. Ann Intern Med 1990;113:326–7.

28. Legros F, Bouchaud O, Ancelle T, et al. Risk factors for imported fatal *Plasmodium falciparum* malaria, France, 1996–2003. Emerg Infect Dis 2007;13:883–8.

29. Ray WA, Murray KT, Hall K, et al. Azithromycin and the Risk of Cardiovascular Death. N Engl J Med 2012;366:1881–90.

30. DuPont HL, Jiang ZD, Okhuysen PC, et al. A randomized, double-blind, placebo-controlled trial of rifaximin to prevent travelers' diarrhea. Ann Intern Med 2005;142:805–12. Erratum in: Ann Intern Med 2005; 143:239.

31. Martinez-Sandoval F, Ericsson CD, Jiang ZD, et al. Prevention of travelers' diarrhea with rifaximin in US travelers to Mexico. J Travel Med 2010;17:111–7.

32. Field V, Gautret P, Schlagenhauf P, et al. Travel and migration associated infectious diseases morbidity in Europe, 2008. BMC Infect Dis 2010;10:330.

33. Chen LH, Wilson ME, Davis X, et al. Illness in long-term travelers visiting GeoSentinel clinics. Emerg Infect Dis 2009;15:1773–82.

34. Vivancos F, Abubakar I, Hunter PR. Foreign travel, casual sex, and sexually transmitted infections: systematic review and meta-analysisInt J Infect Dis 2010;14:e842–851.

35. Benotsch EG, Seely S, Mikytuck JJ, et al. Substance use, medications for sexual facilitation, and sexual risk behavior among traveling men who have sex with men. Sex Transm Dis 2006;33:706–11.

36. Jackson LA, Neuzil KM, Yu O, et al. Effectiveness of pneumococcal polysaccharide vaccine in older adults. N Engl J Med 2003;348:1747–55.

37. Hutin YJ, Hauri AM, Armstrong GL. Use of injections in healthcare settings worldwide, 2000: literature review and regional estimates. BMJ 2003;327:1075.

38. Wiedermann G. Hepatitis A + B vaccine in elderly persons. J Travel Med 2003;11:130–2.

39. Lindsey NP, Schoreder BA, Miller ER, et al. Adverse event reports following yellow fever vaccination. Vaccine 2008;26:6077–82.

40. Khromava AY, Eidex RB, Weld LH, et al. Yellow fever vaccine: an updated assessment of advanced age as a risk factor for serious adverse events. Vaccine 2005;23:3256–63.

25

体能受限的旅行者

Kathryn N. Suh

要点

- 体能受限者与健全的人享有同等的旅行权利,但在安全方面有一些限制和条件要求
- 尽可能提前安排好可能需要的具体需求和注意事项
- 准备好用于医疗设备维修的工具、备用电池和电压适配器(如有必要),可以在旅行中节省时间和减少困难的发生
- 使用电池动力设备的旅客应尽量使用干电池,因为这种电池易于运输,也更安全
- 服务类动物应具有证明并进行适当准备,在出发之前弄清楚对其旅行的任何限制

引言

仅在美国,估计就有四千万残疾人,其中70%以上是能够旅行的。与老龄化一样,现今身体或认知残疾对于国际旅行的障碍比以往任何时候要小得多。旅游公司和承运商愈加意识到残疾旅客人数逐年增多。此外,保护有特殊需要的旅客免受不公平待遇的立法已经颁布。已颁布的美国的"航空承运者准入法案"[1],加拿大的"加拿大运输法案"[2],以及"英国残疾人航空旅行准则"[3]和欧洲议会(EC)第1107/2006号规章规定[4]:残疾人可以安全乘坐商务飞机旅行而不受歧视。还有立法保证残疾旅客能够更便利地乘坐铁路和轮渡运输。应注意的是,尽管有残疾的旅客不能因残疾而被拒绝乘坐交通工具,但是一些非常小的通勤飞机(例如那些来往于较小城市的飞机)可能难以接待有严重身体缺陷的旅行者。

身体或认知缺陷不应该妨碍大多数受此影响的个体出门旅行。提前做好计划安排可以减少或消除残疾人旅行中的许多麻烦,让他们有一次积极的体验。

一般性建议

针对体能受限旅客的一般建议与给其他旅客的建议相似。以下将讨论与特定残疾有关的问题。关于残疾人旅行的一个很好的信息来源是便利旅行与接待协会网站(www.sath.org),该网站为残疾旅行者提供了丰富的资源清单。其他为残疾旅客提供的一些资源列框25.1。使用任何可用的搜索引擎进行互联网搜索都可以找到许多这类旅客可能有用的资源。

旅行者应该在任何旅行之前让自己的私人医生或理疗医师进行评估,以确定整体上是否适合这次旅行,某些特定残疾是否有旅行限制(例如,交通方式,或需要特殊的住宿条件或伴随物品),并确定旅行者可能在旅途中出现的其他健康问题。关于饮食安全,旅行者腹泻和疟疾的预防和自我治疗以及免疫接种的具体建议与其他旅行者没有什么不同,这些方面的建议应该咨询旅行医学专家。

应认真关注健康保险和退保事宜:购买补充健康保险是明智的。重要的是应确认,旅行者尽管有残疾,但能被保险覆盖。旅行者如需携带医疗设备,包括移动辅具(如轮椅、助步车、假肢等)、听觉及视觉辅助装置,应核查其保险合同是否涵盖这些设备的被盗,丢失或损坏。最后,如果在国外需要医疗服务,可在出发前安排预约(如果需要可预约专家)以缓解在国外寻求合适医疗服务的压力。

270

框 25.1

为残疾旅行者服务的资源

一般信息：组织

可访问性旅游资料来源

　www. access-able. com

　e-mail：information@ access-able. com

　PO Box 1796

　Wheat Ridge CO 80034 USA

　Tel：(303) 232-2979

残疾人交通咨询委员会（DPTAC）

　www. dptac. independent. gov. uk

　e-mail：dptac@ dft. gsi. gov. uk

　2/23 Great Minster House

　76 Marsham Street

　London SW1P 4DR United Kingdom

　Tel：020 7944 8011

　Textphone：020 7944 327

无障碍旅行和接待协会

　www. sath. org

　e-mail：sathtravel@ aol. com

　347 Fifth Avenue

　Suite 605

　New York NY 10016 USA

　Tel：(212) 447-7284

加拿大运输署

　www. cta-otc. gc. ca

　e-mail：info@ cta-otc. gc. ca

　Ottawa，Ontario K1A 0N9 Canada

　Tel：(888) 222-2592

　TTY：(800) 669-5575

美国交通部

　美国联邦航空管理局

　www. faa. gov/passengers/prepare_fly/#disabilities

　800 Independence Avenue SW

　Washington DC 20591 USA

　Tel：(866) 835-5322

一般信息：书籍

Rosen F. 如何旅行：残疾人指南

Chesterfield，MO：Science and Humanities Press，1997.

　http：//sciencehumanitiespress. com/books/preptrav. htm

　Science and Humanities Press

　PO Box 7151

　Chesterfield，MO 63006-7151

　Tel：(636) 394-4950

　也可以通过亚马逊购买（www. amazon. com）

身体残疾旅行者

美国移动无国界组织

　www. miusa. org

　132 E. Broadway

　Suite 343

Eugene OR 97401 USA

Tel：(541) 343-1284

TTY：(541) 343-6812

皇家残疾和康复协会

　www. radar. org. uk

　e-mail：radar@ radar. org. uk

　12 City Forum

　250 City Road

　London EC1V 8AF United Kingdom

　Tel：020 7250 3222

　Minicom：020 7250 4119

医疗旅行公司

　www. medicaltravel. org

　e-mail：info@ medicaltravel. org

　16555 White Orchid Lane

　Delray Beach FL 33446 USA

　Tel：(800) 778-7953 or (407) 438-8010

无障碍旅行

　www. disabilitytravel. com

　e-mail：sales@ accessiblejourneys. com

　35 West Sellers Avenue

　Ridley Park PA 19078 USA

　Tel：(800) 846-4537 or (610) 521-0339

导游公司

　www. guidedtour. com

　e-mail：gtour400@ aol. com

　7900 Old York Road

　Suite 111-B

　Elkins Park PA 19027-2310 USA

　Tel：(800) 783-5841 or (215) 782-1370

　还安排发育异常旅行者旅游

全民旅游

　www. tourismforall. org. uk

　e-mail：info@ tourismforall. org. uk

　Tourism for All

　c/o Vitalise

　Shap Road Industrial Estate

　Shap Road

Kendal

　Cumbria LA9 6NZ United Kingdom

　Tel：0303 303 0146 or 0044 1539 814 683

MOSS 康复资源网无障碍旅行

　www. mossresourcenet. org/travel. htm

　Information website only

听力障碍旅行者

加拿大聋人协会

　www. cad. ca

　e-mail：info@ cad. ca

框 25.1

为残疾旅行者服务的资源（续）

203-251 Bank Street
Ottawa ON K2P 1X3 Canada
Tel：(613) 565-2882
TTY/TDD：(613) 565-8882

全国聋人协会
www.nad.org
e-mail：available on website
8630 Fenton Street
Suite 820
Silver Spring MD 20910-3819 USA
Tel：(301) 587-1788
TTY/TDD：(301) 587-1789

听力损失行动（前身为皇家国家聋人研究所）
www.actionhearingloss.org.uk
e-mail：informationline@hearingloss.org.uk
19-23 Featherstone Street
London EC1Y 8SL United Kingdom
Tel：0808 808 0123
Textphone：0808 808 9000

世界聋人联合会
www.wfdeaf.org
e-mail：info@wfdeaf.org
PO Box 65
FIN-00401
Helsinki Finland
Tel：358 9 580 3573

视觉障碍的旅客

美国盲人协会
www.acb.org
e-mail：info@acb.org
2200 Wilson Boulevard
Suite 650
Arlington VA 22201 USA
Tel：(800) 424-8666 or (202) 467-5081

加拿大国家盲人研究所
www.cnib.ca
e-mail：info@cnib.ca
1929 Bayview Avenue

Toronto ON M4G 3E8 Canada
Tel：(800) 563-2642

全国盲人联合会
www.nfb.org
e-mail：available on website
200 East Wells Street
Baltimore，MD 21230 USA
(410) 659-9314

皇家国家盲人研究所
www.rnib.org.uk
e-mail：available on website
105 Judd Street
London WC1H 9NE United Kingdom
Tel：0303 123 9999 (helpline) or 020 7388 1266

导盲犬
为盲人提供导盲犬
www.guidedogs.com
e-mail：available on website
PO Box 151200
San Rafael CA 94915-1200
Tel：(800) 295-4050

盲人导盲犬（加拿大）
www.guidedogs.ca
e-mail：info@guidedogs.ca
PO Box 280
4120 Rideau Valley Drive North
Manotick ON K4M 1A3 Canada
Tel：(613) 692-7777

发育残疾旅客

导游公司（见身体残疾旅客）
Sprout
www.gosprout.org
e-mail：vacations@GoSprout.org
893 Amsterdam Avenue
New York NY 10025 USA
Tel：(888) 222-9575 or (212) 222-9575
专门为发育异常残疾人士提供旅游服务

作者说明：参考或列出的组织机构并不代表作者意见。所有网站、地址和电话号码都在整理时进行了核实

旅行选择和旅行安排

残疾的性质和严重程度，是否需要体力辅助、特殊住宿条件或移动辅具，这些特点与残疾旅行者可以参加的旅行类型是相关联的。一些旅行社在安排残疾人旅行方面具有专门经验，一些团体专门为有特殊需要的个人提供团体旅游或游轮旅行（例如透析游轮，发育障碍残疾人团体旅行或乘坐轮椅者的旅行等）。这类旅行有不同的目的地，为旅行者预先安排的行程有适当的节奏、陪伴和专业的监管以及必要的医疗服务。框 25.1 中列出了一些提供这些服务的组织。

残疾旅行者应该就在旅行途中和目的地可能出现的具体需求与旅行社沟通，并在预订旅行前得到确认。出发前至少 48 小时以及在办理入住手续前应再次核

实旅行相关安排。也可以书面形式确认特殊服务的安排。由于残疾旅客在上下飞机时经常需要协助，所以往往是第一个上飞机和最后一个下飞机。在预订转机航班时就要考虑到这一点，要在航班之间预留充足的时间。航空公司有责任为残疾旅行者提供帮助以登上转机航班。要携带轮椅、速可达（小型摩托车）或其他辅助设备的旅行者应联系承运人，询问如何运输这些物品。在预订航班时还应该提出特殊的座位要求，例如过道或者舱壁座椅可以方便轮椅进出，靠近洗手间的座位对于行动障碍的人来说更方便。航空公司可能无法保证这些要求，但应能告诉旅客哪个座位是最方便的。

当旅客需求协助时，航空公司有义务为旅客提供进入飞机门的通道（最好通过水平入口桥），过道轮椅和带有可拆卸扶手的座椅。少于 30 个座位的飞机通常不需要满足这些要求。航空公司人员未被要求帮助坐轮椅的乘客转换轮椅，或从轮椅转移到飞机座位上或者帮助旅客从轮椅到厕所座位上。不能自行移动的残疾乘客，应与同伴或服务人员一起旅行，但承运人不能在没有理由的情况下要求残疾人必须有服务人员陪同。只有拥有两个过道的宽体飞机才需要提供无障碍厕所，但是任何超过 60 个座位的飞机都需要有一个轮椅，而且乘务员必须协助旅客乘坐轮椅从座位移动到厕所外的区域。航空公司服务员应协助残疾乘客管理随身携带的行李，上下轮椅，进入洗手间（有需要时还需抬起或运送乘客），以及打开食品包装和识别食物。虽然乘务员可以帮助喂餐，但并不要求他们这样做，也不要求他们帮助旅客给药或在洗手间提供帮助。一个能为空中旅行的残疾人提供有用信息的渠道是美国运输部出版的名为"新视野"的刊物[5]。

发达国家的旅客列车，公共汽车和渡船通常可以满足大多数身体残疾旅客的需求，但这些标准在发展中国家往往不同。出发前应提前联系运输公司并要求提供特殊服务。旅行者（或他们的旅行社）应该确保旅馆、饭店和景点能够满足他们的需求。如有需要，应提前咨询前往出发航站楼以及到达和目的地后的可提供的地面交通，并尽可能提前预定。最好选择对于有特别需求的个人旅行中特别事项富有经验的旅行社。

应在出发前确认旅行日程表。必须留有足够的时间到达航站楼，还要考虑到所有换乘所需的时间。在航站楼也要留有足够的时间办理登机手续和通往登机口。任何体力协助，在航站楼所需的辅助设备（如轮椅或机场内的交通工具），或上下飞机所需的帮助都应在预订时提出，并在办理登机手续时再次确认。

和助理一起旅行

有些残疾人可能愿意或需要在旅行时有一个同伴，好帮助其解决个人需求。旅客所需要帮助的程度等应在预订时与承运人协商。如果承运人认为无法提供旅客所要求的协助，就可能要求旅客与服务人员同行。航空公司和其他承运方可为医疗必需的旅行同伴提供较大折扣；但申请折扣时要有残疾证明（医疗文件）。

残疾人有同伴随行，可以防止其本人和其他乘客遇到威胁安全的情况。例如认知障碍或发育障碍，严重的肢体残疾以致丧失行动能力，或视觉和听觉复合损伤等，其中任何一种残缺都会使残疾旅行者在紧急情况下不能正确理解相关指令或采取适当的行动。在这种情况下，承运人可要求服务人员或安全助理来陪伴旅客，但承运人并不负责帮助寻找或提供此类服务人员。偶尔在同一航班上遇到不值勤的员工，或者是飞机上有好心的旅客会主动提供帮助。与私人的旅行服务人员不同的是，安全助理只是在发生紧急情况时提供帮助，并没有义务向旅客提供其他个人服务。如果旅行者因不能提供安全助理而被拒绝旅行，承运人应提供补偿。

身体残疾的旅客

身体残疾的旅客可能在上下飞机时需要帮助，可在预订和办理登机手续时提出需求。大多数航空公司会在登机前和下飞机时通知需要帮助的旅客。

携带轮椅或速可达（小型摩托车）的空中旅行

框 25.2 列出了对携带轮椅或速可达的旅行者的提示。对于某些旅客来说，租借轮椅或速可达也是一种选择，尤其是短期旅行或那些只在远距离旅行时才需要使用这些设施的人。航空公司负责托运轮椅和速可达而不会收取额外费用。乘坐轮椅或速可达旅行的人应在预订旅行时通知承运人，并应说明设备是手动还是电动，同时应至少在出发前 48 小时与航空公司确认。小型或轻型的手动轮椅由于易于运输且不容易损坏可能更适合旅行。如果计划在机场停留或过夜，旅行者可以要求归还轮椅或速可达，这不仅方便旅客行动，而且还会使设施丢失或损坏的风险减到最小。

旅行者应该确认现有的保险是否覆盖轮椅或速可达（或者轮椅或速可达可以加入保单）。在出发之前，应确保这些设施能正常使用。如果最近还没有检查设备,那么可以考虑给这些设施进行维修保养。这样能确保设施在旅行途中不会出现故障而导致浪费时间。为了以防万一,了解目的地的轮椅或速可达服务机构的方位也是有用的。电动轮椅或速可达偶尔需要充电,必要时应带上合适的电源适配器。在旅行前,应将设备和所有可拆卸的部件进行正确标记。最后,应该携带一个小型修理工具包,包括用于轮胎充气的修理设备。

框25.2

使用轮椅(或速可达)的旅行者实用提示

1. 提前提出特殊服务要求,如若必要可提出包括便捷的地面交通服务要求
2. 考虑给轮椅或速可达保险
3. 旅行前进行轮椅保养
4. 对于电动轮椅,如若必要请带上电压适配器;对于电池供电的轮椅,请尽量使用干电池(不必拆除)
5. 在轮椅和所有可拆卸部件上标注上你的名字和地址
6. 有需要时,附上拆卸及重新组装轮椅的说明书,以及断开和重新连接电池的说明
7. 提前到达航站楼
8. 在候机楼内可使用轮椅,然后在到达入口时接受检查,检查前要拆下所有可拆卸的部件,随身携带
9. 确定承运人已经清楚在什么地方将轮椅还给你
10. 带上修理工具,包括轮胎修理设备

根据轮椅大小和机舱可用空间,手动轮椅可以放在飞机机舱内。一些小型飞机可能不容许将这些物品存放在机舱内,但承运人应提前告知乘客。较新的飞机(1992年之后在美国交付使用,在2010年5月之后在其他航空公司交付使用)必须能够在客舱内容纳一个折叠式轮椅,通常先到先得。如果乘坐轮椅的旅客先行登机,则轮椅应优先给该旅客使用,而不是同一航站楼其他携带行李登机的旅客。携带进机舱的轮椅不应算作随身行李。如果轮椅不能带上飞机,或速可达正在使用,则可在闸门接受检查,并获取行李认领凭据,这样,旅客就可以在航站楼内使用该设施,并可一直行驶到飞机舱门口。在接受检查前,应该拆下可拆卸部件(座垫、车筐等)。如果设施是电池供电的,则最好使用干电池(无泄漏)。含有蓄电池酸液的湿电池(可泄漏)必须拆下并用特殊容器单独包装(另一个易丢失的物品)。但是在某些国家,干电池也可能需要拆下。有些轮椅可能需要拆卸后才能装进飞机的行李舱,但退回旅行者时应重新组装好。附上电池拆卸以及重新组装和连接的说明对航空公司人员会有帮助。旅行人员可要求在飞机门(或尽可能靠近飞机门)或行李认领处归还移动辅助设备。

承运人负责把乘客的任何交通辅助设施完整地运送到旅客的目的地,包括设施的正确拆、装。除非设施本来已有损坏,旅客不应被要求签署任何放弃承运方对设备负责的文件。轮椅、速可达以及电池在运输过程中,尤其在行李舱内,确实发生过受损(或丢失)。飞行期间的物品损坏是航空公司的责任,承运人有义务为旅客免费维修和更换。物品丢失后的赔偿会因旅行的国家而不同。例如,在国内旅行期间,加拿大承运方对设备损失的赔偿(或无法挽回的损失)是要求承运人赔偿相同的物品或偿还重置费用,而在美国,赔偿是根据设备的原始购买价格而定。"华沙公约"[6]规定国际旅行期间辅助设备与其他行李的损失责任不作区分,这种情况下,赔偿可能不会包括重置设备的成本。

旅行者登机时可能需要转移到轮椅上。在美国,新式宽体飞机必须在机舱内有一个轮椅。较小的飞机可能需要使用较小的"过道"轮椅,航空公司应该提供这种轮椅。若不能使用登机坡道,则旅客需通过机械升降设备或使用"登机椅"登机。老式飞机上的洗手间可能无法容纳过道轮椅,而那些新型的或改装飞机上的洗手间一般都可以。新型宽体飞机需要能容纳轮椅出入的洗手间。如果需要在机舱内使用过道轮椅(例如,在长途飞行中肯定需要往返洗手间),应提前提出要求。此外,旅客应知道,洗手间通常较小,不适合让陪同服务人员进入。如果有要求,承运人应为旅客提供关于盥洗室空间的详细信息。

携带轮椅或速可达乘游轮旅行

对于许多有身体缺陷的人来说,游轮是一种富有吸引力并且便利的旅行方式。新式游轮使残疾人士更为方便,有轮椅可进出的洗手间和驶入式淋浴间,此外,一些游轮公司专门为残疾人士提供游轮服务,有经验满足残疾人士的需求。

除了提供全包性旅游服务外,大多数游轮吸引人的特点在于,可以在几个沿途停靠的港口下船,到不同的国家游览。如果船坞足够大而且水域足够深,船舶就可以停靠。对于乘坐轮椅或速可达的旅客,下船到码头意味着需要分别将他们以及他们所需的设施分开运送到码头,或者旅行者可以坐在轮椅或速可达上,然后用专用机械装置将他们一起运送到码头。

如果水太浅而使得游轮不能靠岸时,那么游轮将

会停泊与陆地有一定的距离的水面,如果天气允许,乘客必须转移到较小的船也就是所谓的联络船才能上岸。大多数游轮公司会提供体力援助,帮助乘坐轮椅的旅客登上联络船。

停靠港口附近有不少可在相对较短的时间内游览的景点。旅客一般可乘坐出租车或通过旅游公司出去游览。预定游轮时就可以查询不同港口可提供的特定短途旅行项目或其他服务。

手杖、拐杖、助步车和其他医疗设备

需要手杖、拐杖、助步车和其他医疗设备的旅行者可以随身携带这些物品而不会收取额外费用。这些物品不属于手提行李限制范围,一般可以放在飞机机舱内。如果物品损坏或丢失,航空公司有关赔偿这类物品的政策应与轮椅和速可达相同。

听力障碍旅行者

聋人和有听力障碍的旅行者可能会在旅行中遇到普通人不以为然的各种各样的困难,例如听广播和使用电话。特别是在紧急情况下,当发出口头或广播指令,或警报响起时,听力损伤的旅行者会面临潜在的安全风险。如果听力障碍者需要旅行服务人员,可能会得到同伴折扣。使用助听器的旅客应该携带备用电池。

应尽可能提前预约,并将旅客听力障碍的情况告知旅行社、旅游公司、运输公司和酒店。旅行规划的书面确认文件和书面的行程安排可以确保旅行计划没有错漏。旅客应在办理登机手续时,在登机口或在飞机上也应告知相关人员自己的身体缺陷。由于可能听不到广播通知,听力障碍的旅客应该要求得到个别通知。

酒店员工必须知道旅客的听力障碍。有些酒店会为听障人士提供视觉辅助,使他们能发现警报或电话。如果不能提供这些服务,在出现紧急情况时,知道旅客听力受损至关重要。电传打字机(TTY)电话(与聋人电信设备 TDD、短信电话和小型计算机同义)可以帮助听力障碍者(和语言障碍者)通过打字而不是说话来使用电话。酒店可能会提供这些设备,但应在预订时提出相关需求。

语言障碍的旅行者

语言功能障碍的旅行者可能面临因无法进行有效沟通而造成严重问题的情况。与其他残疾旅客一样,语言功能丧失的旅客应提前安排和确认行程,旅行社、旅游公司、运输公司以及酒店旅行人员都应提前知道旅行者的残障情况。如果旅行期间需要得到帮助,则应准备好书面形式的详细旅行安排和目的地地址。带有图片或文字的闪存卡,视频通讯器或其他类似的通讯设备也可以促进沟通,特别是在日常询问时会有帮助。如果能提供上述的 TTY 设备,应提前提出需求。

视力障碍的旅行者

视障的旅客应尽可能提前预约并事先安排特殊服务。他们应该告知预定的旅行社、运输公司和酒店的工作人员关于他们的视障情况。在预订旅行时应告知旅行社,然后在办理登机时和在登机口需再次告知。书面说明和具体的地址能够提供帮助,特别是当旅客需要依靠公交或出租车出行时。携带白色手杖会使其他人意识到某人的视力障碍。一些盲人旅行者愿意有人陪伴。旅行伙伴可能会得到特别扣率。在预订旅行之前,应该询问有关特价的问题。携带导盲犬旅行将在下面讨论。

服务性动物

服务性动物是经过专门培训来帮助残疾人的动物。狗是最常见的服务动物,在 2011 年 3 月 15 日之前,狗是唯一在美国被公认的服务动物[7]。国外航空承运方不接受除狗以外的动物乘坐飞机。尽管导盲犬是视障者最常使用的服务犬,但也可以作为听障人士和其他残障人士的引导犬。一些机构可以为服务犬提供证明,但没必要强求这些服务犬去获得证明。然而,在某些情况下,需要查验服务犬的证明,在其他一些场合也可能有用。服务犬是工作犬而不是宠物,禁止携带宠物的地方不应该限制此类动物。在美国,"美国人残疾法案"规定,服务性动物可以陪同其主人进入所允许的任何公共场所,包括出租车、公共汽车、飞机、餐馆、酒店以及其他公共设施场。然而,在优先考虑安全问题的情况下,也会有一些限制。例如,可禁止残疾人及其服务犬坐在过道座位上或飞机的紧急出口处,因为在这些地方动物会阻挡通道或阻碍进出入口。或者如果服务犬的行为威胁到他人安全,也可能会被禁止。

提前做好准备可以使携带服务犬旅行更方便(框

25.3）。由于安全原因,狗及其牵引绳可能会被仔细检查。如果警报响起,或者有其他狗（例如其他导盲犬或警犬）出现在航站楼时,旅行者要使自己的狗安静下来或重新集中注意力。有关人员和组织应该意识到旅行者需要一只导盲犬,并提前作出特别安排。有些国家可能会对入境的国外动物进行检疫。通过联系该国大使馆或领事馆可以了解服务犬进出该国的限制或要求。旅行者还应该记得确保服务犬在旅行后能被允许重新进入本国,并且应询问返回本国时会有哪些限制。旅行前,应计兽医给狗做相关检查,确保已按照最新要求进行了免疫接种或常规治疗。应该准备一份狗的健康证明和免疫接种记录,有些国家会要求这些证明文件。

框 25.3

携带导盲犬（或其他服务性动物）旅行

1. 联系您打算入境的每个国家的大使馆或领事馆,明确有关动物进入和离开该国的准则或规定

2. 应确保动物被允许与你一起旅行,尤其是到国外旅行。以及如果动物不是狗会如何

3. 在旅行之前,让兽医检查一下狗。确保免疫接种是最新的,并准备一份动物的健康和免疫记录

4. 让狗取得作为服务犬的官方证明

5. 考虑为狗购买旅行健康保险

6. 确保狗有一个牢固的（非金属）项圈,上面有恰当的标识和最近一次狂犬病免疫接种的日期

7. 给狗穿戴上能证明其服务犬身份的背心和牵引绳

8. 确保狗在临近登机前进行过活动,并且排泄了粪便

9. 不要在临近出发前给狗喂食或镇静

10. 与您的居住国相关部门进行确认,了解在旅行后将狗带回家所要遵守的程序

让服务犬穿戴上有标识的背心和牵引绳,可以使其他人意识到狗正在工作,而不是宠物。带有标签的安全项圈,应标识狗的所有者、地址和电话,以及最近一次注射狂犬病疫苗的日期,这在由于某些原因服务犬和它的主人被分开时是非常重要的。最好给服务犬佩戴非金属的项圈和牵引绳,因为其不会触发安全警报。临近出发时不应该给狗喂食,在旅行前 2~4 小时喂清淡的食物和水,能满足大多数狗长达 12 个小时的旅行。如果狗在旅途中需要额外的食物和（或）水,折叠式狗碗使用很方便,旅行者需要携带足够的狗粮。旅行前不应该给狗使用镇静剂,但在登机前应该让狗活动,并在登机前排泄粪便。如果狗在转机的间隙时间需要排便,则应将狗带到航站楼安全区域之外,然后再带回来。

在旅途中狗的看顾和喂养是其所有者的责任。旅行者应记得随身携带狗可能需要的所有必需品。最后,旅行者在旅行前应考虑为狗购买健康保险。一些保险政策会包括或提供旅行期间所需的兽医服务,但应在购买前澄清其条件和限制。

发育或认知障碍的游客

发育缺陷不应妨碍旅行。有些组织专门为发育缺陷的旅行者安排短途旅行（见框 25.1）。给予其他旅客的一般性建议也适用于发育缺陷或认知障碍的旅客。这些旅客应该携带一张写有目的地地址的身份卡片,防止其万一走失。预订旅行时需提出所有需要的特殊服务,并在登机时再次提出要求。如果旅行者个人可以相对自主,能够理解和遵守指引（例如在有紧急情况时）,就不需要服务人员陪同;如果残疾程度严重到可能危及旅行者或其他旅客的安全,则需要有服务人员（安全助理）陪同。

总结

大多数残疾人都可以旅行。严重的缺陷可能会限制甚至阻碍旅行,但大多数身体和认知障碍并不妨碍旅行。虽然旅行的某些方面可能受到限制,这取决于旅行者的具体残疾情况,但适当、提前的旅行安排可以使残疾人享受充实、愉快和健康的旅行体验。

（朱传龙 译,李军 黄祖瑚 校）

参考文献

1. United States Department of Transportation. 14CFR Part 382. Nondiscrimination on the basis of disability in air travel (Air Carrier Access Act). July 2003. Online. Available: http://airconsumer.ost.dot.gov/rules/382short.pdf (accessed August 29, 2011); and Rule in effect beginning May 13, 2009. May 2009. Online. Available: http://airconsumer.ost.dot.gov/rules/Part%20382-2008.pdf (accessed September 2, 2011).

2. Canadian Transportation Agency. Summary of regulations covering the accessibility of air travel. November 2010. Online. Available: http://www.otc-cta.gc.ca/eng/publication/summary-regulations-covering-accessibility-air-travel (accessed August 29, 2011).

3. United Kingdom Department for Transport. Access to Air Travel for Disabled Persons and Persons with Reduced Mobility – Code of Practice. July 2008. Online. Available: http://webarchive.nationalarchives.gov.uk/+/http://www.dft.gov.uk/transportforyou/access/aviationshipping/accesstoairtravelfordisabled.pdf (accessed August 29, 2011).

4. European Commission. Regulation (EC) 1107/2006 of the European Parliament and of the Council of 5 July 2006 concerning the rights of disabled persons and persons with reduced mobility when travelling by air. Online. Available at http://eur-lex.europa.eu/LexUriServ/LexUriServ.do?uri=CELEX:32006R1107:EN:NOT (accessed 29 August 2011).

5. United States Department of Transportation. New horizons: information for the air traveler with a disability. August 2009. Online. Available: http://airconsumer.dot.gov/%5Cpublications%5CHorizons2009Final.pdf (accessed

August 29, 2011).

6. Warsaw Convention (amended at the Hague, 1955, and by Protocol No. 4 of Montreal, 1975). Online. Available: http://www.dot.gov/ost/ogc/Warsaw1929.pdf and http://www.dot.gov/ost/ogc/ProtocolNo4.pdf (accessed August 29, 2011).

7. United States Department of Justice Civil Rights Division, Disability Rights Section. ADA 2010 revised requirements: service animals. Online. Available: http://www.ada.gov/service_animals_2010.htm (accessed September 1, 2011).

26

有基础疾病的旅行者

Anne E. McCarthy and Gord D. Burchard

要点

- 在旅行之前,预先进行健康咨询是很重要的,还应该安排包括医疗转运保险在内的充分的医疗保险
- 手提行李中应携带处方药清单的复印件和装在原装药瓶内的药物
- 有指征时,应对是否适合飞行或旅行进行评估,特别是那些近期进行过手术或有心肺系统疾病的患者
- 在短期旅行中,有糖尿病、肾病或胃肠道疾病的患者应适当补水,并考虑使用抗生素来预防旅行者腹泻
- 进行胰岛素治疗的糖尿病患者应安排接受一次糖尿病教育者的旅行前咨询

一般原则

21 世纪的医学进步使许多患有衰弱性疾病的人过着充满活力的生活,其中包括进行异国旅行。旅行像生活一样,只要采取适当的预防措施,就可以把旅行带来的风险减少到最低程度,使风险不超过旅游收获的益处。旅行者必须了解自身旅行的风险,结合自身的健康状况来计划行程。有时,如果存在选择,应在行程上进行小的改变以尽量减少健康风险,而不减损旅行的益处[1,2]。

本章将针对患有基础疾病的旅行者进行旅行医学有关问题的说明,重点是心血管疾病、呼吸系统疾病、肾病、糖尿病、胃肠道疾病疾病(包括慢性肝病)、神经系统疾病和严重或危及生命的过敏等等。怀孕旅行者(见第 22 章)或免疫缺陷旅行者(见第 27 和 28 章)的注意事项,将在本书其他章节进行介绍。

出发之前

具有基础疾病的旅行者一旦有了国际旅行的计划,就应在出发前至少 4~6 周寻求旅行前医疗照护。这段时间不仅要进行旅行前咨询和所需的疫苗接种,还要留出时间来稳定和调整基础疾病达到较理想的状况,并制定到达目的地国家后的健康管理计划。这一计划应包括对预期并发症的预防策略和自我治疗指引,安排所需要的常规治疗(如透析)等,以及在发生特殊并发症时寻求帮助的指南。要考虑在发生意外或严重并发症的情况下,能够有 24 小时保持联系的医疗服务提供(如值班电话号码或电子邮件地址)。

充足的健康保险对于有基础疾病的旅行者来说是必需的。这些旅行者要确切了解保险的覆盖范围。尤其是要知道紧急医疗转运和治疗的选项。许多保险公司不会覆盖海外出现的与基础疾病相关的健康问题。要仔细阅读文件的细则!

旅行者应随身携带所有药物。包括常规服用的药物和特殊情况下需要服用的药物(如硝酸甘油),药量要足够用于整个行程以及可能因延误造成的耽搁。还应和护照、免疫记录一起,携带一份所有处方药的正式复印件,包括药物的通用名(大多数药店都是计算机化的,可以提供所有药物使用说明的复印件)。建议每个处方药物标签上的有效期要清晰可见,并将每个药物放在其原始容器中(如果需要较小的容器,那么旅行者应该请药剂师将药物重新包装在一个带有新的标签的较小的容器中)。海关人员质疑自行包装的药物是可以理解的。鼓励每个旅行者与他或她的药剂师讨论旅行计划并询问药物携带储存技巧,需记住计划目的地的"室温"可能远远超过在家里的室温。应周到考虑给旅行者提供除常规旅行相关药物之外的针对

基础疾病可能发生的并发症的治疗药物(例如尿路感染),并严格说明使用时是否需要医疗监护。用于旅行相关疾病的预防(例如疟疾预防)或治疗(例如治疗旅行者腹泻的抗生素)的药物可能会干扰用于控制基础疾病的常规药物的作用。

应该提醒旅行者,在许多国家,包括抗生素和口服皮质类固醇在内的许多药物是非处方药,但质量不佳甚至有一定危险性(例如:某个药物由于安全问题在国内已不再许可)或是假冒药物,导致药物剂量不足或过量。

一些国家提供商业化的旅行援助项目。例如,在美国,MedicAlert有一个专为旅行者设计的程序,称为TravelPlus。相关更多信息,请访问 http://www.medicalert.org/Main/TravelPlusMain.aspx。旅行者应戴上一个医疗警报手镯或随身携带个人医疗信息(包括各种徽章或标签,甚至电子标签),这样当佩戴者自己无法提供详情时,也能获得该旅行者重要的病史资料。特别是在急性的、可逆转的、但可造成伤残的事件中可以挽救生命,如低血糖或过敏等。每个徽章背面的紧急电话号码可以为医护人员提供详细的病史资料。

旅行者国际医疗援助协会(IAMAT)是一个非营利基金会,它可以为旅客提供有关健康风险,疾病地理分布和所有国家免疫要求的书面信息。它还提供来自世界各地在西方接受医学教育的除母语以外还能说英语的医生的名单,这些医生愿意接待旅行者患者(更多信息,请访问 www.iamat.org)。

许多支持性团体和组织可以为具有特定疾病的人提供最大程度的生命效益,如美国糖尿病协会(www.diabetes.org)。其中大多数很容易通过电话或网络联系。对于具有特殊疾病的旅行者,便利旅行与接待协会(www.sath.org)能提供宝贵的资源。

医务人员应为具有潜在疾病的旅行者提供官方医疗信函,尽管这不一定能确保其顺利出境。和护照一起携带的信函应概述基础疾病的诊断、治疗要求,以及需要携带的药物、针头和注射器。框26.1概括提供了为有基础疾病的旅行者准备的健康相关的信息来源。

框26.1
其他信息资源
美国糖尿病协会(www.diabetes.org)   美国心脏协会(www.heart.org)   美国肺脏协会(www.lungusa.org)   抗凝论坛(www.acforum.org)   美国克罗恩病和溃疡性结肠炎基金会(www.ccfa.org)   全球透析(www.globaldialysis.com)   口服抗凝患者国际自我监测协会(www.ismaap.org)   美国国家家庭用氧患者协会(www.homeoxygen.org)

航空旅行

空中旅行,特别是长时间和跨多个时区的旅行中,旅客所面临的一些不同环境条件可能对患有基础疾病的人造成不良影响[3]。

机场航站楼通常布局不良,在登机口之间的频繁往来对有基础疾病的人是一种体能的挑战。地面轮椅运输可以通过航空公司预订-旅行者必须准备提供其身体状况的细节,因为航空公司可能要确认你是否适合飞行。飞行中的特殊需要,如担架等,可以由航空公司来安排。这种特殊安排通常需要旅行同伴或护理人员,并可能需要额外的费用。

商用飞机的机舱是加压的,但只能加压到相当于海平面以上(2000~2400m)的水平,结果是可用的氧气减少,而体腔内的气体膨胀。随后发生的轻度缺氧对健康个体而言无足轻重,但对心脏或呼吸功能处于临界状态或严重贫血的人就会造成明显影响。与上升有关的气体膨胀会使正常人感到轻微不适,但会使近期接受胃肠手术的人会出现明显问题。耳朵、鼻、牙齿或鼻窦感染者应避免飞行,因为飞行中无法均衡压力可能导致疼痛或损伤。对有心脏或呼吸系统基础疾病的人,应进行评估看是否需要在飞行中补充给氧(见下文)。

机舱的低湿度(10%~20%)可能会导致轻微症状,如眼、鼻子和口腔干燥,通过在飞行前和飞行期间补充水分,可以减少这些症状。有时候,干燥可能导致呼吸道刺激,并加剧潜在的反应性气道疾病。

空中旅行期间的长时间不活动会导致下肢静脉血液淤积。大多数旅行者除了轻微的外周性水肿外,几乎没有其他影响。然而,长途飞行与有些旅行者的深静脉血栓形成(DVT)甚至肺栓塞有关[4,5]。许多航空公司在飞行杂志中提倡下肢运动,并鼓励机舱内的走动。Schobersberger最近的一篇综述[6]根据静脉血栓栓塞的风险对旅行者进行分类:

- 低风险:没有个人风险因素(见下文)。预防策略包括定期活动和补充水分。
- 中度风险:年龄>60岁,怀孕或产后期,有血栓形成倾向,静脉血栓栓塞家族史,大静脉曲张和(或)慢性静脉功能不全,使用口服避孕药或激素替代治疗,BMI>30。预防性策略包括分级加压弹性长袜。
- 高风险:静脉血栓栓塞史、活动性恶性肿瘤或其他严重疾病、制动、近期大手术。预防性策略包括使用分级加压弹性长袜和低分子量肝素或磺达肝素。

如果旅行者能认真做好计划,并且在飞行前、飞行期间和飞行后采取一些预防措施,可以把与航空旅行相关的健康风险减少到最低(框 26.2)。评估一个个体是否适合乘飞机旅行的简单而有用的测试,是评估一个人能不能走 50m 或爬上一层楼梯而没有严重的呼吸困难或心绞痛。如果担心某个旅行者的健康状况不一定适合飞行,那么医务人员应与航空公司的医生联系,评估其能否获得医疗许可。商业航空公司有权拒绝那些在医学上不适合飞行的乘客。飞行禁忌证总结在框 26.3 中。

框 26.2
有基础疾病的旅行者携带的必备物品
所有需要的药物和打印出的所有处方
医疗警示手镯
健康保险
简要病情介绍,包括关键的实验室检查结果
目的地国家的医疗联系人信息
紧急医疗情况时国内医疗联系人信息

框 26.3
航空旅行的医学禁忌证
患者病情严重以致飞行中存活可能性小
任何严重的急性传染性疾病
心血管疾病:
不稳定心绞痛或静息状态下胸痛
近期发生的心肌梗死——2 周内无并发症;6 周内的复杂性心梗,取决于心梗的严重程度和旅行持续时间
冠状动脉搭桥手术 2 周内
代偿性心衰
未控制的心律失常
收缩压高于 200mmHg 的未控制高血压
呼吸系统疾病:
没有补充氧气情况下,海平面基线 PaO_2 小于 7mmHg
2~3 周内发生的气胸
大量胸腔积液
加重的,或严重慢性阻塞性肺疾病
休息时呼吸困难
神经系统疾病:
过去 2 周内发生的脑血管意外(中风)
未控制的癫痫发作
近期因手术或创伤而致体内空气或气体滞留,如腹部创伤,胃肠手术,颅面和眼部手术

改编自国际旅行与健康 2002(WHO)、国际航空运输协会等

在目的地国家

在目的地国家,旅行者必须适应温度、体力消耗、饮食变化以及可能变化了的海拔高度。通过旅游目的地度假村、游轮航线或酒店进行预先安排,可以为那些有饮食限制的人提供特别的食物。对于旅行者来说,认识到可用医疗资源的有限性是很重要的;国外旅游者的死亡主要是由于基础的心脏病和事故。许多意外死亡是可以预防的。有几项研究表明,80%因外伤引起的死亡,是发生在旅行者被送达医疗机构之前,而传染病(除肺炎以外)的死亡人数占所有海外旅行死亡人数的比例<1%[7-9]。

旅行结束后

在回家的途中,生病的旅客应寻求即刻关注,特别是对于任何发热性疾病,要将最近的旅行史告知主治医师。鉴别诊断应考虑与旅行相关的疾病,如果诊断和治疗不当,这些疾病可能会危及生命。

具体医疗问题

心脏疾病

心脏事件是成年旅行者中最常见的死因之一。心血管事件也是医疗转运的第二位常见原因,占商业航空旅行死亡人数的 50%以上。因此,患有心脏疾病的旅行者应该进行一次旅行前的检查,以改善心血管状况和明确预防措施,包括飞行中对氧气的需求。在出发前,如果可能的话,旅行者应获得目的地城市中专科医师的姓名,以防出现并发症。在开具旅行中用于预防或治疗的药物处方之前,应仔细回顾目前的用药情况和具体的基础心脏病情况。

对心血管疾病患者而言,必须评估其对飞行的适应性。在飞行过程中有多个压力源,包括与高度相关的缺氧,机舱加压和狭小的座位。据报道,低氧对循环有许多影响,包括冠状动脉和脑血管床的局部血管舒张,心率和全身血压升高,以及肺动脉压升高。

患有急性冠状动脉综合征的患者(包括 ST 段抬高心肌梗死和非 ST 段抬高心肌梗死),如属于极低度风险(<65 岁,首发心血管事件,成功再灌注,EF>45%),可在心血管事件发生的 3 天后飞行,如属于中度风险(EF>40%,无心衰症状,无诱发性缺血或心律失常证据,无进一步检查计划),则在 10 天后可以飞行。有血流动力学意义的室性心律失常的患者不应乘坐飞机。另一方面,慢性心力衰竭(纽约心脏病学会分级 3 级和 4 级)的患者应考虑在办理登机地点与到

达飞机之间给予机场方面的协助[10]。

具有心肌梗死或严重心脏疾病史的旅行者应随身携带最近的心电图（EKG）图纸，如在旅途中发生胸痛时可供海外医师治疗时参考。此外，那些有起搏器的人应该携带他们的心脏起搏器识别卡和最近的心电图。虽然飞行对具有起搏器的人来说通常是安全的，但是装有老式单极起搏器的人可能会在飞行期间或安全检查期间受到电子干扰。那些装有双极起搏器的人通常不会受到影响。可植入的心律转复器/除颤器（ICD）可能会受到手持式安全检查装置的干扰。这些旅行者应携带医生的说明信，与护照放在一起，并一定要告知机场的安检人员。

越来越多的人，包括有基础心脏病的患者到高海拔地区（>2500m）旅行。然而，高原旅行的绝对禁忌证包括：不稳定型心绞痛，未控制的心律失常，3~6个月内发生的心肌梗死，过去3个月有失代偿性心力衰竭，过去3个月内有血栓栓塞事件，过去3~6个月内中风，以及控制不良的高血压[11,12]。

关于疫苗接种：心血管疾病旅行者应照常接受常规疫苗接种。口服抗凝剂的患者可以接种所有疫苗，因为大多数疫苗接种可以皮下给药[13,14]。

关于疟疾预防：对有基础心脏病的旅行者，使用青蒿素/苯芴醇作为备用治疗方案属于禁忌证。不推荐甲氟喹用于心脏传导异常的患者如房室传导阻滞。甲氟喹与抗心律失常药物如β-肾上腺素能阻断剂和钙通道阻滞剂同用可能导致 QTc 间期延长。甲氟喹与华法林联合用药前，必须考虑药物的相互作用。

贫血

病因未明或出血来源不明的贫血患者不应旅行。此外，需要定期输血的患者应该仔细考虑他们的旅行路线。航空旅行的最低血红蛋白要求是 9g/dl（90g/L）。

纯合镰状细胞性贫血患者禁止航空旅行，患有杂合性镰状细胞性贫血的患者在飞行过程中可能失代偿。感染的风险升高[15]。

具有功能性或解剖学无脾的患者，在接种常规旅行相关的疫苗之外，还应接种脑膜炎球菌、肺炎球菌和嗜血流感杆菌疫苗（因存在凶险型脾切除术后综合征的危险）。这些患者的疟疾风险会提高。

呼吸系统疾病

有许多已发表的对慢性呼吸道疾病患者的建议，包括一些航空旅行建议[6-19]。

许多患有慢性肺部疾病的患者都希望，也确实能够航空旅行[20]。最重要的原则是此类患者在飞行时必须处于临床稳定期。疾病状态不良或严重肺部疾病的患者不应飞行，或者必须携带供氧设备才能飞行（见下文）。航空旅行的肺部疾病禁忌证包括休息状态下呼吸困难、发绀、活动性支气管痉挛和肺炎。患有肺动脉高压的患者可能因缺氧性肺收缩而出现有临床意义的肺血管阻力增加；他们只有在临床稳定的情况下才能飞行[21]。合理的肺功能阈值是阻塞性肺疾病 $FEV_1 < 50\%$，限制性肺疾病肺活量<70%。

飞行中补充给氧是得到认可的航空公司服务，但需要提前做好计划、提供医生的处方和准备可能的费用。有各种类型的肺功能测试用来确定飞行中补充氧气的必要性[22,23]。一种简单的方法建议采用飞行过程中为所有乘客提供的海平面上 $PaO_2 < 70mmHg$ 的氧浓度。一个更复杂的测试是低氧吸入试验（HIT），其包括模拟在一定海拔高度的缺氧刺激来预测个体对高空飞行的反应[24]。飞行过程中补充给氧的要求要在起飞前至少48小时与承运的航空公司进行联系。飞行中补充给氧需要提供医生的处方，处方要说明飞行的时间，间断还是持续给氧，在2400m时的氧流量，以及为航班延误准备额外的30~60分钟氧气量。一般来说，对于那些可能会缺氧的人，氧流量为2L/min，对于海平面以上常规需要补充氧气的人来说，氧流速率增加1~3L/min。禁止旅客在飞机上使用自己的氧气装置。飞行中需要吸氧时氧气由航空公司提供。在转运点和中途停留地点以及到达目的地后的任何补充给氧的要求，由旅客自行安排。对于那些在家常规用氧的人，日常供应商可以协助这些安排。

存在基础肺部疾病的患者到高海拔地区旅行，相当于进入低压低氧环境时，风险可能增加[25]。只有在某些个案情况下，如果进行了充分的旅行前评估，并采取了足够的预防措施以防止高原病或基础疾病恶化，那么这样的旅行才能比较安全[26-28]。

慢性肺部疾病患者在热带或沙漠气候中容易发生感染。旅行前经常使用吸入性支气管扩张剂，或旅行中将参加高强度徒步旅行的哮喘旅行者，发生哮喘发作的风险增加。应强化治疗以获得更好的疾病控制，如果对吸入疗法没有反应，并考虑提供治疗剂量的全身性使用的类固醇激素；应劝阻其参加高强度徒步旅行[29]。

关于疫苗接种：除旅行相关疫苗外，肺部疾病患者还应接种流感和肺炎球菌疫苗。

英国肺基金会出版了一本免费小册子,题为"带着肺病去度假",可以从 http://www.lunguk.org/holidays-travel.asp 免费获得。它包含了针对有基础肺病的患者参与各种类型旅行的广泛建议。

肾脏疾病

有终末期肾病(ESRD)的旅行者需要制定预防和管理腹泻疾病的计划;必须特别强调液体的管理,因为脱水可能会使肾衰竭恶化。应根据肌酐清除率调整旅行者腹泻的经验性治疗方案,并对何时寻求医疗帮助提供严格的指导。在某些情况下,可以考虑预防性使用抗生素。在充分告知的情况下,肾病患者控制饮食的需求,可以在航空公司,旅馆和旅游经营者的协助下进行。

任何透析安排都应提前落实。腹膜透析相对比较容易完成,但运送耗材常常很麻烦。必须组织可靠的运输,以确保所有必需的物资安全抵达目的地。血液透析(HD)在全球范围内均可提供,但需要几个月前就告知对方才能得到实施。可以通过当地社会工作者和(或)肾脏基金会(www.kidney.org)的当地分支机构或通过全球透析(www.globaldialysis.com)进行安排。便利旅行和接待协会(www.sath.org)向旅行和游轮公司提供专门为透析患者量身定制的旅行信息。透析安排必须包括专门的透析订单。一些透析机构需要进行乙肝病毒、丙肝病毒和艾滋病毒检测,并且可能拒绝乙肝病毒携带者进行透析。对任何血液透析地点都要进行严格核查,因为存在感染血源性传播病原体的风险。

关于接种疫苗:如果透析患者尚未接种乙肝病毒疫苗,则应在旅行前使用高剂量疫苗进行接种。慢性肾病患者对疫苗的反应可能不佳,但标准接种方案可以见到足够的血清学应答[30]。此外,慢性肾功能不全患者应接种流感和肺炎球菌疫苗。可以考虑使用 Dukoral®(一种霍乱疫苗),因为一旦有腹泻,液体丢失可能是有害的。

关于疟疾的预防:透析不影响甲氟喹和多西环素的代谢。阿托伐醌/氯胍(Malarone®)禁用于肌酐清除率<30L/min 的患者。氯喹禁用于肾功能不全者[31]。

糖尿病

尽管糖尿病患者在旅行中可能会面临特殊挑战,但他们通常可以经过细致的超前计划来预见或避免严重问题发生[32,33]。与没有糖尿病的旅行者相比,药物依赖的糖尿病旅行者前往发展中国家旅行时,有症状的感染性疾病并不更多见和病程更长[34]。在旅行前评估过程中,应确定旅程中糖尿病控制的现实目标;在旅行期间接受高于正常的葡萄糖检测结果可能更安全。旅行者应该携带一封医生的信件,与护照放在一起,信件内容包括诊断,治疗要求,以及需要携带药物,针头和注射器。

美国糖尿病协会,ADA(www.diabetes.org)和其他团体为有糖尿病的旅客提供宝贵的资源,包括糖尿病监测期刊,其中包含一个"与糖尿病一起旅行"的版本(可在 www.diabetesmonitor.com 上获得)。如果需要国外的专门医疗照护,国际糖尿病联合会(www.idf.org)提供了一个地区和国家的有关电子邮件地址列表。

跨时区用药剂量的调整:所有药物都应放在手提行李箱中,因为胰岛素可能会在飞机行李舱中结冰。患有糖尿病的旅行者应该预料到航班的延误,并通过携带额外的食物和胰高血糖素(如果适当)来避免低血糖。在旅行途中和跨越多个时区时,经常监测血糖是很重要的。口服降糖药物的旅客不需要额外的剂量,并应根据当地时间服药。对于胰岛素治疗的人来说,有许多在旅行期间调整胰岛素剂量(REF)的计算公式[35]。以下是在旅行中调整胰岛素用量的一种方案:

- 如果飞越五个或以下时区,应给予常规胰岛素用量。应每6小时进行一次血糖监测,旅行者还应准备增加胰岛素剂量和其他的食物。
- 向西飞越6个或以上时区,会导致一天时间的延长。出发日早上给予常规胰岛素剂量,如条件合适,10~12小时后给予晚上胰岛素剂量。早晨用药18小时后应测血糖。如果血糖>13mol/L,旅行者应给予三分之一早晨胰岛素剂量,并补充进食。到达目的地的第一天,按当地时间给予常规胰岛素剂量。
- 向东穿飞6个或以上时区,会导致一天时间的缩短。出发给予常规胰岛素剂量,在给予早晨胰岛素10~12小时后,再给晚上剂量。在抵达目的地当天,早晨剂量为常规剂量的三分之二,并在10小时后进行血糖测定。如果采用的是一日单剂给药方案,而血糖测定结果为>13mol/L,则应给予早晨剩下的三分之一剂量。如果采用每日两次两剂治疗方案,且血糖>13mol/L,则应给予常规晚间剂量加上早晨剩余的三分之一剂量。如果血糖<13mol/L,

则仅给予常规晚间剂量。在抵达目的地的第二天，按常规胰岛素剂量给药。

另一种调整胰岛素的方法要求每飞越一个时区，胰岛素剂量增加 2%～4%。例如，一个旅行者向西飞行经过 7 个时区，使一天时间延长，因此需要增加 20% 的长效胰岛素剂量[35]。

胰岛素的携带：理想情况下，胰岛素应存放在冰箱里；但它在室温下也可稳定保存 1 个月。应避免极热的温度。需要使用胰岛素的旅行者必须记住，炎热气候下胰岛素的吸收增加。旅行者还应该注意，高海拔可能会改变血糖仪和胰岛素泵的性能[36]。

旅行中的并发症：对于旅行期间可能出现的任何糖尿病并发症（如足部溃疡或尿路感染）应有预先制定的管理计划。应包括准备合适的自服药物及何时使用的说明，以及何时应寻求医疗照护。

足部受伤，导致糖尿病溃疡和可能的继发感染，是糖尿病旅客真正值得担心的问题。旅行前的全面指导应包括需要经常更换袜子，避免穿新鞋，每晚进行认真足部检查，以及对足部护理和溃疡处理的详细说明。应根据处方准备用于治疗感染的适当的抗生素，对于何时寻求医疗照护要有严格的要求。

尿路感染在糖尿病妇女中很常见，由于上尿路受累的风险增加，应避免使用短期抗生素治疗方案。

接种疫苗：除旅行相关疫苗外，应接种最新的肺炎球菌疫苗和流感疫苗。由于发展中国家医疗卫生水平不高的风险，出行前应谨慎接种乙型肝炎疫苗。

前往高海拔地区：海拔超过 2500m，寒冷、偏远、缺氧引起的厌食，药物的副作用和高山病的发病率增高，都能使糖尿病难以控制[37]。

不同国家的安全措施：在美国，联邦航空管理局（FAA）实施了加强安全措施，其中一些措施可能会影响航空公司的糖尿病乘客。简单来说：

- 一旦确认乘客有医疗需求记录，且所携带的胰岛素上贴有专业的药品预印标签，并装在原装盒子内，乘客就可以携带注射器或胰岛素给药系统登机。
- 对于必须测试血糖水平的乘客，只要其携带的采血针头是加盖的，而且所配套的血糖仪上有凸印的制造商商标（即 One Touch 血糖仪上标注有"One Touch"，Accu-Chek 血糖仪上标有"Accu-Chek"），就可以携带采血针头登机。
- 胰高血糖素必须装在印有标签的塑料容器或盒子里。
- 因为担心有伪造的可能，说明医疗需求的处方和信件将不被接受。

胃肠疾病

由于手术或药物（H2 阻滞剂和质子泵抑制剂）导致胃酸减少的旅行者，已失去了防止食源性和水源性疾病的重要屏障。他们对疾病更易感，因为对他们而言少量病原体就有可能导致发病。为此，应考虑接种全细胞 B 亚单位霍乱疫苗（Dukoral）来预防产肠毒素性大肠杆菌感染，或施行针对旅行者腹泻的预防性抗生素治疗（例如根据目的地不同可选用环丙沙星，阿奇霉素或利福昔明）。这样做也应该谨慎，因为这可能会导致旅行者产生错误的安全感，引发更多的冒险行为。对于大多数人来说，最好是提供可自行服用的抗生素，在症状一出现时就开始服用。伤寒疫苗也应该考虑。在某些情况下，霍乱疫苗可能会提供对产肠毒素大肠杆菌的交叉保护，也可以推荐。有近期溃疡或胃肠道出血的旅行者可能因海拔升高肠内气体膨胀而产生问题。

患有基础性炎症性肠病（IBD）的旅行者，如果感染了食源性或水源性疾病，将会面临问题。肠道感染可使其基础疾病加重，或对相关症状的病因产生混淆，导致处置不当。对于潜在的 IBD 患者，值得考虑使用抗生素预防旅行者腹泻[38]。有活动性 IBD 及有并发症（如肛周脓肿、严重贫血、发热和肠外表现）的患者不宜旅行。应该进行常规疫苗接种。正在接受免疫抑制剂或免疫调节剂治疗的患者，接种活疫苗是禁忌的，相关免疫治疗药物包括皮质激素、环磷酰胺、MTX、来氟米特、AZA、环孢素、抗 TNF-α 药物及其他生物制剂[39-41]（参见第 27 章）。免疫抑制性 IBD 患者需要考虑机会性感染的预防[42]，IBD 患者可从一些国家级组织提供的信息中获益，如英国国家结肠炎和克罗恩病协会（www.nacc.org.uk）或澳大利亚克罗恩病和结肠炎协会（www.acca.net.au）。这些组织为 IBD 患者提供许多信息资源，包括国际 IBD 协会的名单。

患有肠易激综合征的个体，在感染旅行者腹泻时经常引起其基础的肠道症状恶化。他们需要特别警惕旅行者腹泻的预防，要制定具体的管理计划，其中包括抗生素自我治疗，甚至预防性抗生素使用。

结肠造口的旅客在航空旅行方面几乎没有问题，但应使用大的结肠造口袋，以防止气体膨胀导致排出量增加。任何 10～14 天内的腹部手术（包括腹腔镜）和 24 小时内结肠镜检查均为航空旅行禁忌。

肝脏疾病

对于航空旅行者，当有黄疸时建议携带无传染性的书面证明。患有肝硬化或长期酗酒的人应避免食用生海鲜,因有引起凶险型创伤弧菌脓毒症和重叠感染肝炎的危险。因此,这类旅行者在旅行前应接种甲型肝炎疫苗和乙型肝炎疫苗。另外,这一组风险人群如果发生脱水,可能导致严重后果,例如基础肝脏疾病的失代偿。因此,应考虑 Dukoral 疫苗预防 ETEC,并对旅行者腹泻给予经验性抗生素治疗,同时对旅行者腹泻的防范和管理要有严格的指导[43]。

重度肝病患者(Child 分类 C 期),所有的抗疟药都属禁忌。中度肝损害者可以使用阿托伐醌加氯胍或甲氟喹。轻度肝损害者可以使用氯喹或氯喹加氯胍或阿托伐醌加氯胍或甲氟喹。多西环素须慎用。

神经系统疾病

中风或脑血管意外发生后,如果病情稳定或正在恢复,可在 3 天后航空旅行,尽管在发生中风或脑血管意外后 10 天内外出旅行需要有正式医学证明。对于脑动脉功能不全的患者,缺氧可能会导致严重问题,补充氧气可能是有用的。癫痫患者在长时间的航空旅行中更容易发作;除了疲劳加重,焦虑和不规律用药之外,轻度缺氧和过度通气也是已知的诱发因素。有些航空公司会要求打算乘坐飞机的旅客增加常规用药,可能并无正当理由,因为在飞机上发作癫痫极为少见[44,45]。

一些神经系统疾病如多发性硬化症和脱髓鞘病变,吉兰-巴雷综合征和重症肌无力等可能会因感染或接种疫苗而恶化,一些治疗这些疾病的药物可能会与疫苗发生相互作用[46]:

- 格林-巴利综合征(GBS):先前因免疫接种而发生 GBS 的患者,或因免疫接种而加重了 GBS 症状的患者,均应避免再接种疫苗。
- 多发性硬化症(MS):MS 患者应该避免接种黄热病疫苗,因为有使 MS 病情恶化的风险。应避免接种流感活疫苗,但灭活疫苗是安全的。接种黄热病疫苗和其他疫苗前进行险益分析是重要的[47,48]。
- 重症肌无力:禁止使用黄热病疫苗。

神经系统疾病患者的疟疾预防

- 重症肌无力:禁忌使用氯喹和甲氟喹。肌无力患者在旅行前应进行化学预防药物的试验性服用及医学观察[49]。
- 痉挛性障碍:甲氟喹有加重癫痫发作倾向,所以禁止使用;氯喹也与癫痫发作有关。已经注意到苯妥英钠,卡马西平和巴比妥酸盐可能会缩短多西环素

的平均半衰期,因此需要增加剂量至成人 100mg,每天三次。马拉隆(一种复合抗疟药)似乎对患有痉挛性障碍的患者是安全的。

- 严重的神经精神疾病:禁忌使用甲氟喹。氯喹应谨慎使用,因为它也与精神错乱有关(发生率约为 1: 13 000 使用者)。

过敏

有食物过敏的旅客希望在预定航空公司时就预定特殊饮食。但是,这些旅行者应该记住,这些措施并不是绝对可靠的,在外出就餐时也应该同样遵守严格的预防措施。如果有威胁生命的食物过敏的人,在旅行经过的所有国家都应该学习如何说出来,或用当地的语言写出来,你究竟对什么食物过敏。另外,他们还应该携带要避免的食物原料或食品的图片[50]。

对过敏症状的处理可能与在家中不同。携带紧急抗过敏试剂盒(例如 EpiPen 或 Anakit)可能是值得的。旅行者携带的医疗包中应包括抗组胺药,和一个短疗程的用于治疗严重过敏反应的皮质类固醇激素。

结论

有基础健康问题的旅行者,应该在旅行前做好适当计划,作些行为矫正,能够将与旅行有关的健康风险减少到最低。但是,对于旅行中健康的保持和旅行中的一些限制,要有一种切合实际的预期。有特殊风险的人可以选择使用现在的多种资源来使旅行成为愉快而有益的经历。

(朱传龙 译,李军　黄祖瑜 校)

参考文献

1. Virk A. Medical advice for international travelers. Mayo Clin Proc 2001;76(8):831–40.
2. Suh KN, Mileno MD. Challenging scenarios in a travel clinic: advising the complex traveler. Infect Dis Clin North Am 2005;19(1):15–47.
3. Davies J. Health risks of air travel. J R Soc Promot Health 1999;119(2):75.
4. Giangrande PL. Thrombosis and air travel. J Travel Med 2000;7(3):149–54.
5. Bartholomew JR, Schaffer JL, McCormick GF. Air travel and venous thromboembolism: minimizing the risk. Cleve Clin J Med 2011;78(2):111–20.
6. Schobersberger W, Schobersberger B, Partsch H. Travel-related thromboembolism: mechanisms and avoidance. Expert Rev Cardiovasc Ther 2009;7:1559–67.
7. MacPherson DW, Gushulak BD, Sandhu J. Death and international travel–the Canadian experience: 1996 to 2004. J Travel Med 2007;14(2):77–84.
8. Leggat PA, Wilks J. Overseas visitor deaths in Australia, 2001 to 2003. J Travel Med 2009;16:243–7.
9. Redman CA, MacLennan A, Walker E. Causes of death abroad: analysis of

data on bodies returned for cremation to Scotland. J Travel Med 2011;18:96–101

10. Smith D, Toff W, Joy M, et al. Fitness to fly for passengers with cardiovascular disease. Heart 2010;96(Suppl 2):ii1–16.

11. Dehnert C, Bärtsch P. Can patients with coronary heart disease go to high altitude? High Alt Med Biol 2010 Fall;11(3):183–8.

12. Rimoldi SF, Sartori C, Seiler C, et al. High-altitude exposure in patients with cardiovascular disease: risk assessment and practical recommendations. Prog Cardiovasc Dis 2010;52(6):512–24.

13. Makris M, Conlon CP, Watson HG. Immunization of patients with bleeding disorders. Haemophilia 2003;9(5):541–6.

14. Ringwald J, Strobel J, Eckstein R. Travel and oral anticoagulation. J Travel Med 2009;16(4):276–83.

15. Runel-Belliard C, Lesprit E, Quinet B, et al. Sickle cell children traveling abroad: primary risk is infection. J Travel Med 2009;16(4):253–7.

16. Lien D, Turner M. Recommendations for patients with chronic respiratory disease considering air travel: a statement from the Canadian Thoracic Society. Can Respir J 1998;5(2):95–100.

17. Robson AG, Hartung TK, Innes JA. Laboratory assessment of fitness to fly in patients with lung disease: a practical approach. Eur Respir J 2000;16(2):214–9.

18. Hirche TO, Bradley J, d'Alquen D, et al. European Centres of Reference Network for Cystic Fibrosis (ECORN-CF) Study Group. Travelling with cystic fibrosis: recommendations for patients and care team members. J Cyst Fibros 2010;9(6):385–99.

19. Ahmedzai S, Balfour-Lynn IM, Bewick T, et al. British Thoracic Society Standards of Care Committee. Managing passengers with stable respiratory disease planning air travel: British Thoracic Society recommendations. Thorax. 2011 Sep;66(Suppl 1):i1–30.

20. Edvardsen A, Akerø A, Hardie JA, et al. High prevalence of respiratory symptoms during air travel in patients with COPD. Respir Med 2011;105(1):50–6.

21. Thamm M, Voswinckel R, Tiede H, et al. Air travel can be safe and well tolerated in patients with clinically stable pulmonary hypertension. Pulm Circ 2011;1(2):239–43.

22. Stoller JK, Hoisington E, Auger G. A comparative analysis of arranging in-flight oxygen aboard commercial air carriers. Chest 1999;115(4):991–5.

23. Seccombe LM, Peters MJ. Oxygen supplementation for chronic obstructive pulmonary disease patients during air travel. Curr Opin Pulm Med 2006;12(2):140–4.

24. Kelly PT, Swanney MP, Seccombe LM, et al. Air travel hypoxemia vs. the hypoxia inhalation test in passengers with COPD. Chest 2008;133(4):920–6.

25. Stream JO, Luks AM, Grissom CK. Lung disease at high altitude. Expert Rev Respir Med 2009;3(6):635–50.

26. Luks AM, Swenson ER. Travel to high altitude with pre-existing lung disease. Eur Respir J 2007;29(4):770–92.

27. Brossard L, Brossard C, Jayet PY, et al. Affections pulmonaires et attitude. Rev Med Suisse 2009;5(226):2312–6.

28. Mieske K, Flaherty G, O'Brien T. Journeys to high altitude–risks and recommendations for travelers with preexisting medical conditions. J Travel Med 2010;17(1):48–62.

29. Golan Y, Onn A, Villa Y, et al. Asthma in adventure travelers: a prospective study evaluating the occurrence and risk factors for acute exacerbations. Arch Intern Med 2002;162(21):2421–6.

30. Kausz AT, Gilbertson DT. Overview of vaccination in chronic kidney disease. Adv Chr Kidney Dies 2006;13:209–14

31. Thorogood N, Atwal S, Mills W, et al. The risk of antimalarials in patients with renal failure. Postgrad Med J 2007;83(986):e8.

32. Driessen SO, Cobelens FG, Ligthelm RJ. Travel-related morbidity in travelers with insulin-dependent diabetes mellitus. J Travel Med 1999;6(1):12–5.

33. Burnett JC. Long- and short-haul travel by air: issues for people with diabetes on insulin. J Travel Med 2006;13(5):255–60.

34. Baaten GG, Roukens AH, Geskus RB, et al. Symptoms of infectious diseases in travelers with diabetes mellitus: a prospective study with matched controls. J Travel Med 2010;17(4):256–63.

35. Sane T, Koivisto VA, Nikkanen P, et al. Adjustment of insulin doses of diabetic patients during long distance flights. BMJ 1990;301(6749):421–2.

36. Giordano BP, Thrash W, Hollenbaugh L, et al. Performance of seven blood glucose testing systems at high altitude. Diabetes Educ 1989;15(5):444–8.

37. Thalmann S, Gojanovic B, Jornayvaz FR, et al. Le diabétique en altitude: physiopathologie et consequences pratiques. Rev Med Suisse 2007;3(114):1463–6, 1468.

38. Irving PM, Gibson PR. Infections and IBD. Nat Clin Pract Gastroenterol Hepatol 2008;5(1):18–27.

39. Kotton CN. Vaccines and inflammatory bowel disease. Dig Dis 2010;28(3):525–35.

40. Rahier JF, Moutschen M, Van Gompel A, et al. Vaccinations in patients with immune-mediated inflammatory diseases. Rheumatology (Oxford) 2010;49(10):1815–27.

41. Wasan SK, Baker SE, Skolnik PR, et al. A practical guide to vaccinating the inflammatory bowel disease patient. Am J Gastroenterol 2010;105(6):1231–8.

42. Rahier JF, Moreels T, De Munter P, et al. Prevention of opportunistic infections in patients with inflammatory bowel disease and implications of the ECCO consensus in Belgium. Acta Gastroenterol Belg 2010;73(1): 41–5.

43. Chiodini P, Hill D, Lalloo D, et al. Guidelines for malaria prevention in travellers from the United Kingdom. London: Health Protection Agency; January 2007.

44. Mumford CJ, Warlow CP. Airline policy relating to passengers with epilepsy. Arch Neurol 1995;52(12):1215–8.

45. Schmutzhard E. Flugtauglichkeit bei neurologischen Erkrankungen– Flugreisen und das zentrale Nervensystem. Wien Med Wochenschr 2002;152(17–18):466–8.

46. Giovanetti F. Travel medicine interventions and neurological disease. Travel Med Infect Dis 2007;5(1):7–17.

47. Farez MF, Correale J.Immunizations and risk of multiple sclerosis: systematic review and meta-analysis. J Neurol 2011;258: 1197–206.

48. Farez MF, Correale J. Yellow Fever vaccination and increased relapse rate in travelers with multiple sclerosis. Arch Neurol 2011;68(10):1267–71.

49. Fischer PR, Walker E. Myasthenia and malaria medicines. J Travel Med 2002;9(5):267–8.

50. Kim JS, Sicherer SH. Living with food allergy: allergen avoidance. Pediatr Clin North Am 2011;58(2):459–70.

27

免疫功能低下的旅行者

Yoram A. Puius, Gerard J. B. Sonder, and Maria D. Milono

要点

- 严重免疫功能低下的旅行者不应接种活疫苗，癌症化疗完成后至少 3 个月内也是如此
- 无脾脏的旅行者对有包膜的细菌、巴贝虫类和某些肠道细菌感染的易感性增加，且对多糖疫苗反应低下
- 骨髓移植后前 3 个月患感染性疾病的风险最大，在此期间应避免高风险旅行

引言

在过去的十年里，免疫抑制性疾病患者的数量稳步增加，免疫功能低下旅行者的复杂性和特殊性也应引起特别关注。随着前往发展中国家的旅行人数大幅增加，免疫抑制性疾病患者外出旅行也更加常见。许多以前因导致身体衰弱而不能旅行的疾病（例如风湿性疾病、炎症性肠病）现在用免疫抑制药物治疗后，能够外出旅行了。所有这些旅客都应该获得关于其具体行程有关风险的建议，他们应该被告知如何避免风险，如何获得安全的饮用水，以及生病时如何寻求帮助。对于那些免疫功能受损的人来说，很少有旅行的绝对禁忌证。医务人员应该在旅行前仔细回顾患者的病史和具体需求，并就潜在的风险与他们进行坦诚的讨论。

本书的其他章节已给所有旅客提供了标准的旅行建议，也包括孕妇、残疾人和老年旅行者或感染艾滋病病毒的患者等高危人群。有些个体存在免疫缺陷，如普通变异性免疫缺陷者，容易感染贾第鞭毛虫或弯曲杆菌等引起慢性肠道感染的病原菌[1,2]。其他因白细胞介素（IL）或干扰素（IFN）受体缺陷引起的轻度免疫缺陷也可能导致感染发病率增加，然而没有数据可以

对这些旅行者提供其他的旅行建议[3,4]。同样也没有数据可以改变那些因基础疾病状况而易于感染的旅行者的建议（表 27.1）[5]。在这里，我们主要为那些因使

表 27.1 没有免疫功能低下的情况：按照免疫功能正常者进行准备

有关情况	注意：不存在免疫功能低下，如果：
皮质类固醇治疗	短期（< 2 周） 低剂量（泼尼松 20mg/d） 长期给药，但是采用隔日、短效制剂 替代治疗（生理剂量） 吸入剂 外用 注射（关节内、囊、肌腱） 高剂量治疗结束已超过 1 个月
HIV	>500 CD4 淋巴细胞
白血病/淋巴瘤或癌症缓解期	化疗后>3 个月
骨髓移植	移植时间>2 年 患者没有使用免疫抑制药物 患者没有发生 GVHD
自身免疫性疾病 　狼疮 　炎症性肠疾病 　类风湿关节炎	患者没有服用免疫抑制药物 注意：尚缺乏使用免疫调节剂患者的数据
多发性硬化症	对于 MS 患者，如果患者处于恶化期或者在恶化缓解 6 周内，避免使用活病毒疫苗，黄热病疫苗可能使 MS 恶化加重
慢性疾病 　无脾 　慢性肾衰竭 　肝硬化/酗酒 　糖尿病 　营养缺陷	存在有限的免疫缺陷，但是已有数据还没有提示疫苗效力下降或活疫苗不良事件增加

用免疫抑制药物而造成免疫功能低下者、实体器官和骨髓移植者、癌症化疗和无脾者提供旅行建议。具有

基础疾病(表 27.2)的医护人员也存在额外风险。旅行前咨询时应讨论如何避免艾滋病毒暴露的问题[6]。

表 27.2　有基础疾病的医务人员的免疫接种

疫苗	严重的免疫抑制[a]	无脾	肾衰竭	糖尿病	酗酒及酒精性肝硬化
卡介苗	C	UI	UI	UI	UI
甲肝	UI	UI	UI	UI	R
乙肝	R	R	R	R	R
流行性感冒	R	R	R	R	R
麻疹-腮腺炎-风疹	C	R	R	R	R
脑膜炎球菌	UI	R	UI	UI	UI
脊灰病毒疫苗,已灭活(IVP)	UI	UI	UI	UI	UI
肺炎球菌	R	R	R	R	R
狂犬病	UI	UI	UI	UI	UI
破伤风/白喉	R	R	R	R	R
伤寒 Vi	UI	UI	UI	UI	UI
伤寒 Ty21a	C	UI	UI	UI	UI
水痘	C	R	R	R	R
牛痘病	C	UI	UI	UI	UI

R,推荐;C,禁忌;UI,有指征时使用

[a]由先天性免疫缺陷、白血病、淋巴瘤、全身性恶性肿瘤或用烷基化剂、抗代谢物、电离辐射或使用大剂量糖皮质激素引起的严重免疫抑制

表 27.3 给出了免疫功能低下旅客的疫苗接种建议。家庭成员中与严重免疫功能低下者有接触且将陪同他们旅行的人应预先接种活疫苗(例如 MMR)以保护严重免疫功能低下的旅行者。但不应接种口服脊髓

灰质炎活疫苗或经鼻免疫的活流感疫苗,因存在这些病毒传播的风险。疟疾预防措施,包括化学预防的选择、虫媒传播疾病,以及食源性和水源性传播疾病的预防措施,与免疫功能正常的旅行者无差异。

表 27.3　免疫抑制和免疫接种

免疫抑制类型	注意事项	建议
实体器官移植的旅行者	避免在移植后 1 年以内旅行	肺炎球菌,脑膜炎球菌和流感嗜血杆菌 B 型疫苗。移植前接种乙型肝炎和流感疫苗。有指征时接种 Tdap、Td、流感疫苗、IPV
异基因干细胞移植后的旅行者	理想的情况是,在移植后≥24 个月再安排旅行	肺炎球菌,脑膜炎球菌和流感嗜血杆菌 B 型疫苗。移植前按指示接种乙型肝炎和流感疫苗。有指征时接种 Tdap、Td、流感疫苗、IPV
血液系统恶性肿瘤或处于自体干细胞移植后阶段的旅行者	最后一次治疗后 3 个月内禁止接种活病毒疫苗	理想的安排是在抑制性治疗前 2 周接种肺炎球菌和流感嗜血杆菌 B 型疫苗。根据指征接种 Tdap、Td、infuenza、IPV 疫苗。如无严重免疫抑制可接种 MMR 和水痘疫苗
先天性免疫紊乱	不可注射活疫苗	静脉注射免疫球蛋白可用于这些疾病的治疗,但是效果只能持续 2~3 周
药物诱导的免疫抑制	服用类固醇激素用法用量为 >20mg/d,>2 周,不可注射活疫苗	最后一次使用类固醇制剂 1 个月后,方可接种疫苗

表 27.3　免疫抑制和免疫接种(续)

免疫抑制类型	注意事项	建议
其他免疫抑制药物/治疗[a]	不可接种活疫苗；免疫抑制可能持续到最后一次用药后 3 个月以上；可使用双倍剂量的乙肝疫苗	最后一次给药后 1 个月以上方可接种疫苗。如果在接受免疫抑制剂治疗期间或在治疗前 2 周接种疫苗,应在治疗结束后>3 个月再次接种。按正常免疫程序
自身免疫性疾病： 　多发性硬化症 　慢性疾病和药物相关免疫缺陷 　脾功能减退症	有明显免疫抑制存在,或 MS 加剧期间不能使用活疫苗	肺炎球菌,流感,流感嗜血杆菌 B 型疫苗,乙肝疫苗。肺炎球菌,脑膜炎球菌,B 型流感嗜血杆菌和流感疫苗。预防性青霉素 V,黄热病疫苗可能会使 MS 加剧增多

此表改编自 Suh 和 Mileno[7]

[a] 免疫抑制剂和治疗措施：烷化剂；环磷酰胺；TNF 阻断药物(英夫利昔单抗,依那西普,阿达木单抗,塞妥珠单抗,戈利木单抗等)；血浆交换；甲氨蝶呤(包括低剂量),6-MP +硫唑嘌呤；环孢菌素和他克莫司；全淋巴照射；抗淋巴细胞球蛋白

皮质类固醇和 α-肿瘤坏死因子抑制剂的使用

服用高剂量皮质类固醇或其他药物如抗代谢物(例如甲氨蝶呤)和烷化剂(例如环磷酰胺)治疗结缔组织疾病和其他免疫介导疾病的患者会增加旅行相关问题的风险。系统性红斑狼疮和其他自身免疫性疾病患者接受强的松治疗的剂量>20mg/d(约 0.3mg/kg 体重)时,患严重感染的风险增加,接受剂量>40mg/d 时风险增加达 8 倍[7]。接受糖皮质激素治疗的患者与未使用这类药物的人相比较,发生非典型或机会性微生物感染的风险要增加超过 40 倍。这些个体的细胞介导免疫受损导致免疫接种的反应减弱[8]。应避免使用活疫苗,如果旅行者出现发热,应使用备用抗生素给予适当疗程的治疗(见表 27.3)。这些患者可以接种流感疫苗,因为皮质类固醇治疗似乎不能阻断抗体反应。短程或低剂量使用皮质类固醇,不是接种活病毒疫苗的禁忌证(见表 27.1)。

重要的是,这些旅行者要意识到外出旅行,尤其是到发展中国家旅行时结核病感染风险会增加。虽然不能证实糖皮质激素使用者结核病复发的风险一定会增加,但是传统观点认为,任何结核菌素皮试阳性、胸片提示结核病或有结核患者密切接触史的患者在应用糖皮质激素治疗前都应给予抗结核预防用药。

在过去的几年中,使用肿瘤坏死因子-α(TNF-α)抑制剂,如英夫利昔单抗、依那西普、阿达木单抗、塞妥珠单抗和戈利木单抗治疗炎性风湿性疾病和克罗恩病的患者急剧增加。TNF-α 抑制使旅行者容易感染某些在免疫功能正常的人群中不常见的疾病,包括潜伏性结核的再激活和侵袭性真菌感染[9]。

接受这些药物治疗的旅客应进行严格的皮肤试验筛查,详细询问计划中的和近期的旅行,以及结核暴露的可能性。与其他疑有结核病的患者一样,应通过对咳嗽和体重减轻等症状和胸部 X 光检查来确定新的或重新激活的结核病。在此部分人群中,5mm 皮肤硬结应该认为是 PPD 皮试阳性(与 HIV 感染的个体相同),而不是标准的 10mm。也可以用高度特异性的血清 IFN-γ 释放试验代替 PPD 检测[10]。

随着这些药剂适用范围的扩大,可能会发现其他的感染风险。值得注意的是,对免疫抑制剂治疗(包括甲氨蝶呤、类固醇和 TNF-α 抑制剂)患者的病例对照研究显示,尽管旅行相关的腹泻病没有明显增加,但旅行相关的皮肤感染明显增多值得进一步研究[11]。使用 TNF-α 抑制剂患者接种活疫苗的风险知之甚少,因此应避免接种这类疫苗。

无脾的旅行者

脾脏曾被认为是非必需器官,现在人们已经认识到脾脏发挥了中枢免疫系统的作用。它能有效地促进吞噬作用,清除血液内的细菌、红细胞内寄生虫和免疫复合物。它也是启动体液和细胞免疫的场所。无脾(无脾脏,大部分是脾切除术后)和脾功能减退(脾功能受损)者发生凶险型脾切除术后感染(OPSI)的风险很高。脾切除术后,除了无脾本身之外,导致脾切除的基础病在后续的败血症风险中也起了作用。因血液病而接受脾切除的患者比那些因创伤而脾切除的患者发生感染的风险要大得多。此外,患有基础性网状内皮系统疾病和接受化疗或放射治疗的患者因无脾而死亡的发生率增高。所有患有镰

状细胞贫血病和异基因造血干细胞移植的患者均可发生功能性无脾症,也不同严重程度地见于其他一些疾病如乳糜泻、HIV/AIDS、系统性淀粉样变性、炎性肠病和红斑狼疮等。

大多数的 OPSI 风险预测都是在脾切除患者的研究中发现的。据估计脾切除可导致终生性达 5% 的凶险型脓毒症的风险,最高风险发生在脾切除术后的 2 年内。对做过脾切除术的儿童来说,他们的终生性风险达到了 8.1%。OPSI 的病死率为 50%~70%,大多数发生在发病后 24 小时内[12]。

OPSI 主要由有包膜的细菌引起,其次是原虫。大多数的 OPSI 风险均与肺炎球菌感染易感性增加有关。其他重要风险包括由其他有包膜细菌引起的感染,如流感嗜血杆菌和脑膜炎奈瑟球菌。无脾者也易感巴贝虫引起的凶险型感染,这是一种蜱传播的红细胞寄生虫感染,主要发生在温带和热带国家;以及经狗和其他动物叮咬传播的犬咬二氧化碳嗜纤维菌造成的凶险型感染。尽管没有数据证明在无脾的个体重症疟疾的风险增加,但从理论上讲,在无脾的患者中,疟疾的病程要比有脾功能的患者严重得多。

肺炎球菌疫苗是一种 23 价多糖疫苗(ppv-23),最常用于脾切除和脾功能减退患者。多糖疫苗呈 B 细胞依赖性,不诱导 T 细胞反应,因此无免疫记忆。多糖疫苗在儿童中的免疫原性较低,只具有短暂保护性。新型的结合疫苗是通过将多糖与蛋白质载体分子结合起来形成的,从而使 T 细胞和 B 细胞协同作用。这种结合疫苗使免疫原性增强,且具有激发加强反应的能力。

第一种结合肺炎球菌疫苗是一种 7 价疫苗(pcv-7),后来也有 9、10、11 和 13 价结合疫苗供应。对无脾患者,结合疫苗的免疫原性要优于多糖疫苗。经常的用法是,先给无脾患者接种一种结合疫苗以获得长期保护,接着再给予多糖疫苗,以获得对更多肺炎球菌亚型的保护。

对于流感嗜血杆菌 B 型,有结合疫苗可以使用,成人单次接种即可[13]。对于脑膜炎奈瑟球菌,可使用的疫苗有含有针对 A、C、W135 和 Y 型多糖的四价多糖疫苗,针对 ACW135 和 Y 型的四价结合疫苗,和一种针对 C 型的单价结合疫苗[14]。由于 OPSI 的风险不一定与旅行有关,因此在许多国家,都建议无脾和脾功能减退者,无论是否旅行,都接种针对有包膜细菌的疫苗。在旅行期间,无脾患者发生 OPSI 的额外风险还没有被量化,并且未必比在国内高。然而,在国外医疗水平可能较低或所到国家的医疗可及性较差。另外,当地肺炎球菌亚型对抗生素的耐药性可能更强。因此,旅行前应进行咨询,并对无脾患者推荐接种最新的特异性疫苗。现在还没有证据证明活疫苗对无脾者有任何风险。

除化学预防外,疟疾预防还必须包括对个人防护措施的慎重讨论。临床医生必须向无脾的旅行者强调,一旦发热,需要进行紧急评估。其他媒介传播的疾病可能会造成风险并需要预防,所以应强调做好蜱虫叮咬的预防。

无脾者发热应尽快求医。医生常常给无脾旅行者开具阿莫西林/克拉维酸,供其在国外生病时使用,或在猫、狗咬伤后立即开始治疗,以防止犬咬二氧化碳嗜纤维菌感染。对那些在旅行时可能无法立即就医的无脾患者,可使用针对耐药肺炎链球菌、流感嗜血杆菌和卡他莫拉菌感染的广谱氟喹诺酮类药物。左氧氟沙星已经证实具有抗革兰阳性和革兰阴性需氧菌活性,可用于复杂皮肤感染,对肺炎有很好疗效。较高给药剂量(750mg,而不是常规的 500mg 剂量)确保在皮肤和软组织中的高药物浓度。另外,阿奇霉素是一种耐受性好的广谱大环内酯类药物,可用于疑似上呼吸道感染的紧急治疗。

移植患者

移植患者的旅行前咨询

移植患者是一个独特的旅行者群体,有许多理由需要让他们接受额外的咨询。他们所面临增加的风险包括:少见或机会性感染、常见旅行相关感染的严重表现,以及复杂的药物治疗方案可能对其免疫系统产生持久影响。然而,移植受者通常不去寻求或接受充分的旅行前建议[15,16]。

避免在国外发生严重感染的最重要的预防措施可能是推迟旅行,避开移植后高风险期。移植受体通常在移植后的一个月内感染的风险最高,并且通常在移植后 3~6 个月预防性使用抗感染药物,但侵袭性肺炎球菌病、社区获得的呼吸道病原体、巨细胞病毒(CMV)激活和侵袭性真菌感染的风险仍有增高[17]。

同种异体造血干细胞移植(allo-HSCT)接受者被认为是功能性的无脾状态(见上一节关于"无脾的旅

行者")。移植后>100天发生的感染可能包括侵袭性肺炎球菌病、诺卡菌、侵袭性曲霉病、HSV、CMV和包括腺病毒在内的呼吸道病毒感染[18]。如果患者需要使用高剂量免疫抑制药物针对移植物抗宿主反应(GVHD),其风险可能还会大大增加。然而,当allo-HSCT接受者在不进行免疫抑制治疗情况下无GVHD发生,则该患者移植治疗24个月后应被视为免疫功能正常者。

推迟旅行的另一个原因可能是抑制或减少T或B细胞的生物制剂的应用,可以是移植前免疫抑制疗法的一部分、治疗急性排斥反应方案的一部分,或是恶性血液病治疗的一部分。这些药物(如抗胸腺细胞球蛋白、莫罗抗-CD3单抗、阿仑单抗、巴利昔单抗、达利珠单抗或利妥昔单抗)对免疫功能的长期影响可超过一年。

这类患者尤其要彻底理解有关食物和水安全的问题,虽然许多建议对大多数患者都是相同的。已出版的关于实体器官移植(SOT)[19]和异基因造血干细胞移植[20]后受体安全生活指南中建议有关患者要避免以下事项:

- 生的或未煮熟的肉,包括牛肉、家禽、猪肉、羊肉、鹿肉或其他肉类,以避免革兰阴性肠道菌(例如大肠杆菌O157:H7、弯曲杆菌)引起的感染。
- 含有非巴氏杀菌或生奶的奶制品,包括软奶酪,以避免革兰阴性菌胃肠炎的风险。
- 含有霉菌的奶酪(蓝色斯蒂尔顿、羊乳干酪、戈贡佐拉),以避免理论存在的真菌感染风险。
- 未经巴氏杀菌的水果或蔬菜汁。
- 未煮熟的烟熏鱼(如三文鱼、鳟鱼),以避免寄生虫感染的风险。
- 生的或未煮熟的鸡蛋,以及可能含有这些鸡蛋成分的食物(例如荷兰辣酱油、凯撒和其他沙拉调料、自制蛋黄酱和自制蛋酒),因存在肠炎沙门氏菌感染风险。
- 带有生的或未煮熟的肉或牛羊杂碎的拼盘,有寄生虫感染感染风险,如弓形虫病、旋毛虫病、绦虫感染和神经囊尾蚴病。
- 来自熟食店或市场的未包装冷盘,可能会含有李斯特菌。
- 生的或未煮熟的海鲜,如牡蛎或蛤蜊(易导致病毒性肠胃炎、弧菌属、隐孢子虫、甲型肝炎)。

在移植患者或其看护人员不能直接控制食物准备过程的情况下(例如在餐馆中),他们应该只食用全熟的肉类。

移植患者旅行中所处的环境也应进行感染风险的检查评估。特别值得关注的是尽量减少暴露于环境中的真菌如霉菌或来自土壤或洞穴的地方性真菌病。对那些可能会暴露于霉菌或地方性真菌病的高风险患者[21],可以考虑广谱抗真菌药(如伏立康唑、泊沙康唑)的预防性治疗[22]。然而,理想的方法是劝告患者直接避免高风险暴露比如洞穴探险。

动物咬伤、抓伤或昆虫叮咬引起的感染可能比免疫功能正常者更严重。应该再次强调安全性行为,因为一些可能经性传播的感染(例如HSV、HIV、CMV、病毒性肝炎、HPV)在这个人群中可能更严重或更复杂。如果患者在接受打孔或文身时使用的是未经彻底消毒灭菌的器材,也有会发生上述感染的风险;这些操作也有感染非结核分枝杆菌的额外风险。

此外,移植受者皮肤癌的风险增加,且这种风险可能因过度暴露于阳光而增加。在移植受者中使用并不少的伏立康唑是移植受者中光敏性和皮肤癌的危险因素,特别是那些生活在高日照地区的人[23]。需要提供使用帽子和预防紫外线A和紫外线B的防晒剂的具体建议。

在可以使用电子邮件、音频/视频聊天、手机和传真机的全球通信时代,患者应该毫不犹豫地使用这些通讯方式来联系为他们进行移植的临床医生,提出他们遇到的一系列问题。

旅行中移植患者用药相关问题

SOT和allo-HSCT患者免疫抑制剂的使用是导致感染风险增加的主要原因,主要是抑制了细胞免疫,有时也抑制体液免疫。然而,移植患者需要确保旅途中要恰当地使用免疫抑制药物,防止移植物排斥、药物毒性或过度免疫抑制。这些药物可能包括环孢素、他克莫司、西罗莫司、吗替麦考酚酯、硫唑嘌呤和类固醇。此外,应建议患者遵从所有医嘱,预防性服用抗病毒、抗菌或抗真菌药物。

患者应携带足量的免疫抑制剂和预防性药物,并有适当的储存条件(如到天气较热的地方旅行,需要时应使用冷藏箱)。他们应该携带书面病史资料和药物清单,并可能提前寻找到距离最近的移植中心、专科医生、药房及透析中心等[24]。

钙调磷酸酶抑制剂(环孢素、他克莫司和西罗莫司)可能会与旅游相关用药发生显著相互作用,其中可能包括高原反应药物(乙酰唑胺)[25]、抗疟药物(青蒿素、氯喹、甲氟喹、伯氨喹、磺胺多辛/乙胺嘧啶)、大环内酯类抗菌药物(阿奇霉素、克拉霉素)和抗真菌剂(福康唑)。鉴于钙蛋白抑制剂和许多抗疟药物之间的相互作用,有人建议患者出发前进行疟疾化学预防,并在出发前调整好钙调磷酸酶抑制剂的血清水平。

旅行者应该意识到,在其他国家中,可能会在不知情的情况下某些药物经医生开出处方,经药剂师发出药物,甚至可作为非处方药方便购买,而这些药物与旅行者正在服用的药物可能发生相互作用。因此,在国外服用任何新的药物,最好都要咨询医生或药剂师,请他们考虑药物可能的相互作用。旅行者只要有可能应

该考虑联系自己国内的移植医生,讨论新的药物是否可以使用。

移植患者的旅行前疫苗接种

根据指南提出的 SOT 移植患者[25]和 HSCT 移植患者[26]免疫接种推荐意见见表 27.4 和表 27.5。一般来说,应避免接种活病毒疫苗,因为存在与疫苗毒株相关的疾病可能出现的风险。灭活疫苗在预防与旅行有关的感染方面是安全且重要的。一般来说,移植患者的抗原抗体反应弱于正常人,持续时间也短些,而 HSCT 移植患者在移植 6 个月内接受免疫接种的人常常不会获得保护性免疫。

表 27.4　实体器官移植前后疫苗接种的推荐意见

疫苗	推荐移植前使用	推荐移植后使用	移植后需重新免疫a	疫苗接种后需做免疫力评估
减毒活疫苗				
卡介苗	否	否	否	否
流感疫苗(鼻内给药)	是	否	否	否
麻疹疫苗	是	否	否	是
腮腺炎疫苗	是	否	否	否
口服脊髓灰质炎疫苗	是	否	否	否
轮状病毒疫苗	是	否	否	否
风疹疫苗	是	否	否	是b
伤寒沙门菌疫苗(Vivotif)	是	否	否	否
天花(variola)疫苗	否	否	否	否
水痘(Varivax)疫苗	是	否	否	是
水痘(Zostavax)疫苗	是	否	否	否
霍乱弧菌(CVD 103-HgR,Orochol-E)疫苗	是	否e	否	否
黄热病疫苗	是	否	否	否
灭活疫苗				
炭疽疫苗	否e	否e	否	否
白喉疫苗	是	是	是	否
甲肝疫苗	是	是	是c	是
乙肝疫苗	是	是	是c	是
人乳头状瘤病毒疫苗	是	是	否	否
灭活脊髓灰质炎疫苗	是	是	是	否
流感疫苗(肌注)	是	是	是	否

表 27.4　实体器官移植前后疫苗接种的推荐意见(续)

疫苗	推荐移植前使用	推荐移植后使用	移植后需重新免疫[a]	疫苗接种后需做免疫力评估
日本脑炎疫苗	是	是	是	否
脑膜炎奈瑟菌疫苗	是	是[d]	是	否
百日咳(百日咳混合疫苗)	是	是	是	否
狂犬病疫苗	是	是[e]	是	否
伤寒沙门菌(Typhim Vi,肌注)疫苗	是	是	是	否
肺炎双球菌疫苗	是	是	是	是
破伤风疫苗	是	是	是	否
霍乱弧菌(Dukoral)疫苗	是	是[e]	是	否

[a] 一旦免疫抑制减弱(通常在移植后 6 个月至 1 年),应重新开始免疫。一旦恢复免疫接种,应按照推荐程序进行
[b] 推荐用于育龄妇女的免疫力记录
[c] 是否重新免疫的决定应建立在对疫苗的血清学应答评估的基础上
[d] 推荐用于大学生年龄和其他有风险的人
[e] 推荐用于有业余或职业风险的人

表 27.5　造血干细胞移植(HSCT)受者的疫苗接种建议,包括同种异体移植受者和自体移植受者

疫苗或类毒素	移植后接种时间		
	12 个月	14 个月	24 个月
灭活的疫苗			
白喉,破伤风,非细胞性百日咳疫苗:<7 岁的儿童	白喉类毒素-破伤风类毒素-非细胞性百日咳疫苗(DtaP)或白喉类毒素(DT)	DtaP 或 DT	DtaP 或 DT
白喉,破伤风,非细胞性百日咳疫苗:≥7 岁儿童	破伤风/白喉/非细胞性百日咳(Tdap)	Tdap	Tdap
b 型流感嗜血杆菌疫苗(Hib)结合型	Hib 结合型	Hib 结合型	Hib 结合型
乙肝疫苗(Hep B)	Hep B	Hep B	Hep B
肺炎球菌疫苗[27]	7 价肺炎球菌结合疫苗(或 10 价、13 价)	7 价肺炎球菌结合疫苗(14 或 18 个月接种)	23 价肺炎球菌结合疫苗
甲型肝炎疫苗	非常规要求;旅行者可以安全接种		
流感疫苗(仅肌注)	终身使用,季节性接种,HSCT 之前开始,移植后≥6 个月再次接种		
脑膜炎双球菌疫苗	非常规要求;旅行者可以安全接种		
灭活脊灰疫苗(IPV)	IPV	IPV	IPV
狂犬病疫苗	非常规要求;旅行者可以安全接种		
伤寒(肌内,伤寒 Vi 型)	灭活疫苗可安全接种		
日本脑炎	没有免疫原性的数据		
减毒活疫苗			
麻疹-腮腺炎-风疹(MMR)	—	—	MMR
水痘疫苗	禁用于 HSCT 受者		
伤寒疫苗(口服,Vivotif)	避免使用,有安全替代制剂		

表 27.5 造血干细胞移植（HSCT）受者的疫苗接种建议，包括同种异体移植受者和自体移植受者（续）

疫苗或类毒素	移植后接种时间		
	12 个月	14 个月	24 个月
流感疫苗（鼻内）	避免使用，有安全替代制剂		
口服脊髓灰质炎疫苗	避免使用，有安全替代制剂		
黄热病疫苗	有争议的，数据很少，避免使用		

对于这些指南，如果 HSCT 受者没有接受免疫抑制治疗，并且没有移植物抗宿主病（GVHD），则在 HSCT 后≥24 个月时，HSCT 受者被认定具有正常免疫功能。

DT，白喉类毒素；DtaP，白喉类毒素-破伤风类毒素-非细胞百日咳；Hib，流感嗜血杆菌 b 型；HSCT，造血干细胞移植；IPV，灭活小儿麻痹症疫苗；MMR，麻疹-腮腺炎-风疹；PCV7,7 价结合肺炎球菌疫苗；；PPV-23,23 价肺炎球菌多糖；Td，破伤风-白喉类毒素，Tdap，破伤风-白喉-无细胞百日咳

甲型肝炎疫苗在肝脏和肾脏移植患者中既安全又具有免疫原性，所有移植的患者都应接种。在移植前就应开始持续终生的一年一次的流感疫苗接种，≥6 个月时要再次接种。

接受 HSCT 后接种疫苗的时间也有特别推荐（见表 27.5）。关于肺炎球菌疫苗在这种情况下接种的确切时间没有统一意见，所以表中列出了一种建议方案[27]。MMR 疫苗（麻疹、腮腺炎和风疹联合疫苗）接种者的接触者，不会感染该病毒，水痘疫苗病毒传播也很少见。因此，移植患者的家属，其他密切接触者和医务工作者应该接种 MMR 和水痘疫苗（如果之前未免疫）以及每年接种流感疫苗。

据报道在异基因造血干细胞移植接受者中，黄热病疫苗可成功接种，但被接种者已是移植后至少 2 年，且没有严重的免疫抑制（Bernard Rio 医生，个人通讯）。

框 27.1

严重免疫功能低下旅行者接种疫苗时要考虑的一般原则[5]

- 活病毒是禁忌
- 免疫功能低下的旅行者，可能需要额外剂量的疫苗
- 由于抗体反应减弱，可使疫苗保护作用降低
- 如果在免疫抑制治疗期间（包括治疗前 2 周）必须接种疫苗，则必须在停止治疗后 3 个月内重新接种所有指定疫苗，以保证接种剂量有效
- 严重免疫功能低下旅行者的家庭成员应接种活病毒疫苗，但不包括经鼻流感疫苗或口服脊灰活疫苗
- 流感是前往热带和亚热带国家旅行者中第二最常见的疫苗可预防感染，因此，旅行前接种灭活流感疫苗极其重要[32]

癌症化疗

血液系统的恶性肿瘤患者除了治疗所用的化疗药物引起的免疫抑制以外，还会有加重的免疫抑制，而实体器官肿瘤导致的免疫缺陷却比较轻微。从 1980 年到 1997 年，与恶性肿瘤相关的曲霉菌感染导致的病死

率持续上升，而地方性真菌病导致的病死率（即组织胞浆菌病和球孢子菌病）则保持不变。隐球菌病在癌症患者中很少见，但它需要与肺或脑转移鉴别。然而，对于可疑患者，血清学和脑脊液培养有较好的诊断意义，且通常治疗可以获得很好的效果。对移植患者来说，只有高风险暴露时可能需要短期唑类药物来预防地方性真菌病。

癌症化疗后接受免疫接种的患者其应答不如正常宿主那样好，原发性血液恶性肿瘤患者的效果最差[28]。慢性淋巴细胞白血病或骨髓瘤患者在功能上是抗体缺失的，对大多数疫苗免疫不会产生保护性反应（见表 27.5）。如果这些患者在国外出现发热，最好使用经验性抗生素治疗。在化疗完成后至少 3 个月内应避免使用活病毒疫苗。对其他旅行疫苗的抗体反应可能也是差的。

暴露后狂犬病预防

免疫功能低下患者狂犬病暴露后的预防方法还不明确。免疫接种咨询委员会（ACIP）指南建议推迟免疫受损患者的暴露前疫苗接种，在暴露后狂犬病预防期间避免使用免疫抑制剂。作者建议，免疫功能低下的个体狂犬病暴露后的治疗应包括剂量加倍，每日监测抗狂犬病抗体滴度至少 1 年，并尽可能推迟化疗，直至保护性抗体滴度达到保护性水平[29]。

其他注意事项

流感

大多数免疫抑制人群发生流感相关并发症的风险较高，并有疫苗体液免疫应答受损的总体趋势。但是，这些患者可以安全地接种灭活的季节性疫苗[30]。如果患者前往流感高发的地区，且发生类似流感的疾病，应

该给其服用适当的抗病毒药物（扎那米韦或奥司他韦）。

黄热病

患有严重免疫抑制的旅行者应避免前往黄热病高度流行地区旅行。如果免疫抑制者没有接种黄热病疫苗并前往需要接种该疫苗的国家，应向该国大使馆提供一份豁免函。

类圆线虫

免疫抑制旅行者具有凶险型类圆线虫重症感染、脓毒性休克的较高风险。应该避免赤足走路，尤其是在潮湿或泥泞的地方。对于所有免疫功能低下的旅行者必须穿封闭式鞋子。暴露者的进一步检查包括嗜酸性细胞计数和类圆线虫血清学检查。感染者应进行治疗，并避免类圆线虫病的严重并发症。

细菌性肠胃炎

对前往发展中国家的免疫抑制旅行者，并不常规建议进行旅行者腹泻的抗菌药物预防。然而，在风险较高的情况下，使用喹诺酮或阿奇霉素等抗生素可能是有必要的。还应该告知旅行者如何对腹泻进行自我治疗。最近，利福昔明被认为是治疗旅行者腹泻的一种安全有效的可替代环丙沙星的药物[31]。对免疫系统受损的旅行者来说，这种抗生素尤其有用，因为该药只有1%被吸收，而且发生药物相互作用或不良事件的可能性很小。

（朱传龙 译，李军 黄祖瑚 校）

参考文献

1. Liesch Z, Hanck C, Werth B, et al. [Diarrhea and weight loss in common variable immunodeficiency]. Z Gastroenterol 2004;42:599–603.
2. Onbasi K, Gunsar F, Sin AZ, et al. Common variable immunodeficiency (CVID) presenting with malabsorption due to giardiasis. Turk J Gastroenterol 2005;16:111–3.
3. de Moraes-Vasconcelos D, Grumach AS, Yamaguti A, et al. Paracoccidioides brasiliensis disseminated disease in a patient with inherited deficiency in the beta1 subunit of the interleukin (IL)-12/IL-23 receptor. Clin Infect Dis 2005;41:e31–7.
4. Zerbe CS, Holland SM. Disseminated histoplasmosis in persons with interferon-gamma receptor 1 deficiency. Clin Infect Dis 2005;41:e38–41.
5. Jong EC, Freedman DO. Immunocompromised travelers. In: Brunette GW, editor. CDC Health Information for International Travel. 2012. Oxford University Press; 2011. p. 522–32.
6. Mileno MD. Occupational HIV exposure. Med Health R I 2000;83:207–10.
7. Suh KN, Mileno MD. Challenging scenarios in a travel clinic: advising the complex traveler. Infect Dis Clin North Am 2005;19:15–47.
8. McDonald E, Jarrett MP, Schiffman G, et al. Persistence of pneumococcal antibodies after immunization in patients with systemic lupus erythematosus. J Rheumatol 1984;11:306–8.
9. Singh JA, Wells GA, Christensen R, et al. Adverse effects of biologics: a network meta-analysis and Cochrane overview. Cochrane Database Syst Rev 2011: CD008794.
10. Mazurek GH, Jereb J, Vernon A, et al. Updated guidelines for using Interferon Gamma Release Assays to detect Mycobacterium tuberculosis infection – United States, 2010. MMWR Recomm Rep 2010;59(RR-05): 1–25.
11. Baaten GG, Geskus RB, Kint JA, et al. A. Symptoms of infectious diseases in immunocompromised travelers: A prospective study with matched controls. J Travel Med 2011;18:318–26.
12. Di Sabatino A, Carsetti R, Corazza GR. Post-splenectomy and hyposplenic states. Lancet 2011;378:86–97.
13. Goldblatt D, Assuri T. The immunological basis for immunization series: Module 9. Haemophilus Influenzae type b vaccines. World Health Organization, 2007. (Accessed 27 Sept 2011, at http://www.who.int/immunization/documents/immunological_basis_series/en/index.html.)
14. Borrow R, Balmer P. The immunological basis for immunization series: Module 15: meningococcal disease. World Health Organization, 2010. (Accessed 27 Sept 2011, at http://www.who.int/immunization/documents/immunological_basis_series/en/index.html.)
15. Boggild AK, Sano M, Humar A, et al. Travel patterns and risk behavior in solid organ transplant recipients. J Travel Med 2004;11:37–43.
16. Uslan DZ, Patel R, Virk A. International travel and exposure risks in solid-organ transplant recipients. Transplantation 2008;86:407–12.
17. Fishman JA. Infection in solid-organ transplant recipients. N Engl J Med 2007;357:2601–14.
18. Wingard JR, Hsu J, Hiemenz JW. Hematopoietic stem cell transplantation: an overview of infection risks and epidemiology. Infect Dis Clin North Am 2010;24:257–72.
19. Avery RK, Michaels MG. Strategies for safe living following solid organ transplantation. Am J Transplant 2009;9(Suppl. 4):S252–7.
20. Yokoe D, Casper C, Dubberke E, et al. Safe living after hematopoietic cell transplantation. Bone Marrow Transplant 2009;44:509–19.
21. Marr KA, Bow E, Chiller T, et al. Fungal infection prevention after hematopoietic cell transplantation. Bone Marrow Transplant 2009;44:483–7.
22. Proia L, Miller R. Endemic fungal infections in solid organ transplant recipients. Am J Transplant 2009;9(Suppl. 4):S199–207.
23. Zwald FO, Brown M. Skin cancer in solid organ transplant recipients: advances in therapy and management: part I. Epidemiology of skin cancer in solid organ transplant recipients. J Am Acad Dermatol 2011;65:253–61; quiz 62.
24. Kotton CN, Hibberd PL. Travel medicine and the solid organ transplant recipient. Am J Transplant 2009;9(Suppl 4):S273–81.
25. Kotton CN. Chapter 46: Recommendations for travel-related vaccinations and medications for transplant travelers. In: Kumar D, Humar A, editors. The AST Handbook of Transplant Infections. Hoboken, NJ: Blackwell Publishing; 2011. p. 120–2.
26. Ljungman P, Cordonnier C, Einsele H, et al. Vaccination of hematopoietic cell transplant recipients. Bone Marrow Transplant 2009;44:521–6.
27. Baden L, Wilck M. Chapter 44: Adult vaccination schedule after allogeneic stem cell transplantation. In: Kumar D, Humar A, editors. The AST Handbook of Transplant Infections. Hoboken, NJ: Blackwell Publishing; 2011. p. 113–5.
28. General recommendations on immunization – recommendations of the Advisory Committee on Immunization Practices (ACIP). MMWR Recomm Rep 2011;60:1–64.
29. Rupprecht CE, Briggs D, Brown CM, et al. Use of a Reduced (4-Dose) Vaccine Schedule for Postexposure Prophylaxis to Prevent Human Rabies. 2010 MMWR Recomm Rep 2010;59(RR-2):1–9.
30. Kunisaki KM, Janoff EN. Influenza in immunosuppressed populations: a review of infection frequency, morbidity, mortality, and vaccine responses. Lancet Infect Dis 2009;9:493–504.
31. Koo HL, DuPont HL. Rifaximin: a unique gastrointestinal-selective antibiotic for enteric diseases. Curr Opin Gastroenterol 2010;26:17–25.
32. Mutsch M, Tavernini M, Marx A, et al. Influenza virus infection in travelers to tropical and subtropical countries. Clin Infect Dis 2005;40:1282–7.

28

HIV 感染的旅行者

Francesco Castelli,Veronica Del Punta,and Pier Francesco Giorgetti

要点

- 由于抗 HIV 药物的可及性及有效性,HIV 感染的西方国家旅行者跨国旅行的人数每年都在增加
- HIV 感染的旅行者,根据其免疫状态,可能对旅行相关感染更为易感
- 取决于宿主免疫应答状态,免疫接种可能效果不明显,且产生不良反应较多,大多数情况下禁用活疫苗
- 需考虑与抗逆转录病毒药物的相互作用
- 在旅行前咨询时,应详细告知与行为有关的注意事项(性接触、食物和饮料等)
- 对于长期逗留的旅行者,可能会有国境检疫的限制

引言

与其他性传播疾病一样,人类免疫缺陷病毒(HIV)感染与旅行之间的关系具有复杂和多因素的本质。

在那些已将高效抗逆转录病毒药物(HAART)列为标准治疗的国家,新型高效的抗 HIV 逆转录病毒药物极大地改善了 HIV 感染者的自然病史;在这些国家,HIV 感染引起的死亡率及住院率逐渐下降,HIV 感染已成为一种长期可控的慢性疾病状态。因此,许多 HIV 感染者将海外旅行,包括到热带目的地旅行,作为一种休闲方式,或是他们职业生涯的基本要素,这种情况已不足为奇。

虽然普遍推测 HAART 的可及性会促进 HIV 感染的早期检测,然而实际上并非如此。证据表明在欧洲地区 HIV 延迟诊断率很高,占到所有艾滋病病例的 15%~38%,而且这种趋势正在增长,或者至少是还没有改变[1]。

报告显示,约有 10%~20% 存在不同程度免疫抑制的 HIV 感染者从美国前往国外,且近年来呈上升趋势[2]。在 HAART 之前,就有相当多的 HIV 感染者外出旅行,一些小型研究报道其中 30%~40% 在国外或回国后发病[3]。这就使旅行医学专业人士遇到了挑战:免疫功能低下的 HIV 感染者在发展中国家停留期间面临着感染性疾病的高风险,因为发展中国家感染性疾病病原体的流行要明显高于发达国家。

只有极少数的研究评估了 HIV 感染者中旅游相关健康问题的发生率。加拿大最近的一项大型调查显示,HIV 感染的国际旅行者中男性占多数(93.2%),高学历占 59.4%,CD4$^+$ 中位数计数为 325 细胞/μl,服用 HAART 占 89.5%,不足一半采取预防性治疗(42.1%)[4]。同一研究中,约 20% 的 HIV 感染旅行者在国外期间或回国后寻求医疗照护,这一比例与未感染旅客相似。

另一项研究比较了 HIV 感染者与无 HIV 感染旅行者的发热性疾病情况,结果显示 HIV 患者的呼吸道症状较无 HIV 感染旅行者多 61%,淋巴结增大多 25%,肺部听诊异常多 20%。相比之下,HIV 感染旅行者中发热不伴有局灶症状的非常罕见(<5%)。机会感染(包括结核病)和呼吸道感染是 HIV 患者最常出现的症状。这两者在最终诊断中各占 20% 左右。此外,HIV 阳性较阴性患者住院率高(55%),且住院时间长(8 天)[5]。

另一方面,在国外的随意性行为与获得 HIV 感染密切相关。据估计,荷兰 1997—1999 年期间异性性行为获得 HIV 感染者中多达 35.7% 可能与海外逗留相关[6]。近年来,西澳大利亚非土著的男女人群中通过异性性行为感染 HIV 的有所增加,其中许多在国外获

得,主要通过异性性行为感染。

在分析移民群体时情况也如此,该群体获得性传播疾病,包括艾滋病的风险增加的因素包括,社会经济条件较差、常发生的性混乱、卫生服务可及性差,以及低识字率等。

比利时的一项研究分析了成年旅行者或移民(大于15岁)在回国或抵达移民地后3个月内出现发热病例,发现59%的患者接受了HIV检测。结果表明HIV感染流行率在三类人群中有差异:西方旅行者/移居海外人士为2%,VFR 11%,外国游客和移民24%,意味着在这些特殊人群中,存在着很高的感染率和传播HIV的风险。荷兰的一项研究表明,来自HIV高流行国家的移民在欧洲西方国家因异性性行为获得HIV感染的人群中排在首位,提示HIV的异性性传播大多数见于移民社区[7]。

鉴于对低收入国家存在的不成比例的HIV/AIDS高疾病负担,本章节主要聚焦于旅行医学专家在对从发达国家前往热带地区旅行的HIV感染者提供咨询建议时要特别关注的问题。

旅行者的健康风险

尽管HIV感染旅行者与HIV阴性旅行者通常暴露于相同的感染,但在热带目的地HIV感染旅行者可能会获得新的机会感染病原体,由于其处于免疫抑制状态,因此在旅途中或返回后,某些感染可能会更为严重,或呈慢性过程。旅行者腹泻可能会更严重且病程延长。除了常见的肠道病原体外,不常见的病原体如隐孢子虫、环孢子虫和贝氏等孢子球虫很可能导致HIV感染者产生慢性腹泻。

疟疾和HIV具有协同效应,合并感染导致更高的寄生虫血症和重症疟疾的风险,而疟疾反复复发会加快HIV病情的进展。

结核分枝杆菌和HIV合并感染是全球健康的重大问题,尤其在撒哈拉以南非洲地区,当地两种感染的发病率均高,长时间与当地居民密切接触者风险尤高。

性传播疾病在HIV感染者中常有报告。重点的是应记住,某些疾病(如梅毒)可能出现更严重的病程,这种合并感染是将HIV传播给性伙伴的危险因素。

弓形虫病存在于世界各地,但旅行会增加感染的行为危险因素,如食用未煮熟的肉食,HIV感染晚期患者发生弓形虫脑炎的风险是众所周知的。

利什曼病是AIDS患者,尤其当CD4细胞计数<200/μl时的重要机会性感染。内脏利什曼病通常与感染亚洲和非洲地区的杜氏利什曼原虫、地中海盆地的婴儿利什曼原虫和南美洲的恰氏利什曼原虫有关。然而HIV感染患者感染非嗜内脏性原虫也可表现为内脏性损害,临床表现非典型。

南美洲锥虫病存在于中美洲和南美洲的许多国家,HIV阳性患者与HIV阴性者相比,呈高水平寄生虫血症,疾病再激活的风险高,大多数表现为急性脑膜脑炎[8]。

在蠕虫感染中,没有证据表明吸虫类(例如血吸虫)可在HIV感染患者中引起更严重的疾病。AIDS患者的脑囊尾蚴病可呈现不常见的临床表现[9]。类圆线虫可能是AIDS的机会致病原,但此理论仍具争议。然而大量证据表明HTLV-1患者可发生类圆线虫重症感染。

几种真菌感染与HIV感染密切相关。其中一些呈世界性分布(隐球菌与组织胞浆菌),其他的则分布比较局限(马尔尼菲青霉菌在东南亚,巴西副球孢子菌在南美洲,孢子丝菌分在美洲的热带与亚热带地区)[10]。

除感染的风险外,HAART治疗时的HIV感染者在旅程中还应关注可能遇见的许多其他问题:

- 抗逆转录病毒药物应放在手提行李中(至少10~14天所需量),因为抗逆转录病毒药物不是在世界各地都可买到的;
- 因为大多数药物相关的不良反应是在开始治疗后数周内发生,所以应避免在调整抗逆转录病毒药物治疗方案的3个月内外出旅行;
- 在热带地区,与用药有关的食物与液体摄入应作出调整,因出汗会导致大量液体丢失;
- 应考虑旅行中可能要服用的其他药物与抗HIV药物之间的药代动力学相互作用;
- 某些药物需要冷链储存。

旅行前建议

HIV感染者旅途中的风险取决于患者的免疫状态。一般来讲,外周CD4$^+$淋巴细胞计数>500/μL的旅行者到各地旅行是安全的,也可以与免疫功能正常的旅行者一样接受化学预防或接种疫苗,例外的是BCG接种被禁忌。另一方面,当HIV患者外周CD4$^+$计数较低时,就应特别注意,并掌握一些技巧来平衡感染风险,用药需求和预防措施三者关系。只要有可能,应提前找到前往国家处理HIV相关并发症的专业中心,并将此信息提供给旅行者。遗憾的是,很少有HIV感染的国际旅行者在出国前得到权威的健康咨询。正如以往研究所见,出国前只有 5% 至 20% 的 HIV 感染的国际旅行者咨询过旅行医学医生[4]。

以下是必须向 HIV 感染旅行者提供的有关一些最重要问题的建议。

行为预防

在提供咨询建议时放在高度优先位置的是,要确保旅行者在国外期间避免有风险的性行为,这样做可以避免 HIV 在其国内的传播,同时也可以避免旅行者获得其他性传播疾病或是 HIV 的其他变异株。随意性行为在旅行中频繁发生,酒精及娱乐性药物降低了抑制力,助长了这些行为[11]。关于 HIV 阳性国际旅行者的研究显示,超过 20% 的旅客在旅行期间与新的性伙伴发生性行为,其中不到 60% 使用安全套[4]。亦已证明其他性传播感染可能会增加生殖器部位 HIV 的排出,促进了 HIV 传播。再者,由于可能感染 HIV 原始病毒株以外的变异株,使得未来抗逆转录病毒治疗更加难以获得成功。

对旅行者给予充分的有关食物与水预防措施的详细咨询意见应带有强制性,因为其不仅可预防旅行者腹泻,这是国际旅行者最常见的疾病,还可以使他们避免食入可能存在的机会致病原,这些病原生物在 HIV 感染者以后的病程中可能导致严重疾病。从临床角度看,刚地弓形虫、贝氏等孢子虫和隐孢子虫尤为相关。要避免生蔬与食物,以及冰块、自来水及街头贩卖的果汁。这些注意事项很显然没有得到国际旅行者(无论是否 HIV 感染)的重视,因此在为 HIV 感染旅行者提供咨询时要特别强调上述建议,尤其对那些 CD4[+] 细胞计数较低的患者更是如此。

据报道,在游泳池或河水中洗澡可能会增加皮肤霉菌、细菌或蠕虫感染的风险。应避免长时间阳光照射以预防光敏反应,其与抗逆转录病毒治疗常常相关。

由于疟疾病情可能加重以及抗疟药与抗逆转录病毒药物之间的药代动力学相互作用(表 28.1),应强调个人做好防止蚊子叮咬的防护措施(蚊帐、驱蚊剂和防护服等)。

表 28.1　由于药代动力学相互作用而不应与抗逆转录病毒药物同时使用的药物(抗疟药见表 28.3)

药物类别	地达诺新	地拉夫定	依法韦伦	依他韦内法	奈拉维平	阿扎那韦	地瑞那韦
镇痛药	无	无	无	无	无	无	无
抗心律失常药	无	无	苄普地尔	无	无	苄普地尔,氟卡尼,普罗帕酮,奎尼丁	胺碘酮,苄普地尔,利多卡因,奎尼丁
抗真菌药	无	无	无	无	伊曲康唑/酮康唑	无	无
抗组胺药	无	阿司咪唑,特非那定	阿司咪唑,特非那定	阿司咪唑,特非那定	无	阿司咪唑,特非那定	阿司咪唑,特非那定
抗结核杆菌药	无	利福布汀,利福平	无	利福平,利福喷丁	利福平	利福平	利福平
抗精神病药物/神经安定药	无	匹莫齐特	匹莫齐特	无	无	匹莫齐特	匹莫齐特
抗焦虑药/催眠药/镇静剂	无	阿普唑仑,咪达唑仑(口服),咪达唑仑(胃肠外),三唑仑	咪达唑仑(口服),咪达唑仑(胃肠外),三唑仑	无	无	咪达唑仑(口服),三唑仑	咪达唑仑(口服),三唑仑
β 阻滞剂	无	无	无	无	无	无	无
胃肠药	无	西沙比利	西沙比利	无	无	西沙比利,质子泵抑制剂	西沙比利
降脂药	无	洛伐他丁,辛伐他丁	无	无	无	洛伐他丁,辛伐他丁	洛伐他丁,辛伐他丁
其他	别嘌呤醇					阿呋唑嗪	阿呋唑嗪

表 28.1   由于药代动力学相互作用而不应与抗逆转录病毒药物同时使用的药物（抗疟药见表 28.3）（续）

药物类别	福沙那韦	茚地那韦	利托那韦	沙奎那韦	洛匹那韦	沙奎那韦	普拉那韦
镇痛药	无	无	无	无	无	无	无
抗心律不齐药	胺碘酮,贝普地尔,氟卡尼,丙苯酮,奎尼丁	胺碘酮,贝普地尔,氟卡尼,丙苯酮,奎尼丁	胺碘酮,氟卡尼	胺碘酮,奎尼丁	胺碘酮,贝普地尔,氟卡尼,丙苯酮,奎尼丁	胺碘酮,贝普地尔,氟卡尼,丙苯酮,奎尼丁	胺碘酮,贝普地尔,氟卡尼,丙苯酮,奎尼丁
抗真菌药	无	无	无	无	伏立康唑	无	无
抗组胺药	阿司咪唑,特非那定	阿司咪唑,特非那定	阿司咪唑,特非那定	阿司咪唑,特非那定	阿司咪唑,特非那定	阿司咪唑,特非那定	阿司咪唑,特非那定
抗结核杆菌药	利福平	利福平	利福平	利福平	利福平	利福平	利福平
抗精神病药物/神经安定药	匹莫齐特	匹莫齐特,氯氮平	匹莫齐特	匹莫齐特	匹莫齐特	匹莫齐特	匹莫齐特
抗焦虑药/催眠药/镇静剂	咪达唑仑(口服),三唑仑	阿普唑仑,氯唑嗪,安定,艾司唑仑,氟苯安定,咪达唑仑(口服),三唑仑	咪达唑仑(口服),三唑仑	咪达唑仑(口服),三唑仑	咪达唑仑(口服),三唑仑	咪达唑仑(口服),三唑仑	咪达唑仑(口服),三唑仑
β 阻滞剂	无	无	无	无	无	无	无
胃肠药	西沙比利	西沙比利	西沙比利	西沙比利/质子泵抑制剂	西沙比利	西沙比利	西沙比利
降脂药	洛伐他汀,辛伐他汀	洛伐他汀,辛伐他汀	洛伐他汀,辛伐他汀	洛伐他汀,辛伐他汀	洛伐他汀,辛伐他汀	洛伐他汀,辛伐他汀	洛伐他汀,辛伐他汀
其他	阿呋唑嗪	阿呋唑嗪	阿呋唑嗪	阿呋唑嗪	阿呋唑嗪	阿呋唑嗪	阿呋唑嗪

重要提示:在给 HIV 感染者开任何处方前建议查阅该药包装盒内的说明书。改编自 www.hiv-druginteractions.org.（2011 年 6 月 15 日获得）。欲了解更多最新详细信息,请访问该网站

另据报道,旅行期间 HIV 患者对抗逆转录病毒药物依从性降低的风险加大。在一项加拿大研究中,只有 44.5% 的 HIV 感染患者旅途中坚持用药,26.1% 漏服 1~3 次,剩下的 29.4% 或完全停止服药或依从性较差。

疫苗

HIV 患者接种疫苗的安全性与有效性问题一直引起很多争议。关于这一方面的综述质量很高[12]。评估某一疫苗的风险效益,需考虑下述 4 个关键点。

1. HIV 感染旅行者中疫苗预防疾病的风险和严重程度

据报道,许多感染性疾病在免疫功能受损患者更常见,也更严重。在秘鲁,HIV 感染者中伤寒沙门菌的发病率较未感染 HIV 者高 25~60 倍[13],而 HIV 阳性患者对侵袭性沙门菌易感性较高也多有记载。伤寒可导致 HIV 患者产生致命的并发症。没有确切证据表明 HIV 患者口服来自伤寒沙门菌 Ty21 菌株的活疫苗存在问题,但不论 CD4+ 水平如何,应推荐使用伤寒 Vi 多糖疫苗[14]。非伤寒沙门菌（NTS）逐渐被认为是菌血症相关的重要病原体,尤其对于免疫抑制患者,病死率较高[15]。

在美国 HIV 感染群体中侵袭性肺炎球菌肺炎每年的发病率高达 1%,比普通人群高 100 倍[16]。另一关注该疫苗的原因是全球肺炎球菌的耐药性在增加。

病毒性肝炎对 HIV 患者极其危险,因为乙肝和丙肝更易发展为慢性,而且比 HIV 阴性患者的病情进展更快。甲型肝炎（HAV）在发展中国家高度流行,在慢

性肝病患者尤其是乙肝和丙肝患者临床过程更为严重。有报道 HIV 感染者患甲型肝炎时粪便排毒时间延长,如同时有慢性肝病基础,则可能会干扰常规摄入的抗逆转录病毒药物。另一方面,旅行者中 HAV 的免疫力呈下降趋势,所有过去未感染 HAV 的 HIV 感染者均应考虑接种甲型肝炎疫苗。所有前往 HBV 高风险地区的 HIV 感染旅行者也都应考虑接种乙型肝炎疫苗。

除了消化道之外,HAV 也可能在男同性恋者中发生性传播。在男男性行为者中 HAV 的流行已有报道[17]。

没有证据表明 HIV 感染者较正常人更常发生流感,但感染后并发症的发生率高于正常人,尽管报告的结果不尽一致。

对于在农村偏远地区居住超过 1 个月以上者,不论 HIV 感染者的免疫状态如何,都建议接种日本脑炎疫苗[12]。

迄今为止,还没有关于 HIV 感染旅行者中某些疫苗可预防感染(如破伤风或白喉)发生率及严重性的资料。

2. 疫苗的本质

与在其他一些临床情形下免疫抑制问题一样,避免接种活疫苗是一个基本原则,尤其是当患者的免疫状态严重受损时(外周 CD4$^+$ 细胞计数 <200 个/μl)。HAART 治疗患者 CD4$^+$ 应答满意,但其外周 CD4$^+$ 计数最低值 <200 个/μl,此时活疫苗的风险仍有争议。HAART 治疗开始后,淋巴细胞功能完全恢复之前,至少需要 3~6 个月。目前的建议是 HIV 感染者外周 CD4$^+$ 细胞计数持续稳定地处于 200 个/μl 以上时,活疫苗可安全应用。曾报道一例麻疹肺炎的死亡病例,发生于免疫功能受损的 HIV 患者(外周 CD4$^+$ 计数 <200 个/μl)接种 MMR 疫苗后。此外,HIV 感染旅行者接种黄热病疫苗的安全性仍有争议,尽管有研究在有限数量的 CD4$^+$ 计数 >200 个/μl 的 HIV 感染接种者中未出现不良事件[18]。这些研究在接种疫苗的 HIV 阳性患者中,除一例致死性脑膜脑炎外,没有发现任何严重不良反应。但是,关于这一疫苗在严重免疫受损患者中的安全性是没有确切证据的[19]。因此,在存在感染该疾病的相当风险的情况下,应限制黄热病和麻疹疫苗的接种。对于 HIV 感染旅行者,应用灭活脊髓灰质炎疫苗(IPV)代替脊髓灰质炎活疫苗(OPV)。此外有指征时,针对伤寒和霍乱的免疫接种亦应用灭活疫苗代替活疫苗。总应避免接种卡介苗。然而,对于可能处于结核感染高风险情形的 HIV 感染旅行者(如医

护人员、难民营中的救助人员和探访亲友者),建议其咨询如何减少暴露感染的风险,包括可能情况下避开那些情形。已证实在免疫受损患者中能检测到足够的抗体滴度,提示多糖疫苗如肺炎链球菌疫苗和脑膜炎奈瑟球菌疫苗可激发 CD4$^+$ 非依赖性的免疫应答。尽管认识到这一点,但 CD4$^+$ 细胞计数 <200/μl 的接种者中,无论其抗体滴度如何,针对肺炎球菌的临床保护作用还是受到损害。有关 23 价肺炎球菌多糖疫苗在 HIV 感染者中预防侵袭性肺炎球菌病的保护作用,在近期乌干达开展的成年人临床试验中并未得到证实。疫苗接种 3 年后,该部分人群中侵袭性肺炎球菌病发生率为 15/697(2.1%),而未接种者为 10/695(1.4%),两者无显著性差异[20]。灭活的亚单位或多糖疫苗可以安全地用于 HIV 感染者,最好在 HIV 感染早期阶段接种以确保获得可靠的免疫应答。23 价肺炎球菌多糖疫苗(PPV)在 HIV 感染成年人中效果不佳,不建议在非洲应用。最近研究[21]显示肺炎球菌结合疫苗(PCV)(7 和 9 价 PCV)在预防 HIV 感染儿童侵袭性肺炎球菌病时非常有效[22],尽管其效果与持久性比未感染儿童稍差[23]。虽然 PCVs 在成年人群中的临床效果没有确切数据,但在 HIV 感染的成人中的研究发现 PCVs 与 PPV 具有相同的免疫原性[24]。结合疫苗即使在低 CD4 计数(<200 细胞/μL)的情况下也可产生保护性应答,当然还需要进一步研究。

通常,结合疫苗与多糖疫苗相比,可产生更高滴度与持续时间更久的血清杀菌抗体。针对血清群 A、C、Y 和 W135 的四价脑膜炎球菌疫苗(MCV4)可以在成人和 2 岁以上儿童中产生针对相应血清群的保护性抗体。已证实血清 C 群脑膜炎球菌结合疫苗在 2 岁以下未感染 HIV 儿童中具有免疫原性。MCV4 也可考虑用于 2 岁以上 HIV 阳性儿童[25]。

最近研究表明,MCV4 对于 HIV 感染的青少年是安全且具免疫原性的,但其免疫应答低于未感染组,尤其是临床、免疫学或病毒学状态处于晚期的个例。对 MCV4 疫苗包括的四种血清群的低抗体应答,与高病毒载量、低 CD4 细胞计数和 HIV 病情晚期程度相关。基线水平的严重免疫抑制(CD4 <15 个/μl)与疫苗产生极低免疫应答密切相关。因此,这一群体的免疫接种不可能产生保护性免疫[26]。

3. 旅行者的免疫状态

定量评估 HIV 感染旅行者的免疫状态,以及预测个体发生临床机会性感染风险的最可靠和简单的标记物是 CD4$^+$ 淋巴细胞计数。它还可以在预测特定疫苗

接种后免疫应答方面提供重要的线索,因为大多数疫苗产生 CD4 依赖性抗体反应。外周 CD4$^+$值越低,抗体反应越低,抗体滴度持续时间越短。这些发现已在流感疫苗、脊髓灰质炎 IPV 疫苗、可注射的伤寒 Vi 疫苗、甲肝疫苗和乙肝疫苗研究中得到证实[27],其他疫苗可能也是如此。另一些研究提示,HIV 感染儿童接种肺炎球菌结合疫苗后,基线病毒载量或 CD4 计数与免疫应答水平没有相关性[28]。相反,HIV 感染儿童中病毒载量基线(不是 CD4%)与甲肝疫苗的高滴度抗体密切相关[29]。

当外周 CD4$^+$细胞计数<200 个/μl 时,通常不建议接种疫苗。处于严重免疫抑制状态的群体不应接种减毒的活病毒疫苗或菌苗,因为病原体的复制可能导致严重的全身性疾病。而且,对于灭活疫苗的应答也是减弱的。因此,CD4<200 个/μl 的 HIV 感染患者所接种的疫苗不应算作有效免疫,应在接受抗逆转录病毒治疗,达到免疫重建后至少 3 个月时再次接种[30]。然而值得引起关注的是,无论外周 CD4$^+$细胞基线计数多少,接受抗逆转录病毒治疗的儿童所产生的麻疹抗体反应比未治疗的儿童显著增高。

在泰国,HIV 感染儿童经 HAART 治疗 CD4$^+$细胞计数满意恢复后,再次接种儿童期疫苗,产生了有效的应答。鉴于此,建议在流行地区,HIV 感染儿童接受 HAART 治疗免疫恢复后应再次免疫接种[31]。

大多数 HIV 患者在 HAART 治疗下出现外周 CD4$^+$细胞绝对计数的显著增加。尽管如此,由于再生淋巴细胞几个月后才能恢复功能,尤其是那些 CD4$^+$细胞计数曾到达最低点的患者,比较安全的做法是,对那些 CD4$^+$细胞曾低于下限的患者,应在 CD4 计数>200 个/μl 至少 3~6 个月后,再考虑进行免疫接种。

4. 接种疫苗后艾滋病毒反弹的风险

由于观察到许多疫苗在接种后引起血浆 HIV 载量的不连续增高,提示是机体免疫系统活化的结果,因而提出在 HIV 感染者中接种疫苗是否适当的问题。大量近期发表的研究结果显示,接种疫苗后血浆 HIV RNA 增高是短暂的,通常 4~6 周后恢复到接种疫苗前的基线水平,如果患者正在接受有效的抗逆转录病毒药物治疗则可能恢复更快。而另一方面,许多疫苗可预防疾病的自然发生,有使 HIV 病情进展的风险。

关于 HIV 感染者接种疫苗的现有知识总结见表 28.2。

表 28.2　HIV 感染旅行者的疫苗接种

疫苗	疫苗可预防疾病在 HIV 感染者中的严重程度	疫苗的免疫原性与安全性	建议
霍乱	无资料	口服活疫苗存在潜在风险,无关于 HIV 感染者免疫应答的资料(对灭活全细胞疫苗有效应答,疫苗接种后可能会导致暂时性 HIV 病毒载量增加)	禁忌口服活疫苗,如存在风险,使用灭活疫苗(口服或肠外)
白喉	无资料	安全 无关于 HIV 感染者的免疫应答数据 HIV 感染儿童血清学应答降低,无疫苗不良反应风险增加的证据	有指征均可使用
流感疫苗	并发症发生率可能较高	安全,但有 CD4$^+$依赖的免疫应答引起的暂时性 HIV-RNA 增加 如果 CD4$^+$<100 个/μl 不予接种	推荐 HIV+者接种
嗜血流感杆菌 B 型疫苗	HIV 感染者中发病率高且病情严重	安全,无数据表明 HIV-RNA 增加,CD4$^+$<100 个/μl 时低应答	建议 HIV+者早期接种
HAV 疫苗	有慢性肝病者甲型肝炎的病程加快,ART 药物吸收受影响,传染期延长	安全,HIV-RNA 暂时性增加,CD4$^+$计数低时免疫应答减低	以下情况建议接种:到 HAV 流行区旅行,同性恋、双性恋人群,HCV 和(或)HBV 合并感染者
HBV 疫苗	HIV 感染者的乙型肝炎进展加快 ART 的肝毒性可能增加	安全,HIV-RNA 暂时性增加,无应答率较高,可能要求剂量加倍或增加接种次数	建议 HIV 患者早期接种。检测抗体滴度

表 28.2　HIV 感染旅行者的疫苗接种（续）

疫苗	疫苗可预防疾病在 HIV 感染者中的严重程度	疫苗的免疫原性与安全性	建议
日本脑炎疫苗	无试验数据	安全（Vero 细胞疫苗） 无 HIV+者免疫应答数据	如存在风险可使用
麻疹疫苗	HIV+者麻疹临床病程可能更严重	低 CD4$^+$ 患者接种疫苗可能是危险的，若 CD4$^+$ 计数低则免疫应答降低	除非有高风险，否则避免接种。CD4$^+$ 低于 200 个/μl 时避免接种
脑膜炎奈瑟菌疫苗	HIV+者脑膜炎临床过程可能更严重	安全 HIV+者 C 血清型应答反应降低	有指征时接种，尤其是脾切除患者到脑膜炎流行带旅行，麦加朝圣
脊髓灰质炎疫苗	无资料	口服活疫苗具有疫苗导致疾病的潜在风险 CD4$^+$ 计数低者免疫应答降低	口服活疫苗为禁忌（包括密切接触者），灭活。如有实质性风险，可使用灭活非肠道疫苗（eIPV）
肺炎球菌疫苗	HIV 感染者中发病率高，病情重	安全，HIV-RNA 暂时性增加 CD4$^+$ 计数<200 个/μl 时保护性降低	通常建议 HIV+者接种，但近期有报告质疑其有效性（在免疫功能低下宿主，结合肺炎疫苗引发的免疫应答优于多糖疫苗）
狂犬病	无资料	安全（灭活疫苗） 如果 HIV+者 CD4$^+$<200 个/μl，免疫应答降低	有实质性风险时使用
破伤风	无资料	安全，HIV-RNA 暂时性增加 CD4$^+$ 计数低时免疫应答降低	有指征时皆可使用
蜱传播脑炎	无资料	安全（灭活疫苗） 无 HIV+者免疫应答数据	有实质性风险时使用
结核	HIV+者中发病率明显增加	减毒活疫苗（BCG）：存在疫苗诱发疾病的风险	HIV+者禁用 BCG
伤寒	HIV+者中沙门菌病发病率高，病情重	口服活疫苗存在疫苗诱发疾病风险 无 HIV+者免疫应答数据	禁用口服活疫苗。若有暴露可能，可用 Vi 肠外疫苗
黄热病	无资料	若 CD4$^+$<200 个/μl，有疫苗诱发疾病潜在风险 无 HIV+者免疫应答反应数据（在 HIV 感染儿童中免疫应答明显降低。有限经验表明，HIV 感染者 CD4$^+$>200 个/μl 可安全接种，并能产生保护水平的抗体）	仅对 HIV+旅行者 CD4$^+$>200 个/μl，且有实质性风险时考虑接种

改编自 Cavassini ML，D'Acremont V，Furrer H，et al. Pharmacotherapy，vaccines and malaria advice for HIV-infected travelers. Expert Opin Pharmacother 2005；6：1-23.

关于 HIV 感染旅行者免疫接种的一般原则是：

- HIV 感染者应在感染 HIV 过程中尽早接种疫苗，以确保对所有疫苗能产生足够有效的免疫应答。
- 可能情况下应使用灭活疫苗代替活疫苗。
- CD4$^+$ 细胞计数是评估疫苗免疫应答的有意义的标记物。当 CD4$^+$ 计数<200 个/μl 时接种疫苗很难有效。
- 正在接受 HAART 治疗的患者，至少 3~6 个月时间，才能使再生 CD4$^+$ 细胞具有完全功能，才能产生免疫应答。如果条件允许，建议应等到机体能产生

有效免疫应答时，再考虑接种或再接种疫苗。

化学预防

疟疾化学预防与备用治疗

现普遍认为 HIV 感染是导致高疟原虫血症和重症疟疾感染的诱发因素，尤其是 HIV 感染的孕妇对疟疾的免疫力受损[32]。

许多研究分析了 HIV 感染对抗疟治疗效果的影

响。氯喹治疗乌干达 HIV 感染儿童的无并发症疟疾,其疗效要逊于 HIV 阴性儿童。另一项研究评估磺胺多辛-乙胺嘧啶治疗肯尼亚成人无并发症疟疾的疗效,HIV-1 阳性患者治疗失败的风险要高于 HIV-1 阴性患者[33]。

HIV 感染与严重疟疾风险之间的相关性既存在于生活在疟疾流行地区的人群中[34],也存在于 HIV 感染的旅行者中[35]。

另一方面,急性恶性疟原虫感染已被证明可诱导产生高前 HIV 病毒载量,并刺激血浆 HIV 复制,从而可能加快未经治疗的 HIV 患者的病情进展。

对于从发达国家到热带地区旅游的无免疫力的 HIV 感群人群而言,CD4+ 细胞计数<350 个/μl 的 HIV 感染者罹患严重疟疾的风险更高[36]。HIV 阴性人群与 CD4+ 细胞计数>350 个/μl 的 HIV 阳性患者之间在严重疟疾发生率上没有差异,提示严重免疫抑制是主要危险因素。采取个人防护措施如驱蚊剂,防疟药浸渍的蚊帐和防护服是大力倡导的一线防护措施。作为基本原则,HIV 感染旅行者的化学预防应遵从与 HIV 阴性个体相同的指南。

有趣的是,体外实验证实了氯喹[37]和甲氟喹[38]的抗病毒效果。反过来,体内试验表明某些用来治疗 HIV 感染的蛋白酶抑制剂对恶性疟原虫有显著抑制作用:例如茚地那韦和奈非那韦联合青蒿素[39],茚地那韦联合氯喹[40]。

考虑到许多抗疟药物和抗逆转录病毒药物,尤其是蛋白酶抑制剂,但也包括非核苷逆转录酶抑制剂,都共用肝代谢途径(细胞色素 P450),因而引起对可能发生的药代动力学相互作用的担忧。几项研究评估了抗疟疾和抗逆转录病毒药物的相互影响,结果见表 28.3。

表 28.3 在预防性用药中 HRRT 对抗疟药物的相互作用

抗逆转录病毒药物	抗疟疾药					
	阿托伐醌	氯喹	强力霉素 多西环素	Mefoquine 甲氟喹	伯氨喹	氯胍
核苷逆转录酶抑制剂						
阿巴卡韦	√	n/a	○	n/a	n/a	n/a
地达诺新	√	n/a	○	n/a	n/a	n/a
恩曲他滨	√	n/a	○	n/a	n/a	n/a
拉米夫定	√	n/a	○	n/a	n/a	n/a
司他夫定	√	n/a	○	n/a	n/a	n/a
叠氮脱氧胸苷	√	n/a	○	n/a	n/a	n/a
核苷类逆转录酶抑制剂						
泰诺福韦	√	n/a	○	n/a	n/a	n/a
非核苷类逆转录酶抑制剂						
地拉夫定	√	√	○	√	○	√
依法韦仑	▲	√	○	√	○	▲
苄腈	√	√	○	√	○	√
奈韦拉平	√	√	○	√	○	√
蛋白酶抑制剂						
阿扎那韦	▲	√	○	▲	○	√
达芦那韦	▲	√	○	▲	○	√
福沙那韦	√	√	○	▲	○	√
茚地那韦	▲	√	○	▲	○	√
洛匹那韦	▲	√	○	▲	○	▲
Nelfnavir	√	√	○	▲	○	√

表 28.3　在预防性用药中 HRRT 对抗疟药物的相互作用（续）

抗逆转录病毒药物	抗疟疾药					
	阿托伐醌	氯喹	强力霉多西环素	Mefoquine 甲氟喹	伯氨喹	氯胍
利托那韦	▲	▲	○	▲	○	▲
沙奎那韦	n/a	√	○	▲	○	√
替拉那韦	▲	√	○	▲	○	√
融合抑制剂						
恩夫韦肽	n/a	n/a	○	n/a	n/a	n/a
趋化因子受体拮抗剂						
Maraviroc	n/a	n/a	○	n/a	n/a	n/a
整合酶抑制剂						
雷特格韦	n/a	n/a	○	n/a	n/a	n/a

▲潜在相互作用；√临床表明无明显相互作用；○无确切证据表明相互作用；n/a 无试验数据
改编自：www.hiv-druginteractions.org updated to June，15th）．For more and updated details about interactions visit the website.

旅行者腹泻的化学预防和治疗

在最近一项研究中，104 名 HIV 感染旅行者中从热带地区返回后 59% 自诉出现与消化道症状相关的发热，5% 为细菌性肠炎[5]。一些由非伤寒沙门菌和弯曲杆菌引起的细菌感染，在 HIV 阳性旅行者中更严重，出现菌血症的比例也增加[41]。

对于这些患者，考虑化学预防应优先于自我治疗，当然还应取决于旅行目的地及逗留时间，当地抗菌药物耐药谱和免疫抑制的严重程度。尽管大多数专家即使在 HIV 感染情况下也不推荐使用抗生素预防旅行腹泻，但这一方法对于严重免疫功能低下者还是应考虑的[42]。

HIV 感染患者在 $CD4^+$ 细胞计数 <200 个/μl 时经常给予复方新诺明预防耶氏肺孢子虫肺炎，这种方案对于预防旅行腹泻可能不太有用，因为发展中世界许多地区存在耐药性肠道病原体。此外，HIV 感染患者对复方新诺明产生过敏反应的风险很高。已证实氟喹诺酮对于预防和治疗 HIV 感染群体的胃肠道疾病是有效而安全的。但应记住主要的一点，即该药用于预防旅行者腹泻可能促进耐药菌的选择，以及增加难辨梭菌感染的风险。

阿奇霉素可安全地替代氟喹诺酮用于旅行者腹泻的早期治疗，尤其是在耐喹诺酮弯曲杆菌和沙门菌高度流行的南亚和东南亚地区。由于存在侵袭性沙门菌病的高风险，对 HIV 感染旅行者的腹泻推荐进行 7~14 天治疗[27]。

药物相互作用

抗逆转录病毒药物

- 核苷逆转录酶抑制剂（NRTI）：阿巴卡韦（ABV）、去羟肌苷（ddI）、恩曲他滨（FTC）、拉米夫定（3TC）、司他夫定（d4T）、齐多夫定（AZT）
- 核苷酸逆转录酶抑制剂（NtRTI）：替诺福韦（TDF）
- 非核苷逆转录酶抑制剂（NNRTI）：地拉夫啶（DLV）、依法韦仑（EFV）、奈韦拉平（NVP）、依伐维林（TMC125）
- 蛋白酶抑制剂（PI）：阿扎那韦（ATV）、地瑞那韦（DRV）、福斯那韦（FPV）、茚地那韦（IDV）、洛匹那韦（LPV）、奈非那韦（NFV）、利托那韦（RTV）、沙奎那韦（SQV）、替拉那韦（TPV）
- 融合抑制剂（FI）：恩夫韦肽（T20）
- 趋化因子辅助受体拮抗剂：马拉维菌素（MVC）
- 整合酶抑制剂：雷特格韦（RAL）

如上所述，其中许多药物，特别是蛋白酶抑制剂类药物通过肝脏细胞色素 P450 有着复杂的代谢途径。这些药物和其他常用药之间可能存在的相互作用很多，并具有潜在的临床意义，可能导致抗逆转录病毒药物或同时使用药物的血浆浓度低于理想水平，或反之达到毒性血浆浓度。

表 28.1 简要总结了各种常用药物和属于 NNRTI 和 PI 类别抗逆转录病毒药物之间潜在的药代动力学相互作用。属于 NRTI 类的药物对药代动力学相互作

用的影响较小。应强调的是，目前还没有关于抗逆转录病毒药物与大多数其他药理活性物质之间潜在相互作用的可靠信息，包括与中草药制剂的相互作用。因此，正接受抗逆转录病毒治疗的 HIV 感染旅行者应避免服用其他可导致潜在药物毒性相互作用的非处方药。更多关于药物相互作用的详细信息，可访问网站 www. hiv-druginteraction. org。

国外医疗服务

对于 HIV 感染旅行者来说，在国外要得到专业医疗服务，有时是比较困难的。在任何情况下，只要有需求，HIV 感染旅行者都应提前确认目的地国家的 HIV/AIDS 治疗中心。出发前，国际旅行医学学会指南可帮助旅行医学专业人员在旅行者出发前确认国外专科医生。旅行者可访问国家 AIDS 手册（NAM）网站，能找到特定国家的有关信息和与疾病有关的服务信息（www. aids map. com）。强烈建议 HIV 感染旅行者提前购买包括送返费用及航班取消保险在内的医疗保险，并确保 HIV 感染覆盖在内。

跨越国界

无证据表明对 HIV 感染个体的边境限制能够控制 HIV 在任何特定国家的传播。WHO 一直反对这种限制，因为从疾病传播的角度看是没有用处的。然而，尽管国际科学界具有鲜明立场，但是许多国家已经实施了一系列入境要求，试图阻止 HIV 在局部地区的流行。各个国家的入境要求频繁变化，出发前 HIV 感染旅行者应先做了解。可能的信息来源包括 www. hivtravel. orgorwww. aidsmap. com/countries-and-their-restrictions/page/1504371/。

长期以来一直有争议的是，从发展中国家 HIV 流行地区到发达国家的移民是否构成对东道国的风险。另一方面，许多因素导致移民在东道国感染 HIV 的风险增加，主要通过性途径：社会隔离和单身状态，贫困和心理压抑被认为是包括 HIV 在内任何性传播疾病的独立危险因素[43]。西方国家从未证实移民群体对移民社区以外 HIV 传播的有意义的流行病影响。从流行病学的角度看，移民对于东道国 HIV 流行的影响以及对可能存在的不同基因毒株循环的影响依然处在争论中。在荷兰，相当比例的异性性行为获得的 HIV 感染来自于外国[6]。据报道通过移民、军人、游客和移居者等引入的非 B 亚型 HIV 毒株[44]，可能对治疗

策略与预防性疫苗的设计有一定意义。在意大利，近数十年中移民中报告的 AIDS 病例一直在增加，从 1992 年的 11.0% 到 2007 年的 32.8%[44]。

结论

由于 HAART 的临床获益，极大地改善了 HIV 感染者生存率和生活质量，这也将使今后从西方国家到热带地区的 HIV 感染旅行者的数量继续增加。

大多数数据提示，HIV 感染者在经 HAART 治疗获得理想免疫状态时，如能采取适当的预防措施，就可安全前往任何目的地旅行（表 28.4）。但大多数西方国家的 HIV 感染者对此认识不足，旅行将带来显著风险。

表 28.4　HIV 感染旅行者备忘录
评估 CD4$^+$ 计数、病毒载量和抗逆转录病毒治疗
考虑疫苗的效果与禁忌证，以及潜在的药物相互作用
评估旅行风险（尤其是那些 CD4$^+$ 细胞数<200 个/μl 者），咨询有关传染病及降低风险的预防措施（旅行时间<3 周时考虑旅行者腹泻的预防用药）
鼓励旅行者携带现在使用的病历，包括用药情况，如果可能的话，找到目的地 HIV 治疗专家的姓名
建议旅客匿名了解预定目的地对 HIV 感染者的任何限制条件

经允许改编自 Mileno MD，Bia FJ. The compromised traveler. Infect Dis Clin North Am 1998;12;369-410.

由于前往大多数热带地区需要进行疟疾化学预防，而抗逆转录病毒药物与抗疟疾药物之间许多药代动力学方面的相互作用已引起关注，需要对这一特定领域进行进一步研究。

尽管 WHO 提出强烈的反对意见，但很多国家仍然拒绝 HIV 感染旅行者长期逗留的签证申请。

关于移民对东道国 HIV 流行的影响，在很大程度上被认为是微不足道的，但对非 B 亚型 HIV 病毒株的引入可能引起一些西方国家的关注。提供充分便捷的医疗服务是防止移民中 HIV 感染及其他性传播疾病传播最有效的工具。

（朱传龙 译，李军　黄祖瑚 校）

参考文献

1. Adler A, Mounier-Jack S, Coker RJ. Late diagnosis of HIV in Europe: definitional and public health challenges. AIDS Care 2009;21(3):284-93.
2. Franco-Paredes C, Hidron A, Tellez I, et al. HIV infection and travel: pretravel recommendations and health-related risks. Top HIV Med 2009;17(1):2-11.
3. Kemper CA, Linett A, Kane C, et al. Travel with HIV: the compliance and health of HIV-infected adults who travel. Int J STD AIDS 1997;8:44-9.
4. Salit IE, Sano M, Boggild AK, et al. Travel patterns and risk behavior of HIV-positive people traveling internationally. JAMC 2005;172(7):884-8.

5. Bottieau E, Florence E, Clerinx J, et al. Fever after a stay in the tropics: clinical spectrum and outcome in HIV-infected travelers and migrants. J Acquir Immune Defic Syndr 2008;48(5):547–52.

6. Op de Coul EL, Coutinho RA, van der Schoot A, et al. The impact of immigration on env HIV-1 subtype distribution among heterosexuals in the Netherlands: influx of subtype B and non-B strains. AIDS 2001;15(17): 2277–86.

7. Xiridou M, van Venn M, Prins M, et al. How patterns of migration can influence the heterosexual transmission of HIV in The Netherlands. Sex Transm Infect 2011;87(4):289–91.

8. Sartori AM, Ibrahim KY, Nunes Westphalen EV, et al. Manifestations of Chagas disease (American trypanosomiasis) in patients with HIV/AIDS. Ann Trop Med Parasitol 2007;101(1):31–50.

9. Delobel P, Signate A, El Guedj M, et al. Unusual form of neurocysticercosis associated with HIV infection. Eur J Neurol 2004;11:55–8.

10. Karp CL, Auwaerter PG. Coinfection with HIV and tropical infectious diseases. II. Helminthic, fungal, bacterial, and viral pathogens. Clin Infect Dis 2007;45:1214–20.

11. Ward BJ, Plourde P. Travel and sexually transmitted infections. J Travel Med 2006;13(5):300–17.

12. Couzigou C, Voyer C, Shaghaghi CL, et al. Vaccination of HIV-infected traveler. Med Mal Infect 2009;39(1):21–8.

13. Gotuzzo E, Frisancho O, Sanchez J, et al. Association between the acquired immunodeficiency syndrome and infection with Salmonella typhi or Salmonella paratyphi in an endemic typhoid area. Arch Intern Med 1991;151:381–2.

14. Freedman DO. Advising travelers with specific needs: the immune-compromised traveler. In: Arguin P, Kozarsky PE, Reed C, editors. CDC Health Information for International Travel. Elsevier; 2008. pp. 388–345.

15. Dhanoa A, Fatt QK. Non-typhoidal Salmonella bacteraemia: epidemiology, clinical characteristics and its association with severe immunosuppression. Ann Clin Microbiol Antimicrob 2009;18(8):15.

16. Moore D, Nelson M, Henderson D. Pneumococcal vaccination and HIV infection. Int J STD AIDS 1998;9(1):1–7.

17. Tortajada C, de Olalla PG, Pinto RM, et al. Outbreak of hepatitis among men who have sex with men in Barcelona, Spain, September 2008-March 2009. Eurosurveillance 2009;14:1–3.

18. Goujon C, Tohr M, Feuillie V, et al. Good tolerance and efficacy of yellow fever vaccine among carriers of human immunodeficiency virus. J Travel Med 1995;2:145.

19. WHO. Yellow fever vaccine and HIV infection. Weekly Epidemiological Record Geneva (Switzerland), 28 January 2011;86:37–44

20. French N, Nakiyingi J, Carpenter LM, et al. 23-valent pneumococcal polysaccharide vaccine in HIV-1-infected Ugandan adults: double-blind, randomized and placebo-controlled trial. Lancet 2000;355: 2106–11.

21. French N, Gordon SB, Mwalukomo T, et al. A trial of a 7–valent pneumococcal conjugate vaccine in HIV–infected adults. N Engl J Med 2010;362(9):812–22.

22. Klugman KP, Madhi SA, Huebner RE, et al. A trial of a 9-valent pneumococcal conjugate vaccine in children with and those without HIV infection. N Engl J Med 2003;349:1341–8.

23. Madhi SA, Adrian P, Kuwanda L, et al. Long-term immunogenicity and efficacy of a 9-valent conjugate pneumococcal vaccine in human immune-deficient virus infected and non-infected children in the absence of a booster dose of vaccine. Vaccine 2007;25(13):2451–7.

24. Miiro G, Kayhty H, Watera C, et al. Conjugate pneumococcal vaccine in HIV-infected Ugandans and the effect of past receipt of polysaccharide vaccine. J Infect Dis 2005;192:1801–5.

25. Bortolussi R, Salvadori M. A new meningococcal conjugate vaccine: What should physicians know and do? Paediatr Child Health 2009;14(8): 515–20.

26. Siberry GK, Williams PL, Lujan–Zilbermann J, et al. Phase I/II, open–label trial of safety and immunogenicity of meningococcal (groups A, C, Y, and W–135) polysaccharide diphtheria toxoid conjugate vaccine in human immunodeficiency virus–infected adolescents. Pediatr Infect Dis J 2010;29(5):391–6.

27. Cavassini ML, D'Acremont V, Furrer H, et al. Pharmacotherapy, vaccines and malaria advice for HIV–infected travellers. Expert Opin Pharmacother 2005;6:1–23.

28. Tarragó D, Casal J, Ruiz-Contreras J, et al. Spanish Network Pneumococcus Study Group. Assessment of antibody response elicited by a 7-valent pneumococcal conjugate vaccine in pediatric human immunodeficiency virus infection. Clin Diagn Lab Immunol 2005;12:165–70.

29. Weinberg A, Gona P, Nachman SA, et al. Pediatric AIDS Clinical Trials Group 1008 Team. Antibody responses to hepatitis A virus vaccine in HIV-infected children with evidence of immunologic reconstitution while receiving highly active antiretroviral therapy. J Infect Dis 2006;193: 302–11.

30. CDC Yellow Book. Available online: wwwnc.cdc.gov./travel/ yellowbook/2012.

31. Puthanakit T, Aurpibul L, Yoksan S, et al. A 3-year follow-up of antibody response in HIV-infected children with immune recovery vaccinated with inactivated Japanese encephalitis vaccine. Vaccine 2010;28(36):5900–2.

32. Mount AM, Mwapasa V, Elliott SR, et al. Impairment of humoral immunity to Plasmodium falciparum malaria in pregnancy by HIV infection. Lancet 2004;363:1860–7.

33. Shah SN, Smith EE, Obonyo CO, et al. HIV immune-suppression and anti-malarial efficacy: sulfadoxine-pyrimethamine for treatment of uncomplicated malaria in HIV-infected adults in Siaya, Kenya. J Infect Dis 2006;194:1519–28.

34. Chalwe V, Van Geertruyden JP, Mukwamataba D, et al. Increased risk for severe malaria in HIV-1–infected adults, Zambia. Emerg Infect Dis 2009;15(5):749–55.

35. Matteelli A, Casalini C, Bussi G, et al. Imported malaria in an HIV-positive traveller. A case-report with a fatal outcome. J Trav Med 2005;12:222–4.

36. Mouala C, Guiguet M, Houzé S, et al. Impact of HIV infection on severity of imported malaria is restricted to patients with CD4 cell counts < 350 cell/μL. AIDS 2009;23:1997–2004.

37. Savarino A, Gennero L, Chu Hen H, et al. Anti-HIV effects of chloroquine: mechanisms of inhibition and spectrum of activity. AIDS 2001;15: 2221–9.

38. Owen A, Janneh O, Hartkoorn RC, et al. In vitro synergy and enhanced murine brain penetration of saquinavir coadministered with mefloquine. J Pharmacol Exp Ther 2005;314:1039–41.

39. Mishra LC, Bhattacharya A, Sharma M, et al. Short report: HIV protease inhibitors, Indinavir or Nelfinavir, augment antimalarial action of Artemisinin in vitro. Am J Trop Med Hyg 2010;82(1):148–50.

40. Li X, He Z, Chen L, et al. Synergy of the antiretroviral protease inhibitors indinavir and chloroquine against malaria parasites in vitro and in vivo. Parasitol Res 2011 May 3. [Epub ahead of print].

41. Attia A, Huet C, Anglaret X, et al. HIV-1-related morbidity in adults, Abidjan, Cote d'Ivoire: a nidus for bacterial diseases. J Acquir Immune Defic Syndr 2001;28(5):478–86.

42. Bhadelia N, Klotman M, Caplivski D. The HIV-positive traveler. Am J Med 2007;120:574–80.

43. Pezzoli MC, Hamad IE, Scarcella C, et al. HIV infection among illegal migrants, Italy, 2004–2007. Emerg Infect Dis 2009;15(11):1802–04.

44. Thomson MM, Nàjera R. Travel and the introduction of human immune-deficiency virus type 1 non-b subtype genetic forms into western countries. Clin Infect Dis 2001;32:1732–7.

29

公司和高管旅行者

James Aw and Roger A. Band

要点

- 公司旅行人员的风险包括旅行本身以及与公司相关的风险
- 公司旅行医学咨询应包括详细的职业经历,并了解预期旅行情况来确定职业相关风险
- "是否适合旅行"可能是公司旅行医学咨询的内容之一
- 公司旅行人员承受不了生病负担;疫苗接种计划可能要加快,旅行间隔期要更新疫苗接种;必须考虑累积性风险
- 应进行医学风险评估
- 全面综合的旅行医疗包有助于减轻事故或疾病的影响

引言

据联合国世界旅游组织统计,2010 年 15% 的国际旅行属于商务目的旅行,前往亚洲、南美洲和非洲的旅行呈增加趋势。排在国际旅行目的地前列,且增长最显著的是中国,前往亚太地区的旅行整体增长了 13%。研究表明,大约四分之一的国际公司旅行计划在两周内,其中 19%~70% 未进行医疗咨询[1]。美国国际商务旅客在酒店房间过夜天数平均达 8.4 天。

几项机场调查表明,旅行者对目的地特有的传染性疾病知识知之甚少。欧美旅客(74%~83%)似乎能认识疫苗接种的重要性,但只有 15%~26% 打算遵从食品预防措施。对商务旅客研究发现,只有 16% 完全依从抗疟化学预防,携带抗疟药物的情况不如普通游客。

公司旅行者趋向于有以下几类:(a)短途旅行的高管(<7 天),前往数个大城市,住五星级酒店;(b)派往某工程的熟练技工(<1 个月);或(c)派驻国外(几个月到几年)。加拿大研究将旅行医疗风险分为:(i)高风险:大于 4 周且超过一半时间住在低档酒店;(ii)低风险:小于 2 周且一直住在高级酒店;(iii)中间风险:除上述之外的其他类型的旅行[2]。在农村地区住宿条件可能从建成区的宾馆到条件非常有限的"新建"项目。对于商务旅行者而言,风险在很大程度上取决于出差地点要完成的活动类型和当地的工作环境(传染性疾病、公共卫生设施、职业卫生与安全问题以及安全保卫)。公司医生应该完全明了出差人员此行的工作要求及前往地的详细信息。海外医疗照护的可及性是公司旅行的一个重要方面。与工作相关的压力、孤独以及匿名商务旅行可能导致不健康危险行为(饮酒、运动减少、不良饮食习惯、随意性行为和寻求感官刺激行为)。

职业旅行医学正在形成一个新的领域,主要关注商务旅行者的健康特征,旅行适应性和工作场所的安全风险。已发现大量旅行会导致自评健康较差、BMI 升高和临床检查结果的恶化(如血压、HDL 胆固醇、LDL 胆固醇和葡萄糖)[3]。一项公司高管健康筛查发现,无旅行者和有大量旅行者(>14 晚)健康状况较差。一家大型跨国公司的健康风险评估调查发现,与国际商务旅行相关的情况包括,自我报告高度紧张的风险降低,饮酒增加,对保持工作节奏的信心降低,以及对完成任务的灵活性的感知度下降[4]。频繁飞行和长途旅行对配偶与孩子(特别是幼儿)会产生压力增高相关的不良作用。

商务旅行者必须尽快适应国外工作环境并按照紧张的日程安排顺利完成预定的工作。无论雇主还是雇员都不能承受因出差生病而影响任务的完成。公司旅行医学面临的挑战是随时准备提供全面的预防性建

议,了解职业相关风险,尤其是在非旅游区域。

公司角度

适合性和安全责任

公司有责任为员工提供安全的工作场所。在发达国家,职业卫生与安全标准受到严格监管,但在发展中国家或新兴市场不一定是这样。旅行有高风险时(时间长、体力劳动、偏远地区、工业危害),出差人员应与当地职业卫生与安全人员联系,服从当地有关培训(针对环境危险:化学物品、个人防护装备、工作场所的工程控制),定期医学监测(例如,采矿作业:呼吸系统、心血管系统和听力等)。人权指南还禁止公司由于身体原因歧视员工。公司可以要求员工接受外派人员健康检查,以确定员工身体状况是否适合旅行,以及没有健康问题会妨碍员工完成基本工作任务。员工的健康信息对公司保密,旅行医生可以提出观点,认为该员工"适合"为既定任务所进行的旅行。员工因为顾虑自己基础健康信息的保密性得不到保护,他们可能不愿意接受旅行前咨询及健康评估。

旅行前后的健康服务

保证公司员工和高管的健康是公司的最大利益(完成使命、投资成本)。出差最多的人往往是公司的核心人物和资深领导。较大的公司可能会聘用公司医疗主任,设置医疗卫生部门以提供公司内部旅行前及旅行后的医疗服务,高管健康和职业健康评估。旅行后的健康评估,如对感染性疾病,慢性病(尤其是旅行目的地医疗设施有限时)及心理筛查(压力、长期外派或频繁出差人员的文化适应),这将取决于公司是否有意愿支持一项需要聘用相关领域专家的计划(包括热带病专家、心理学家、员工援助计划)。否则,人力资源部门(健康与安全人员)应提醒旅行归来人员注意健康风险,指导他们找到合适的医务人员(即旅行诊所和职业卫生顾问)。经常出差的员工可能面临重复工作压力、睡眠不佳、饮酒增多甚至家庭破裂的问题,可能导致精神心理问题、旷工或带病低效率工作。

旅行疾病的财务成本

与出差任务有关的患病员工对财务的影响包括公司费用(即生产力损失、旷工和员工补偿金)和个人费用(即医疗费和损失的薪金)。分析世界银行商务旅行员工的健康保险诉求发现,将所有健康问题统计在内,包括慢性疾病(即哮喘和背部疾病),出差员工的健康保险诉求比非出差员工增多,男性高出80%,女性高出18%[5]。传染性疾病与心理疾病索赔更多。相对于短期旅行,长期外派的员工风险更大。据估计,海外派驻的疾病花费可达50万美元,而出发前接种疫苗及健康筛查花费约500美元[6]。延长海外派驻会使住院次数、感染性疾病、伤害、暴力事件及心理问题增多[7]。

健康员工效应

美国一个跨国公司的一项研究发现,低频次、短期国际旅行的员工比从未出差的员工健康情况更好。将2962个国际旅行员工与9980个未旅行员工比较,发现国际旅行与较低体重指数、较低血压、过量饮酒、睡眠减少,以及对保持工作节奏信心减低等显著相关[4]。一项加拿大的研究通过对前往Medcan诊所就医的短期旅行(<14天)的中年男性高管的分析发现,与未到诊所就医的患者相比,其心血管疾病的风险更低。当分析商务旅行者健康特征时,就能发现其中存在选择偏倚的因素。不健康的员工可能不会被选择出差,业务主管也不会安排不健康的员工承担要出差的任务。所以,健康员工效应提示被雇佣的员工健康状况优于不工作或不出差的同年龄群体。

公司旅行医师的作用

公司医疗主任应全面了解工作职责、任务的性质及到访地的具体区域信息。应包括对当地传染病类型的了解、安全隐患和当地医疗设施情况。然而,大多数公司都没有公司医疗主任,所以这些服务是外包给当地的诊所。除了通常的旅行前传染病咨询和免疫接种外,咨询应包括详细的职业历史(工作任务类型、全年出差次数、商务活动的地理区域、建成区或新建区、城市或农村)和对慢性临床情况的回顾。旅行前调查问卷和旅行护士检查单可能会有帮助。公司旅行风险评估应包括询问来年所有的预期旅行计划,以便提供适当覆盖所有预期旅行的疫苗接种和药物预防。高管旅行可能更多是在办公室及城市,其他任务可能会增加环境风险。旅行前、后医疗评估应具有明确的临床方案,并应提前与公司商讨预期。应告知员工这一过程是保密的。旅行医生应熟悉如何加快疫苗接种程序（如肝炎疫苗），了解最新的化学预防策略，能为临时出差人员（低至中等风险）和长期外派人员（高风险）提供相关服务。免疫接种与药物预防的内容在其他章节具体介绍。公司的旅行医生还应学会从流行病学资料（2012 年 CDC 黄皮书-旅游流行病学 http://wwwnc.cdc. gov/travel/yellowbook/2012/chapter-1-介绍/旅游流行病学）和暴发流行信息（ProMed HealthMap-http://healthmap. org/promed/）中获知感染性疾病的风险。

对公司的建议应包括对高风险项目的强制性行前咨询、健康教育小册子和如何在旅行期间保持健康的专题讨论会（锻炼身体、营养建议）。为鼓励员工旅行期间保持健康，还可采取经济激励手段（如预定有健身设施的酒店）。应提供旅行前、后的体检。上门的现场医疗服务能够使医疗服务标准化，改善数据追踪，方便员工参与和可能改善随访免疫接种效果的依从性。为长期项目在海外建立医疗设施需要多个团队（当地卫生机构、公司方面和国际医疗网络）的协调。人力资源和职业卫生部门应准备好通过当地医疗服务网络或医疗转运公司协调海外医疗问题。为了避免压力，公司应考虑创造性的工作安排，以使忙碌的公司员工有机会放松，能够恢复活力。这也可以使经过长途旅行而压力增大的员工有时间得到恢复。

员工/高管视角

医疗威胁评估

考虑到国际旅行的内在风险，没有人比旅行者自身更加关心他们的健康。因此，旅行者必须充分利用自己的权利，在制定医疗计划和对医疗威胁的评估中掌握所有权和主动权。医疗风险评估（medical threat assessment, MTA）是评估所有风险的工具，用来评估并采用标准化机制为旅行中可能存在的风险（如暴力犯罪）进行鉴别和风险分层。预想这种威胁及许多可能的场景可增强个人安全意识。其他应考虑并有所计划的不太常见的威胁包括恐怖袭击、流行病（SARS）、环境压力（极热或极湿、污染、暴晒、高海拔、毒物或野生动物咬伤）、国内骚乱，以及更轻微一些的威胁如当地水源的可靠性，水的净化方式。

理想的初步医疗风险评估应在员工出差前就完成好。应包括一个关键场所（如医院）及一份清单，以确保在旅行计划阶段设想到的所有预防措施都包括在内。这一工具对于公司和反复到某一特定地区或目的地的员工非常有帮助。当到某地出差，遇到特殊医疗威胁，如地处高海拔或发现当地危险的动植物，建议此时能确定并获得当地处理这类医疗紧急情况的专家的联系方式。标准化的 MTA 表格在旅行计划阶段作为清单是很有用的，MTA 的详细示例见表 29.1。

表 29.1　医疗风险评估	
医学风险评估	**示例（不包括所有）**
行为	管理旅行相关疲劳、睡眠周期改变或情绪压力的计划
急救联系电话	当地的大使馆 医院 国际 SOS：www. internationalsos. com/en/） 政府联络办公室 可靠的交通资源 可靠的当地医务人员
环境风险	热或冷的伤害 食源性疾病 日光暴晒 海拔高度 污染 有动物和野生动物的暴露
转运	交通运输：当地交通运输资源，公司车辆，空中运输条件 关键设施的位置：医院地址及 GPS 坐标定位，重症监护病房和其他高等级医疗照护 转运时间 地形的限制（例如山脉）
食物和水安全	当地水的质量，水净化方式，可靠的水和食物的替代来源
传染病风险	预防需求（如疟疾） 媒介传播疾病风险（如登革热、基孔肯雅热、沙蝇、蜱） 呼吸系统疾病 血源传播疾病（如 HIV、HCV、HBV） 免疫接种（如黄热病）
医疗资源	地方医院的服务能力；药物的可及性，高级照护，安全的血制品
基础健康状况	员工的基本健康状况及潜在的疾病如糖尿病，高血压，冠心病
创伤/暴力	道路交通事故 内乱 目标暴力（即暗杀） 大规模伤亡事件，恐怖主义行为，绑架

重要人物与普通员工——显贵医学

当公司旅行者踏上公司安排的旅程，无论是单个行动还是作为公司重大突发事件处置的一部分，都很容易忽视这样一个事实，即他们与国外休闲旅行者面临同样的旅游相关疾病的风险。还容易忘记的是高档宾馆、个人司机、高档餐厅等带来的舒适感并不能减轻疾病的风险，尽管上述这些因素造成的假象容易让人信以为真。

如果你不幸病倒了，重要的是有某个人（无论是当面还是远程）能够对你继续旅行的安全性做出客观评估。需要考虑的具体因素包括：你要去的下一个地点的医疗服务能力是优于这里或与这里相当？下一个地点是否离区域医疗中心或高级医疗服务机构更远？下一个地点是否更难撤离？疾病进展或疾病病程时间有什么可能性？生病者对旅行团队中其他成员的潜在影响（如果不是单独出差）如何？决策要保持客观性，即使制定的全面合理的医学建议可能缩减或者改变行程。进行这样复杂决策的人，必须训练有素、有实践经验和良好的风险承受能力。

如果旅行者是重要人物，首要原则同样适用，但照护概念稍有区别，有一些具体的注意事项。首先，安全性要优先考虑，因为可能成为攻击目标，这对大多数出差的员工来说很少成为问题。也就是说，普通公司员工成为目标可能只因为他们代表着西方财富。其次，如上所述，很重要的是医务人员要保持客观：这在照护一位重要人物时可能更为困难，简言之就是因为其个人的地位或影响，或因为决策可能影响整个代表团以及目标任务或议事日程。最后，我们必须理解，医学只是整个重要人物保护计划的一部分。医疗决策常常对团队其他成员产生影响，特别是后勤、计划、运行和安保人员。重要人物医疗团队的医师必须优先维护病人的利益，但也应尊重团队工作环境的整体氛围。

旅行的适合性

不能低估旅行者尤其是国际旅行时身体与情绪的压力。无论是独立完成还是通过招募医疗旅行服务专业人员，员工都必须获得有关健康预防和相关准备的信息。预防工作还包括要确保旅行者能够在任何环境下开展工作，以及员工不应有在预期环境下得不到照护的基础疾病[3]。举例来说，胰岛素依赖型糖尿病患者需要配置一个存放胰岛素的冰箱。如果不能满足某个员工的医疗需求，他可能需要被重新考虑是否参与。

特别注意那些不习惯于出差或那些在国外出生，此次因工作需要返回祖籍地工作的员工。这些不同的员工旅行者可能不相信其个人面临危险，或没有意识到与旅行相关的食源性疾病或媒介传播疾病的风险，对这些员工要另外组织咨询建议。

员工的医疗记录复印件应随时可用。对于既往无重要病史的个体只需准备一份列表，例如过敏史、常规药物（包括通用名）、血型、既往病史和手术史、既往受伤史、私人医生以及紧急联系人。然而，当员工有复杂既往病史时，收集其心电图、影像材料或其他图像，以及侵入性诊断检查或外科手术资料的电子版和硬拷贝则非常重要。这可能并不容易获得，尤其是涉及到患者的隐私问题，或已知的医疗情况会导致其他国家拒绝入境（如 HIV 血清学阳性）。随着电子病历的发展，健康信息可以安全地存储在医疗提供者的网站上。旅行者可以很容易地远程访问这些信息。或者，在出发前，可以将它下载到手持电子装置的智能卡，或手机存储卡或记忆棒中，甚至可以翻译成多种语言。

工作繁忙的旅行者可能不适应规律服药，需提醒及时服用关键的预防性药物，如抗疟药。手持电子装置或手表可以提前设定，在需服药时提醒其服药，无需考虑访问国家的当地时间。现在有几家公司正在开展这样的业务，即向手机、传呼机及手持电子设备定时发送预先设置的有关规律服药的电子提醒。患有慢性疾病的商务旅行者应携带足量药物以备不足或预料之中的商务旅行延期，要保证所携带的物品和药物能随时取出，建议放在手提行李中。此外，对于医疗人员来说，应考虑携带包括 1~4 周疗程的 HIV 暴露后预防药物的自我治疗药盒。

最后，商务旅行者应该提醒，即使在商务舱，也可能发生深静脉血栓（DVT），特别是如果饮水少、过量饮酒和长期不运动。飞行中服用安眠药导致的睡眠增加了这方面的风险，因为安眠药有肌松剂作用，同时睡眠会不可避免地减少运动和饮水。护腿长袜可能有帮助，且可增加舒适感[8]；在大多数药店无需处方就可购买。为了减少频繁旅行产生的压力，学会如何轻装旅行很有帮助，同时也增加了在机场的安全性。携带沉重行李，办理登机手续时间长，长时间等待取回行李，为行李丢失而争吵、行李损坏或延误都是不必要的压力来源。带有轮子的小型行李箱比较实用。

处理海外的医疗问题-危机管理，如何获得医疗照护

处理危机的最好方法，尤其是当一个人离开自己

熟悉舒适的环境后,是有一套已制定好的应急方案。正如前面所讨论的,MTA 是应对这一情况的最佳方法。获得医疗照护可能很有挑战性,特别是在发展中国家,可靠的医疗服务通常并不现实。这对于患有基础疾病或者有特殊照护需求的员工就变得更加重要。

政治动荡(就像近期在埃及和中东其他国家所见到的)、疾病、国内紧急情况及其他意外事件可能需要从某一目的地紧急撤离。撤离计划是 MTA 的重要组成部分。撤离计划应该明确,并与最佳运输方式和疏散路线(例如附近的机场和城市)进行整合。在某个员工需要紧急转运的情况下,必须了解该地区是否能提供手术、诊断及更高层次的资源。在因紧急情况需要撤离时,要尽快获得这些信息以便进行实时决策[9]。

旅行医疗包

有个人医疗包是必要的。医疗包应非常全面而且个性化。医疗包的复杂程度很大程度上取决于旅行目的地、先进医疗的可及性、员工个性化的风险和合并症模式。除了抗疟药物、用于旅行者腹泻者自我治疗的抗生素和抗胃肠蠕动药物之外,急救包至少还应包括止痛剂及防治晕动症、时差反应、过敏反应(抗组胺药)和便秘的药物。

经常国际旅行的员工最好携带广谱抗生素如左氧氟沙星或阿奇霉素,用于肠道、皮肤和呼吸道感染的自我治疗(左氧氟沙星还可治疗尿路感染)。携带氟康唑治疗真菌感染比推荐的非处方药阴道乳膏更为实用。酒精为基础的手清洁剂、水净化药片、驱蚊剂、避孕套也是必备项目。在国外旅行时,将药物包好放在随身行李中。由于飞行中行李舱可能会结冰,有的药物,特别是针剂、吸入剂以及胶囊药可能会损坏。应给商务旅行人员提供一封授权信和完整的药物名单,列出所有处方药的通用名称。

最后,对于商务旅行者说,像皮疹、血栓性痔疮、阴道真菌感染或恐惧症发作这样看似琐碎的问题也可能产生严重后果。如果某个员工有具体的复发性问题(如尿路感染等),则应将相应的预防用药等放在个人医疗包中。使用标准化的、旅行前准备的药物和医疗用品清单可以确保对这些常见的医疗问题进行充分准备(表 29.2)。

除了医疗用品之外,重要的是准备一些不易腐败变质的高能量食物(最好是复合碳水化合物)。这是很有价值的,尤其是在当地食物来源不安全的情况下。

表 29.2 基本药物和用品

药物/分类	临床用途/药物
乙酰唑胺	AMS(急性高原病)预防或治疗
镇痛药	止痛和退热药(对乙酰氨基酚、阿司匹林和布洛芬)
止泻药	旅行者腹泻(洛哌丁胺,铋剂)
止吐药	恶心和呕吐(茶苯海明,恩丹西酮)
抗组胺药/过敏反应	过敏反应,辅助睡眠(苯海拉明,肾上腺素)
抗病毒药物	特定健康威胁的暴露后预防(例如,HIV 暴露,流感暴露或早期治疗)(奥司他韦)
广谱抗生素和抗疟药	疟疾预防(流行地区),钩端螺旋体病预防,支气管炎,肺炎,炭疽,衣原体、皮肤和软组织感染和局部抗真菌药物(例如,阿托伐醌/氯胍,多西环素,克林霉素,左氧氟沙星,阿莫西林/克拉维酸,阿奇霉素)
驱蚊剂	减轻虫媒疾病传播
个人卫生	洗手液、避孕套
助睡眠药	调节睡眠周期
防晒霜	防晒
水和食物/点心	补液、补充营养
设施	
基本急救用品	创口贴,伤口敷料,抗生素软膏(莫匹罗星,梭链孢酸钠),厚棉布,安全别针,夹板
卫生棉	月经,伤口包扎,处理鼻出血,制作抗菌药耳芯
组织黏合剂	伤口闭合或临时性牙折治疗
外伤用设施和物品	用于控制出血的止血带及止血剂,骨折夹板

环境风险——海拔高度、偏远地区、现场调查等

如上所述,除了媒介传播疾病之外,商务旅行前还应考虑到各种环境风险。其他医疗风险包括:意外伤害;极端温度或其他气候条件;困难地形,包括高海拔地区(拉巴斯:玻利维亚共和国行政首都);水污染;不洁熟食;危险品;传染病;睡眠周期干扰;有害野生动物或植物(黑树眼镜蛇,卢旺达);以及身体或情绪上的压力。在评估各种外部风险时,员工的一般身体状况和基础健康情况都是重要的考虑因素。一旦确认潜在

威胁,应更改旅行计划或制定适当的应急处置方案。

与商务旅行有关的具体问题

压力源和旅行

旅行中的压力来源可能是多元的、复杂的和因人而异的。除了与目的地相关的健康问题之外,压力源还包括文化差异、疲劳、睡眠不足和健康损失,这些压力可能使旅行的目标任务难以完成。此外,商务旅行还可能对员工及家属产生重要的不可预知的影响,从而使得员工的工作效能降低,也不能很好地自我管理旅行产生的其他压力[10]。

一些策略可以改善旅行者及其家庭成员的幸福感,包括与家中亲人每日通电话或电子通讯(Skype 或电子邮件),在长时间行程中增加中途休息或者选择多连接点的行程路线,有助于减少时差反应,并提供更多的准备时间。在毫无吸引力的酒店房间里进行个性化装饰,播放喜欢的音乐、电影,品尝休闲食品,摆放家庭成员或宠物的照片等都有助于减轻压力。

创伤

旅行医学咨询时如果没有能强调旅行者死亡原因中创伤是重要原因的话,这样的咨询是不完全的。提到国际旅行面临的健康威胁,远不止是传染性疾病。机动车事故和人际暴力导致的意外死亡是主要的健康风险,应在旅行前讨论预防措施。据世界卫生组织统计,每年有将近 130 万人死于车祸,是健康美国公民国外旅行最重要死因之一,如果遵守系安全带规定和交通安全法规,这一死亡率可得到很大程度减低。不幸的是,有的车辆常常没有安全带。还有,商务旅行人员必须懂得在农村地区即使雇佣司机在公路开车也有风险,特别是在天黑之后。

性

大约有 10% 的短期旅行人员会有新的性伴侣。因此,对所有人都应进行开诚布公的行前咨询,没有任何区分。许多因素可能会增加风险:新目的地的异国情调、潜在性伴侣的新颖的性行为方式、疲劳、时差、失眠、饮酒和刁难的客户等。在某些文化中,男性商务旅行者会有一位联络员及一位性工作者陪伴,作为商务活动的一部分。对于旅行期间有暴露可能的旅行者,自我治疗药箱中应备有 HIV 暴露后预防用药(PEP)。在开具 PEP 处方时,还要考虑到当地 HIV 耐药模式。

时差

时差反应是与目的地时间相关的对旅行者个人体内昼夜节律的改变所引起的一种睡眠紊乱[11]。这是企业旅行人员最常遇见的问题,原因是内在的昼夜节律不适应跨越时区的迅速变化。在短时间内跨越几个时区的情况下,时差反应就发生了。其严重程度受飞行距离及旅行方向的影响。

人体内的生物钟与当地时间分离,白天活动时会出现一系列症状,从嗜睡和全身不适,到注意力下降、易急躁及胃肠道症状。由于相对失眠与夜间多醒或早醒导致白天感到疲劳,结果又增加了第二天的不适。这种身心表现能力的下降可能产生严重后果,尤其是对于飞行员、商务人员、运动员及军事人员。对飞行员的研究显示,向东飞行跨越八个时区后其工作效能降低 8.5%。还有证据表明,慢性时差反应可能导致认知障碍,可能发生在工作记忆方面[12]。

有几种方法来治疗时差反应。适当时间段接受自然光照射,如早起到户外晒太阳会有帮助。单用这一方法或者结合褪黑激素治疗会非常有效。另一种方法是用药物疗法,或诱导睡眠,或在清醒时消除睡意。最后,遵守睡眠时间表,优化睡眠时间也可能有很大帮助。这些方法可单独使用或多种方法联合使用。

重点关注的传染病风险

旅行前建议的知识将在其他章节介绍。适用原则类似,但公司旅行医生应特别掌握免疫接种程序(临时旅行人员的加快程序)、旅行者腹泻、虫媒疾病(登革热、疟疾、黄热病)和人际传播疾病(呼吸道、性传播和血液传播)。

疫苗可预防感染

经常商务旅行的人员,要注意几个重要的原则。首先接种疫苗时不应只是考虑某一次旅行,而应考虑到多次到某一特定地区旅行的累积风险。例如,到亚洲旅行一周可能不会考虑接种伤寒疫苗,但如果考虑到多次旅行的累积风险,就应接种疫苗。第二,商务旅行常常是临时通知,如果国际旅行者近期没有旅行安排,也应定期更新免疫接种,这样即使没有提前通知,国际旅行人员也能得到免疫保护。第三,商务旅行者不像游客,如果因疾病而不能完成工作或谈判,就会面临非常严重的财务后果。此外,由于外国同事的心血来潮,商务旅行人员可能难以拒绝某些食物或活动。因此,即使认为风险较低,他们也必须接受全面免疫接种,因为有时疾病的后果很严重。最后,如果为公司业务而出差的员工没有获得公司提供的适当健康建议,则会对公司产生财务和(或)法律后果。商务旅行者很难承受生病的负担。

对几乎所有国际旅行人员建议接种的疫苗包括甲型肝炎、乙型肝炎、白喉、破伤风、百日咳、脊髓灰质炎、流感和麻疹。此外,对那些有显著风险的人还应提供针对特定疾病的疫苗,如伤寒、黄热病、产毒素大肠杆菌、乙型脑炎和狂犬病。

虫媒传染病及化学预防

前往有疟疾、登革热、黄热病、乙型脑炎及其他媒介传染病风险地区的商务旅行者,应接受关于个人防护措施的适当咨询,以避免昆虫叮咬。随着登革热在加勒比海地区、美洲中部与南部以及亚洲的许多大城市的流行,虫媒传染病的感染风险正在上升。登革热是热带地区最常见的蚊传病毒病之一,且无疫苗,因此现行防控策略是防止昆虫叮咬。应提醒商务旅行人员,这是由白天叮咬的蚊子(埃及伊蚊)传播的城市疾病。不同血清型的登革热再感染可增加发生出血热的风险,全球范围内的病死率接近5%。

研究表明,商务旅行者都清楚疟疾的风险,但不能很好地遵从预防措施(驱避剂和药物)[13]。已有报告商务旅行人员如果预计有较长时间的暴露或频繁到流行区域出差,都能携带自我治疗剂量的抗疟药。外派人员对抗疟药的依从性尤其差,且随时间推移而更差。依从性差的原因包括自认为有免疫、忘记服药、收到相互矛盾的建议、担心有副作用及每日服药剂量问题[7]。外派人员在2年暴露期内约30%感染了疟疾。其中对美国外交人员的研究发现疟疾病例中83%是恶性疟原虫,8%是间日疟原虫感染;将近90%在非洲被感染,5%在亚洲。西非的疟疾年发病率最高(9/1000人),其次是中非和东非。

在疟疾高发地区(撒哈拉以南非洲、东南亚和中美洲),即使短期停留者通常也推荐药物预防。对这一类人群,阿托伐醌-氯胍或伯氨喹是很好的选择,服

药方法是暴露前1天开始服用,直至离开风险地区后7天。如果只停留1或2个晚上,且经仔细评估风险较低,则可能不推荐使用药物预防。在其他处于中等度风险的情况下,旅行者可能仍决定不服用预防性药物。然而,旅行目的地可能在最后时刻改变。商务旅行者应该充分了解疟疾的症状,可能早在暴露后7至8天就出现症状,但对某些疟原虫来说,可能会推迟到暴露后1年。可能有帮助的做法是给旅行者提供一张钱包大小的卡片,上面有疟疾症状的描述和一旦发热时应立即做检测的建议。对前往偏远地区,不能在24小时内获得适当治疗的旅行者,应提供自我治疗药物:阿托伐醌/氯胍或青蒿素/本芴醇。

结论

商务旅行者的旅行医疗需求是有特殊性的。医生必须对医学各领域有广泛的了解,在公司任务顺利完成的同时,能确保旅行者的健康和安全。适当的计划和针对性的建议有助于公司保护其员工免受国际旅行的风险伤害。

(朱传龙 译,李军　黄祖瑚 校)

参考文献

1. Hudson TW, Fortuna J. Overview of Selected Infectious Disease risks for the Corporate Traveler. JOEM 2008;50(8):924–34.
2. Duval B, et al. A Population-based comparison between traveler who consulted travel clinics and those who did not. J Travel Med 2003;10:4–10.
3. Richards C, Rundle AG. Business travel and self-rated health, obesity, and cardiovascular disease risk factors. JOEM 2011;53(4):358–63.
4. Burkholder JD, Joines R, Cunningham-Hill M, Xu B. Health and wellbeing factors associated with international business travel. J Travel Med 2010;17:329–33.
5. Rogers HL, Reilly SM. Health problems associated with international business travel. A critical review of the literature. AAOHN J 2000;48:376–84.
6. Bunn W. Vaccine and international health programs for employees traveling and living abroad. J Travel Med 2001;8(suppl 1):S20–3.
7. Patel D. Occupational travel. Occupational Medicine 2011;61:6–18.
8. Valani R, Cornacchia M, Kube D. Flight diversions due to onboard medical emergencies on an international commercial airline. Aviat Space Environ Med 2010;81:1037–40.
9. Teichman PG, Donchin Y, Kot RJ. International aeromedical evacuation. [Review] [69 refs]. N Engl J Med 2007;356:262–70.
10. Tompkins OS. Business traveler fitness. AAOHN J 2008;56:272.
11. Sack RL. Clinical practice. Jet lag. [Review] [45 refs]. N Engl J Med 2010;362:440–7.
12. Cho K, Ennaceur A, Cole JC, Suh CK. Chronic jet lag produces cognitive deficits. J Neurosci 2000;20:RC66.
13. Farquharson L, Noble LM, Behrens RH. Travel clinic communication and non-adherence to malaria chemoprophylaxis. Travel Medicine & Infectious Disease 2011;9(6):278–83.

30

国际领养

Jean-François Chicoine and Dominique Tessier

要点

- 国际领养咨询的内容包括:①父母亲的旅行前健康咨询;②关于携带幼儿出行的相关问题;③父母亲与被收养儿童接触引起传染病的风险;④被收养儿童的急、慢性健康问题;⑤父母的育儿辅导和心理社会支持
- 出行前,父母亲应尽可能多地了解被收养儿童的生活条件、文化和健康问题,最好从国际收养机构或孤儿院了解这些情况;推荐所有父母参加收养前父母准备课程,在某些国家这是强制性要求
- 养父母的健康咨询除常规建议外,应特别强调乙型肝炎免疫接种和其他传染病问题
- 来自发展中国家,特别是那些被收养在社会福利机构或疏于照顾的被收养儿童,常常患有传染病、营养不良、认知和身体发育迟缓,存在依恋性以及行为问题

引言

国际贸易自由化的推进、东欧国家孤儿制度的建立、内乱、战争、种族冲突、艾滋病孤儿、自然灾害及贫困全球化等因素使更多弃儿需要一个家庭。而在一些国家,不孕症问题的增多、出生监管、家庭重组以及非婚生儿童的民事权利等问题产生了到其他国家寻找儿童的需求。尽管存在彼此的孤独,一方面孩子需要家庭,另一方面养父母也希望拥有自己的孩子,但世界上对孩子的需求量还是超过可被领养的儿童数量,这在某种程度上解释了与国际领养问题相关的人类、社会和道德方面的困惑[1]。

全球每年国际领养约3~4万人,相比过去10年减少了许多。所有收养国的收养儿童数比过去5年更下降了5%~20%,意大利除外。美国每年约发生2万个国际领养,西班牙4500个,居欧洲国家首位,法国3300个,加拿大1900个,瑞典900次。在北美,大多数被领养的儿童来自中国、韩国、俄罗斯、印度、海地、危地马拉、越南、哥伦比亚、柬埔寨、哈萨克斯坦、乌克兰、菲律宾、马达加斯加和埃塞俄比亚。总体上,被领养儿童的年龄在增大,这为大龄儿童寻找家庭带来了希望,但也增加了心理发育不良的可能性[2,3]。

伦理问题

有关国际领养的"海牙公约"规定,各国应优先采取措施确保每个儿童在其亲生父母家庭中成长,如果不能实现,则应在本国为其寻找合适的家庭。这一立场清楚表明,国际领养是不得已情况下的最后考虑[4-6]。

不幸的是,儿童领养却引起了贩卖儿童的增加。在收养率日渐增多的东欧、马达加斯加、乍得、埃塞俄比亚、加纳、卢旺达和危地马拉等国家,一些儿童并不是真正的弃儿,而是由其亲生父母与养父母直接交易。20世纪90年代,与国际领养有关的腐败及犯罪活动日益猖獗,使联合国儿童基金会等组织拒绝对跨国领养的无条件支持。在与欧洲联盟进行磋商之后,为了打击贩卖儿童行为,罗马尼亚和白俄罗斯决定停止国际领养。一些国际组织,如日内瓦的国际社会服务授权向世界各有关方面通报不同国家的领养相关规定,并关注阻碍儿童保护的不同问题。

近年来,又出现了一个新的伦理问题:以救助儿童为借口的国际领养与人道主义行为之间的混淆。近期这样的冲突见于2008年的达尔富尔以及2010年地震后的海地,欺诈行为涉及在这两个国家的双方家庭和

被假设为失去文化认同的儿童。美国的法律专家试图以儿童的基本权益挑战既定的收养公约,他们提出了"是非法购买或领养孩子,还是让儿童在贫困或灾难中生存更符合道义的问题"[4-10]。

领养前评估

领养前的医疗咨询非常重要。许多养父母被拥有孩子的渴望冲昏头脑,或者因领养孩子的繁琐过程而疲惫不堪,他们没有请医学专家审查收养文件。有关被领养儿童的健康风险问题常常是在第一次免疫接种咨询时才向旅行医学顾问提出。有关收养的具体问题和对缺乏经验的养父母给予支持,是很具挑战性的工作。最好是请国际收养专家对潜在的健康风险进行评估。其他方法包括通过一些电子手段(电话、电子邮件和网络摄像机)来进行评估[1,10-13]。

孤儿在其出生国的健康状况的补充信息对于预测领养家庭未来可能面临的挑战是大有帮助的,例如柬埔寨的艾滋病,俄罗斯联邦和韩国的胎儿酒精综合征以及埃塞俄比亚和海地儿童的营养不良等相对风险。遗憾的是,现有的书面医疗文件、医学影像、照片或视频对实际医疗状况的描述可能很不准确。有关体重、身高、颅骨周长以及乙型肝炎、丙型肝炎、艾滋病毒或梅毒的实验室检查结果必须根据所提供的所有信息进行评估和确定。儿童档案中提到的发育信息必须经过测量,特别是对一些体重较低或年龄较大的儿童,有遗传缺陷疾病或残疾的儿童,以及长期住院后被收养的儿童[1,11-14]。

医疗专家在领养前程序中的任务,是预测那些可能曾被遗弃,患有营养不良或被虐待儿童的生长发育,并且评估患有残疾或疾病的儿童是否可以得到候选养父母恰当的照护。

尽管大多数父母都希望收养健康的孩子,但为了减少等待时间,越来越多的养父母开始收养 HIV 感染或重型地中海贫血症,以及患有如唇腭裂等可矫正畸形的孩子。在一些国家,父母通常只有 72 个小时的时间来决定是否领养候选儿童,这给从事收养前医疗评估的专业人士增加了压力。然而,这些因素都不能影响临床医生的准确判断[1,10-16]。

看护人和家庭的收养前医疗准备

在儿童到来之前,监护人及所有家庭成员都应接种乙肝疫苗,因为在中国和东南亚,乙肝的垂直传播是很常见的。被收养儿童很可能是 HBV 慢性携带者,常

常 HBeAg 阳性,因此传染性较强。常有报告养父母发生急性乙型肝炎。幸运的是,现在收养前筛查时,通常会进行乙肝、丙肝和艾滋病毒检测,减少了感染的风险。甲型肝炎也是一个重要风险,特别对于年长的父母、看护人和祖父母。应考虑所有家庭成员进行甲肝免疫。如果儿童来自结核病流行国家,那么应对今后可能有家庭接触的人进行结核菌素皮肤测试(TST)[1,16-17]。

医务人员不应忽视收养家庭向被收养婴幼儿和儿童传播疾病的风险,如麻疹和腮腺炎,因为各个国家的疾病流行病学情况不同。因此,对所有可能的接触者及时更新常规免疫是十分重要的。

大多数养父母为了能亲自见到孩子必须旅行,因此将会从旅行医学咨询中获益。为领养父母进行的旅行前健康咨询应包括日常建议,还应特别强调常规的和旅行特异性的疫苗可预防疾病[18]。

旅行咨询应介绍所有预防措施:食物和水,疟疾和登革热等媒介传播疾病,以及防晒及对其他环境因素的防护。领养过程的特点是,养父母通常居住在大城市的酒店里,因此大部分情况下,没有必要对疟疾进行药物预防。但是在疟疾高度流行的地区如非洲,即使停留时间非常短暂也推荐使用化学预防。在选择疟疾预防药物时,还须记住养母可能怀孕的可能性。有一些证据表明,有生育能力的母亲在收养孩子后怀孕的可能性增大。此外,还应考虑养子是否会将巨细胞病毒传播给怀孕的母亲。建议父母经常洗手,携带含酒精的消毒剂也很有用。不要忘了还应带有用于旅行者腹泻的自我治疗药物,如环丙沙星或阿奇霉素。除此之外,那些在社会福利机构居住过或曾经住院的儿童携带 MRSA 的情况较多,但对大多数身体健康的父母没有影响[19]。

团体旅行的管理比较困难。国际领养团通常有很满的日程,要在有限的时间内完成很明确的任务,还要处理一些繁文缛节。在可能的情况下,最好召开一个团队信息通气会,讨论有关风险和各种预防措施。这避免了旅行者之间比较不同医务人员所开的处方或推荐的疫苗所引起的混淆,并能够让医务人员来判断,是让每个旅行者携带自己的急救包,还是准备团体用的急救包更为合适。如果可能的话,最好在团队中确定一人,最好是医务界人士,由他来负责保管急救包,而且他知道如何使用急救包内的物品[1-20]。

出发前应购买健康和送返保险。在到达时,养父母应该在其大使馆或领事馆登记,尤其是在社会政治局势不稳定的国家。建议在云储存系统中保留所有相关文件的副本,包括护照。在繁忙紧张时,如在机场办理登机手续等,应把孩子放在胸前,这样既解放了你的

双手,又不让孩子离开你的视线。安全事项需要仔细核查。汽车安全座椅未获准在飞机上使用,但父母要让孩子在长途飞行期间处于更稳定和更安全的位置。简单的措施可能是最有用的(见第 23 章)。

由于飞行时间无法控制,时差反应对领养孩子的父母来说就是一个常见而严重的问题。孩子倾向于能较快地适应,但由于养父母的焦虑和恐怕孩子哭泣,可能会使孩子形成不恰当的睡眠模式和习惯。成年人应该尽量多在户外暴露于自然光线。如果没有人能在夜间专门照顾孩子,父母亲应该轮流值班。已作为常识但仍要强化的措施是避免饮用咖啡、能量饮料和过量酒精,也避免在临睡前进食。不建议养父母与新领养的孩子同寝。可以让孩子睡在离养父母较近的婴儿床上或床垫上,以免发生窒息或猝死综合征等意外风险。

被收养者"旅行前"咨询

被收养人旅行前咨询的非同寻常之处是,旅行者(养父母)除了有一个简短的专业医学报告、照片或视频外,通常没有其他信息。养父母应该设法向其他父母(特别是那些已经成功完成跨国收养的父母)、收养机构、收养父母协会以及他们的家庭医生或未来的儿科医生联系,请教这些问题。

家长不应过分关注食物过敏问题,而应该尽快开始喂养孩子。父母需要做好准备,因为在海地或非洲,孩子可能有严重营养不良。首先要满足孩子的基本营养需求。还应懂得基本医疗照护,发现某些症状时知道求助于医护人员。呼吸道感染、腹泻及皮肤问题比较常见。表 30.1 中介绍的急救包就很合适养父母的需要。还应学会如何正确使用杀疥螨剂,并准备一些局部用抗生素来处理可能的继发性细菌感染[1,21-24]。

表 30.1　有关国际领养急救包的建议
牛奶替代品,含或不含乳糖
洗手液(70%乙醇)
保湿霜(Glaxal Base)
局部抗生素(2%莫匹罗星)
眼药水
局部类固醇霜(1%氢化可的松)
生理鼻喷雾剂
克拉霉素或头孢克肟
杀疥螨药
多种维生素
必需脂肪补充剂(红花油)
含氧化锌的尿布皮疹霜和防晒霜
退热剂、液体,儿科辅助用药
补液的准备
温度计

从孤儿院过渡到一个充满爱的家庭,给那些曾经受到各种约束、遭受饥饿、缺乏人与人之间接触,以及处于集体生活嘈杂声音中的儿童带来了巨大的慰藉。但即使在那样不良的环境下,孩子对其父母的依恋仍然是神话多于现实。孩子需要数月或数年的时间来加深与养父母之间的感情。极度贫困地区的儿童往往需要更多的时间才能发觉与养父母建立亲密关系的神经生理学机制。而到达新家后的几周内,依恋过程将开始启动。大多数被收养的儿童在到达新家庭后的一年中,有关睡眠、食欲和发怒的问题都将逐渐减少。长期被忽视、虐待和被领养使年龄较大的儿童在这段时间内可能仍然缺乏安全感,表现为焦虑、好斗或逃避。一些儿童可能会出现创伤障碍,以及发育或学习障碍。理想情况下,日托教育应该延迟到儿童被收养后的 6～12 个月。年龄较大的儿童也可以因延迟入学而获益,这样可以让他们在情感、刺激和自由活动等方面恢复到理想状态[1,16,25-27]。

旅行期间遇到的健康问题

养父母应该像其他旅行者一样接受医疗建议和药物治疗。他们应该能恰当补液以及进行腹泻的自我治疗。要掌握个人卫生措施以及食品、水及昆虫叮咬的标准防护要求。除此之外,他们还应被告知其孩子在表现出何种症状体征时需要就医。

适用于国际领养的急救包中所包含的常用物品,应足以处理在外时的常见问题。如果可能,应请大使馆、收养机构或诸如国际旅行者医疗援助协会(IAMAT)等组织确定一名海外医生,以备紧急情况下采取干预措施。

除非儿童或成人有非常严重的感染风险,否则不应限制养父母与他们的新孩子之间的密切接触。疥疮不应列入这一类风险,因为这是发展中国家常见的寄生虫感染,父母应该在心理上做好感染的准备。

领养后医疗咨询

一些作者指出,领养后对儿童的临床检查至关重要,应包括血液学、生化学和血清学筛查。儿童抵达时的医学评估很重要,是为了评估营养状况,确定可能具有传染性的疾病,评估儿童发育和一些可能的心理情感障碍,以及了解收养家庭的关注。传染病筛查应根据被领养儿童原籍国的传染病的流行病学特点:如非洲的疟疾、埃塞俄比亚或俄罗斯的梅毒,泰国、柬埔寨和海地的 HIV/AIDS。根据孩子的种族和原先生活的地理位置，可能还需要做其他检测，如血红蛋白电泳，以检测地中海贫血或镰状细胞病。医疗机构应该对儿童的发育给予仔细评估。蒙特利尔的圣贾斯汀医院通常采用的评估内容已作为示例提供在表 30.2 中。大多数家长应该得到在领养方面知识丰富的护士、心理学家或社会工作者的支持[1,16,21-25]。

表 30.2　对新抵达的国际领养儿童的筛查建议

常规检查

全血细胞计数

乙型肝炎[a]（表面抗原，表面抗体，核心抗体）

丙型肝炎[a]

RNA 为基础的抗 HIV-1 和抗 HIV-2 ELISA 法检测[a]

梅毒筛查（VDRL 或 RPR）

大便检查虫卵和寄生虫（1~3）

圆线虫血清学检查

结核菌素皮肤测试（TST）[a] 伴或不伴胸部 X 线检查（如果无症状，在到达后 3 和 12 个月检查）

新生儿常规筛查：苯丙酮尿、甲状腺功能等

牙科检查

听力筛查

骨龄（女孩>4 岁）

尿常规

根据营养状况进行的选择性检查

血清铁、总铁结合能力（TIBC）、铁蛋白、白蛋白、肌酐，转氨酶，碱性磷酸酶、钙、磷酸镁、锌

连续骨龄

有可疑传染病时的选项

胸部 X 线片

疟疾厚、薄血涂片

抗 HCV 抗体（第三代重组免疫印迹试验），RNA（PCR 法）

艾滋病毒：HIV 病毒载量、CD4 计数

风疹、水痘、麻疹、腮腺炎、弓形虫病血清学等

根据发育情况的选项

作业疗法或物理疗法的评估

心理或社会工作者的评价

语言治疗师评估

视力筛查

根据被收养儿童出生地可选择的检查

血红蛋白电泳，G6PD 筛查

血铅浓度

[a] 根据情况 6 个月到 1 年复查一次（American Academy of Pediatrics 2011）

营养状况

营养状态评估应从全面的临床检查开始，然后进行人类学指标评估。体重、身高和颅骨参数等数据要记录下来，并标注在绘制的百分位数图表上[28]。世界卫生组织的新一代儿童成长标准图表更适应世界上现实的营养状况，现已成为金标准[29]。小头畸形在福利院儿童中较常见，会严重影响对儿童年龄的判断。

在魁北克，808 名女孩（平均年龄 11.5 个月）在抵达新家庭后的一个月开始接受了连续检查[30]，其中有四分之一儿童消瘦，还有一半以上儿童有不同程度的发育迟缓。在过去，中国与东欧国家一样，1 岁以上的儿童慢性营养不良严重[31]。现在从中国收养的儿童营养状况相比于过去十年改善了许多，而来自海地儿童却仍然与过去一样存在蛋白质-能量营养不良[32]。低出生体重、长期的营养不良，以及缓慢的颅骨生长，对儿童的精神运动发育可能造成永久性损伤[1,3,33]。维生素和矿物质缺乏比较常见，与缺铁性贫血、佝偻病和维生素 A 相关视觉障碍有关[30]。应给予铁等矿物质补充剂，并进行血液学随访，直到儿童完全康复为止。还应评估诸如叶酸缺乏、地中海贫血、铅中毒以及钩虫病等肠道寄生虫病等因素的影响[1,17]。

相比于其他健康问题，发育延迟对被领养儿童的影响更大[1,31-34]。在第一次医疗评估中，几乎每两个孩子中就有一个身高处在低于第三到第五百分位数。所有儿童都应考虑遗传、种族、环境、营养、心理和医疗原因等。更令人担忧的是，在那些来自福利院儿童中，小头畸形的发生率高。一段时间后可能有显著改善，但不总是如此。所有这些因素均将影响到对儿童真实年龄的正确评估。此外，4 岁以后被收养的女童还应考虑到性早熟的可能性[35]。

传染病问题

被收养的儿童可能是传染病携带者，其中最严重的包括艾滋病、乙型肝炎、丙型肝炎、梅毒和肺结核。一些寄生虫也不利于这些儿童的发育，需要进行评估[17,36-40]。

在新收养的儿童中发现传染病，这在一定程度上归功于决定收养前出生国已经对那些待收养儿童进行了检测。目前仍有 2%~5% 的被收养儿童可能是乙肝病毒携带者。在中国、越南、泰国或柬埔寨，这些儿童是由于母婴垂直传播而感染，而在乌克兰或俄罗斯，则是由于注射器或受污染的物品等水平传播方式感染的。有多种记录表明，乙型肝炎可以在儿童之间进行传播，尤其是在 5 岁以下的兄弟姐妹之间。据报道，在中国、俄罗斯和摩尔达维亚共和国，儿童丙型肝炎阳性

率低于1%,这通常是母亲经胎盘将丙肝抗体传递给胎儿。

被收养儿童通常来自于结核病高发国家,患病率比西欧或北美高10~20倍。所以并不令人意外的是,一些作者发现,2%~19%的儿童在结核菌素皮肤试验阳性的同时,伴有潜伏性结核感染[17,32]。尽管可以采用γ-干扰素释放试验(IGRA),但目前仍没有十分可靠的方法来区分结核菌素皮肤试验阳性是由卡介苗接种引起还是结核感染的结果。因为γ-干扰素释放试验在小于五岁儿童中的意义不确定,所以之前是否接种疫苗不影响对个体作出是否治疗的决定。跨国收养的儿童若其TST阳性反应≥10mm,则应进行胸部X光检查和其他体格检查,以寻找结核病的临床证据。对于免疫功能低下的儿童或有近期暴露的儿童,≥5mm的TST反应即被认为是阳性反应。在没有活动性肺结核或肺外结核病的情况下,儿童应接受针对潜伏性结核的治疗[41]。

来自东欧的几张图表提到先天性梅毒病史的可能性,因此需要进行血清学筛查。除来自韩国的婴儿以外,其他国家的被收养儿童寄生虫感染率较高。一些研究发现,4%~51%的被收养儿童粪便样本中检出了原生动物、线虫以及罕见的绦虫[17,24,32,38]。这些感染可能导致儿童营养不良、贫血和精神运动发育迟缓。钩虫和类圆线虫病是常见的,后者常在来自海地的被收养儿童中有所报告[39]。

有关免疫的注意事项

世界卫生组织和美国疾病控制与预防中心都认为,发展中国家对于儿童的疫苗接种通常是可信的,如果有足够的文件,即认为这些儿童受到了有效的保护[1,3,17,23-24,38]。然而,其他资料提示,世界各地许多孤儿院的儿童可能并非如此。

1998年,Hostetter等首次报道了在来自中国和东欧被领养婴儿研究中的发现。尽管疫苗接种手册声称在给儿童初次接种后连续注射了三次疫苗,但实际上只有35%的人接种了白喉、破伤风和脊髓灰质炎疫苗[42]。第二年,Miller等发表了一项有关俄罗斯和东欧儿童免疫接种不完全的新的研究结果[43]。2002年,Strine等也发现,在19~35月龄的国外收养儿童中,流感嗜血杆菌(B型)疫苗和乙型肝炎疫苗的接种率都不高[44,45]。2003年,Chen等针对这一特殊问题发表了一篇述评,并得出结论,儿童疫苗接种率的高低取决于其原籍国[46]。

对于一些资料中提及的儿童保护性抗体水平较低的可能解释是:疫苗储存阶段冷链的断裂,虚假的免疫记录以及错误的疫苗剂量和使用方式。几乎所有儿童都接种了结核、白喉、破伤风、脊髓灰质炎和百日咳疫苗,对大于9个月的儿童接种了麻疹。关于血清保护,Cilleruelo等发现预测血清保护状态的最佳指标是儿童来源于哪个国家。血清保护率最高的是来自欧洲的儿童,然后由高到低依次为印度、拉丁美洲、中国和非洲[47]。

对缺乏免疫力的儿童来说,大多数疫苗的接种都是安全的。有一种趋势是,在未获得有关儿童免疫接种可接受的文件之前,还是采用美国的重新接种的方法。这与欧洲的做法不同,那里的医护人员倾向于接受未证实的疫苗接种资料而不重新接种。建立国际收养儿童免疫接种的一般性建议比较困难。美国儿科医学会的相关立场见于红皮书中[17]。

儿童的发育

从国外收养的儿童中常被发现感觉知觉、精细运动与粗大运动、认知和语言方面的障碍[1,3,12,14,16,21,25,31,33]。大多数这类缺陷较轻微,被认为是"收养常态"。一般情况下,经过情感投入与合理喂养,这些儿童的恢复将令人吃惊[1,48]。

一些资料显示,来自东欧国家儿童的生长发育并不乐观[48,49]。在这种情况下,跨学科医疗团队应密切跟踪儿童发育情况,并确定其是否恶化为严重发育障碍[50]。

所有被收养的孩子都曾因为某种原因而遭受遗弃,有些儿童甚至被多次遗弃。因此,有些家庭需要专业的帮助或指导老师,以便更好地了解孩子由于精神折磨而导致的最初创伤。从社会情感角度应记住,如果收养那些小于8~15月龄的来自条件较好的孤儿院或有资质的寄养家庭的儿童,养父母又能掌握恰当的工具和方法,则比较容易在养父母和领养孩子之间建立亲密的关系。

收养前、后亲子间不融洽的关系很可能使儿童陷入病理情感状态之中。其中情感方面的不安全感和抵抗性焦虑会导致儿童睡眠障碍、自尊心的丧失或学习恐惧症。另外一些儿童则处于内心矛盾状态,会通过发怒和攻击性行为来表达。社会工作者、心理学家、教育工作者或精神科医生必须对面临这些挑战和处于依恋困境的家庭予以帮助[1,14,26,27]。

被收养儿童的焦虑不一定与依恋有关,也可以用创伤后应激障碍来解释[51,52]。

在收养后的几个月里，家庭医生和儿科医生应该关注这些儿童是否出现不同的学习障碍。阅读、抽象思维或语言能力障碍在低出生体重儿或在收养前遭受过伤害的儿童之中是比较高发的。注意力缺乏症的发病率要高出 3 倍，这样的孩子容易被遗弃，因有很强的遗传成分，所以能够解释儿童的行为[53]。

收养的社会影响

一些来自斯堪的纳维亚、荷兰和美国的研究指出，从家庭和教育两个方面来看，绝大多数海外收养儿童都将在社会情感层面度过平衡的青春期。另一方面，许多学者研究发现，在福利院或被家庭收养的儿童中，学习障碍、行为不当和存在自杀风险的人数是增多的[26,27,54-60]。关于出现这些问题最可能的原因，有人诊断出注意力缺陷多动症、胎儿酒精综合征、创伤后应激障碍和依恋障碍。而大多数收养失败都与依恋障碍有关[1,16,27,51]。

然而，对这些悲剧性的结果，应根据具体情况给予审慎的解释。美国一项研究比较了国际收养儿童与美国国内收养儿童的发育情况，发现国际收养儿童的行为和情感问题的发生率少于国内收养儿童[59]。社会适应成功的核心问题是身份追寻。一个装有他被收养时穿的衣服、飞机票和旅行中的照片和视频的记忆盒将有助于这些儿童追寻自我身份。大约七岁时，孩子们会喜欢剪贴簿活动，他们将家庭树的根部置于其原籍国，而将树枝延伸到他在外面世界的新家庭[1-61]。

从逆境或从被遗弃中走出来，跨国领养给收养的孩子和养父母都带来了新的挑战和馈赠，但最重要的是，它使所有家庭成员朝着一个家庭成长和发展的方向开始一段新的旅程[61,62]。

（朱传龙 译，李军 黄祖瑚 校）

参考文献

1. Chicoine JF, Germain P, Lemieux J. L'enfant adopté dans le monde (en quinze chapitres et demi). Éditions de l'hôpital Sainte–Justine, Québec, 2003/ Chicoine, JF, Germain, P., Lemieux J. Genitori addotivi e figli del mondo. Éditions Erickson, Trento, Italy, 2004.
2. Selman P. Données préparées pour Family Helper, site internet www.familyhelper.net/, cité par SSI/CIR 2011.
3. Miller L, Chan W, Comfort K, et al. Health of children adopted from Guatemala: comparison of orphanage and foster care. Pediatrics 2005;115:e710–e717.
4. Conférence de La Haye de droit international privé: http://hcch.e-vision.nl/upload/adostats_us.pdf
5. SSI/CIR no 11–12 2005; no 52 2008; no 3–4 2011.
6. UNICEF. Humanitarian. Action for Children 2011.
7. Ren X. Trafficking in children: China and Asian perspective. International Bureau of Children's Rights, National and International Perspectives, November 20, 2004.
8. Jablonka I. L'arche de Zoé ou le système du déracinement-La vie des idées. www.laviedesidees.fr. 2008.
9. Bartholet E. International Adoption: the human rights position. Global Policy January 2010;1(1).
10. Chicoine JF. Adoption internationale: humanisme et industrie: conférence au Club 44. Suisse: La Chaux-de-Fonds; 2009.
11. Jenista JA. Preadoption review of medical records. Pediatr Ann 2000;29:212–5.
12. Albers LH, Johnson DE, Hostetter MK, et al. Health of children adopted from the former Soviet Union and Eastern Europe: comparison with preadoptive medical records. JAMA 1997;278:922–4.
13. Boone JL, Hostetter MK, Weitzman CC. The predictive accuracy of pre-adoption video review in adoptees from Russian and Eastern European orphanages. Clin Pediatr 2003;42:585–90.
14. Maclean K. The impact of institutionalization on child development. Dev and Psychopathol 2003;15:853–84.
15. Marinopoulos S. et coll. Moïse, Oedipe et Superman: de l'abandon à l'adoption. France: Fayard; 2003.
16. Chicoine JF, Lemieux J. Pratiques en adoption internationale: comment franchir le Rubicon américano-européen. Prisme 2007;46:130–52.
17. American Academy of Pediatrics. Red book 2011 (available online).
18. Wharton M. The epidemiology of varicella-zoster virus infections. Infect Dis Clin North Am 1996;10(3):571–81.
19. Radtke A, & all Internationally adopted children as a source for MRSA. Eurosurveillance 2005;10(42):20.
20. Chicoine JF, Carceller AM, Lebel MH, et al. Détresse psychologique des enfants adoptés après le tremblement de terre survenu à Haïti. Paediatr Child Health 2011;16(50).
21. Mitchell MAS, Jenista JA. Health care of the internationally adopted child. J Pediatr Health Care 1997;11:51–60.
22. Lawson M, Auger L, Baxter C, et al. A CPSP Survey on Canadian Pediatricians' Experience and Knowledge about the Risks of Infectious Diseases in Children Adopted Internationally. CPS 2006.
23. Aronson J. Medical evaluation and infectious considerations on arrival. Pediatr Ann 2000;29:218–23.
24. Hostetter M. Infectious diseases in internationally adopted children: Findings in children from China, Russia and Eastern Europe. Adv Pediatr Infect Dis 1999;14:147–61.
25. Miller L. Caring for internationally adopted children. N Engl J Med 1999;34:1539–40.
26. Rygaard NP. L'enfant abandonné–Guide de Traitement des Troubles de l'Attachement. 2nd ed. Bruxelles: De boeck; 2007.
27. Schofield G, Beek M. Attachment Handbook for Foster Care and Adoption. Saffron house, London: BAAF; 2006.
28. Miller L. Initial assessment of growth, development and the effects of institutionalization in internationally adopted children. Pediatr Ann 2000;29:224–31.
29. WHO. Growth standards. www.who.int/childgrowth/mgrs/en/
30. Chicoine JF, Blancquaert I, Chicoine L, et al. Bilan de santé de 808 chinoises nouvellement adoptées au Quebec. Tours, France: Résumé XXXIIe congrès de l'association des pédiatres de langue française; 1999.
31. Benoit TC, Jocelyn IJ, Moddemann DE, et al. Romanian adoption: the Manitoba experience. Arch Pediatr Adolesc Med 1996;150:1278–82.
32. Robert M., Carceller AM, Blais D, et al. Health status of adopted children after the Haitian earthquake. Paediatr Child Health 2011;16(52).
33. Johnson D. Long-term medical issues in international adoptees. Pediatr Ann 2000;29:234–41.
34. Proos LA, Hofvander V, Wennquist K, et al. A longitudinal study on anthropometric and clinical development of Indian children adopted in Sweden 1. Clinical and anthropometric condition at arrival. Uppsala J Med Sci 1997;97:79–92.
35. Bourguignon JP, Gerard A, Alvarez-Gonzales ML, et al. Effects of changes in nutritional conditions on timing of puberty: clinical evidence from adopted children and experimental studies in the male rat. Horm Res 1992;38:S97–S105.
36. Davis LC, Weber DJ, Lemon SM. Horizontal transmission of hepatitis B virus. Lancet 1989;1:889–93.
37. Darmany JM. HIV infection and hepatitis B in adopted Romanian children. BMJ 1991;302:1604.
38. Miller LC. International adoption: infectious diseases issues. Clin Infect Dis 2005;40:286–93.

39. Robert M, Carceller AM, Demers AM, et al. Prevalence of strongyloïdes stercoralis in foreign-born children (abstract) ESPID La Haye, 2011.

40. Hersh BS, Popouici F, Jerzek Z, et al. Risk factors for HIV infection among abandoned Romanian children. AIDS 1993;7:1617–24.

41. Trehan I. & coll. Tuberculosis screening in internationally adopted children: the need for initial and repeat testing. Pediatrics 2008;122:e7–e14.

42. Hostetter MK, Johnson DE. Immunization Status of Adoptees from China, Russia, and Eastern Europe. Society for Pediatric Research, 1998 Abstract #851, New Orleans, LA. May 1–4.

43. Miller LC, Comfort K, Kelly N. Immunization status of internationally adopted children [letter]. Pediatrics 1999;13:178.

44. Schulte JM, Maloney S, Aronson J, et al. Evaluating acceptability and completeness of overseas immunization records of internationally adopted children. Pediatrics 2002;109:E22.

45. Strine TW, Barker LE, Mokdad AH, et al. Vaccination coverage of foreign-born children 19 to 35 months of age: findings from the national immunization survey, 1999–2000. Pediatrics 2002;110:e15.

46. Chen LH, Barnett ED, Wilson ME. Preventing infectious diseases during and after international adoption. Ann Intern Med 2003;139:371–8.

47. Cilleruelo MJ. Internationally adopted children: what vaccines should they receive? Vaccine 2008;26:5784–90.

48. Pomerleau A, Malcuit G, Chicoine JF, et al. Health status, cognitive and motor development of young children adopted from China, East Asia and Russia across the first six months after adoption. Int J Behav Dev 2005;29:445–57.

49. Miller L, Chan W, Tirella L, Perrin E. Outcomes of children adopted from Eastern Europe. Int J Behav Dev 2009;33(4):289–98.

50. Lee RM, Seol KO, Sung M, Miller MJ. The behavioral development of Korean children in institutional care and international adoptive families. Minnesota International Adoption Project Team. Developmental Psychology 2010;46(2):468–78.

51. Van der Kolk BA. The neurobiology of childhood trauma and abuse. Adolesc Psychiatric Clin N Am 2003;12:293–317.

52. Cook A, et al. Complex trauma in children and adolescents. Psychiatr Ann 2005;35:390.

53. Lindblad F, Weitoft GR, Hjern A. ADHD in international adoptees: a national cohort study. Eur Child Adolesc Psychiatry 2010;19(1):37–44. Epub 2009 Jun 19.

54. Hodges J, Tizard B. Social and family relationships of ex-institutional adolescents. Child Psychol Psych 1989;30(1):77–97.

55. Faber S. Behavioral sequelae of orphanage life. Pediatr Ann 2000;29:242–8.

56. Verhulst F, Althaus M, Versluis-Den Bieman HJM. Damaging backgrounds: later adjustment of international adoptees. J Am Acad Child Adolesc Psychiatry 1992;29:420–8.

57. Verhulst F, Althaus M, Versluis-Den Bieman HJM, et al. Problem behavior in international adoptees I. An epidemiological study. J Am Acad Child Adolesc Psychiatry 1990;29:94–103. /III. Diagnosis of child psychiatric disorders. J Am Acad Child Adolesc Psychiatry 29:94–103, 1990.

58. Hjern A, Lindblad F, Vinnerljung B. Suicide, psychiatric illness, and social maladjustment in intercountry adoptees in Sweden: a cohort study. The Lancet 2002;360:443–8.

59. Keyes MA, Sharma A, Elkins IJ, et al. The mental health of US adolescents adopted in infancy. Arch Pediatric Adolesc Med 2008;162(5):419–25.

60. Bimmel AL. Problem behavior of internationally adopted adolescents: a review and meta-analysis. Harv Rev Psychiatry 2003 Mar-Apr;11(2):64–77.

61. Grotevant HD. Post-adoption contact, adoption communicative openness, and satisfaction with contact as predictors of externalizing behavior in adolescence and emerging adulthood. Journal of Child Psychology and Psychiatry 2011;52:5.

62. Cyrulnik B. Les vilains petits canards. Éditions Odile Jacob 2001;278.

31

探访亲友

Ronald H. Behrens and Karin Leder

要点

- 探访亲友(visiting friends and relatives,VFRs)的旅客在国际旅客中占了相当比例
- 到某些国家的探访亲友旅客罹患伤寒、疟疾、性传播疾病、可能还有结核的风险增加
- 出生于发达国家的 VFRs 孩童、年轻的 VFRs 以及社会经济层次较高的人罹患甲型肝炎的风险更大
- VFRs 不太可能寻求旅行前健康咨询,但又经常在某些传染病的高风险环境中旅行
- 有必要采用创新策略来解决 VFRs 的健康需求,如社区教育、到特定国家去的旅行者的团组会议和各种语言的宣传资料

引言

这一章聚焦探访亲友的旅客,也称 VFR 旅行者。"VFR"这个词指的是一类旅行者,他们在过去某个时期移民国外,但与在原籍国的朋友和家庭保持着联系。

哪些人是 VFR 旅行者?

通常来说,VFR 旅行者需要满足以下几条标准:①旅行的主要目的是探访亲友;②从高收入或发达国家到低收入或发展中国家(意味着是从低风险地区到高风险地区);③种族或文化背景与现居地人群不同,但与目的地人群相似[1]。然而,在不同的研究中用来描述这些旅行者的定义有所不同,然而由于旅行和全球移民模式的不断变化,这一定义的适用性近来已受到质疑,特别是需要增加关于种族和文化方面的内涵[2];因此,仍需要制定全球通用的定义。

VFRs 常常包括移民、寻求庇护者/难民、学生、经济移民以及那些流离失所者。不同的名称被用来称呼与本国原居民具有不同种族和文化背景的市民,包括移民,部分免疫和在国外出生的人。不同的术语也常被用来描述一个国家内的本地人或大多数人群,包括"欧洲人、非移民者、国民和无免疫者",以至于研究者难以对不同研究中提及的人口群体进行直接比较。

出生在居住国的家庭成员(配偶或子女)通常也被包括在 VFR 中,但对于配偶和子女是否应视为 VFR 如能有更好的共识,将能提高使用这一术语的一致性。去往原籍国探访亲友的某一种族的旅行者可能是最初移民者的第三四代后人,但他们仍对其原籍国的社会和文化具有一定依恋。例如,在一些欧洲国家,包括英国、法国和荷兰,一些文化和社会意识形态和习惯做法是世代相传的。相比之下,在北美的第三和第四代移民中,这些社会和文化因素就常常被冲淡了。

我们建议那些与原籍国保持文化认同的后代,以及接受这一文化认同的配偶,如果他们为拜访亲友而去旅行,应该视为 VFRs。

为什么 VFRs 是旅游相关疾病的风险群体?

旅行的目的可能影响旅行期间和旅行后旅行者的生病模式。旅行者的个人健康和所回到国家的公共卫生均会受到旅行的影响。许多因素会影响到 VFRs 的疾病风险。旅行者的健康信念将会影响到旅行前建议和预防措施的使用。大多数 VFRs 认为自己不会感染疟疾这样的疾病,因为自己具有免疫力,并觉得没有必要寻求预防疾病的建议。那些寻求庇护者和新移民,

大都依靠社会支持,获取医疗服务有问题。旅游前健康咨询服务是基于临床的,大多数根据提供的服务收费。VFR 旅行者通常意识不到旅行相关风险,也不认为旅行前咨询及预防具有成本效益价值。此外,他们还可能对医疗服务不够信任,与医务人员也未能融洽相处。一些非经济因素,如语言障碍、卫生系统的官僚主义、对移民身份的焦虑及不知道自己的健康服务权益,也是他们在计划旅行时没有接受旅行相关医疗服务的原因。大多数旅行前医疗服务机构都习惯于为休闲和商务旅行者服务,常常难以在服务中适应社区内各种移民族群的语言和文化需求。这种不平等的服务可导致返回旅行者中患病者延误治疗,也会引起这一群体更严重的健康问题。

保护 VFR 旅行者的阻碍因素

- 缺乏对风险的认知
- 认为不存在疾病风险
- 认识不到可提供的卫生服务
- 语言/文化障碍
- 空间障碍(附近没有旅行诊所)
- 无效的书面材料(语言不恰当;文化水平不够)
- 财务障碍(包括保险的覆盖问题)
- 对官方机构的恐惧
- 医务人员缺乏关于 VFRs 在旅行中疾病风险和预防的知识
- 不同的信仰体系,包括对命运掌控的信仰

VFRs 的流行病学

有 7.5% 的英国人口是在国外出生的。2009 年,英国公民在前往海外的 5860 万次出游中,VFRs 有 1160 万人次(19.8%)。其中,VFRs 在对撒哈拉以南非洲的 110 万次出游中占了 36%,在对印度次大陆的 140 万次出游中占了 61%。同样 2009 年在美国,3000 多万次海外旅行中有 49% 是为了探亲访友。总体而言,目前 VFR 旅行者占据了到疾病流行区旅客的近一半数量,并且在所有旅客群体中出现健康问题的比例最高。VFRs 的停留时间比其他群体更长,这很可能是他们暴露于更多健康危害的重要原因。关于输入性甲型肝炎、伤寒、疟疾、结核病和 HIV 感染的流行病学资料,有助于区分不同旅客群体感染的重点危险因素。

甲型肝炎

在美国,大约 50% 的急性肝炎病例是由甲型肝炎病毒(HAV)引起的。在美国和英国,5%~20% 的甲型肝炎病例归因于旅行的风险。这种 RNA 小核糖核酸病毒通过粪便污染水或食物而传播。在发展中国家,大多数儿童在 5 岁时就产生了抗 HAV 抗体,当然也有一些社会经济地位较高阶层的儿童,由于暴露较少而仍然易感。此外,随着发展中国家生活水平的提高,甲型肝炎的年龄分布也在向成年人群转移。印度新德里的一项基于社会经济阶层横断面的研究显示,在 25 岁至 35 岁年龄段的人群中,有 41% 的人仍然对甲型肝炎易感[3]。这一感染模式的变化也反映在旅行者患肝炎的风险大大降低,下降了将近 50 倍[4]。

在欧洲、北美的部分地区(北极除外)、日本和澳大利亚等发达国家,甲型肝炎很少见。大多数成年人群抗 HAV 抗体阴性,因此是易感的。在许多工业化国家,1945 年以后出生的人群中抗 HAV 抗体阳性率<20%。在发展中国家出生的成年移民通常具有免疫力,而他们在发达国家出生的孩子却容易感染 HAV。年幼儿童接触到 HAV 后很少出现临床症状,但成年人感染后却有相关症状出现。然而,Behrens 等在英国的一项研究中发现,来自 VFR 家庭的 15 岁以下儿童到印度次大陆旅行时发生有症状甲肝的可能性是年长者的两倍[5]。在同一项研究中,与游客或其他旅行者相比,移民族群旅行者患甲型肝炎的概率是前者的 8 倍。本次研究显示,大多数旅行相关的甲型肝炎病例(60%)都发生在印度次大陆。年轻的 VFR 旅行者发生临床型甲型肝炎是出人意料的。英国卫生防护署最近的一份报告指出,大多数输入型甲型肝炎的发生都归因于 VFR 前往印度次大陆的巴基斯坦等国家的旅行[6]。

荷兰的甲型肝炎病例分析显示,过去 5 年的时间里,HAV 发病率出现了显著的季节性波动[7]。在秋季,摩洛哥和土耳其儿童的甲肝病例数量有显著增加。很可能是儿童在暑假期间与父母回到祖籍国探亲时获得了这些感染。作者还报告说,荷兰成年公民的 HAV 发病率在儿童感染的季节性增加后也出现了短暂的增加,提示这是原发性儿童输入病例之后的继发性传播。

近期在对 1997 年至 2005 年间瑞典旅行者输入型甲型肝炎的回顾分析发现,有 55% 的输入型病例发生在 VFRs 中[8]。而在 0~14 岁的年龄组,这一比例达到了 88%。在丹麦旅行者中,1980 年至 2007 年间的甲型肝炎病例中有 78% 发生在 VFRs 中,但丹麦人口中

仅有 8% 是第一代或第二代移民[9]。这突显了 VFR 旅行者中不成比例的甲型肝炎疾病负担,VFRs 的感染率比丹麦本土人高出了 11 000 倍。

移民父母的孩子往往更容易感染甲型肝炎,原因有三:儿童未接受旅游前咨询和免疫接种;相比于普通游客和商务旅客,他们在海外生活环境的卫生条件较差;孩子们与当地人群和环境的接触更直接、更持久。

伤寒

北美、欧洲和澳大利亚的大多数伤寒病例都与旅行有关,并且愈来愈清楚的是,VFR 旅行者的伤寒发病风险最高。报告显示,旅行相关的伤寒病例中有 37% ~ 91% 是到印度次大陆包括巴基斯坦、印度和孟加拉国旅行的结果[10]。美国旅客前往印度次大陆感染伤寒的风险是到世界其他地区的 18 倍。而对于在国外出生的美国公民,这种风险又增加了 25%[11]。在英国,2007 年 88% 的旅行相关伤寒病例涉及 VFR 旅行(图 31.1)。在

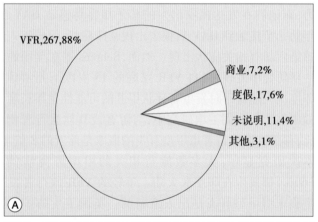

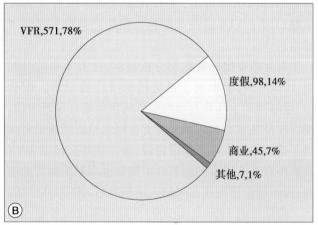

图 31.1 2007 年英国、威尔士和北爱尔兰地区的旅行相关伤寒(A)和疟疾(B)病例数。数据来源 Foreign travel-associated illness-a focus on those visiting friendsand relatives,2008 report. Health Protection Agency,UK.

美国,VFRs 在输入型伤寒病例中所占的比例也较高(77%),且其中 25% 发生于儿童[12]。有关伤寒的医疗报告称,VFRs 可能是普通游客的 7 倍[13]。与上面提及的甲型肝炎二次传播不同的是,没有继发性伤寒病例的报告。

疟疾

疟疾是前往撒哈拉以南非洲地区的旅行者最重要的传染病之一。这一地区是全球恶性疟负担最重的地区,据推测感染风险是,每次到访津巴布韦为 0.1%,每次到访尼日利亚高达 1.7%[14]。尽管撒哈拉以南非洲的恶性疟占了输入型疟疾的大部分比例,仍有一小部分输入型疟疾是由印度次大陆传入英国[15]。

据 TropNetEurope 监测网络报道,在欧洲监测点确定的恶性疟原虫病例中有 50% 发生于 VFR 旅行者[16]。国际旅行医学学会(ISTM)与疾病控制预防中心(CDC)的监测网络 GeoSentinel 基于更广泛的地理范围发现 35% 的疟疾报告病例发生在 VFRs 中[17]。2009 年,美国的 997 例疟疾病例中,有 26% 发生在非美国居民中,而在其他 701 名患疟疾的美国公民中,有 63% 发生于以探访亲友为目的的旅行者[18]。在对 1987 年至 2006 年期间英国国家疟疾参考实验室监测数据报告的 39 300 例疟疾病例的回顾分析中发现,全部疟疾中的 72% 和恶性疟原虫感染中的 96% 都发生在撒哈拉以南非洲地区(主要是尼日利亚和加纳)[19]。在对这些病例进行旅行原因分类时发现,有 64.5% 的疟疾发生于探访亲友的旅客。访问非洲的 VFR 旅行者患疟疾的风险比其他旅客高出了 3.7 倍,而访问南非的 VFRs 旅客患疟疾的风险更高,是其他游客的 7.7 倍。2008 年英国的最新数据(表 31.1)显示,访问西非的 VFRs 患有疟疾的风险仍然保持不变(3.5 倍),但从英国到印度去的 VFRs 感染疟疾的风险已经下降到非 VFRs 的两倍。

在 VFRs 人群中,儿童和成年人感染疟疾的风险至少相同。在有关英国儿童疟疾的回顾研究发现,1990 年至 1995 年间儿童疟疾患者(<15 岁)占了所有输入型疟疾病例的 15%[20]。大多数病例发生在访问西非的 VFRs 中,且只有 50% 的患者采用了药物预防。更近的一项回顾分析表明,欧洲输入性疟疾中儿童病例的 15% ~ 85% 发生在移民群体中,而 VFRs 是最常见的旅行原因[21]。

另一个影响 VFRs 在疟疾高发区患病风险的重要因素是药物预防的使用不充分。在一项对返回旅行者

表 31.1 2008 年访问西非、印度和东南亚的英国居民的疟疾发病率

	东南亚	西非		印度	
	所有旅客	其他旅客	VFR	其他旅客	VFR
英国游客	1 512 955	112 952	139 663	517 877	43 893
疟疾病例报告	4	115	498	21	39
每 1 万人次的发病率	0.03	10	36	0.41	0.89

以上数据由疟疾参考实验室提供,国际旅客人数由英国国家统计局提供。具体见网址 http://www.statistics.gov.uk/ssd/surveys/international_passenger_survey.asp

的疟疾回访研究中发现,药物预防的使用率在移民族群旅客中为 28%,而在其他游客中为 75%[22]。来自印度南部的加拿大居民,尽管许多人认为自己处于危险之中,但也只有很低比例的人(31%)愿意服用化学药物预防[23]。在意大利布雷西亚(Brescia)的一项研究中[24]作者报道仅有 11% 的移民开始使用药物预防,而非移民的使用率为 55%。对意大利疟疾病例的全国性分析也支持这一令人沮丧的结果,36% 的非移民和 4% 的移民族群旅行者在前往疟疾高发地区旅行前使用常规预防药物。

有证据表明,即使在使用疟疾预防药物的 VFRs 中,其对处方药物的依从性也比普通游客低[25]。一项研究观察了一组居住在巴黎,正在撒哈拉以南非洲地区原籍国的非洲种族 VFRs,对他们进行的疟疾风险认知和相关知识的调查发现,只有 29% 的人采取了正确的药物预防(正确的药物、剂量和依从性,包括返回后的用药)[26]。在 VFRs 中观察到的这一药物使用的遵从率低于在疟疾流行国家旅行的欧洲游客 35%~63% 的遵从率[27,28]。已发现药物预防不足的三个原因:疟疾风险感知不足;疏忽;回国后没有药物服用,常常因为是把药物留给了非洲亲戚。1999 年至 2006 年间,从撒哈拉以南非洲输入英国的疟疾病例中,到自己或家庭成员的祖籍国探亲访友的 VFRs 使用推荐药物的仅为 7%,而因其他缘由旅行的旅客使用率为 24%[19]。

在这样的高危人群中缺少药物预防的原因可能很多。在英国,费用可能是 VFRs 疟疾预防药使用水平低的一个因素[29]。另一个因素是人们缺少预防疟疾有关方法的知识,与之相关联的还有缺乏旅行前应该寻求健康咨询的意识,不正确的预防建议,或对易感性的认知不正确以及对旅行目的地的疟疾风险认识不足。在离开加拿大前往印度的移民族群旅行者中,只有 54% 的人寻求了健康咨询,仅三分之一的人计划使用药物预防[23]。只有 7% 的人获得了恰当的药物,证实了某些医务人员所给予的咨询建议质量很差。

一项基于人群的对在国外出生的意大利公民的知识、态度和实际行为的研究发现,有 70% 的公民了解疟疾的传播方式。在那些回到疟疾流行地区家乡的人当中,只有 18% 的人曾寻求过旅游前咨询;其中 52% 的人并没有意识到他们的旅行目的地有疟疾流行的风险,40% 的人对预防疟疾的适当措施一无所知。他们中的大多数人在旅途中没有采取预防措施[24]。在法国的一项对于疟疾认识的调查中,那些去往撒哈拉以南非洲地区的非洲种族 VFRs,有 26% 的人没有提到蚊子叮咬,而是错误地认为疟疾是经水、不良的个人卫生和阳光照射传播的[26]。

VFRs 和移民旅行者在离开疟疾高发地区后,对疟疾的部分免疫力可能会持续一段时间,因此尽管他们没有使用药物预防,也能提供一些初步免疫保护,不至于发生严重和致命的疾病。在意大利有关疟疾的两次研究中,无免疫的意大利人的病死率全国为 1.6%,伦巴第地区为 3%,而在移民旅行者和 VFRs 组则无人员死亡报告。在英国,调查 1987 年至 2004 年期间的疟疾病死率发现,VFRs 中是 1.6 例死亡/1000 例疟疾,普通游客是 11.7 例死亡/1000 例疟疾,而商务旅行者病死率最高,为 17 例死亡/1000 例疟疾(疟疾参考实验室,个人通讯)。然而,随着时间的延长,人们在最后一次暴露于疟疾后对疟疾的部分免疫力也会逐渐降低。这在对维罗纳(意大利北部城市)非洲儿童疟疾病例的回顾分析中显得更突出,新近移民的非洲儿童与 VFR 旅行者中的儿童相比,寄生虫血症显著降低,血小板计数显著升高,寄生虫清除时间更短,发热持续时间也更短[30]。据 2010 年美国输入型疟疾年度回顾报道,在已知旅行原因的患者中,53% 的严重病例是 VFR 旅行者[31]。这表明 VFRs 患严重疟疾的威胁是客观存在的,如果这种错误的安全感在这一人群中产生,则必须得到消除。应该让 VFRs 知晓,随着他们离开疟疾流行区的时间增加,对严重疾病又会变得易感。实际上,在离开流行区域 6 个月后对疟疾的免疫力就开始减弱,大约 12 个月后有症状疟疾的风险就开始增加。

在移民族群旅行者的疟疾问题得到解决之前,欧洲许多地方的输入型疟疾病例很难减少。新的和改进的预防措施不太可能对输入型疟疾模式产生影响,对那些得不到药物治疗的疟疾患者也不起作用。需要进一步研究移民族群旅行者的行为习惯,才能使与其文化相适应的实际可行的防治策略得到试验和推行。以社区为基础的干预计划可能是增进知识,改变态度和行为的最有效方法,可以促进这一人群接受旅行前健康咨询服务。

HIV 和性传播疾病

尽管非洲裔人口仅占英国总人口的约 0.4%,但却承担了这个国家不成比例的 HIV 感染的负担[32]。据报道,在 2000 年有 30%的病例发生于非洲黑人,而其他所有移民族群的总发病人数占另外的 70%[33]。De Cock 估计,非洲成年人和儿童在旅行期间感染艾滋病的相对风险分别比生活在英国的非非裔人口高出了 20 和 355 倍。有证据表明,居住在英国利兹的非洲裔加勒比人的淋病也有类似的高发病率,他们被诊断出这种性传播疾病的可能性是白人的 54 倍[34]。Fenton 等[35]考察了在伦敦居住的非洲人到他们在中非的家乡旅行,以及在国外期间交往新的性伴侣的情况,在过去 5 年里,有 44.5%的人回到过他们的家乡,有 40%的男性和 21%的女性在此期间拥有了新的性伴侣。对国外的新性伴侣的特征分析包括之前与大量伴侣有性行为,以及之前在英国就感染了 STDs。在这一组人群中,有 42%的人在末次性交时没有使用安全套,三分之一的人认为自己有感染 HIV 的风险。在伦敦医院随机检测的近期返回的旅行者中有超过 2%的人 HIV 抗体阳性,部分反映了旅行者群体的情况(包括在旅行中有暴露的 VFRs 和移民)。在这项研究中,感染的一个突出危险因素是患者的出生地位于东部、中部或南部非洲[36]。旅行因素和 HIV 的风险对所有旅行者来说都是重要的,23%的英国男性和 17%的 17~24 岁女性在旅行中都有了新的性伴侣。移民族群旅行者的风险增大,可能由于旅行时间较长,与社区的社交接触增加而增加了性活动的可能性,当地医疗服务的使用(例如注射),所有这些都使血源性病原体传播的可能性增加。英国最近的血清学调查显示,在国外出生的英国人通过异性性行为感染 HIV 的发病率增高。2009 年,在英格兰、威尔士和北爱尔兰新发HIV 感染者中 63%发生于非洲黑人,其中 68%是在国外被感染的[37]。

乙型病毒性肝炎可以通过接触有传染性的血液和体液而传播。与上述艾滋病毒的传播原因类似,VFRs 也可能面临着乙型肝炎感染风险的增加。此外,一些家庭内没有明确暴露史的乙型肝炎传播也有报告,且VFRs 与当地居民的接触机会增加[38]。在荷兰,乙肝传播主要是由于异性性接触;然而在这些病例中,有60%其传染源是来自于乙型肝炎流行地区。

需要建立针对血源性病原体对 VFRs 的危害的干预措施,并评估和确保其有效性。他们也都需要针对各自不同文化和种族的解决方案,而不能一概而论。

移民族群中的结核病

因与移民问题相关,所以有相当多的关于旅行相关结核病的流行率和风险因素的资料。由于结核病是法定传染病,因而这些数据都是根据规定收集且比较详细的。在美国和欧洲,国外出生人群的结核患病率有所增加。2006 年,美国有 57%的成年结核病例与31%的儿童及青少年结核病例都来自出生于国外的人群。来自撒哈拉以南非洲国家的移民对欧洲国家和美国的总体结核患病率影响最大,他们在到达后的 2 年内有 28%发展为临床疾病[39,40]。2005 年在欧洲,出生于结核高流行地区的个体的结核病例数分别占挪威、瑞典和英国全部结核病例数的 78%、73%和 71%。

通过旅行获得结核病的风险很难评估。有两项研究将 VFRs 旅行作为感染结核病的危险因素。1984年,McCarthy 发表了对居住在英国西汉姆的亚洲结核病人的回顾性分析,在 1976 年至 1980 年间发生的 246例结核病人中,有 71 人(29%)曾返回自己的故乡。当对这些人群进行分类评估时,发现那些在英国没有暴露于结核但返回亚洲的人其结核发病率是那些曾在英国暴露于结核但没有返回亚洲的人群的两倍[41]。Lobato 和 Hopewell 使用病例对照研究方法及结核菌素皮肤试验检测研究了那些从美国到结核病流行国家旅行的儿童(表 31.2)[42]。在过去 12 个月中前往结核病流行地区旅行的儿童(>100/1 000 000 人)比未去该地区旅行的儿童的结核菌素皮肤试验阳性率高出了3.9 倍。此外,出生在美国并曾出国旅行的儿童的皮肤测试阳性的比值比为 4.7。在那些有来自结核患病率高的国家的客人来访过的家庭,其儿童的结核菌素皮肤试验阳性更为明显。而在国外出生且有旅行的儿童,并没有发现结核菌素皮肤转阳的证据。可能有许多其他因素可以影响移民族群的高结核患病率,包括来自结核病高流行国家的亲属来访的次数,以及美国、

表 31.2　从美国到结核病流行国家旅行的儿童(>100/100 000) 或家中有结核流行国家访客的儿童结核菌素皮肤试验阳性的相关比较

因素	比值比(95%置信区间) 多元逻辑回归分析		
	所有儿童	在美国出生的儿童	无卡介苗免疫的儿童
前往结核流行区	3.9 (1.9~7.9)*	4.7 (2.0~11.2)*	5.9 (2.5~13.6)*
访客来自结核流行区	2.4 (1.0~5.5)*	3.3 (1.1~10.2)*	2.6 (0.8~8.2)*
女性	1.8 (1.0~3.2)*	2.6 (1.2~6.2)*	3.2 (1.4~7.2)*
卡介苗	0.8 (0.3~2.2)	12.0 (3.9~36.7)*	NA
预先做过 TST	0.8 (0.4~1.4)	0.4 (0.2~1.0)	0.7 (0.3~1.5)

* $P<0.05$

Lobato & Hopewell. Am J Respiratory and Critical Care Medicine 1998.

澳大利亚和欧洲对进入该国的某些类别的移民进行有针对性的筛查。

VFRs 旅行前咨询的方法

一些综述讨论了旅行者携其家庭返回原籍国的问题[43,44]。在此我们将讨论为 VFR 旅行者及其家属进行旅行前咨询时很重要的一些问题,以及一些可能的咨询方法。

改善旅行前咨询服务

必须寻找机会参与 VFR 旅行者的旅行前照护。第一步应是教育基层医务人员懂得,那些移民族群身份或在国外出生的患者可能会外出旅行,这样,旅行准备就会成为对移民病人日常医疗服务的一部分。以这种方式让患者知晓在计划旅行时需要寻求咨询。医务人员可以学习专业知识,也可以通过转诊网络,给患者提供理想的旅行前咨询服务。社区主动作为,如海地克里奥尔语的电台节目会在假日旅行前讨论必要的旅行前预防措施(Nicole Prudent, 个人通讯),或在以社区为基础的移民族群活动中提供有关旅行前建议的必要信息,以及采用其他基于社区的创新干预措施,都可以在旅行者教育中发挥重要作用。在有许多移民家庭的地方,应指定一名卫生专业人员发挥当地旅行医学"专家"的作用,为病人收集信息,增加旅行医学方面的个人专业知识,并组织必要的现场疫苗接种。基层医疗站点能够提供现场旅行医学服务的,无需将旅行者转诊到另外的场所或诊所,将能提高旅行医疗服务的可及性。如诊所所服务的患者经常到世界某特定地区旅行,则可以考虑举办一些团体性的旅行前准备课程。

语言障碍可能会影响旅行前咨询的提供能力。如果医护人员不能用流利的语言与病人进行交流时,最好有一名具有医学素养的翻译。比较理想的是,能给病人提供他自己语言的宣传资料,并确定病人是否能轻松阅读。如果咨询时所用的语言不是病人的母语,那么应该对病人的识字水平进行评估,不能推测所发的宣传资料能够起到作用。理想情况下,应该用病人最熟悉的语言来标注所开具的药物。明尼苏达州的 William Staufer 及其同事编写的多种语言的宣传资料可以在以下网站下载 http://www. tropical. umn. edu 或 http://www. tropical. umn. edu/TTM/VFR/index. htm。

常规免疫

更新常规免疫接种是旅行前咨询的重要组成部分。尽管 VFR 旅行者很可能在其祖籍国已经接受了常规免疫接种,如破伤风、麻疹和脊髓灰质炎,但他们可能并没有接受水痘、流感或肺炎球菌病的免疫接种。将前往麻疹流行地区的婴儿在 6 个月大的时候就可以接种 MMR 疫苗(麻疹、腮腺炎和风疹的联合疫苗)。如果在最佳时间之前接种了疫苗,必须提醒父母要按照标准程序按时给儿童进行 MMR 疫苗重复接种。最近,乙肝疫苗也被纳入常规免疫计划之中,但许多 VFRs 并没有能从这一新近的变化中获益。乙肝疫苗对 VFRs 儿童尤为重要,他们可能与发展中国家的儿童 HBV 携带者有密切接触,成为 HBV 慢性携带者的风险极高。对于 VFR 旅行者来说,另一个挑战是很难准备已接种常规疫苗的有关文件。相关医疗机构应该帮助提供疫苗接种的相关文件,以供 VFRs 在需要时使用。

旅行专用免疫

应该根据标准来源的旅行前咨询及信息,结合其旅行目的地,给所有旅行者提供合适的疫苗接种。如本章前面所述,VFRs 患有某些疾病的风险可能会增加,但也更可能对其他一些疾病产生免疫力。如果在旅行前医学咨询时能考虑到这些不同之处,对旅行者来说是最有利的。表 31.3 列出了适合 VFR 的旅行疫苗以及一些特别注意事项。

表 31.3　旅行疫苗——对 VFRs 的特殊考虑

疫苗	对 VFRs 的特殊考虑	处理方法
甲肝	成年人更容易获得免疫;相对于非 VFR 旅行者,儿童因暴露增多而风险增加	成人在免疫接种前首先进行血清学检测;提供血清免疫状态的文件
伤寒	患病风险增加	即使短期旅行,也要考虑免疫接种;咨询关于食物和水的预防措施
黄热病	可能因既往患病或曾经接种疫苗而具有免疫力;但不提供常规检测	要求提供以前的免疫记录;依照现行推荐意见接种疫苗
乙型脑炎	可能因既往患病或曾经接种疫苗而具有免疫力;但不提供常规检测	依照现行推荐意见接种疫苗
脑膜炎球菌病	由于与当地居民的接触增加,可能会增加风险;到麦加朝圣者患病风险增加	考虑使用结合型多糖四价疫苗免疫
狂犬病	可能因接触受感染的动物而增加患病风险;儿童风险尤高	考虑暴露前预防接种;咨询关于动物咬伤/狂犬病暴露后的处理
乙肝	由于在旅行中与当地人群接触增加,以及乙肝疫苗接种率低,都可能增加乙型肝炎患病的风险	对无免疫者进行乙型肝炎疫苗接种;对来自流行国家的患者免疫接种前先进行乙型肝炎病毒感染的筛查

VFRs 很可能已有甲型肝炎抗体,所以在接种甲型肝炎疫苗之前要进行血清学检测。有几项研究评估了这一策略,发现在甲肝免疫力的普遍性超过取决于注射疫苗和血清检测相对成本的取舍点时,接种前血清检测这一策略就是合算的[45]。在成人 VFRs 中,甲肝抗体的血清阳性率都超过了实现成本效益所需要的取舍值[46]。但组织管理和财政方面的挑战可能会妨碍免疫接种前血清学检测这一成本效益策略的实施。例如,患者的医疗保险包括了疫苗接种却不包括血清学检测,或者由于血清检测显示抗体阴性而患者却无法再次返回来接种疫苗。然而,对于 VFR 旅行者来说,还是应在接种甲型肝炎疫苗前考虑抗体筛查。对旅行者进行充分的解释,并提供证明他们对甲型肝炎具有终身免疫力的文件将有助于后续的旅行前咨询。

VFRs 群体感染伤寒的风险增加,特别是那些前往印度次大陆的人,因此为这些旅客提供伤寒疫苗接种是明智的。对于前往其他目的地的旅行者,可根据其生活环境、旅行时间或暴露于受污染的食物和水等因素,给予伤寒疫苗接种。而这些因素对于 VFR 旅行者来说是很常见的。

由于停留时间和生活环境的原因,VFR 旅行者暴露于疫苗可预防的媒介传播性疾病如黄热病和乙型脑炎的风险较大。VFR 旅行者如果通过先前的免疫接种获得了保护性,就可以降低感染黄热病的风险。如果没有从前的免疫记录时,VFR 旅行者应根据现行建议进行免疫接种。

由于当地居民可能是脑膜炎双球菌的携带者,VFR 旅行者可能因与这些人较多接触而增加患脑膜炎球菌病的风险。这一风险在前往沙特阿拉伯麦加朝圣的旅客中已有明确记载[47]。不过,对所有旅行者而言,感染脑膜炎球菌病的风险很低,已有的标准推荐意见是恰当的。一些国家已经对儿童进行脑膜炎球菌结合疫苗常规接种;然而必须牢记的是,并非所有的流脑疫苗都是针对血清 A 群的(撒哈拉以南非洲最常见的流行株)。

狂犬病的暴露风险在世界上许多地方都存在。所有旅行者都应被告知狂犬病的风险,如果可能长时间暴露或有高风险,应提供暴露前预防。这对有动物咬伤高风险的儿童来说尤其值得关注。更重要的是一旦狂犬病暴露后要商讨应遵循的处理计划,包括应急治疗以及需要注射狂犬病免疫球蛋白和接种疫苗。由于疫苗费用高昂,VFR 旅行者不太可能接种狂犬病疫苗,也不太可能具有转运保险或通过其他途径到达可以获得适当医疗照护的地点。

疟疾的预防

尽管 VFR 旅行者明知有罹患疟疾的危险,但采用预防措施仍有明显阻碍。旅行者可能特别相信特定的抗疟药,也可能因为坚信自己有免疫力而认为没有必要进行预防。这些预防药物可能非常昂贵,也可能没有被列入保险计划之中。在讨论关于疟疾的预防时,要为旅行者提供信息,让他们为自己及其家人做出明智的决定。例如,讨论一些问题很重要,如长期离开祖籍国后免疫力会减弱,非国外出生的儿童罹患重型疾病的风险,以及所开具的抗疟药并非患者祖籍国常用的抗疟药。在讨论预防蚊虫叮咬的个人防护措施时,重点强调疾病预防,也要讲到为了避免夜间蚊子恼人的噪音或被蚊子多处叮咬后的不适。

有关旅行的一般建议

给予旅行前建议时必须顾及 VFR 旅行者的感受。聚焦于一些可以促进健康或使旅行更舒适(蚊帐和驱虫剂,食物和水预防措施)的建议可能比讨论如何预防旅行目的地的疾病风险更为有效。可以询问旅行者关于以前旅行时所遇到过的健康问题。曾患疟疾或严重腹泻的人往往会更主动地寻求旅行前健康咨询。如果能引导旅行者对旅行中已知的生活环境的介绍,有助于将讨论集中到一些具体的健康促进行为和策略。一个常见的情况是,当你带着一个在发达国家出生并长大的配偶或准配偶到你的祖籍国会见家庭成员时,家里的人可能会因为要将饮用水煮沸的要求而感到尴尬。帮助旅行者学会用专门的策略(如"过敏"、医生的要求等)来应对这些情况是非常有益的。应建议 VFR 家庭特别注意那些在发达国家长大的儿童的情况,因为他们对某些疾病没有免疫力,因此需要额外的保护措施。

有的家庭喜欢阅读书面或图片资料。应当注意这些材料的语言或文字水平是否合适。还有一些事实应引起注意,家庭或社区中一些年长成员的观点会影响一些家庭,当这些观点中含有不正确或没有用处的信息时,尤要当心。如果一些特殊的饮食或文化习俗可能增加疾病风险,就要花时间介绍在这些情形下降低风险的办法。例如,握手在许多文化中是重要礼仪,而常常在这种场合没有肥皂和水,那么携带含有酒精或其他抗菌剂的手绢可能就是一个很好的解决方法。另一个常见的问题是提供给旅行者的食物或水可能已经被污染,与旅行者一起制定处理这些尴尬局面的策略是非常有用的。此外,应该向 VFRs 提供用于常见旅行相关疾病(如旅行者腹泻)自我治疗的药物,并且要解释不能依赖于当地生产的药物(如假药,抗生素耐药性)的原因。

适用于 VFRs 的信息还包括一般安全知识,特别是关于道路交通的安全信息。讨论安全带的使用,骑摩托车时成人和儿童安全头盔的使用,以及公共车辆中最安全的座位在哪里等问题,都是有帮助的。最重要的是,由于可能存在有关驾驶员、车辆以及道路的质量问题,要劝阻 VFRs 天黑以后不要在农村地区公路旅行。

结论

VFRs 中传染病的发病率最高,包括伤寒、甲型肝炎、疟疾、结核和 HIV。这些增加的风险与旅行前医疗照护的可及性下降,对传染病易感性的错误认知以及旅行中的生活环境有关。这种疾病发生模式已逐渐被认识,但仍然缺乏导致这一问题发生的主要原因的资料。旅行医学实践的进步,包括新的抗疟药物和新型疫苗的开发,对这一旅行者群体来说似乎没有什么益处,这一点从有关发病率的增高趋势就可以看出。努力提高旅行前医疗服务的可及性,并提供适应移民族群旅行者语言和文化的信息,有可能使 VFR 旅行者得到实实在在的好处。

致谢

我们感谢 Elizabeth Barnett 对本书上一版中 VFRs 一章的贡献。

（朱传龙 译,李军　黄祖瑚 校）

参考文献

1. CDC Travelers' Health Yellow Book, 2012. Chapter 8: VFRs: Immigrants returning home to visit friends and relatives. (Accessed at http://wwwnc.cdc.gov/travel/yellowbook/2012/chapter-8-advising-travelers-with-specific-needs/immigrants-returning-home-to-visit-friends-and-relatives-vfrs.htm.)
2. Barnett ED, MacPherson DW, Stauffer WM, et al. The visiting friends or relatives traveler in the 21st century: time for a new definition. J Travel Med 2010;17:163–70.
3. Das K, Jain A, Gupta S, et al. The changing epidemiological pattern of hepatitis A in an urban population of India: Emergence of a trend similar to the European countries. Eur J Epidemiol 2000;16:507–10.
4. Mutsch M, Spicher V, Gut C, et al. Hepatitis A virus infections in travelers, 1988–2004. Clin Infect Dis 2006;42:490–7.
5. Behrens RH, Collins M, Botto B, Heptonstall J. Risk for British travelers of acquiring hepatitis A. BMJ 1995;311:193.
6. Foreign travel-associated illness – a focus on those visiting friends and relatives, 2008 report. Health Protection Agency, UK.
7. Termorshuizen F, Van De Laar MJW. Epidemiology of hepatitis A in the Netherlands, 1957–1998. Nederlands Tijdschrift voor Geneeskunde 1998;142:2364–8.
8. Askling HH, Rombo L, Andersson Y, et al. Hepatitis A risk in travelers. J Travel Med 2009;16:233–8.
9. Nielsen US, Larsen CS, Howitz M, et al. Hepatitis A among Danish

travelers 1980–2007. J Infection 2009;58:47–52.

10. Caumes E, Belanger F, Brucker G, et al. Diseases observed after return from travels outside Europe. 109 cases. Presse Medicale 1991;20:1483–6.

11. Mermin JH, Townes JM, Gerber M, et al. Typhoid fever in the United States, 1985–1994: changing risks of international travel and increasing antimicrobial resistance. Arch Intern Med 1998;158:633–8.

12. Steinberg EB, Frisch A, Rossiter S, et al. Typhoid fever in travelers: who should we vaccinate? In: 49th Annual Meeting of the American Society of Tropical Medicine and Hygiene; 2000; 2000. p. 158–9.

13. Leder K, Tong S, Weld L, et al. Illness in travelers visiting friends and relatives: a review of the GeoSentinel Surveillance Network. Clin Infect Dis 2006;43:1185–93.

14. Muentener P, Schlagenhauf P, Steffen R. Imported malaria (1985–95): Trends and perspectives. Bul World Health Org 1999;77:560–6.

15. Behrens RH, Bisoffi Z, Bjorkman A, et al. Malaria prophylaxis policy for travelers from Europe to the Indian Subcontinent. Malar J 2006;5:7.

16. Jelinek T, Schulte C, Behrens R, et al. Imported Falciparum malaria in Europe: sentinel surveillance data from the European network on surveillance of imported infectious diseases. Clin Infect Dis 2002;34:572–6.

17. Leder K, Black J, O'Brien D, et al. Malaria in travelers: a review of the GeoSentinel surveillance network. Clin Infect Dis 2004;39:1104–12.

18. Centers for Disease Control and Prevention. Malaria Surveillance – United States, 2007. MMWR 2009;58.

19. Smith AD, Bradley DJ, Smith V, et al. Imported malaria and high risk groups: observational study using UK surveillance data 1987–2006. BMJ 2008;337:a120.

20. Brabin BJ, Ganley Y. Imported malaria in children in the UK. Arch Dis Child 1997;77:76–81.

21. Ladhani S, Aibara RJ, Riordan FA, et al. Imported malaria in children: a review of clinical studies. Lancet Infect Dis 2007;7:349–57.

22. Behrens RH, Curtis CF. Malaria in travelers: Epidemiology and prevention. Brit Med Bull 1993;49:363–81.

23. Dos Santos CC, Anvar A, Keystone JS, et al. Survey of use of malaria prevention measures by Canadians visiting India. Can Med Assoc J 1999;160:195–200.

24. Castelli F, Matteelli A, Caligaris S, et al. Malaria in migrants. Parassitologia 1999;41:261–5.

25. Joshi MS, Lalvani A. 'Home from home': Risk perceptions, malaria and the use of chemoprophylaxis among UK South Asians. Ethn Health 2010;15:365–75.

26. Pistone T, Guibert P, Gay F, et al. Malaria risk perception, knowledge and prophylaxis practices among travelers of African ethnicity living in Paris and visiting their country of origin in sub-Saharan Africa. T Roy Soc Trop Med H 2007;101:990–5.

27. Hamer DH, Connor BA. Travel health knowledge, attitudes and practices among United States travelers. J Travel Med 2004;11:23–6.

28. Malvy D, Pistone T, Rezvani A, et al. Risk of malaria among French adult travelers. Travel Med Infect Dis 2006;4:259–69.

29. Badrinath P, Ejidokun OO, Barnes N, et al. Change in NHS regulations may have caused increase in malaria. BMJ 1998;316:1746–7.

30. Mascarello M, Allegranzi B, Angheben A, et al. Imported malaria in adults and children: Epidemiological and clinical characteristics of 380 consecutive cases observed in Verona, Italy. J Travel Med 2008;15:229–36.

31. CDC Malaria surveillance United States–2010. MMWR 2010;6:1–17.

32. Office of Population Censuses and Surveys. The 1991 census; 1993.

33. Anonymous. AIDS and HIV infection in the United Kingdom: Monthly report. Communicable Diseases Review Weekly 2001;11:11–3.

34. De Cock KM, Low N. HIV and AIDS, other sexually transmitted diseases, and tuberculosis in ethnic minorities in United Kingdom: Is surveillance serving its purpose? BMJ 1997;314:1747–51.

35. Fenton KA, Chinouya M, Davidson O, et al. HIV transmission risk among sub-Saharan Africans in London traveling to their countries of origin. AIDS 2001;15:1442–5.

36. Hawkes S, Malin A, Araru T, et al. HIV infection among heterosexual travelers attending the Hospital for Tropical Diseases, London. Genitourin Med 1992;68:309–11.

37. HIV in the United Kingdom: 2010 Report. Health Protection Agency. (Accessed at http://www.hpa.org.uk/web/HPAwebFile/HPAweb_C/1287145367237.)

38. Vernon TM, Wright RA, Kohler PF, Merrill DA. Hepatitis A and B in the family unit. Nonparenteral transmission by asymptomatic children. JAMA 1976;235:2829–31.

39. Gilbert RL, Antoine D, French CE, et al. The impact of immigration on tuberculosis rates in the United Kingdom compared with other European countries. Int J Tuberc Lung Dis 2009;13:645–51.

40. Cain KP, Benoit SR, Winston CA, et al. Tuberculosis among foreign-born persons in the United States. JAMA 2008;300:405–12.

41. McCarthy OR. Asian immigrant tuberculosis–the effect of visiting Asia. Brit J Dis Chest 1984;78:248–53.

42. Lobato MN, Hopewell PC. Mycobacterium tuberculosis infection after travel to or contact with visitors from countries with a high prevalence of tuberculosis. Am J Resp Crit Care 1998;158:1871–5.

43. Angell SY, Behrens RH. Risk assessment and disease prevention in travelers visiting friends and relatives. Infect Dis Clin N Am 2005;19:49–65.

44. Bacaner N, Stauffer B, Boulware DR, et al. Travel medicine considerations for North American immigrants visiting friends and relatives. JAMA 2004;291:2856–64.

45. Rubio PP. Critical value of prevalence for vaccination programmes. The case of hepatitis A vaccination in Spain. Vaccine 1997;15:1445–50.

46. Fishbain JT, Eckart RE, Harner KC, et al. Empiric immunisation versus serologic screening: developing a cost-effctive strategy for the use of hepatitis A immunisation in travelers. J Travel Med 2002;9:71–5.

47. Wilder-Smith A, Goh KT, Barkham T, et al. Hajj-associated outbreak strain of Neisseria meningitidis serogroup W135: estimates of the attack rate in a defined population and the risk of invasive disease developing in carriers. Clin Infect Dis 2003;36:679–83.

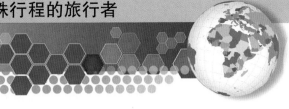

32

长期外派人员

Kenneth Gamble, Ted Lankester, Deborah Lovell-Hawker, and Evelyn Sharp

要点

- 在外派前的咨询中,要评估个体当前的健康状况,既往健康情况以及心理抗压能力
- 确保外派人员接受了全套免疫接种,并且了解其工作所在地区疟疾和其他常见疾病预防的有关知识
- 针对国外就业的跨文化培训和返回国内等议题均要优先考虑
- 准备好外派人员医疗转运和送返的应急预案
- 学会充分而适当的自我照护对于外派人员在国外的健康至关重要

外派人员(或移居国外人员)的英文单词 Expatriate 是由两个拉丁语词缀"ex-"(国外)和"patria"(本地)组成,本章节中的外派人员或移居国外人员特指因职业目的在原籍国之外的国家居住超过 3 个月的个人或家庭。经济合作与发展组织(Organization for Economic Cooperation and Development,OECD)的一项研究表明,OECD 的 29 个成员国居民中约有 3630 万人来自其他成员国[1]。外派人员在逗留期间多少都会受到派驻地文化的影响。

外派人员所接受的医疗服务差别很大。许多志愿者旅行前准备很少,在派驻地也难以获得足够的医疗服务。年龄、性别、行为、气候、环境因素和传染病的暴露史都可能对其健康风险有影响。由个性、经济水平和参与有风险活动的机会所决定的生活方式会显著影响健康风险。工作地点或外籍身份会使外派人员成为少数人暴露于恐怖组织暴力活动的危险之中[2,3]。

对于外派人员来说,高强度的长期的体力、环境、政治和社会等方面的挑战都会影响其心理健康状态。

因此,应建立一个融筛查、准备和外派前中后期服务于一体的综合健康服务模式。

对风险的认知

通晓流行病学可以帮助我们优先制定预防措施并影响健康服务的策略。

发病率

用来监测移居者在外派期间健康问题的监测系统所获得的结果是类似的,如表 32.1 所示[4,5]。

表 32.1　最常见的健康问题	
健康问题	发病数(每年)
腹泻	48
呼吸系统疾病	27
受伤	20
皮肤问题	19
心理疾病	4

GeoSentinel 是一个全球性的基于自愿报告体系的哨点监测系统,其中就包含了 4039 名长期外派者(时间>6 个月)的临床数据。相比于短期外派者,长期外派者更容易出现慢性腹泻、贾第鞭毛虫病、恶性疟和间日疟、皮肤利什曼病、血吸虫病以及溶组织阿米巴痢疾等。心理健康问题也会经常困扰长期外派者,包括抑郁、压力和超过一个月以上的疲劳感等[6]。

压力

Parshall 调查了 390 位牧师,结果显示 97% 的牧师会感受到压力,88%出现了易怒的问题,20%曾经使用过镇静剂[7]。

另一项研究结果显示,46%的调查对象在外派过程和返回原籍地以后发生过较严重的心理疾病。87%的病例被诊断为抑郁症,4%的病例被诊断为创伤后应激障碍(PTSD)[8]。

提前减员

提前减员是个较大的问题,约有 20%~40% 的外派经理因为不能适应新的文化而提前返回原籍国,同时近半数的外派者表示在派驻国外时他们的工作效率远低于自己的正常水平[9]。

死亡率数据

Frame 和 Hargarten 报告称车祸是造成牧师和和平队志愿者死亡的主要原因[10,11]。近期对于人道主义义工研究的结果显示,针对救护人员的暴力袭击事件激增,且是造成上述人员死亡的主要原因。最危险的地点主要是道路,以交通工具为攻击手段是暴力活动最常见的形式。

派出前评估

派出前评估的目的

目前针对派出前评估的文献较少,普遍认为至少应包含以下信息:
- 风险评估
- 提供免疫接种、疟疾预防和降低其他可预防疾病风险的咨询
- 由第三方为派出组织出具健康报告,从而规避法律责任

派出组织:保护他们的投资

从一个国家派驻到另一个国家,中断了人们与原医疗照护者的联系。派出组织对派出人员的健康服务承担责任,因为职业健康会影响到派出工作组成员的健康福祉。因此,重要的是派出者本人、医务人员和派出方之间要开展合作,共同承担医疗照护的责任。

派出候选者可能会被要求接受第三方的医疗评估。派出方负责制定评估的目的,医务人员负责评估

候选者当前的健康状况,个体特性和职业健康的风险因素。医护人员在征得候选者正式同意后,方可向雇佣方提供相关保密信息。结论和指导意见需与候选者讨论。

健康评估的作用是:
- 制定个体化风险档案
- 慢性疾病(如高血压和糖尿病)得到合理管控,方便外派时转诊
- 鼓励制定适当的有关个人和职业风险的预防措施(个人和医护人员的共同责任)
- 促进个人开展有效的自我防护(表 32.2)

表 32.2　派出前评估列表
更新免疫接种
评估前往疟疾流行地区人群的预防措施
如果限制使用特定药物,需注明不良反应
评估依从性方案
回顾个人防护措施
记录疾病史和阳性体检结果
记录实验室检测异常结果
提供新出现问题的解决办法
报告发现的慢性疾病
回顾影响派遣的健康问题
概述派出方的管理职责

派出前的医疗评估

评估应是系统而广泛的风险评估,同时也是确保所有评估对象获得以指南为指导的医疗服务的良好机会[12]。有研究显示超过 50% 的大众群体都没有遵从国家标准指南的要求[13]。结构式的健康筛查和有重点的体格检查可以改善这一状况[14]。移居地区、逗留时间和移居者的年龄决定了筛查程序的内容。对基础疾病的处置应与其原籍国的指南一致。

根据工作和职业的性质以及派驻国政府的相关规定,也可能需要进行其他的一些检测。

某些情况是绝对不适合执行跨文化背景工作的。而很多原先就有的疾病(如心脏疾病、糖尿病、炎症性肠道疾病和反应性气道疾病)也可能会突然发作,或因环境因素或传染病因素而发生病情恶化。

派前出的心理学评估

鉴于 20%~40% 的外派者因无法适应新的文化背景而提前返回原籍,因此外派前的心理学评估非常必

要。关于所有出国雇员的报告中也有类似结果。个人和家庭的压力被认为是提前返回的主要原因。因此,建议对执行跨地域、跨文化背景工作和任务的外派者进行派出前的心理学评估。

派出前的心理学评估包括:

- 告知外派者在不同的文化背景下生活和工作时可能会受到的影响
- 评估文化背景的变化对于伴侣或配偶关系的影响
- 评估外派对孩子的影响
- 判断任何心理疾病的易感性
- 确定心理适应及抗压性
- 鼓励对话
- 为人事经理进行员工的选拔和准备提供指导

心理学访谈

每次外派之前都需要重新进行心理学评估。一项研究显示,约有 25% 的新申请派出者会出现抑郁或其他心理健康问题[8]。

配偶的适应能力是外派者能否适应的一个预测因素[15]。如果是一对夫妻同时派驻海外,那么需要对他们同时进行个别的和一起的访谈,这样会很有帮助。如果这对夫妻有子女,那么需要对全家人进行评估。对子女的担心是提前结束外派的常见原因之一。

心理学访谈——在时间和专业性受限制的情况下

可以采取分类处理的办法。医护人员要确定并就有关问题进行访谈,如果出现重大事项则应推荐给其他专家处理。

一个简短心理学访谈中的重点问题包括:

- 目前的精神状态(目前有无任何抑郁症状)
- 目前的压力,导致压力的原因以及是如何处理的(如亲属患有疾病、父母年长、亲人去世/创伤等)
- 精神疾病或心理健康问题的病史(包括抑郁症、饮食失调、自残、酒精或药物滥用、精神疾病症状)
- 创伤后产生的压力或其他焦虑症状(强迫症、恐惧症、惊恐)
- 接受心理治疗、咨询、抗抑郁药物或其他治疗的情况
- 精神疾病家族史

结果的利用

对访谈对象弱点的了解有助于后续安排。某些情况下应建议推迟外派,从而有足够的时间来接受不同文化背景的教育,或者个体或夫妻接受治疗。外派

到一个新的文化背景的国家可能会造成心理上的失落感,所以如果外派者近期有亲人去世或者离婚等状况,也需要推迟外派的时间。只有那些可以顺利克服困难,做好充分的心理准备的人才能够适应并且完成外派工作。Foyle 等发现外派者的情感障碍与个人抑郁病史,以及有关自杀、精神疾病、人格障碍或神经质的家族史有关[16]。且抑郁症发作之后在 5 年内复发的危险性非常大。

在对外派者作心理学转诊之前,要确定健康问题的重点是什么。是将分配到艰苦岗位,还是将担任领导职务(前任领导被迫离职),或是被分配到一个政治敏感地区,必须具备外交能力?

心理测试的作用

心理测试的结果若加上临床访谈信息,将更有价值。没有哪一个心理测试可以涵盖方方面面,也无法保证在不同文化背景下都同样有效。

心理测试结果的解读者需要有专业知识、经过培训且了解心理测试的局限性[17]。

外派前:准备

很多外派者都表示没有为国际派遣做好充分的准备[6],但 GeoSentinel 发现 70% 的长期外派者都接受过派出前的医学建议[18]。

全面的外派准备计划可以减少心理健康和医疗相关问题,从而降低风险。在为健康风险做准备时,可以问以下三个实际问题:

1. 这可能会发生吗?
2. 真的发生时,您的咨询对象能识别这种危险吗?
3. 真的发生时,是否有实用的解决方法或应对选项?

免疫接种

第 12 章和第 13 章详细介绍了免疫接种的有关问题。这里将重点关注与外派者社区相关的部分问题,并做简要介绍。

甲型肝炎

甲肝疫苗可以有效降低外派人群的甲肝发病率。在疫苗普及之前,甲肝的月均发病率高达 17/1000,所以全面的疫苗接种计划是非常必要的。

乙型肝炎

乙肝对于外派者的影响显而易见,年均的发病率高达 1%～5%。在乙肝感染率较高的地区,除了婚外的无保护性行为,共同使用针具也是主要的危险因素。对 124 名居住在尼日利亚且未接种疫苗的荷兰籍牧师进行的前瞻性研究结果显示,尼日利亚当地儿童群体的阳转率较高。在当地学校就职和居住的家庭中有尼日利亚籍儿童是荷兰籍牧师发生血清阳转的危险因素。正是因为这一显见的风险,而疫苗不仅有效而且廉价,所以对于外派者和他们子女来说普及疫苗接种是非常合理的选择[6]。

乙型脑炎

在评估旅行者人群乙型脑炎的情况时,美国疾病预防控制中心(CDC)确诊了 24 例感染者,他们全部都是移居人群,其中 6 人死亡,其余 50%出现了永久性的神经系统后遗症。居住在农村流行区的移居者应接受乙脑疫苗接种,城市居民一般不建议接种。但是,也要考虑农村和城郊结合部的累积暴露风险。

狂犬病

狂犬病的高发地区包括亚洲、非洲和拉丁美洲国家。大部分暴露后治疗都是针对犬类咬伤,尽管大多数哺乳动物的咬伤都存在风险。暴露后的治疗应根据暴露的风险进行,判断指标是狂犬病流行地区的移居者被咬伤的比例约为 1/(1000 人·月)[19]。有限的数据显示,大多数的暴露后治疗都是不完善的。

如果前往狂犬病受累地区,以下人员应接种疫苗:
- 有孩子的家庭
- 有宠物的家庭
- 远离可靠医疗服务的人
- 前往地区较难获取纯化马狂犬病免疫球蛋白和(或)现代组织培养疫苗的人
- 前往偏远地区的人

移居者尤其需要保护好儿童,防止其在外行走时被动物咬伤。

疟疾

危险因素

疟疾(详见第 14～17 章)位居导致移居者死亡的首要传染病,GeoSentinel 发现长期移居者感染疟疾的风险更高[6]。疟疾对撒哈拉以南非洲地区、巴布亚新几内亚以及巴布亚印度尼西亚(伊里安查亚地区)等地区是一种持续威胁,这些地区的疟疾发病率比其他疟疾流行国家甚至还要高出 10 倍以上[20]。移居者的疟疾发病率从亚洲每年 31/1000 人到非洲西部 209/1000 人不等。

外派者的自行其是

老道的外派者常常会忽视正规的医疗咨询,而只依靠自己的经验,或者 些非正规的建议,以及身边朋友、同事的偏方等。对个人防护措施的认知不足导致药物预防依从性差。不到 75%的外派者会遵循正规的治疗方案;外派人员会常常不征询医生意见就擅自更换药物。根据驻扎阿富汗的美国陆军士兵自我报告的依从性是,每周服用预防药物 52%,完成化学预防治疗 41%,每周服用预防药物病完成疗程 31%,用苄氯菊酯处理衣物 82%,使用驱避剂 20%[21]。

很多人根据自己的个人经验来判断预防措施的效果。例如,疟疾的假阳性病人通常会认为正规的药物治疗是无效的。

疟疾与怀孕

在孕期感染恶性疟可能会增加流产、母亲贫血、胎儿宫内发育迟缓、早产和死胎的风险,也是新生儿死亡的危险因素。妊娠中晚期时疟疾的易感性也会增加,并在产后第 60 天达到峰值。然而,很多怀孕的移居者却由于担心药物治疗的副作用而停止治疗。甲氟喹和其他常用的治疗方案所产生的风险要远低于感染疟疾的风险。同样,在孕期使用包含避蚊胺在内的驱避剂也是安全的。

儿童的疟疾预防

儿童和青少年对于疟疾感染存在特殊风险,可能是因为依从性不好或剂量计算不准确,导致快速发展为重症[22]。一定要防止婴儿、母乳喂养的幼童以及儿童被蚊虫叮咬(如在经过防蚊处理的蚊帐内睡觉)并及时接受抗疟疾的治疗和预防。尽管有文献记载的包括出现癫痫在内的并发症非常罕见,但驱蚊胺对儿童产生的毒性可能较成人高。美国儿科医学会推荐 2 个月以上儿童可使用 30%的避蚊胺。

自我诊断

自我诊断试剂盒由实验员操作时可以获得精确而可靠的结果,但由旅行者自己操作时精确度会降低[23]。处于高危环境且远离医疗服务设施地区的外派人员经过主动学习，已通过自我诊断技术而获益。精确可靠的自我诊断试剂盒是外派人群疟疾预防的一大进步[6]（详见第 16 章）。

结核病

耐多药结核病的快速蔓延成为外派人员的主要健康问题。救援人员及其子女的潜伏结核分枝杆菌感染率每年约为 3%，与当地社区感染率相当。医护人员风险也较高[24]。

欧洲和北美的指南有明显不同。在英国，是向需要前往发展中国家或者高感染率地区或高危职业一个月以上的无禁忌证外派者提供卡介苗的接种服务。而在美国，则不建议成人进行接种，且无法通过公共卫生系统获得相关服务，但有的主张 5 岁以下儿童进行免疫接种[5]。

腹泻

GeoSentinel 发现饮食是长期移居者最主要的疾病传播途径[6]。在高风险地区居住时间少于 2 年的移居者罹患率与短期移居者类似[25]。严重程度随着逗留时间的延长可能会逐渐降低。罹患率变化趋势与所在地区、季节以及病原体有关，因此，需要对移居家庭进行培训，以期在指导下掌握自我治疗方案。

各种传染病的自我治疗方案

如果外派人员居住在或将要前往医疗条件较差的偏远地区，可以向他们提供左氧氟沙星或阿奇霉素等广谱抗生素，从而预防大多数的细菌性感染。同时需要简化治疗方案，保证外派人员可以正确记忆。例如，成人左氧氟沙星的治疗方案为：

A. 腰部以上（呼吸道或皮肤感染）：每日 1 片，持续 6 天。

B. 腰部以下（肠道和膀胱感染）：每日 1 片，500mg，连服 3 天。

"6 上 3 下"这样的口诀更容易被记忆和遵守，用这样可靠的方式应对大多数常见的感染以保证外派人员安全。

高危行为

过量饮酒（详见第 47 章）、滥用药物和婚外性行为活跃是移居群体普遍存在的问题[26]。同伴给予的压力和高期望值、道德准则的缺失、无聊、压力、孤独、在社交网络的隔离、远离配偶或逃避主义等都是造成上述行为改变的原因。

性传播疾病

性病在历史上一直被证明是一个主要的公共卫生问题。对居住在四个不同地区的大约 900 名荷兰籍移居者的一项研究结果显示，41% 的男性和 31% 的女性曾经与临时或固定的移居地性伴发生过性行为。更令人担忧的是他们无法坚持使用安全套，尤其在超过 2 个以上性伴的群体中更是如此。

HIV

HIV 传播主要与职业危险和性行为有关。移居者在申请签证时应提供出发前的 HIV 检测结果。另外还需要考虑血途径传播的可能性，尤其对长期移居人群威胁更大[6]。

感染控制策略

针对职业暴露的预防指南已经非常完善并持续在更新。对于性伤害者的暴露后预防指南也是基于类似原理。虽然越来越多的机构可以提供这样的服务，但依然需要每一个个体承担自己相应的责任。对于可能会有更高的 HIV 职业暴露风险的救援人员，包括医生、护士和医学院的学生，应提供 5~7 天的初始治疗药品包，以保证暴露后的立即治疗和为申请和获得完整疗程提供时间。而对于较难获得抗病毒治疗的地区则应选择 28 天的标准抗病毒药品包。

基本原则包括：
- 派出方应制定预防所有经血传播病原体的措施和策略
- 进行派出前的健康教育
- 对被强暴和（或）性接触以及职业暴露者建立处置方案
- 定期根据国际指南更新方案

健康提要：咨询及主题

大多数被派到国外执行任务和工作的移居者都至少会向一位旅行医学专家进行一次个人咨询，尤其是针对疫苗和疟疾方面的问题。咨询时间可能会限制它的效果。而小组集体咨询更加便于操作,也更符合成本效益。开展基于网络的教育模式和短信通讯方式,更加直观并且符合成本效益。

咨询应包括以下主题:

- 免疫接种咨询
- 基本的卫生知识:食物和水的准备、污水处理
- 伤害预防和安全
- 常见疾病的自我处理
- 腹泻
- 呼吸道感染
- 疟疾
- 皮肤病
- 性健康
- 一般健康问题:睡眠,饮食,运动,休息和放松,工作与生活的平衡,酒精和药物的滥用
- 个人医疗用品和应急包
- 尽量减少交通事故以及游泳和家庭内发生的事故
- 如何选择医护人员

健康提要:家庭延伸

注意饮食、饮水以及家中的环境卫生可以大大降低移居家庭感染疾病的风险,外出就餐或拜访当地家庭时,也需要遵循卫生和健康的饮食习惯。

心理训练和准备

移居者出现应急压力和"文化冲击"的现象是正常的。因此,我们应鼓励移居者坦然接受轻度的与压力相关的症状(如睡眠问题、注意力难以集中、疲劳、哭闹、烦躁、体重变化、犹豫不决等),但是需要注意,如果这些症状持续或合并出现,可能提示压力太大,这些人的疾病诱因必须加以认知和重视。

信息和一般情况咨询

移居者应该了解如何识别和处理压力,以及如果症状持续或加重时如何获取帮助。对于轻微的症状,翻看书籍寻找相关信息(也可通过互联网)可能就足够了。而对于精神疾病、严重的抑郁症、自杀倾向、神经性厌食症、创伤后应激障碍以及儿童严重的行为困难,则需要寻求专业人士的帮助。如果当地无法提供合适的治疗,可能需要回原籍地接受治疗。表32.3是相关注意事项的简要列表。

表32.3　移居者健康和压力管理策略

1. 记住适应新的文化和环境需要时间。不要指望立刻就能适应
2. 疲劳会让人脆弱。确保获得足够的休息。每周至少休息一天,并有定期休假。长时间工作的人都会产生倦怠,确保每周都有休闲和消遣的时间,休闲是健康的必要组成部分,而不是可有可无的
3. 适量锻炼(如散步)对心理健康和身体健康都有好处。采取自己喜欢的方式来进行运动(可行且安全)
4. 避免摄入过量的酒精,咖啡因或尼古丁,这些都会使压力症状加重
5. 照顾好个人健康:
   平衡饮食,多喝水
   避免暴晒
   疲劳可能会导致事故的发生,所以:
   充分休息
   小心驾驶
   晚上不要开车
   酒后不要驾驶
   预防疟疾
   如果需要改变,请征询相关领域专家的意见
6. 如果生病了,一定要请假并充分休息,而不是继续工作
7. 如果有人对您有不切实际的期望,你应和他就此进行讨论。对模糊的不清楚的信息要弄清楚,不要害怕提问
8. 当您远离家庭和朋友时,人际关系的处理可能会导致压力的产生。如果出现问题,请与相关人一起讨论,看能否解决。还应尽可能鼓励他人
9. 与家乡的朋友定期联系。这可以让您在远离家庭的时候保持生活愉快,同样也可以让您在返回原籍地的时候迅速融入环境
10. 有些人认为将自己的想法和感受通过日记或信件来记录可以缓解压力。研究表明,这的确有利于您的身体健康和心理健康。甚至可能您在书写的过程中就找到解决问题的方法
11. 如果你曾是一位专家,突然之间变成一个不得不学习新事物的"新人"是很困难的。要正视这种挫败感,并保持耐心,就能够坦然接受现实
12. 请记住,处在一种新的文化背景中,感受到压力是很正常的。大多数移居者都会出现注意力难以集中或睡眠质量差的情况,也可能会出现异常烦躁,感到不知所措,流泪或情绪低落,难以做出决定,没有食欲等情绪和行为改变。如果您遇到这样的情况,请提醒自己,这是正常的适应过程。让身边的人都知道您正感受到压力。认识到自身的局限性是强者的特征,而不是软弱的标志。压力问题要早期处理好,才不会问题加重
13. 如果任何症状持续超过数周,或者开始影响到您的工作和生活,一定要寻求专业的帮助。另外,如果你只能通过酗酒来疏解压力,那您同样需要寻求帮助
14. 保持幽默感,寻找生活中的乐趣

压力的评估：一般流程

- 如果移居者以前曾经在类似的情况下工作过，那么首先要问他们最有压力的是什么事情，他们是如何处理的，以及该方法是否有效。
- 一起讨论他们对这次派遣的期望值，不切实际的期望值可能是产生压力的主要原因。
- 这一次他们认为可能的压力或困难是什么？详细讨论应对措施（状态的变化本身就是产生压力的原因之一）。
- 压力状态是如何影响他们的？
- 以往他们是如何应对压力的？这样的经验是否会对这次的情况有所帮助？
- 一般通过做什么事情来放松情绪？
- 他们社交网络的情况？（如何进一步扩大和强化社交网络？）如果他们感受到压力，会向谁倾诉？如果他们出现严重的问题，首先会联系谁？（必须是某一个真实存在的人物）
- 和他们一起讨论压力管理的技巧，帮助他们寻找和确定可能有用的策略（例如锻炼）。
- 鼓励他们保证充足的睡眠和休息。工作时间过长会造成压力，从而导致提前回国。争取时间和伴侣或家人在一起很重要。
- 他们对可以提供援助的相关社会组织有什么看法？渴望获得什么样的支持？
- 他们对安全保卫措施的看法？
- 提前考虑相关问题，鼓励他们在外派结束回家后接受正规的心理支持，或恢复工作前有足够的时间来调整。

文化冲击与 U 形曲线假说

　　文化适应，通常被称为"文化冲击"，是一个长期而多变的过程。这种调整取决于移居者本身的个人价值观和新环境的文化本身。

　　文化适应可以分为心理适应（以情绪来衡量）和社会文化适应（以新环境中的社会功能实现来衡量）。动机和期望值对这两者都会产生影响。例如一个专门从事国外工作的移居商人也许可以很好地做到心理适应，却有可能无法做到社会文化适应。

　　1955 年 Lysgaard 提出了适应的 U 形曲线模型，该模型按时间顺序可分为四个阶段[27]：

1. "蜜月期"　以迷恋为主要特征的初始阶段，可能持续数日至数周。移居者像是一个旁观者，对于他们来说一切都是新的，这会令人感觉兴奋。短期移居者可能会一直处在这个阶段。

2. 幻灭期　移居者不再是旁观者，演变为幻想破灭阶段。新的文化背景开始侵入到移居者的生活习惯，出现实际问题。移居者可能会感到被压垮和不能胜任，并且感觉到没有能力对当地语言和文化暗示做出反应。在这个阶段，常常会感到烦躁、焦虑、孤独、沮丧、困惑、迷失方向、自责、抑郁以及对新文化充满敌意等。

3. 适应初期　移居者对新文化及其暗示逐渐有了深入了解，能够正常发挥社会功能。但是，对新文化的某些焦虑依然存在。

4. 适应期　对于两种文化进行重新评估。可以正确区分好的和坏的部分。移居者感到自如、放松，对未来生活充满信心，热情面对当地居民，接受当地的习俗。

　　这个过程未必都能够预测，有些人可能会越过某些阶段或者就停留在某一阶段。只有少数人能够在新旧文化中都做到适应并感觉同样舒适。表 32.4 展示了文化适应的另外一种分解形式。

表 32.4　文化适应：调整的阶段
1. 出发前，期待：渴望和焦虑
2. 刚刚到达时，期待："蜜月期"，一切都是新鲜有趣的，觉得这是一次探险
3. 当"蜜月期"结束时：您可能会想家，变得沮丧，烦躁，焦虑，似乎做什么都很费力请记住，这些感觉是正常的，一定会过去
4. 适应：觉得新文化环境和在家一样，能够享受这样的经历了
5. 离开：难舍难分
6. 回家后的重新适应：您可能会遇到"逆向文化冲击"，觉得自己无法适应原有的文化背景。例如，超市这么大；人们似乎不够友好；您可能会觉得孤立，或没有人真正关注您在国外的生活状况。您可能会觉得劳累，希望有足够时间休息。感觉情绪低落是正常的，会随着时间迁移而消失-不要认为你反应过度
在每个阶段您都可以通过以下方式来应对所遇到的压力：
S 社会支持（家人和朋友）
T 与其他人聊天，不要一个人闷闷不乐
R 休息和放松
E 运动和合理饮食
S 足够的睡眠
S 唱歌，大笑，做您喜欢做的事情

　　U 形曲线模型已经得到了相关研究的支持，但仅有很少的设计严谨的研究作为佐证。虽然存在一定

的局限性,不过 U 形曲线模型还是非常实用的,很多移居者表示这一模型可以准确地描述他们的经历。

"正常"的适应困难

在国外生活最费心的事情往往不是创伤,而是文化无奈、人际关系的处理以及对所在工作机构不满造成的[8,28]。在适应的过程中所累积的轻度压力症状是很常见的(表 32.5)。研究表明,15%~25% 的国际留学生在思念家乡、孤独或抑郁方面都存在明显适应障碍,而本地学生则很少出现这种情况[29]。与同样感受到压力的同事共同生活和工作可能会使压力加大。

表 32.5   文化适应过程中可能会出现的压力症状
生理症状
疲倦:睡眠障碍或在床上辗转反侧,噩梦,头痛,背疼,无法放松,口干舌燥,感觉不适或眩晕,心悸,出汗,颤抖,胃痛和腹泻,食欲不振或过食,忽冷忽热,呼吸浅促,紧张-失眠,月经不调,尿频,溃疡风险增大,高血压和冠心病
情感症状
抑郁:哭泣,欲哭无泪,情绪波动,愤怒(对自己或他人),烦躁,不耐烦,内疚和羞愧,震惊,感觉无助和无力,感觉与别人不同或被孤立,感觉要崩溃或难以应对,总是匆匆忙忙,恐慌/恐惧,缺少幽默感,无聊,不自信,失去信心,不切实际的期望(对自己或他人),缺乏安全感,以自我为中心/无法站在他人角度思考,情绪脆弱,觉得不值
行为症状
远离他人或依赖他人,易怒,喜欢指责自己和他人,关系处理的问题,缺乏自己照顾,咬指甲,抓挠皮肤,说话声调低,速度慢或快,讲话易激动,行为冒险(如开车时),一次想做几件事情,缺乏主动性,长时间工作,工作效率低,失去工作满意感,疏忽,旷工,性滥交或性冷淡,吸烟,酒精或药物滥用(包括处方药),花钱大手大脚或通过其他行为想要摆脱现状,失去动力,自残或自杀倾向
认知症状
注意力集中与记忆困难,优柔寡断,拖延,悲观思想,思前想后,对批评特别敏感,自我批评,对以前感兴趣的活动丧失兴趣,总觉得最坏的事将会发生,过度关注健康问题,自以为年轻力壮,不够灵活,混乱和迷失方向,过度的恐惧(如被攻击),试图逃避问题,回避现状,夸大困难,总是后悔("要是……就好了","我为什么不……"),对自己、工作、家庭、未来和世界抱有消极想法,觉得时间过得太慢或太快,产生自杀的念头
精神/哲学方面的症状
质疑生命的意义,丧失目的,失去希望,信仰的变化,怀疑,放弃信仰,偏执,玩世不恭,无法与他人共处,觉得被孤立,控制欲强(可能由于宗教崇拜的原因),精神空虚,怨恨,痛苦,感觉远离上帝,无法祷告,对上帝或生活的怨恨

尽管不愿意承认自己有情绪方面问题的情况比较常见,但也有不少人愿意主动向健康专家咨询有关身体健康的问题[6]。例如,生活在新文化中的焦虑可能导致移居者对轻微的身体不适产生过度反应。出现否定自己感觉的趋势(如"我不该有这样的感觉")是海外救援者发生心理障碍的标志之一。使移居者认识这些属于"正常情况"有助于他们打破这一循环。

需要警觉超出正常文化冲击所产生的症状。抑郁症一直是移居者最常出现的心理健康问题。少数情况下移居者还可能会因为感觉不快乐、拒绝融入新文化、忽视自我保护和工作职责等原因导致崩溃。需要及时通过电子邮件和电话来回应他们的苦恼。无显性症状的抑郁症不容易被发现。有精神疾病家族史的移居者在国外出现情绪性精神障碍的风险较高,但抑郁症同样也会影响其他人群[8,16]。针对严重抑郁症患者,应评估自杀倾向的风险并采取适当的措施,确保他们的人身安全。

焦虑症状(包括创伤后应激障碍)在国外工作人员中常被报告,应该采取已知有效的方法进行治疗。适应困难会对问题的发生发展产生影响,如饮食失调。研发人员在国外工作时可能会出现更高比例的慢性疲劳综合征[6,30,31]。

在长期移居者中很常见的非甲氟喹精神疾病可能与压力有关。同时也可能与该疾病的家族史有关[6]。在评估精神疾病症状时,询问其是否使用过任何药物(如使用甲氟喹进行疟疾预防)是非常重要的。

与在国外工作的移居者相比,他们的无业配偶可能会遇到更多的适应问题[29]。应充分考虑他们的需求,鼓励他们建立自己的朋友社交网络,找到自己的角色定位。

大部分海外工作的人员在出现抑郁症临床症状时都不会将病情告知所属机构,他们通常是通过饮酒、嗜药或者性活动等途径来发泄[32]。很多移居者更倾向于完成工作后再返回家中,而不是由于"心理问题"提前返回。提前返回通常被认为是失败的表现。我们需要提供情感上的支持,帮助他们找出形成困难的压力缘由。

儿童

如果移居者是自愿的、有预期的,那么文化适应对于他们来说可能会容易些,他们有时间来准备。需要意识到移居的儿童通常并不具备这些条件。要帮助他们减少无能为力的感觉,并详细地解释为什么要搬家,征询他们的意见,帮助他们提前做好准备。应鼓励儿童自己提出问题,选择想要携带哪些玩具和衣服,对于年龄较大的儿童还应包括学校的选择。

移居到新的文化背景时,父母要花大量时间与子女在一起,倾听他们的想法,与他们交谈,尤其是适应困难方面的话题。否则,儿童可能会觉得自己不如父母的工作重要,这会导致自尊心和自信心的丧失。保持常规习惯(如睡前在床上讲故事)可以帮助儿童获得安全感。对于大多数儿童来说,"家"就是父母所在的地方。他们可以适应搬迁,特别是如果能够与朋友继续保持联系。父母应当教导他们有关合适的和不合适的身体接触问题。在某些文化背景中,学校老师以触碰儿童生殖器官(穿着衣服的情况下)的方式来教训学生,而在另一些文化背景中,则可以通过帮助儿童手淫来哄他们入睡。如果是由其他人帮忙照顾子女,那么父母需要保证在照看过程中尽量不会发生不恰当的行为。

如果孩子感受到父母出现焦虑症状,那么他们可能也会觉得焦虑。压力相关症状会因年龄的不同而变化,儿童常见的症状包括:行为倒退(如喜欢搂抱、尿床、吸吮拇指),食欲缺乏,腹痛或头痛,睡眠问题或做噩梦,恐惧,社交障碍和易怒。随着他们逐渐熟悉新的文化和环境,大多数孩子会迅速解决这些问题。通过阅读儿童常规发展读本可以帮助父母了解孩子的情况和如何培养他们正确的行为模式。如果儿童表现异常,一定要寻求专业的帮助。

移居家庭的儿童往往生活在一个高度流动的社区里,刚刚结交的朋友经常来了又去。如果将子女送到寄宿制学校,又可能出现与家庭分离的状况。某些儿童会因此而变得自我满足,不愿与其他人深入交流,因为他们觉得分别的时候会很痛苦。这样做可能会减少因分别而造成的痛苦,可是却会埋下让儿童长时间感觉孤独的隐患。

一些频繁迁移的儿童(如军人家庭)会认为提前做计划没有什么意义(计划经常会改变,希望又经常被失望所取代)。一些人则认为不需要去解决问题或冲突,因为他们可以直接选择搬走。结果,成年后,遇到问题的时候他们可能会直接选择远离和逃避(例如,因为不喜欢所学的课程就换大学,婚姻出现问题时就想要离婚而不是试图解决问题等)。

一般来说,避免带着在易冲动青春期的儿童进行第一次跨文化迁移是明智的选择。如果必须要移居,一定要做更多的支持性工作。

Pollock 和 Van Reken 分享了他们关于移居儿童的精彩报告,他们称之为"第三文化儿童",详见后文[33],提供了很多有用的建议。

促进文化适应的因素

良好的心理状态评估、教育资料和移居前的跨文化背景培训,对移居者的良好适应有重要的作用[34]。

建立一种常规生活状态可以帮助移居者获得安全感和连贯性。在此期间,主动探求新文化的积极意义会很有帮助。对于移居者来说,如果能有一个导师会很有用,如经验丰富的移居人士,可以帮助他们度过适应过程。移居当地的导师可以向他们解释习俗的成因,以帮助新移居者更全面地了解当地的文化。而与当地居民和其他移居者建立友谊,以及来自原籍国的朋友和家庭的支持,都对移居者在文化适应方面有着至关重要的作用。

适应需要时间。工作压力会增加紧张感。一定要留出时间进行适应,不要一开始就去直面自己要求的终极目标。但是,可以通过设定和实现小的、可实现的目标,来消除不自信、无奈和挫败感。接受实际的帮助也可以减少挫败感。

在很多地区,移居者可能会被觉得新奇。当地人可能会盯着看他们,跟着叫他们,向他们乞讨,或跟在他们周围。即使是当地的同事和朋友也会表现得有些唐突。例如,在很多文化背景条件下,人们并不认为提出"你赚多少钱""你多大了"或"你为什么不结婚"这样的问题有什么不妥。面对这些问题的时候,最简单的办法是提前想好一个妥善的回答。

虽然对于很多人来说文化适应是一个很艰难的过程,但它也可以促进个人的成长,增强自信和自尊。大多数移居者认为他们在国外的经历总体上来说是正面的[8],经历过不同文化背景的儿童也会认为他们的经历是一段美好的回忆。

安全问题和撤离预案

意外事件,例如恐怖分子制造的爆炸事件、战争、被迫撤离、劫持人质、强奸、抢劫、骚乱、暴力事件、道路交通事故或自然灾害等经常见诸报端。应对危机管理的培训非常必要,至少对于团队的领导者是如此。"员工应对灾难支持:招募,情况介绍和持续关怀"手册为在灾难地区以及其他困难或不安全场合工作的移居者提供了有关招募、情况介绍和相关支持的详细信息。

人际因素

人际交往问题是移居者产生挫败感和人员缩减的常见原因。对于解决问题的能力、谈判技巧和解决冲突技能的培训可以有效地减少压力的产生并提高工作效率。

如果移居家庭中有儿童，帮助其父母认识到如何可以使子女顺利完成跨文化转换是非常重要的。

国际移居者的医疗照护

并非所有的移居者都能够时刻保持健康。约有8%前往发展中国家的旅行者在旅行期间或之后需要寻求医疗服务。跨文化的挑战可能会使得一些健康问题得以暴露。

医疗模式

- 建立自己信赖的医务人员网络
- 依靠接受过国际培训的医务人员
- 依靠国际诊所，其员工也是移居者；或其他医疗机构，其成员来自同一派出组织（如机构派出医院）。

自我照护

美国咨询专家估计，80%的医疗护理都属于"自我照护"，定义为不依靠专业的诊断和治疗。虽然目前还没有正式的研究说明这样的行为对移居者有多大的作用，但大多数移居前咨询对这一明智且有积极性的人群是可及和有帮助的。有理由相信，在保证有适当支持的条件下，移居者也会在自我照护的重要方面变得熟练起来。

远程医疗与互联网

聊天室和公告板里的健康新闻可以提高移居者自我照护的深度和质量。目前接入互联网的国家数量也正在稳步提升中。

大多数向医学专家进行复杂医疗问题的咨询，可以通过远程医疗服务来实现。短信的技术、"智能卡"存储的个人健康信息、手机的应用软件和各种创新技术的实现将会成为旅行者自我照护的重要手段。

送返和医疗转运

极少数情况下，医疗转运是必要的。对于某救援组织参与的504次航空医疗转运事件的分析结果显示，大部分成人转运都与受伤有关（32.7%），其次是内科问题（24.4%）和神经系统问题（14.5%）。儿科患者中脑膜炎（20.9%）、脑外伤（16.7%）和小腿骨折（8.4%）占据了前三位。中年患者占了精神疾病发病总数的75%。转运前病程的中位时间为7天[35]。

机构支持

机构应该有明确的紧急撤离、受到虐待和挟持人质情况下的应对预案，并在合同中设定外派者需遵循的相关条款。在政局不稳定时期，外派者可能会缺乏做出合理行动和判断的能力。在发生危机时，应及时向所有撤离人员提供适合的有依据的详细情况介绍和心理支持[36]。对于在同一地区工作的人员需要适当开展"心理急救"和同伴支持等内容的培训，特别是针对在动乱和偏远地区工作的团队。

雇佣方还必须确保职员有足够的休息时间，在可能情况下，鼓励他们定期休假和休闲。职员在回国时同样也需要相应的支持，可这往往被忽视。

返回原籍国

就像出国有很多原因一样，结束外派返回的理由也很多。由于个人、家庭或机构的原因，外派人员都可能会选择提前返回。非预期的提前返回可能会造成相当大的压力和成本支出。即使是有计划的提前结束也可能会产生压力，并且需要在返回后对外派者进行心理治疗。"逆向文化冲击"用于描述很多返回原籍国的外派者所产生的情绪变化，在回国的最初喜悦和一些放松后，会觉得没有归宿感，原来熟悉的事物变得陌生，有不知所措的感觉。

当外派者因压力事件提前返回时，往往认为自己有某种亏欠、内疚或者委屈。采用以正常反应应对异常情境的处理模式可以帮助外派者快些解决问题。

生理与心理相结合方法的价值

对返回的移居者来说，生理健康和心理健康往往相关,如顾此失彼,是不完整的。

我们应该用一种整体的观念来看待返回的移居者,采用生理健康和社会心理健康相结合的处理方法。在全球化背景下,长期旅行者逐渐增多,由移居地返回原籍国的移居者们经历了各色各样的多元的工作、经验和压力源,采用这种方法来帮助他们是很有价值的。Peppiatt 和 Byass 对 212 名从移居地返回的牧师健康状况进行了研究,结果显示国外返回者的生理和心理健康之间没有明确边界,也说明生理健康与心里健康相结合的服务方法的重要性[37]。另一方面,他们发现全血计数和粪检是非常有价值的,因为即使在无症状的返回者中也出现了大量的异常检测结果,但他们的结论认为仔细的病史回顾和心理评估是同等重要的。其后的一些旅行医学经验表明,医生常常只关心患者的症状和病因,而忽视其他,所以前文所述的结论仍是有意义的。

表 32.6 中的问题有助于理解为什么这种两者结合的方法对于重返原籍国的旅行者如此重要。

表 32.6　对存在健康问题者采集病史时的提问示例,包括生理和心理两方面

旅行者去过哪里? 具体地点、生活方式和可能遇到的安全危险等详细信息,以确定是否需要进行医学调查或咨询

是有偿工作还是志愿工作? 志愿工作往往工作时间长、工资低、休假时间不足而导致心理压力的累积

接触过哪些职业健康危害因素? 如洪灾后的钩端螺旋体感染,战争区域工作的创伤后应激的症状?

有哪些休闲和娱乐? 如在有血吸虫感染风险的非洲湖泊中游泳、呼吸器潜水、冲浪或竹筏漂流,是否因为当时一些可怕经历的闪回,对以往喜欢的休闲活动感到威胁?

是否有旅行者想要讨论的问题,如 HIV 等疾病通过性途径传播的风险,或者某种浪漫关系将结束? 以及对怀孕可能性的担忧?

旅行者是否会觉得他或她因为某种行为或时间而背叛了宗教信仰或道德准则? 是否因此导致了负罪感或产生了对原有宗教信仰的痛苦质疑? 是否需要心灵抚慰?

有明显的睡眠障碍吗? 可能的原因是什么?

是否感觉异常疲劳? 可能涉及生理和心理因素

平均每周饮酒量是多少? 是否有滥用药物的情况?

当然,很多返回原籍的移居者不会表现出明显的生理或心理问题。当我们着力于发现问题时,不能想当然地认为旅行者所否认的某些健康问题就一定意味着是重要的被隐藏的问题。

表 32.7 给出了某旅行诊所关于生理和心理关联性研究的实例。

表 32.7　近期伦敦某诊所长期旅行者所担忧的健康问题实例

在战争地区生活 12 个月所产生的影响

与不同国籍或不同性格的"难相处的同事"一起生活和工作

在非洲南部的一家酒吧里过量饮酒后,因发生性行为时安全套脱落所造成的心理困扰

在乌干达农村待了 6 个月,返回后觉得难以适应家人、朋友、气候,甚至超市的环境

某修女在一家医院大院里被强奸,经历了长达 3 年的极度恐惧和羞愧之后才说出来

一名国际公务员的配偶得不到满足感,经历了 2 年的无聊生活后,出现了抑郁和酗酒

返回后与父母同住,父母并不理解或同情他们的国外经历,只是一味地问:"你什么时候才能找到正经的工作?"

持续的惊恐发作。是年轻士兵挥舞卡拉什尼科夫步枪的后果,还是甲氟喹的作用,抑或是两者兼而有之?

派出机构在完成合同后不为员工提供医疗照护,不情愿为员工支付医学检查和咨询费用,从而引发关注和担忧

摘自 InterHealth,伦敦

哪些人需要接受返回后的医学检查?

根据那些从事长期旅行者医疗工作的专业人士的经验,大多数人都需要接受返回后医学检查,这一点正逐渐成为共识。有关资料已由 People in Aid 总结并出版,"People in Aid"是一个专门从事急救人员医疗照护和支持的机构。文章认为医学检查的对象应包括:

- 感觉不适,有症状或异常疲劳者
- 曾暴露于某些风险,后续可能会发病,如 HIV、衣原体或其他性病,或在马拉维湖游泳感染血吸虫病等
- 其生活方式和旅行处于特殊风险环境下,包括军人、救援人员或抢险救灾人员,他们面临饥荒、战争或救灾工作,还要在洪水、地震等自然灾害后提供支持
- 同事或家属对其健康问题存在明显担忧
- 令人担心的"可能很好"的人
- 回国后由于逆向文化冲击、急性或创伤后或累积压力,感到压力剧增或抑郁的人

医务人员应关注什么?

在生物医学情境下工作的医务人员可能识别不出哪些人是最需要医疗服务的旅行者,因为这些旅行者通常表现出来的仅是非医学症状或肢体语言。作为医疗从业者,我们要提高自己的技能,包括专业技

能和作为倾听者的技巧。在此举例说明：

- 健康与安全风险。
- 心理因素，包括期望的失败，睡眠障碍的原因及压力症状。
- 过度饮酒或滥用药物的征兆。
- 职业或生活方式相关的造成的 HIV 和其他性传播疾病的风险，包括乙肝或丙肝。

表 32.8 罗列了一个对于从国外返回原籍者回国后开展评估的流程。

表 32.8　私密访谈的基本原则：面对面、电话或视频会议
在外派后和外派过程中，作为常规心理社会支持的一部分，评估派出工作对当事人的影响
提供一个轻松、舒缓的环境，便于访谈对象增强自信，主动提出敏感问题
未经当事人同意，访谈结果将不会提交给派出机构
访谈内容包括：
派遣工作有关事项
个人有关事项
目前的状况
有何期待
检查心理健康状况及关注的问题，主要包括：
一般健康状况
承受高度压力的情况，与压力有关的疾病状况，倦怠、疲惫、慢性疲劳等
对性卫生的顾虑
安全方面-例如，遵守安全条款的能力，关心他人的能力等
高危行为，包括酒精，毒品，不安全性行为，不安全驾驶，违反安全条款等
饮酒或其他行为成为问题
创伤后产生的压力
抑郁，焦虑，恐慌或其他心理问题
怪异的行为或患有精神疾病的可能性
无法解释的行为变化和（或）其他与心理健康有关的问题

摘自 InterHealth，伦敦 2011
资料来源：Annie Hargrave，InterHealth，伦敦 2011

诊察结束时

旅行者在和临床医生或心理医生交谈中，往往得到安慰和鼓励，但经常发生的是，除非所有问题都彻底解决了，否则担心和问题又会再次出现。在旅行者离开之前，医务人员应该问一问自己：我是否已经

- 阐述清楚了旅行者存在的问题和关注？
- 制定了行动计划？
- 解释了某项检测结果何时、何种方式将反馈到

诊所？

- 安排了转诊？
- 同意需要时提供进一步的心理咨询和治疗？
- 征得对方同意，将检查结果送给有关负责医生。
- 将详细联系方式提供给咨询者，以备类似健康问题持续存在时方便联系。

影响再融入难易度的因素

长期在国外生活的人返回原籍后往往更难以适应。在针对美国返回原籍移居者的一项研究结果显示，64% 的人认为返回后受到了明显的文化冲击，另一项调查显示，64% 的荷兰移居者和 80% 的日本移居者表示，他们觉得返回原籍比到国外更难适应[38]。经常是在国外融入当地文化越深，返回后的重新融入就越困难。

如在移居地的工作结束得不顺利或很突然，移居者的反应可能会更加复杂，并伴随愤怒或焦虑。而这一反应又会受到其个人生活中其他压力的影响。

回国后，对服饰、社交和商业行为的观点可能会发生改变。一项针对返回原籍的救援人员的研究显示，返回后负面情绪为主的比例很高[8]。McNair 发现，返回后最难适应的是感到生活迷茫、找工作的问题、家人和朋友缺乏理解以及经济状况困难等[39]。

如果家人和朋友可以提供支持和帮助，可以让移居者在返回后更快适应。如今人们可以通过电子邮件和手机与家人保持联系，这样可能意味着过渡会更容易。

对于某些移居者来说，返回就意味着某种生涯的结束，例如服兵役或雇佣终止，比如退休，这些都可能带来双重适应的挑战。

家庭的问题

返回后的配偶、伴侣或父母会发现，他们在家庭中的角色需要重新建立或加以调整。在外独自生活的子女在返回后可能发现父母和家人还是把他们当作孩子看待。他们也不太能理解在此期间家庭成员所经历的生活。

Richardson 在一项对返回英国的妻子群体的研究中发现，70% 的人在返回原籍家中时觉得孤独、无聊和忧郁。

年幼的儿童可能还不会对他们要离开的移居国家形成强烈的依恋，但也有可能会对这样突然的变化

产生反应,如恢复童年早期阶段的一些行为,比如尿床、吸吮拇指、发脾气或身体症状如腹痛。如果是由当地的保姆或家庭照顾,他们可能会出现失落的情绪。

年龄较大的儿童已与同伴有了深厚友谊,包括在学校里和社区。所以对于他们来说,返回原籍可能要比他们的父母更加困难,而其父母可能并不觉察。父母如果不了解"第三文化儿童"(TCKs),就会简单地认为他们的孩子现在就要"回家"了。"第三文化儿童"这一名词,最早由 Useem 和 Downie 用来表示那些既不属于父母所处文化背景,也不属于生长地文化背景的儿童,他们可能融合了双方的文化从而形成了"第三文化"。尽管对于许多儿童来说,"第三文化"现象可能会锻炼他们的适应能力并形成更宽泛的世界观,但这也使得他们在返回后更难以重新融入社会,特别是在青少年时期尤其如此。他们可能会结交一些同样不能适应社会的朋友而被边缘化,或被父母认为是"不良"的孩子。他们可能以滥用药品或酗酒来应对被疏远的感觉,或者从中学或学院辍学。

做些什么能有助于回归?

返回前的准备很重要。儿童需要的是用他们能够理解的语言和方式向他们解释原因,以及像他们的父母一样,作一些友好告别。说再见、离别欢送会和交换礼物都会帮助孩子们正确认识因别离而产生的失落。

国外生活的记录可促进他们融入回国后生活的过程。日记、剪贴本、照片、电子邮件、信件或视频短片都可以帮助孩子们了解自己以前的生活,减少在新文化环境中所产生的错位感。

对于很多人来说,与家人和朋友谈论在国外的经历就足够了,但某些人可以有机会系统地对这一经历进行思考,那就更具价值了。一些从国外工作返回的人发现私密访谈是有益的(见表 32.6)。尽管有综合评论认为对遭受过创伤性事件的移居者进行危机事件的访谈有负面结果,但对移居者进行心理访谈的作用仍在讨论中。

当应对策略失效时,还需要进一步的帮助。咨询很有必要,可以发现是否由于移居者过去的经历导致目前的困难状态。认知行为疗法(CBT)可以有效地用于识别导致悲伤情绪以及无益行为的错误思维模式,并进行针对性治疗。如果出现更严重的疾病,如创伤后应激障碍或抑郁症,则需要进行全面评估和正规治疗(见表 32.8)。

通过会议或社交网站分享个人经验是很有帮助的,儿童如果发现有人喜欢他们这样具有第三文化教养的孩子,也将很有帮助。建立互联网群组,以及某些组织开展假日活动,让返回的儿童们聚集在一起,都可以让他们找到共同话题。

对于所有年龄段的人来说,出国旅行的经历往往既丰富又有挑战性。返回常常也是挑战,需要在生理和心理健康两个方面加以关注[40]。

(李建军 译,傅更锋 周明浩 黄祖瑚 校)

重点参考文献

Bernard K, Graitcer P, van der Vlugt T, et al. Epidemiological surveillance in Peace Corps Volunteers: A model for monitoring health in temporary residents of developing countries. International Journal of Epidemiology 1989;18:220–6.

Chen LH. Illness in Long-Term Travelers Visiting GeoSentinel Clinics. Emerging Infectious Diseases 2009.

Dahlgren AL, Deroo L, Avril J, et al. Health risks and risk-taking behaviors among International Committee of the Red Cross (ICRC) expatriates returning from humanitarian missions. Journal of Travel Medicine 2009 Nov-Dec;16(6):382–90.

Hamer DH, Ruffing R, Callahan MV, et al. Knowledge and use of measures to reduce health risks by corporate expatriate employees in western Ghana. Journal of Travel Medicine 2008 Jul-Aug;15(4):237–42.

Lankester T. Health care of the long-term traveller. Travel Medicine And Infectious Disease 2005 Aug;3(3):143–55.

Lovell D. Psychological adjustment among returned overseas aid workers. Bangor: University of Wales; 1997.

Lovell-Hawker D. Supporting staff responding to disasters: Recruitment, briefing and on-going care. 4th ed. London: People In Aid; 2011.

McNair. Room for improvement: the management and support of relief and development workers. London: Overseas Development Institute; 1995.

Peppiatt R, Byass P. A survey of the health of British missionaries. British Journal of General Practice 1991;(41):159–62.

Pollock D, Van Reken R. The Third Culture Kid Experience: growing up among worlds. Yarmouth, Maine: Intercultural Press; 1999.

参考文献

1. Dumont J-C, Lemaître G. Counting Immigrants and Expatriates in OECD Countries: A New Perspective: Organization for Economic Cooperation and Development [OECD]2005 June 22, 2005 Contract No.: JT00187033.

2. Stoddard A, Harmer A, DiDomenico V. Providing aid in insecure environments: Humanitarian Policy Group. April 2009.

3. Dahlgren AL, Deroo L, Avril J, et al. Health risks and risk-taking behaviors among International Committee of the Red Cross (ICRC) expatriates returning from humanitarian missions. J Travel Med 2009 Nov-Dec; 16(6):382–90.

4. Bernard K, Graitcer P, van der Vlugt T, et al. Epidemiological surveillance in Peace Corps Volunteers: A model for monitoring health in temporary residents of developing countries. Int J Epidemiol 1989;18:220–6.

5. WR. L, Frankenfield D, Frame J. Morbidity among refugee relief workers. J Travel Med 1994;1:111–2.

6. Chen LH. Illness in Long-Term Travelers Visiting GeoSentinel Clinics. Emerg Infect Dis 2009.

7. Parshall P. How spiritual are missionaries? In: O'Donnell K, O'Donnell M, editors. Helping Missionaries Grow: Readings in Mental Health and Missions. Pasadena: William Carey Library; 1988. p. 75–82.

8. Lovell D. Psychological adjustment among returned overseas aid workers. Bangor: University of Wales; 1997.

9. Deshpande SP, Viswesvaran C. Is cross-cultural training of expatriate managers effective: A meta analysis. Int J Intercult Rel 1992;16: 295–310.

10. Frame J, Lange W, Frankenfield D. Mortality trends of American missionaries in Africa, 1945–1985. The American Society of Tropical Medicine and Hygiene 1992;46:686–90.

11. Hargarten S, Baker S. Fatalities in the Peace Corps. A retrospective study:1962 through 1983. JAMA 1985;254:1326–9.

12. Atlas SJ, Grant RW, Ferris TG, et al. Patient–physician connectedness and quality of primary care. Ann Intern Med 2 March 2009;150(5): 325–35.

13. Yarnall K, Pollak K, Ostbye T, et al. Primary care: is there enough time for prevention? Am J Public Health 2003;93:635–41.

14. Backman JW. The patient-computer interview: A neglected tool that can aid the clinician. Mayo Clinic Proc 2003;78:67–78.

15. Stroh L, Dennis L, Cramer T. Predictors of expatriate adjustment. Int J Organizational Analysis 1994;2:176–92.

16. Foyle M, Beer M, Watson J. Expatriate mental health. Acta Psychiat Scand 1998;97:278–83.

17. Schnurr P, Friedman M, Rosenberg S. Premilitary MMPI scores as predictors of combat-related PTSD symptoms. Am J Psychiat 1993;150:479–83.

18. Dunbar E, Ehrlich M. Preparation of the international employee: Career and consultation needs. Consult Psychol J 1993;45:18–24.

19. Arguin P, Krebs J, Mandel E, et al. Survey of rabies preexposure and postexposure prophylaxis among missionary personnel stationed outside the United States. J Travel Med 2000;7:10–4.

20. Adera T, Wolfe M, McGuire RK, et al. Risk factors for malaria among expatriates living in Kampala, Uganda: The need for adherence to chemoprophylactic regimens. Am J Trop Med 1995;52:207–12.

21. Kotwal R, Wenzel R, Sterling R, et al. An outbreak of malaria in US Army Rangers returning from Afghanistan. JAMA 2005;293:212–6.

22. Lobel H, Varma J, Miani M, et al. Monitoring for mefloquine-resistant Plasmodium falciparum in Africa: Implications for travelers' health. Am J Trop Med Hyg 1998;59:129–32.

23. Funk M, Schlagenhauf P, Tschopp A, Steffen R. MalaQuick versus ParaSight F as a diagnostic aid in travellers' malaria. Trans R Soc Trop Med Hyg 1999;93:268–72.

24. Cobelens F, Deutekom Hv, Draayer-Jansen I, et al. Association of tuberculin sensitivity in Dutch adults with history of travel to areas with a high incidence of tuberculosis. Clin Infect Dis 2001;33:300–4.

25. Shlim D, Hoge C, Rajah R, et al. Persistent high risk of diarrhea among foreigners in Nepal during the first 2 years of residence. Clin Infect Dis 1999;29:613–6.

26. Hamer DH, Ruffing R, Callahan MV, et al. Knowledge and use of measures to reduce health risks by corporate expatriate employees in western Ghana. J Travel Med 2008 Jul-Aug;15(4):237–42.

27. Lysgaard S. Adjustment in a foreign society: Norwegian Fulbright grantees visiting the United States. Int Soc Sci Bull 1955;7:45–51.

28. Taft R. Coping with unfamiliar cultures. In: Warren N, editor. Studies in Cross-cultural Psychology. London: Academic Press; 1977.

29. Church A. Sojourner adjustmen. Psychol Bull 1982;91:540–72.

30. Lovell D. Chronic fatigue syndrome among overseas development workers: A qualitative study. J Travel Med 1999;6:16–23.

31. Nasser M. Comparative study of the prevalence of abnormal eating attitudes among Arab female students at both London and Cairo universities. Psychol Med 1986;16:621–5.

32. De Graaf R, Van Zessen G, Houweling H. Underlying reasons for sexual conduct and condom use among expatriates posted in AIDS endemic areas. AIDS Care 1998;10(6):651–65.

33. Pollock D, Van Reken R. The Third Culture Kid Experience: growing up among worlds. Yarmouth, Maine: Intercultural Press; 1999.

34. Lovell-Hawker D. Supporting Staff Responding to Disasters: Recruitment, Briefing and On-going Care. 4th ed. London: People In Aid; 2011.

35. Sand M, Bollenbach M, Sand D, et al. Epidemiology of aeromedical evacuation: an analysis of 504 cases. J Travel Med 2010 Nov-Dec; 17(6):405–9.

36. Hawker DM, Durkin J, Hawker DS. To debrief or not to debrief our heroes: that is the question. Clin Psychol Psychother 2011;18:453–63.

37. Peppiatt R, Byass P. A survey of the health of British missionaries. Brit J Gen Pract 1991;(41):159–62.

38. Storti C. The Art of Coming Home. London: Nicholas Brealey; 2001.

39. McNair. Room for Improvement: the Management and Support of Relief and Development Workers. London: Overseas Development Institute; 1995.

40. Lankester T. Health care of the long-term traveller. Travel Med Infect Dis 2005 Aug;3(3):143–55.

33

移民患者

Elizabeth D. Barnett

很多国家在外国出生的人占总人口的比例明显增加。现今更为重要的是,医务人员应能为移民患者提供适当的医疗服务。本章节的目的是基于移民者常见健康问题的流行病学背景,为国外出生人群提供医疗服务的某些基本概念作一综述。

2010 年,全球有超过 2 亿人,占世界总人口的 3.1%,以移民为目的在不同国家之间迁移。同年,新加坡、以色列和约旦等国 40% 以上的人口是移民者,澳大利亚、加拿大和瑞士的这一比例约在 20% 以上,美国、西班牙、德国、法国和英国的移民比例也在 10% 以上[1]。尽管还没有针对新移民者的标准化健康状况评估国际通用方案,但一些国家已经在完善筛查指南,大部分是针对特定的移民群体的,例如难民、国际领养者或来自全球特殊地区的移民等。这其中有一些是针对所有移民者的,还有一些则是为了解决特定移民群体中某一健康问题的。前者最典型的例子就是在加拿大由 Pottie 等人开发的较全面的以循证医学为基础的操作指南,后者的典型案例则是在西班牙针对南美洲,尤其是来自玻利维亚移民开展的南美锥虫病筛查项目[2,3]。澳大利亚、英国和美国等国家针对移民和难民也制定了相应的筛查指南[4-6]。

移民人群和本土居民的健康问题有诸多不同。一些是显而易见的:不同的语言和文化,不同的医疗卫生体系和疾病诊治和预防方法,不同的疾病暴露情况以及影响健康的环境因素,如空气污染和极端气候。其他一些则不易觉察,如对潜伏期较长的感染性疾病的暴露程度不同,如乙肝、结核病和人类乳头状瘤病毒。不管有什么不同,国外出生者都需要按照所在地的诊断和治疗标准来进行医疗照护,但是也需要时刻关注他们当前或以后发生的与移民者原籍地和迁移路线有关的暴露因素。因此,对于来自全球不同地区的移民者来说,进行医疗护理的第一步必须是关注其完整的迁移历史,"您在哪里出生以及您曾经去过哪些地方"。

移民者的健康评估

移民者有权利享有和本地居民相同标准的医疗服务。此外,还需要对移民者增加进行在原籍地和迁移过程中的暴露和经历所导致的有关情况的评估。例如结核病、乙肝、HIV 和寄生虫病等。移民者定居国家的医务人员可能对于某些健康相关的因素并不熟悉,因此在为移民者提供医疗服务时感到挑战。移民者群体,尤其是难民群体,经常发生变化,使得要确定来自哪一特定地区移民者的特殊健康问题更加困难。随着人们对这一挑战的日益关注,以及可获取信息途径的丰富,可以帮助医生更好地面对这一挑战[1,6]。

需要对移民者进行健康筛查的特定健康状况（框33.1和框33.2）

结核病

2010年，全球的结核病当年估计的新发现病例就有880万，患病约1200万例[7]。这一数字还不包括数量巨大的潜伏性结核感染患者（LTBI）：指那些已经感染了结核病菌，目前没有发病，但以后有可能发展成为活动性肺结核的患者。对美国新移民者的研究显示，结核菌素皮肤试验阳性率在25%到70%之间，提示这是一个非常大的潜在疾病负担[8]。解决移民者的结核病问题需要在移民之前就对传染性结核病进行诊断和治疗，移民抵达时给予检测和治疗。尽管许多移民者都成功地接受了结核病的检测和治疗，但还有大量的移民者在抵达前没有进行结核病筛查，他们可能已经是感染者，以后有发展成结核病的风险。另外一组接受筛查的群体是，被诊断为LTBI，但不接受治疗，存在着以后发展为疾病再活动的风险。

框33.1

适合于大多数新移民者的评估和筛查项目

病史和迁移史

体格检查，包括听力，视力和牙科检查

全血细胞计数及分类

结核菌素皮试

乙型肝炎检测

尿液分析

梅毒检测

HIV筛查（青少年和成年人，考虑覆盖儿童）

精神健康筛查

与年龄相一致的免疫接种

框33.2

基于出生地、迁移史、年龄、性别、特殊症状或危险因素的移民者筛查方案

丙型肝炎

粪类圆线虫病

血吸虫病

疟疾

肠道寄生虫病

铅水平检测

糖尿病

高血压

妊娠情况

未满足的避孕需求

宫颈涂片

大多数专家认为，将来所有新移民者应该在抵达移民地后尽快进行结核病筛查，筛查阳性者，不论是活动性肺结核还是潜伏性结核感染，都应该接受治疗和评估。对于拒绝治疗者应告知他们活动性肺结核的风险，特别是如果今后发生免疫力水平低下时。

对于哪种筛查方法最恰当，目前意见还不一致。长期以来作为结核筛查标准方法的结核菌素皮肤试验存在一些局限性，包括接种过卡介苗者可能出现假阳性结果，需要两次就诊才能完成检测和结果判定等。γ-干扰素（IFN-γ）释放测定法（IGRAs）虽然不会产生卡介苗接种者的假阳性结果，但其成本较高，供应也有限[9]。目前开展的IGRAs也不推荐用于以下人群，如5岁以下的儿童、免疫力低下者以及近期可能暴露于结核杆菌的人群。对移民者进行健康评估的具体机构或医务人员要考虑哪种筛查方法最能满足需求且可能够得到供应。

结核筛查阳性的移民者需要接受适当的活动性疾病的评估，包括胸片和肺外结核检查等。如果评估结果未能确定患病，考虑到许多移民团体就移民群体结核病及其治疗形成的广泛共识，应给这些个体提供针对潜伏性结核感染的治疗。由于治疗时间持续数月，对于依从性的挑战很大，那些成功的治疗项目的关键点在于提供治疗的同时要关注所面对的移民人群的语言习惯和文化特征。短程治疗方案，如在直视下服用异烟肼和利福喷丁，能促进潜伏性结核感染治疗的依从性[10]。

乙型肝炎

全球有多达3.5亿的慢性乙型肝炎感染者，乙肝感染每年造成约50万~70万人死亡[11]。尽管很多国家早已开始实施免疫接种计划，但对于已经感染者来说为时已晚。美国对移民群体的筛查发现，乙肝感染率在4.3%~14%之间[8]，很多移民者都来自于比他们居住的国家乙肝发病率更高的国家。

对于存在乙肝感染风险的移民者，或者来自于乙肝高发地区的移民者，都应该进行乙肝筛查。在美国，尤其推荐来自于乙肝感染率≥2%国家的移民者接受乙肝筛查[12]，这一策略的成本效益已经在最近显现出来[13]。医务人员与移民者病人首次见面时，需要保持警觉并特别确认，即使患者曾经接种过乙肝疫苗，也需要进行乙肝筛查。因为在移民群体中有多起病例报告，这些人在抵达时接种过疫苗但没有接受乙肝检测，后来出现了未识别的乙肝感染的并发症。医务人员对乙肝患者要密切监测其并发症，要优先关注这些个体的健康理念,尤其是对无临床症状者进行检测和治疗时[14]。

人类免疫缺陷病毒

人类免疫缺陷病毒(HIV)筛查对于照护移民者的医务人员来说是一个特殊的挑战。目前仍然存在艾滋病歧视以至在检测和获取治疗方面的诸多障碍,包括对隐私泄露的担心以及对诊断结果的认知等。一直到2010年初,美国要求前往美国的所有移民者以及申请改变移民状态者必须接受HIV筛查。直到今天,很多新移民者和医务人员都认为这一政策正在执行。同时,虽然美国没有收集移民者原籍国HIV新发感染数据,但是部分州的数据显示,在美国的某些地区,国外出生的HIV感染者比例高于美国本土出生者[15]。另外,荷兰的一项研究表明,移民者在移居地感染HIV的风险要远高于其原籍地,因为在移民社区社交和性活动网络都比较集中[16]。不幸的是,在当地人群乃至部分医务人员中仍然存在感染HIV的移民者对居住地居民构成威胁的观念。聚焦于病例发现、提供合适的宣传教育、检测和治疗可以帮助很多地区的移民社区降低疾病负担。

对于来自HIV患病率>1%的国家的所有成年和青少年移民都应该考虑接受HIV筛查,也包括对儿童[1]。想要做到这一点,需要特别关注个人隐私保护和污名化等特定文化问题,以及对尚未出现症状时接受检查和治疗的观念问题。

寄生虫病筛查

可以向新移民者提供三种方法来进行寄生虫病的筛查。第一是利用三次粪便样本来检测胃肠道病原体,第二是针对某一寄生虫病的血清学检测,第三则是针对患者临床症状和体征的诊断试验来判断,如受累组织的活检等。粪检对于胃肠道的寄生虫病是最有效的,如贾第鞭毛虫、蛔虫和其他蠕虫。它同样也可以用于鉴定引起全身系统性疾病的病原体,例如血吸虫或溶组织内阿米巴(Entamoebahistolytica)。一旦确定寄生虫的种类,就可以进行有针对性的治疗。

对于难民移民前寄生虫病治疗效果的最新评估结果显示,难民到达美国后发生致病性蠕虫感染的病例数明显减少[17]。虽然依据这一结果可以减少该群体到达美国后粪检和寄生虫病筛查的次数,可是这一结论并不能推及移民其他国家的难民以及非难民移民群体。

嗜酸性粒细胞增多提示可能存在寄生虫感染,通常是具有组织侵袭的寄生虫感染。如果发现嗜酸性粒细胞增多,还需要进行相应的血清学或其他诊断性检测。根据个体的迁移史,可以考虑做血清学检测的病种包括粪类圆线虫病、血吸虫病、丝虫病(含淋巴丝虫病、盘尾丝虫病、罗阿丝虫病)。更多关于嗜酸性粒细胞增多的评估方法详见第55章。

移民者可能会在移民之后很多年才会出现寄生虫病的体征或症状。例如南美锥虫病造成的心脏或胃肠道疾病,淋巴丝虫病造成的淋巴水肿等。迟发性寄生虫病最可怕的后果之一是类圆线虫感染引起过度感染综合征,发生于持续患者或因开始服用某种药物而导致免疫力低下的情况。

医务人员需要熟悉患者所属群体的特征,并为该人群提供适宜的筛查检测。他们可能需要寄生虫感染诊断和治疗的当地专家的意见,因为他们熟悉在流行地区长期居住的移民的疾病表现与短期旅行者疾病表现的差别。另外,当移民者因病或因治疗可能导致免疫力低下的时候,医务人员要警觉并考虑针对类圆线虫感染及结核病开展筛查或经验性治疗。

常规筛查试验

移民者应根据移居国认可的临床指南和相关规定接受标准的医学筛查。对移民者有益的筛查试验包括:全血计数与分类(用于检出贫血,包括缺铁性的或血红蛋白病,嗜酸性粒细胞增多则可能与寄生虫感染相关,白细胞减少症可能与HIV感染相关,以及血小板异常等),尿液分析(确定血尿,蛋白尿或糖尿),HIV筛查,性病检测(使用RPR或其他方法开展梅毒检测,根据情况开展尿液气相色谱和衣原体检测),儿童铅水平检测和粪便样本的寄生虫病检测。嗜酸性粒细胞增多的病人需要进行附加的寄生虫感染评估,包括了解其接触史,进行体格检查,结合流行病学资料和体检发现的问题开展适宜的血清学检查。对未接种水痘疫苗者进行水痘抗体检测这一做法成本效益较高,对来自疟疾高发地区的移民者应进行合适的疟疾筛查,特别是出现疟疾相关症状(发热)或体征(血小板减少、贫血)时。如有特定指征,还应进行丙肝和幽门螺杆菌筛查。

其他针对移民者的筛查内容还包括视力、听力、牙科检查和精神健康状况评估。在某些移民人群中开展精神健康问题筛查尤其具有挑战性,需要合格的翻译,必须做到耐心、仔细倾听、愿意了解导致患者困扰的相关因素等[18]。

免疫接种

移民者应根据当地医疗部门的建议进行免疫接种。如果在原籍地或迁移过程中进行过免疫接种并有接种年月的记录，且是按照移居国认可的接种程序进行的，那么可以被视作是有效的。例如，很多国家在1岁前需要接种麻疹疫苗的第一针次，如果移居国家不认可这样的接种程序，移民者还必须重新接种同样剂量的麻疹疫苗。

需要认真核查乙肝疫苗的接种记录。如果来自风险较高的国家，应注意其是否在出生时接种疫苗，是否注射过乙肝免疫球蛋白，移民者的母亲是否感染了乙肝，以及是否曾经接受过乙肝检测。未感染乙肝的母亲所产下的婴儿，如果在出生时没有接种疫苗，即使后来已经接种疫苗，谨慎起见也应进行乙肝检测[12]。

有些疫苗可能在现居国家是可以接种的，但在原籍国却无法获得。例如破伤风、白喉、百日咳、肺炎双球菌、人乳头瘤病毒和带状疱疹病毒疫苗。应结合移居地免疫接种程序表的要求向适龄的群体提供相应的疫苗。

移民健康效应

移民者刚抵达移居地的时候可能在某些方面比本地居民健康状态更好。不幸的是，这种"移民者的健康优势"可能会随着时间逐渐消失。造成这种变化的影响因素包括选择了不良的生活方式、缺乏足够的锻炼、食用不健康食品、某些大城市或某些社区的环境污染和暴力事件等因素以及贫困等。医务人员可以通过说明居住地的各种挑战，提供便利的医疗服务和关于健康生活方式信息，倡导优化移民群体的医疗服务体系等发挥自己的作用，帮助维持"移民者的健康优势"。

移民患者医疗照护的核心价值和最佳实践

移民者的医护人员应该秉持以下一系列的核心价值：全球卫生公平、尊重、信任、文化认同以及同情心等[19]。具有这些核心价值观的医务人员就能够认识移民者和难民群体的健康差异，存在的就医障碍，包括筛查和治疗手段不完整，保险覆盖面不足或医疗可及性差，部分医务人员缺乏相应的语言及文化潜质，以及缺少通晓两种语言和两种文化的专业人员。2004年，明尼苏达州移民卫生工作组制定了工作计划，旨在减少移民者理想就医的障碍[20]，工作计划的内容包括为所有的居民提供平等的就医机会，采用移民患者选择的语言，在翻译的帮助下，提供医疗服务，了解移民者就医花费情况，制定适宜的医疗指南和最佳医疗实践案例，医务人员团队多样化，招聘可以使用双语和熟悉彼此文化的社区卫生工作者，以及训练医护人员如何为移民病人和移民服务，如何利用地方医疗服务来维护民众健康。

总结

对很多国家的医务人员来说，移民患者及其家属的医疗照护已经成为一种常规工作。现已形成了一种特殊知识体系，医护人员学习掌握后能为移民患者提供理想的医疗服务。这一知识体系包括向移民患者提供与当地居民相同的照护标准，以及能够处置与其原籍国和迁移路线有关的疾病及健康状况。这种医疗照护能够缩小移民者和难民患者与当地人群的健康差距。

（李建军 译，傅更锋　周明浩　黄祖瑚 校）

参考文献

1. United Nations Department of Economic and Social Affairs Population Division. Trends in International Migrant Stock, the 2008 revision. 2009 [accessed 15 June 2012]; Available from: http://esa.un.org/migration.
2. Pottie K, Greenaway C, Feightner J, et al. Evidence-based clinical guidelines for immigrants and refugees. Canadian Medical Association Journal 2011; DOI: 10.1503/cmaj.090313. Available at: http://www.cmaj.ca/content/early/2011/07/25/cmaj.090313 (accessed 15 June 2012).
3. Navarro M, Perez-Ayala A, Gulonnet A, et al. Targeted screening and health education for Chagas disease tailored to at-risk migrants in Spain, 2007–2010. Euro Surveill 16(38):pii=19973, 2011. Available at: http://www.eurosurveillance.org/ViewArticle.aspx?ArticleId=19973 (accessed 15 June 2012).
4. Australian Government Department of Immigration and Citizenship. Fact Sheet 22 – The Health Requirement. [cited 2010 September 29]; Available from: http://www.immi.gov.au/media/fact-sheets/22health.htm#d (accessed 15 June 2012).
5. Health Protection Agency. Assessing Migrant Patients. Available from: http://www.hpa.org.uk/MigrantHealthGuide/AssessingMigrantPatients/.
6. Centers for Disease Control and Prevention. Immigrant and Refugee Health Domestic Guidelines. Available at: http://www.cdc.gov/immigrantrefugeehealth/guidelines/domestic/checklist.html. (accessed 15 June 2012).
7. Global Tuberculosis Control: WHO report. 2010. Available at: http://www.who.int/tb/publications/global_report/2011/gtbr11_full.pdf (accessed 15 June 2012).
8. Seybolt L, Barnett ED, Stauffer W. US medical screening for immigrants and refugees: Clinical issues. In: Walker PF, Barnett ED, editors. Immigrant Medicine. Philadelphia: Saunders Elsevier; 2007. pp. 135–50.
9. Centers for Disease Control and Prevention. Fact Sheet: Interferon gamma release assays – (IGRAs) – Blood tests for TB infection. Available at: http://www.cdc.gov/tb/publications/factsheets/testing/IGRA.htm (accessed 15 June 2012).
10. Jereb JA, Goldberg SV, Powell K, et al. Recommendations for use of an isoniazid-rifapentine regimen with direct observation to treat latent *Mycobacterium tuberculsis* infection. MMWR 60:1650–3, 2011.

11. Hepatitis. WHO. Available at: http://www.who.int/immunization/topics/hepatitis/en/index.html (accessed 15 June 2012).

12. Weinbaum CM, Williams I, Mast E, et al. Recommendations for identification and public health management of persons with chronic hepatitis B infection. MMWR 57(RR08):1–20, 2008.

13. Eckman Mtt, Kaiser TE, Sherman KE. The cost-effectiveness of screening for chronic hepatitis B infection in the United States. CID 2011. DOI: 10.1093/CID/CIR199.

14. Hassanein T. Screening and diagnosing hepatitis B infection: Immigrant and Special Populations. Adv Stud Med 9:82–8, 2009. Available at: http://www.jhasim.com/files/articlefiles/pdf/ASIM_V9-3_article1.pdf (accessed 15 June 2012).

15. Crosby SS, Piwowarczyk LA, Cooper ER. HIV infection. In: Walker PF, Barnett ED, editors. Immigrant Medicine. Philadelphia: Saunders Elsevier; 2007. p. 361–73.

16. Xiridou M, van Veen M, Coutinho R, et al. Changes in patterns of migration barely influence the heterosexual HIV epidemic in Europe. Eighteenth International AIDS Conference, Vienna, abstract WEAC0104. 2010.

17. Swanson S, Phares C, Mamo B, et al. Albendazole therapy and enteric parasites in United States-bound refugees. NEJM 2012;366: 1498–507.

18. Eisenman DP. Screening for mental health problems and history of torture. In: Walker PF, Barnett ED, editors. Immigrant Medicine. Philadelphia: Saunders Elsevier; 2007. p. 633–38.

19. Walker PF, Barnett ED. An introduction to the field of refugee and immigrant healthcare. In: Walker PF, Barnett ED, editors. Immigrant Medicine. Philadelphia: Saunders Elsevier; 2007. p. 1–9.

20. Ohmans P. Action steps to improve the health of new Americans. In: Walker PF, Barnett ED, editors. Immigrant Medicine. Philadelphia: Saunders Elsevier; 2007. p. 27–35.

34

人道救援工作者

Shiri Tenenboim and Eli Schwartz

要点

- 人道救援工作者的特点是长期在外旅行,与当地居民密切接触,工作环境风险度高且缺乏必要资源
- 虽然健康问题发生率较高,但执行任务期间的死亡并不多见,且往往不是由于罹患传染病所致。医疗转运事件也较为少见
- 由于其工作性质的原因,人道救援工作者常常不能避免高风险行为,且常遭遇应急状况,导致心理后果
- 除常规医疗照护外,出发前和归国后的生理、心理筛查评估对此类人群十分必要

引言

救援人员为了提供人道主义援助而前往极端严酷的环境,正成为一种普遍趋势。在过去的二十年间,包括联合国机构和非政府组织在内的处理复杂紧急事件和其他人道主义援助任务的人道主义救援机构的数量有了显著增加,同时通过招募而派遣到复杂环境中工作的人员数量也不断增加[1,2]。

人道救援工作者团体包含极其多样化的组织和个体,很难作一整体性描述。大部分工作者来自北美、西欧和中欧,他们通常会前往非洲(尤其是撒哈拉以南地区)和东南亚执行援助任务,加勒比海地区、中南美洲以及东欧,也是许多救援人员短期工作的目的地。他们执行任务的时间从几天到几年不等,需要掌握多种不同的援助技能(包含医疗、教育、农业等多个方面)。他们中的大多数都是二三十岁的年轻人,有些则年纪较大,甚至很

大。他们可能是专业人员,也可能是非专业人员,可能是以大型团体、或家庭包括孩子,或个人方式参与[1-7]。

有关上述这种现象的资料仍然很少。然而,在美国进行的两项调查结果显示,近 20 年来,以志愿者工作为主要旅行目的的旅行者所占的比例不断增加。1984 年至 1989 年间,2445 个前往发展中国家旅行的美国人当中,有 5% 是出于志愿服务或传教的目的[7]。到 2009 年,这个比例超过 3 倍,有 17% 的旅行者是志愿者或医疗救助人员[8]。

国际旅行医学会全球监测网(Geosentinel)是世界上最大的旅游相关疾病数据库,记录显示,40% 的长期旅行者(国外旅行时间>6 个月)以志愿服务或传教为旅行目的。7% 的短期旅行者(<1 个月)也有相同的旅行目的[9]。如果这反映了旅行者类型的真实情况,则救援人员可能会成为旅行医学医生和心理健康专家的一种特殊挑战,当然目前可能尚未如此。这个群体可能不同于传统意义上的旅行者,他们倾向于更长时间的旅行[9,10],并与当地居民密切合作,在资源匮乏、基础设施差的环境下从事高风险工作(医疗工作、维和任务、安保和驾驶等)。此外,他们更容易发生高危行为[2,11]。

尽管该群体的相关数据信息有限,和平工作队志愿者、国际红十字委员会及各种联合国机构的工作者都是很好的信息来源。这些组织具有成熟的招聘、筛选和监测等程序,能够组成运行良好的救援工作者队伍。这与由许多小型的、缺乏经验的非政府组织派出的人员形成鲜明对比。其他资料还可以从一些有关移居国外人员、长期旅行者及来自其他不同组织的救援人员的出版物中获得。因此,要避免一概而论,量身定制的建议更受青睐。

人道主义工作者的死亡率

救援人员发生死亡的风险受工作性质以及他们工作所在的国家及形势影响极大。在自然灾害或持续暴力冲突地区执行任务期间发生死亡是常见的，从事一些高危工作如维和任务、安保工作或医疗援助的人员也是如此。

然而，发表的数据明确显示，在志愿者任务中死亡事件并不常见，医疗撤离也不常见。与一般的看法相反，"隐秘"的热带疾病通常不是死因：大多数死亡都是由相对平常的原因导致的。

1961 至 1983 年期间，105 539 位和平工作队志愿者中的 185 人在执行任务期间死亡。这些死亡中近70% 是由意外伤害（特别是机动车事故）造成的。接下来的 20 年里（1984—2003 年），在总共 71 198 名志愿者中新增 66 例死亡事件。其中，45 人死于意外伤害，11 人死于凶杀，7 人死于慢性疾病（5 人死于心脏病、2 人死于癌症），只有 2 人死于感染性疾病（分别死于疟疾和败血症）。几乎所有的致命伤害都发生在 18至 34 岁的志愿者身上，慢性病导致的死亡在高年龄组中更为常见[5]。

比较前后 20 年和平工作队志愿者的数据，总死亡率下降了一半以上。这一下降主要是由于机动车事故和慢性病死亡人数的减少。这要归功于限制志愿者使用机动车和出行前的慢性病筛查工作[5,6]。

另一份报告研究了不同类型组织的志愿者的死亡原因，分析了 1985 年至 1998 年间 382 名人道主义工作者死亡病例，这些人员受雇于国际红十字会、联合国各机构以外的各种非政府组织。在这组调查中，暴力伤害占死亡原因的 68%，机动车事故造成的死亡占了 17%。

同样，疾病并不是常见死因：只有 8% 的志愿者死于疾病或自然原因。令人关注的是，来自非政府组织工作者的死亡人数中三分之一死于疾病，相比之下，联合国派遣的工作者仅有 5% 死于疾病。这可以解释为与小型非政府组织相比，联合国组织进行了更好的出行前体检和准备工作，也再次强调了招募工作和旅行前培训对保证志愿人员的健康具有重要意义[12]。

人道主义工作者的发病率

虽然在援助任务中导致死亡的灾难性事件并不常见，但发病率明显高于志愿者的原籍国。这在一项

为期 11 个月的国际红十字会人员调查中得到体现。其中，约三分之一（36.4%）的工作人员在归国后健康水平下降，72.8% 的工作者在执行任务过程中至少遇到过一个健康问题。不同地区疾病的发生率各不相同，调查显示，到非洲的志愿者们遭遇几乎所有类型疾病问题的风险较大[2]。

执行任务期间的发病情况包括多种疾病。这可能包括与普通游客相似的疾病，以及在志愿者中流行的特殊疾病。肠道传染病仍然是所有旅行者中最常见的疾病，也包括人道主义救援人员，发热性疾病也较常见。另一方面，心理问题、妇科问题和牙科急症在人道主义救援人员中似乎更为常见（表 34.1）。

表 34.1 国际红十字委员会外派工作者的患病情况与因病返回的游客患病情况比较

病种	国际红十字委员会外派工作者[2] n=1250 %	国际旅行医学会全球监测网数据[13] n=17 353 %
腹泻	44	33
发热	25.9	22
疲劳	19.9	NA
胃肠道疾病（不含腹泻）	15.6	8.2
神经心理疾病	14.6	2.7
皮肤病	16.3	17
牙病	12.6	0.1
妇产科疾病	8.5	0.3
心血管疾病	1.7	0.8
性传播疾病	0.3	NA

下文将强调一些我们认为需要特别注意的、可能影响到人道主义救援人员健康的病种。

疟疾

疟疾流行国家是救援人员经常前往的地方。在当地停留的时间长短对咨询医生确定适当的化学药物预防是一大挑战，要尽量减少副作用，还要保证治疗的依从性（见第 15 章）。

即使事先了解到当地有寄生虫病传播，救援人员通常也无法在日常生活中持续采取保护措施。法国巴斯德研究所调查了人道主义救援人员与其他游客之间健康相关风险因素的差异。虽然非政府组织工

作者拥有更多的疟疾传播知识,但与游客相比对预防措施的实用知识和需要立即就医的症状的认知并无差异[10]。

在执行任务期间化学药物预防常常被忽视[3,10,13]。此外,工作者既有可能错失正确诊断和治疗,又有疟疾过度诊断和过度治疗的风险[2]。

结核病

结核病是世界上最流行的传染病之一。世界卫生组织估计,目前世界上约三分之一的人口感染结核杆菌。有关旅行者和救援人员的感染风险只有零散数据。

不同于长期旅行者以旅游为目的,救援人员的工作和生活更接近当地社区。和平工作队志愿者们通常与当地家庭住在一起,许多其他的志愿者们在卫生系统和教育系统工作,这使得他们感染结核的风险更高。

在荷兰的一项研究中,赴结核病流行地区的荷兰籍旅行者中,1.8%被确定为新发结核感染者。排除医护人员后,月均总发病率为2.8‰。感染率与当地居民的平均风险相当。并非意外的是,照护病人这一常见的国外志愿服务工作是一个独立的危险因素,OR值为5.3[14]。

此外,虽然低于荷兰的研究数据,美国和平工作队志愿者的结核病发病率仍显著高于美国一般人群,结核菌素试验阳转率为1.283/(1000人·月)。尽管新发感染者的比率很高,但活动性肺结核病例较罕见[4]。

平均感染率在不同的区域和国家间差异显著(表34.2和表34.3)。

表34.2　不同地区间和平队志愿者的结核菌素试验(PPD)阳转率[4]

区域	总PPD阳转率 每1000人·月
非洲	1.464
欧洲和中亚	1.442
东南亚	1.364
美洲中部	1.272
加勒比海地区	0.994
南美	0.739
太平洋群岛	0.547

表34.3　和平队志愿者中结核菌素试验(PPD)阳转率高的国家[4]

志愿服务的国家	PPD阳转率 每1000人·月
匈牙利	5.514
几内亚-比绍共和国	5.309
埃塞俄比亚	3.384
科特迪瓦	3.161
喀麦隆	3.104
阿尔巴尼亚	2.799
中国	2.788
俄罗斯西部	2.632
哈萨克斯坦	2.426
土库曼斯坦	2.421

人类免疫缺陷病毒/艾滋病(HIV/AIDS)

涉及旅行者或人道主义工作者HIV感染的数据很少。确有数据表明传播率非常低[9,15],但对医务工作志愿者而言,这可能并不能反映真实情况。

HIV的主要传播途径是无保护的性行为。大量资料表明,性行为尤其是无保护的性接触,在救援人员中很常见[2,11]。执行长期任务的返回者中涉及性行为风险更多,比如男性和年轻的志愿者们。

职业暴露是另一种可能的传播原因。长期以来,医务人员经皮肤或黏膜暴露感染HIV病毒的风险持续保持高位。据估计,前往艾滋病高发国家的医护人员面临更高的风险。英国一项研究发现,在发展中国家,医护人员在工作中感染HIV病毒的风险为每5年1.5%,意味着每年每333人中就有1人感染[16]。

几乎三分之一的英国医学生在发展中国家医院选修期间至少经历了一次潜在的感染性体液暴露;这些暴露中75%都被漏报了[17];23%的美国医疗志愿者暴露于血液迸溅,2.3%经历了针刺暴露[18],但这些暴露本身并不一定与西方医院的暴露不同,单次针刺暴露过程中的传播风险据估计也只有0.3%。然而,特别是在发展中国家,可能会由于下列因素使传播风险增大,例如:

- 针头和其他医疗器械卫生标准较低,缺少持续、稳定的保护措施供给,如手套和白大褂
- 病毒载量较高的患者数量较多
- 对暴露后预防性治疗(PEP)缺乏相关知识和获得途径

后者是至关重要的,因为它可以极大地减少高危

暴露后感染的风险。

相对于针刺暴露感染 HIV/AIDS 的风险,感染其他各种疾病的风险会更大。其他潜在的感染包括登革病毒和其他出血热病毒、梅毒、锥虫病等[19]。乙型和丙型肝炎在中低收入国家中是重要问题。针刺容易传播的病毒在大多数发展中国家高度流行,因此对人道主义救援人员来说有潜在风险。

狂犬病

狂犬病的风险被认为随着旅行时间的延长而增加。因为志愿者往往是长期旅行,也都工作在荒芜地区、灾后地区,甚至就在农场工作,或者直接与动物接触,这些情况下风险比平时更大:在不同地区执行任务的挪威传教士和救援人员中,7%曾暴露于有确认的或疑似的狂犬病流行的环境[20]。和平工作队志愿者们在国外暴露于狂犬病的风险是他们在美国国内的10 倍以上[21],高达 3120 次咬伤/(10 万人·年)。

口腔健康

口腔健康是健康的重要组成部分,而牙齿的突发状况可能对去往发展中国家的志愿者们构成巨大挑战。发展中国家往往缺乏牙科的专科服务,大多数发展中国家的人均牙医密度极低。很明显,牙齿和口腔问题是长期旅行者、移居者和志愿者常见的困扰:据报道,导致商务旅行中止的案例中 8%是由牙科急症引起的[22]。美国和平工作队志愿者在马达加斯加任职的 2 年中,牙科问题被报告为第四常见的健康问题,3.7%的志愿者在服务过程中报告过这一问题[3]。在去往非洲的和平工作队志愿者中也可见类似数据报道,在国际红十字会成员中甚至比例更高[2]。

心理健康

心理健康问题一直是海外救援人员中最常报告的问题(见表 34.1)。然而,这种现象的严重程度似乎被忽视了,志愿者的情感需求往往没有得到满足。

人类学家 KalervoOberg 首次将到自己熟悉的文化环境以外的地方去旅行定义为"文化休克"[23]。顾名思义,对大多数人而言,旅行和新的文化体验是一种积极的、令人兴奋的经历,可能对另外一些人来说却是令人不快的意外甚至冲击。接触不熟悉的文化环境会引发焦虑、压力、精神疾病,在极端情况下会导致

生理性疾病甚至自杀事件[24-26]。接触多人伤亡的极端事件有很大风险导致长期精神健康问题[27-29]。

救援人员通常都是有上进心的年轻人,他们前往的地方在地理位置和文化环境上都与他们的日常生活相去甚远,也没有家人和同伴的陪伴。他们可能前往战区和灾区,在那里亲历大规模死亡和苦难。他们往往对未来的志愿工作及其社会作用抱有很大期望,尽管有时不切实际。这些都可能是导致其精神痛苦的诱因,可表现为各种各样的症状,甚至发展成更严重的精神疾病。

约有 2%的援助马达加斯加和平工作队志愿者们在组织方提供的常规支援外寻求心理健康咨询。该地区报道的心理健康问题发病率是整个非洲其他地区志愿者发病率的两倍以上[3]。

已回家的国际红十字会志愿者中,42.6%的人认为任务的压力比他们预期的大;30%的人在任务期间至少有 1 周的疲惫期,差不多比例的人有睡眠问题;10%的人使用安眠药。报告的其他行为变化也可能是压力导致的:14%的人宣称饮酒量增加,43%的人承认在任务期间吸烟比平时多,另外有 10%的人是生平第一次吸烟。这些行为变化在感觉疲惫的人群中更为常见;3%的人在逗留期间使用毒品,主要是大麻[2]。

众所周知,迁移本身就是导致自杀的风险因素[25]。自杀是国际志愿者死亡的首要原因,这种情况是在和平工作队中首次发现:从 1981 年到 1983 年的所有死亡案例中,13%死于自杀。在实施了更严格的筛查程序后这一数字急剧下降,接下来的 20 年里只有 1 例自杀事件[6,7]。不幸的是,许多组织没有像和平工作队那样执行筛选过程,也没有后续服务的能力。

最后应该强调的是,回国后也可能产生文化冲击和情绪悲观。这种出国一段时间之后回到自己文化环境的再调整被称为"逆向文化冲击"。在这个时候,志愿者可能会孤身一人,没有组织关怀,也没有执行任务过程中的外派团体的支持,使得他们在努力适应新环境时倍感孤独。

对前往危险区域工作的救援人员的健康建议

救援人员队伍是由多个组织和个人组成的,因此,综合的健康建议应根据志愿者的年龄、旅行时间、目的地、工作性质和其他因素量身定制。尽管如此,我们相信合格的志愿者准备应该包括严格的筛查程序、由专业医生开展的个人行前咨询以及心理方面的

准备。

在执行任务期间,尤其是那些承担长期任务或去往危险地区的志愿者,应以个人或团队形式重温关于各种危险行为和活动的健康指南。此外,要执行报告制度,并强调同伴支持。

遗憾的是,任务结束后的跟踪随访常被忽视。要重视志愿者的情绪和身体方面的问题,确保他/她适应重新回归其文化和社区。这一建议应由医生和人道主义招募组织来实施。如果可行的话,最好有一个综合性计划。行前筛查见表34.4~表34.11。

表34.4 身体筛查

回顾病史,重点关注慢性病及精神病史

全面体检

高危人群应筛查潜在的心脏疾病:心电图,负荷测试

牙科检查

表34.5 实验室检查及其他

常规实验室筛查:全血细胞计数、空腹血糖、肾、肝功能等

作为本底的血清学试验-艾滋病(HIV),乙型肝炎(HBV),丙型肝炎(HCV)

结核病筛查(PPD或IGRT)

育龄妇女妊娠试验

根据国家筛查建议进行恶性肿瘤筛查(结肠镜检查、钼靶摄影和巴氏涂片检查)

表34.6 疫苗接种和药物储备

根据目的地和旅行时间更新常规疫苗和增加旅行疫苗

至少保证3个月的慢性病用药,建立未来药品供应机制。不推荐使用当地品牌

自我治疗药物:腹泻病(氟喹诺酮类或替代品),疟疾治疗药物,急救包

根据需要的疟疾预防用药

HIV暴露后预防用药

疟疾快速检测试剂盒(团体用)

表34.7 个人防护

驱蚊剂

男用避孕套

个人用的注射或静脉治疗用的针头

医疗领域的志愿者:防护服(手套、隔离衣、护目镜)、面罩

表34.8 心理、文化和环境准备

对志愿者是否具有适应特定任务能力的心理评估

鼓励招聘组织制定和实施旅行前准备计划,包括关于东道国背景、工作环境和跨文化问题

强化对健康产生影响的风险行为的知识。主题相当宽泛,例如交通安全意识、安全性行为、结核病和血吸虫病预防

表34.9 执行任务期间

持续给志愿者提供专业陪护,尽量减少不安全感和压力

定期对个人安全和危险行为建议进行口头和(或)书面形式的再提醒

考虑疟疾的集体预防,或以提醒机制最大限度提高依从性

定期召开汇报会,可以小组,也可以一对一形式进行,允许志愿者在任务期间表达自己的压力和困难

如果疑有创伤后应激障碍(PTSD)的症状或体征,立即进行专业干预

在执行长期任务时,建议每年进行一次个人医疗咨询

表34.10 执行任务后评价

志愿者报告的特别症状和体征应按照医疗标准加以处理。如无特殊医学主诉:

不同病原菌的高危暴露史,可无临床症状

与旅行前相同的实验室常规检测

重复旅行前血清学试验(HIV,HBV,HCV)

重复结核病筛查试验

粪便检查(寄生虫和虫卵)

表34.11 心理评估

返回时的汇报会

鼓励同伴支持

监测执行长期任务的志愿者及其子女的再适应情况

创伤后应激障碍症状症状体征的专项评估,特别是在执行危机干预任务之后

（陈勇 译,傅更锋 周明浩 黄祖瑚 校）

参考文献

1. UNHCR. The State of the World's Refugees. 2006; Chapter 3. http://www.unhcr.org/4a4dc1a89.html#
2. Dahlgren AL, Deroo L, Avril J, et al. Health risks and risk–taking behaviors among International Committee of the Red Cross (ICRC) expatriates returning from humanitarian missions. J Travel Med 2009 Nov–Dec;16(6):382–90.
3. Leutscher PD, Bagley SW. Health-related challenges in United States Peace Corps Volunteers serving for two years in Madagascar. J Travel Med 2003 Sep–Oct;10(5):263–7.
4. Jung P, Banks RH. Tuberculosis risk in US Peace Corps Volunteers, 1996 to 2005. J Travel Med 2008 Mar–Apr;15(2):87–94.
5. Nurthen NM, Jung P. Fatalities in the Peace Corps: a retrospective study, 1984 to 2003. J Travel Med 2008 Mar–Apr;15(2):95–101.
6. Hargarten SW, Baker SP. Fatalities in the Peace Corps. A retrospective study: 1962 through 1983. JAMA 1985 Sep 13;254(10):1326–9.
7. Hill DR. Pre-travel health, immunization status, and demographics of travel to the developing world for individuals visiting a travel medicine service. Am J Trop Med Hyg 1991 Aug;45(2):263–70.
8. LaRocque RC, Rao SR, Tsibris A, et al. Pre-travel health advice-seeking behavior among US international travelers departing from Boston Logan International Airport. J Travel Med 2010 Nov-Dec;17(6):387–91.
9. Chen LH, Wilson ME, Davis X, et al; GeoSentinel Surveillance Network. Illness in long-term travelers visiting GeoSentinel clinics. Emerg Infect Dis 2009 Nov;15(11):1773–82.
10. Goesch JN, Simons de Fanti A, Bechet S, Consigny PH. Comparison of knowledge on travel related health risks and their prevention among humanitarian aid workers and other travellers consulting at the Institut

Pasteur travel clinic in Paris, France. Travel Med Infect Dis 2010 Nov;8(6):364–72. Epub 2010 Oct 27.

11. Moore J, Beeker C, Harrison JS, et al. HIV risk behavior among Peace Corps Volunteers. AIDS 1995 Jul;9(7):795–9.

12. Sheik M, Gutierrez MI, Bolton P, et al. Deaths among humanitarian workers. BMJ 2000 Jul 15;321(7254):166–8.

13. Freedman DO, Weld LH, Kozarsky PE, et al; GeoSentinel Surveillance Network. Spectrum of disease and relation to place of exposure among ill returned travelers. N Engl J Med 2006 Jan 12;354(2):119–30.

14. Cobelens FG, van Deutekom H, Draayer-Jansen IW, et al. Risk of infection with Mycobacterium tuberculosis in travellers to areas of high tuberculosis endemicity. Lancet 2000 Aug 5;356(9228):461–5.

15. Eng TR, O'Brien TR, Bernard KW, et al. HIV-1 and HIV-2 infections among U.S. Peace Corps Volunteers returning from West Africa. J Travel Med 1995 Sep 1;2(3):174–7.

16. Gilks CF, Wilkinson D. Reducing the risk of nosocomial HIV infection in British health workers working overseas: role of post-exposure prophylaxis. BMJ 1998 Apr 11;316(7138):1158–60.

17. Gamester CF, Tilzey AJ, Banatvala JE. Medical students' risk of infection with bloodborne viruses at home and abroad: questionnaire survey. BMJ 1999 Jan 16;318(7177):158–60.

18. Uslan DZ, Virk A. Postexposure chemoprophylaxis for occupational exposure to human immunodeficiency virus in traveling healthcare workers. J Travel Med 2005 Jan–Feb;12(1):14–8.

19. Tarantola A, Abiteboul D, Rachline A. Infection risks following accidental exposure to blood or body fluids in healthcare workers: a review of pathogens transmitted in published cases. Am J Infect Control 2006 Aug;34(6):367–75.

20. Bjorvatn B, Gundersen SG. Rabies exposure among Norwegian missionaries working abroad. Scand J Infect Dis 1980;12(4):257–64.

21. Banta JE, Jungblut E. Health problems encountered by the Peace Corps overseas. Am J Public Health Nations Health 1966 Dec;56(12):2121–5.

22. -0Callahan MV, Hamer DH. On the medical edge: preparation of expatriates, refugee and disaster relief workers, and Peace Corps volunteers. Infect Dis Clin North Am 2005 Mar;19(1):85–101.

23. Oberg K. Culture shock: adjustment to new cultural environments. Practical Anthropol 1960;7:l77–82.

24. Stewart L, Leggat PA. Culture shock and travelers. J Travel Med 1998 Jun;5(2):84–8.

25. Stack S. The effects of interstate migration on suicide. Int J Soc Psychiatry 1980;26(1):17–26.

26. World Health Organization/UN Joint Medical Services. Occupational health of field personnel in complex emergencies: report a pilot study. WHO/EHA 98.4. July 1998.

27. Fullerton CS, Ursano RJ, Wang L. Acute stress disorder, posttraumatic stress disorder, and depression in disaster or rescue workers. Am J Psychiatry 2004;161:1370–6.

28. Ozen S, Aytekin S. Frequency of PTSD in a group of search and rescue workers two months after 2003 Bingol (Turkey) earthquake. J Nerv Ment Dis 2004;192:573–5.

29. Guo U, Chen C, Lu M, et al. Posttraumatic stress disorder among professional and non-professional rescuers involved in an earthquake in Taiwan. Psychiatry Res 2004;127:35–41.

35

探险医学

Eric L. Weiss and Trish Batchelor

要点

- 探险队医生必须首先对自身的专业水准和相应职责进行评估，以确定是否适合这一工作
- 旅行前准备包括风险评估分析和风险管理策略，包括建立急救医疗包
- 潜在的医疗问题主要是由团体的健康状况、活动的性质以及他们所处的环境所决定
- 细致的准备、医学的专长、沟通和解决问题的技巧、创造力和临场急智都是成功的探险医生所需的特质

引言

在 20 世纪早期，探险是少数特权阶层的"专利"，他们可以用生活中的几个月甚至几年时间来探险。早期的南极英雄探险家，如 Scott 和 Shackleton，为我们定义了"探险"的概念。一个世纪后的今天，什么是探险？柯林斯英语词典（Collins English Dictionary）将探险定义为"一次有组织的，特别是有探索、科学或军事目的的旅行或航行"[1]。现在所进行的探险范围非常广泛。据估计，仅在英国，每年的探险市场就有 1200 到 1500 名游客[2]。在这个领域的一端，是我们时代像 Scott 和 Shackleton 那样的"纯粹主义者"。这些人奉行"不受约束"[3]的策略，认为地球上没有不可克服的"空白地带"。他们通常会独自旅行，或是一个很小的团队，没有或很少有支持保障，如瑞典人 Goran Kropp，他从瑞典骑自行车到达珠穆朗玛峰的基地，然后攀上了山顶，整个过程完全没有支持。然而，对于大多数人来说，一次探险是一项集体运动。可能是一群朋友或同事、一个大学或学校团体、一次商业攀登之旅、一

个生态团体或一个慈善组织支持的团体。这些团体的共同主题是，探访极端气候的地区（山区、极地、沙漠、热带丛林或海洋），他们将开展某些活动，或是科学研究，或是探险活动，如攀爬、划独木舟、漂流、潜水、洞穴探险或航行。

探险医生很少会聘用来跟随这样的团队。通常他们会被朋友邀请，或者他们对正在进行的特定活动产生兴趣。事实上，许多探险队都没有医生或其他医务人员，这正是旅行医学进行拓展和教育的一种机遇。探险医生的目的是采取有效的预防措施来减少危险，包括对正确的旅行前准备的建议、潜在的环境风险管理以及如何应对可能出现的紧急情况。风险不能被消除，也不应该被消除，因为探险的需求本身就是一种风险。然而，在旅行医学方面面面的内容中，唯一能保障一次成功旅行的要素是明智的行前规划。

许多与探险医生有关的话题在本书的其他章节中都有详细的介绍，特别是高海拔医学、潜水、偏远的目的地、心理疾病、腹泻、食物和水的问题。这一章试图帮助你确定你担任探险医生是否恰当，如何为你和团队的探险做准备，如何组装一个合适的急救包，认识可能发生在不同气候条件下或从事特定活动的常见问题，以及如何处理你在旅途中遇到的一些更困难的情况。

> 解决一个长期以来挑战人们技能和毅力的问题，在人类活动的每个领域都有不可抗拒的魔力。
>
> （John Hunt 爵士，第一次成功登顶珠穆朗玛峰的探险队队长）

需要提出的问题

作为一名旅行医生的机会可能是来自一个意外

的电话或电子邮件，或者在某些时候探险队的医生自己可能就是探险队的发起成员。无论哪种方式，都有一些重要的问题需要提出，包括对你自己和团队，以确保期望、能力和责任的良好匹配。

也许作为一名准探险医生，最重要的考虑是对探险队的仔细评估。卓越的沟通能力、人际交往能力以及敏感性，都是包括医生在内的探险队领导层成员应具备的技能。诚实地面对你自己，有关你的个性、技能以及你与这项活动的总体的相适度，可能还有更高的要求。对更具挑战性的在严峻的环境中的探险，所有团队成员都要具有很强的人际交往能力。而对更商业化的团体探险或旅行，探险医生可能只是其中的普通一员，但关键的是他/她善于与团队合作。

换个角度看也是正确的，探险团队要乐意对医生充分授权。在第一个医学问题出现之前，每个人的角色和责任都需要明确界定，这远不像在会议室里那样平和舒适。即使是这样，医疗行动（一旦患者病情得到稳定）也应该以一种合作的方式进行，所有的团队成员都知道并同意这个计划。为了使所有这些工作顺利进行，每一位能干的探险医生都应该把有关问题摆到桌面上来。在旅行之前、期间和之后，医生对该活动计划的责任是什么？他/她要对旅行前筛查负责吗？有没有安排健康问卷调查？谁来提出问题？在面临两可情况下，谁对人员的参与有最终决定权？谁将为领导者和参与者提供旅行前教育？作者强烈认为，这些责任都应归于探险医生。由于医生在非医学问题上的作用可能不太清楚，所以也应该就此进行讨论。有些项目只是希望在出现医疗问题时得到医生的支持，而其他的则认为医生是领导团队中不可或缺的一员。探险越有挑战性，医生成为团队的一员就越重要。

其他需要考虑的问题包括旅行健康/送返回国保险的规定或要求。许多公司都允许这成为参与者的一个附加选项，为今后遇见困难情况和（或）做决定时做准备。要知道，有限的传统支付标准（美国通常是5000 美元）或依据标准规定对已有疾病的限制，即使是最普通的探险也是不够的。探险医生应进行游说，让大家都关注这个经常被忽略的问题。

另一个要讨论的非常重要的问题是探险医疗包的责任。小规模的探险可能会让医生完全负责医疗包的准备，而其他的项目则是由公司提供。后者是完全可以接受的，但关键是旅行医生要对医疗包的组成非常熟悉，包括药品名称和摆放位置。在出发前，把医疗包内的物品取出再装回几次，不仅可以熟悉其中

的医药物品，也能确保清单的完整性。

在冒险前的热情中，不应忘记补偿和不幸的赔偿问题。后者对于医生来说是一个更大的问题，因为法律的权重高于医疗专业人员，以下将会分别讨论。前者则应在一致同意提供旅行医疗服务是一项重要责任之前就直接放在桌面上讨论。

根据探险的规模、性质、持续时间、地点，应包括足够的报酬。对于更多以商业为导向的旅行，旅行医生通常不会需要支付与他/她的同伴相同的费用。一些公司可能只会减免费用，而不是将其全部免除。也许医生的家庭成员可以以较低的费用参加。应恰当地告知参加探险的医生，即将开始的旅行会有较大的工作量。显然，有很多因素都在起作用。年轻、健康的旅行者进行一次短期漂流探险，比起一群年长的旅行者进行一次 4 周的环球旅行，前者显然不需要重大的医疗干预（见以下 Iain McIntosh 引用内容）。对于那些医疗需求预期可能会很高的项目，要求为提供的服务付费并非不合理。

应该尽最大努力避免陪伴年老的爱好者进行专为他们设计的旅行，就像带着一种自杀的冲动想要在地球的尽头开始生命的假日。这些老人患有慢性疾病，而且总是带着装满药物的手提箱。由于痛风、关节炎、呼吸困难及淤血的阻碍和困扰，很少有人能够欣赏全球旅行的景象，只能通过把被困住的旅行医生的注意力集中到他/她的不适上来而寻求补偿。然而，在较年轻的群体中，假日精神却过度放纵在廉价、强劲的酒精狂欢体验中，会带来酒后的伤感、自我伤害、醉酒昏迷，以及由此给疲惫不堪的医生带来的不便。

还可以避开广为宣传的远足，去征服 K4（加舒尔布鲁木第二峰），或攀登不丹的一些难以到达的山峰。高山上的坠落物常如猛虎一般扑下来，而此时正极不舒服的探险医生不得不投入急救，那里的海拔高度和气候条件都极具风险。一次到 Gwent 或 Tangier 的简单学校旅行也必须在小船离开港口的那一刻为孩子们考虑可能的风险，随后一系列的淤青、伤口和流血也会使同行的医务人员烦恼不堪。

更好一些的是，选择一群健康的中年人，远离喧闹的年轻人活动，没有攀登不可及山峰的欲望，只在遥远的阳光下寻求他们的舒适环境和些许文化。他们从不远离生活中的简单快

乐,如洗热水澡、有抽水马桶以及能够品尝美味佳肴。

(Iain McIntosh,1992)[4]

总之,在签约成为令人激动而又充满挑战的探险医生之前,有许多问题需要考虑。确保你对所期望的角色和责任感到满意,不要低估了其涉及的工作量,并且对所提供的补偿感到满足,即使这只是一个让你参与冒险的机会,也可以永久地开阔你的视野。

风险评估和准备

在肯定地回答了"我是否适合这次探险(对我来说是正确的吗?)"这个问题之后,就应该开始准备工作了。应做好一个风险评估分析,所有可能导致问题的旅行潜在因素都应该被重新审视,并且应该考虑如何将风险降到最低。应审慎地将风险降低到可接受的水平,因为最终探险医生将不得不处理可能出现的医疗问题。

个人准备

探险队的医生需要尽可能多地了解团队成员、旅行所处的环境以及团队将要开展的活动。

一份医学问卷(表35.1)设计为(a)识别不适合旅行的团队成员和(b)识别有基础疾病的成员两个版本。

对一个可能的参与者说"不"是你面临的更困难的任务之一,这有可能发生在商业性探险上。相关个人可能会对决定提出异议。因此,建议其从相关领域的专家中寻求第二种意见。但如已与参与者的个人医生建立了积极的关系,可能就不必要这样做了。上述情况较为少见,更常见的是,一些旅行成员虽然存在疾病,但不在被排除之列,所以需要额外的准备。只要团队成员对自己的病情能如实告知,并进行了适当的旅行前准备,作为医生也准备好应对可能因旅行而发生的任何恶化,大多数已经存在的疾病是可以成功控制的。最好从私人医生那里获得一份个人报告,包括实验室检查、X线检查和心电图报告以及联系信息(包括电子邮件和手机号码)。

对于旅行医生来说,应该对几乎任何可能发生的紧急情况做好准备。最为理想的是其具有基本医疗、急诊医学和热带或旅行医学的背景。除了对常见旅行相关疾病的管理,如腹泻和特定的环境问题以外,

以下是确保医生在探险之前做好充分准备而必须掌握的技能:

表 35.1　团队成员医疗问卷样表

个人信息
　姓名
　出生日期
　地址
　电话
　电子邮件
在紧急情况下联系的亲属
　姓名
　地址
　联系电话:　　　　家庭电话:
工作电话:
手机:
　电子邮件
日常医生信息
　姓名
　地址
　联系电话:　　　外科:
急诊:
　电子邮件
你最后一次看医生是什么时候? 为什么?
　你现在有什么医疗问题吗? 如果有,请提供详细信息。
　你过去是否曾有过任何医学或心理问题吗? 如果有,请提供详细信息。
　你做过手术吗?
　你在过去的2年里住院了吗? 如果是,为什么?
　你服用任何处方药吗?
　你是否服用过非处方药或草药?
　你是否有任何过敏,包括药物、食物、蜇刺、创可贴等?
　你的血型是什么?
　你喝酒吗? 如果是,每天喝多少?
白酒:
啤酒:
烈酒:
　你以前去过欠发达国家吗? 如果是,你在外期间有什么问题吗?
　相关活动,例如:你到过的最高海拔高度是多少,你最深的潜水深度是多少,等等。
　与环境相关的问题,如:你以前患过高原病吗? 你以前有过减压病吗? 如果是,请提供详细信息。
　我们已经提供了一份推荐的免疫接种清单,请您在下方注明你接种的日期。适当的列表。
　你最近测量的血压是多少? 什么时候测的?
　你对这次旅行有什么特别的医疗方面的担心吗?

- 更新关于急救生命支持(emergency life support, ELS)、高级心脏生命支持(advanced cardiac life support,ACLS)或急性创伤生命支持(acute trauma life support,ATLS)的基本复苏技能的课程。

- 掌握慢性病急性发作的管理(慢性心力衰竭、冠状动脉疾病、哮喘和糖尿病)。
- 熟悉用 Sam 夹板(或类似器械)临时固定包括骨折在内的骨科常见病。
- 熟悉肩、踝、肘关节的脱臼处理。
- 熟悉使用运动胶带治疗常见扭伤和拉伤。
- 基础牙科技能知识,例如使用填料进行临时填充。
- 鼻出血的处理。
- 精通伤口护理,包括割伤、烧伤及异物。
- 熟练处理轻微眼部问题,如角膜异物、角膜擦伤等
- 基本交通和转运系统的使用知识。

　　潜在医疗问题产生的另一个主要原因是探险环境和该组织所从事的活动。应尽可能多地了解旅行环境,极端环境问题,如热、冷、湿度、海拔、深度、紫外线照射或运动等都会引起医疗问题(见表 35.2)。了解这个国家的地方病,其中一些可以通过免疫接种或药物进行预防,而其他的可以通过改变行为进行预防,如避免昆虫叮咬和保持个人卫生。你能诊断和处理这些状况而不需要复杂的实验室支持吗?可能有人担心特定种类的野生动物,特别是有毒爬行动物。探险队的医生可以通过阅读(本章节最后的书目是一个很好的参考),与以前曾经去过相似环境的医生或团队成员交谈,或通过不断增多的针对特定环境危害和活动的课程来了解要访问地区的环境。

　　你也需要为针对某些具体活动的健康风险做好准备,比如划皮艇时肩膀脱臼的风险,潜水时的减压病等等。为应对潜在的"最坏情况",必须制定一个转运计划(图 35.1)。你应该和援助公司联系,尽可能多地了解当地可以提供的医疗设施。在世界上只有极

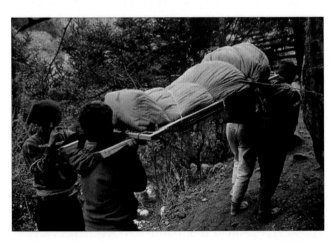

图 35.1　担架转运。尼泊尔噩梦——做好准备,做好攻略,并且不要忘记转运保险。(照片由 Eric Weiss 提供)

表 35.2　风险评估——某些潜在风险举例

旅行有关方面	潜在风险
队伍	
已有疾病	在极端或偏远条件下恶化导致医疗急症/死亡
成员的健康	身体不适导致受伤或疾病的风险增加
充分的行前准备	缺乏充分的准备导致可预防疾病的风险,例如甲型肝炎、疟疾
成员的经验和培训	缺乏经验和培训会增加事故的风险
态度	愿意遵循指南将降低风险
装备	保养不善的设备增加风险
团队动力学	和谐团队的风险较小
环境	
高山	高原反应、严重伤害、冻伤、雪盲、紫外线损伤、低温
沙漠	热衰竭、脱水、紫外线损伤
热带丛林	热衰竭、脱水、皮肤感染、野生动物
海洋	紫外线损伤、晕船、减压病、大脑动脉气体栓塞、脱水、毒刺、珊瑚割伤
所有欠发达国家	不良食品和水卫生导致肠道疾病
特有的地方病	昆虫传播的疾病,如疟疾、登革热、日本脑炎、锥虫病、蝇蛆病等
野生动物	咬伤、蛇毒、蜇伤、受伤
运输/道路状况	机动车辆事故/飞机事故导致严重受伤或死亡
活动	
登山攀岩	急性高原病、严重的跌伤、低温、冻伤、雪盲、紫外线损伤
徒步旅行	急性高原病、紫外线伤害、轻伤
皮艇运动	溺水、肩关节脱位
潜水	减压病、大脑动脉气体栓塞、珊瑚割伤
帆船	溺水、受伤、晕动病
洞穴探险	溺水、窒息
当地居民	
政治氛围	绑架、恐怖活动、海盗的风险
对待外国人的态度	盗窃、伤害、强奸的风险
卫生标准	肠道疾病
医疗设施	当地医疗机构的医院内感染(特别是乙型肝炎、HIV)

少数地区有组织良好的救援设施,例如尼泊尔的喜马拉雅救援协会;在大多数探险地区,当地都缺乏可靠的医疗设施。

　　安全和防护问题是最重要的。在对探险队健康问题发生率的研究中,英国皇家地理学会(Royal Geographical Society of Britain)在 19 000 个探险日中的 2381 名参加者中只有 2 人死亡的记录。他们是去伊

朗 Jaya 地区旅游的两名印度尼西亚成员,被 West Pap-uan 独立武装分子绑架[4]。海上抢劫对长期在海上旅行的人来说是一个真正的威胁。当地外交部网站会提供及时更新的资料(表 35.3)。

表 35.3　有用的网站	
主题	网页地址
登山攀岩	
国际高山医学会	www. ismmed. org
高空医学指南	www. high-altitudemedicine. com
英国登山协会 UIAA 高山医学中心	www. thebmc. co. uk
国际搬运工保护集团	www. ippg. net
皮划艇漂流	
美国独木舟协会	www. acanet. org
美国白水协会	www. americanwhitewater. org
加拿大休闲皮划艇协会	www. paddlingcanada. com
英国独木舟联盟	www. bcu. org. uk
水肺潜水	
南太平洋水下医学会	www. spums. org. au
潜水员警报网	www. diversalertnetwork. org
水下高压医学会	www. uhms. org
安全与保障	
美国州政府	www. state. gov
英国外交和联邦事务部	www. fco. gov. uk
加拿大外交部	www. voyage. gc. ca/dest/sos/warnings-en. asp
澳大利亚外交和贸易部	www. smarttraveller. gov. au
新西兰外交部	www. safetravel. govt. nz
德国外交部	www. ayswaertiges-amt. de/diplo/en/Startseite. html

为你的团队成员做好准备是非常重要的,你应该为他们提供具体的旅游前健康建议,包括适当的免疫接种、预防疟疾的药物(如有必要)和一般的健康建议。如果你经营一家旅行医疗诊所,这对你来说可能是一个"营销"机会,否则你需要把你的成员介绍给一个旅行医疗诊所,让他们了解那些与旅行有关的风险。对于那些狂犬病风险很高的偏远探险,你应该考虑确保你的所有成员都接种狂犬病疫苗,因为在世界许多地方都无法及时获得狂犬病免疫球蛋白。不同来源的团队旅行医学建议常常大相径庭,确保建议的一致性也会给团队成员带来信心。虽然你会带上齐全的医疗包,但如果你不想成为一个提供非处方药的"24 小时药房",就需要确保团队的每个成员都携带一个基本的医疗包。这条规则的唯一例外可能是与一群 18 岁以下的学生一起旅行,这时你需要对他们仔细照看。你的团队成员应该得到有关他们将要面对环境的清晰书面资料,以便他们能在思想上和身体上做好准备。如可能,你甚至可以建议他们进行旅行前的健身训练。

团队准备中经常被忽视的一个因素是确保有其他成员能够在偏远环境中进行急救。让自己成为团队中唯一能处理一般医疗问题的人是不明智的。有越来越多的急救课程,重点是针对外行人的野外救护而设置的,应考虑要求探险队的其他领导(或其他有兴趣的人)参加这个或类似的课程。了解探险队成员中接受过医疗培训的人员情况,退休或休假的医生和其他医务人员可以提供帮手和专业意见。

如果可能的话,团队会议是向你的团队提供医疗简报的理想环境,这是一个极好的机会去驱散传言,澄清那些人们总会收到的各种相互矛盾的建议。

急救包

在远离当地急救机构,需要处理一个鼻出血或尿路梗阻病例时,"工欲善其事,必先利其器"这句成语就再恰当不过了。在处置患者的病情变化时,探险医生必须具有创造性和创新性,这包括在急救包内的物品不能满足需要时利用手头材料进行加工改造的能力。话虽如此,胶带或安全别针通常并不能代替"正确的工具",因此,仔细考虑急救包的内容是行前计划的一个重要组成部分。

内容

探险队成员在旅途急救包准备中发挥不少重要作用。毫无疑问,每个人都应该有自己的个人急救包,包括经常使用的简单物品。让旅行者回顾过去一年中使用的任何药物或急救物品,是引发他们思考应随身携带哪些急救物品的好办法。探险医生还应仔细评估每个参与者的健康状况,并在设计急救包时预先考虑他们可能发生的医学状况或病情恶化。除了成员的特殊性外,急救包还应该考虑行程的特殊性:要考虑环境风险,例如高海拔、寒冷或中暑等。在做计划时,把急救包内容按条目分类(伤口护理、耳朵/鼻子/喉咙、抗生素、牙科等)(表 35.4)。包内物品可以创造性地用于多个目的,例如带气囊导尿管也可以用来控制鼻出血或作为止血带。最后,团队成员会在不知不觉中为医生提供某种帮助,因为在他们的私人物品中通常会有一个你需要的东西。显然这种情况更可能出现在大型商业团队中。

表 35.4　医生急救包示例

急救
肾上腺素 1∶1000(1mg/ml)
硝酸甘油喷雾剂,计量吸入器
口服葡萄糖凝胶
袖珍面罩(例如 Laerdal 牌)
苯海拉明 50mg/ml 加注射瓶
沙丁胺醇气雾剂
11 号手术刀
10 号手术刀
5 气管导管,留置
1ml 预包装注射器(27 号针头)
3ml 预包装注射器(21 号针头)
口腔通气道(各种大小)
带有 3 种 Macintosh 窥视片的喉镜
McGill 钳
鼻导管(30F)
Foley 导管(16F)
Sawyer 蛇咬伤吸毒器
硫酸吗啡
地西泮
其他注射剂
异丙嗪
呋塞米
地塞米松
伤口护理/准备
0.25%布比卡因
0.25%布比卡因/肾上腺素
20 毫升冲洗注射器
聚维酮碘溶液
碘伏棉棒
持针器
蚊钳
Iris 剪刀
有齿镊
3ml 注射器(25 号针头)
5ml 注射器(25 号针头)
酒精湿巾
伤口闭合剂
Dermabond 组织胶
一次性皮肤缝合器
6.0 Surgilene 缝线
5.0 Surgilene 缝线
4.0 Surgilene 缝线
4.0 Dexon 缝线
创可贴(3mm,5mm)
安息香拭子酊
伤口敷料
创可贴(各种尺寸)
2×2 纱布
4×4 纱布
2 寸 Kling 纱布
复方多黏菌素软膏
一寸布带
半英寸粉红色胶带
Xeroform 纱布
棉签
斜纹厚绒布
Sam 夹板
ACE 包
胶带
眼睛、耳朵、鼻子和喉咙
无菌眼药水
盐酸丁卡因滴眼液
托吡卡胺滴眼液
磺胺醋酰滴眼液
环丙沙星滴眼液
红霉素软膏

荧光素试纸
眼底镜/耳镜
鳄鱼钳
耳芯
Cortisporin 混悬型滴耳液
Rhinoguard 鼻衄装置
2%利多卡因
耳镜
Afrin 鼻腔喷雾剂
4-己基间苯二酚(口服麻醉药)
牙科
"Tempadent"(补牙填充剂)
丁香油
皮肤病
外用类固醇(小剂量)
克霉唑乳膏(小剂量)
局部缓解疼痛
防晒霜(UVA 和 UVB 阻断剂)
口服药物
疼痛/镇静
对乙酰氨基酚
布洛芬
对乙酰氨基酚/氢可酮
地西泮
氟哌啶醇
抗生素
环丙沙星
阿奇霉素
青霉素 VK
胃肠道
Imodium 抗腹泻药
多库酯钠(大便软化剂)
口服补液盐
雷尼替丁
咳嗽/感冒
盐酸伪麻黄碱减充血剂
紫锥菊草药
锌片
对抗高海拔
乙酰唑胺 125mg
地塞米松 4mg
硝苯地平 10mg
其他
苯海拉明
泼尼松
咖啡因
其他物品
21 和 25 号蝴蝶针
自封塑料袋小 W/标签
小型分装急救袋
1L 生理盐水
外伤剪刀
乳胶手套
小手电筒
电子温度计
眼睛防护
听诊器
袖口血压计
安全别针
打火机
小记事本
钢笔或其他书写工具
怀孕测试
尿液测试
袖珍药典参考
袖珍急救医学参考

设计

除了内容,急救包的设计也很重要。探险医生需要非常熟悉急救包的内容以及它们的位置。在紧急情况下,千万不要到处翻找肾上腺素或硝酸甘油。把所有"应急"药物/设备放在一个单独能拿出的袋子里。对于白天的短途旅行者来说,团队不会带行李或包裹,医生应该准备一个"白天急救包",它不仅包括上面能拿出的应急袋,还要包括常用的药物,比如止痛药、抗生素、洛哌丁胺和包扎材料。

供给

另一个需要考虑的是途中药品和物资的供给。如果探险队需要真正做到自给自足,就必须仔细考虑急救包的内容和数量。如果途中有补充储备的能力,则要确保有一套跟踪急救箱物品使用情况的系统。对于将要重新使用的急救包,旅行后的库存情况需要认真清查。

最后需要考虑的可能也是最难的。作为探险医生,你如何决定取舍?是否包括静脉输液用品?是否包括气道设备,如喉镜和气管插管?自动体外除颤器(automatic External defibrillators, AEDs)的体积和成本显著下降,因此它越来越多地被纳入探险急救包中。很明显,急救包的重量和体积是衡量的重点,但问题是"然后"呢?如果你的患者在茫茫荒野中需要呼吸支持,你能持续帮助他多久?在远离城镇时,按病情轻重缓急"分类诊治"变得更为重要,也更加困难。

责任

在美国,医疗相关法律问题已经出现在任何医务人员照护患者的医疗环境中。不幸的是,这个问题正随时间推移而波及全球。然而,医疗法律问题的敏感性并不意味着因害怕诉讼而影响所有的决策,甚至成为持续的担忧。提供有质量的患者照护和作为良好沟通工具的工作记录,应该成为你的指导原则。话虽如此,探险医生仍应审慎考虑医疗不当的保险,因为事实上可能会产生一些相关责任。

最简单的方法是,如果你目前有保险,就去联系你的保险公司,并要求在现有保险范围中加入一个附加险。通常不产生额外费用,也可能会产生一次性的费用,而你的保险其他条款将保持不变。在这里我们不详细讨论"按次"与"按诉"保险以及"追索"的问题。但如果你对这些术语不熟悉,那么就应该尝试熟悉它们。简单地说,出险范围涵盖发生在任何时间和范围内的事故,即使一个旅行成员数年后选择提起诉讼,你仍然会被保护。与此对应,所谓的"索赔",就是保单只在你支付保费期间为你的医疗事故提供保护。诉讼多年后可能你会发现已无法受到保护,除非你为你的保险购买了一项"追索条款"。所谓"追索条款"就是在固定的时间内,以一个固定价格将你的保险进行延长。

如果你为一个较大的旅行组织提供医疗服务,有可能是在母公司的赞助下涵盖了你的保险。然而,这种做法是罕见的——大多数雇佣"探险医生"的旅行公司将要求医生提供他/她自己的医疗事故保险。在与这样一家公司进行商讨期间,不要忽视这个问题。即使没有正式得到报酬,探险医生也要承担责任。简单地接受一些旅行折扣会带来责任和潜在的风险。所谓的"善良的撒玛利亚人法"在这里不适用。

如果你目前没有医疗事故保险,而且探险队本身不能或不愿提供这种保险,那么在旅行期间就需要购买这个保险。也就是说,这种保险越来越不易获得。一位医生用尽了当地的资源,最终还是转向伦敦的Lloyds银行定制了保险产品。

总之,在提供医疗服务的几乎所有情况下,医疗法律的干预都是一个不幸的现实。签约成为探险医生确保你能够参加一次冒险活动,但也带来额外的责任。虽然谨慎行医是最好的建议,但良好的医疗保险会给你增加一层安慰。

旅途中

探险医务人员的责任是当有团队成员生病或受伤时给予照护,处置可能发生的突发医疗事件,必要时组织转运和送返。在荒野医学领域,以下的特质被认为是理想的"荒野医师"应该具备的,由此也成为选择探险医生的标准:"深谋远虑、有准备、有经验,对自身知识和能力有信心,有进入'荒原'的良好心态,特别是要能够充分了解病史、做细致而正确的身体检查,并从你的发现中得出恰当的结论"[5]。这些都要在不利的环境、没有后援和有限通讯情况下完成。

重要的是要记住探险队很可能包括当地的工作人员,他们的健康也在探险医生的责任范围内。有一种普遍的误解,认为发展中国家的搬运工比西方人更强健。最近,有人对搬运工人,特别是在喜马拉雅山脉和安第斯山脉工作的搬运工人进行了研究,发现即使是商业性高海拔长途跋涉中的搬运工,其生病或受伤的风险也和西方旅行者几乎相同[6]。有人已经建立了一个组织称为国际搬运工保护组织(International Porter Protection Group,IPPG),教育徒步旅行和登山团体有责任去关注当地工作人员的安全健康(www.ippg.net)。

在旅行开始时制定一些基本规则是非常明智的。你应该每天留出一个特定的时间给"诊所"。此时应处理所有非紧急问题,包括当地工作人员的问题。治疗当地工作人员是一个有争议的话题[7],我们将在稍后讨论。

本节将简要讨论常见的探险类型和探险医生应为哪些情况做准备。有些方面将在其他章节中更详细地讨论,具体内容应参考更详细的信息。

关于探险医疗问题的实际发生率的研究很少。医生对他们应该准备应对的紧急事件有一种"感觉",但这与实际发生的情况有何关联呢?

伦敦皇家地理学会的探险咨询中心建立了一个"医学工作室",研究探险期间医疗问题的发生率。他们在 2000 年公布的数据中考察了 1995 年至 1997 年间的探险[2]。这些数据是根据探险队领导自愿提交的调查问卷测算的。这项研究的作者记录了这一时期在该协会注册的 36% 的探险活动的信息。

他们的数据调查了 246 个考察团中的 2381 名探险者,他们访问了 105 个不同的国家,总共在野外度过了 19 000 人·天。在这些探险中,有 41% 是在山区,33% 是热带地区,其余的人访问了各种极地地区、沙漠或海洋。团体规模从 1 到 90 个成员,平均为 9 个成员。平均旅行时间为 8 周,范围为 2 周至超过 3 个月。主要目的是科学研究(45%)、探险(39%)、社区工作(2%)、科学和冒险的混合型(14%)。

最值得注意的是,只有 13% 的探险队有医生陪同并提供医疗服务。65% 的受访者依靠受过训练的"急救员",6% 使用注册护士,4% 使用医辅人员。剩下13% 的探险队没有任何接受过医疗培训的人员陪同。相比 1983 年收集的数据有明显的改善,数据显示 95次探险中有 52% 没有任何接受过最基本医疗培训的陪同人员[8]。近四分之三的团体报告出现了医疗问题。共有 181 个团体报告了 835 起事件,事件发生率为 6.4/1000 人·天。共有 78% 的事件被归类为轻度(相关人员可以在治疗后继续参加活动);17% 是中等程度(相关人员不能继续参加活动,但不需要转运),5% 严重(导致死亡、转运或住院)。转运并返回英国的只占探险队员的 0.3%。

并不意外的是,影响探险队成员最常见的问题为胃肠道疾病,特别是腹泻,占所记录问题的 33%。1992 年英国冬季探险报告前往珠穆朗玛峰的探险队也出现了类似的数据[9],并以此来反映欠发达国家的旅行者胃肠病的患病比例(表 35.5)。腹泻对于休闲旅行者可能仅仅是一个困扰,但对一次探险的成功而言,其风险就是灾难性的了(详见第 18~21 章)。探险医生应确保在这次旅行中已经考虑了任何可能引起腹泻的特定病原体,例如您是否在季风季节之前访问尼泊尔?那时环孢子虫感染就需要考虑。应确保您的净水方法和抗生素准备能够针对您的团队可能暴露的病原体。据说,患有腹泻等间歇性疾病的个体似乎更容易患高原病[10]。在探险期间,任何疾病都应该早期治疗。

表 35.5　英国珠峰冬季探险时医治过的情况	
分类	病例数
消化系统	
胃肠炎	43(30%)
上消化道出血	1
消化不良	2
持续性呕吐	1
痔疮	3
创伤	
胫骨损伤	1
性传播疾病包括撕裂伤	10
呼吸系统	
咽喉疼痛	14
高原咳嗽	18
咳嗽引起的肋间肌痛	2
呼吸道感染	5
持续鼻塞	2
环境	
低温	2
晒伤	5
急性高原病轻度	24
急性高原病严重	2
冻伤	6
一般医疗	
髂股静脉血栓形成	1
失眠	5
黄斑出血	1
假性视网膜缺血	1
牙科	
脓肿	2
脱冠	2

"一般医学状况"占皇家地理学会探险记录问题的21%；包括胸部、耳朵、皮肤的感染，伤寒，23 例确诊或疑似疟疾，7 例登革热，16 例为严重药物副作用。令人关注的是，75%的病例中甲氟喹被认为是违禁药物。

共有17%的问题被列为"矫形科问题"。主要包括因崎岖的地形摔伤、灼伤、撕裂、瘀伤和撞击。机动车事故只有 11 人，1 人遭遇雪崩。在所有问题中，14%为"环境问题"——其中有50%与高海拔相关，中暑和热量消耗占 35%。8%是由于节肢动物或其他野生动物叮咬，尤其是蝎子、蛇和水母。外科疾病罕见，仅占自诉的 3%，其中阑尾炎 2 例、轻微牙科问题 10 例、轻度眼外伤 13 例。

在严重疾病中，高原病占27%，"一般医疗问题"（主要是疟疾）为27%，山区严重的骨折或关节脱位为23%。2 人记录死亡，全部是由于绑架导致的。作者认为，"参加一个规划良好的探险活动还是比较安全的，医疗问题发生率只有 6.4/（1000 人·天），死亡率为 1/1200 人次[2]。"他们将此与青年人参与其他事件的医疗风险进行了比较：在野营时每 1000 人中有 10 人，摇滚音乐会每 1000 人中有 17 人，马拉松赛每 1000 人中有 28 人出现医疗问题[11]。

毫无疑问，风险高低因进行的探险方式而不同。被研究的探险活动中只有13%的探险队配备有医务人员，很多探险活动可能被组织者和参与者认为仅有相对较低的风险。已知高山登山运动是一种非常危险的活动，死亡率为 2.9%[12]。一项有关英国登山者的分析显示，从 1968 年至 1987 年，在超过 7000m 山峰上的死亡率为 4.3/100 人，有 70%的死亡是由于跌倒、雪崩或裂缝事故引起的[13]。

虽然急性精神问题在探险中似乎很少见，但这无疑是在偏远地区处理较为困难的问题之一。探险总是涉及压力、不适和人际冲突。虽然大多数人在这种情况下都能应付，但也有一小部分人可能失常，导致精神危机。旅行前检查对于避免这种潜在问题至关重要。没有固定、可靠的规则，但应考虑的一些问题包括：

- 过去的行为。了解您的团队成员过去所做的工作，并向与他们一起旅行的人们询问——他们以前是如何应对困难环境的。过去的行为比语言和意图更能预测未来的行为。
- 对不仅是旅行，而且包括对生活和其他方面的热情。他的个人动机是什么？加入旅行的负面原因（如经历过重大生活危机）不一定是加入团队的禁忌，但这些问题应该在出发前进行考察。

- 过去心理健康史。对过去有过精神疾病住院史的人必须在考虑加入前就非常认真地对待。

一个优秀的团队领导者将致力于保持整个团队公开和有效的沟通，一个优秀的团队医生应对团队成员的心理健康状况进行不间断的监控。

急性精神病是探险队医生非常担心的一种诊断。在旅行的情况下，大多数急性精神病发生在过去没有精神疾病史的个体身上，这些情况下的确切诊断尚未得到系统研究。然而，有人认为，急性情境性精神病是旅行期间最常见的精神病诊断[14]。团队医生应该在医疗包中备有注射用抗精神病药物和后续治疗用药。在这些情况下，送返往往是非常困难的，因为患者需要在登上客机前保持状态稳定，并且经常需要医务人员护送返回。发展中国家缺乏熟悉该情况的医疗设施和人员，会进一步加剧病情。

其他不那么引人注目的问题包括：处理一些"困难"的患者，如疑病症，或是可能更危险的斯多葛派（对一切无动于衷）。那些从未去过欠发达国家的人会难以适应，可能出现焦虑，恐惧，抑郁，对健康过度担忧、失眠和自闭等。一些医生创造了 PUTA 这个术语——亚洲旅行的心理不适（psychologically unfit to travel in asia）——来描述这种情况[15]。这当然可能发生在任何远离家乡的目的地。

任何在旅行中经受重大创伤的人都需认真考虑创伤后应激障碍。重要的是，旅行医生要持续关注这些人，并确保他们回家路上接受适宜的看护。

> 探险中最常隐伏的危险是，在团队成员不得不有数周时间朝夕相处的情况下出现的一种精神症状，称之为"探险热"——这种心理状况使得最平静的人变得烦躁、愤怒、绝望，因为他的感知能力逐渐降低，直到在他灰暗的心理中只看到同伴的缺点，而不再关注他们的优点。[16]

极地环境

近年来，极地的旅行量大幅增加。1998 年，共有位于南纬 60°以南的 18 个国家的 37 个冬季基站在运行。在夏季，有 1000 多名游客和探险家访问了南极洲[17]。几乎所有关于极地医学公布的数据都是在这些研究站工作的个体中得到的[17-19]。虽然这些工作站确实有医疗设施，通常有一名医生，但条件极端恶劣，紧急情况很难处理[20]。

对南极基地问题的分析显示,医疗咨询最常见的原因是伤害或中毒(42%)。其他常见问题分别为呼吸系统(9.7%)、皮肤和皮下组织(9.6%)、中枢神经系统(7.5%)、胃肠道(7.4%)、感染和寄生虫病(7.3%)、肌肉骨骼和结缔组织(7.1%)及精神障碍(2.3%)。根据这些研究,牙科问题和皮肤疾病发生率高,而与环境相关的疾病(如低温伤害、晒伤、雪盲)和精神问题发生率低[18]。英国调查人员报告了类似的结果。在 1986 年至 1995 年"英国南极考察"医疗记录的回顾性研究中,只有 2.5% 的医疗咨询是关于低温伤害的,其中 95% 为冻伤(图 35.2)。四分之三是浅表皮肤,最常发生在面部。战壕足和体温过低只有极少数的病例。大多数病例是因休闲滑雪或驾驶雪地车导致的。与冻伤相关的最重要因素是先前的低温伤害。作者得出结论,"低温伤害在南极不常见。尽管有这些发现,但是对这个问题仍应给予高度重视,因为在大多数情况下,冻伤被认为是完全可预防的事件[19]。"这种疾病和伤害的模式与那些去该地区的小探险队可能相反,因为他们无法获得像科学基地那样的有气候控制的设施。

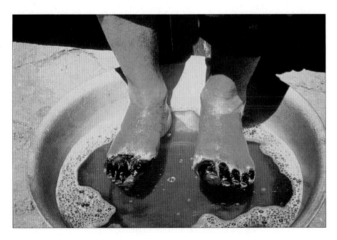

图 35.2 冻伤。(Dr. Jim Duff 提供)

登山

登山探险正逐渐成为公众高度关注的活动。*Into Thin Air* 这本书记载了 1996 年珠穆朗玛峰的不幸事件,这突显了高山登山所固有的危险。那些在 20 世纪 70 年代和 80 年代攀登中幸存的人是例外,而不是常态(图 35.3,图 35.4)。登山文学的许多经典故事都是基于严重坠落和奇迹幸存的[21,22]。即使在中等高度进行机械攀登,死亡率也很高。新西兰阿尔卑斯山死亡率数据分析(库克山是最高的山峰,海拔超过

3000m)显示,在技术上停留较困难的地区,死亡风险为 6.5/1000 天,这与高山攀登的报告数据相似[23]。世界上两个最高的山峰,珠穆朗玛峰和乔戈里峰的死亡率都显著高于其他山区[24]。

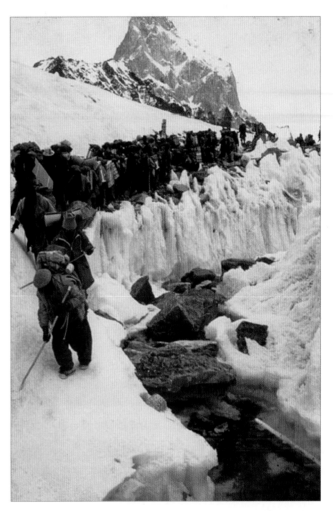

图 35.3 接近喜马拉雅山脉喀喇昆仑乔戈里峰的搬运工。(Dr. Jim Duff 提供)

由于世界上许多最高和最具挑战性的山脉都位于已知具有肠胃传染病多发的国家和地区(尼泊尔、巴基斯坦、印度、中国西藏自治区、秘鲁、玻利维亚、哈萨克斯坦等),所以腹泻是在登山探险中最有可能遇到的问题。要密切注意目的地国家和地区的卫生标准,在步入和安营过程中必须尽量减少这种风险,这往往是一个巨大挑战。推荐早期治疗以控制由细菌性腹泻引起的体力衰减。

探险的下一个阶段是雄心勃勃:爬上 Rakaposhi 山,一个直插云霄的巨大山脉。但雄心已经不在了,取而代之的无法抗拒的疾病,我们全都病倒了。痢疾和脱水使我干瘪,我终于回到了 Karambad,住院一天,卧床一周。一个细菌这

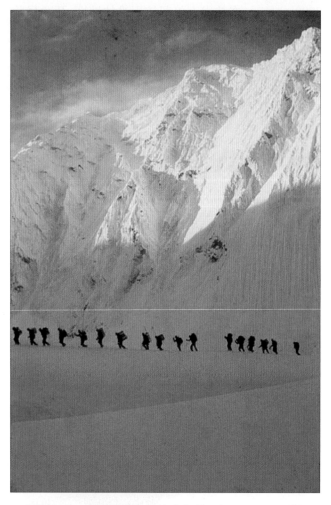

图 35.4　珠穆朗玛峰上的登山者。（Dr. Jim Duff 提供）

样的小东西进入我们的肠胃,但其破坏性远超过它的大小。我们只能沉湎于谈论肠胃这些事情[25]。

　　呼吸问题也很常见——特别是无处不在的高原咳嗽,知名的是尼泊尔珠峰地区的昆布咳嗽。"在极端高度(超过 5500m)上待过两周以上的人身上几乎都有喉咙痛、慢性咳嗽和支气管炎[26]。"值得注意的是,这些症状通常不会伴随感染性疾病的典型症状,如发热、肌痛或淋巴结肿大。这一病症被认为是由于用力的经口呼吸、干燥的冷空气和血管运动性鼻炎等综合原因导致的。

　　急性高原病、冻伤、体温过低、紫外线角膜炎、晒伤是最常见的环境问题。牙科问题通常对偏远地区的医生构成重大挑战——在进行重大探险之前应获得基本的牙科技巧(图 35.5),更换缺失的填充物和处理牙脓肿是最常见的问题。

　　重大创伤是登山探险医生最大的恐惧。跌落可

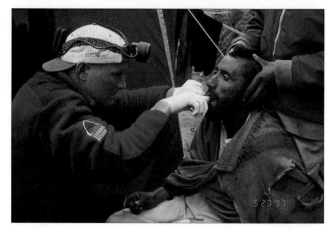

图 35.5　拔牙

能很严重,并造成重伤。大型探险队会携带夹板和牵引系统用于固定[10]。如果参加较小的探险旅行,您应该熟悉简易夹板和牵引系统的使用方法。Weiss 和 Donner 在 *Wilderness Medicine* 中有一篇很好的综述[27]。血液和体液流失可能危及生命。应携带静脉注射用等渗晶体或者胶体。团队成员之间的交叉输血是潜在的选择。在检查每个成员血型、抗体和血源性感染情况之后,建立供者——受者对应表。还有可用的交叉匹配试剂盒,但是这些试剂盒无法提供关于血液感染性的任何信息。现场输血对于医疗和保障环节来说是一个巨大的挑战。根据情况,积极主动的医生可以考虑建立血库"保险",它可以由报警中心调度信使来运送部分血液,但即使这样,保障环节也将面临挑战。

　　许多参与攀岩探险的医生都是经验丰富的登山者。还有一个更正式的资质被称为高山医学国际证书(International Diploma of Mountain Medicine)。这些欧洲举办的课程强度较大,课时超过 100 小时,并需要一定的登山技能。课程有两个部分:基础课程,然后在高山急救和探险医学或野外医学两个专业课程中选择一个学习[28]。

　　Jim Duff 博士分享了在 1988 年由四名澳大利亚人组成的小型探险队从珠穆朗玛峰北面登山时担任团队医生的经验。团队中两名成员登顶,其登顶路线至今仍被认为是最困难的路线之一:

　　　　经过几个星期艰苦没有后援的努力,一队四名登山者从高山营地出发,挑战主峰。他们采取最纯粹的做法,没有固定的绳索,也没有氧气补充。登山者认为,他们基本上在山上是独自一人,因为每个人几乎没有什么可以帮助别人的储备。

在一个 100m 陡峭的混合山崖部分,一个登山者发现他的一个冰爪坏了。他处于一个山体不稳定的位置,冰爪需要修理。为了达到这个目的,他不得不把所有的手套都去掉,只留下最里层那双 Thinsulate 手套。登山者的手越来越冷,当他到达西脊顶部时,他的朋友们已从山顶回来了,而他离主峰只有垂直高度 50m,他在黑暗中陪伴他的朋友们回到山顶营地。返回山顶营地的途中建立了通信。这是我们在接下来的40 个小时内在登山者到达山脚之前进行诊断和治疗的唯一通讯方式。他被迎接到基地并用上了氧气,但是直到回到大本营他才得到复温措施,而此前我们只能保证他不再被进一步冻伤。这个登山者最终失去了所有的手指,一直到近端指间关节,他需要持续的身体和情感支持,直到几个月后才进行手术。

这种情况表明了在极端情况下提供照护的一些特别方面:设备故障是造成伤害或死亡的原因;医生可能离伤者很远,可能需要通过其他人来治疗;像这样的严重受伤者需要长期的支持。最初的情绪打击消失后,抑郁比较常见。

表 35.3 列出了一些有用的网站。

沙漠环境

沙漠环境的特点是白天温度高、夜间温度低,在24 小时内巨大温差可达 7℃[29]。此外,地表水少、植被少、天气晴朗、可能出现的强风,以及人烟稀少。面对这样恶劣的环境,至关重要的是提前规划——"在沙漠中,旅行者如果没有好的规划很容易害死自己,这是一种浪费生命的做法。"[30]

显然,沙漠环境中的主要健康风险是由于热和紫外线的暴露。人类对炎热确有一定的适应能力(对冷则没有),但这至少需要 7～10 天[31]。在开展考察之前,应该有足够的时间适应气候变化,并且应设计活动以减少热衰竭的风险,以及更严重的中暑。在一天最热的时间段(通常是上午 10 点到下午 3 点),应该避免活动,穿上合适的衣服,尽可能少的将皮肤暴露于阳光下。太阳镜和宽边或军团风格的帽子是必需品。鞋的选择应在防止粗糙地面伤害与舒适之间寻求一种平衡,以避免产生水疱。应注意团队成员的热衰竭和脱水症状,大家应该彼此关照。重要的警告标志包括头痛、恶心、眩晕、呕吐和厌食。最近在大峡谷的徒步旅行者的研究显示,存在运动诱发的低钠血症的风险,这可能是由于在极端热度条件下个体过度补水而发生的[32]。作者注意到热衰竭难以和轻度低钠血症相区别;直到临床出现明显精神状态改变,才能发现这两者在症状或体征上有统计学显著性差异。低钠血症是在炎热环境下运动时发生严重疾病的最常见原因,精神状态改变和抽搐(没有低血糖和极度高热),以及运动停止后症状的发生发展均提示低钠血症。一个非常简单的预防这一严重问题的措施,就是定期摄入含钠食品。

热衰竭也可能发展为中暑——一个真正的医疗紧急事件。1950 年以前,中暑死亡率在 40% 至 75% 之间[31],如果没有医院急诊科的支持或经验丰富的旅行医生在场,这个统计数据也可能还是如此。明显的答案是首先通过行为改变来预防这个问题。然而,探险医生需要熟悉热相关疾病的临床谱及其在现场的处置方法。

丛林/热带环境

尽管炎热也是热带丛林环境的主要威胁,但这些区域伴随的特征还有湿度,后者显著增加了患热相关疾病的风险(参见下文 Redmond O'Hanlon 的报告)。

首次访问这些地区的游客可能会浪费大量的时间来保持身体干燥,但实际上这是徒劳的。然而,值得尝试在晚上保持干燥,并在一天结束后换上干衣服。在丛林旅行,皮肤最易在持续湿热中受到损伤,如感染真菌,皮肤浸渍,伤口难以愈合,以及痱子等所有潜在问题。与所有炎热的环境一样,注意水分和电解质的摄入对于避免热衰竭、低钠血症和中暑是至关重要的。水在这些环境中通常是很多的,但需要净化以避免肠道疾病。

疟疾和其他媒介传播疾病可能是大多数热带丛林地区都存在的重大风险。后文详述。

其他节肢动物,如蚂蚁、恙螨、马蝇、沙蝇、黄蜂、蜜蜂、蜘蛛和蝎子也可能在丛林中普遍存在。诸如蝙蝠等哺乳动物存在传播狂犬病的风险,蛇和鱼如牙签鱼、食人鱼、鳗鱼和黄貂鱼也非常危险。仔细研究您的目的地,以便了解可能会遇到的潜在危险。

与河边的令人眩晕的阳光的热不同,炎热是令人难以忍受的,这是从潮湿的树叶、湿滑的腐殖质、巨大的树干中散发着全封闭的无空气的黏滞的热。我的衬衫像在河里游过泳一样湿了。当湿度为 98% 时,汗液无从蒸发,没有冷风的抚慰,只是连体衣裤上不断增加的盐渍、泥巴、气味和湿气。

(Redmond O'Hanlon:Into the Heart of Borneo)

皮划艇和漂流

水上运动爱好者正在前往越来越偏远的目的地,以实现"第一次飞降"。喜马拉雅山——特别是尼泊尔、不丹和中国西藏——这些地方以曲折的河流而闻名。

河流等级分为Ⅰ~Ⅵ级,Ⅵ级体现了极端的难度、不可预测性和危险性。"失误的后果是非常严重的,抢救是不可能的[33]。"一个广为人知的水上皮划艇队去西藏雅鲁藏布江的探险之行,充分体现了皮划艇运动的探索性和危险性[34]。

与水上皮划艇和漂流特别相关的旅行健康风险包括:

- 食入或浸入受污染的水中。除了吞咽河水可能引起肠道疾病外,诸如钩端螺旋体病和血吸虫病等疾病已经在婆罗洲、哥斯达黎加、泰国和埃塞俄比亚等国家的河流上有所报道[35-37]
- 脱水——尽管靠近水,热和剧烈的活动可能导致不充分的水分摄入
- 溺水和几近溺水。几乎所有与河流有关的死亡都是淹溺的结果[38]。佩戴PFD(个人漂浮装置或救生衣)可能会降低溺水的风险。然而,在极端复杂的河流上,一旦陷入是难以逃脱的
- 创伤。通常与皮划艇相关的伤害之一是前肩脱位。如果你随身携带皮划艇旅行,你应该熟悉搬移技巧。一项水上活动受伤情况分析显示,肩关节脱位占受伤的16%。其他常见的损伤包括骨折(17%)、腿部受伤(13%)、几近溺水(13%)和撕裂(10%)。踝关节损伤通常是由于负重(在河流不通航的地区携带筏子或皮划艇在陆地上行走)或在前方探路时出现。在偏远地区头部受伤可能是灾难性的:参加者应始终佩戴头盔和PFD
- 来自划桨和其他摩擦而产生的水疱可能在持续湿润的环境中愈合缓慢
- 由于傍晚河畔营地会点燃篝火,烧伤会是一个重大风险
- 阳光照射造成的紫外线伤害会加剧,因为水对紫外线几乎100%反射

陪同皮划艇或漂流的医生应特别擅长于创伤处理

表35.3列出了一些有用的网站。

戴呼吸器潜水探险

戴呼吸器潜水在第40章详细介绍。潜水旅行的随队医生应在高压医学方面进行额外的训练。应仔细筛选参加者。他们应该有近期的全面的潜水医学体检,应该筛查以往与潜水相关的问题,特别是DCI(减压病)。应事先提出处理DCI的应急计划,包括距离最近的高压舱的位置和如何到达的计划。更新团队所有成员的基本技能和应急反应——潜水事故的常见原因是未能对紧急情况做出快速反应。设备故障在戴呼吸器潜水中会造成严重危险,因此重视设备维护至关重要。

虽然在寒冷的环境中会进行一些潜水探险(有许多在南极的商业潜水旅行),但大多数潜水地点都在温暖的热带地区。探险医生尤其要确保该队有合适的抗疟疾药物,如许多当局仍禁止甲氟喹在潜水员中使用。Malarone(阿托伐醌/氯胍组合)的供应使得潜水者在疟疾预防上更加容易。其他媒介生物性疾病也可能流行。探险医生应确保该队专门为潜水而投保——许多保险政策排除了加压舱内进行的治疗或转运到这样的设施中。DAN(Divers Alert Network,潜水员预警网络)等组织为潜水提供专门的保险包,内容包括一位接受过高压医学培训的医生的电话支持,以及转运到最近的加压舱。关于潜水探险确切风险的数据很少;然而,业余潜水员的数据表明,住院治疗最常见的原因是减压病。澳大利亚的一项研究,在昆士兰州的游客入院数据中发现,在3年的时间里,有296名海外游客因涉水而受伤。其中55%是治疗减压病,15%骨折或关节脱位(主要是漂流和皮划艇造成的结果),15%溺水和非致命的浸没[39]。

做好预先规划尽量避免出现具体问题,但仍然需要准备应对以下情况:

- 珊瑚划伤。因其可引起继发感染而受到关注。潜水员应穿防护服以尽量减少珊瑚划伤的风险
- "游泳者耳朵"
- 有毒海洋生物的叮咬,如海蛇或蓝色的章鱼。确保充分研究要探访的水域,避免特别风险
- 海洋生物蜇伤,如箱式水母或僧帽水母。用乙酸(醋)灭活刺激物
- 穿透伤(海胆刺)
- 海洋获得性伤口感染(弧菌种)
- 捉鱼时发生雪卡毒素中毒[40]。商业试剂盒可用于

检测这种毒素
- 减压病
- 气压伤
- 动脉气体栓塞
- 晕动症
- 严重晒伤

表 35.3 列出了一些有用的网站。

豪华探险

与内地的严酷或大本营式的简朴刻苦不同,探险医生可能会在高端豪华"探险"期间发现自己被相对奢侈的环境所包围。多种因素促成了一个新的高档冒险旅行品种的形成。随着人口老龄化,一些幸运儿拥有大量的时间、金钱和环游世界的愿望。许多旅游公司提供从陆地探险到大型私人飞机的"高端"冒险旅行。客人往往年纪较大,身体状况不如一般的旅行者。他们花钱多,并可能对旅途中的医疗服务有不同的预期。也就是说,这些旅客也往往成熟、爱玩、博闻广识,世界各地旅行过,是很好的旅游同伴。

对加入这样团队的医生,建议需要格外注意旅行前的健康检查,以及需要考虑急救包能适应团队成员的潜在特殊需求。尽管参加这种团队的要求严格,但是这样的探险仍然会对不同的旅行者敞开大门:慢性病患者和病情稳定者常见。晚餐前或在飞机上开设"诊所时间"既提供了服务,也有助于医生自己管理时间。最后,发生上呼吸道感染流行时,提供锌片或紫锥菊等替代疗法将有助于稳定情绪。

当地医疗状况

虽然在探险过程中发生特别严重的紧急情况很罕见,但是它们让你极度紧张。你应该制定一个医疗转运计划,并尽可能多地了解当地可能提供的医疗设施。

对特别严重的紧急情况做准备时,最合理的方法是在探险计划阶段的中后期与转运援助公司联系。一般情况下,保险公司会与援助公司签约,并在发生紧急事故时与探险医生/当地的医疗机构进行沟通,并将其送往最近的医疗机构,也可以直接与援助公司签订合作协议。援助公司拥有广泛的本地医疗服务资源网络,并且他们通常具有在确定区域提供高质量医疗服务的实践经验。

联系援助服务提供者可以让他们了解您的活动和地点,以便于他们对任何潜在的危险进行预警。让他们知道在中国西藏偏远地区有一个 20 人的团体远比在紧急情况发生中才做第一次接触要好得多。如果他们认为有风险,他们将建立一个应急网络。建立这种联系也解决了财务的问题,因为较大的公司会给当地医疗服务提供者预先提供临时担保。

在所有受欢迎的探险国家中,尼泊尔的独特之处在于它有一个非常全面的救援网络,有多家直升机公司提供服务。在这种情况下,接入卫星电话可以方便地联系直升机救援公司。救援的限制条件是天气和高度/位置,而不是有没有相关设施。在这个国家,你可以在考虑撤回加德满都时,才需要援助公司的介入。但是,你还是应该了解当地救援公司安排的相关设施——这将便于做进一步的决定,无论是住院、回曼谷还是回国。尼泊尔也是一个不寻常的地方,那就是有两个备受尊重的在西方接受培训的医生开办的私人诊所,员工通常是一些西方医生。在大多数国家,寻找可靠的当地医疗服务要困难得多。设法找到当地医疗机构的办法包括联系曾经访问过该地区的医生,联系 ISTM(International Society of Travel Medicine 国际旅游药品协会)的本地成员,以及联系 IAMAT(International Association for Medical Assistance to Travelers 国际医疗援助协会)的成员。如果探险医生能够在探险之前找到最近的医疗设施,那么查看这些设施并与那里的治疗医生见面将是有价值的,这样就可以充分评估那里能提供的医疗服务水平。如果需要进行转运,与援助公司进行事前沟通会有很大的帮助。决定什么时机把你的患者转交给另一个医疗服务提供者或医疗团队是一个重大挑战。虽然探险医生有责任去照顾他/她的患者,但他/她也有责任去照顾探险队的其他队员,由于各种原因,其他队员可能不得不继续前行。这就突出显示了让其他团队成员接受急救培训的重要性,这样探险医生就可能不完全是不可或缺的了!转运将是一个压力巨大的情形——对各种偶发事件的预先计划是非常有益的。

困难的局面

除了在恶劣环境中团队医疗照护的明显挑战之外,还有其他几种可能情形或对你的探险医生角色带来挑战。一些是取决于探险的性质(徒步到珠穆朗玛峰大本营或更远与有组织的前往加拉帕戈斯旅游相比),一些是取决于目的地(中东与北欧相比),一些仅仅与当时的情况有关。

对他人的医疗服务

即使是在相对偏远的地方,遇到其他探险队也不少见。这可能是一个文化交流的机会,也可以在从你们目的地返回的其他团队那里学到些什么,甚至偶尔还可以交换食物和设备。但也有可能会遇到要求分享探险医生和医疗用品的问题。如果对方探险队没有医疗方面的准备和/或正在处理应急医疗问题,这就是一个很实际的问题。显然,首先要处理紧急或威胁生命的医疗问题。但非紧急的请求可能会耗费医疗队的时间和资源。许多探险医生早晨醒来时,帐篷外已经有搬运工或登山者排队来寻求医疗照护了。探险队医生和其他队员应该为此做好准备。再次重申,关键是准备:您的目的地是否会有其他探险队?在行程开始之前联系他们是否合适?是否需要携带额外的医疗用品?如果是,应带多少?提前讨论这些问题并决定是否走"共同路线",当问题发生时将会很有帮助。

向当地居民提供医疗服务是更加困难的问题。这对一般商业旅行来说不是什么问题,但是对于通过当地村庄的探险来说,这可能是一个充满挑战的问题。当地人可能会竭尽全力寻求医疗帮助或探险队医生的建议。如同给其他探险队提供医疗服务一样,这个问题也需要事先充分考虑并做好准备。

安全保障

虽然在技术上这不是探险医生的责任,但是作为探险队的成员,医生参与团队的安全保障工作并不罕见。显然,如果有受伤或伤害的威胁,医疗问题很快就会变得极为重要。正如本章所提到的许多其他问题一样,准备十分重要。探险队领导层应该对他们的目的地做好功课。应该寻找和阅读美国国务院或类似机构提供的信息。最近到过目的地的朋友或同事也可以提供宝贵的内部建议。熟悉当地的文化和政治情况,手头准备好当地警方和相关使领馆提供的紧急联络信息。准备充足的当地货币是非常重要的。如果您的行程允许,去当地大使馆登记您的探险队成员信息,特别是去往社会不稳定的国家。

可提供的技术手段越来越多,可以通过国际移动电话和智能手机进行良好的沟通。即使是基于卫星的电话也可以采用,许多供应商都提供"紧急情况"订购服务,值得去了解一下。

表35.3列出了有用的网站。

转运

尽管事前在筛选旅行参与者方面尽了最大努力,并使他们在旅行中保持良好状态,但是如果其中一个人受伤或生病很严重,需要紧急转运到可以提供更先进医疗服务的地点时,探险队医生的角色会很具挑战性。

第一个问题是沟通。团队是否有呼救的手段?即使携带卫星电话也不能确保世界每个地方都可以呼救成功,而且很可能需要依靠搬运工或其他信使徒步传递信息。在这种情况下,提前制订计划是非常重要的。例如,在尼泊尔可以要求私人甚至是军用直升机转运生病或受伤的徒步旅行者,但前提是必须事先向有关当局登记。更常用的方法是通过电话通讯,但提前计划还是很重要的。

有很多优秀的公司服务于生病和受伤旅行者的医疗送返。一个先进的医疗团队的到来,专用的喷气式空中救护飞机把患者接走,对患者和医生都是一种解脱。但这么做是有代价的,如果探险队没有事先准备,这个价格可能很昂贵。

配备有医生团队的航空医学转运的费用,轻易就会超过10 000美元。这引出了几个非常重要的问题。对任何存在严重疾病或伤害风险的国际探险队而言,每个参加者都要有保险来承担医疗送返的费用。此外,要特别注意保险政策的"上限":较便宜的保险政策只能承担上限5000美元,这将使患者经济责任加重。而且,应该仔细检查对预先存在的疾病的条款。看病时先自掏腰包,回到家再向保险公司提交收据报销的打算是不切实际的,这种方法只适用于那些最轻微的医疗问题。

还要注意,这种转运的第一站可能不是"回家",而是到当地相对中心的可能提供适当医疗干预的地方。这可能会导致患者的恐惧或挫折感。一面设法降低患者的期望值,同时还要与医疗转运公司密切合作(有时候要代表患者或家属与对方沟通),这都是探险医生的重要任务。

最后,患者需要住院治疗还是送返?探险医生面临艰难的决定。医生什么时候离开患者并加入团队以继续履行探险队的医疗责任?这是一个复杂的问题,取决于许多变数,应尽快与探险队领导层进行讨论。

海外死亡

对于探险医生,没有什么比在探险过程中团队成员在自己的守护下死亡更具挑战性了。从一个事故夺去一位年轻而健康的登山者的生命,到一个长期生病的老年旅行者最后一次参加加勒比地区旅行时并不完全意外的死亡,情况千变万化。无论如何,这些都是探险医生经常面对的问题。

对于患有致命性疾病或伤害的患者,存在协调当地护理和(或)送返的问题。从偏远地区运送一名体弱的患者可能很困难,但即使在当地医院也存在一些挑战性问题,如语言、财务、医生或设备的可用性。一些不太明显的问题可能是性别(男性探险医生和女性患者,反之亦然)、工作时间(医院药房夜间关门)和医疗文化。西方的医生可能会惊讶于药物和用品需要在药房购买(只能用现金),然后交给当地医生使用。而且,朋友或家人也需要提供护理服务,如给患者洗澡、简单的伤口护理和提供膳食。在协调当地医疗服务时,探险医生必须了解这些潜在问题。

当在你的照顾下有成员死亡,在感情上是非常难以接受的。实际上,如有其他医生或卫生专业人员参与可能会使问题变得更加困难。当你语言不通,又不了解当地医疗系统的时候,其实是很困难的,但这又让你觉得不安,总觉得当时自己应该做得更多些。你们团队的其他成员可能也会有同样的感受,事故后的汇报会非常重要。

实际上,在海外遇难,还有一些问题需要处理。最重要的是需要沟通。受伤、生病或死亡应尽快通知受害者的近亲属。此外,与探险队的组织公司或组织方沟通也非常重要。他们可能能够协调有关沟通和回国事宜。根据受害者家属的意愿,可以在当地埋葬或火化。遗体的送返回国通常由当地的大使馆或领事馆安排。可能会有规定要求死者在运输之前进行防腐处理。无论如何,遗体的运输可能都较为昂贵,在具体行动实施之前需要提供资金。尽早联系当地使领馆是有好处的,但不要高估他们代表你介入和解决问题的能力。

回家

回家后,探险医生的义务将取决于所采取的旅行方式。

如果你受雇于公司,你应该写一个旅行报告概述你遇到的医疗问题,他们下一次如何更好地防范,评价转运公司(如果涉及),以及你可以提出的对团队和个人急救包的改进措施。如果公司计划在下一次旅行中雇用医生,高明的做法是与你联系,以便下一位

医生能了解到任何相关问题。

如果你和当地的医疗服务者有任何往来,应写一封感谢信并告诉他们曾照顾的患者的最后情况,这毫无疑问会为将来到那里去而可能受伤或患病的探险队员的医疗照护铺平道路。

最后,重要的是要记住旅行结束后团队成员的健康状况。最好给他们提供一份清单,告知他们接下来数周内应关注的症状和体征,主要是依据探险地区常见地方病的潜伏期。如果有任何暴露而需要在一段时间后进行筛查的疾病,如血吸虫病应在 3 个月后筛查,应该给他们提供一个恰当的说明,让他们在当地医生那里继续得到医疗照护。此外,团队成员应该有你具体的联系方式,以便他们在有任何担心,或需要他们的日常医生与你一起讨论任何问题时能够联系到你。你应该和那些受过重伤的人保持联系,因为他们需要接受大量的旅行后治疗,如冻伤。当然,还要劝说任何经历过重大创伤或救援场合的人关注创伤后应激障碍问题,并建议他们如果出现症状就应寻求医疗照护。

旅行后疾病详见第 52 章至第 57 章。

结论

探险医生的角色自上个世纪以来已有很长历程,某种程度上与之相伴随的是世界似乎变得越来越小,而我们对探索和自我发现的需求越来越大。个人探险已不再局限于极其富有者和特权阶层,尽管在一定程度上这仍然是事实。越来越多的情况是,旅行者组成团队去探索自然的浩瀚、其他文化的丰富内涵或者探求自身的精神深度。伴随着这种旅行模式的变化,旅行医学也不断成熟,即使是所谓的"冒险旅行者"也更加关注自己的健康,并在制定旅行中医学相关计划时更多地邀请医生和其他旅行医学专业人士参与进来。

探险医生无论是陪同团队登顶,还是仅仅在办公室提出建议,都扮演着越来越复杂的角色。这项工作是在启程之前很长时间就已经开始,包括评估团队的健康状况、教育旅行参与者、建立一个优质的医疗包、做好目的地的"功课",并与探险队领导成员密切合作。一旦上路,工作职责就会变得更加明晰,但也隐藏着许多隐患,包括棘手的患者、时间和资源上的挑战,也许还要在距离和文化上都极其遥远的环境中处理重大伤害、疾病或死亡。

另一方面,你也得到了很多,不仅仅是到达了你

有兴趣或体能上极具挑战性的世界角落,更重要的是在享受探险的同时,你作为探险医生,凭着有限的急救药品、器具和你个人的创造力,提供了优质医疗服务,有时是急中生智找到了解决方案,这应是令人满足的。希望在你的下一次探险中,本章将成为你"旅行前"医疗包中的必要工具之一。

(陈勇 译,傅更锋　周明浩　黄祖瑚 校)

参考文献

1. McLeod WT, editor. The New Collins Concise Dictionary of the English Language. London: Collins; 1986.
2. Anderson SR, Johnson CJ. Expedition health and safety: a risk assessment. J R Soc Med 2000;93:557–62.
3. Roberts D, editor. Points Unknown: A Century of Great Exploration. New York: WW Norton; 2000.
4. Iain McIntosh. Trials and tribulations of an expedition doctor. Trav Med Int 1992;72–7.
5. Bowman WD. Perspectives on being a wilderness physician: is wilderness medicine more than a special body of knowledge? Wild Env Med 2001;12:165–7.
6. Basnyat B, Litch JA. Medical problems of porters and trekkers in the Nepal Himalaya. Wild Env Med 1997;8:78–81.
7. Bishop RA, Litch JA. Medical Tourism can do Harm. London: BMJ Publishing; 2000. p. 320.
8. Johnson CJH. Expedition medicine, a survey of 95 expeditions. Travel Med Int 1984;2:239–42.
9. A'Court CHD, Stables RH, Travis J. How to do it: Doctor on a mountaineering expedition. BMJ 1995;310:1248–52.
10. Prativa Pandey. Personal communication from Dr Prativa Pandey MD. Medical Director, the CIWEC Clinic Kathmandu, Nepal.
11. Hodgetts TJ, Cooke MW. The Largest Mass Gathering. London: BMJ Publishing; 1999. p. 318.
12. Shlim DR, Houston C. Helicopter rescues and deaths among trekkers in Nepal. JAMA 1989;261:1017–9.
13. Pollard A, Clarke C. Deaths during mountaineering at extreme altitudes. Lancet 1988;1:1277.
14. Shlim DR. Psychological aspects of adventure travel. Wild Med Lett 2001;18:1–6.
15. Duff J, Gormly P. First aid and survival in mountain and remote areas. Katmandu: Dr Jim Duff: 158.
16. Taylor A. Antarctic Psychology. Wellington: DSIR Science Information Publishing Centre; 1987.
17. Lugg DJ. Antarctic medicine. JAMA 2000;283:2082–4.
18. Sullivan P, Gormly PJ, Lugg DJ, et al. The Australian Antarctic Research Expeditions Health Register: three years of operation. In: Postl B, Gilbert P, Goodwill J, et al, editors. Circumpolar Health 90. Winnipeg: University of Manitoba Press; 1991.
19. Cattermole TJ. The epidemiology of cold injury in Antarctica. Aviat Space Environ Med 1999;70:135–40.
20. Priddy RE. An 'acute abdomen' in Antarctica. MJA 1985;143:108–11.
21. Plowright RK. Crevasse fall in the Antarctic: a patient's perspective. MJA 2000;173:583–4.
22. Lamberth PG. Death in Antarctica. MJA 2001;175:583–4.
23. Malcolm M. Mountaineering fatalities in Mt Cook National Park. NZ Med J 2001;114:78–80.
24. Huey RB, Eguskitsa X. Supplemental oxygen and mountaineer death rates on K2 and Everest. JAMA 2000;284:181.
25. Child G. Mixed Emotions. Seattle: The Mountaineers; 1997.
26. Hackett PH, Roach RC. High altitude medicine. In: Auerbach PS, editor. Wilderness Medicine, St Louis: Mosby; 2001. p. 2–43.
27. Weiss EA, Donner HJ. Wilderness improvisation. In: Auerbach PS, editor. Wilderness Medicine. St Louis: Mosby; 2001. p. 466–94.
28. Peters P. Practical aspects in mountain medicine education. Wild Environ Med 2000;11:262–8.
29. Otten EJ. Desert survival. Wild Med Lett 2000;17:2.
30. Dryden M. Tropical and desert expeditions. In: Warrell D, Anderson S, editors. The Royal Geographical Society Expedition Medicine. London: Profile Books; 1998.
31. Gaffin SL, Moran DS. Pathophysiology of heat-related illnesses. In: Auerbach PS, editor. Wilderness Medicine. St Louis: Mosby; 2001. p. 240–89.
32. Backer HD, Shopes E, Collins SL, et al. Exertional heat illness and hyponatremia in hikers. Am J Emerg Med 1999;17:532–8.
33. American Whitewater Affiliation. Safety Code of the American Whitewater Affiliation. New York: Phoenicia; 1989.
34. Balf T. The Last River. The Tragic Race for Shangri-la. New York: Crown; 2000.
35. Centres for Disease Control and Prevention. Outbreak of Leptospirosis among white-water rafters – Costa Rica 1996. MMWR 1997;46:577–9.
36. Pinner R. Update on emerging infections: Outbreak of acute febrile illness among athletes participating in eco-challenge – Sabah 2000 – Borneo, Malaysia 2000. Ann Emerg Med 2001;38:83–6.
37. Istre GR, Fontaine RE, Tarr J, et al. Acute Schistosomiasis among Americans rafting the Omo River, Ethiopia. JAMA 1984;251:508–10.
38. Weiss EA. Whitewater medicine and rescue. In: Auerbach PS, editor. Wilderness Medicine. St Louis: Mosby; 2001:729–45.
39. Wilks J, Coory M. Overseas visitors admitted to Queensland hospitals for water-related injuries. MJA 2000;173:244–6.
40. Farstad DJ, Chow T. A brief case report and review of Ciguatera poisoning. Wild Environ Med 2001;12:263–9.

36

医疗旅游

C. Virginia Lee and Linda R. Taggart

要点

- 医疗旅游是人们以接受医学治疗为主要目的而出国旅行的现象
- 最常见的就诊科目是整形外科、牙科、心脏病(心脏外科)和矫形外科
- 常见的发展中国家目的地包括泰国、墨西哥、新加坡、印度、马来西亚、古巴、巴西、阿根廷和哥斯达黎加
- 术后并发症的风险会增加国际旅行的风险
- 由于缺少目的地医疗机构提供医疗服务的相关记录,使病人在完成治疗回国后长期随访变得复杂化

引言

自古以来,人们就一直在寻求治疗的路上前行。世界上有许多地方被认为是疗伤圣地。这些地方在自然、建筑、象征和社会环境方面与人们的疗愈有关[1]。许多这样的地方,如法国的卢尔德,持续吸引着朝圣者。

在近代,人们对创造有治疗作用的空间产生了浓厚的兴趣。Florence Nightingale 引入了早期的这一概念,如通过给员工提供新鲜空气、充足的照明和良好的住所来促进康复[2]。1984 年,科学杂志发表了 Roger Ulrich 的一项研究显示,患者住院的房间可以看到户外的自然景观,病人也会更快康复。建筑师们与医学研究人员合作设计医院和健康疗养院等建筑,以促进康复[3]。许多现代的"康复场所"以此吸引游客。

上面提到的游客会更准确地被认为是健康游客。

健康旅游的目的地包括:

- 能提供传统医疗、侵入性治疗和(或)最先进技术的医院
- 能提供辅助性医疗和传统的自然预防医疗的健康中心和水疗中心
- 能提供基于医学知识的身心治疗和诸如水疗、蒸汽浴和治疗性按摩的水疗目的地

本章将重点放在第一种情况,即游客们通过国际旅行寻求医院或诊所的传统医疗

医疗旅游

医疗旅游通常用来形容人们以寻求医学治疗为主要目的出国旅行的现象[4,5]。传统意义上的国际医疗旅游是指患者从欠发达国家前往发达国家的主要医疗中心,寻求本国没有的治疗手段。然而,这里"医疗旅游"一词指发达国家的人前往欠发达国家就医。在最近的 Hastings 中心报告中,Cohen 建议将医疗旅游分成三种类型:

- 在患者原籍国和目的地国都是违法的医疗服务,如器官买卖
- 在患者的原籍国是非法的,但在目的地国家合法的医疗服务,如某些干细胞治疗
- 在患者的原籍国和目的地国均合法的医疗服务,如关节置换[6]

一些患者为获得上述服务而考虑进行医疗旅游,而每一种这些类型的医疗旅游都对这些患者的医生们提出了不同的伦理等方面的问题。表 36.1 中概述了医疗旅行的一系列优点和缺点[7]。

表 36.1　医疗旅游的优缺点
优点
较低的医疗费用
总费用
共付额和自付额
比本土医院更豪华的住宿,包括康复度假村
不受包括美国食品和药品管理局在内的联邦监管*
将休闲活动纳入旅行的可能性
缺点
不适用于紧急手术
不受包括美国食品和药品管理局在内的联邦监管*
涉及保险覆盖面的法律可能不同
发生不良结果时有限的侵权选择
可能存在的语言和文化壁垒
需要外出旅行
长距离旅行的风险
与外地医疗保健一样,存在一些保障环节的挑战
不良后果的风险,特别是可能与耐药微生物有关的感染
对当地资源和医务人员的利用,可能会影响低收入国家居民的医疗可及性

* 对寻求替代疗法的人来说是优点;但联邦监管的有效性和安全性被取代,则是缺点

医疗旅游预期在未来的 5~10 年中会显著增加[5],但现有关于医疗旅游可靠的流行病学数据却非常少。据估计,每年的医疗旅游人数在 60 000 到 750 000 之间[5,8]。导致估计人数不同的原因之一,是不同的团体对医疗旅游的定义不同,有的包括了寻求水疗和传统治疗的游客。另一个原因是一些特定的团体,如 McKinley 公司,不将墨西哥和加拿大作为他们估算医疗旅游人数的目的地国家。然而,Deloitte 健康处理中心的报告预计到 2012 年为止,有超过 900 万的美国人会出国就医[9]。

人们在医疗旅游时最常进行的医疗措施可归类为美容外科、牙科、心脏科(心脏外科)和整形外科[4,10],另外还有减肥治疗和生殖手术。常见的目的地国家包括泰国、墨西哥、新加坡、印度、马来西亚、古巴、巴西、阿根廷和哥斯达黎加[4,11]。在评估医疗旅游的风险时,应将手术的类型和目的地国家考虑进去。

目前,大部分的医疗旅游者是依赖私营公司或"导医机构"来确定外国医疗设施以及自付医疗费用。一些保险承保人和大型企业雇主一直通过发展与海外医院的联盟来控制医疗成本。同时,美国一些主要医学院已经开发了海外联合项目,例如哈佛大学医学院迪拜中心、约翰霍普金斯新加坡国家医疗中心、杜克-新加坡国立大学[12,13]。目前仍无法确定这些联合机构对提高出国就医的人数是否有积极影响。

对出国就医的一般意见

选择旅行的患者最好在旅行前 4~6 周,向旅行医学从业者咨询,以获得针对自身健康需求的相关建议。除需要考虑健康旅行者的问题外,医疗旅行者无论是正在病中还是在治疗后的康复阶段,都还需考虑与手术和旅行相关的风险。航空航天医学会发布了航空旅行的医学指南,提供了关于在某些医疗情况下旅行风险的有用信息[14]。飞机内的气压不同于在海平面上,而是相当于 1830~2440m 高度的压力,建议患者在胸部或腹部手术后 10 天内不要旅行,以避免与气压变化有关的风险[15]。飞行和手术都会增加深静脉血栓的形成和之后肺栓塞的风险,也有接受脊髓麻醉一周内乘坐飞机后报告严重头痛的情况。

当建议旅行者考虑到海外就医时,临床医生应参考美国医学会(American Medical Association,AMA)为雇主、保险公司和其他促进或鼓励到美国以外就医的实体制定的指导原则[16]。这些原则可确保出国医疗的自愿性质,使用获得认证的设施,法律追溯权以及医疗机构间的数据传输[16]。此外,应该建议患者在出国之前提前安排在本国的后续护理[16]。

医务人员要建议医疗旅游者确定,他们将接受医疗照护的医疗机构是否经过国际联合委员会(Joint Commission of International,JCI)认证。JCI 是联合资源委员会(Joint Resources Committee,JCR)的国际部,是其在美国的非营利性附属机构,为医院、流动护理机构、临床实验室和其他医疗机构提供认证[17]。医院的成功认证要求满足两类标准,即以患者为中心的标准和医疗机构的管理标准[18]。以患者为中心的标准包括保密,获得治疗的知情同意,由有资质的个人对患者进行评估,并提供足够的资源,包括适当的实验室服务、医学影像和药物治疗。医疗机构的管理标准包括质量改进和患者安全计划,感染预防和控制计划,以及验证其医务人员资质的流程。截至 2011 年,JCI 已经认证了 325 家国际医院[19]。由于机构认证已不存在什么问题,所以预计更多的保险提供商将为他们的病人提供激励措施,让他们去海外接受医疗照护。其他组织也会提供类似的服务,包括加拿大国际认证以及英国的质量保健咨询专业认证[20]。

关于医疗旅行,人们提出了许多伦理问题。在国外接受治疗的病人担忧的是缺乏医疗质量的相关数据和难以实现护理的连续性[21]。此外,可能还有更广

泛的公共卫生问题。例如,在拥有公共医疗保健系统的国家,患者本国的公众可能会间接地承担患者在其他地方施行手术后返回家中所需要的后续护理和持续治疗的费用[22]。同时,对提供该医疗的国家的医疗保健系统也有未知的影响。医疗旅游的支持者认为,这可以通过鼓励医学领域的技术进步而促进当地居民的健康并可促进当地的经济增长。然而,其他人则担心医生和其他医疗资源将从当地人口转移到国际患者身上[23]。最后,还有许多关注是有关一些个人被盘剥的问题,包括销售器官以供移植的、提供卵子以供生育的,以及提供代孕的人[24,25]。

美容外科旅游

美国整形外科医师协会(American Society of Plastic Surgeons,ASPS)建议那些脸部、眼睑和鼻子接受过美容手术的人或曾经接受激光治疗的人在飞行前等候 7~10 天。还建议这些患者避免度假活动,如日光浴、饮酒、游泳和长途旅行,以及手术后的体力活动或运动[26]。

对于美容手术,ASPS 制定了一份简报,其中包括美国美容手术的患者安全检查清单[27],该清单包括要询问的问题和有关程序的信息。比如,询问外科医生的资质、他们的手术经验、预期的恢复期以及如何控制并发症。对于那些前往其他国家的人来说,一些建议更难实施,比如在手术前进行医学评估。

国际美容整形外科医师学会(International Society of Aesthetic Plastic Surgeons,ISAPS)于 1970 年由联合国设立,该协会由 91 个国家的 1900 多名经认证的美容整形外科医生组成。ISAPS 为整形手术旅行者制定了一套重要的指南[28],涵盖外科医生的培训和认证以及设施的认证,并提醒旅行者确保主要工作人员能够流利使用旅行者的语言,以避免并发症。其他关键问题包括善后和并发症,旅行者应清楚如何处理这些问题,以及是否需要额外付款才能进行必要的修复手术。

牙科手术旅游

美国牙科协会(American Dental Association,ADA)通过全球安全和无菌牙科组织提供信息文件,其中包括"安全牙科医疗旅行者指南"[29]。尽管 ADA 指南不是针对医疗旅游者开发的,但它们为旅游者在选择医疗机构或计划一次医疗或牙科医疗旅游时提供有用信息。牙科手术的一个主要问题是感染并发症,计划接受牙科医疗的旅游者应询问对方的消毒和灭菌程序,前往存在饮用水污染问题地区的旅行者们需要特别注意。在那些地区,所有外科手术都需要使用无菌或烧开的水。同时,患者应该确保手术中使用新的一次性针头和手套,医务人员需在每次手术之间洗手。

移植旅游

一种非常有争议的医疗旅游形式有时被称为"移植旅游":这类旅游的目的是为了获得从无关供体处购买的器官用于移植[30]。据估计,2007 年所有肾脏移植中有 5%~10% 来自商业性活体供体或供应方(尽管其中大多数不是"移植旅游者")[31,32]。2004 年,世界卫生大会第 57.18 号决议鼓励成员国"采取措施保护最贫穷和最脆弱的群体免于'移植旅行'和器官买卖"[33]。2008 年在土耳其伊斯坦布尔举行的一次会议讨论了"移植旅游"和"器官贩卖"问题,并呼吁禁止这些活动[34]。鉴于这些事件,世界卫生组织(WHO)修订了"人体细胞、组织和器官移植指导原则",并于 2009 年 3 月发布[33]。一些研究指出,旅行者和医务人员在考虑海外移植时应该警惕的一些潜在问题:缺乏关于供体和有关程序的档案;患者接受的免疫抑制药物的作用强度不如目前在美国使用的药物;大多数患者未接受抗生素预防[19,36,37]。但尚不清楚这些问题是否代表了所有移植患者所面临的问题。由于各种原因,比较患者在本国移植和在低收入国家移植的并发症发生率的数据是有限的。例如移植旅游者往往比其他医疗旅游者的病情更重,而且一般而言,只有那些有并发症的移植病人在返家后才会在当地医院接受治疗。

减肥旅游

除了遵循医疗旅游的一般建议外,应提醒那些在国外寻求减肥手术的人,即使在减肥手术之后,肥胖依然被认为是一种慢性疾病[38]。因此,一些治疗肥胖的外科医生建议,一个多学科的精通术后患者持续管理的医疗团队应参与到随访计划中[38]。除了监测手术并发症之外,该团队还可以帮助解决由于快速体重减轻或持续肥胖而引起的并发症。同时还应鼓励患者在国外接受手术之前与本国的相关机构保持联系。

生殖旅游

越来越多的病人正前往其他国家或本国的不同地区接受本地难以获得的生育治疗,而导致这种情况的原因可能是由于该治疗在本国是非法的,或受限于当地欠缺的专业技术、成本或长时间的等待[25]。因此,患者可能前往能够获得捐赠卵子、代孕或植入多于当地允许胚胎数的国家。在某些地区,生殖医疗可能会排除某些特定的患者群体,因此单身女性或同性伴侣可能会到国外去寻求医疗。最后,有些人可能会为了隐私而进行生殖旅游。尽管关于治疗结果的数据有限,但大多数研究显示患者满意度很高,而语言和沟通是患者最常遇到的问题[25]。

药物

无论是寻求保健还是医疗服务,旅行者都需要意识到全球假冒药品的问题。这些药物的成分差别很大,从活性成分不足到有效成分的毒性水平,或添加有毒添加剂。虽然难以估计问题的严重程度,但这种情况在监管和执法体系薄弱的低收入国家更为普遍。据 WHO 估计,在发展中国家销售的药品中有 10%~30%是假冒药品[39]。美国疾病预防控制中心建议旅行者携带足够数量的常规药物和旅行所需的药物。还应该建议旅行者携带他们处方的副本和服用的所有药物的清单,包括商品名、通用名和制造商[40]。辅助治疗或传统治疗中心用的草药缺乏标准化,可能会产生与假冒药物类似的风险。

不良反应和并发症

尽管许多医疗旅游者希望能以更低的成本获得与自己国家质量相当的医疗服务,但目前国际中心鲜有相关数据[23]。除了整体医疗质量之外,一个潜在的关注点是,当地的感染控制措施可能不像患者原籍国那样严格,而且当地居民的各种血源性传染病发病率较高。受污染的仪器或血液制品可能导致 HIV、乙型肝炎或丙型肝炎感染。一项研究将在沙特阿拉伯国内移植的患者与在国外移植的患者比较,结果显示出国接受移植的人更容易出现丙型肝炎感染[41]。

非结核分枝杆菌引起的术后伤口感染也与医疗旅游有关。1998 年,在委内瑞拉接受吸脂或抽脂塑形手术的九例患者被证实为分枝杆菌感染或疑似感染[42]。在另一份报告中,2003—2004 年在多米尼加共和国接受整容手术后回国的 20 位美国居民发生脓肿分枝杆菌感染[43]。平均约需 9 个月的抗菌治疗才能治愈。这些报告还强调了当后续照护不是在接受手术治疗的机构进行时,很难确定是否是与外科手术有关的感染爆发。由于这些感染平均发生在术后 2 周或更久,患者通常在回国后才被发现,因此更难确定是否发生了感染爆发。

即使在没有感染的情况下,出国旅行也被认为是耐药菌定植的危险因素。2010 年瑞典的一项前瞻性研究表明,国际旅行是产超广谱 β-内酰胺酶(ESBL)肠杆菌定植的主要危险因素[44]。另一个相关的超级细菌含有新德里金属 β-内酰胺酶-1(metallo-β-lactamase-1,NDM-1),于 2009 年首次发现于一位曾在印度住院的瑞典病人身上[45]。多国报道发现表达 NDM-1 的病原体,包括加拿大、美国、土耳其、日本、中国、新加坡、澳大利亚以及许多欧洲国家,包括英国[46]。

患者在回国后可能也寻求后续治疗。如果外科医生本来就不赞成患者选择国际就医,他们可能不愿接受从海外手术归来的患者,他们还担心这些患者因后续治疗病程复杂可能要对他们提起诉讼[23]。因此,病人在旅行前应当安排好适当的后续医疗。进一步来说,即使临床医生愿意接受国际医疗旅行归来的病人,他们也面临许多挑战。有关病程和治疗方案的档案可能不完整甚至不能提供。在为移植患者或是伤口已经感染的患者提供后续医疗时,如果缺乏足够的关于前期治疗使用的免疫抑制药物或抗生素相关信息,可能导致发生新的并发症[47]。

最后,法律追索权的选择可能会受到本地法律约束,而且也难以左右他国法律体系。即使诉讼成功,赔偿金额也会显著低于患者原籍国应获得的赔偿额[23]。

(陈勇 译,傅更锋 周明浩 黄祖瑚 校)

参考文献

1. Gesler WM. Healing Places. Lanham, Md.; Oxford: Rowman & Littlefield; 2003.
2. Nightingale F. Notes on Hospitals: 2 papers; with evidence given to the royal commissioners on the state of the army in 1857. 3rd , enlarg ed. Lond: 1863.
3. Sternberg EM. Healing Spaces: The Science of Place and Well-being. Cambridge, Mass.: Belknap Press of Harvard University Press; 2009.
4. Reed CM. Medical tourism. Med Clin North Am 2008 Nov;92(6):1433, 46, xi.
5. Ehrbeck T, Guevara C, Mango PD. McKinsey Quarterly. 2008.
6. Cohen IG. Medical tourism: The view from ten thousand feet. Hastings Cent Rep 2010 Mar-Apr;40(2):11–2.
7. Huntington MK. The expanding scope of medical travel. Am Fam Physician 2011 Oct 15;84(8):863–4.
8. US. Department of Commerce. Office of travel and tourism industries

survey of international air travelers US to overseas and Mexico by birth and citizenship. 2008 report, 2008 January-December.2009. 2009.

9. Deloitte Center for Health Solutions. Medical Tourism: Customers in Search of Value. 2008.

10. Horowitz MD, Rosensweig JA, Jones CA. Medical tourism: Globalization of the healthcare marketplace. Med Gen Med 2007 Nov 13;9(4):33.

11. Bookman MZ, Bookman KR. Medical Tourism in Developing Countries. Basingstoke: Palgrave; 2007.

12. Einhorn B. Outsourcing the patients. BusinessWeek. March 13, 2008.

13. Galland Z. Medical tourism: The insurance debate. BusinessWeek. November 9, 2008.

14. Aerospace Medical Association. Medical guidelines for airline travel, 2nd edition. Aviat Space Environ Med 2003;74(5):A1–19.

15. Air travel. Updated February 2009. Available from: http://www.merck.com/mmpe/sec22/ch333/ch333b.html#CBBIEDEH.

16. New AMA guidelines on medical tourism [Internet]. Available from: New AMA Guidelines on Medical Tourism.

17. Joint Commission International [Internet]. Available from: www.jointcommissioninternational.org/.

18. Joint Commission International. Joint Commission International accreditation standards for hospitals, 4th edition. Joint Commission International; 2010.

19. Merion RM, Barnes AD, Lin M, et al. Transplants in foreign countries among patients removed from the US transplant waiting list. Am J Transplant 2008 Apr;8(4 Pt 2):988–96.

20. Travelling for treatment [Internet]. Updated Nov 11, 2011. Available from: http://www.nathnac.org/travel/misc/medicaltourism_010911.htm#Introduction, 2011.

21. Snyder J, Crooks VA. Medical tourism and bariatric surgery: More moral challenges. Am J Bioeth 2010 Dec;10(12):28–30.

22. Johnston R, Crooks VA, Adams K, et al. An industry perspective on Canadian patients' involvement in medical tourism: Implications for public health. BMC Public Health 2011 May 31;11:416.

23. Weiss EM, Spataro PF, Kodner IJ, et al. Banding in Bangkok, CABG in Calcutta: The United States physician and the growing field of medical tourism. Surgery 2010 Sep;148(3):597–601.

24. Martin D. Professional and public ethics united in condemnation of transplant tourism. Am J Bioeth 2010 Feb;10(2):18–20.

25. Hudson N, Culley L, Blyth E, et al. Cross-border reproductive care: A review of the literature. Reprod Biomed Online 2011 Jun;22(7):673–85.

26. Doheny K. Sick? don't fly. but if you must, get prepped before takeoff. Los Angeles Times. 2004 Oct 17, 2004; Sect. Travel.

27. Cosmetic surgery tourism briefing paper [Internet]; updated July 2010. Available from: http://www.plasticsurgery.org/Media/Briefing_Papers/Cosmetic_Surgery_Tourism.html.

28. The key guidelines for plastic surgery travelers [Internet]. Available from: http://www.isaps.org/medical-procedures-abroad-the-key-guidelines-for-plastic-surgery-travelers.html.

29. Traveler's guide to safe dental care [Internet]; 2001. Available from: http://www.osap.org/?page=TravelersGuide&hhSearchTerms=traveler's+and+guide.

30. World Health Organization. Human organ and tissue transplantation. March 26, 2009. Report No.: A62/12.

31. US. Health Resources and Services Administration, Healthcare Systems Bureau, Division of Transplantation. 2007 annual report of the US. organ procurement and transplantation network and the scientific registry of transplant recipients: Transplant data 1997–2006. Rockville, MD: 2007.

32. Budiani-Saberi DA, Delmonico FL. Organ trafficking and transplant tourism: A commentary on the global realities. Am J Transplant 2008 May;8(5):925–9.

33. Draft guiding principles on human organ transplantation [Internet]. Available from: http://www.who.int/ethics/topics/transplantation_guiding_principles/en/index2.html.

34. Steering Committee of the Istanbul Summit. Organ trafficking and transplant tourism and commercialism: The declaration of Istanbul. Lancet 2008 Jul 5;372(9632):5–6.

35. Shimazono Y. The state of the international organ trade: A provisional picture based on integration of available information. Bull World Health Organ 2007 Dec;85(12):955–62.

36. Gill J, Madhira BR, Gjertson D, et al. Transplant tourism in the United States: A single-center experience. Clin J Am Soc Nephrol 2008 Nov,3(6):1820–8.

37. Sajjad I, Baines LS, Patel P, et al. Commercialization of kidney transplants: A systematic review of outcomes in recipients and donors. Am J Nephrol 2008;28(5):744–54.

38. Birch DW, Vu L, Karmali S, et al. Medical tourism in bariatric surgery. Am J Surg 2010 May;199(5):604–8.

39. World Health Organization. Medicines: Spurious/falsely-labelled/falsified/counterfeit (SFFC) medicines. 2010 Jan 2010. Report No.: Fact Sheet Number 275.

40. Counterfeit drugs and travel [Internet]; 2008. Available from: http://wwwnc.cdc.gov/travel/page/counterfeit-drugs.htm.

41. Alghamdi SA, Nabi ZG, Alkhafaji DM, et al. Transplant tourism outcome: A single center experience. Transplantation 2010 Jul 27;90(2):184–8.

42. Centers for Disease Control and Prevention (CDC). Rapidly growing mycobacterial infection following liposuction and liposculpture–Caracas, Venezuela, 1996–1998. MMWR Morb Mortal Wkly Rep 1998 Dec 18;47(49):1065–7.

43. Furuya EY, Paez A, Srinivasan A, et al. Outbreak of mycobacterium abscess wound infections among 'lipotourists' from the United States who underwent abdominoplasty in the Dominican Republic. Clin Infect Dis 2008 Apr 15;46(8):1181–8.

44. Tangden T, Cars O, Melhus A, et al. Foreign travel is a major risk factor for colonization with escherichia coli producing CTX-M-type extended-spectrum beta-lactamases: A prospective study with Swedish volunteers. Antimicrob Agents Chemother 2010 Sep;54(9):3564–8.

45. Yong D, Toleman MA, Giske CG, et al. Characterization of a new metallo-beta-lactamase gene, bla(NDM-1), and a novel erythromycin esterase gene carried on a unique genetic structure in klebsiella pneumoniae sequence type 14 from India. Antimicrob Agents Chemother 2009 Dec;53(12):5046–54.

46. Kumarasamy KK, Toleman MA, Walsh TR, et al. Emergence of a new antibiotic resistance mechanism in India, Pakistan, and the UK: A molecular, biological, and epidemiological study. Lancet Infect Dis 2010 Sep;10(9):597–602.

47. Jones JW, McCullough LB. What to do when a patient's international medical care goes south. J Vasc Surg 2007 Nov;46(5):1077–9.

37

游轮旅行

Carter D. Hill

要点

- 由于其半封闭环境下人群的密切接触,使得游轮成为了传染病的孵化器
- 经游轮医务室评估,乘客最常见的疾病包括上呼吸道感染、受伤、晕船和胃肠道疾病
- 游客可能发生聚集性的短暂自限性腹泻,虽然其发生率比陆地上低得多
- 确保游客的医疗保险(健康照护和因病紧急回国)可以覆盖在国际水域发生的状况

引言

在近 30 年里,游轮旅行人气大增。2010 年,有 1500 万名游客乘坐 187 艘北美游轮旅行。调查显示,有三类旅行并列满意度最高,分别是游轮旅行、朋友/亲戚旅行和度假旅行,满意率均为 45%[1]。游轮旅行的目的地,如加勒比和地中海地区赢得人气是由于其适宜的气候和可以到达多个港口。不断拓展的游轮行程,包括各种不同的停靠港口、不断增多的登船点,以及更多的船上设施,使游客感觉舒适方便,游客在较短的时间内品味世界不同的地方[2]。

随着参加游轮旅行的人员日增,人员密集和半封闭舱内环境使胃肠道和呼吸系统疾病的暴发增多,这种情况还迫使国际游客和船员一起分享活动空间和资源。此外,游客还可能因为在港口接触污染的食物、水或病患而感染新的传染病[3]。由于感染的船员和游客可能会留在游船上继续航行,这种游轮的环境污染就可能导致疾病的持续暴发。游轮行业和公共卫生机构合作开发的卫生和疾病监测项目已提高了游轮旅行过程中传染病的检测和控制能力[4]。了解

游轮上的常见疾病、传染源和传播途径、预防措施以及船上的可用医疗设施,可以使准备更充分以保障健康的游轮旅行[5]。

游轮业

北美游轮业

根据国际法,载有 13 人以上乘客的船舶被视为客船,它们包括帆船、游艇、内河游轮和海洋游轮。帆船和游艇以"小众游"最为有名,例如"生态游"。内河游轮既可以提供轻松、亲密的氛围又可以前往尼罗河和亚马逊河等处游览,因而大受欢迎。海洋游轮在船舶休闲旅游中独占鳌头,北美游轮旅行又占据了全球游轮市场的大部分份额。北美游轮行业包括很多旅游线路,虽然主要是面向北美市场的旅游线路,但也可以到达世界各地的港口。加勒比海目前仍然是最主要的游轮旅行目的地,其次是阿拉斯加、地中海和欧洲其他地区。根据游轮的类型,旅游的时间可以从几小时(赌博游艇)到几个月(环球游轮),巡游的平均时间为 9 天,约 58% 的游客会选择 6~8 天的行程。较为典型的一个 7 天游轮行程可以让游客时间充裕地游览 3~5 个港口,探访不同的地域和文化[1]。

游客和船员

与美国居民非游轮度假(定义为离家 3 天及以上的休闲旅行)相比,游轮旅行的游客往往年龄更大(49% 以上的游客年龄超过 50 岁),收入水平更高,习惯提前 4~6 个月规划行程安排,从而可以有足够的时间来做好旅行前的健康相关准备[1]。一般游轮上游

客和船员人数比约为 3 : 1。游轮雇用的船员来自世界各地:例如某一艘游轮上的 1200 名船员可能来自 50 个不同的国家[6]。船员的来源取决于游轮的线路及其在船上的职业分工。船员可以在游轮上连续航行数月,承担特定工作,以提供高质量的服务。

游轮旅行的健康、卫生和安全条例

国际条例

2005 年,世界卫生组织(WHO)修订了国际卫生条例(International Health Regulations,ISR)(2007 年起生效),制定了 194 个国家需要共同遵守的国际法规和标准。修订后的 ISR 的总体目标是保证船舶和港口卫生环境,以及对于疾病监测和传染病的应对(www.who.int/ihr/en)。ISR 还规定了对于食品和水质安全的监管、适宜的废物处理和媒介控制方案,船舶建造和运营的要求以及游船上的卫生设施等。

对于游轮旅行来说,游客和船员的安全是最重要的[7]。国际海事组织(International Maritime Organization,IMO)在其"海上生命安全国际公约"(International Convention for Safety of Life at Sea,SOLAS)中强调了关于国际航运(包括游轮旅行)的安全规定[8]。SOLAS 包含与游客和船员安全有关的各种问题,如消防、救生设备和操作程序以及无线电通讯设备等。船舶海事登记国或船旗国负责执行 SOLAS 和其他 IMO 公约。停靠港的国家海事机构,如美国海岸警卫队对于在美国领海航行的船舶,有权进行检查,以确保其遵守国际海事组织公约[8]。

美国的相关条例

美国疾病预防控制中心(CDC)船舶卫生项目(Vessel Sanitation Program,简称 VSP,网址:http://www.cdc.gov/nceh/vsp/)有责任确保抵达美国港口的游轮应具备一定的卫生和医疗水平,包括可能影响公共卫生的设施,如食品储藏、通风系统、泳池或水疗设施(www.cdc.gov/quarantine/index.html)。VSP 负责制定指南并提供咨询,帮助造船商和造船工人按照建造标准建造船只。VSP 还可以对巡航国际航线的美国游轮进行一年两次的突击卫生检查,达到 86 分(满分 100 分)方被视为合格。游轮卫生检查的分数可在 VSP 网站上查询,同时每月在"国际游轮检查汇总"的网站(http://wwwn.cdc.gov/InspectionQueryTool/In-spectionGreenSheetRpt.aspx)上发布。除了急性胃肠炎有特别要求外,所有载有游客的国际运输工具都必须至少在抵达前 24 小时前依法向美国检疫机构报告是否有发热等症状提示传染病的病例,以及是否有死亡发生。表上列出的主要是可能引起大流行的疾病(http://www.cdc.gov/ncezid/dgmq/)。

国际游轮协会(Cruise Lines International Association,CLIA)及其旗下的游轮公司参与国内和国际海事政策完善,并代表其 25 个成员公司共同遵守指南的要求(已代表了绝大多数北美游轮业)[7]。

游轮上的医疗服务

CLIA 旗下的游轮公司一直以美国急诊医师学会(American College of Emergency Physician,ACEP)游轮与海事医学分会(http://www.acep.org/Content.aspx?id=29 980)开发的"游轮医疗机构医疗服务指南"[9]为指导开展工作。ACEP 分会是由从事旅行医学工作的医生们组成的,他们的目标是提高基于游轮医疗设备的医疗能力和游轮提供的医疗服务的质量。该指南涉及医疗设备的设计标准、医务人员资质、诊断设备和药品的选择,其目的是为了给游客和船员提供常规和紧急医疗服务[9]。

游轮上医疗服务的目的是为游客和船员提供及时的综合诊疗,包括治疗轻微至严重程度的疾病和伤害(图 37.1)。船上出现的大多数医疗状况都可以像在国内的医生诊室或急救医疗中心一样进行治疗。医疗团队中的工作人员每天都会花几个小时来进行常规医疗评估,医务人员 24 小时随时都可以应对紧急

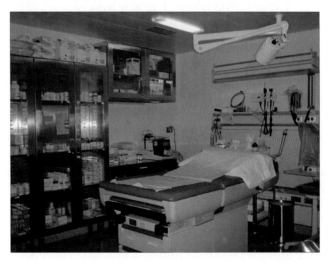

图 37.1　游船内的医学检查室。(由 R. Wheeler 博士提供)

医疗状况。更严重的疾病（如心肌梗死、呼吸窘迫或脑血管意外）则是经游轮上的医疗机构处理而病情稳定后再紧急转运到合适的岸边医院进行处理[10]。

大多数现代化的游轮都可以开展各种实验室检测（包括全血计数、血糖、电解质、化学物质、心肌酶、妊娠检测和尿样分析）、X 线检查、心脏监护和一些高级生命支持系统[9]。游船处方集包含的药物，既可治疗常见医疗问题，也可以处理各种更严重状况，包括感染、受伤、呼吸窘迫和心脏疾病等。

游轮上的疾病

游轮上发生的疾病谱一般都是继发于患者在陆地上既有的疾病。这可能会随着船上乘客和船员的人口学特征变化而不同。两项涉及游轮医疗记录的回顾性研究结果显示，在游轮上需要医疗服务的游客中，约有一半患者的年龄大于 64 岁。呼吸系统感染是最常见的疾病，其次是受伤、神经系统问题（如晕船）和胃肠道疾病等。游轮上约 90% 的疾病不会非常严重或危及生命，但也有非常严重或危及生命的，最常见的是哮喘、心律失常、心绞痛和充血性心力衰竭。前往游轮诊室看病的患者中，超过 95% 在船上即时接受了治疗，其余的则需要临时或永久地在岸上医院接受医疗照护[11,12]。

根据记载，游轮上传染病的暴发通常是胃肠道疾病（诸如病毒）和呼吸系统感染（流感、军团菌）。也报告有一些疫苗可预防的疾病，如风疹、水痘等（流感病毒除外）的群发。

呼吸系统感染

上呼吸道感染是游轮上最常见的病因，约占就诊游客人数的 29%[11]。游轮半封闭和拥挤的环境可能会加速呼吸系统病毒的人际传播。此外，游轮上的一些设备例如受污染的涡流泳池或供水设施等，甚至那些在游轮上经历了几个航程的被感染的船员或游客，都可能成为呼吸道病原体的储存库，在连续航行中持续发生疾病的传播。根据记载，游轮上发生的肺炎暴发，两个最常见的病原体是军团菌和流感病毒。

流感

即便在游轮经过地区没有季节性流感活动，在船员和游客中仍会常年发生甲型和乙型流感暴发。来自于世界不同地区的游客和船员混杂相处，那些来自流感流行地区的人将会导致流感在游轮上的输入和快速传播。船员每年定期接种流感疫苗可以有效防止发生二代传播。游轮上流感流行造成高发病率的原因，是游客中老年人和患慢性病的人占多数，他们感染流感后出现并发症甚至死亡的风险均较高。

临床医生也能在预防游船上流感和其他呼吸系统疾病暴发中发挥重要作用，他们可以：

- 要求游客不要在患病时旅行；如果旅途中患病，要采取呼吸道防护措施，尽量减少与其他人的接触，包括船上的工作人员
- 即使在夏季旅行时，也可给游客，特别是高危人群及其密切接触者接种疫苗，必要时给予预防性抗病毒药物，对大型旅游团队也应如此

军团病

这一类疾病最常见的暴发原因是船舶供水、空调系统或洗浴设备的污染[13]。目前有记录的经过细菌培养确认的最大规模的游轮军团病暴发发生在 1994 年，涉及同一艘游轮分别 9 次航行中的 50 名游客[4]，他们因接触到水疗池产生的含菌的气溶胶而感染，也都曾浸入水中，在水中时间较长，以及使用涡流泳池[4]。这次暴发直到开始后 3 个月才被发现，当时新泽西州的一名医生向国家卫生部门报告有 3 名非典型性肺炎的住院患者曾经乘坐过同一艘游轮，这也表明游轮旅行相关军团病病例的发现可能会有延迟。一般在暴露后 2~10 天出现症状，不会产生人际传播。大多数游轮已经具备通过尿抗原检测来诊断军团病的能力。

临床医生也可以通过在肺炎患者中快速检出军团菌感染病例而发挥控制军团菌感染的重要作用：

- 询问旅行史，包括游轮旅行
- 开展适宜的诊断检测（包括快速检测和细菌培养）
- 立即向国家和地区卫生部门报告

胃肠道疾病

7 天行程的游轮旅游发生胃肠炎的可能性估计小于 1%[11,14]。到游轮医务室就诊的急性胃肠道疾病游客人数少于 10%[11]。游轮上细菌和病毒，尤其是诺如病毒引起的胃肠道疾病暴发已经被广泛认知[14]。2002 年以来由于诺如病毒在全球范围内的重新出现，游轮旅游过程中的胃肠炎暴发次数有所增加。

水源性疾病

1970 年至 2003 年期间发生的游轮水源性疾病暴发的资料分析显示，产肠毒素性大肠杆菌（ETEC）是造成游轮旅行中水源性胃肠道疾病暴发的最主要病

原体。其他可能导致游轮旅行中水源性胃肠道疾病暴发的病原体还包括沙门菌、志贺菌、隐孢子虫、贾第鞭毛虫和诺如病毒,另外还有约四分之一的暴发无法确定特定病原体[15]。

游轮可以通过从港口获取安全可靠的水源并安全存放来防止水源性疾病的暴发。取水时避免交叉污染;如果怀疑水质受到污染,则需要进行额外的消毒处理;监测供水系统中残留的消毒剂成分;定期检查和维护游轮上的饮用水系统。

食源性疾病

1970 年至 2003 年间发生的游轮食源性疾病暴发的流行病学综述显示,82%由细菌所致,其余是由病毒、寄生虫或不明原因引起的。

游轮上的餐饮通常都是精心烹制而且品种繁多,往往涉及多个食品加工人员和许多加工步骤,这会导致食物处理不当和污染的机会增加[16]。

诺如病毒

游轮上报告的胃肠道疾病的暴发次数从 2001 年的 4 次增加到 2010 年的 11 次。这一增加以及游轮上急性胃肠炎病例数的增加都是由诺如病毒引起的[14]。

诺如病毒是美国病毒性胃肠炎和急性胃肠道疾病最常见的病原体,每年报告约 2300 万例[5,14]。诺如病毒通过粪-口途径、直接的人际间、被污染的食物和水,或通过接触被污染的物体或地面而发生传播。呕吐物雾化产生的气溶胶也被怀疑是一种可能的传播方式。游轮上诺如病毒的暴发,最初的源头可能是某个患者或食物。进一步的传播,产生大量病人,主要是通过人际间的病毒传播[14]。大多数诺如病毒暴发的特征是高发病率,呕吐症状多发,病程短以及培养中没有可识别的病原体。控制游轮上诺如病毒传播的关键是在一出现急性胃肠炎暴发疫情时就迅速采取控制措施。通常情况下,游船可以向乘客提供打印的提示信息,列出要遵循的防控措施。在游轮旅行开始时的安全培训中,要有关于洗手方法的提示,同时要开展其他卫生措施,例如在游轮出行最开始的两天时间里需要定期清洗公共区域、舱室、电梯按钮和扶手,避免游客与自助餐流水线上的餐具接触等。一旦出现胃肠道症状,建议到游轮医务室寻求帮助(见图 37.1)[17]。

其他

疫苗可预防疾病

除流感外,游轮旅行还可能涉及其他常规疫苗可预防的疾病(VPD),如风疹和水痘。大多数情况下,这些疾病大多数是由常规疫苗接种率可能较低的发展中国家的船员引起的。游轮内人群密集的环境以及船员与游客之间的社交接触使得这些疾病可以在易感人群之间发生人际传播。孕妇以及其他潜在的易感游客,如老年人、免疫抑制人群和儿童需要在旅行前检查他们常规免疫接种情况。MMR(麻疹、腮腺炎、风疹)和水痘疫苗接种目前并没有覆盖所有船员,未接种的船员可能会将这些疾病传播给高危游客。

其他传染病

美国疾病预防控制中心(CDC)检疫中心接到的来自美国船只所报告的其他传染病(主要是在船员中)包括麻疹、腮腺炎、风疹、水痘、结核、伤寒以及甲肝和乙肝[18]。

受伤

受伤是游客在游轮上寻求医疗照护的第二大常见原因,仅次于呼吸系统疾病,占 18%[11]。最常见的受伤是扭伤、挫伤和表皮伤。报告的与游轮相关的受伤最常发生在甲板和楼梯上、游客自己的舱室内或在停靠港口上岸活动时[11]。一些很严重的伤害却发生在轻微活动时。

晕船

大多数游轮都是在加勒比海或地中海的平静水域航行。现代化的游轮也都安装了稳定装置,以减少晃动。即便如此,晕船仍是影响很多游轮游客的问题,也是游轮上就医的前四位问题之一[11]。一些游客对游轮的移动较为敏感,需要使用抗组胺药、抗毒蕈碱药或抗多巴胺药进行药物预防和治疗(详见第 43 章)[6]。替代药物对于一些晕船者也同样有效。船舱位置与晕动症风险之间的关系目前还有争议,但人们普遍认为位于中间的舱室最不容易发生晕船。最新的一项研究显示,舱室位置只有当游客坐着或站立时才与晕船风险有关。游客如能平躺,则可以降低晕动症的风险,且不论其舱室在哪个位置。另外,应该告知老年乘客,不要过多用药,哪怕是非处方药,因为可能会影响机体平衡、精神状态或泌尿功能。

游轮旅行的健康准备和预防措施

游轮旅行前的健康准备工作颇具挑战性,因为游客可能会途经多个国家,并且会参与各种船上和岸上的活动及游览等。在进行旅行健康风险评估时,保健医生需要充分考虑各方面情况,包括游客的健康状况,对常规疫苗可预防疾病的免疫力,如流感病毒、肺炎球菌(65 岁以上游客)、MMR(必须进行过两次接种,除非是在 1957 年之前出生者),需要根据游轮的行程进行有针对性的免疫接种和药物预防,还包括游客在游轮旅行中的健康相关的风险行为(见表37.1)[19]。应鼓励游客咨询专业的旅行健康顾问,以获得恰当的建议。游轮旅行中到岸上旅游时的风险常常被忽视! 国际旅行医学学会在网站 www. istm. org上提供了旅行途中可以提供服务的诊所名单。

表 37.1　临床医生筛查表:游轮旅行者旅行前的健康准备工作[5,6,19,21]

回顾
　有紧急医疗诉求
　既往病史(是否存在慢性基础病)
　服用药物史
　疫苗接种史:
　　常规(详见第 10 章)
　　特殊旅行(详见第 12 章;伤寒,狂犬病,黄热病,乙型脑炎,脑膜炎球菌)
　　行程和安排——停留和经过的国家
评估
　旅行中的医疗可行性
　游轮设施:http://www2. cruising. org/CruiseLines/index. cfm
　游轮卫生评分:http://www. cdc. gov/nceh/vsp/desc/about_inspections. htm
　近期游轮胃肠道疾病的暴发情况:http://www. cdc. gov/nceh/vsp/surv/gilist. htm
　基于行程的健康风险和需求:www. who. int;www. cdc. gov/travel/destinat. htm
　所需疫苗(常规和其他基于行程的疫苗):
　　常规:www. who. int;http://www. cdc. gov/vaccines/pubs/ACIP-list. htm;www. cdc. gov/travel/destinat. htm
　　疟疾药物预防(详见第 15 章,基于行程)(与上述链接相同)
　杀虫剂(基于行程和岸上活动)(与上述链接相同)
向旅行者提供/与旅行者讨论
　保证所有药物充足(游轮上的药物种类是有限的,保证巡游过程中足量供应是必要的,将药物放于原包装瓶内)。药物放在手提箱里,不要放在托运行李里面
　打印个人医疗信息表(包括旅行者的人口学信息,健康和旅行保险,保健医生和亲属的联系方式,病史,服用药物和相关实验室检测结果(心电图)
　常规的免疫接种情况,尤其需要注明是否使用了最新疫苗(详见第 10~13 章,特别是儿童)
　其他免疫接种(详见第 12 章,基于行程)
　必要情况下的疟疾预防(详见第 15 章,基于行程)
　流感的抗病毒药物(详见第 56 章,基于风险评估)
　关于防蚊的建议(详见第 14 章)
　关于防晒的建议
旅行建议——旅行前的健康准备,旅行期间的健康习惯和旅行后的随访(表 37.2)

旅行前

在做旅行前咨询时,临床医生应仔细检查游客的身体状况,以评估他们是否能承受旅行途中的压力,以及他们是否有任何特殊的健康需求,如需要轮椅(游轮的舷梯通常对于病态性肥胖的患者来说不方便不安全)、吸氧设备(首选压缩机式)或透析设备[5,6]。所有游轮公司均不接受在旅行结束时孕期超过 24 周的妇女。游轮旅行可能会使游客暴露于传染源、污染物、饮食变化、体力消耗、极端天气以及其他可能加剧慢性病的情况。游轮上可以提供由专科医生进行的医疗服务,如呼吸科医生和肾脏科医生,为某些有身体障碍的游客提供医疗护理,如慢性阻塞性肺疾病(COPD)和需要血液透析的肾功能衰竭者。应建议游客在出发前与游轮公司/旅行社联系,请他们帮忙安排具体的医疗需求[6]。过去 10 年所建造的游轮通常有方便轮椅进出的舱室,有关轮椅通道的信息可以从各游轮航线或 CLIA 网站获得[6]。根据医疗条件,某些航线可能要求游客必须要有人陪同。游客需自行提供辅助生活护理。大多数现代化游轮的医疗设施与社区急诊中心类似,有些甚至要更好一些,然而,各个游轮公司及每条游轮所提供的医疗照护水平还是存在局限和差异的,停靠港口的岸边医院也存在同样的情况[6]。因此,为了保护游轮上其他人的健康,应劝告那些在旅行前患有急性医疗问题或传染性疾病的游客推迟旅行,可以致电游轮公司讨论替代方案,可从游轮公司购买取消行程保险。

无论年龄和医疗条件如何,所有游客都必须符合最新的常规疫苗接种要求(见表 37.1)。鉴于以往游轮旅行曾经发生过诸如风疹、水痘和流感等疫苗可预防疾病的暴发,应确保游客对于这些疾病具有免疫力,尤其是高危人群(如老年人、免疫抑制人群或孕妇)。建议游客接种流感疫苗,尤其是有流感并发症风险的高危人群及其密切接触者,或大型旅行团的游客(任何时候都建议接种)或 4~9 月份前往热带或南半球的旅行者。临床医生应考虑向高风险病人或在夏季旅行的游客开具治疗和预防流感的抗病毒药物[20]。

游客的行程安排(经过的国家、停留时间以及上岸的游览和活动)对确定是否需要进行特殊免疫接种(如伤寒、狂犬病、黄热病、乙型脑炎和流脑)和药物预防(如疟疾和流感)提供重要依据。如果确定要在岸上住宿和户外活动,应该建议游客在旅行套装中加入防蚊和防晒物品(有关旅行套装的相关信息详见第 8

章）。游客,尤其是有基础性疾病的游客,应该携带纸质或电子的基本健康信息简介,以便在游轮上就医或在紧急情况下到岸上医院接受医疗照护[6]。个人医疗信息表(样式可参见文献6)应包括:一般人口学信息,过敏史,慢性病情况,血型,用药清单,负责医生和近亲属的联系方式,以及医疗和旅行保险信息等[5,6]。重要的实验室检测结果,如心电图、胸部 X 线片,如果结果异常,也应附在医疗信息表上[6]。强烈建议所有可能要进行游轮旅行的人在旅行前联系其医疗保险公司,并考虑购买额外保险以获得发生医疗转运和海外医疗服务费用时的补偿[5,6]。通常,常规保险的不足部分可以由额外保险来补充,常常在游轮公司所提供的旅行套餐包含了这部分保险,其价格一般是总套餐价格的 5%~7%[6]。然而,如果只需要购买医疗转运的保险,费用可以低至 70 美元/(人·年)[6]。

旅行中

临床医生应提醒游客在旅行途中要逐步形成健康意识和行为。游客在选择食物和饮水时要注意清洁,并保持良好的卫生习惯(洗手、咳嗽和打喷嚏时要遮盖口鼻等),以降低罹患传染病的风险(表37.2)[19]。游客应确认所食用的食物已彻底煮熟,当使用大量鸡蛋作为食物原料时(如蛋羹或馅饼),应询问这些鸡蛋是否经巴氏消毒法消毒,还要注意评估离开游轮到港口进食的风险。在岸上活动期间,预包装食物不要在不适宜的温度条件下长时间保存,应尽可能饮用瓶装水。保持良好的手部和呼吸道卫生习惯对于预防人际传播疾病非常重要,不管是通过直接接触、呼吸道传播,还是通过污染的环境传播[21]。

表 37.2　游轮旅行者的健康建议[19,20,21,22]

旅行前

告知游轮公司特殊的医疗需求(如轮椅坡道,减肥设施,氧浓缩器,食物过敏史/其他过敏情况,饮食禁忌,注射药物如胰岛素/注射器、锐器盒或冰箱,滑板车通道/储存/充电)。详见第 25 章

游轮一般都可以协助轮椅上岸或下船,但需要提前预约。出行期间的医疗设备,包括轮椅,吸氧设备,连续气道正压呼吸(CPAP)设备等,需要在行前向相应的供应商预约(如海上特殊需求网站 www.specialneedsatsea.com/)

有医疗/电子设备的客户应确保船舶的电压是兼容的,舱室有足够的电源插口;延长线/电流保护器需要自备

购买足够的医疗保险覆盖医疗转运(北美洲最少 2.5 万美元,加勒比海地区最少 5 万美元,南美洲最少 10 万美元,亚洲/非洲最少 20 万美元)和国外医疗的费用

准备急救医疗包(详见第 8 章)

大多数 CLIA 游轮不接受 6 个月以下的婴儿乘客,部分航线要求游客在启航前或当日必须大于 1 周岁

如果生病,应推迟旅行

备好防蚊剂(避蚊胺)详见第 7 章

备好防晒霜

旅行时(游轮上或岸上活动时)

防止食源性和水源性传播疾病

　确保进食的所有食物都彻底煮熟

　确认是否使用巴氏消毒鸡蛋用于以鸡蛋为主要配料的食品(如馅饼、煎蛋卷)

　评估饮食的风险,特别是在岸上饮食的时候

　确保冷餐和热食的温度正确

　确保岸上游览时预包装食物保存在适宜温度

防止细菌传播

　保持良好的手卫生习惯:

　　经常用肥皂和水洗手

　　如果没有肥皂和水,可以使用含酒精的一次性纸巾或至少含有 60% 酒精的凝胶消毒剂

　遵守良好的呼吸道卫生:

　　咳嗽或打喷嚏时要用纸巾遮住口鼻

　　如果没有纸巾,咳嗽或打喷嚏时用衣袖上部遮住口鼻,而不是用手

　　将用过的纸巾丢弃在废纸篓里

　避免与患者密切接触

　　如果工作人员不知道,向游轮工作人员告知有人患病

　　多喝水保持充足的水分

　保证充足的休息

　避免过量饮酒

旅行后

若生病向医生报告,尤其是出现发热或呼吸道症状时(详见第 53 和 56 章)

旅行后

应鼓励游客在旅行后一年内接受他们的负责医生的随访,以观察是否有发热或流感样疾病[21]。临床医生还应询问游轮旅行中是否患有肺炎、其他呼吸系统疾病、胃肠疾病或疑似传染病的情况。适宜的诊断检测方法,包括快速检测和培养检测都可以帮助公共卫生调查发现疾病和病原体的关联。病毒分离(通过鼻咽部标本)对于鉴别新的和不常见的流感病毒输入株以及其他呼吸道病原体都非常重要[4]。临床医生可以通过及时发现并向公共卫生机构报告法定传染病疾病或症状以及可能的群发病例来帮助卫生部门加强对游轮相关疾病的监测(http://www.cdc.gov/quarantine/QuarantineStationContactList-Full.html)。

总结

自 1980 年以来,CLIA 成员公司的游客人数平均每年增长 7.4%。预计到 2011 年将有 1600 万游客进行游轮旅行(73%来自北美)[2]。游轮上疾病和胃肠道、呼吸系统和一些疫苗可预防疾病暴发的出现,促进了游轮行业和公共卫生机构传染病监测和防控策略的发展[5]。行前健康准备和了解游轮上可提供的医疗服务对游客来说非常重要,尤其是对约三分之一的可能患有慢性疾病的老年居民,或有很大风险罹患某种传染病的人[6]。因为游轮上的医疗设施仅能提供基本的紧急医疗服务,应该鼓励游客与保险公司联系,考虑购买额外的保险以覆盖海外医疗和医疗转运的费用[6,9]。医务人员可以通过对旅行结束后患病的游客开展快速检测、诊断和报告游轮旅行相关传染病来维护健康的游轮环境[5,22]。

致谢

感谢美国疾病预防控制中心(Atlanta,Georgia)移民和检疫所传染病预防、检测和控制中心 Robert Wheeler,Kiren Mitruka,Linda Allen,Grant Tarling,Bud Darr 和 Eilif Dahl。

(李建军 译,傅更锋　周明浩　黄祖瑚 校)

参考文献

1. Cruise Lines International Association (CLIA). 2011 Market Profile Study (http://www.cruising.org/).
2. Cruise industry overview: Cruise Lines International Association (US); 2011. Available from: http://www.cruising.org/vacation/pressroom-research.
3. Widdowson MA, Cramer EH, Hadley L, et al. Outbreaks of acute gastroenteritis on cruise ships and on land: identification of a predominant circulating strain of norovirus – United States 2002. J Infect Dis 2004;190:27–36.
4. Jernigan DB, Hofmann J, Cetron MS, et al. Outbreak of Legionnaires' disease among cruise ship passengers exposed to a contaminated whirlpool spa. Lancet 1996 Feb;24;347:494–9.
5. Lawrence DN. Outbreaks of gastrointestinal diseases on cruise ships: lessons from three decades of progress. Curr Infect Dis Rep 2004;6:115–23.
6. Wheeler RE. Travel health at sea: cruise ship medicine. In: Zuckerman JN, editor. Principle and Practices of Travel Medicine. New York: John Wiley and Sons; 2001. p. 275–87.
7. Cruise industry source book – 2007 edition [online]. Arlington (Virginia): Cruise Lines International Association. 2007 Feb [cited 2007 Mar 29]. Available from: www.cruising.org/press/sourcebook2007/index.cfm.
8. International Convention for the Safety of Life at Sea (SOLAS) [online]. London: International Maritime Organization; 1974. [cited 2006 Feb 1]. Available from: www.imo.org./home.asp?flash=false.
9. Health care guidelines for cruise ship medical facilities [online]. Irving (TX): American College of Emergency Physicians, Section on Cruise Ship and Maritime Medicine; April 2011. (www.acep.org/webportal/PracticeResources/issues/cruiseship)
10. Prina LD, Orazi UN, Weber RE. Evaluation of emergency air evacuation of critically ill patients from cruise ships. J Travel Med 2001;8:285–92.
11. Peake DE, Gray CL, Ludwig, et al. Descriptive epidemiology of injury and illness among cruise ship passengers. Ann Emerg Med 1999;33:67–72.
12. Dahl E. Anatomy of a world cruise. J Travel Med 1999;6:168–71.
13. World Health Organization (WHO). Sanitation on Ships: Compendium of Outbreaks of Foodborne and Waterborne Disease and Legionnaire's disease Associated with Ships, 1970–2000. Geneva: WHO; 2001.
14. Cramer EH, Blanton CJ, Blanton LH, et al. Epidemiology of gastroenteritis on cruise ships, 2001–2004. Am J Prevent Med 2006 Mar;30(3):252–7. (http://www.cdc.gov/nceh/vsp/surv/glist.html#years)
15. Rooney RR, Bartram JK, Cramer EH, et al. A review of outbreaks of waterborne disease associated with ships: evidence for risk management. Public Health Rep 2004 Jul/Aug;119(4):435–42.
16. Rooney RR, Cramer EH, Mantha S. A review of outbreaks of foodborne disease associated with passenger ships: evidence for risk management. Public Health Rep 2004 Jul/Aug;119:427–34.
17. Dahl E. Dealing with gastrointestinal illness on a cruise ship. Part 1: description of sanitation measures. Part 2: an isolation study. Int Marit Health 2004;55(1–4):19–29.
18. Quarantine Activity Report System, Version 4.1. Atlanta (GA): Division of Global Migration and Quarantine, National Center for Preparedness, Detection, and Control of Infectious Disease, Centers for Disease Control and Prevention, US Department of Health and Human Services; 2006.
19. Cruising tips. Vessel Sanitation Program, National Center for Environmental Health [online]. Atlanta: Centers for Disease Control and Prevention; 2006. [cited 2006 Jan 29]. Available from: www.cdc.gov/nceh/vsp/pub/CruisingTips/cruisingtips.htm.
20. Centers for Disease Control and Prevention (CDC). Prevention and Control of Influenza. Recommendations of the Advisory Committee on Immunization Practices. MMWR 2006 July 28;55(RR 10):1–42.
21. Travelers' Health [online]. Atlanta: Centers for Disease Control and Prevention, Department of Health and Human Services. 2005 July 14. [cited 30 Jan 2006]. National Center for Infectious Diseases, Division of Global Migration and Quarantine; [about 2 screens]. Available from: www.cdc.gov/travel/destinat.htm
22. Slaten DD, Mitruka K, Cruise Ship Travel. Chapter 6. Yellow Book; 2012. (http://wwwnc.cdc.gov/travel/yellowbook/2012/chapter-6-conveyance-and-transportation-issues/cruise-ship-travel.htm).

38

大型集会

Annelies Wilder-Smith and Robert Steffen

要点

- 大型集会是指为了一个共同的目的在某一场所或地区大量人员临时聚集的行为
- 大型集会使政府和组织者面临非常复杂的管理方面的挑战
- 大型集会可能导致三类潜在传染病造成的公共卫生威胁：集会地国家未曾见过的传染病输入风险；集会期间的传染病传播；以及通过访问者或旅游者将传染病带回所在国造成的国际间传播
- 尽管传染病对于全球公共卫生的意义更大，但通常大型集会期间非传染性疾病和事故相关的发病和死亡对当地的影响更显著

大型集会一般是指为了一个共同的目的在某一场所或地区大量人员临时聚集的行为。集会的目的可以是多种多样的，比如奥运会、世界杯足球赛、其他观赏活动（如航空展、音乐会）、朝圣（如麦加朝圣）、宗教性质的集会（如教皇访问）或其他政治或商业目的的集会（如会议、贸易展览会）。集会可能是短期的（如体育赛事或音乐会仅持续数小时），或较长时间的（几天到几周，如奥运会或麦加朝圣）。集会可能在一个地方举行，也可能是分散在不同的地点举行。

集会规模的大小不同。例如，2006年德国世界杯期间，约320万名观众到场观看了比赛；麦加朝圣通常可以吸引约200万名穆斯林信众；在印度举行的印度教朝圣活动大壶节（Kumbh Mela）甚至可以吸引超过一千万的朝圣者。大型集会的人数没有一定的规定，少的可能只有1000人，一般以约25 000人规模的集会最为常见。国际事件通常会吸引来自世界各地的人士，既有国家元首和国际政要，也有来自社会经济底层的群众，因此会产生安全、语言、文化和饮食等方面的问题。

大型集会缺乏一个简单的定义。大量的人群可能会出现在某些特定的场所，如国际机场、购物中心或旅游景点，但这些并不会被认为是大型集会。大多数大型集会都是事先做好计划，但也可能是自发聚集形成的集会，例如教皇的葬礼。有些集会可能会引起媒体的关注（如奥运会），有的则不会，如贸易展览会、某些宗教活动等，两者的集会人数和健康风险都差不多。

这其实与公众健康乃至国际关注的突发公共卫生事件的潜在风险并没有特定的关联性。当我们关注其对流行病学和公共卫生的影响时，需要将大型集会与人道主义救援区分开来。大型集会通常是事先计划的非紧急事件，而人道主义救援通常是突发事件，可能会与自然灾害、国内冲突或战争有关。参与者的目的、聚集地点、特征和人数以及活动的持续时间决定了大型集会的性质。

目前最好的定义可能是由世界卫生组织（WHO）提出的，它将大型集会定义为"有足够数量的人参与的，可能会对社区、地区或国家的规划和响应资源带来压力的事件"。

大型集会对于政府和组织者在管理的复杂性上提出了很多严峻挑战。来自不同国家和文化背景的人群大规模涌入，如何配置和保障他们所需的基础设施，对任何公共卫生体系来说都是一个巨大的挑战。大规模伤亡事件的妥善处理需要各个部门的协调和努力，这其中的某些部门可能与卫生部门既往合作经验较少。即使集会所在地现有的卫生条件和其他支持性服务机构有足够的能力来应对本地人口的常规疾病负担（包括偶发的疾病暴发和严重事故），可是大

量人群的涌入,以及为大型聚会提供必要支持的基础设施的改变,都会造成极大的压力,从而削弱我们发现问题并及时做出有效回应的能力。

大型集会可能会成为恐怖袭击的目标。大型集会也可能会引来蓄意泄漏某些化学、生物或放射性物质,甚至是炸弹袭击。

根据几个成员国向世界卫生组织提出对其举办大型集会提供帮助的需求,2007 年世界卫生组织全球警戒与反应部门制定了大型集会方案。它可以为大型集会举办方提供关于健康保护、疾病预防、规划以及预警和应对措施方面的咨询和技术援助。

此外,《柳叶刀》杂志于 2010 年 10 月 23—25 日举办了"大型集会医学会议",并于 2011 年启动了一系列关于大型集会相关问题的研究[1]。

在本章节中,将重点讨论与大型集会相关的传染性和非传染性疾病的风险,并介绍一些资料完整的案例,如麦加朝圣和奥运会等。

传染性疾病

大型集会中极高的人口密度是传染病传播的巨大潜在因素。由于大型集会吸引了来自世界各国的游客,因此可能会产生三类公共卫生问题:集会国家未见传染病的输入风险;传染病在集会期间的大规模传播;以及通过访问者或游客将传染病带回所在国造成的国际间传播。集会所在国的监测和公共卫生应急方案可能无法应对在该国通常不流行的疾病。此外,集会有国际参与者,这可能会对一些控制措施的实施带来挑战,例如暴发疫情时如何做好密切接触者的个案追踪。

除了麦加朝圣之外,尽管理论上有可能,历史上与大型集会相关的传染病暴发并不是一个主要问题。印度教朝圣活动大壶节可能与腹泻病的暴发有关,但缺少正式报告。

大型集会期间人们近距离接触是流感快速传播的绝佳条件。流感大流行时对大型集会做出继续举行、限制、调整、推迟甚至取消的决定,应该以全面的风险评估为基础。集会的组织者应当与所在地区和国家的公共卫生机构合作进行评估。风险评估需要考虑全球、本国和地方层面的现有信息,如疾病的严重程度、传染期和潜伏期。如果疾病的严重程度高,传染期或潜伏期短于集会时间,那么对于集会当地医疗卫生服务部门的挑战更大;如果传染期或潜伏期较长,则参与集会的人群回国后对其所在社区的影响可

能会更大。应从集会取消所造成的社会影响的角度对这些风险因素进行评估。

麦加朝圣

麦加朝圣可能造成传染病的传播这一观点已经得到公认。这里所说的麦加朝圣特指每年来自世界各地 200 多万穆斯林信众的集会,这对沙特阿拉伯政府提出了严峻挑战(图 38.1)[2]。沙特阿拉伯制定了一个全面的方案,且每年都会对方案进行更新,从各方面保障麦加朝圣仪式安全进行,避免发生重大事故[3]。在有限空间内,大量人群的过度拥挤增加了呼吸系统传染病暴发的风险。麦加朝圣历史上曾经有过流脑的暴发,就是 1998 年发生的 A 群流脑的大规模暴发[4,5]。为了应对这一暴发,沙特阿拉伯卫生部要求所有申请签证的朝圣者都必须接种 A 群流脑疫苗。在 2000 年和 2001 年也发生流脑爆发,这一次与W135 血清群有关[6]。2000 年和 2001 年脑膜炎球菌W135 群的暴发死亡率较高,说明大型集会可能会造成流脑的国际间传播。

尽管在 2009 年麦加朝圣之前担心 H1N1 病毒流行的问题,但却没有因朝圣活动而造成这次流行的播散,部分原因是采取了预防措施,另外部分原因则是由于 2009 年麦加朝圣时已处于流行的尾声[7]。

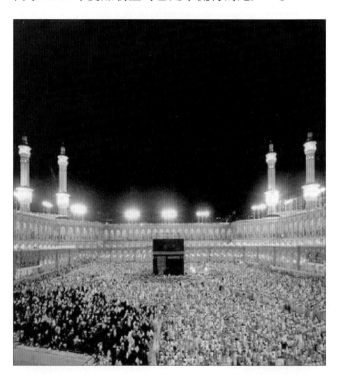

图 38.1　麦加朝圣,来自世界各地 200 多万穆斯林的独特的年度群众性聚会

奥运会

大型集会如奥运会为所在国在处置卫生应急事件、促进预防措施落实和倡导健康生活方式等领域提升能力,从而增强整个卫生系统功能方面提供了机会[8]。中国于 2008 年成功举办北京奥运会的经验表明,通过赛事引起政府机构和全社会的重视,能够推进公共卫生事业的发展。

非传染性疾病和事故

传染病可能具有全球公共卫生意义,而大型集会期间非传染性疾病和事故相关的发病和死亡,通常会对当地产生更严重的影响。例如,1996 年美国亚特兰大奥运会期间对奥运会医疗点的所有医疗记录进行了评估[9],在 1059 次因发热相关疾病而就诊的人员中,观众和志愿者占比最多(88.9%,$P<0.001$)。因受伤而就诊的占 35%,在运动员中更为常见(51.9%,$P<0.001$),高于其他人群。受伤占所有其他人群医疗记录的 31.4%。在全部出席者中医生的总治疗率是 4.2/10 000 人(范围:1.6~30.1/10 000 人)。

可以确定某些危险因素。就环境因素而言,无论冷或热,气候条件都会起到主导性作用。此外,基础设施和人群密度对于身处大型集会或灾难中的人群健康来说都起决定性作用。而在宿主因素中,年龄是最重要的因素,如麦加朝圣所证实的那样,大批老年人会参加朝圣,其中一些存在基础疾病的老年人可能因天气太热或劳累而加重病情。性别也是一个因素,如年轻女性往往因低血压和脱水而病倒;另一方面,跌倒摔伤的患者往往是 40 岁以上的女性。情绪紧张,如体育赛事可能与发生严重的急性心血管事件有关。酒精和毒品滥用会让人更具侵袭性,如在体育赛事期间,或导致昏迷,如在街头游行时。

计划

为了应对大型集会所带来的挑战,相关国家和集会组织者必须进行详尽的风险评估、计划和制度建设。建议集会组织者和其他利益相关者在计划集会活动时应与当地公共卫生官员密切合作,在进行活动风险评估时考虑当地因素。对事件进行风险评估将帮助集会组织者、利益相关者和当地公共卫生官员确定集会是否应该取消、调整或延期。提前计划应有多部门的共同参与(http://www.wpro.who.int/publica-tions/PUB_9789290614593.htm)。这包括评估当地的医疗卫生服务状况、医疗急救服务和血液供应情况,以及应对潜在的放射性、生物、化学和爆炸性恐怖行动的公共卫生准备,还应包括确保食品安全、空气质量和必要时疾病媒介控制。这些工作对于识别自然和人为的潜在公共卫生风险,以及预防、尽量减少和应对突发公共卫生事件都是至关重要的。

监测和卫生应急机制应提高级别,以应对本国不常见疾病输入的可能性。监测不仅需要关注正式风险评估中确定的事项,而应涵盖所有可能的风险。

对个人的行前建议

为计划参与大型集会者提供咨询的旅行医学人员,应根据其目的地提出常规的旅行前建议,包括针对性的免疫接种、疟疾预防(如果集会发生在疟疾流行地区)、食品和水的卫生以及避免交通事故等。关于免疫接种,尤其推荐接种流感疫苗。再者,对于麻疹免疫接种的重要性怎么强调都不为过,尤其是鉴于一些国家该疫苗接种覆盖率呈下降趋势,还有一些国家的疫苗接种覆盖率本来就较低,特别要注意的是常规疫苗接种应该按照最新指南。如果预计长时间处在拥挤环境中,则应接种四价流脑疫苗。四价流脑疫苗接种现已成为申请麦加朝圣签证的条件。同时应尽可能让旅行者意识到踩踏事件的风险,让他们警惕这一危险并避免危急情况的发生。

(李建军 译,傅更锋　周明浩　黄祖瑚 校)

参考文献

1. Mass gatherings medicine. Lancet Infect Dis 2010;10(10):653.
2. Ahmed QA, Arabi YM, Memish ZA. Health risks at the Hajj. Lancet 2006;367(9515):1008–15.
3. Shafi S, Booy R, Haworth E, et al. Hajj: health lessons for mass gatherings. J Infect Public Health 2008;1(1):27–32.
4. Wilder-Smith A. Meningococcal vaccine in travelers. Curr Opin Infect Dis 2007;20(5):454–60.
5. Wilder-Smith A. Meningococcal disease: risk for international travellers and vaccine strategies. Travel Med Infect Dis 2008;6(4):182–6.
6. Wilder-Smith A, Goh KT, Barkham T, Paton NI. Hajj-associated outbreak strain of Neisseria meningitidis serogroup W135: estimates of the attack rate in a defined population and the risk of invasive disease developing in carriers. Clin Infect Dis 2003;36(6):679–83.
7. Memish ZA, McNab SJ, Mahoney F, et al. Establishment of public health security in Saudi Arabia for the 2009 Hajj in response to pandemic influenza A H1N1. Lancet 2009;374(9703):1786–91.
8. Amiri N, Chami G. Medical services at the Olympics: a monumental challenge. CMAJ 2010;182(5):E229–30.
9. Wetterhall SF, Coulombier DM, Herndon JM, et al. Medical care delivery at the 1996 Olympic Games. Centers for Disease Control and Prevention Olympics Surveillance Unit. JAMA 1998;279(18):1463–8.

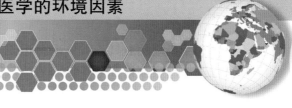

高海拔医学

Thomas E. Dietz and Peter H. Hackett

要点

- 大多数人,甚至包括患有慢性疾病的人,只要能得到适当的指导,并小心适应新环境,都可享受到高海拔旅行的乐趣
- 人们在高海拔地区常常面临着低氧、低温、紫外线辐射和脱水等挑战
- 急性高原病较为常见,即便是在中等海拔高度(2000~3500m)的大众滑雪胜地,受累者也可超过 40%
- 急性高原病的处理原则:在症状消失前不要进一步登高;若症状无改善,或出现任何脑水肿或肺水肿迹象,均需要回到较低海拔处
- 多种药物对预防和治疗高原病有效,特别是乙酰唑胺、地塞米松、硝苯地平和 PDE-5 抑制剂

引言

随着往高海拔区域探险旅行的日益流行与普及,以及高海拔地区可以为人们提供越来越多的就业机会,旅行医学医生需要与时俱进地掌握与高海拔相关的医疗问题,从而为前往高海拔地区的人们提供更好的医疗服务。本章将重点讨论高海拔环境、适应性、高海拔病、高海拔地区对已有疾病的影响及已有疾病是否影响到对高海拔环境的适应过程等独特的内容。表39.1 展示了一系列网络上的资源。更多细节问题请参见相关参考文献[1,2]。

表 39.1 高原病在线信息资源
国际山地医学学会:www.ismmed.org
为医生和非医务人员提供详尽的高原医学相关实用信息,包括 AMS、HACE 和 HAPE 制定的诊断标准,以及成人和儿童适用的评分工具。对于疑难病例可以使用"咨询专家"章节
高原医学研究所:http://www.altitudemedicine.org
供高原旅行者使用的充分信息来源,包括可提供咨询的专家
高原医学指南:www.high-altitudemedicine.com
供旅行者和医生使用的高原病及其他健康问题的相关信息。包括现场加压治疗的实用指南,以及各种便携式加压治疗袋的比较
ICAR-MEDCOM:http://www.ikar-cisa.org
登山紧急情况医疗处置及高山医药箱推荐信息的文献汇编。由国际登山急诊医学委员会提供。从主页导航到高山医学,寻找推荐意见,再到相应位置下载 PDF 格式的文献
野外医学学会:www.wms.org
野外和环境医学及野外医学杂志的完整文档。文档是开放的,但即期文献只对订购者和 WMS 成员开放
Altitude.org:http://www.altitude.org/
供旅行者和医生使用的高原病预防和治疗信息,包括气压计算器
MEDEX:http://medex.org.uk/
MEDEX 组织高原医学研究探险,编印有一本很好的小册子—高海拔旅行,提供 12 种文字的版本,可在网址 http://medex.org.uk//medex_book/about_book.php 免费下载 PDF 文本

高海拔环境

高海拔环境通常是指海拔高于 1500m(4900ft)的地区。中高海拔是指海拔在 2000~3500m 之间的地区,例如大多数高山和滑雪胜地。在中高海拔下动脉血氧饱和度通常会维持在较好水平,但由低动脉血氧分压(PaO_2)引起的轻微组织缺氧及高原反应却很常见。非常高海拔是指海拔处于 3500~5500m 的地区,在此处动脉血氧饱和度不再保持相对稳定;在睡眠、锻炼及发生疾病时个体可发生极度缺氧的情况。高原性肺水肿及脑水肿通常发生在这一海拔地区。特高海拔是指海拔超过 5500m 的地区。超过这一高度后,旅行者不再能够长时间适应所处环境,且会发生健康状况的恶化;在 5500m 以上的海拔地区,人类无法长期居住。对于要爬升特高海拔的人来说,他们首先需要做的是逐渐适应中间各海拔高度地区的环境。

在攀升至高海拔地区时,缺氧是最主要的生理性问题。在大气中氧气比例是恒定不变的(0.21),但随着海拔升高,大气压力下降,氧分压也随之降低(图 39.1)。由于气道中存在的水气压,使吸入氧分压(PiO_2)较大气中氧分压低。在科罗拉多州丹佛(海拔高度 1600m),PiO_2 值较海平面处下降了 18%(122 vs 149mmHg);在科罗拉多州布雷肯里奇(2860m),PiO_2 值为 105mmHg;在玻利维亚的拉巴斯(4000m),PiO_2 仅为 86.4mmHg,这相当于仅呼吸了海平面处 12% 的氧气。因此,高海拔环境最终会引起肺泡性及后续动脉血氧不足等问题。

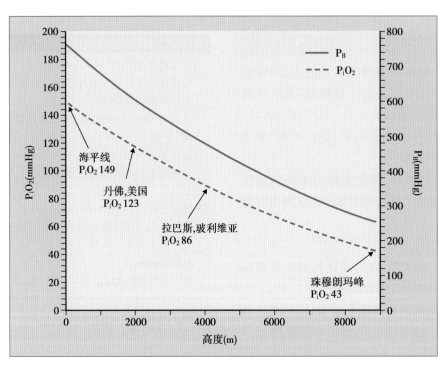

图 39.1　不同海拔的气压和氧分压。气压(P_B)随海拔高度呈指数递减;FiO_2 是数值为 21% 气压的常量,吸入空气中氧分压(PiO_2)降低是由于空气在呼吸系统中温暖加湿形成了水气压

除低氧以外,高海拔环境还带来其他应急反应。随着高度逐渐上升,温度随之逐渐下降,其具体关系为高度每上升 1000m,气温下降 6.5℃。低氧和低温可能引发很多不良后果,如冻伤和高原肺水肿。此外,由于高海拔环境中水蒸气和颗粒物较少,高度每上升 300m,紫外辐射强度上升 4%;这将引发诸如晒伤、紫外线角膜结膜炎和白内障等问题。同时由于气道和皮肤隐性失水的增加,在高海拔情况下脱水也时常发生。

适应行为

机体对海拔的反应主要取决于缺氧发生的程度及速度。急性缺氧会产生幻觉、头晕、视线模糊等症状,当缺氧情况非常严重时,患者会迅速失去知觉。例如,突然暴露在等同于珠穆朗玛峰顶部(8848m;PiO_2 为 43mmHg)的海拔环境下,两分钟内人便会出现意识不清。然而,当个体经过数天或数周后到达相同程度缺氧时,其机体功能反而会表现相对较好,这种对于缺氧的自我调节过程被称为适应行为。它是一个复杂的过程,涉及了超过 200 个基因的变化,在数天、数周甚至数年时间中发生一系列多个器官系统的代偿性改变。机体对缺氧的调节能力是有限的,缺氧的严重程度、发生速度及个体的生理状况三者决定了机体适应行为是否成功,如果失败就会导致高海拔疾病。

第 39 章　高海拔医学 | 389 |

在过去的若干年内，关于人体对低氧反应的分子基础的认识取得了很大进展。其核心是缺氧诱导因子（hypoxia-inducible factor，HIF），一个对氧敏感的转录因子。在低氧条件下缺氧诱导因子能够调节数百种基因的表达，这些基因往往参与了血管生成、凋亡、代谢、细胞增殖及其他类型的细胞基本生理功能的实现[3,4]。

尽管这一基本过程进程都与细胞代谢机制有关，但这需要一定的调节时间，因而急性生理反应就当然会发生。机体对干缺氧最重要、最迅速的反应便是每分钟换气量的增加，其由颈动脉体的氧敏感细胞所引发。随着最初的换气量增加及后续的呼吸频率的增加，人体呼吸加剧导致肺泡内生成了较高浓度的 PO_2 以缓解低氧应激。与之相伴随的是肺泡内 CO_2 浓度降低造成了呼吸性碱中毒，减缓对脑呼吸中枢的刺激，限制换气量的进一步增加。只有在肾性代偿（碳酸氢盐离子的排泄）发生后，血 pH 才能够恢复至接近正常，此时换气量才又全面增加，这个过程称为呼吸适应行为，在一定的高海拔情况下通常需要 4 天才能够完成。服用乙酰唑胺可大大促进这一呼吸适应行为。患有不完全颈动脉体反应（先天性的或继发性的）或肺部疾病或（罕见的）肾病的患者可能会发生通气反应不足，也正因如此这些患者并不适合登高至高海拔地区。

正如通气系统为给血液提供更多的氧气而加强工作一样，循环系统要努力将更多氧气输送至机体组织中。到达高海拔地区时，由于交感神经兴奋，机体首先会出现静息心率加快和心输出量增加，随后血压会轻微升高。健康的心脏对于极端缺氧情况具有较好的耐受性，即便是 $PaO_2 < 30mmHg$ 时，在受试对象心电图和超声心动图上也看不出任何局部缺血、室壁运动异常和心肌收缩力下降的表现[5,6]。

通过血管壁平滑肌激活引起血管收缩的方式，肺循环也能够对缺氧进行补偿。该反应是否有益仍存在较大争议，无论如何它改善了换气/灌注匹配度和气体交换。然而，由此引发的肺动脉高压在高海拔情况下能够引起一系列的病理综合征，这些综合征包括了高原性肺水肿和高原相关的右心衰竭。

当登高至高海拔地区时，脑血流量会瞬间上升。在随后适应行为发生的第一周内会恢复至正常水平。该反应变化较大，但在 3810m 时脑血流量平均增加24%，并且会随着海拔的增加而增高。这类脑血流量的增加与急性高原病所表现出的头疼之间可能存在联系，但并未被证实。

随着海拔升高，血红蛋白浓度也会上升，以促进血液携氧能力的增加。头几天的增加继发于血浆容量的降低（即血液浓缩），在数周乃至数月后，血红蛋白浓度则会由于促红细胞生成素的刺激使红细胞数量增多而增加。

血红蛋白氧离曲线保持不变，直到极端高海拔所引起的显著性碱中毒使得该曲线发生左移，从而有利于血红蛋白和氧气在肺毛细血管内的结合。应注意的是，在高海拔地区，血红蛋白发生了曲线左移对机体来说是有利的，罕见的血红蛋白氧离曲线先天性左移的人，在高海拔情况下有优异表现。那些血红蛋白氧离曲线右移的个体在高海拔地区是否不利，尚不清楚。

高海拔对运动的影响

高原缺氧明显影响着有氧运动，但并不影响无氧运动。自 1500m 开始，海拔每增高 1000m，最大耗氧量（VO_{2max}）便降低约 10%。因此一个人在高海拔进行运动时，其所需最大耗氧量要远高于其在低海拔时做相同强度的运动，且更易发生疲劳，容易达到无氧运动的阈值。同时，由于运动过程中通气量大幅增加，呼吸急促便成了限制运动的重要因素。因此这要求个体在高海拔条件下不要进行激烈运动以避免衰竭，且应增加休息的频率。耐久时间（在特定海拔高度最大耗氧量75% 条件下达到衰竭的分钟数）会有明显改善，在12 天后可提高多达 40%[7]。

高海拔睡眠

在高海拔地区，睡眠的结构会发生改变。这会导致旅行者睡眠阶段的微小改变，如频繁觉醒。同时几乎所有人都会抱怨睡眠紊乱或者对睡眠不满意。在此高海拔地区休息 3~4 晚后，这种情况会逐渐好转。即便在睡眠中发生了潮式呼吸（Cheyne-Stokes），对于在高于 2700m 高海拔地区的睡眠也属"正常"。

高原综合征

高原病是由低氧引起的综合征，其靶器官为脑和肺。高原性头痛（high-altitude head，HAH）、急性高原病（acute mountain sickness，AMS）和高原性脑水肿（high-altitude cerebral edema，HACE）反映了脑部的病理生理情况；有症状的肺动脉高压和高原性肺水肿（high-altitude pulmonary edema，HAPE）则反映了肺部的病理生理状况。这些疾病通常发生在海拔超过2500m的环境。对于某些特别敏感的人群而言，超过1800m便可能发生相应症状。无论身体素质是否良好、是否去过高海拔地区，每个前往高海拔地区旅行的人都可能会出现高原综合征。

高原性头痛

流行病学

在高海拔地区，头痛是很常见的。一项研究发现，女性及在低海拔便患有头痛的旅行者到达高海拔时，其头痛症状会加重，但并不会比其他徒步登山者发生的头痛更多。老年人对头痛的敏感性较低[8]。头痛可能是 AMS 的先兆，但经常是其唯一症状。根据 Lake Louise 标准（其定义为在近期高原旅行时发生头痛及其他四种症状中至少一种症状），半数具有头痛症状的旅行者并不属于 AMS。

病理生理学

高原性头痛的发病机制被认为是由多因素共同造成。血管舒张似乎是其发生的主要因素，可能是通过物理性和化学性刺激激活三叉神经血管系统引起的。除此之外，高海拔造成的疼痛阈值改变也许会起作用[9]。该头痛症状发生迅速，给氧治疗后又快速缓解，提示发病原因不太可能是水肿，从而支持了血管舒张理论。

临床表现及诊断

国际头痛学会对 HAH 的定义为，至少具有以下特点中两点的头痛：①双侧；②发生在前额或额颞部；③具有钝痛或按压痛的特征；④轻微或中等强度；⑤在运力、运动、拉拽、咳嗽及屈身情况下加剧。此外，该类头痛必须发生在海拔 2500m 以上高度、登高后 24 小时内发生以及在高度下降后 8 小时之内消失的特点[10]。

治疗

HAH 处理为对症治疗。通常非甾体类抗炎药物（non-steroidal anti-inflammatory drugs，NSAIDs）和扑热息痛等镇痛剂有效。在采用 5-HT1 受体激动剂（舒马曲坦）的情况下，通常表现为混合疗效。无论是否患有 AMS，供氧总是最快最有效的解决头疼的方法。

预防

近来的研究认为阿司匹林或布洛芬有助于预防轻度 AMS 风险的高原性头疼；但在中度或重度 AMS 风险情况下，则不如乙酰唑胺有效。

急性高原病及高原性脑水肿

流行病学

AMS 发病率的变化取决于登高者海拔上升的速度及其达到的最高海拔。在中海拔（2000～3500m）高度的滑雪胜地，发病率为 10%～40%。对于那些徒步超过 4000m 以上的人而言，AMS 的发病率将提高至 25%～50%。坐飞机至高原目的地（如西藏拉萨，海拔高度 3810m；玻利维亚拉巴斯，海拔高度 4000m）的旅行者，其发病风险为 25%～35%。

由于遗传因素不同，AMS 的易感性存在着巨大的个体差异。这种个体易感性是可重复的：既往的 AMS 史是最好的预测指标。男性、女性及儿童具有同样的风险，虽然该风险在超过 50 岁后会有轻微的降低。详见 Pollard 等人关于高海拔地区儿童的共识性文献[11]和近期的综述报告[12,13]。虽然体能对于 AMS 的防护无关，但肥胖似乎会增加 AMS 发病风险。在 3 个月内去过高海拔地区的人，若重新登高时对 AMS 的易感性会降低。

AMS/HACE 的病理生理学

AMS/HACE 确切的病理生理学改变尚不清楚。现有的假说认为低氧引发了脑部和肺部血流动力学及神经体液应答，最终导致微血管床毛细血管渗透引发水肿[14,15]。

轻微的 AMS 是否由脑水肿引起，多数学者主张其可能性不大。近来的磁共振成像（magnetic resonance imaging，MRI）研究表明，无论 AMS 发生与否，大脑在到达高海拔地区时都会发生肿胀，推测是由于血管扩张。然而，除严重 AMS 和 HACE 患者外，并没有发现真正的脑水肿[9,16]。导致静水压性脑水肿（HACE）的因素有很多，例如持续的脑血管扩张、大脑自我调控功能受损、脑毛细血管压力升高以及因细胞因子活化造成的血-脑屏障渗透率的改变等[17]。

临床表现及诊断

AMS 是一种无特殊症状的综合征,其严重程度差异很大。对于成人和儿童高原反应的诊断标准及评分工具在网络上均可获得(见表 39.1)。AMS 发生于不能适应的人群,一般发生在登高至海拔 2500m 以上的前 48 小时内,快速登高(1 天或更短)者更易发生。通常在到达新海拔高度后数小时内便出现症状,但也可以一天后发生(通常发生在第一晚睡眠后)。最重要的症状便是头痛,典型的是双额跳痛。胃肠症状(厌食、恶心和呕吐)和全身症状(虚弱、头昏眼花或疲乏)常见。AMS 症状与宿醉相似,或与非特殊性病毒感染相似,但不会出现发热及肌肉酸痛症状。体液潴留是AMS 的特征之一,患者常报告排尿减少。形成对照的是,能很好适应性者都有自发性利尿现象。随着 AMS 的进展,头疼、呕吐、尿潴留及疲乏感加剧。共济失调和意识的改变预示着临床 HACE 的发生(图 39.2)。

患有 AMS 的患者会表现出病态但缺少特有的体征,心率与血压的变化无诊断价值。除非存在 HACE,否则神经系统检查结果也正常。眼底检查可能会发现视网膜出血,但这也不是 AMS 特有的症状。与相同情况下已适应的人群相比,患者可能出现肺湿啰音,但其氧饱和度通常正常或最多极轻度降低。可能发生外周和面部水肿,尤其是女性患者。

大多数与 AMS 类似的疾病可通过病史或体检进行排除。当症状发生在登高三天之后、无头痛或在海拔高度降低、供氧、服用地塞米松后症状未发生改善者,均可诊断为其他疾病。脱水通常会与 AMS 发生混淆,因其也会引起头疼、虚弱、恶心以及尿量减少。

AMS 的自然过程会随着海拔、升高速度及其他因素的改变而改变。总的来说,AMS 症状改善较慢,通常需要 1~2 天才能够恢复。很小部分(低于 10%)的AMS 患者会发展成为 HACE,特别是那些出现 AMS 症状后仍继续登高的人。与 AMS 无典型体征不同,HACE 是一种以步态共济失调、严重倦怠和意识改变为特征的脑部疾病。

在未经治疗情况下,HACE 可在几小时至几天内进展为木僵和昏迷,并因脑疝而死亡。在到达高海拔后,共济失调通常会持续几天甚至几周,若存在持续性的精神状态改变或局部神经功能障碍,则需要立即对患者进行完整的神经系统评估。脑部肿瘤患者在高海拔地区突然出现症状[18],格林-巴利综合征,严重的低钠血症以及皮质盲都曾被误诊为 HACE。在脑胼胝体内典型的 MRI T_2 信号急性增强或甚至数年后发现 T_2 星序列或磁敏感成像序列中的含铁血黄素沉积都可作为确诊 HACE 的依据。存活的患者在海拔高度下降后通常会完全恢复,但也有报道显示持续存在神经系统后遗症。

治疗

AMS 的治疗应遵循三个原则:①在症状消失前不再登高;②如果医疗措施未起到改善作用时,应下降至相对较低的海拔;③一旦出现 HACE 症状时必须立刻下降高度。可参阅 Luks 等人提出的治疗及预防急性高原反应的共识性指南[19]。很难通过最初的临床表现来预测该病最终的严重程度,因此必须密切观察患者的病情进展情况。

建议高原旅行者使用的药物在表 39.2 中进行了罗列。表 39.3 提供了各种常见的临床场景和处置措施选项。在出现症状时降低至低海拔区域总是一项有效的治疗手段,但由于受到所处地形、患者对徒步旅行或登高的期望目标以及团队资源等因素制约,下降高度往往不切实际。一般而言下降 500~1000m 便足以治疗 AMS。乙酰唑胺能加快适应,因此能促进症状的

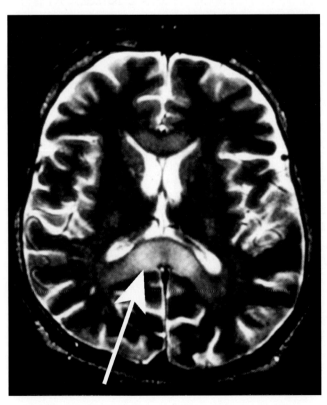

图 39.2　磁共振图像(MRI)显示高海拔脑水肿的登山者其脑胼胝体压部(箭头所示)出现的可逆性血管性水肿

消失,但起效需要 12~24 小时。地塞米松能在 2~4 小时内快速逆转症状,但并不能改善适应性。因此,在患者不能下降高度时,应联合使用两种药物。在不连续使用乙酰唑胺的情况下,可不用担心其会引起症状的反弹。供氧是绝对有效的治疗方式,但是其可行性往往受到限制。无合并症的 HACE 患者应当在降低高度后的 1~2 天内连续服用地塞米松,对于危重患者来说应持续服用地塞米松直至其意识清醒。

表 39.2 高原疾病的治疗药物

药物	指征	剂量	副作用	备注
乙酰唑胺	预防 AMS	125~250mg 口服,每天两次,登山前 24 小时开始服用,登山过程中继续服用,在到达最高海拔后至少服用 48 小时	一般情况:感觉异常;多尿症;碳酸饮料味觉异常	可根据症状间或使用;无反弹;孕期 C 类药物;与磺胺类抗生素交叉过敏反应不常见
	治疗 AMS AMS 儿童预防的处置及 AMS 儿童周期性呼吸的处置	口服 250mg/12h 口服 2.5mg/kg 体重/12h 睡前 1 小时口服 125mg	警惕:可能出现磺胺药反应;避免母乳喂养;可以降低锂的治疗水平	
地塞米松	治疗 AMS HACE 儿童 HACE 预防 HAPE	口服、肌肉注射或静脉注射 4mg/6h,直至下山 初始口服、肌肉注射或静脉注射 8mg,继而 4mg/6h 口服、肌肉注射或静脉注射 0.15mg/kg 体重/6h,每天不超过 16mg 登山时,口服 8mg/12h	情绪改变;高血糖;消化不良	迅速改善 AMS 症状;能挽救 HACE 患者生命;可以改善 HACE,以助于下山;无治疗 HAPE 的作用;孕期 C 类药物,但孕期或哺乳期妇女最好避免使用。我们认为,地塞米松的使用应该限制在 72 小时以内
银杏	预防 AMS	口服 80~120mg,一日两次,登山前 5 日开始服用直至登上最高海拔	偶尔头痛;极罕见有出血情况	有待进一步研究;无标准化制剂并且也有所不同;怀孕或哺乳期的妇女可使用
硝苯地平	预防 HAPE 治疗 HAPE	口服缓释片 30mg/12h 初始口服 10mg,而后口服缓释片 30mg/12h	反射性心动过速;低血压(不常见)	对 AMS 或 HACE 无治疗价值;不需要补充供氧;孕期 C 类药物
沙美特罗	预防 HAPE	吸入 125μg/12h,自登山前一日开始使用直至登山结束	一般状况:心悸;心动过速;震颤;低钾血症;头痛;恶心	在 HAPE 治疗中可以合理使用;不可单独使用
西地那非/他达拉非	预防 HAPE	登山及在高海拔期间口服西地那非 50mg/8h;登山期间口服他达拉非 10mg/12h	一般状况:头痛;消化不良;面红	在 HAPE 治疗中可以合理使用
昂丹司琼	对症治疗恶心和呕吐	口服分散片 4mg/4h	副作用通常较小;可能导致头晕、嗜睡、头痛	孕期 B 类药物
氢可酮	对症治疗高原咳嗽症状	口服 5~10mg/4h	导致镇静;HACE 使用禁忌	可缓解对与咳嗽有关的肋间肌紧张引起的疼痛
唑吡坦	失眠症	口服 5~10mg	罕见;短效	高海拔时不抑制换气;孕期 B 类药物

AMS,急性高山病;HACE,高海拔脑水肿;HAPE,高海拔肺水肿。孕期 B 类药物:没有证据表明会对人体产生风险。尽管在动物中发现了不良的反应,或者在缺乏足够的人类研究的情况下,动物研究显示没有胎儿的风险,但对孕妇的充分、控制良好的研究并未显示出胎儿畸形的风险。胎儿受到伤害的可能性微乎其微,但仍有可能发生。孕期 C 类药物:不能排除危险。缺乏适当的、控制良好的人类研究和动物研究

表 39.3　高海拔疾病的处理方法

临床表现		处理措施
轻度急性高原反应		
	在上升至高海拔(>2500m)后的前24小时内出现轻度到中度头痛,伴有恶心、头晕或疲劳	停止上升,休息,并逐渐适应 下降500m或更多 口服乙酰唑胺(125~250mg,每日两次),促进其适应 用温和的止痛剂和止吐剂,或者使用这些方法的组合治疗症状
中度急性高原反应		
	在迅速上升至高海拔后12~24小时出现中度至重度头痛,伴有明显的恶心或呕吐、虚弱、头晕、乏力、及外周水肿	停止上升,休息,进行医学治疗 下降500m或更多 给予乙酰唑胺(口服250mg,每日两次),或地塞米松(口服4mg/6h),或两者兼用 给予低流速氧气(1~2L/min)或者使用便携式高压氧舱 治疗症状 或者兼用多种处理方法
高原脑水肿		
	在上升到高海拔48小时后出现意识混乱、疲倦和共济失调;在意识混乱前一天主诉头痛	立即开始下降或撤离 若下降至低海拔延迟或不可能时,使用便携式高压氧舱或给予氧气(2~4L/min) 给予地塞米松口服、肌肉注射或静脉注射,初始剂量8mg,后续为4mg/6h
高海拔肺水肿		
	到达2750m滑雪场60小时后出现咳嗽、虚弱、呼吸困难和胸闷	给予氧气(2~4L/min,保证SaO_2>90%) 若无法使用氧气,则使用便携式高压氧舱 若氧气和便携式高压氧舱都无法使用,则立即下降至低海拔,尽量减少活动和冷刺激 若无法降低海拔也无法给氧,则给予硝苯地平(初始口服10mg,继而改为缓释片30mg/12h)或西地那非/他达拉非

由人造革材料制成的可携带式高压氧舱(如 Gamow Bag、CERTEC 及 PAC)可广泛用于探险队、远征行动及高原诊所内(图 39.3)。患者完全仰卧于密封

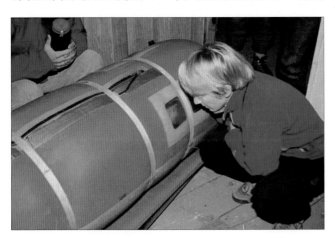

图 39.3　Gamow Bag® 便携式高压氧舱。在海拔为 4250m 的尼泊尔,临床医疗人员与一名高海拔肺水肿患者进行了交谈。(图由 T. Dietz 提供)

舱中,并通过手动操作泵进行充气,内部加压至超过环境大气压 105~220mmHg(2~4psi)。该治疗能够产生生理性降低高度的效果,等效于低流速供氧。

古柯叶茶在南美地区被广为推荐,大众媒体也将其宣传为治疗高原反应的良药。然而,并无研究结果支持这一说法。古柯叶茶可起到温和兴奋剂的作用,并改善高海拔环境下人的心理感受,这可能是其主要效果。大蒜也被宣传用于高原反应的预防与治疗。动物研究证实了其对于低氧性肺高压的效果,但在人体的实验却缺少相应的结果,因此大蒜目前并未被采用。萘普生、钙通道阻断剂、苯妥英钠及抗酸药等用于治疗并无益处。患有 AMS 的患者应尽量避免饮酒和使用其他呼吸抑制剂以降低其因血氧不足发生进一步恶化的风险。

预防

关于分阶段进行登高的建议总体来说适用于正常

人群,但有部分人即便是在缓慢的、分阶段的登高过程中也会发病。高海拔旅行者应给予自身充足的适应时间,并小心注意症状的出现。有助于避免高原病的指南都包括在了表 39.4 中,还可参见 Luks 等人的报道[19]。

表 39.4　旅行者前往高海拔地区的实用建议
慢行
避免过度用力
避免突然上升至海拔>3000m 的高度并作为夜宿地
在进一步登高之前,在中等海拔高度(2500～3000m)停留 1～2 夜
超过 3000 m,夜宿地海拔高度每天不应超过 500m
当地形或村庄位置决定要快速登高时,或者海拔上升每 1000m 之后,要在相同的海拔高度地区度过 2 个夜晚
白天攀登至较高海拔,晚间回到较低海拔睡眠有助于改善适应情况
在到达新海拔高度的头 2 天应避免饮酒
牢记高海拔黄金法则
高海拔黄金法则:
如果你在高海拔地区感到不适,那就是高原疾病,除非能够证明是其他问题。
如果你出现 AMS 症状,不要再登高。
如果你的症状正在恶化(或伴有 HACE 或 HAPE),必须立刻下降至较低海拔高度。

注:感谢最初推广高海拔黄金法则的 David Shlim 医生

许多旅行者都想知道在高海拔地区所获得的适应能力能持续多长时间?预防 AMS 发生的作用有些可持续 1 个月甚至更长,但如果回到海平面地区仅几天就又会对 HAPE 易感了。如果在高海拔地区停留了数周甚至更长时间,则其得到提高的运动能力可持续数周。

乙酰唑胺(见表 39.2)能够有效预防 AMS[20-21];该药可通过引起碳酸氢盐利尿、刺激换气及改善睡眠呼吸模式的效应,促进适应过程;且不会掩盖 AMS 的症状。因其对 AMS 的治疗同样有效[22],乙酰唑胺应当作为高原旅行者医疗包中的常备用药,包括其说明书。一项近期的调查表明即便携带了乙酰唑胺,远足旅行者也并不知道应当如何正确服用。地塞米松对预防 AMS 也同样有效,但并不能改善适应行为[21]。出于对该药存在症状反弹及副作用的考虑,地塞米松不能作为常规用药用于 AMS 的预防。

数个对照试验表明银杏提取物在缓慢或快速登高过程中能够有效预防 AMS[14,23-25]。银杏提取物如何发挥作用目前仍不清楚,部分原因是由于实验设计存在差异、样本量过小及银杏提取工艺缺少标准化等。银杏安全价廉,或许可以作为乙酰唑胺的替代药物。但初步的研究结果显示:乙酰唑胺预防 AMS 的效果更优。

高原性肺水肿

流行病学

因海拔、登高速度及人群风险度的不同,HAPE 的发病率变化于 0.01%～15%[1]。基于遗传因素的个体易感性可能是发生 HAPE 的最主要的风险因素,男性也被认为是一个危险因素。与年龄没有确切的关联。患有与肺动脉高压(PHT)相关的基础疾病或肺血管床受限,都可能显著提高个体对于 HAPE 的易感性。由于心输出量及肺动脉压力的增加,在高海拔条件下锻炼同样也会增加 HAPE 的发病风险。

病理生理学

HAPE 是一种非心源性、静水压性肺水肿,特征是 PHT 和毛细血管压力增加。在 HAPE 患者中,其左心室功能是正常的。尽管所有登高者中都存在由缺氧性肺血管收缩引起的肺动脉高压,但 HAPE 的易感者就会更严重,原因主要是遗传易感性[26-30]。

临床表现及诊断

HAPE 发生于登高至高海拔后的 2～4 天内,常在夜间加重。运动能力的降低是其最早的症状,通常还伴随着干咳。早期症状轻微,随着病程进展,咳嗽加剧同时产生痰液;可能发生严重的呼吸困难,出现心动过速和呼吸急促,同时也可能出现嗜睡及其他 CNS 症状。在胸部 X 线检查中,散在的单侧或双侧的絮状浸润及胸部 X 线检查显示正常的心脏轮廓影是 HAPE 的特征(图 39.4)。出现发热会使 HAPE 被误诊为肺炎,并最终导致死亡。HAPE 严重程度多变,可以从轻微症状到直接威胁生命。HAPE 可能在几小时内致命,是在高海拔情况下最常见的死亡原因。对于 HAPE 的鉴别诊断有时是困难的:HAPE 患者在降低海拔高度或供氧后病情会得到显著改善,而其他疾病不会如此,如患者不符合这个特征,则应进一步查找原因。

治疗

HAPE 的治疗方案主要取决于病情严重程度及后

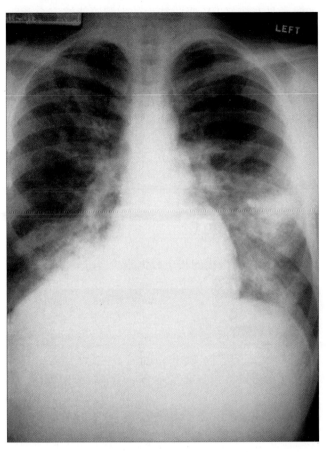

图 39.4　高海拔肺水肿患者胸片。在该图中存在心脏大小正常，双侧肺存在广泛浸润，这与高海拔肺水肿特征一致。（图由 P. Hackett 提供）

勤保障情况（详见表 39.2 和表 39.3）。若在偏远地区，当患者不能及时获得供氧和医疗救助时，应紧急将患者撤离至较低海拔地区。要尽量减少活动，否则会加重 PHT 及低氧血症。轻微的 HAPE 若下降海拔高度 500~1000m，就能迅速改善。如果可进行供氧，吸氧并卧床休息就足够了。但对于严重的 HAPE，则需超过 24 小时的大流量供氧（4L/min 及以上）。采用高压舱的高压治疗效果等同于低速供氧（2L/min），治疗需 1 小时。如果不能进行供氧，为了挽救生命应迅速下降高度；原地等待直升飞机来转运，会导致不必要的死亡。

如果供氧及下降高度均不能实现，可服用药物降低肺动脉压，但未必有效。硝苯地平在 HAPE 时能减轻肺血管阻力和 PAP，还能轻微改善动脉氧合，但临床效果并不明显。正常人对于硝苯地平具有较好的忍耐度，服用后也不会引起显著的低血压。西地那非及他达拉非能有效降低高海拔情况引起的肺动脉压力，两者对于 HAPE 的预防具有较高价值，但尚无用于治疗 HAPE 的研究。对于 HAPE 的治疗而言，没有任何

一种药物能够像供氧和下降海拔高度那样有效。

预防

参见 AMS 预防；阶段性攀高的建议也适用于 HAPE 的预防。

HAPE 的反复发作是进行药物预防的指征。是否有过一次发作就需预防尚存争议，但被证实如存在易感性均应引起重视。缓慢登高常常是唯一的预防方法。对预防 HAPE 有效的药物（见表 39.2）包括硝苯地平、沙美特罗、PED-5 抑制剂的西地那非及他达拉非，以及地塞米松[19,31-34]。有 HAPE 病史的人应随身携带硝苯地平，既可用于预防，也可用于刚出现 HAPE 症状时。沙美特罗能够在易感人群中降低 50% HAPE 的发病率，且较安全，尽管尚无相关适应症的研究，似也可作为治疗 HAPE 的辅助用药。地塞米松和 PDE-5 抑制剂均可在高海拔情况下降低肺动脉压力，用于 HAPE 的预防也有效，尽管最佳使用剂量尚未确定。

其他海拔相关疾病

在到达高海拔地区后 24 小时内发生晕厥，有一个公认的名称为"高海拔晕厥"。该类神经心源性晕厥[35]并不意味着旅行者存在什么基础疾病；除非再一次发作，一般不需要进行全面检查。

局部神经功能障碍也常发生在高海拔地区[1]，如在其他正常人群中出现的一过性缺血发作，这些疾病不属于高原病范畴，需要作进一步检查。之前未确诊的动静脉畸形、脑动脉瘤和脑肿瘤患者在攀升至高海拔后会出现症状[18]，出血性及缺血性脑卒中病例均有报道。

高原视网膜出血（high-altitude retinal hemorrhage，HARH）常见，通常无症状。一项研究显示，HARH 的发病率变化于海拔 4243m 时的 4% 和 5360m 时的超过 50%[36]。对于产生视觉改变的人，撤离至较低海拔是较好的选择[36]。但并无研究表明不撤离的人其视觉异常会进一步恶化。在海拔降低后，HARH 会在几周内完全消失。

在高海拔地区，外周性水肿也是一种常见性疾病，特别是对于女性而言[1]。该病与高原反应并无必然相关，但一旦个体发生了水肿，必须对其进行急性高原反应的评价。在海拔降低后，水肿会随之消失。利尿剂效果良好，但一旦使用需注意避免脱水情况的发生。

高原性咳嗽随着海拔高度的增加而增多，是极限

高度登山者发生疾病的重要原因。该类咳嗽多为阵发性,有时其剧烈程度足以造成肋骨骨折。常有浓性痰,但不发热。活动正常、休息时无呼吸困难以及没有罗音或发绀,有助于与 HAPE 相鉴别。常有咽喉疼痛,但检查无异常发现。高原性咳嗽的成因并不明确,但极可能是多因素造成的,如冷空气换气过度引起的黏膜损伤、干燥的空气、气道炎症、缺氧性支气管狭窄和咳嗽阈值的改变,治疗为对症治疗。

高海拔地区雪地反射造成的强力紫外线极易引起眼部在无保护情况下的损伤,导致紫外线角膜炎,亦称"雪盲症"。虽然该病会引起剧烈的疼痛并使人虚弱,但是自限性的,没有后遗症,会在 24~48 小时内消失。可以通过抗生素药膏、镇痛药或佩戴眼罩进行治疗。

如佩戴具有较好 UV-吸收能力的太阳镜能够完全预防该伤害的发生。在没有太阳镜的情况下,旅行者可用任何物品,如带子或布条遮住眼部,留下能提供基本视野的水平缝隙即可。

高海拔对常见疾病的影响

在高海拔情况下某些基础疾病会加重,或可削弱其适应能力,或使旅行者更易发生高原反应。尽管相关资料很少,但一些病例报告和正在增多的对照研究支持一些合理建议[37]。表 39.5 列举了在中高海拔(最高至 3500m)地区按照风险分层存在的常见疾病风险;高于这一海拔的相应数据很少。

表 39.5　前往高海拔地区的可行性(最高达 3000m)		
低风险	记录在案的风险——需考虑医疗监测和氧气供给	实质性风险——不建议登高
儿童和老人	颈动脉手术或辐照	重度 COPD
体能正常或不足	睡眠呼吸性障碍和呼吸暂停	心绞痛控制不良的冠状动脉疾病
肥胖	中度 COPD	失代偿期 CHF
轻度慢性阻塞性肺病(COPD)	囊性纤维化	先天性心脏病:ASD,PDA,Downs 综合征
哮喘	控制不良的高血压	
控制良好的高血压	伴随稳定性心绞痛的冠状动脉疾病	肺动脉高压
冠状动脉旁路移植、血管成形术或支架(无心绞痛)	高度心律失常	肺血管异常
稳定的贫血	代偿期充血性心力衰竭(CHF)	镰状细胞性贫血(有危象发作史)
偏头痛	镰状细胞性贫血	高风险妊娠
癫痫疾病(药物治疗中)	脑血管疾病	
糖尿病	癫痫发作(未治疗)	
激光原位角膜磨镶术,屈光性角膜切削术(LASIK,PRK)	放射状角膜切开术	
口服避孕药	糖尿病视网膜病变	
低风险妊娠		
精神疾病		
肿瘤性疾病		
炎性疾病		

心肺问题

增加通气量是机体对高海拔的反应,任何影响机体这一反应的问题都预期会影响机体对高海拔的耐受度。曾经接受过颈动脉手术或颈部放疗的人由于失去了颈动脉体功能,在高海拔区域缺氧情况尤为严重,也更易发生高原疾病。

患有睡眠呼吸障碍(sleep-disordered breathing,SDB)的患者在低海拔地区常常就会缺氧,在高海拔地区时低氧血症会更为严重。建议夜间补氧,至少对那些在低海拔时缺氧者。此外,使用 Bi-PAP 或 CPAP 的

患者需要确保他们所用的机器具有压力补偿功能,如果不具备此功能,在海拔 2500~3000m 时机器则在达到 $10cmH_2O$ 时关机。通常情况下,阻塞性睡眠呼吸暂停在上升至高海拔地区时会有所改善,但会转变为中枢性呼吸暂停,服用乙酰唑胺有助于解决这一问题[38]。

患有低血氧肺病的人(其动脉血氧分压降低)在高海拔时其生理适应优于正常人。但他们登高时,在海拔相对低的区域便有可能发生高原病,同时加重的低氧血症还可能导致其他后果。令人意外的是,只有一项现场研究指出了 COPD 和海拔之间的关系。在海

拔高度为 1920m 的中高海拔地区[39]，尽管有轻微症状出现，但其适应情况与健康人相当。尽管如此，对于这些旅行者在必要时仍需要提供氧气。移动供氧服务（表 39.6）在登山基地和社区中（特别是在发达国家）已广泛使用。对于在低海拔地区用氧的 COPD 患者来说，应增加吸入氧浓度（FiO$_2$），以适应原大气压与新大气压的比值变化。一些专家认为，高海拔时人体动脉血氧分压（PaO$_2$）水平可通过海平面处低氧呼吸试验进行预测，但该试验在旅行诊所并不常规开展，高海拔处的 PaO$_2$ 与症状之间的关联性较弱。

表 39.6 旅行者氧气供应来源
各网址及其主要功能或服务
Access-Able Travel Tips：http：//www.access-able.com/tips/oxy.html
一个面向残疾人的旅游网站，具有漂亮的页面及关于旅行用氧的一般提示
全国居家氧疗患者协会：http：//www.homeoxygen.org/airline-travel-with-oxygen
NHOPA 有关于飞行用氧的一般信息，供航空公司使用的氧气浓缩器列表，以及连接到氧气浓缩器制造商的链接
TravelO2：http：//www.travelo2.com
TravelO2.com 为需辅助供氧的旅行者提供了全球供氧服务。可安排在航空公司的航班上，在机场间连接过程中以及在离家外出时提供供氧服务
Oxygen To Go：http：//oxygentogo.com/travelers
Oxygen To Go 为短途旅行的旅行者提供供氧服务，需要服务的旅行者可租赁氧气浓缩器
OxyTravel：http：//www.linde-healthcare.com/en/about_linde_healthcare/patient-focused_care/oxytravel/index.html
Linde Healthcare 的一项服务，它帮助全球旅行者协调氧气供应
Oxygen Worldwide：http：//www.oxygenworldwide.com/
Oxygen Worldwide 为国际旅行者提供供氧服务

有报道表明，囊性纤维化患者在高海拔地区表现较差。对于这些患者，低氧测试并不能预测他们所需的辅助供氧量。因此，需对这些患者进行监控并提供氧气治疗。对于将进行高海拔旅行的患有慢性肺部疾病的患者，我们都建议其随身携带脉氧计；该装置现在容易购得且价格便宜，患者可根据医生的指导自我监测氧饱和度。

大量研究表明，由于高海拔地区过敏原和污染较少，同时空气密度也较小，患有过敏性哮喘的患者在高海拔地区表现良好[40]。运动诱发的支气管痉挛（exercise-induced bronchospasm，EIB）在海拔 1500m 处并未加剧[41]，仍需在更高海拔处进行研究。有意思的是，

患有 EIB 的患者虽然在高海拔表现良好，但就同所有气喘患者一样，他们需时刻提防哮喘病的发作。这些患者需随时备有吸入剂，而且吸入剂不能放置在与他们分开的袋子或包中，同时他们还需要携带类固醇类药物已备急用。哮喘并不是高海拔运动的禁忌证。

高海拔地区常驻居民的血压通常低于低海拔区居民[42]。高血压患者移居至高海拔区域通常是有利的，移居几月至几年后可以延缓高血压的发展甚至逐渐消失[43]。相反，血压正常者通常在刚到达高海拔地区后发生急性反应，表现为血压轻微上升（收缩压和舒张压上升值均在 5~10mmHg）。这种急性的血压上升通常也会发生在高血压患者身上，但个体差异较大[44]。对于高血压患者而言，其首要目标是优化其在低海拔地区的治疗方案。因为个别高血压患者在海拔升高的过程中，其血压可能发生显著升高。由于该异常反应并不能够被预测，高血压患者应当在登山过程中检测自身的血压水平并随身携带额外的药物，特别是当他们在低海拔地区就无法很好控制血压的情况下。目前尚无能够有效控制海拔增加引起的高血压的特效药。由于这种血压升高通常是暂时性的，且当下降海拔后会自行消失，通常不需要对患者采取治疗手段。对于相应的症状，患者可适当加大其常用药的剂量。在极少情况下，需要服用新的或第二种药物进行治疗；钙离子通道阻断剂优于 α 阻断剂[45]，ACE 抑制剂[46]应用的价值未知。

目前有限的数据尚不能证明旅行者在高海拔地区心源性猝死的风险增加[47]。更多情况下，在高海拔情况下进行锻炼的人在低海拔地区时已有了锻炼的习惯，且身体是比较健康的。然而，锻炼和低氧同时出现时，对身体产生的应急压力远大于两者单独出现时（尤其是在久坐的情况下），任何超过 40 岁的男性在筹划包含与运动有关的高海拔旅行时，应在出发之前便进行适应性锻炼[48]。

在海拔增高的过程中，心率和收缩压的轻微增加会导致心肌负荷的轻度增加。因此，在高海拔环境下，患有心绞痛的患者可能在稍低工作负荷的情况下便有心肌缺血发作[49]。发生心绞痛的患者在到达高海拔地区的头三天除坚持服药外，还要减少活动，当出现比平常更重的症状时，他们或许应临时增加抗心绞痛药物。

根据 Hultgren 的建议，曾接受过冠状动脉搭桥手术、冠状动脉血管整形术或植入支架的患者可根据他们的症状及平板运动测试结果对其发病风险进行评估和分级[50]。这些患者中只有平板运动测试阳性者，被

认为是急性冠脉事件的高危者。Alexander 提出了其他高海拔运动的高危标准：射血分数<35%，运动收缩压减弱，峰值心率 ST 段下移>2mm 及高级别心室异位节律[51]。

在旅行医学实践中，关于 CAD 与高海拔之间关系最常见的情形是如何评估一个年龄超过 50 岁男性，没有已知的 CAD 但具有发生 CAD 风险者的发病风险。应该像计划在低海拔地区从事运动项目者一样进行分层风险评估。对于无症状、心电图无 CAD 证据且无任何危险性因素的人，平板运动测试（ETT）仅是可选项。对于无症状、心电图无 CAD 证据，也无或仅有一项危险因素的人，ETT 结果阴性则归为低危险类人群，如果 ETT 出现阳性结果则需作进一步评价。如果年龄小于 50 岁男性、心电图（ECG）正常且不存在或仅存在一项危险因素时，ETT 测试不是指征[50]。

有限的数据和坊间观测结果提示，患有活动性心脏衰竭者在高海拔地区会出现失代偿，这类患者应当避免去高海拔地区。而患有 CAD 却无慢性心衰的患者可无困难地耐受中等海拔环境[52]。但该类人群应考虑辅助给氧。

存在心脏血液分流的儿童（和成人），如房间隔缺损、动脉导管未闭或伴有多种缺损的唐氏综合征，在 2500~3000m 海拔时便会发生严重的 HAPE[53,54]。心脏有杂音且不能明确为良性的儿童应当在前往高海拔地区前一天以上时间内进行评估。除非给予辅助用氧，那些发绀型先天性心脏病的儿童应当避免前往高海拔地区。

任何病因形成的肺动脉高压（PHT）在高海拔情况下都会加重，并具有引发 HAPE 的很大风险。除轻微的 PHT 外，PHT 患者在无氧气供应的情况下应当避免登高活动。患有其他类型先天性或获得性肺循环异常的患者（如肺静脉先天发育不良、血栓栓塞型的肺血管疾病、肉芽肿性纵隔炎、限制性肺部疾病）通常也属于 HAPE 高危人群，在无氧气供应的情况下也不应当前往高海拔地区[53]。

血液系统疾病

有过危象发作史的镰状细胞性贫血，如果没有供氧条件，是高海拔旅行的禁忌证。即便是在商用飞机的舱内压（等同于海拔 1500~2500m）情况下，那些患有血红蛋白 SS、血红蛋白 SC 和镰状地中海贫血的患者中有 20% 可突发事故。具有镰状细胞特质的人在高海拔地区发生脾梗塞和血管闭塞事故的危险性较

小，尽管其风险很难定量评估。但这样的人在高海拔地区若出现左上腹疼痛，仍要怀疑脾梗塞的可能，即便其为高加索人表型。血红蛋白浓度低的人表现出对高海拔超常的耐受；他们不易患高原病，尽管他们会有更严重的呼吸困难和疲劳感。

神经系统疾病

是否在较低海拔地区时患有偏头痛的人到高海拔地区时发生头疼的频率和程度会增加，目前尚无定论。但登高确实能够引发某些人的偏头痛，无论其在低海拔时是否有偏头痛病史。有观察发现了与高原偏头痛相关的新的局灶性缺陷（视觉或其他）[55,56]。在高海拔地区，对 AMS 的鉴别诊断必须包括偏头痛。通常对偏头痛有效的曲普坦类药物（舒马曲坦）对于高原性头疼也有一定效果，这提示偏头痛及高原性头痛的发病机制有重叠。

军事研究注意到在高海拔地区缺血性卒中的发病率增高，这也需要在旅行者中进行相应数据的收集。可能与高原脑血管栓塞有关的发病诱因包括脱水和红细胞增多。在登高过程中由于大脑发生了显著的血管舒张，脑血管结构异常（如动静脉血管畸形或动脉瘤）的患者具有发生意外事件的风险。本书一位作者（PH）的切身经验表明，对于已知患有脑血管疾病的人，以下建议非常重要：在高海拔地区对自身健康状况要非常小心，随时报告任何症状，尽量避免在高于 3000m 海拔的地区过夜。

有报告称，登高至高海拔地区可能降低癫痫的发病阈值。对于那些新发癫痫患者，后续的评估经常会查出以前未知的癫痫病灶。在低海拔地区癫痫发作得到良好控制的人在服药情况下，即便到达高海拔地区后其发病风险也并不会增加。有癫痫发作史的人，如现在并未服药，则在往高海拔地区旅行时应考虑服用抗惊厥药物，特别是旅程中有在高于 2500m 海拔条件下过夜的安排。

糖尿病

一些糖尿病患者在高海拔条件下会产生较多问题。观察到的第一例高原旅行中因糖尿病酮症酸中毒而死亡的病例，发生在徒步旅行者中（Shlim，个人通讯，2002）。然而，没有人检测过他们的血糖水平。糖尿病患者参与旅行，对自身健康的反馈有好有坏[57,58]。常常遇到的问题包括：太冷导致血糖仪运作

不良、对于 AMS 和低血糖的症状、继发于恶心的酮酸中毒和 AMS 引起呕吐之间的混淆以及医疗照护的遥不可及等。给予更多时间去适应环境、将血糖仪放在贴身的特殊口袋、主动监测血糖，以及液体及碳水化合物的摄入是一次成功高原旅行的关键。

眼科疾病

角膜和视网膜是眼部结构中最易受海拔影响的部分，因此存在角膜和视网膜问题的患者在登高至高海拔地区时，其发病风险也随即升高[59]。接受了放射状角膜切开术（RK）的个体不再具有正常结构的角膜，在其登高过程中典型的与高海拔相关的角膜肿胀情况呈现不均一性。中央部分的扁平和外周部分的延展能形成明显的远视性漂移，达到三个屈光度。该问题似乎会随年纪增大，调节能力下降而愈加严重。与之相反，角膜切削术（photorefractive keratotomy，PRK）采用的是镭射技术，能够均匀打磨前部角膜且不产生切口，因此在高海拔地区不会出现显著的视觉变化。关于高海拔时对接受 LASIK 手术者有无影响，尚无确切资料。对于那些有 RK 病史的旅行者，可通过佩戴增加了额外度数的眼镜来矫正。高海拔是否能够导致或加剧视网膜微血管高压、糖尿病或其他疾病，目前尚无资料。患有视网膜病的患者应当尽可能避免在高于 3500m 的海拔地区过夜。

在高海拔地区佩戴隐形眼镜效果良好，但有一些注意事项需要提醒。镜片盒里的液体不能被冷冻。获得好的卫生条件有困难，所以需要事先做好准备。隐形眼镜佩戴者应该随身带一副备用眼镜。再湿润溶液和氟喹诺酮类眼液应该放在个人携行药盒中，也不能被冷冻。

产科/妇科

无数据表明女性在高海拔情况下服用口服避孕药会比低海拔情况下增加其血栓发生风险。由那些在尼泊尔高海拔诊所内工作人员分享的非正式证据也证实了上述结论。尽管如此，女性在登山探险过程中应当作为特例对待，因在此期间她们将在极高海拔地区较长时间停留，还有随之而产生的脱水、红细胞增多及不能活动等问题。许多探险医生建议极高海拔登山者应每日服用一片阿司匹林，服用了避孕药的女性尤应如此[60]。

尚无数据表明低海拔地区怀孕女性在短暂旅行至高海拔地区时妊娠并发症几率会增加。高海拔居民中孕妇的妊娠并发症包括妊娠性高血压、先兆性子痫及小于胎龄儿等，这些情况是否也与高原旅行者相关，还值得研究。迄今为止，在高于 2500m 地区的研究结果是令人宽慰的。此外，动物及人体的研究数据均表明处于正常循环情况下的胎儿能够耐受急性缺氧的程度远超于中高海拔所产生的缺氧程度。然而，这些研究也表明存在某些缺陷的胎盘-婴儿循环在高海拔条件下可能会暴露出来。因此，当对一名考虑去高原旅行的孕妇提供建议时，首先要确认其处于正常妊娠状态。远离医疗服务、可提供的医疗服务的质量、发生创伤的风险以及与野外旅行或发展中国家旅行相关的其他问题，可能要比中度缺氧问题更为重要。

精神疾病

目前没有数据可以帮助医生们为患有精神疾病的人提出关于高原旅行风险的建议。研究表明低氧对于正常人会产生情绪和性格方面的影响，提示在约海拔 4000m 的情况下可能会发生某些精神上的改变。通过一次面谈可能帮助判定该个体是否对这次旅行存有理性预期，以及其是否适合这次旅行。一个常见的问题是常用的精神科药物，如锂和羟色胺再摄取抑制剂（SSRIs），在高海拔使用有无问题。研究表明在高海拔情况下机体对锂的排泄处于正常状态，但其他知之甚少。这是今后研究的一个重要领域。我们建议服用这类药物的患者继续服用，并注意防止高原病，在出现疑似症状时及时下降高度。再者，比高海拔相关问题的风险更值得关注的是，偏远环境对那些容易产生焦虑和抑郁的旅行者的影响。

（徐酩 译，傅更锋 周明浩 黄祖瑚 校）

参考文献

1. Hackett PH, Roach RC. High altitude medicine and physiology. In: Auerbach PA, editor. Wilderness Medicine. 6th ed. Elsevier; 2012.
2. Barry PW, Pollard AJ. Altitude illness. BMJ 2003;326(7395):915–9.
3. Rey S, Semenza GL. Hypoxia-inducible factor-1-dependent mechanisms of vascularization and vascular remodeling. Cardiovasc Res 2010.
4. Smith TG, Robbins PA, Ratcliffe PJ. The human side of hypoxia-inducible factor. Br J Haematol 2008;141:325–34.
5. Suarez J, Alexander JK, Houston CS. Enhanced left ventricular systolic performance at high altitude during Operation Everest II. Am J Cardiol 1987;60:137–42.
6. Reeves JT, Groves BM, Sutton JR, et al. Operation Everest II: Preservation of cardiac function at extreme altitude. J Appl Physiol 1987;63:531–9.
7. Maher JT, Jones LG, Hartley LH. Effects of high altitude exposure on submaximal endurance capacity of men. J Appl Physiol 1974;37:895–8.
8. Silber E, Sonnenberg P, Collier DJ, et al. Clinical features of headache at

altitude: a prospective study. Neurology 2003;60:1167–71.

9. Sanchez del Rio M, Moskowitz MA. High altitude headache. In: Roach RC, Wagner PD, Hackett PH, editors. Hypoxia: Into the Next Millennium. New York: Plenum/Kluwer Academic Publishing; 1999. p. 145–53.

10. The International Classification of Headache Disorders: 2nd edition. Cephalalgia 2004;24(Suppl 1):9–160.

11. Pollard AJ, Niermeyer S. Children at high altitude: an international consensus statement by an ad hoc committee of the International Society for Mountain Medicine, March 12, 2001. High Alt Med Biol 2001;2:389–403.

12. Niermeyer S, Andrade Mollinedo P, Huicho L. Child health and living at high altitude. Arch Dis Child 2009;94:806–11.

13. Yaron M, Niermeyer S. Travel to high altitude with young children: An approach for clinicians. High Alt Med Biol 2008;9:265–9.

14. Hackett P, Roach RC. High-altitude illness. N Eng J Med 2001;345:107–14.

15. Wilson MH, Newman S, Imray CH. The cerebral effects of ascent to high altitudes. Lancet Neurol 2009;8:175–91.

16. Hackett PH, Yarnell PR, Hill R, et al. High-altitude cerebral edema evaluated with magnetic resonance imaging: clinical correlation and pathophysiology. JAMA 1998;280(22):1920–5.

17. Hackett PH, Roach RC. High altitude cerebral edema. High Alt Med Biol 2004;5:136–46.

18. Shlim DR, Meijer HJ. Suddenly symptomatic brain tumors at altitude. Ann Emerg Med 1991;20:315–6.

19. Luks AM, McIntosh SE, Grissom CK, et al. Wilderness Medical Society consensus guidelines for the prevention and treatment of acute altitude illness. Wilderness Environ Med 2010;21:146–55. Epub 2010 Mar 10.

20. Basnyat B, Gertsch JH, Johnson EW, et al. Efficacy of low-dose acetazolamide (125 mg BID) for the prophylaxis of acute mountain sickness: a prospective, double-blind, randomized, placebo-controlled trial. High Alt Med Biol 2003;4:45–52.

21. Reid LD, Carter KA, Ellsworth A. Acetazolamide or dexamethasone for prevention of acute mountain sickness: a meta-analysis. J Wild Med 1994;5(1):34–48.

22. Grissom CK, Roach RC, Sarnquist FH, et al. Acetazolamide in the treatment of acute mountain sickness: clinical efficacy and effect on gas exchange. Ann Intern Med 1992;116(6):461–5.

23. Gertsch JH, Basnyat B, Johnson EW, et al. Randomised, double blind, placebo controlled comparison of ginkgo biloba and acetazolamide for prevention of acute mountain sickness among Himalayan trekkers. BMJ 2004;328:797.

24. Maakestad K, Leadbetter G, Olson S, et al. Ginkgo biloba reduces incidence and severity of acute mountain sickness. Wilderness Environ Med 2001;12(1):51.

25. Roncin JP, Schwartz F. P DA. EGb 761 in control of acute mountain sickness and vascular reactivity to cold exposure. Aviat Space Environ Med 1996;67(5):445–52.

26. Bärtsch P, Mairbaurl H, Maggiorini M, et al. Physiological aspects of high-altitude pulmonary edema. J Appl Physiol 2005;98:1101–10.

27. Dehnert C, Berger M, Mairbaurl H, et al. High altitude pulmonary edema: a pressure-induced leak. Respir Physiol Neurobiol 2007;158:266–73.

28. Luks AM. Do we have a 'best practice' for treating high altitude pulmonary edema? High Alt Med Biol 2008;9:111–4.

29. Maggiorini M. High altitude-induced pulmonary oedema. Cardiovasc Res 2006;72:41–50.

30. Scherrer U, Rexhaj E, Jayet PY, et al. New insights in the pathogenesis of high-altitude pulmonary edema. Prog Cardiovasc Dis 2010;52:485–92.

31. Ghofrani HA, Reichenberger F, Kohstall MG, et al. Sildenafil increased exercise capacity during hypoxia at low altitudes and at Mount Everest base camp: a randomized, double-blind, placebo-controlled crossover trial. Ann Int Med 2004;141(3):169–77.

32. Maggiorini M, Brunner-La Rocca H-P, Peth S, et al. Both tadalafil and dexamethasone may reduce the incidence of high-altitude pulmonary edema; a randomized trial. Ann Intern Med 2006;145:497–506.

33. Richalet JP, Gratadour P, Robach P, et al. Sildenafil inhibits altitude-induced hypoxemia and pulmonary hypertension. Am J Resp Crit Care 2005;171:275–81.

34. Sartori C, Allemann Y, Duplain H, et al. Salmeterol for the prevention of high-altitude pulmonary edema. NEJM 2002;346(21):1631–6.

35. Freitas J, Costa O, Carvalho MJ, et al. High altitude-related neurocardiogenic syncope. Am J Cardiol 1996;77:1021.

36. Butler FK, Harris DJ, Reynold RD. Altitude retinopathy on Mount Everest, 1989. Ophthalmology 1992;99(5):739–46.

37. Hackett P. High altitude and common medical conditions. In: Hornbein T, Schoene R, editors. High Altitude: An Exploration of Human Adaptation. NY, NY: Dekker; 2001. p. 839–86.

38. Basnyat B, Litch J. Another patient with neck irradiation and increased susceptibility to acute mountain sickness [Letter]. Wilderness Environ Med 1997;8:176.

39. Graham WG, Houston CS. Short-term adaptation to moderate altitude. Patients with chronic obstructive pulmonary disease. JAMA 1978;240:1491–4.

40. Boner A, Comis A, Schiassi M, et al. Bronchial reactivity in asthmatic children at high and low altitude. Effect of budesonide. Amer J Resp Crit Care 1995;151:1194–200.

41. Matsuda S, Onda T, Iikura Y. Bronchial responses of asthmatic patients in an atmosphere-changing chamber. Inter Arch Allergy Immunol 1995;107:402–5.

42. Hultgren HN. Reduction of systemic arterial blood pressure at high altitude. Adv Cardiology 1979;5:49–55.

43. Mirrakhimov M, Winslow R. The cardiovascular system at high altitude. In: Fregly M, Blatteis C, editors. Section 4: Environmental Physiology. Oxford: Oxford University Press (American Physiological Society); 1996. p. 1241–57.

44. Savonitto S, Giovanni C, Doveri G, et al. Effects of acute exposure to altitude (3,460 m) on blood pressure response to dynamic and isometric exercise in men with systemic hypertension. Am J Cardiol 1992;70:1493–7.

45. Deuber HJ. Treatment of hypertension and coronary heart disease during stays at high altitude (Abstract). Aviat Space Environ Med 1989;60:119.

46. Hultgren HN. Effects of altitude upon cardiovascular diseases. J Wild Med 1992;3:301–8.

47. Shlim DR, Gallie J. The causes of death among trekkers in Nepal. Int J Sports Med 1992;13(1):S74–6.

48. Burtscher M, Philadelphy M, Likar R. Sudden cardiac death during mountain hiking and downhill skiing. N Engl J Med 1993;329:1738–9.

49. Levine BD, Zuckerman JH, deFilippi CR. Effect of high-altitude exposure in the elderly: the Tenth Mountain Division study. Circulation 1997;96(4):1224–32.

50. Hultgren H. Coronary heart disease and trekking. J Wild Med 1990;1:154–61.

51. Alexander JK. Coronary heart disease at altitude. Tex Heart Inst J 1994;21:261–6.

52. Erdmann J, Sun KT, Masar P, et al. Effects of exposure to altitude on men with coronary artery disease and impaired left ventricular function. Am J Cardiology 1998;81:266–70.

53. Das BB, Wolfe RR, Chan KC, et al. High-altitude pulmonary edema in children with underlying cardiopulmonary disorders and pulmonary hypertension living at altitude. Arch Ped Adolescent Med 2004;158:1170–6.

54. Durmowicz A. Pulmonary edema in 6 children with Down syndrome during travel to moderate altitude. Pediatrics 2001;108(2):443–7.

55. Dietz TE, McKiel VH. Transient high altitude expressive aphasia. High Alt Med Biol 2000;1:207–11.

56. Murdoch DR. Focal neurological deficits and migraine at high altitude (Letter). J Neurol Neurosurg Psychiatr 1995;58:637.

57. Moore K, Thompson C, Hayes R. Diabetes and extreme altitude mountaineering. Brit J Sport Med 2001;35:83.

58. Admetlla J, Leal C, Ricart A. Management of diabetes at high altitude. Brit J Sport Med 2001;35:282–3.

59. Butler FK. The eye at altitude. Int Ophthalmol Clin 1999;39:59–78.

60. Jean D, Leal C, Kriemler S, et al. Medical recommendations for women going to altitude, A Medical Commission UIAA consensus paper. High Alt Med Biol 2005;6:22–31.

40

潜水医学

Karen J. Marienau and Paul M. Arguin

要点

- 溺水是潜水者最常见的死亡原因;但是,由溺水导致的死亡,会有一些触发因素和先兆事件,且大部分都是可以预防的
- 潜水过程中因压力改变引起的疾病广义分为气压伤,即因体腔内气体过度膨胀所致疾病;以及减压病,即因过快回升至正常大气压所引起的疾病
- 减压病包括减压症及动脉气体栓塞。两者成因不同,但治疗方案相同
- 只要潜水前身体状况稳定且采取了恰当的安全措施,许多患有慢性疾病或有残疾的人也可以进行潜水运动
- 医生及旅行者可以通过许多关于潜水安全和预防指南的文字资料了解潜水运动和相关风险,以及如何处置并发症

引言

娱乐性水下呼吸器潜水运动越来越受到人们的欢迎[1]。据估计,在美国约有 100 万~300 万名具有资质的潜水运动者[2]。由于许多潜水运动的目的地都位于热带地区或偏远地区,旅行医学医生在为那些寻求旅行前医学建议的个人提供潜水运动相关的评估及建议方面可能具有独特的地位。

潜水是一项高危运动,但只要经过适当的训练及遵守安全潜水要求,大多数人都能够享受愉快而安全的潜水活动。减压病的发病率估计为 5~80 人/10 万人次[3]。在美国及欧洲潜水预警网络(Divers Alert Network,DAN)成员中,每年由潜水引起的死亡率约为

1/6000。相比之下,每年与慢跑相关的死亡风险约为 1/7700[4]。虽然官方认为 70% 潜水相关的死亡事故是由于溺水引起的,但导致死亡最常见的触发因素是氧气供给问题、紧急上浮、心脏健康问题、受困/被缠和浮力问题等[4,5]。由于在潜水过程中及潜水后身体处于周围环境压力下,人体出现的生理变化有时会导致潜水相关疾病的发生。从事旅行医学、一般医疗和急诊医学的医师需要熟悉水下环境的特点,了解潜水相关疾病,知道如何识别和诊断并治疗这些疾病,以及对是否适合潜水运动提出建议[1,6-8]。

是否适合潜水

潜水的医学评估

一定的生理和心理健康水平对于安全潜水是十分必要的[9]。任何一个希望学习水下呼吸器潜水运动的人首先需要进行一个初步的医疗评估,主要针对心脏、肺、耳、鼻窦及心理状态,还需要明确是否患有慢性病。随着年龄增长,潜水者需要定期进行重新评估,考虑已有的或新出现的健康问题。世界娱乐性潜水培训委员会(World Recreational Scuba Training Council,RSTC)(www. wrstc. com)针对是否适合潜水运动提供了健康体检指南,该指南全面描述了潜水运动的相对或绝对禁忌证。这些指南得到了潜水员预警网络(DAN)(www. diversalertnetwork. org)和海下及高压医学协会(UMHS)(www. membership. uhms. org)的支持[10]。

年龄

由于随着年龄增长会发生生理改变,因此需要对

年长潜水者的能力进行客观评估,且其行为不能超越其实际能力。RSTC 、 UHMS 及 DAN 建议,对于年龄超过 40 岁的潜水者,冠状动脉疾病应是潜水适合性风险评估中必不可少的一部分。

虽然没有正式的年龄限制,但是 12 岁通常作为潜水认证的最小年龄。对于儿童的考量包括生理及情感的成熟度、咽鼓管功能、体力及装备的适合性[11,12]。

女性及潜水

除怀孕外,对女性参加潜水并无其他特殊的禁忌证。如果月经是偏头痛的已知诱因,那么应建议在经期尽量避免进行潜水运动[13-15]。

常见疾病与潜水

尽管有些疾病属于相对或绝对的潜水禁忌证,但许多患有这些疾病的潜水者如果能够遵循相应建议,就可以安全地进行潜水运动[10,16,17]。有些药物可能是潜水运动时禁忌的[18],但很多药物相对安全(见表 40.1)。通常建议潜水者在潜水运动之前或者过程中不要开始使用新的药物:服药应在潜水运动足够长时间之前,以避免不良反应的发生;一旦有不良反应发生,在可能的情况下更换其他药物。需要注意的是,抗疟疾药物除外,因为人们在进入疟疾流行区域之前已经开始服用药物了,大多数抗疟疾药物对于潜水运动来说是安全的,但甲氟喹除外,因为它的副作用发生率较高[19-22]。

冠状动脉疾病

DAN 监测数据表明心脏问题是第二位的潜水相关死因,仅次于溺亡[5]。除游泳和携带潜水装置增加心肌氧耗量之外,心脏前负荷因浸泡水中引起的中央静脉回心血量增加而增加,而心脏后负荷则因遇冷引起的血管收缩而增加[1,16,23]。潜水者理想的体能是能达到 13 个代谢当量的运动量,这样可以让潜水者在 8~9 个代谢当量的情况下进行舒适的运动,并为应对非预期的体能消耗留有余地[1,17]。

卵圆孔未闭

卵圆孔未闭(patent foramen ovale,PFO)相关的减压症(DCS)风险是一个长期存在争议的问题[1,17]。证据表明,并无指征对普通潜水者进行 PFO 筛查。虽然已知 PFO 并不是潜水的绝对禁忌证,但这类潜水者仍

表 40.1　药物和潜水

药物或药物种类	评价意见
镇静剂/镇痛药	麻醉品禁忌 非甾体抗炎药安全 对乙酰氨基酚安全
心血管药物	一些抗高血压药物可能会损害运动耐受力[1]
胰岛素	胰岛素的需求量改变[2] 糖尿病患者潜水时葡萄糖/胰高血糖素水平降低
抗精神病药	禁忌
抗惊厥药	禁忌[3]
抗菌药物	显示安全 (除非对于某些潜在急性疾病而言属于禁忌)
抗疟疾药	甲氟喹可能引发与减压病相混淆的不良反应。 在潜水前可以进行剂量测试,以确保能耐受。 阿托伐醌-氯胍或强力霉素可能是较好的选择方案,需视具体情况而定[4-6]
抗组胺药	取决于药物品种及服药的原因[7]
血管收缩剂	伪麻黄碱可以降低耳气压伤疾病的发生风险和严重程度[8]
抗晕动药	某些药物可引起镇静作用; 东莨菪碱使用安全[9]
抗抑郁药	某些药物可能会引起镇静作用,影响注意力,降低警觉性或影响决策力[10]

[1] Caruso JL. Cardiovascular fitness and diving. Alert Diver Jul/Aug 1999. Available at:http://www. diversalertnetwork. org/medical/articles/article. asp? articleid=11(accessed 10/13/11).

[2] Bonomo M,Cairoli R,Verde G,et al. Safety of recreational scuba diving in type 1 diabetic patients:the Deep Monitoring programme. Diabetes Metab 2009;35(2):101-7.

[3] Howard GM. Radloff M,Sevier TL. Epilepsy and sports participation. Current Sports Med Reports2004;3(1):15-9.

[4] Mefloquine and scuba diving. N Z Med J 1995;108:514.

[5] Goodyer L,Rice L,Martin A. Wright D. Choice of and adherence to prophylactic antimalarials. J Trav Med 2011;18(4):245-9.

[6] Riemsdijk MM,Ditter JM,Sturkenboom MCJM,et al. Neuropsychiatric events during prophylactic use of mefloquine before travel. Eur J ClinPharmacol 2010;58:441-5.

[7] Taylor DM,O'Toole KS,Auble TE,et al. The psychometric and cardiac effects of dimenhydrate in the hyperbaric environment. Pharmacotherapy 2000;20(9):1051-4.

[8] Brown M,Jones J,Krohmer J. Pseudoephedrine for the prevention of barotitis media:a controlled clinical trial in underwater divers. Ann Emerg Med 1992;21(7):849-52.

[9] Williams TH,Wilkinson AR,Davis FM,et al. Effects of transcutaneous scopolamine and depth on diver performance. Undersea Biomed Res 1988;15:89-98.

[10] McGown L. Medications for depression and fitness to dive. Alert Diver May/June 2005. Available at:http://www. diversalertnetwork. org/medical/articles/article. asp? articleid=72 (accessed 10/13/11).

应当考虑尽可能避免减压潜水、限制水下时间并使用富氧呼吸混合物,最大程度上保证自身安全[1,3]。

哮喘

关于控制良好的哮喘潜水者潜水时气压伤或减压病的相关风险仍会增加的证据是模棱两可的。RSTC 及 UHMS 建议,轻度到中度哮喘并能得到良好控制者,如肺活量测定结果正常,可允许进行潜水运动[17-24]。

糖尿病

针对控制良好的糖尿病人的潜水适合性标准是 1994 年首次制定的[25]。2005 年修订的指南建议,胰岛素使用稳定在某个剂量满 1 年或口服降糖药至少 3 个月后,糖化血红蛋白水平低于 9%、1 年内无明显的低血糖或高血糖发作、无糖尿病并发症且对低血糖有明确认知的糖尿病人,可以进行潜水运动[26]。

既往自发性气胸

由于自发性气胸会提高肺气压伤的发病风险,故自发性气胸被认为是潜水禁忌证。

潜水相关的物理及生理变化

大气压力——在地球表面上方的空气施加的压力的大小——在海平面相当于 14.7 磅每平方英尺或标化为 1 个标准大气压(absolute atmosphere, ATA)[27,28]。水下压力是指给定深度水的重量再加上大气的压力,并随着深度线性增加,增加幅度为海水中每 10m,或淡水中每 10.4m 增加 1 个 ATA。即海水中 10m 处压力为 2 个 ATA,20m 处压力为 3 个 ATA,以此类推[8,27]。空气是水下呼吸器潜水运动中的呼吸用气体。在压力下呼吸空气和潜水期间及潜水后的压力变化会引起生理的变化,某些生理变化可能导致受伤,甚至死亡。

两则气体定律是理解潜水运动相关生理变化及伤害如何发生的关键。Boyle 定律描述了在一个密闭空间气体的体积如何随压力变化而变化的。随着周围压力的增加,气体的体积逐渐变小,反之亦然。气压伤或组织损伤是由于不能实现含气空间与周围气压之间的平衡而引起的,发生于潜水者在下潜(增压)或上浮(减压)过程中无法平衡自身体内气压与周围水压的情况下。在海水深 10m 时,气压伤的风险处于最大;深度仅有 1.2m 时即可产生气压伤[1,8,27]。

Henry 定律描述的是吸入气体的局部压力如何随外界压力改变而改变的。在供气潜水活动中,吸入的

氮气(惰性气体)溶于血液及组织中,溶入的程度取决于潜水者所处深度及处于该深度的持续时间。在上浮的过程中,随着周围压力的降低,氮气逐渐地被排出人体[8,27]。如果潜水者上浮得太快,或在潜水后过快地到达海平面以上一定海拔高度,则所溶解的氮气过快地析出并且在血管外或血管内组织中形成气泡,就导致减压病的发生。

潜水疾病

气压伤(非肺部)

中耳气压伤

中耳气压伤(中耳挤压)是最常见的潜水损伤,发生于 30% 首次潜水者和 10% 有经验的潜水者中[1,29]。虽然通常中耳气压伤是轻度伤害,但可能产生严重后果。中耳内的压力通常由周围水压经咽鼓管和鼻咽进行平衡。中耳挤压常见于下潜过程中(通常在首个 10m 时)。压力平衡可通过瓦尔萨尔瓦动作(Valsava maneuvers)打开咽鼓管进行,也可通过吞咽或活动下颌进行,上述方式均可使压缩空气通过嘴部调节器从潜水氧气瓶进入中耳空间[6,28,30,31]。在下潜过程中的疼痛是中耳挤压的标志。当其发生时,潜水者应当上浮一定深度,使压力得以平衡,然后再次缓慢下潜。如果压力无法平衡,潜水者应放弃该次潜水运动。

如果压力未得到平衡还继续下潜,潜水者会发生血管充血、出血、鼓膜变形及破裂等,并伴随听力损失及耳鸣[29,30]。一旦发生鼓膜破裂,冷水会冲入中耳,在冷热刺激下发生眩晕,同时还有恶心、呕吐和方向障碍。咽鼓管功能失调的常见原因有,压力实现平衡前下潜太快,急性或慢性炎症、鼻充血或堵塞、解剖学畸形、鼓膜伤疤、长时间使用鼻充血减轻剂及过度吸烟。

虽然大多数症状发生在下潜阶段,但当咽鼓管堵塞时,中耳气压伤也能够在上浮阶段("反向挤压")发生[1,6,31]。其可由外耳道内耵聍、狭窄、闭锁、紧身面罩引起,也可能由于潜水之前服用的抗充血药的药效在潜水者结束潜水上升至水面之前消失了,从而导致了反弹性水肿。

压力眩晕在潜水者中相当常见,但危及生命的风险小[30,32]。其主要由中耳压力的不均衡变化引发。压力的变化由圆窗膜传导至前庭系统,导致了旋转感和方向迷失感,还可有恶心或呕吐(非常罕见)[32]。通常情况下,压力眩晕与中耳压力平衡困难相关,主要

发生在上浮阶段。当停止上浮后,或者下潜后再缓慢上浮,眩晕就能消失。如反复出现眩晕,则应请熟悉潜水疾病的耳鼻喉科专家作进一步检查[30,32]。

内耳气压伤

内耳气压伤也是由无法平衡的中耳压力引起,但与中耳气压伤不同,其发生相对罕见[33]。内耳气压伤的后果可能非常严重,如圆窗膜破裂伴随外围淋巴瘘管、耳蜗出血伴感音神经性耳聋及前庭区功能紊乱。圆窗膜破裂更像是由过度用力的瓦尔萨尔瓦动作造成脑脊液压力和内耳压力的上升,导致耳鸣和听力损失。由于内耳气压伤的表现与内耳减压病(decompression sickness,DCS)相似,但两者的治疗手段却相去甚远,因此确定哪种可能性最大就显得尤为重要。当存在怀疑时,应优先考虑对可疑的内耳 DCS 进行复压治疗。如果内耳气压伤已经发生,复压治疗也不会造成进一步损伤[6]。潜水者患有内耳气压伤时,应请耳鼻喉医师诊治。

鼻窦气压伤

副鼻窦是气压伤第二易发部位,通常由瞬时的鼻部病理状态或慢性鼻窦炎引起。很轻微的炎症反应都能够使鼻窦引流口堵塞。如果鼻窦和周围水环境之间的压力未能得到平衡,气压伤就会发生。鼻窦气压伤通常发生在下潜过程中,此时鼻窦腔存在相对负压,可引起黏膜水肿或窦壁黏膜剥离,导致受累鼻窦的剧烈疼痛,并出血流至鼻窦腔内[1,6,28,31]。除非损伤已经发生,上浮至相对较浅的深度能立即得到减缓。鼻窦气压伤同样也可能发生在上浮阶段(反向鼻窦挤压)。下潜至一定深度后再缓慢上浮通常也能够处理该问题[28]。若鼻窦气压伤发生在潜水过程中,浮出水面后可观察到鼻出血。保守治疗充分有效。

预防耳部及鼻窦气压伤

大多数气压伤是可预防的:下潜过程中要小心注意气压的平衡。以脚朝下的姿势缓慢下潜,避免在鼻、耳或鼻窦充血的情况下潜水。在潜水前服用全身性或鼻部充血缓解剂可能有帮助,但务必谨慎使用,因为使用药物后在上浮过程中可能会出现反弹效应和反向挤压[1]。

肺气压伤

在上浮过程中,潜水者肺中被压缩的空气在逐渐膨胀。如果没有及时通过呼气将其排出,或空气因局部阻塞滞留在某肺段中,那么这些逐渐膨胀的气体将导致肺过度充气,肺泡组织破裂[1,6,34]。由此产生的间质性肺气肿并不引起症状,除非气体发生再分布。当空气进入周围组织或动脉循环时,可能导致四种重要的肺膨胀过度综合征,即皮下气肿、纵隔气肿、气胸和动脉空气栓塞。

动脉空气栓塞

动脉空气栓塞(arterial gas embolism,AGE)是最严重的肺膨胀过度综合征,有潜在生命危险,需要立即进行治疗。该病通常在气泡通过肺静脉和左心室进入动脉循环并停滞在小动脉或毛细血管时发生。虽然大脑对动脉空气栓塞最为敏感,但也可能发生在心脏和其他器官。几乎所有病人在露出水面后 5~10 分钟内就会表现出严重的神经性障碍,包括意识不清、混乱、运动或感觉障碍、视觉障碍、癫痫、人格改变和头痛。若脊髓受累,可导致瘫痪和麻木。如果栓塞发生在冠状动脉,则病人可能会发生胸痛、心肌梗死和心血管衰竭[1,6,31,34]。即使是很浅或很短暂的潜水活动,当潜水者肺部处于最大限度膨胀时如再屏气,就可能发生动脉空气栓塞。

对于肺功能正常的潜水者来说,发生 AGE 或其他肺过度膨胀综合征的主要危险因素,是在上浮过程中屏气或为了呼气来代偿气体膨胀而极快地浮出水面。这些情况通常是由于空气耗尽、潜水装置故障或浮力调节失控所引发的恐慌所引起的。一些慢性或急性肺部疾病也会因局部的肺阻塞使潜水者容易发生肺部气压伤,这些疾病包括慢性阻塞性肺部疾病、急慢性支气管炎、严重的哮喘、肺大泡、肺脓肿和限制性肺病。

减压症

减压症(decompression sickness,DCS),或称"潜涵病",是由于在血液中和组织中形成气泡而引发的一种连续性损伤。娱乐性潜水者的发病率约为每 10 000 次潜水发生 2~3 例[35]。该病的病理生理非常复杂,其重要因素包括气体在组织中的吸收率(饱和度)、气体清除率(去饱和度)和其他造成气泡形成的不可预测因素[36]。潜水过程中,由于分压随着潜水深度的增加而增加,空气中的惰性氮被吸收至血液和组织中(Henry 定律)。而组织饱和度和速度则主要是由组织的脂/水含量、血液供应、潜水深度及水深处停留时间所决定[6,37,38]。

在上浮过程中,氮气通过肺部逐渐排出;但在潜水后仍需几小时才能够达到完全的平衡。与 AGE 不同,DCS 在浅水区并不发生,且气泡主要产生于静脉中。

如果一个潜水者上浮过快或潜水超出免减压极限而没有进行所需的减压停留时,溶解的氮则会过饱和并形成气泡。这些主要在静脉形成的气泡能够通过机械或生化反应方式引起组织的损伤,其临床表现可从轻微损伤直到致命性损伤。

几个潜水数据表为安全深度及潜水时间提供了指南,以降低 DCS 的风险。潜水计算机同样能够处理相同的问题,但可以根据潜水者的实际深度和潜水时间不间断地计算人体内惰性气体的分压。即便潜水者在潜水数据表和潜水计算机所允许的范围内进行潜水,仍可能发生 DCS[6,8]。DCS 的临床表现可以由组织中的气泡(原发气泡)或血流中的气泡(循环气泡)的直接作用,也可以由血管内气泡引发的内皮损伤或其血液和血浆中蛋白分子等有形成分相互作用引起的间接作用而造成[31,36]。原发气泡能对神经施压,拉扯和撕裂组织导致出血,并对组织施压引起血流阻滞或障碍。动脉气泡通常表现为栓塞作用,可以阻塞几乎任何组织中的血液供应,最终导致低氧、细胞损伤甚至死亡。静脉气泡能够引起静脉栓塞,并最终导致组织低氧、细胞损伤及死亡。被携带到肺部的静脉气泡形成栓塞,也可部分阻塞肺部血液的流动并引发肺部 DCS,最终导致肺水肿、缺氧及高碳酸血症。

Ⅰ型 DCS 及Ⅱ型 DCS

DCS 的表现和体征往往在潜水后短时间内就可出现:42% 的 DCS 在 1 小时内出现症状;在 3 小时内达到 60%;在 24 小时内达到 98%[36,39]。DCS 可分为Ⅰ型及Ⅱ型两种,两种类型也可能同时发生。Ⅰ型 DCS(非系统型或肌肉骨骼型)最常见,但并不威胁生命,通常可能影响皮肤、淋巴系统或肌肉、关节(仅肌肉骨骼疼痛)。肌肉骨骼疼痛是Ⅰ型 DCS 最常见的表现,最常累及肩膀、肘部、手腕、手掌、膝盖或脚踝关节,这类疼痛往往是不对称的,也无固定特征和时间。该类疼痛可能比较轻微,也可能比较剧烈;常被描述为一种深度的隐痛;最初可能难以确定疼痛位置;常在休息时发生;运动并不会对疼痛产生影响。任何发生在腹部和胸部区域或髋部的疼痛应被视为脊髓受累的症状,并作为Ⅱ型 DCS 处理[39]。

瘙痒症(有或没有轻微皮疹)是 DCS 最常见的皮肤表现,似乎与穿着干燥衣服有关,一般多为暂时性的,也无需加压治疗。另外一种皮肤表现是大理石样皮斑,更为严重,应当作为Ⅱ型 DCS 进行治疗。它可能始于瘙痒和红斑,进而发展成为特殊的蓝红色斑块,其周围相邻区域的皮肤苍白而呈现斑驳外观。淋巴回流障碍则会造成淋巴结疼痛及其引流区域的组织肿胀。加压治疗通常可迅速减轻疼痛,但肿胀可能会持续一段时间。

任何与神经、心肺或与前庭相关的临床表现均被归类为Ⅱ型 DCS,需要紧急加压治疗[1,6,31,38]。通常来说,潜水后症状出现越早,DCS 就越重,进展速度也越快。神经系统受累是最常见的Ⅱ型 DCS,通常是由脊髓或大脑受累引起的;脊髓样 DCS 最常见[31],主要表现为麻木、虚弱、步态异常、感觉异常、大小便失禁、瘫痪、视觉障碍、人格改变、意识障碍、癫痫发作或昏迷。下背部或腹痛则可能提示为脊髓样 DCS,其症状和体征可时轻时重。

肺部 DCS,又称"气哽",是由肺部血管系统产生的大量静脉气泡引起的罕见病症。吸气时胸痛加重可能是第一症状;常出现咳嗽和呼吸频率增加。如果不立即进行加压治疗,则肺部充血加剧、呼吸衰竭、休克甚至很快发生死亡。及时救治通常能够恢复。

内耳或前庭 DCS(蹒跚),常表现为耳鸣、听力损失、眩晕、头晕、恶心或呕吐。潜水方式和症状发作的时间有助于与内耳气压伤相鉴别。如有疑问,应按 DCS 进行治疗[1,38,39]。

潜水后的异常疲劳或衰竭可能是由于气泡异常分布和相应的生物化学改变。异常疲劳应被认为是 DCS 的一种症状[39]。

减压病

减压病(decompression illness,DCI)是包含Ⅰ型 DCS、Ⅱ型 DCS 和 AGE 的总称。虽然治疗方式相同,但考虑到对未来潜水可能造成的影响,对Ⅱ型 DCS 和 AGE 进行区分还是非常必要的。潜水史及潜水方式通常能够区分两者[1,38,39]。

DCI 的治疗

DCI 最初急救措施是 100% 给氧,维持病情稳定,随后是进入高压氧舱进行加压治疗。即使临床症状已由单纯供氧缓解,仍建议使用 100% 纯氧进行加压治疗,因为 DCI 可在首次发病后复发。高压氧治疗可以减小气泡体积,还能够增加肺泡与组织之间氮的压力梯度,使气泡快速溶解,减缓组织的机械压力,并促进堵塞微循环的气泡的再分布。高压氧还能够为受损组织供氧,抑制可能导致组织进一步损伤的炎症反应[38,39]。美国海军治疗数据表 6,或与之相同的方案,是目前用于 DCI 最常用的加压治疗方案;治疗数据表

5 可用于只有疼痛表现的 I 型 DCS 治疗。如果没有被过度延误,对 DCI 的治疗通常是成功的,尽管一些患者可能需要重复治疗几日到几周,极少比例的患者还可能会出现永久性后遗症[38-40]。

DCI 的预防

适当的训练、功能良好的潜水装置,了解并在自身可承受限度内进行潜水是安全潜水的最重要准则。大多数 AGE 病例都是由于快速或不受控制的上浮并伴有屏气,或者肺部患有疾病导致局部栓塞所引起[38]。一项病例综述发现,3/4 的 AGE 死亡事件是由于潜水者耗尽了呼吸气体、恐慌或出现潜水设备故障所导致,96% 与紧急上浮相关[5]。

上浮过快、潜水过深、时间过长、潜水超出免减压极限是导致 DCS 发生的主要原因,因此严格按照潜水数据表或潜水计算机给出的建议进行潜水是减少 DCS 发生风险的最主要方式。遵守关于重复潜水、潜水后飞行或潜水后高海拔运动的建议,对于降低 DCS 发生风险也同样重要[6,31,38]。

由于在冷水条件下潜水和在深潜状态下剧烈活动会增加 DCS 的发病风险,因此在这些情况下潜水时建议采用较为保守的计划。其他证据并不确定的但可能增高 DCS 发病风险的因素包括:脱水、肥胖、身体状况较差、浮出水面后剧烈运动、潜水前后饮酒,以及某些尚未被证实的个体性因素[31,38,41,42]。充足摄水、在自身体能限度范围内潜水、定期重新评估潜水适应性、在不适情况下取消潜水活动,以及避免某些行为能够有助于降低 DCS 的发病风险。

对 DCS 的症状和体征保持警觉、懂得即便在安全潜水范围内也可能发生 DCS 和一旦出现症状立即寻求评估,这些措施有助于确保 DCS 发生后能够完全康复。表现轻微的 DCS 容易被归于其他因素,如过度劳累、负重或紧身潜水服,导致延误治疗。否认发病实际上已被认为是 DCS 的第一个症状[45]。其他会延误寻求治疗的因素还包括:自找理由、觉得难堪或考虑治疗费用。

潜水后飞行

现代化的飞机座舱在大约 730～2438m 高度时开始加压。由于大气压的降低,在潜水活动后过早地进行飞行活动将增加 DCS 的发病风险。更新于 2002 年的共识性指南适用于娱乐性供氧潜水后需在 610～2438m 高度飞行的无 DCS 症状的潜水者[43]。对于单次的免减压潜水,潜水者需至少等待 12 小时后才能进行飞行;对于

一天多次潜水或多天进行潜水的人,通常建议休息 18 小时后进行飞行;对于需要减压停留(即减压潜水)的潜水者,"等待大大超过 18 小时是比较谨慎的"。潜水后的飞行指南适用于其他潜水后到高海拔地区活动的运动模式,如潜水后驾车或徒步旅行[44]。

高海拔潜水

在海拔 305m 以上的地方进行潜水被认为是高海拔潜水。由于 DCS 和其他风险的增加,所以强烈推荐进行资格认证。由于在高海拔处大气压力降低,需使用与在海平面上不同的潜水数据表和算法[44-47]。对于高海拔潜水的推荐意见包括:0.15m/s 的上浮速度、强制性安全停留、避免反复潜水(最多每日不能超过两次潜水),以及在潜水后需休息 24 小时方可去海拔超过潜水地 610m 的地方[45]。

潜水受伤或生病后重返潜水

在人们试图再次潜水之前,应解决与潜水相关的疾病问题。为了安全重返潜水,应确保复发或者组织损伤可能加重的风险没有任何增加(见表 40.2)。

表 40.2 气压伤和减压症后重返潜水的建议		
条件	建议(最低限度)	注释
中耳气压伤	听力正常,鼓膜完整且咽鼓管功能正常[30,31]	
内耳气压伤	经耳鼻喉科医生评估及同意[33]	应掌握潜水相关伤害的知识
肺气压伤(AGE)	症状/体征完全消失后 4 周,[31,42,43]	对可能存在的潜在肺部病理改变进行评估
I 型 DCS(仅疼痛)	2 周[31,42,43]	
II 型 DCS(轻度神经系统受累)	症状/体征完全消失后 4～6 周[31,42,43]	
II 型 DCS(严重的神经系统症状或残留症状或体征)	不再潜水[31,42,43]	
II 型 DCS(多次复发)	因 DCS 的易感性可能增加,请咨询潜水医学专家[45]	即使 DCS 相对较轻且完全恢复,尤其是在相同的潜水条件下其他潜水者均无 DCS 发生

其他潜水风险

氮麻醉

　　氮麻醉，又被称为"深海眩晕"，是一种精神状态的改变，最突出的是欣快，是由于在水压下产生的溶解氮的麻醉效应引起的中毒性精神混乱，这种效应与潜水深度和下潜速度有关。在供氧潜水中，麻醉现象通常发生在大约 40m 的深度，并随深度的增加而加重。潜水者对于氮效应的易感性存在个体差异，有些人可能在较浅的深度便会出现麻醉效应。不顾个人安危的行为如移除嘴部调节器或者游至不安全深度等，是最大的氮麻醉危险。

潜水资源

　　专业性和国际娱乐性潜水组织都是非常宝贵的资源。如 DAN（http：//www. diversalertnetwork. org）网站有相应的安全潜水提示和面向潜水者和医务人员的文章；维基百科（http：//en. wikipedia. org/wiki）网站上刊登了一个非常全面的国际潜水组织列表。潜水意外险应强烈推荐，并可以通过 DAN 或其他潜水组织购买。治疗和紧急转运至高压氧舱的费用可达数千美元，但不应成为治疗的障碍。

（徐酩 译，傅更锋　周明浩　黄祖瑚 校）

参考文献

1. Lynch JH, Bove AA. Diving medicine: A review of current evidence. J Am Board Fam Med 2009;22:399–407.
2. How many people scuba dive? It's not an easy answer to find. In: http://www.scuba-diving-smiles.com/how-many-people-scuba-dive.html (accessed 9/19/2011).
3. Bove AA, Moon RE. Patent foramen ovale – is it important to divers? In: Alert Diver, Sept/Oct 2004. Available at: http://www.diversalertnetwork.org/medical/articles/article.asp?articleid=70 (accessed 9/5/2011).
4. Vann RD, Lang MA, editors. Recreational Diving Fatalities. Proceedings of the Dives Alert Network 2010 April 8–10 Workshop. Durham, NC. Available at: https://d35gjurzz1vdcl.cloudfront.net/ftw-files/Fatalities_Proceedings.pdf (Accessed 9/15/11).
5. Denoble PJ, Caruso JL, Dear Gde L, et al. Common causes of open-circuit recreational diving fatalities. Undersea Hyperb Med 2008;35(6):393–406.
6. Underwater physiology and diving disorders. In: U.S. Navy Diving Manual, volume 1, revision 6. Available at: http://www.supsalv.org/00c3_publications.asp (last accessed 09/30/11): 3–22-3-55.
7. Taylor L. Diving physics. In: Bove AA, Davis JC, editors. Diving Medicine. 4th ed. Philadelphia, PA: Saunders; 2004. p. 11–35.
8. Spira A. Diving and marine medicine review part I: Diving physics and physiology. J Travel Med 1999;6:32–44.
9. Bove AA. Medical evaluation in sport diving. In: Bove AA, Davis JC, editors. Diving Medicine. 4th ed. Philadelphia, PA: Saunders; 2004. p. 519–33.
10. Medical guidelines. Recreational Scuba Training Council. Available at: http://www.wrstc.com/downloads/10%20-%20Medical%20Guidelines.pdf (accessed 9/20/11).
11. Bove AA. Diving in the elderly and the young. In: Bove AA, Davis JC, editors. Diving Medicine. 4th ed. Philadelphia, PA: Saunders; 2004. p. 411–20.
12. Dembert ML, Keith JF. Evaluating the potential pediatric scuba diver. Am J Dis Child 1986;140:1135–41.
13. Taylor MB. Women in diving. In: Bove AA, Davis JC, editors. Diving Medicine. 4th ed. Philadelphia, PA: Saunders; 2004. p. 381–409.
14. Uguccini DM, Moon RE, Taylor MB. Fitness and diving issues for women. Alert Diver Jan/Feb 1999. Available at: http://www.diversalertnetwork.org/medical/articles/article.asp?articleid=9. (Accessed 9/26/11).
15. Held HE, Pollock NW. The risks of pregnancy and diving. Available at: http://www.diversalertnetwork.org/medical/articles/article.asp?articleid=86 (accessed 9/13/11).
16. Strauss MB, Borer RC. Diving medicine: contemporary topics and their controversies. Am J Emerg Med 2001;19:232–8.
17. Harrison D, Lloyd-Smith R, Khazei A, et al. Controversies in the medical clearance of recreational scuba divers: updates on asthma, diabetes mellitus, coronary artery disease, and patent foramen ovale. Curr Sports Med Rep 2005;4:275–81.
18. Dowse MS, Cridge C, Smerdon G. The use of drugs by UK recreational divers: prescribed and over-the-counter medications. Diving Hyperb Med 2011;41(1):16–21.
19. Leigh D. DAN discusses malaria and antimalarial drugs. Alert Diver Sept 2002. Available at: http://www.diversalertnetwork.org/medical/articles/article.asp?articleid=80 (accessed 10/13/11).
20. Wright D. Mefloquine and scuba diving. N Z Med J 1995;108:514.
21. Goodyer L, Rice L, Martin A. Choice of and adherence to prophylactic antimalarials. J Trav Med 2011;18(4):245–9.
22. Riemsdijk MM, Ditter JM, Sturkenboom MCJM, et al. Neuropsychiatric events during prophylactic use of mefloquine before travel. Eur J Clin Pharmacol 2010;58:441–5.
23. Bove AA. Cardiovascular disorders and diving. In: Bove AA, Davis JC, editors. Diving Medicine. 4th ed. Philadelphia, PA: Saunders; 2004. p. 485–506.
24. Godden D, Currie G, Denison D, et al. British Thoracic Society guidelines on respiratory aspects of fitness for diving. Thorax 2003; 58:3–13.
25. Scott DK, Marks AD. Diabetes and diving. In: Bove AA, Davis JC, editors. Diving Medicine. 4th ed. Philadelphia, PA: Saunders; 2004. p. 507–18.
26. Pollock NW, Uguccioni DM, Dear Gde L, editors. Diabetes and recreational diving: guidelines for the future. Proceedings of the UHMS/DAN 2005 June 19 Workshop. Durham, NC: Divers Alert Network; 2005. Guidelines available at: http://www.diversalertnetwork.org/news/download/SummaryGuidelines.pdf (accessed 8/29/11).
27. Underwater physics. In: U.S. Navy Diving Manual, volume 1, revision 6. Available at: http://www.supsalv.org/00c3_publications.asp (last accessed 09/30/11): 2–1-2–29.
28. Brandt MT. Oral and maxillofacial aspects of diving medicine. Military Medicine 2004;169:137–41.
29. Hunter SE, Farmer JC. Ear and sinus problems in diving. In: Bove AA, Davis JC, editors. Diving Medicine. 4th ed. Philadelphia, PA: Saunders; 2004. p. 431–59.
30. Uzun C. Evaluation of predive parameters related to Eustacian tube dysfunction for symptomatic middle ear barotraumas in divers. Otol Neurotol 2005;26:59–64.
31. Spira A. Diving and marine medicine review part II: Diving diseases. J Travel Med 1999;6:180–98.
32. Klingmann C, Knauth M, Praetorius M, et al. Alternobaric vertigo – really a hazard? Otol Neruol 2006;27:1120–5.
33. Shupak A. Recurrent diving-related inner ear barotrauma. Otol Neurotol 2006;27:1193–6.
34. Neuman TS. Pulmonary barotrauma. In: Bove AA, Davis JC, editors. Diving Medicine. 4th ed. Philadelphia, PA: Saunders; 2004. p. 185–94.
35. Pollock NW, editor. Divers Alert Network Annual Diving Report 2008. Durham, NC: Divers Alert Network; 2008.
36. Francis JT, Mitchell SJ. Pathophysiology of decompression sickness. In: Bove AA, Davis JC, editors. Diving Medicine. 4th ed. Philadelphia, PA: Saunders; 2004. p. 165–83.
37. Vann RD. Mechanisms and risks of decompression. In: Bove AA, Davis JC, editors. Diving Medicine. 4th ed. Philadelphia, PA: Saunders; 2004. p. 127–64.
38. Vann RD, Butler FK, Mitchell SJ, et al. Decompression illness. Lancet 2010;377:153–64.
39. Diagnosis and treatment of DCS and AGE. In: U.S. Navy Diving Manual,

volume 5, revision 6. Available at: http://www.supsalv.org/00c3_publications.asp (last accessed 09/30/11): 20–1-20–36.

40. Moon RE. Treatment of decompression illness. In: Bove AA, Davis JC, editors. Diving Medicine. 4th ed. Philadelphia, PA: Saunders; 2004. p. 195–217.

41. Thalmann ED. Decompression illness: what is it and what is the treatment? Alert Diver Mar/Apr 2004. Available at: http://www.diversalertnetwork.org/medical/articles/article.asp?articleid=65 (accessed 9/30/11).

42. Dovenbarger J. Obesity and Diving. Available at: http://www.diversalertnetwork.org/medical/faq/faq.aspx?faqid=144 (Accessed 8/30/11).

43. Sheffiel Paul, Vann Richard, editors. Flying After Diving Workshop Proceedings. Durham, N.C. Divers Alert Network, 2004. Available at: http://www.diversalertnetwork.org/research/projects/fad/workshop/FADWorkshopProceedings.pdf (accessed 8/3/11).

44. Air decompression. In: U.S. Navy Diving Manual, volume 5, revision 6. Available at: http://www.supsalv.org/00c3_publications.asp (last accessed 09/30/11): 9–46-9-86.

45. Ware J. Diving at Altitude. Available at: http://www.scuba-doc.com/divealt.html (accessed 8/31/11).

46. Egi SM, Brubank AO. Diving at altitude: a review of decompression strategies. Undersea Hyperb Med 1995;22(3):281–300.

47. Paulev P-E, Zubieta-Calleja G. High altitude diving depth. Res Sports Med 2007;15(3):213–23.

41

极端温度和水平衡

Yoram Epstein and Daniel S. Moran

要点

- 预防劳力性中暑需要遵循以下准则:活动强度要与健康水平相匹配;逐步适应环境;根据工作强度和气候条件来安排工作与休息间隔;保持水平衡
- 治疗中暑患者应立即用大量凉水或温水来降低其体温。大多数中暑患者如果得到妥善治疗,是可以康复的
- 如果能遵循恰当的补水指南,脱水和低钠血症是可以预防的
- 人体适应寒冷所需的时间目前尚未明确;减少寒冷危害最为重要的适应性措施包括:改善住所、增添衣物、保证热卡和液体的摄入
- 深度低体温症本身及其强化治疗均可危及生命,因此救治工作应在具备重症监护设施的医疗中心进行

引言

随着旅行者越来越热衷于冒险,暴露于极端气候和环境几乎成为常态。教育这些旅行者认识到准备工作的重要性,已成为旅行前咨询的重要组成部分。为了做到这一点,健康顾问应该了解体内平衡的基本概念,就是指人体"内环境"的稳定性。体温和水分是必须被不断控制以达到这种稳定性的主要因素。处于平衡状态的人体,无论环境温度如何,都维持着持续稳定的内部体温,这主要是通过调节热在环境的损失率和在代谢过程中热的生成率来实现的[1]。个体的总体液量也在一个较窄的限度内调节[2]。

保持恒定的体温,需要几个体温调节机制的参与。

最重要的是血管舒缩调节系统,它通过调节流经皮肤的血流量来调节体温。当单独的血管舒缩活动不能调节体温时,其他生理机制就会参与进来,如当体温降低时会寒颤或体温升高时会出汗。

"正常"体温

"正常"体温这个说法虽然常用,但却是误称。体温取决于各种因素,如测量位置、代谢状态、一天中的时间段、年龄、对于女性还有排卵周期。休息时,体核温度范围是 36~37.5℃(96.8~99.5℉)。能保持有效温度调节的体温限值为 35~40℃(95~104℉)。在温暖气候条件下,在高太阳辐射下的户外活动经常可能导致体温过高。值得注意的是,即使在温和的环境条件下,过量的运动也可能导致体核温度升高[3]。同样,暴露在寒冷环境中可能导致体温平衡处于可接受限度的下端[4]。

监测体核温度

总的来说,体温调节系统的状态可以通过测量体核温度来确定。这需要一个精确的测量工具,而且测量位置应能反映真实的体核温度[5]。

测量工具

通常使用的水银和液晶温度计有不少缺点,包括较长的平衡时间、易断裂、长时间使用后精度下降、可读性差及不适用于监测极端高体温甚至轻度低体温,这是由于受到其上下端温度范围,特别是下端温度示数范围的限制。"鼓室"红外温度计因反应快而大受欢迎,但是由于外耳道温度受环境条件的影响,它们通

常不能准确地反映体核温度。医用数字体温计是简单、实用的商品,可在 32～42℃(89.6～107.6℉)范围内具有相对较高的精度(±0.1℃)。然而,在极端温度下,特别是在较低的温度范围,测量往往是不准确的,使用者应意识到这一点。使用热敏电阻或热电偶作为传感器的电子温度计的优点是有一个容易读取的数字显示器,从而减少操作者的误差。它们也比水银温度计有更短的测量时间。电子温度计具有所需的宽范围精度,非常灵活,易于应用。

测量部位

非侵入式测量部位,包括腋下、口腔和额头,反映体表温度且受环境影响很大。微侵入式测量部位,包括直肠、食管和鼓膜(非耳道),能准确地反映人体的核心温度;然而,鼓膜和食管的温度远不那么容易获得。

在紧急情况下(中暑、体温过低),需要持续准确地监测体核温度,建议采用电子温度计测量直肠温度(在肛门括约肌以上大约10cm处)。

体温调节

热平衡

体内热积累与其耗散之间的精妙平衡决定了身体的热含量和体核温度。外界条件(干燥空气温度、平均辐射温度、水蒸汽压力以及衣物)通过对干热交换(感知)和湿热损失(不感知)的影响来干预机体热量的流入或流出。

干热交换

干热交换通常以传导、对流和辐射等形式发生。传导是指直接接触的两个表面之间的热交换。由于接触区域通常很小(例如,脚与地面接触),通过传导实现的热交换相对较少。但如果是直接躺在冰冷的地上,尤其是在血管扩张药物或酒精影响下的时候,热传导途径就变得非常重要。对流是指热量从表面传输到气体或液体中。例如,在冷水浸泡过程中,热损失的速度比裸体站立在冷空气中要快得多,这是因为水的热容量和导热系数比空气更高。辐射是指通过电磁波(在红外波段的光谱)传递热量。辐射传热主要取决于环境中是否存在隔离。炎热气候的主要热量来源是太阳负荷,穿着轻薄的衣物就可以显著性减

少(>50%)这种传热。辐射是寒冷条件下热量流失的主要途径。

蒸发热交换(出汗)

出汗在热适中环境下是极少的,其蒸发只占总热损失的15%。其中大约一半经由呼吸道蒸发造成。当身体不能通过干热交换维持热平衡时,就会流汗,通过水蒸发来散热。

汗水的蒸发是排散身体积累的过多热量的主要方法,但蒸发受到环境条件的限制。环境空气、湿度、衣物的水汽阻力和风速决定了环境的最大蒸发能力[1]。实际上,在相同的环境温度下,湿度越低,蒸发能力越高;衣物的透气性越强,蒸发能力也越高。

环境条件评估

在恶劣环境中工作的能力与所处环境的气候应力成反比:环境应力越大、耐受时间越短,伤害的风险就越大。因此恶劣环境下的工作强度、持续时间和工作-休息周期的安全规定取决于对环境应力的恰当评估。

热应力

环境温度本身不能提供足够的关于当前气候应力水平的信息,只有把温度、太阳辐射和湿度结合起来,才能较好地确定气候应力[6]。需要注意的是,太阳辐射会使效应温度增加约5℃。因此,当环境温度为30℃时,效应温度应为35℃。

一个简单的测量指标被称为不适指数(DI),它比其他方式更容易操作和计算,仅仅结合了环境温度和湿球温度(环境湿度的估计)[6]。基于此,发布了关于在高温工作中所面临风险的安全准则(图41.1)[7,8]。建议在体力活动期间应根据工作强度和环境热应力水平来安排工作-休息周期。

冷应力

冷应力的测定比热应力的评估更加复杂。环境温度、风速和降水量都是相关的变量。风寒指数,可以估计环境的对流冷却能力,被用来评估寒冷的程度。计算出的"等效温度"反映了风降低环境温度的作用,与对寒冷的感知有关(图41.2)。通常,天气报告会陈述真实的温度以及使用风寒指数计算的温度。寒冷程度可能会因是否适应和了解寒冷的危害

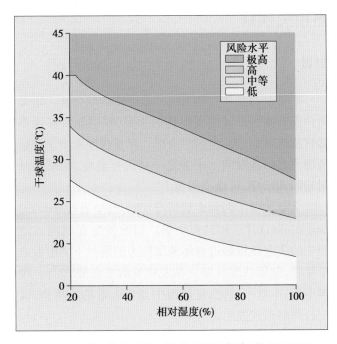

图 41.1　高温作业中热衰竭或中暑的危险（按照 ACSM 观点调整：预防长跑期间的热损伤[7]）。在中度风险的水平下，每 1 个小时的工作安排休息 15 分钟。在高风险水平下，应安排 20 ~ 30 分钟的休息。当气候条件表明风险极高时，应避免所有强体力活动

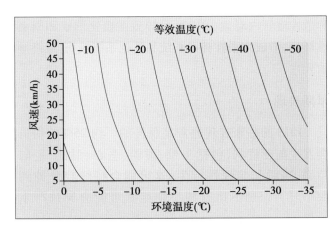

图 41.2　风寒指数表。风寒效应与低温结合表达为"等效温度"。健康风险与对寒冷的适应性有关，相关阈值定义如下：

	适应	不适应
低	-10℃	-5℃
中	-25℃	-10℃
高	-45℃	-25℃
极高	-60℃	-35℃

而有所不同。因此，由那些不适应寒冷的人来监测风寒警报，比由更适应寒冷的人来监测要更为恰当和谨慎[9,10]。

环境适应性

当一个人长时间暴露于压力环境（热、冷或高海拔）后，再反复经历如此压力环境的刺激，就会产生适应性变化。这些变化减轻了生理紧张，增加了对压力环境的耐受性，并减少了对健康的危害。

热适应

针对人所暴露的特定气候条件的热适应，可在暴露后几周内实现（在受控实验条件下，通过每天 2 小时暴露于运动所产生的热应激下，热适应可以在 5~10 天内实现）[11]。对热/湿型和热/干燥型气候适应的机制有所不同。在炎热、干燥的气候下，出汗是主要的效应机制；在炎热、潮湿的气候中，心血管系统是主要机制。适应能力也有性别差异：男性倾向于适应热/干燥条件，女性更适应热/湿气候条件。热适应的传统标志是较低的体温和心血管系统的低张力，主要表现在体核温度和心率的降低以及运动热应激后出汗的增加。已经发现对热的适应性在减轻与热应力有关的症状中是非常有效的。为了防止过高的热应力和免受热伤害，未适应环境的个人应记住以下几点[8,12]：

- 热适应是时间依赖性的，在热环境工作应该渐进地增加时长和工作强度
- 最初几天，会有疲劳，头痛和精神不振的感觉。这些是"警告信号"。这时应延长休息时间，增加补饮水
- 几天之内症状减轻，可以做更多的体力工作
- 根据身体健康状况和年龄，热适应达到胜任工作的水平需要 5~10 天时间
- 适应热/湿气候比适应热/干燥气候要更长时间

冷适应

关于冷适应最常见的现象是在寒颤发生之前体核温度的急剧下降。可能后来从寒颤到停止寒颤的转变过程中增加了产热。这一点还没有很好的解释，而且实现冷适应所需的时长尚未确定；有可能确实需时很长。冷适应所提供的作用在保存身体热量方面的贡献是值得怀疑的。行为适应（例如寻求庇护所、合适的衣物、调节热量和液体摄入量以及建筑物生火取暖）在减少寒冷危害方面更加重要[10,13]。

发热

通常，体温由"热增益"和"热损失"之间的精细平

衡所决定,这是热平衡方程中的热力学术语。相比之下,发热则体现了将体温"设定点"从大约 37℃(98.6℉)的基值重置到更高的数值。

病原体对体温的调节是通过免疫系统内各成分的相互作用发生的。这种相互作用刺激细胞因子的产生,这又引起前列腺素 E_2(PGE$_2$)的释放,导致身体的"设定点"温度升高。结果,身体通过提高代谢性产热(寒颤)来作出反应[14]。

大多数解热镇痛药(如对乙酰氨基酚、阿司匹林)通过抑制下丘脑中的环氧酶和降低 PGE$_2$ 的水平来起作用。其他药物减少促炎介质,增强抗炎信号,或促进大脑内的解热信息传递[15]。这又将"设定点"温度"向左"移动,恢复到其自然值,并且身体通过增强散热(出汗)来响应。因此,在病理发热情况下被证明有效的退热疗法,在降低由热力失调所导致的体核温度升高方面是完全无效的。值得注意的是,在中暑的情况下,肝脏会变得非常脆弱,用解热药物(如对乙酰氨基酚)进行治疗是危险的,会危及生命[16]。

蒸气浴和桑拿

蒸汽浴和桑拿浴是公共洗浴的传统形式,已经有 2000 多年历史。现在,在一些地方的休闲设施中,这类项目非常受旅行者欢迎,在当地仍然被认为是传统生活方式的一部分,也可满足一些追求健康的旅行者的需求。

除了引起短期肌肉放松外,认为桑拿浴具有治疗作用的共识尚未形成。相反,桑拿浴 [(≈100℃,212℉);≈40% 相对湿度] 和蒸汽浴 [(≈50℃,122℉);≈100%相对湿度]所产生的严重热应力会导致生理负荷显著加重,特别是心血管系统。表现为心率、每搏输出量和血压的增高。此外,体核温度急剧升高,大量出汗会增加脱水的危险[17]。

对于大多数人来说,桑拿浴和蒸汽浴是安全的,除非误用或滥用。那些希望在桑拿浴室或蒸汽浴室洗澡的人应该了解潜在的风险。心脏病患者、高血压患者、孕妇和儿童特别容易受此类洗浴方式的伤害。其他注意事项包括:

- 将使用时间限制在<15 分钟
- 饮水以减少脱水
- 体力活动后不要立即洗浴
- 洗浴时不饮酒(酒精会增加心律失常和低血压的风险)

热相关疾病

中暑

中暑是与身体过热有关的最严重的综合征。定义为体温升高到致使组织损伤的水平,并引起特征性多器官临床和病理症状的综合征。严重程度取决于过热程度及其持续时间。中暑是一种医疗急症,如果不及时诊断和治疗,可能会致命[8,18,19]。

文献区分了两种中暑情况:劳力性中暑(exertional heat stroke,EHS)和经典中暑。EHS 发生在肌肉运动产生的多余热量超过身体消散能力的情况下。患者通常年轻,健康状况良好。其发病呈散发态势[12,18]。经典中暑,本章不讨论,是热浪中老年人常见的疾病,以流行病的形式发生[20]。

病理生理学

中暑通常发生在极端热压力所导致的体温过高,此时体温调节已跟不上循环和代谢需求。突然昏倒是由于极端高热产生的对中枢神经系统的作用以及其他继发性非心血管系统的作用。后者,如红细胞变化和弥散性血管内凝血(DIC),可导致微血栓形成和凝血性坏死,形成弥漫性神经系统和其他系统损伤,最终导致死亡[21]。

早期表现

EHS 的临床表现通常是急性的。约25%的伤员会发生前驱症状,包括头晕、虚弱、恶心、混乱、定向障碍、嗜睡和非理性行为;这可能会持续数分钟到数小时。识别不出这些早期症状可能会导致严重后果。

中暑的早期临床症状是非特异性的;因此,只有在排除中暑后,才考虑体温增高和脑功能障碍是否为其他系统性疾病或状态所导致(表 41.1)。

表 41.1   中暑的鉴别诊断

脱水
脑炎,脑膜炎
凝血障碍
脑血管意外(如下丘脑出血)
癫痫发作
低血糖
药物中毒
动物中毒或叮咬(蛇,蜜蜂)

诊断

对任何一个健康的年轻人在运动中或运动后很快昏倒,且体核温度高(约40℃,104℉),伴有神经系统症状(从攻击性行为到昏迷),有效假设首先是考虑EHS。长时间的用力、温热气候、很高的体核温度(40.6℃,105.08℉以上)和干燥的皮肤通常提示EHS,但也可能具有误导性[12,18]。

在热环境里的过度体力活动已经是众所周知的中暑原因。然而,在许多情况下,EHS发生在活动最初的2小时内,而且不一定需要很高的环境温度。

把体核温度40.6℃(105.08℉)作为定义中暑的关键温度是比较武断的。在许多情况下,由于首次测量被延迟,或是由未经训练的人员测量,或者测量不正确而记录下了较低的温度。

在患者昏倒的阶段仍有可能会大量出汗,除非是中暑已经发展到机体无水的状态。明显的皮肤干燥可能是由于气候非常干燥,汗水极易蒸发,也可能是中暑伴有严重脱水。

临床表现

中暑的临床表现通常呈现一系列独特模式[8]:

■ 高温期:所有中暑病例均存在中枢神经系统紊乱,因为大脑对高温非常敏感。中枢神经系统的抑制症状通常同时表现为昏迷、麻木或谵妄、易怒和攻击性行为。大约60%~70%的病例会发生癫痫。

■ 血液和酶学改变期:血液学和酶学异常通常在发病后24~48小时达到顶峰(但也可能在早期阶段就出现)。典型的是血浆CPK活性显著升高,类似于横纹肌溶解症,虽然这并不是特征性病理表现。

■ 肝肾病变期:发病后2~5天出现,其特征为肾脏(急性肾衰竭)和肝脏(肝酶显著升高)的严重功能紊乱。

治疗

中暑的治疗是支持性的(表41.2)。降温是发病后应立即强力采取的措施,只有极其重要的复苏措施才能在此前进行。任何耗时的检查都应该被推迟到体温控制之后。

最实用和最有效的降温方法是使用大量的自来水,这是容易获得的,并且不需要任何复杂的后勤安排。它消除了过冷诱导的血管收缩造成降低散热效率的危害。患者应被放置于阴凉处,必须清除任何紧身的衣服。病人的皮肤必须保持湿润,并不断地给其身

体煽风。应持续降温,直到体温达到38℃(100.4℉);否则又存在过冷的危险,从而进入低温状态,产生不希望有的寒颤症状[22]。但是,上述处置不应该耽误把病人迅速转移到最近的医疗设施的时间,这是最重要的。

表41.2　劳力性中暑的治疗

降温	自来水(大量),解热药无效且危险
癫痫发作	地西泮(静脉注射10mg,并按此剂量递增),直至癫痫发作停止
补液	第1个小时2L,然后根据缺水状况
少尿	甘露醇(0.25mg/kg),呋塞米(1mg/kg)
凝血	新鲜冷冻血浆,冷沉淀,血小板浓缩液
脑水肿	地塞米松

酸碱平衡、电解质和血糖水平通常在降温和补水后会自发纠正

没有药物能够有效地降低体温。对于EHS而言,丹曲林(dantrolene)无效,因为在EHS中,不涉及像恶性高热症中那样的钙通道机制。解热药也是无效的,因为体温调节"设定点"在中暑时未受影响。相反,解热药可能是有害的,因为不能在受热而损伤的肝脏中代谢。

为了确认诊断和随后降温治疗的有效性,必须测量直肠温度并监测生命体征。

通常,在第一个小时内应注入不超过2升的林格氏乳酸盐溶液或生理盐水,然后根据脱水状态给予液体。过度补水可能导致低钠血症和脑水肿。

中暑的一些临床表现可能在发病后的第2天或第3天出现。因此,对任何疑似中暑病例必须观察随访至少48小时。在此期间,每间隔12小时应进行实验室和临床评估(表41.3)。

表41.3　入院时和之后每间隔12小时,应做以下检查

心电图
肌酶
转氨酶和肝功能
肾功能
凝血指标
酸碱平衡
电解质
葡萄糖

预后

如果诊疗正确,EHS的生存率低于95%。中暑可直接引起组织损害,且与高热期的持续时间密切相关。因此,误诊、缺乏适当或积极的治疗以及转移的延迟是患者病情恶化的主要原因。预后不良的预测因素包括

长时间体温>42℃（107.6℉）、长时间昏迷、高钾血症、少尿肾衰竭和持续的肝功能损害。绝大多数中暑患者，康复后无长期后遗症[8]。一些患者可能会存在神经功能损害，但通常仅持续有限的一段时间，该伤害以小脑功能障碍、偏瘫、失语和智力障碍等形式存在。在极少数情况下，神经损伤可能是慢性的。

预防

大多数中暑患者都容易被激发活力，但因未受过相应训练，展示自身时会超越其生理能力。因此，EHS经常发生在较短的劳力性活动时间内。在活动的早期就发病的可能原因，除了过度被激发外，其他潜在因素也削弱了个体的体温调节能力。对于健康的年轻人来说，四个因素可能相关：身体状态不良、缺乏热适应、急性发热疾病和脱水[12]。

遵循一些简单的指南，提供适当的健康教育可以轻松预防EHS发生[8,12,18]：

- 只有那些健康的、体能好的个体才能参加剧烈的体力活动。运动应与个人的体能水平相当
- 长时间的活动应该安排休息时间（适当的夜间休息也是必需的）
- 体力消耗不应在一天最热的时间内进行
- 充足的补水是必不可少的。在活动期间饮用水应方便获得并自由饮用（图41.3）。遵守有关补水指

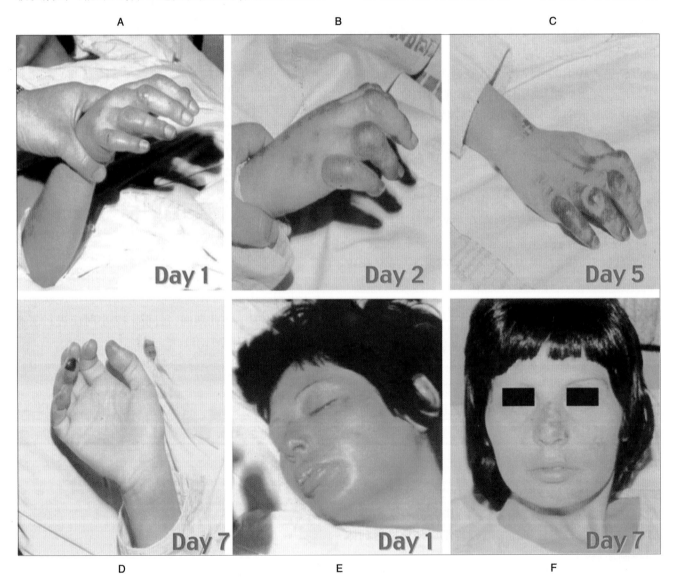

图41.3 联合型低温和冻伤病例的恢复。一名18岁的女孩在偏远的农村地区遭遇24小时暴风雪。她没有穿足够多的衣服，在离开车试图到达救援地点时力竭、脱水。陪同她的另外两人因体温过低而死亡。这名女孩获救的体核温度为27℃（80.6℉）。（A）第1天，三度冻伤；（B）第2天，在42℃（107.6℉）的温浴中，每天3次（浴中加入氯已定葡萄糖酸盐溶液）复温后，病情恶化。继续复温直到第10天；（C）第5天；（D）第7天，第四指的近侧凸缘坏死。这个凸缘在第10天被截除；（E）急诊入院时昏迷患者的低温，蜡质，水肿面部。患者被浸入42℃（107.6℉）的温水浴中进行治疗。（F）创伤后第7天

南将可免除脱水

其他热相关问题

与高温户外活动相关的其他几个情况也值得关注。它们不属于医疗急症,很容易预防[23]。

热衰竭

热衰竭是中暑发生前的早期表现。术语"热衰竭"用于描述在热应力下不能继续运动的状态。症状比中暑要温和,包括眩晕、意识模糊、恶心、肌肉痉挛和体核温度轻微升高。不出现严重的神经功能损害。

治疗方法与中暑相似,包括将患者移至阴凉区域,用大量水降温,并持续监测体核温度。根据患者的临床状况和脱水状态,通过饮水或输液来补充水分。

热痉挛

术语"热痉挛"是一个误称,因为热本身不会导致痉挛;其实是经历了剧烈活动和疲劳的肌肉发生了痉挛。热痉挛通常是指胳膊、腿部或腹部肌肉的骨骼肌的疼痛性痉挛。由于热痉挛更易发生在从事体能锻炼的人群中,因此难以将其与其他身体活动相关的肌肉疼痛区分开来。病因尚不完全清楚,但可能与缺钠有关。饮食中钠补充可有效预防这种综合征。

热晕厥

直立性低血压的发作可能是由于在炎热环境中站立过久或身体姿势从卧到立的突然变化而导致的。它的发生是因为大量的外周血管扩张,静脉回流的减少,因此心输出量不足。治疗方法包括将患者置于仰卧位,双腿抬高。

热水肿

热水肿通常是轻症,偶尔见于热暴露的早期阶段,易发生于体能不好的人群。是机体为代偿体温调节使血流量增加而形成的血浆容积增大所致。这种症状无临床意义,会自行缓解。无需利尿治疗。

冻伤

当身体不能获得环境的保护,机体损失的热量超过获得的热量时,就会发生冻伤。冻伤被分为外围损伤(冻疮、战壕足病、冻伤)和全身损伤(低温)。冻伤

主要是由于不正确行为造成的(表41.4),只要遵照简单的指南,就可大大减少其发生(表41.5)。

表 41.4 增加冻伤风险的因素

低体温
  低环境温度(高度寒冷)
  衣服和装置的阻隔性不佳
  湿衣服
  疲劳
  脱水
  食物摄入不良
  不活动
  缺乏知识或不适当的冒险
  酒精摄入
外周损伤
  不合身、过紧和潮湿的衣服
  寒冷程度
  限制活动
  吸烟
  低体温
  缩血管药物

表 41.5 遵循简要指南,可以预防寒冷伤害

停留在可抵御风和雨、雪的住所
与寒冷强度相匹配的户外活动
穿着多层、不紧束的干燥衣服
进行轻、中度的工作,以防止出汗
根据工作强度调整穿衣多少,避免出汗致使衣物潮湿
摄入高热量饮食和避免饮酒

低体温症

低体温症定义为体核温度<35℃(95℉)[9]。一般在身体热量大量丢失到外环境,并超过了本身代谢产热时发生。科学文献根据病因和风险人群区分为"城市低体温症"和"意外低体温症"。"城市低体温症"不是本章的重点,健康和营养状况差的老年人受寒,以及酗酒者或吸毒者受寒发病是本病的特征。社会经济阶层较低的幼儿也有此风险。发生"意外低体温症"风险的人群通常是年轻而活跃的人,例如冬季运动参与者、徒步旅行者、旅行者、军事人员和探险者。

诊断

低体温症的诊断仅取决于体核温度,据此被分类为轻度、中度或重度低体温症。低体温时所有器官系统都会受累,在复温过程中应牢记这一点。然而,在低体温阶段,中枢神经系统和心血管系统是最

敏感的[9,10,24]。

- 轻度低体温症:体温降到 35~32℃(95~89.6℉)的范围内。患者处于微凉苍白状态,通常会寒颤并且意识清醒。中枢神经系统的反应变慢。心血管改变起初是继发于儿茶酚胺释放的心动过速,接着为心动过缓。这个阶段的共同点是寒颤、意识模糊、定向障碍和构音障碍
- 中度低体温症:体温下降到 32~28℃(89.6~82.4℉)的范围内。寒颤停止,患者开始有不同程度的意识不清。出现房颤和心电图复合波的改变,说明心肌受到累及。虽然不是特征性病理变化,但心电图有一个特征,即在 QRS 复合波和 ST 段的结合处发生了偏转,出现了 J 波(Osborn 波)
- 严重低体温症:体温<28℃(82.4℉)。在这种情况下,室颤形式的心律失常常见。无意识,皮肤蜡白,无角膜反射,呼吸、脉率和血压无法测得,常会误导医生认为患者已经死亡
- 在处置低体温症时,有效假设始终应该是"除非病人在复温之后死亡,否则就不能确认其死亡"。通常在 18℃(64.4℉)的体温下心脏就停止搏动。已知成人最低的存活温度为 16℃(60.8℉),婴儿为 15℃(59.0℉)。

治疗

低体温症是一种即便在治疗阶段也可能危及生命的病症。因此,应该在配备重症监护设施的医疗中心开始强化治疗[25]。

- 在现场:在低体温症任何阶段的病人,都应转移到干燥的地方,除去所有的湿衣服。用干燥的毯子、睡袋等覆盖患者以被动外部加热,是在转移到医院之前最安全的急救处理。与低体温症相关的低代谢率实际上对身体重要器官和功能有保护作用。因此,经过适当治疗,个体,特别是儿童在长时间严重低温后也可能获得成功复苏。
- 在医院:应启动主动复温,同时通过电子温度计连续监测体核温度。强力的、积极的复温可以通过几种手段完成,例如热水袋、辐射热、热水浸泡(42~43℃;107.6~109.4℉)、温热吸入(43℃;109.4℉),温热液体的胃肠灌洗或腹膜透析(42~43℃;107.6~109.4℉),以及体外循环(37℃;98.6℉);最后一项治疗可能是最安全和最有效的方法。轻度低体温症不管采用哪种复温技术都会自行缓解,对于中度和重度低体温症,应开始强力的复温措施。然而,复温阶段可能会同时发生严重并发症,特别是对于

中度和重度的病例。

当体核温度较低(中度和重度低温)时,高级生命支持措施,特别是电除颤,可能会无效。只有当体温>32℃(89.6℉)时,才应当尝试除颤和药物治疗[24,25]。

复温相关的并发症

复温相关并发症是由代谢率和有效血容量突然改变引起的。

- 复温后体温降低:尽管进行了复温,但体温仍然下降。这种现象与冷血从周围回流到中央循环有关。如果复温措施不够有力,这种情况会比较显著。浸入热水和体外循环使复温后体温降低的发生率最低
- 复温后休克:在强力的复温过程中,有效外周循环增加,导致心输出量降低和休克发生
- 心律失常:在复温期间,随着冷的血液从周围回到中央循环,可发生心律失常。房颤可能会自发转化为窦性心律,但室颤通常很顽固,对常规药物无反应。溴苄胺可能有帮助
- 低血糖:复温突然增加了代谢率。这需要调用任何可用的能量来源,从而会导致低血糖。应该选择在等渗氯化钠溶液中加入 5%葡萄糖连续输注作为治疗方法

冻伤

冻伤是最严重的外周性寒冷损伤。当未受保护的组织暴露于零度以下的寒冷环境时,即使在较短的时间内也会发生这种情况。受累的组织被冻结,细胞内形成冰晶,导致细胞破裂。

根据损伤的严重程度,冻伤分为四个等级,但将其分为浅表(Ⅰ和Ⅱ级)和深层(Ⅲ和Ⅳ级)冻伤可能更为实用[26,27]。

- Ⅰ级(冻结伤)和Ⅱ级:表层皮肤冻结。开始表现为瘙痒和疼痛;然后由于血管收缩而引起皮肤供血减少,感觉就会消失,并且该区域变得麻木。因为只有最外层皮肤受到影响,所以愈合时间短,通常没有后遗症。如果形成硬结肿块,则可能需要几个月才能消除。这可能会导致皮肤对寒冷敏感
- Ⅲ级和Ⅳ级:受累及部位的肌肉、肌腱、血管和神经被冻结。该部位发硬,木头样,麻木。累及部位出现红色、深紫色或者黑色并伴水泡,泡内有血。常常需要几个月的时间来确定损伤的程度。往往需要截肢,但要等到确定了哪些组织是可以存活之后

再进行

治疗

只有在确保受累部位不会再次被冻结的条件下，才能在医疗机构开始治疗。治疗冻伤和战壕足的正确方法是在温水（40~42℃；104~107.6℉）内对受累部位进行复温，通常为 15~30 分钟。每天进行 3~4 次，直到完全解冻[10,27]。另外：

- 患者应保持在温暖的环境中
- 受累部位应在无菌被单下保持干燥和清洁，不要穿着衣物
- 水泡不应弄破或触碰
- 应服用镇痛药
- 应使用广谱抗生素

战壕足（浸泡足）

术语"战壕足病"是从第一次世界大战期间战壕兵冻伤脚衍生而来的。当身体的一部分（通常是脚）长时间（>10 小时）暴露于非冻结的寒冷和潮湿环境时，会发生这种情况。脚部特别脆弱，因为靴子限制了血液正常地流向脚部，从而使病情恶化。受累部位苍白、冰冷、肿胀、疼痛；可能会发生深层水疱[10,28]。

治疗

战壕足病的治疗类同于冻伤。

冻疮

这是最常见的冻伤。当皮肤特别是手指，暴露于干燥、未结冰的寒冷时，会发生冻疮。受累部位可能会发痒，呈泛红蓝色、肿胀而且疼痛。一段时间后可能会形成含有透明液体的水泡，并且该部位将来会变得对寒冷敏感。通常冻疮对机体无永久性损伤[13]。

治疗

预防是最好的治疗方法。预防的方法包括用干手套、干袜子和靴子保护手指和脚趾。受伤部位应保持温暖和干燥。

预防冻伤

人类适应寒冷的生理能力是有限的，但其行为措施能减少暴露于寒冷的风险。这些行为包括：穿适当

的衣服、摄入能量丰富的饮食、保持充足水分及停留在干燥的住所。

- 衣物——保护身体体温避免热量过多流失的单一最重要方法是穿着适当的隔热衣服。穿多层衣服使得存留的空气用作隔热层。这也可以让个体根据环境条件和活动水平来调节隔热程度。最重要的是保持皮肤干燥；因此，最内层衣物必须具有吸汗的特性，允许水蒸气传递到外层。最外层衣服应防水，以防止衣服被浸湿。湿衣物的隔热效果降低了 50%~85%，因此传导性热损失大大增加（表41.6）

表 41.6 寒冷天气适当着装的 COLD 原则（首字母缩略词）

C	Clean（干净）	保持衣物清洁。烟雾及其他有机物能降低衣物的隔热效果
O	Open（敞开）	保持衣服敞开以确保汗水蒸发，避免过热
L	Loose and in layers（宽松多层）	穿着多层衣物，存留在衣服中的空气可以充当隔热体
D	Dry（干燥）	保持衣物干燥。湿衣服损失约 85% 的保温性能

- 饮食——在寒冷的天气中，无论休息和运动，能量消耗都要比适温条件下要高。这是由于寒战或者在恶劣的地形（即积雪）上行走，需要较高的基础代谢率，并增加能量的消耗。根据天气条件和活动水平，食物摄入应增加约 25%~50%。保证寒冷天气营养的关键是摄入热的、可口的食物和饮料，并吃一些健康零食。这有助于增加温暖的感觉和提高士气
- 补水——寒冷诱发的利尿会导致脱水以及对口渴和出汗反应迟钝。即使不存在口渴，也应定期喝水。寒冷天气的液体日摄入量应为：如果活动较多，5~6L；如果活动较少，约 4L
- 住所——寒冷天气造成伤害的风险随温度、风速和暴露时间而变化，也与湿度、海拔高度和个人的体能状况和健康相关。室外活动期间间隔性地在封闭的温暖环境中休息将有助于防止不必要的寒冷暴露。为避免二氧化碳积聚的危险，应该小心留出通风口以确保通风良好

脱水和体液消耗

正常水合可以用正弦波表示，正常情况下每天体

内水量的增加和减少波动于非常狭窄的范围内(总体液量波动在体重的±0.22%以内,血浆体积波动在体重的±0.7%以内)[2]。体内水含量持续增多和减少的状态分别定义为水分过多和水分不足。

水分不足

水分不足的不良反应表现为体温调节功能和心血管系统的损伤,会导致身体功能下降和体温调节功能障碍。1%的脱水(失水约600~800ml)已经可以损害身体功能,当失水在体重的7%左右时,机体表现出明显的全面崩溃。对脱水对象的描述通常为"一个冷漠、倦怠,缓慢艰难地完成之前能轻松完成的工作"。身体缺水对认知表现也会产生不利影响[29]。

自发性脱水

在休息状态下,口渴能充分刺激机体进行总体液补充。但在体力劳动或运动的热应激期间,口渴感发生时再饮水就明显不足以维持身体水分了。自发性饮水通常仅发生在大量的水分流失(>2%的体重)之后。此外,当水不容易获得,或者口感不佳、太咸或太热时,个体饮水量也会减少[2]。

自发性摄水的减少被称为"自发性脱水"。也就是说,人喝水只是暂时地缓解了口渴,但体内缺水仍然存在。自发性脱水被认为是运动过程中脱水的主要原因[2]。

虽然体力活动加剧了自发性脱水,但休闲状态会减少其发生。因此,两餐之间累积的缺水通常能够在就餐时恢复。充分的补水意识能够增加自主摄水并减少自发性脱水。

水分过多和低钠血症

低钠血症通常定义为血浆钠浓度<135mEq/L。除非血钠浓度<130mEq/L,否则预计不会出现低钠血症的临床症状。虽然,运动所诱发的亚临床性低钠血症(EH)在长时间(>8小时)热环境中活动且大量出汗时是常见的,但在年轻、活跃的人群中,EH罕有临床意义[30]。

低钠血症可能由于汗液中钠过度流失,却没有适当的盐分摄入来补偿,而细胞外间隙却补充了充足的水分。或者由于低渗液体摄入过多所致。

实际上,对于维持正常饮食的健康个体来说,无论环境和运动量如何,造成盐缺乏是非常困难的,也许是不可能的。

累积数据表明,在健康人群中,症状性低钠血症主要发生在总液体超负荷的情况下。因此,对于在饮食中维持正常钠水平的个体,只有罕见个案在运动时出现以下情况才需要补充电解质:①失汗>8L;②漏餐;③热量摄入不足(<1000kcal/d);④患有腹泻[2]。

等渗液体("运动饮料")

一个有争议的话题是关于在体力活动期间,尤其是在热环境下,"适宜"液体的补充。有支持者认为只补水还不够,应该富含碳水化合物和电解质。"运动饮料"是含有碳水化合物("提高效能")和电解质("防止低钠血症")的商业或自制饮料。一般来说,摄取运动饮料的好处似乎是它们增强了适口性,从而增加了摄水量[29]。

大多数运动饮料含有低浓度的钠,以保持低渗或等渗溶液,从而不妨碍胃排空。因此,在正常条件下,使用电解质——碳水化合物饮料的好处并不会超过水。仅在长时间体力活动且限制热量摄入的情况下,才有指征去使用这些饮料。

补水

在休息和热适宜条件下,排尿是身体水分流失(约1.5L/d)的主要原因。在体力活动或炎热的环境中,相当一部分的身体水分是通过汗液分泌损失的,汗液的蒸发给身体降温。汗液分泌情况差异很大,取决于环境、工作强度、衣服、性别、年龄、适应状态和体能等多个因素。

普遍接受的概念是,在长时间的间歇性运动中,最佳的补水率应最接近于出汗率(图41.4)。平均来说,热环境下运动期间常见的出汗率为1~1.5L/h[2,29]。

为了降低自发性脱水率,避免个体遭受脱水或水分过多的危险,应记住以下几点:
- 不应该认为人补充水分可以不受限制
- 水应该口感好,并应在规律的间隔去饮用,饮水量应能充分补充出汗丢失的水分
- 液体摄入应以易于吸收的频率和数量来进行;每次应喝200~250ml液体
- 只是那些持续运动时间超过8~10小时的人才存在低钠血症风险。如果饮食中提供的盐分足够,再加盐到所补充的水中就几乎没有任何生理学基础了

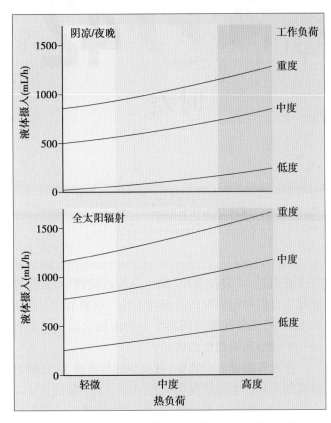

图 41.4 各种工作强度和热负荷下的液体需要量。（热负荷水平如图 41.1 所示）

如何计算日常液体需求：

热负荷	工作负荷	时长（h）	ml/h	总量（L）
中度（+）	中度	6	750	4.5
中度（−）	休息	8	100	0.8
轻微	中度	4	500	2.0
总体				7.3

+，有太阳辐射；−，没有太阳辐射

总结

环境因素可能会对旅行者有所限制。在不利的气候条件和准备不当的情况下，如果不进行行为上的调适，可能会导致与热或寒冷相关的伤害。通过遵守一些简单的指南，就可以预防这些潜在的危及生命的问题：

- 只有健壮、健康、适应环境的人能够在不利的气候条件下进行体育锻炼
- 体力活动应在个人能力范围内进行；劳力过度可能危及生命
- 应计划和遵守工作-休息周期
- 液体摄入量应能补充体液流失量。应保持正常水合状态。
- 着装应适合气候条件和工作强度

- 应非常积极地治疗炎热或寒冷天气造成的人员伤害。越早让体温恢复到正常范围，预后越好

（孙宏 译，傅更锋　周明浩　黄祖瑚 校）

参考文献

1. Gagge AP, Gonzalez RR. Mechanisms of heat exchange: biophysics and physiology. In: Fregly MJ, Blatteis CM, editors. Handbook of Physiology. Section 4: Environmental Physiology. Vol. 1. Oxford: Oxford University Press; 1996. p. 45–84.
2. Epstein Y, Armstrong LE. Fluid-electrolyte balance during labor and exercise: concepts and misconceptions. Int J Sport Nutr 1999;9:1–12.
3. Cheuvrout SN, Haynes EM. Thermoregulation and marathon running: biological and environmental influences. Sports Med 2001;31:743–62.
4. Young AJ. Human adaptation to cold. In: Pandolf KB, Sawka MN, Gonzalez RR, editors. Human Performance Physiology and Environmental Medicine at Terrestrial Extremes. Cooper Pub Group; 1988. p. 401–34.
5. Moran DS, Mendel L. Core temperature measurements – methods and current insights. Sports Med 2002;32:879–85.
6. Epstein Y, Moran DS. Thermal comfort and the heat stress indices. Indust Health 2006;44:388–98.
7. Armstrong LE, Epstein Y, Greenleaf JE, et al. ACSM position stand: heat and cold illnesses during distance running. Med Sci Sports Exerc 1987;19:529–33.
8. Shapiro Y, Seidman DS. Field and clinical observations of exertional heat-stroke patients. Med Sci Sports Exerc 1990;22:6–14.
9. Hamlet MP. Prevention and treatment of cold injury. Int J Circumpolar Health 2000;59:108–13.
10. Mills WJ. Cold injury [a collection of papers]. Alaska Med 1993;35:6–140.
11. Wenger CB. Human heat acclimatization. In: Pandolf KB, Sawka MN, Gonzalez RR, editors. Human Performance Physiology and Environmental Medicine at Terrestrial Extremes. Carmel: Cooper; 1988. p. 153–98.
12. Epstein Y, Moran DS, Shapiro Y, et al. Exertional heat stroke: a case series. Med Sci Sports Exerc 1999;31:224–8.
13. Burr RE. Medical aspects of cold weather operations: a handbook for medical officers. USARIEM Report TN3–4, 1993.
14. Stitt JT. Fever versus hyperthermia. Fed Proc 1979;38:39–43.
15. Aronoff DM, Neilson EG. Antipyretics: mechanisms of action and clinical use in fever suppression. Am J Med 2001;111:304–15.
16. Helled Y, Rav-Acha M, Shani Y, et al. The 'golden hour' for heatstroke treatment. Milit Med 2004;169:184–6.
17. Hannuksela ML, Ellahham S. Benefits and risks of sauna bathing. Am J Med 2001;110:118–26.
18. Shibolet S, Lancaster MC, Danon Y. Heat stroke: a review. Aviat Space Environ Med 1976;47:280–301.
19. Boucham A, Knochell JP. Heat stroke. NEJM 2002;346:1978–88.
20. Bouchama A, Debbi M, Mohamed G, et al. Prognostic factors in heat wave-related deaths: a meta-analysis. Arch Intern Med 2007;167:2170–6.
21. Epstein Y, Roberts WO. The pathophysiology of heat stroke: an integrative view of the final common pathway. Scand J Med Sci Sports 2011;21:742–8.
22. Makranz C, Heled Y, Moran DS. Hypothermia following exertional heat stroke treatment. Eur J Appl Physiol 2011;111:2359–62.
23. Armstrong LE. Exertional heat illnesses. Human Kinetics; 2003.
24. Danzl DF, Pozos RS. Current concepts: accidental hypothermia. NEJM 1994;331:1756–60.
25. Kempainen RR, Brunette DD. The evaluation and management of accidental hypothermia. Resp Care 2004;49:192–205.
26. Reamy BV. Frostbite: a review and current concepts. J Am Board Fam Pract 1998;11:34–40.
27. Murphy JV, Banwell PE, Roberts HN, et al. Frostbite: pathogenesis and treatment. J Trauma 2000;48:171–8.
28. Lloyd EL. ABC of sports medicine. Temperature and performance. I: cold. BMJ 1994;309:531–4.
29. Convertino VA, Armstrong LE, Coyle EF, et al. ACSM position stand: Exercise and fluid replacement. Med Sci Sports Exerc 1996;28:1–5.
30. Montain SJ, Sawka MN, Wenger LB. Hyponatremia associated with exercise: risk factors and pathogenesis. Exerc Sports Sci Rev 2001;29:113–7.

42

时差

Susan L. F. McLellan

要点

- 视交叉上核作为我们体内主要的计时器,调节体温的昼夜变化以及褪黑素、皮质醇和生长激素的释放,这对维持昼夜节律很重要
- 重置内部时钟所需的时间,通常认为是每跨越 1 个时区大约需要 1 天
- 时差问题会随着年龄的增长和跨越时区数量的增加而愈显突出,向东旅行往往比西行更难以调整时差
- 大多数研究表明,褪黑素可以减轻时差的症状,使用安全,为专家组所推荐。但褪黑素对很年老和很年幼人群的疗效,与其他调整策略的联合使用,以及市售药品的质量控制等问题还有待解决
- 光疗及调整睡眠时间可以加快解决昼夜节律的不同步性:一个向东的旅行者应该在上午寻找阳光,向西旅行者应该在下午/晚上寻找阳光。联合或不联合使用褪黑素的光疗可以在旅行之前就开始,以提前调整昼夜节律

定义

"时差"是自有喷气式飞机客运以来旅行者所熟知的一种情况。该名词很常用,但对个体而言,表现情况却各不相同。简而言之,时差是发生在旅行者快速地穿越数个时区并试图遵循新目的地的时间表时,所产生的不舒服、疲劳、睡眠觉醒周期紊乱及工作能力下降等状况的组合。

生理学

时差主要是由于强制重新校准人体自然钟或昼夜节律所引起。"昼夜节律"发生在所有动物中,是生理过程与自然时间周期的先天同步性。这些节律存在于细胞水平,可以在解剖的新生动物的视交叉上核的神经元中观察到周期性的启动[1]。

在大多数哺乳动物中,昼夜节律与地球 24 小时自转周期及其产生的昼夜模式相同步。下丘脑的视交叉上核(SCN)作为主要的体内计时器,按照一定周期进行循环,这一周期接近但通常不是精确的 24 小时。SCN 时间周期与 24 小时环境周期的任何不同步,都会以一天作为计时基础,通过来自环境的信号(授时者)进行纠正,包括光、食物供给、活动和社会信号等,被称为"诱导适应"的过程。最近已经认识到,大脑和周边器官的其他部位的"时钟基因"也会产生一个由 SCN 控制的用于相互协调以及与环境相协调的周期[2]。

光亮,特别是户外的日光,是调整人类 SCN"内部时钟"的主要信号。这个时钟调节褪黑素的释放,其分泌与睡眠有关。黑暗也是褪黑素分泌所需要;日照的光亮程度能够抑制松果体释放褪黑素。此外,褪黑素还向 SCN 提供反馈,从而控制其自身的生成并有助于其他昼夜变量的调节[3]。其他由 SCN 控制的节律是体温、皮质醇和生长激素释放的昼夜变化[4]。从出生时起,婴儿就已经被证实有皮质醇分泌的昼夜节律[5]。

当一个旅行者在较短的时间跨度内穿越数个时区或经度时,昼夜节律首先仍会继续以"家乡"的时间表运作。重新"适应时间"需要一定的时长,通常认为每跨越 1 个时区需要 1 天左右时间来适应。在此期间,旅行者经历了所谓的时差,即昼夜节律的不同步。通常情况下,在向东旅行之后,很难在新时区的应睡时间入睡,因此在早上很难起床;在向西旅行之后,主要的抱怨是早上醒得太早。结果是总睡眠时间不足及睡眠

不规律。对于大多数人来说,向西旅行时产生的时间不同步现象要弱于向东旅行,因为大多数人的 SCN 周期在没有"授时者"给予信号的情况下,都比 24 小时略长一点[6]。此外,有证据表明,由于跨洋飞机(通常相当于海拔 2438～3658m)的不完全加压导致旅客轻度缺氧,造成夜间褪黑激素分泌减少,因此可能会导致疲劳和其他时差症状[7]。"时差综合征"的影响因素经常与事前准备及正进行的长途旅行相关。压力、睡眠不足、文化冲击以及规律性进餐时间和日常锻炼受到干扰等可能会增加旅行者的不适感和定向障碍。对在长途飞行期间发生脱水的程度有一些不同意见,但肯定的是,运动减少、不宽敞的座位空间可能是一个影响因素。此外,旅行者经常沉迷于过量的酒精和(或)咖啡因,这两者都可能会加重时差的影响。

时差综合征的后果不仅会损失寻求快乐的旅行者的休假时间,而且认知和运动功能的下降对政治家、外交官、士兵、商人和职业运动员都有明显的不利后果。

影响

大多数旅客最明显的时差表现是在目的地夜间不能入睡,白天无法保持思维敏捷。其他的症状包括头痛、胃肠道疾病、不灵活、烦躁不安、注意力难以集中及认知和运动功能降低。个体对这些症状的易感性差异很大。对经历反复昼夜不同步的轮班工作人员的研究表明,更严重的后果包括癌症、心血管疾病和女性生殖问题的发病率增加。对于老年旅行者来说,时差对其影响往往更严重,而婴儿似乎受到的影响较小。意料之中的是,随着跨越的时区数量的增加,症状增加;如上所述,向东旅行通常比向西旅行更成问题[8]。

治疗

针对减少或消除飞行时差,已提出了许多治疗干预措施,这些措施或多或少都有科学证据的支持。最好的研究采用了定义明确的认知表现和功能的观察指标,但具体方案却因研究者而异。2007 年,美国睡眠医学学会(American Academy of Sleep Medicine, AASM)根据截止于 2007 年 10 月份出版的同行评议的文献,发布了昼夜节律紊乱应对和治疗指南[9],该指南中对相关应对措施的推荐程度在以下讨论中会有所提及。减少时差影响的策略可以根据实现 1～3 个目标的能力进行分类:重置内部"时钟";促进目的地就寝时间的睡眠;并提高目的地日间的思维敏捷程度。调节昼夜节律的行为方法总结在表 42.1 中。

表 42.1 调节昼夜节律的行为方法

方法	有利	不利	效果
睡眠安排	代价低,容易获得	不方便,特别是对较长时差的适应	好,如果能够实现调整的话
阳光照射	代价低,易于使用	需要制定时间表	好
光疗	方便	设备笨重、昂贵	好
运动	代价低,容易获得,其他健康获益	需要制定时间表和个人的努力	尚无定论
饮食	代价低,易于使用	不方便,需要仔细计划	最近的研究表明,收益甚微

重置"内部时钟"

旅行前调整睡眠时间表

许多旅客发现在旅行前尝试通过连续几天的每天 1 小时的提前或推迟睡眠和觉醒,对克服时差,达到与目的地时间相一致会很有帮助。根据 AASM 指南,这种方法被推荐为旅行者的首选。显然,这种方法风险很小,但需要旅行者做出很多的努力。如下所述,旅行前睡眠时间表调整可以与光疗联合起来,以增加效果。

目的地入睡时间

规划到达目的地后入睡时间也很重要。由于旅行前的准备、压力和转机过程中的睡眠缺失,睡眠不足在多数旅行者中很常见。45 分钟或更短时间的日间小睡可能会出人意外地有助于保持敏捷的思维[10],可能在身体温度最低点的时间(出发地上午 4 点)最有益。更长的小睡可能是有益的,但应妥善安排以免延误内部时钟的调整。如果向西旅行,最好将睡眠延迟到目的地的就寝时间。通常在向东旅行时,提前睡眠时间感觉会更困难。事实上,向东旅行超过九个时区,身体的反应往往不是提前而是推迟了内部时钟,就像进行了更长的向西旅行。旅行者可能会发现自己在向东旅行时会更容易适应新时区,例如,向东旅行超过 10 个时区,旅行者在计划重新校准睡眠时,将身体时钟延迟 14 小时而不是尝试将其提前 10 小时。

光疗

很明显,光照是对包括人类在内的哺乳动物的昼夜节律重新调整的最强刺激[4]。在适当的时候故意暴露于明亮的光线中可以帮助加快解决昼夜节律不同步问题。这种方法的功效取决于在体温的最低点附近暴露在光线中的时间,该效应通常发生在大约出发地时间早晨 4∶00—5∶00 时。因此,如果内部时钟的早晨有明亮光线将导致相位提前,晚上的明亮光线将导致相位延迟。对于向东的旅客应该在出发地时间早上(05∶00—11∶00)寻求光线,向西旅行者应该在出发地时间晚上(22∶00—04∶00)寻求光线。应避免在产生相反方向相位移动的时间里暴露于明亮的光线下,适时地使用太阳镜可能会有所帮助。例如,对于穿过 8 个以上时区的旅行者,如果光线暴露发生在出发地时间体温最低点之前,其实际效果可能是导致了时间相位的延迟。这时,最初几天可能需要避光,以防止在错误的方向上调整时间[11]。一些研究发现,在旅行之前,每天提早睡眠,结合暴露于清晨的明亮光线,昼夜节律可以每天提前 1 小时。但每天将昼夜节律提前 2 小时的尝试并不成功[12]。

对于大多数旅行者而言,阳光便能够为其提供充足的光源。即使在阴天,日光也比大多数室内照明要亮得多。虽然早期研究表明,只有类似于日光光线的亮度水平才足以影响内部时钟,但现在有证据表明,更低亮度级别的光线,如办公室和家庭的光线,也能发挥再同步的作用[13]。更有趣的是,Cornell 的一项研究表明,在低光线环境条件下,在受试者膝盖后施加 3 小时的光脉冲后,与对照组相比,受试者成功地在 4 天内产生高达 3 小时的相位(移动)反应,这提示存在松果体外和眼外光传感器反应[14]。但是,这项研究未被重复验证,AASM 指南中也没有提及眼外光暴露的方法。

许多商品也可以帮助旅行者使用光暴露来适应新的时区。利用计算机程序来创建适当的光暴露时间表,以及能将光线照在眼睛上的帽子都有其拥趸者。使用"light therapy(光疗法)"或"phototherapy(光疗法)"作为关键词进行快速互联网搜索将显示多种光疗辅助信息来源。目前尚不清楚这些设备对旅行者有多少实际意义,或是否优于自然光源的作用。一项研究发现,一种头戴式发生器能提供明亮白光或暗红光,其作用经唾液弱光褪黑素激发试验测定,可导致昼夜节律的改变,但这种效应并未伴有任何时差症状的改善,或睡眠质量及个体表现的提高[15]。AAMS 指南不特别认可任何产品。

饮食

一些研究人员建议调整饮食习惯以改善时差。有一种技术被称为"大餐后禁食",即在出发之前 4 天内隔天分别摄入高热量餐和禁食。这种饮食计划背后的假设是,高蛋白食物会增加酪氨酸浓度,促进去甲肾上腺素和多巴胺水平的升高,从而提高思维敏捷性。高碳水化合物食物提高色氨酸浓度,导致更高的 5-羟色胺水平,后者被认为在睡眠调节中起作用,并且可作为褪黑素的前体。因此推荐高蛋白早餐和高碳水化合物晚餐。正式研究尚未证实这种饮食的疗效。在军事预备役人员中的一项研究表明该方法疗效良好,但由于缺少盲法及参与者的自我选择,所以安慰剂效应可能起了重要作用[16]。这种方法在 AASM 指南中没有提及。

运动

对于一些人来说,到达目的地后的剧烈运动有助于缓解时差。仓鼠的实验表明,运动可以帮助调整内部时钟,但其对人类的真正影响还不太清楚[17]。AAMS 指南中没有提及运动的作用。运动可能是通过强制形成机敏状态,从而促进更安宁的睡眠,或通过诱导唤醒中枢神经系统来影响视交叉上核。

褪黑素-重置内部时钟

内源性褪黑素以正常的节律,在晚上时间约 21∶00 至次日 08∶00 分泌。激素似乎直接影响内部时钟,从而改变其他昼夜节律。其中包括温度节律:褪黑素具有降温作用。摄入外源性褪黑激素似乎有助于诱导睡眠并引起相位移动。褪黑素还有一种明显的催眠作用,其机制尚不完全清楚,但可能是由于其降低体温,复位内部时钟和(或)其他机制。盲人经常有睡眠障碍,是因为他们有一种被称为"自由奔跑"的昼夜节律,倾向于在比 24 小时更长的时间周期振荡。目前已经发现褪黑激素有助于"重置"这些节律并减少一些盲人的睡眠问题[18]。该药物减轻时差症状的作用已得到评估,大多数研究似乎显示一些益处[11,19]。一项包括对四项随机试验的 Meta 分析以及其他文献的 Cochrane 系统评价得出结论:褪黑素可帮助二分之一的成年人减少时差的症状。0.5mg 和 5mg 的剂量对减少白天嗜睡具有相同的效果,但可能剂量越高催眠效果越强。在旅行日期之前服用药物似乎没有任何益处[20]。

与光暴露疗法一样,当使用褪黑素诱导相位移动时,必须计划好服用时间以恰当地提前或延迟内部时钟。目前最佳剂量和给药方案尚未确定。大多数研究都集中在向东旅行,在到达后的几天内在睡前给予相应剂量会导致相位提前。另一项建议表明,如要实现理想的相位提前,褪黑素摄入的时间应是每天提早 1 小时直到出发地时间的 15:00 为止,这个时间就无需进一步调整。对于相位延迟,褪黑素应每天推后 1 小时服用,直到出发地时间 06:00 为止。但是,对于向西旅行者来说,褪黑素在睡觉时服用并无多少益处;在内源性褪黑素释放后再服用可能没有什么作用[11]。关于给药量,通常推荐使用 2~5mg 的剂量,尽管使用 0.5~8mg 的剂量,似乎也有类似的作用。研究显示 2mg 控释剂效果不及更低剂量的速释剂[21]。阿戈美拉汀(agomelatine)是一种研制中的褪黑激素激动剂,对促进相移也可能有效,并且已经在更容易受到时差影响的老年人中进行了评价[22]。

将褪黑素与光疗相结合可加强相位移动效应。下午褪黑素与清晨光照相结合可达到 3 天治疗期间每天昼夜节律提前 1 小时的效果[23]。一些作者提出要基于所跨越时区的方向和程度,仔细计算调整光照和褪黑素给药方案[11,24]。

入睡(见表 42.2)

褪黑素-入睡

如上所述,褪黑素不仅对昼夜节律钟有影响,而且具有直接的催眠作用。一项临床试验比较了褪黑素与咪达唑仑(midazolam)作为术前用药的效果,发现褪黑素具有抗焦虑和镇静作用,而不影响身体恢复的质量,而咪达唑仑则对认知和精神运动技能造成一定程度的损伤[25]。对从美国飞往瑞士的旅客的一项研究表明,唑吡坦(zolpidem)比褪黑素(褪黑素比安慰剂更有效)能更有效地促进睡眠,但唑吡坦也显示出更多的副作用,而褪黑素几乎没有副作用[26]。但至少有一项研究表明,服用褪黑素后,如果不允许受试者睡眠,会导致警觉程度和精神状态方面的不良反应[27]。

表 42.2 治疗时差的用药选择			
产品	作用	副作用	可获得性
褪黑素	诱导睡眠,重新设置生物钟	可能会发生不适当的嗜睡	美国,香港及其他一些地方为非处方;欧洲和加拿大为处方药;在一些国家可能存在进一步的限制
镇静剂	诱导睡眠	不适当的嗜睡,"宿醉"的可能,成瘾的可能	需要处方
咖啡因	促进思维敏捷	不安,高血压,心动过速,依赖,可能会影响正常睡眠	易以非处方药形式获得
阿莫达非尼,莫达非尼	促进思维敏捷而不干扰睡眠	起效缓慢,许多药物相互作用	需要处方
苯丙胺	提高思维敏捷	可能会降低决策能力;高血压,心动过速,成瘾的可能,可能阻碍正常睡眠	需要处方
烟酰胺	提神醒脑,但资料非常有限	罕见报道	作为营养补充剂(NADH)获得

褪黑素作为一种不受管制的天然补充剂在美国和香港销售。并未对其安全性特别是长期使用的安全性进行过正式研究,同时,可用制剂的标准和质量都不受控制。然而,褪黑素在美国多年来一直被普遍使用,医疗文献中几乎没有发现其不良事件的证据。根据其明显的安全性和相对较多的支持其有效性的数据,AAMS 强烈推荐调整时差时使用褪黑素[9]。

在许多欧洲国家和加拿大,褪黑素的使用受到严格管制或完全禁止。在某些情况下,甚至少量进口用于个人使用也是非法的。医务人员和旅行者在推荐或携带褪黑素前应检查当地法规。

镇静剂

如苯二氮䓬类镇静剂可用于帮助在新时区的适当时间诱导睡眠,但可能会导致觉醒后残留睡意。短效镇静剂如唑吡坦或替马西泮不太可能产生这种"宿醉",但某些个体会产生不良反应。仍不清楚镇静剂是否会对生物钟产生任何特定的影响[26]。γ-氨基丁酸 A 型受体存在于视交叉上核,所以苯二氮䓬类可能具有一些直接作用,但动物研究尚无确定结论,也没有关于人体的数据。在飞机上就使用镇静剂的情况,已经引起关注,因为因镇静而睡眠者可能缺少运动,其更容易形成深静脉血栓(当然饮酒者也有相同效应)。AAMS 指南建议可短期使用镇静剂作为一种治疗选择,但同时需注意其副作用问题。另外,虽然镇静剂促进了睡眠,但并无证据支持其可改善白天的时差症状。

保持清醒(见表 42.2)

兴奋剂

咖啡因

咖啡因显然具有提升思维敏捷和延缓睡眠的能力。然而,它也同时具有明确的包括心动过速和一定程度的依赖性(导致停药后"咖啡因戒断头痛")在内的副作用。由于咖啡因也是利尿剂,过量使用该兴奋剂可能会加剧脱水,即便仅将其作为饮料也是如此。已有一些心律失常的病例报告。咖啡因是在 AAMS 指南中讨论并推荐的作为治疗白天时差症状的唯一兴奋剂,但要警惕它可能会扰乱睡眠,并应该监测其使用情况[9]。对于那些不喜欢咖啡饮料的人来说,可以使用咖啡因的长效药物制剂。长效制剂被证明有效,但可能会影响睡眠质量[28]。

苯丙胺

苯丙胺能有效地促进思维敏捷,但存在对其成瘾潜能和可能滥用的担忧。还有一些证据表明苯丙胺可能会降低而不是提高决策能力和精神运动能力[13]。虽然军方已有相关研究,但目前尚未推荐。

莫达非尼和阿莫达非尼

莫达非尼(modafinil)及其长效异构体阿莫达非尼(armodafinil)是非苯丙胺类兴奋剂,被批准用于治疗嗜睡症和因轮班工作睡眠障碍和睡眠呼吸暂停引起的嗜睡。其作用机制包括在突触前激活多巴胺传递以促进觉醒和促进大脑皮层 5-羟色胺释放[29,30]。这些药物副作用少,滥用可能性低,且不干扰正常睡眠。莫达非尼已被用于治疗嗜睡症患者数年而没有出现耐药性,军方也已进行了研究[31]。它也被证明具有记忆增强作用[32]。该药起效缓慢,且半衰期较长;可与其他药物有明显相互作用,包括抗癫痫药物、一些心脏药物

和口服避孕药。然而,安全性显示是好的。阿莫达非尼治疗时差作用的专门研究表明,这一治疗是有效的,但美国食品药品管理局尚未批准这一适应证[33]。值得注意的是,药物动力学研究表明,该药物在老年人血浆药物浓度较高,因此,尽管副作用的发生率没有增加,但仍需引起注意[34]。

烟酰胺腺嘌呤二核苷酸

烟酰胺腺嘌呤二核苷酸(NADH)是细胞中产生能量所需的辅酶。其作用包括刺激多巴胺、去甲肾上腺素和 5-羟色胺受体,通过这一机制,被认为具有提神醒脑及提高专注性的作用。已有一些小样本初步研究,观察 NADH 对时差以及阿尔茨海默病、帕金森病和慢性疲劳综合征的作用。在针对时差的研究中,接受 NADH 的受试者在飞行后的第一天比对照组具有明显更好的认知能力和嗜睡降低的趋势,更小型的试验性研究显示,相似的趋势可持续到第二天[35]。该药的一种稳定的口服剂型作为营养补充剂现在已面市,因此,该药同褪黑素一样,并不受美国食品药品管理局的监管。

结论

时差是快速旅行不可避免的后果,尽管有几种治疗策略可能有益,但并无高效疗法。准备充分的旅行者在计划旅程时,要预料到这一情况并做好适当安排。大多数专家建议在旅行前几个晚上应确保足够的睡眠,因为抵达后几乎肯定会出现一些睡眠不足。如即将飞行多个时区时,登机后应立即将手表改设为目的地时间,该方法可能会提供额外的心理暗示,以调整睡眠和饮食时间。在飞行期间,建议对食物、酒和咖啡因的摄入应适度节制。当然,在尝试调整睡眠模式时,你必须记住酒和咖啡因分别具有的镇静和刺激作用。对于许多人来说,搭乘在目的地就寝时间抵达的航班是一个有益的策略。抵达目的地后头几天的工作或娱乐活动的安排应考虑到身体内部时钟的出发地"夜晚"和"白天";重要会议或表演应尽可能安排在头脑最清醒时,或延迟到旅行者已经适应后再进行。对于短距离旅行,应当遵照和保持出发地的时间,而不是尝试去调整。对于较长时间的旅行,则前几天不要安排重要活动,这样头几天的身体功能下降可能就不是问题了。

是否使用上述提及的更特异性的治疗措施,应取决于旅行者的需求和行程。值得注意的是,在上述各种疗法中,AAMS 指南基于高水平证据,强烈推荐将褪

黑素作为标准治疗方法。基于不确定或相互冲突的证据或专家意见,调整睡眠时间、光疗、使用咖啡因和短期使用催眠药被认为是"可选方法"[9]。其他如兴奋剂、顺势疗法和饮食疗法在指南中并未提及。在考虑使用药物干预措施,特别是化学合成类药物时,应仔细考虑产品的安全性和潜在的副作用,因为这些药物尚未得到充分研究。大多数旅行者会发现,有效的做法是对能够提供的干预方法进行研究,然后选择适合自己需要的方法,有的还要加以调整。

（孙宏 译,傅更锋　周明浩　黄祖瑚 校）

参考文献

1. Hastings M. The brain, circadian rhythms, and clock genes. BMJ 1998;317(7174):1704–7.
2. Kyriacou CP, Hastings M. Circadian clocks: genes, sleep, and cognition. Trends Cogn Sci 2010;14(6):259–67.
3. Arendt J. Melatonin and the Mammalian Pineal Gland. London: Chapman & Hall; 1995.
4. Sack RL. The pathophysiology of jet lag. Travel Med Infect Dis 2009;7:102–10.
5. Seron-Ferre M, Riffo R, Valenzuela GJ, et al. Twenty-four-hour pattern of cortisol in the human fetus at term. Am J Obstet Gynecol 2001;184(6):1278–83.
6. Wever RA. Light effects on human circadian rhythms: a review of recent Andechs experiments. J Biol Rhythms 1989;4(2):161–85.
7. Coste O, Beaumont M, Batejat D, et al. Hypoxic depression of melatonin secretion after simulated long duration flights in man. J Pineal Res 2004;37(1):1–10.
8. Mahoney MM. Shift work, jet lag, and female reproduction. Int J Endocrinol 2010; Article ID 813764, 9 pages. Epub 2010, March 8.
9. Morgenthaler TI, Lee-Chiong T, Alessi C, et al. Practice parameters for the clinical evaluation and treatment of circadian rhythm sleep disorders. Sleep, 2007;30:1445–59.
10. Naitoh P, Kelly TL, Babkoff H. Napping, stimulant, and four-choice performance. In: Broughton RJ, Ogilvie RD, editors. Sleep, Arousal, and Performance: Problems and Promises. Cambridge, MA: Birk Hauser Boston; 1992. p. 198–219.
11. Sack RL. Jet lag. N Engl J Med 2010;362:440–7.
12. Eastman CI, Gazda CJ, Burgess HJ, et al. Advancing circadian rhythms before eastward flight: a strategy to prevent or reduce jet lag. Sleep 2005 Jan 1;28(1):33–44.
13. Waterhouse J, Reilly T, Atkinson G. Jet-lag. Lancet 1997;350(9091):1611–6.
14. Campbell SS, Murphy PJ. Extraocular circadian phototransduction in humans. Science 1998;279(5349):396–9.
15. Boulos Z, Macchi MM, Sturchler MP, et al. Light visor treatment for jet lag after westward travel across six time zones. Aviat Space Environ Med 2002 Oct;73(10):953–63.
16. Reynolds NC, Montgomery R. Using the Argonne diet in jet lag prevention: deployment of troops across nine time zones. Mil Med 2002;167(6):451–3.
17. Reebs S, Mrosovsky N. Effects of induced wheel-running on the circadian activity rhythm of Syrian hamsters: entrainment and phase-response curve. J Biol Rhythms 1994;4:39–48.
18. Sack RL, Brandes RW, Kendall AR, et al. Entrainment of free-running circadian rhythms by melatonin in blind people. N Engl J Med 2000;343(15):1070–7.
19. Brzezinski A. Mechanisms of disease: melatonin in humans. N Engl J Med 1997;336(3):186–95.
20. Herxheimer A, Petrie KJ. Melatonin for the prevention and treatment of jet lag. The Cochrane Library, Copyright 2005, The Cochrane Collaboration Volume (4), 2005.
21. Suhner A, Schlagenhauf P, Johnson R, et al. Comparative study to determine the optimal melatonin dosage form for the alleviation of jet lag. Chronobiol Int 1998;15:655–66.
22. Leproult R, Van Onderbergen A, L'hermite-Baleriaux M, et al. Phase-shifts of 24-h rhythms of hormonal release and body temperature following early evening administration of the melatonin agonist agomelatine in healthy older men. Clin Endocrinol 2005 Sep;63(3):298–304.
23. Revell VL, Burgess HJ, Gazda CJ, et al. Advancing human circadian rhythms with afternoon melatonin and morning intermittent bright light. J Clin Endocrinol Metabol 2006 Jan;91(1):54–9.
24. Kolla BO, Augur RR. Jet lag and shift work sleep disorders: how to help reset the internal clock. Cleve Clin J Med 2011 Oct;78(10):675–84.
25. Naguib M, Samarkandi AH. The comparative dose-response effects of melatonin and midazolam for premedication of adult patients: a double-blinded, placebo-controlled study. Anesth Analg 2000;91(2):473–9.
26. Suhner A, Schlagenhauf P, Hofer I, et al. Effectiveness and tolerability of melatonin and zolpidem for the alleviation of jet lag. Aviat Space Environ Med 2001;72:638–46.
27. Zhdanova I, Wurtman R, Lynch H, et al. Sleep inducing effects of low doses of melatonin ingested in the evening. Clin Pharm Ther 1995;57:552–8.
28. Beaumont M, Batejat D, Pierard C, et al. Caffeine or melatonin effects on sleep and sleepiness after rapid eastward transmeridian travel. J Applied Physiol 2004 Jan;96(1):50–8.
29. Nishino S, Mao J, Sampathkumaran R, et al. Increased dopaminergic transmissin mediates the wake-promoting effects of CNS stimulants. Sleep Res Online 1998;1(1):49–61.
30. Ferraro L, Fuxe K, Tnaganelli S, et al. Amplification of cortical serotonin release: a further neurochemical action of the vigilance-promoting drug modafinil. Neuropharmacology 2000;39(11):1974–83.
31. Lyons TJ, French J. Modafinil: the unique properties of a new stimulant. Aviat Space Environ Med 1991;62(5):432–5.
32. Turner DC, Robbins TW, Clark L, et al. Cognitive enhancing effects of modafinil in healthy volunteers. Psychopharmacology (Berl) 2003 Jan;165(3):260–9.
33. Rosenberg RP, et al. A Phase 3, double-blind, randomized, placebo-controlled study of armodafinil for excessive sleepiness associated with jet lag disorder. Mayo Clin Proc 2010;85(7):630–8.
34. Darwish M, Kirby M, Hellriegel ET, et al. Systemic exposure to armodafinil and its tolerability in healthy elderly versus young men. Drugs Aging 2011;28(2):139–50.
35. Birkmayer GD, Kay GG, Vurre E. [Stabilized NADH (ENADA) improves jet lag-induced cognitive performance deficit]. [German] Wien Med Wochenschr 2002;152(17–18):450–4.

43

晕动症

Susan M. Kuhn and Beth Lange

要点

- 对大多数人而言,如果处于持续运动状态(如在游船上),3~4 天内便会产生适应
- 女性更易发生晕动症,特别是在经期和孕期
- 幼儿和老年人不易出现晕动症
- 穴位按摩对于晕动症的预防及治疗未见疗效
- 通常提前服用抗晕动病药物会更有效,其主要副作用是困倦

引言

旅行就是运动,所以还有什么情况能够比旅行者旅行更容易患晕动症的呢?事实上,只要处于这种正常的——或者更确切地说是"错误的"环境中,几乎人人都可能患这种病。尽管发病频率及严重程度不同,但对一些旅行者而言患病后的影响是巨大的,可能会破坏他们期待已久并花费昂贵的假期。解决晕动症的秘诀在于"做好准备"。旅行健康专家必须收集足够的信息,包括个人的总体健康状况、运动敏感性和旅行计划,以确定在哪些情况下存在晕动症的潜在风险。对于一些旅行者而言,在旅行咨询中应建议他们在药箱中储备抗晕动症药物。对于那些乘船前往南极、或骑着骆驼穿越撒哈拉沙漠、或对运动极端敏感的水下呼吸器潜水者而言,晕动症预防及治疗策略是其旅行前咨询的重要组成部分。因此,旅行医学专家需要熟悉掌握晕动症的预防与治疗,才能给旅行者提供专业的指导意见。

晕动症的诱发因素

晕动症通常是由暴露于运动或运动的视觉暗示所引起[1]。晕船是最常见也最广为人知的晕动症表现,此外在水中、陆地和空中的旅行均有可能引发晕动症。激发晕动症的环境包括各种各样的机械交通工具,如船舶、飞机、汽车、公交汽车、火车、嘉年华娱乐设施及旋转座椅。在欧洲,倾斜式列车是最近新增的可能导致晕动症的交通工具[2]。骑在动物背上同样也是一个很强的刺激因素,特别是那些走路时经常摇摆晃动的动物,比如骆驼。另外,体操和白化环境下的速降滑雪、在失重状态下的太空飞行或在水中漂浮的运动等,均可能是诱发因素。在湍急的水中进行的水下呼吸器潜水或浮潜,如果没有重力的定向影响和视觉参照系的情况下,都会导致湍流运动。幸运的是,连续暴露于持续运动超过 3~4 天,大多数人会逐步适应[3]。这种适应是中枢神经系统代偿的结果,但确切机制尚不明确。然而,如果运动停止或有所改变,这种适应性会在一定的时间内消失。

当一个被适应的运动突然停止时,会导致一种与晕动症相似的"反晕动症"症状。最常见的是离船上岸后时常出现的暂时性"晕陆症(land sickness)"。一种少见而持续性的症状被称之为 mal de débarquement (MDD)综合征,其字面意思就是"登陆病"。那些患有 MDD 的人通常在坐船、乘火车甚至是在太空旅行中不会出现任何症状。这种运动后眩晕的综合征的表现包括一种伴随摇摆感的平衡感缺失,这一症状通常会持续一个月至数年。最新的数据表明,那些 MDD 易患人群通常过度依赖于体感系统以保持平衡,而非通过前庭或视觉输入[4]。对于 MDD 而言,一线的抗晕动症药物并不起效[5],而苯二氮䓬类药物或选择性 5-羟色胺再摄取抑制剂(selective serotonin reuptake inhibitors,SSRIs)可能有效[6]。

当个体处于静止状态时,与运动相关的视觉暗示

同样是晕动症的一个强力诱因。在实验研究中,让旋转的鼓围绕着一个固定不动的人运动,就可造成自我运动错觉[6]。在我们的现实生活中也常会遇到这种情况,如飞行模拟器、电脑游戏及电影(例如,经常发生于坐在靠近屏幕或者 3D 电影的地方)。

什么是晕动症

典型的晕动症包含了一系列逐步进展的症状[1]。起初,患者有时会感到腹部隐隐的不适,也就是"胃部感觉",随后出现不舒服和恶心,最终导致呕吐。这些胃肠道症状与胃部肌肉活动的可测量变化相关。实验研究中,胃电图(electrogastrophy,EGG)能够显示增加的和(或)不协调的肌肉反应,通常称为胃节律性紊乱[7]。

除了这些胃肠道反应外,其他系统也会出现相应症状,如身体温暖感、头晕、呼吸急促、叹气、打哈欠、头痛、困倦、唾液分泌增多和频繁吞咽,脸色苍白和盗汗也常见到[1]。一些病人在胃肠道症状消失后,又会发生持续的昏睡、疲劳及思维迟钝等症状,这些症状被称为"昏睡综合征(sopitesyndrome)"。脑电图(electroencephalogram,EEG)监测显示在严重的晕动症发生 2 小时后大脑额叶的 α 波变慢,这与困倦及机能损失相关[8]。

谁更易患晕动症?

虽说在比较恶劣的环境下,几乎任何人都可能发生晕动症,但确有少数人有很强的耐受力,而另外也有少数人又极其易感。在后一类人群中,这种倾向似乎没有随着暴露而减少[9]。这种情况与性别、年龄相关,同时也受其他个体因素和环境因素的影响。受激素影响,女性相较于男性更易得晕动症[10],特别是当女性临近经期或在怀孕时期。在 2 岁以下的儿童中,出现恶心和呕吐等症状并不常见,但随后敏感性会逐渐增加直到 12~15 岁,此后就持续降低,在老年人中就不常见了[10]。患有偏头痛的人,对晕动症更为敏感。患有内耳障碍特别是近期发作过的人,一般对运动的忍耐性更低。患有罕见的与内耳信号传导相关的中枢神经系统脑部疾患的人,也可能对晕动症异常敏感。其他能够引起恶心的潜在疾病或药物也会协同或增加晕动症的严重程度。

晕动症的发病机制

"晕动症"是人体对于异常刺激的一种正常反应,所谓异常刺激是指来自感知系统的相互冲突的信息,该系统的功能是探测和解释与周围环境相关的运动信息[11]。这些信息来自于前庭、本体感受和视觉系统,尽管过去的经验或者对于晕动症的记忆可能会影响机体的反应。当缺少相应的前庭感知,或出现了与本体运动感受相反的视觉暗示时,个体可能会因为对运动的视觉感知偏差而发生晕动症。这类感知输入通常发生在中枢神经系统,并通过自主神经系统产生一系列复杂的生理反应。

前庭系统

有研究对具有正常前庭系统和双侧外周前庭缺陷(如迷路切除)的人群进行比较,结果显示后者不会患晕动症[12]。另一方面,双目失明的人对晕动症也没有"免疫力"。因此,前庭系统功能对于晕动症的发生是至关重要的。不同类型的真实或感知运动均会引发晕动症,包括线性和仰角加速。一项将沿垂直轴的旋转与矢面运动结合起来的高强刺激被称为科里奥利效应(Coriolis effect)[1]。

前庭或平衡系统的作用是维持机体自身平衡以适应地心力(重力),并对空间位置的变化做出反应。半规管及前庭是相连的,其中充满了内淋巴液(图 43.1)。三个半规管互相之间成垂直分布;任何方向的旋转型运动均由内淋巴液的移动并通过刺激半规管壶腹部的纤毛而被感知(图 43.2)。因此半规管为机体提供了非线性加速的信息。前庭是一充满液体的空间,其中有两个相互垂直的感知膜结构,分别称为椭圆囊和球囊。感知膜表面生长着毛细胞,这些毛细胞由充满微观粒子(内耳石)的胶质层所包被。在无运动的情况下,大量的微观粒子也会受到线性运动和重力的影响。因此,来自椭圆囊和球囊的信号最终向大脑提供了头部朝向和不同位面线性加速的信息(图 43.3)[1]。

晕动症的主要生理学机制尚不明确,但明显是涉及了脑部与前庭、视觉、本体感觉及自主中枢之间一系列复杂的相互作用(图 43.4)。这也许可以解释为什么各种作用机制的药物都能改善晕动症症状[8]。晕动症的临床症状类似于肾上腺素样"战逃反应",而实

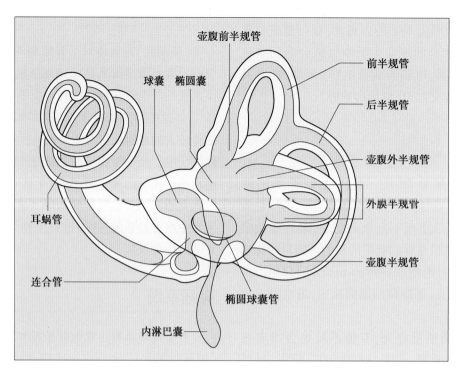

图 43.1　内耳迷路解剖学结构

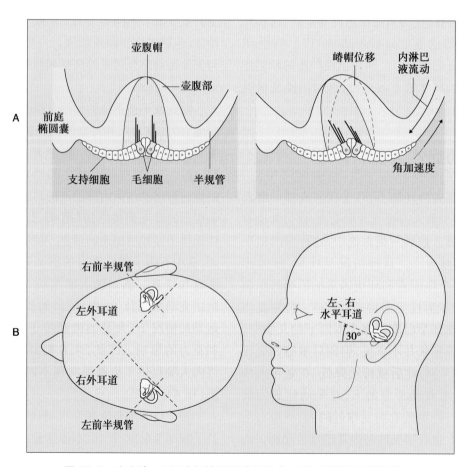

图 43.2　壶腹嵴。(A)半规管壶腹嵴的组成。(B)颅骨半规管定位

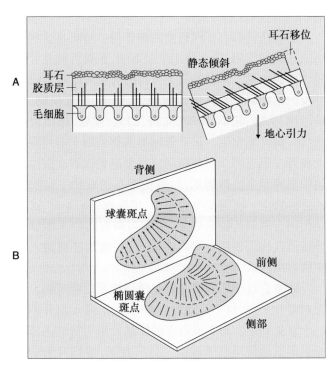

图 43.3 （A）球囊和椭圆囊内斑。（B）颅骨的球囊和椭圆囊位置

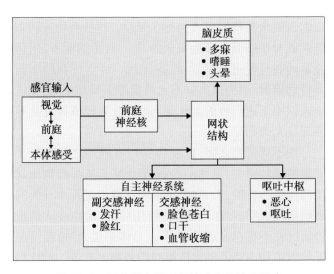

图 43.4 目前提出的引起晕动症的神经通路

验研究也证实了交感神经系统和交感肾上腺素-髓质系统的激活。晕动症患者体内的肾上腺素和去甲肾上腺素水平均升高。皮质醇和 β 内啡肽水平并未上升，但在暴露于刺激因素前，发展为晕动症的个体其本底水平已升高，这可能是因为基于过去经验的预感参与了其中[7]。

非药物预防与治疗方案

　　大多数环境预防措施的有效性很少得到评估，

特别是在现实生活情境中。通常推荐人们在出行时坐在交通工具最稳定的部分，这可能在某些情况下有效，但在恶劣的环境中基本无效[13]。头部和上身的过度运动似乎与症状密切相关，可能在某些层面上运动，其作用大于其他层面上的运动。严格限制上半身的运动，可以降低晕动症的敏感性，并预防晕动症[10]，另外采用侧卧位可起到改善和预防作用。最大限度地减少冲突的视觉输入是另一类被认为可预防晕动症的策略，包括避免将视觉聚焦固定于过近的物体（如阅读），而应将目光聚集在较远处。虽然饮食过多或偏好某些食物、饮酒、过多地暴露于通气不良的环境或有害气体被认为会增加晕动症的风险，但用于证实这些结论的相关数据却寥寥无几或相互矛盾。呼吸控制是一个最简单的行为干预，对轻度的运动性呕吐有些作用，该方法是指主要经鼻完成的保持自然、舒适的呼吸频率和深度。受试者报告恶心感减轻，呕吐发生前对运动耐受时间延长，运动停止后恢复时间更短[14]。个体对于加剧和减缓因素的经验被证明是个体旅行者最有用的指导。

　　穴位按压被认为是对晕动症或其他恶心症状的一种有效治疗方法。为了达到上述目的，各种相关产品已商业化销售。腕带按压的理论基础是刺激或按压内关穴（内关穴位于腕横纹向肘约 3 指宽处，掌长肌腱与桡侧屈腕肌腱之间）以减轻呕吐症状。然而，一项使用推荐的商业化腕带的安慰剂对照研究表明，该腕带对晕动症并无作用，至少在男性个体中对于强烈旋转性刺激的作用是如此[9]。在刺激过程中，对穴位的按压不足或许可以解释上述阴性结果，但这也显示了这些产品潜在的不正确使用情况和多变的结果。另一种被推荐的产品是用户佩戴的透明显示装置，研究显示该产品能够增强前庭的再适应性。这是一类可以投射一个稳定的人造视野的眼罩式视觉播放器[15]。该产品目前尚未商业化供应。

　　习惯化训练已在军队中成功用于降低运动敏感性[16]。虽未得到科学评估，一个商业化的家庭练习方案（Puma 方法：www.pumamethod.com）已由一名前航空军医开发并得到一些临床医生的支持。因此，针对那些容易引发或加重晕动症的情况，应提供更多的策略和药物（表 43.1）。

表 43.1 预防或减少晕动症的行为策略

选择交通工具内最稳定区域,且具有较好视野的座位
　船的中部或接近中部的区域
　飞机机翼附近
汽车前座,或火车或公共汽车的前部区域
　尽量减少上身和头部运动
　保持倚躺姿势
　系好座椅安全带
　倚靠头枕
保持视觉定位
　凝视远处的物体或地平线
　亲自驾驶汽车
　闭上眼睛
　避免阅读
个体调节
　少食多餐
　避免饮酒和吸烟
　控制呼吸
　坐在通风良好的区域或打开窗户
　避免或消除使症状恶化的气味

预防和治疗晕动症的药物

目前尚无新的用于晕动症防治的药物。然而,在晕动症的处置上,应该预见并预防晕动症的发生,而不是发病后试图进行治疗。有许多不同种类的药物用于晕动症的治疗,尽管许多药物都通过中枢作用来减少或减轻症状。化学受体触发区和催吐中枢被认为在晕动症中起关键作用,因此主要的一类药物包括抗组胺类(H1)、抗毒蕈碱类及抗多巴胺能类药物。兴奋剂有时会用于拮抗某些药品的副作用。苯二氮䓬类也是有效的治疗用药,其作用于 γ-氨基丁酸(gamma-aminobutyric acid, GABA)受体起到抑制前庭核的作用[1,17]。很多其他药物也被纳入研究或经验使用。并非我们这里论及的所有药物在所有国家都有供应,所以旅行医务工作者要熟悉其他药物,因为旅行者有时会在他们所到访的国家中寻求治疗(表 43.2)。

世界各地有大量可用的药物,如抗组胺类药物茶苯海明、桂利嗪、赛克利嗪、布克利嗪和氯苯甲嗪。最常见的吩噻嗪类药物是异丙嗪,它是一类多巴胺和组胺受体的双重抑制剂。甲氧氯普胺也可被用于治疗晕动症,并且在减轻相应胃肠症状方面有特殊功效,但该药在一些国家并不作为治疗晕动症药物。最常见的抗毒蕈碱类药物是东莨菪碱。苯二氮䓬类药物,如劳拉西泮及氯硝西泮对于治疗晕动症也是有效的[17]。所有这些药物的剂型各式各样,有的药物有口服剂(口服液、片剂、咀嚼片)、舌下吸收剂、栓剂、外用剂(贴剂)和注射剂等多种剂型。

这些药物都有不同程度的副作用。嗜睡是这些药物的共同副作用,尤在使用茶苯海明、东莨菪碱及异丙嗪后更为常见。苯二氮䓬类药物的潜在问题则是成瘾性及记忆障碍。对其他药物而言,口干、视觉模糊、心动过速、头疼、眩晕、躁动、亢奋、幻觉、便秘、尿潴留及皮疹等都可能发生。东莨菪碱类药物禁用于前列腺肥大和青光眼患者。用药期间应尽量避免饮酒或服用其他中枢神经系统抑制剂,以避免潜在的威胁生命安全的叠加效应。在需要思想集中、思维敏捷的场合,这些副作用会削弱药物的效果,尽管兴奋剂的使用能够部分抵消这些副作用。对后者而言,兴奋剂已被纳入太空旅行用药。

通常建议孕妇和婴儿避免使用抗晕动症药物。因为对婴儿来说,对于运动效应相对耐受,晕动症并不是一个常见问题。对 2 岁以下的婴幼儿最明智的选择可能是审慎地使用茶苯海明。另一方面,孕妇对于晕动症具有较高的发病风险。如果不能够避免或改变激发因素,则需要服用药物进行预防和治疗。大多数抗组胺类药物,如氯苯甲嗪和茶苯海明属于 B 类药物,无证据表明该类药物对人类存在风险。这些药物连同东莨菪碱对孕妇而言都是安全的[18]。对孕妇而言,用药方案的制订要进行风险-收益评估。对年长者的用药要特别谨慎,因为该人群不太可能患上晕动症,而在这一人群中上述药物的副作用,诸如幻觉和精神混乱等表现又尤为明显。

在不同药物之间,以及药物与安慰剂之间进行了大量的比较研究,虽然一些研究发现了某些药物比其他药物更为有效,但 2008 年一项在航海过程中开展的现场研究表明,7 类不同药物使用后,晕动症症状的报告情况并不存在显著差异[19]。总体来说,在极端情况下异丙嗪和东莨菪碱比抗组胺类药物更有效。副作用的产生情况在选择使用某类型药物而不是其他类型药物时起了重要导向作用[8]。近期,一项包括了 35 个研究在内的系统评价报告,主要将东莨菪碱与其他药物进行了比较,发现东莨菪碱作为晕动症的预防药物优于或相当于抗组胺类药物。而东莨菪碱与桂利嗪或东莨菪碱与麻黄碱的联合用药相比,所获证据模棱两可或很不充分[20]。

需要重点指出的是,虽然为了缓解晕动症症状需要使用这些药物,但药同时又干扰了中枢神经系统对相互冲突的前庭输入信息的正常反应。结果是机体的适应性减慢,因此使用药物比不使用药物可能需要更长的时间来适应运动状态[3]。

表 43.2 预防或治疗晕动病的药物

药物	口服剂量(mg)	首利时间(预防法)	用药间隔(小时)	给药途径	注意事项	常见不良反应	可获得性
苯海明 (Gravol®, Dramamine®)	成人:50~100 儿童(岁): 12岁以上:50 6~12岁:25~50 2~6岁:12.5~25	提前1~2小时	12岁以上:4~6 12岁以下:6~8	口服,肌肉注射,栓剂	孕妇及2岁以下儿童忌用	困倦(中度),眩晕	美国,加拿大,欧洲,澳大利亚,南非
氯苯甲嗪 (Bonine®, Bonamine®, Antivert®)	成人:25~50	提前1~2小时	12~24	口服	孕妇忌用	困倦(轻度)	美国,加拿大(限制),欧洲
桂利嗪 (Sturgeon®)	成人:初始30,后续15 儿童:初始15,后续7.5	提前1~2小时	6~8	口服	孕妇忌用;5岁以下儿童剂量未知	困倦(不同程度)	欧洲,南非
赛克利嗪 (Marezine®, Marzine®, Valoid®)	成人:50 儿童:6~12岁:25	提前1~2小时	4~6	口服,肌肉注射	孕妇忌用	困倦	美国(口服),加拿大(肌注)
布克利嗪 (Bucldin-S Softabs®)	成人:50	提前1小时	4~6	口服	孕妇,儿童忌用	困倦	欧洲
异丙嗪 (Phenergan®)	成人:25~50 儿童:2岁以上: 0.25~0.5mg/kg,最大剂量25mg	提前2小时	6~12	口服,肌肉注射	孕妇可用,2岁以下儿童忌用	严重困倦,精神表现受损	美国,加拿大,欧洲,澳大利亚
氢溴酸东莨菪碱 (Hyoscine®)	成人:0.4~0.8	提前1小时	4~6	口服,肌肉注射	儿童,青光眼病人忌用;老人,尿路梗阻病人使用镇静药物期间禁用	口干,困倦,视力模糊	欧洲,澳大利亚
东莨菪碱 (Transderm-Scop®, Transderm-V®)	成人:1.5(局部给药)	提前至少4小时	72	耳后局部敷贴(用后洗手)			美国,加拿大,南非
氯羟去甲安定 (Ativan®)	成人:0.5~2.0	提前1~2小时	4~6	舌下含服,肌肉注射,静注	对呕吐或MDD综合症有用	轻度嗜睡,记忆力下降,上瘾	美国,加拿大,欧洲,澳大利亚
右旋安非他命 (Dexedrine®, Dextrostat®)	成人:5~10	提前1~2小时	8	口服	用于极端条件,常与其他药物结合使用	不安;潜在滥用风险	美国,加拿大;某些地区抗晕动症药物是违法药物
麻黄碱	成人:25~50	提前1~2小时	8	口服	有效性不如右旋安非他命,但不是处方药物	不安,心动过速	美国,加拿大,欧洲,澳大利亚

晕动症的治疗

对晕动症来说,防远胜于治。然而,当运动程度超出预期或预防用药效果不佳时,治疗则必不可少。通常由于恶心和呕吐不能口服药物,必须采用其他给药途径。栓剂给药(茶苯海明)和舌下给药(劳拉西泮)则成为选项,但在某些情况下,可能需要肌肉注射。

肌肉注射茶苯海明在治疗晕动症方面效果低于肌肉注射异丙嗪或东莨菪碱。异丙嗪具有较长的作用时间,但经肌肉注射途径其起效时间略长于东莨菪碱。这三类药物都能导致明显的嗜睡及行动能力下降[21]。应当谨慎处理的情况是,如果在服用预防性药物无效后再服用此类药物,可能存在潜在副作用的叠加。

辅助药物、新型药物及实验类药物

其他种类的药物和食物也被纳入研究以验证它们在预防晕动症中的功效。如咖啡因和麻黄碱等兴奋剂在某些时候也会与其他药物联合使用,来拮抗这些药物的副作用如嗜睡等。苯丙胺类如右旋苯丙胺硫酸盐可通过抑制前庭核的活性[1],对晕动症产生直接作用[8],该类药物可与东莨菪碱和氯丙嗪联合使用而产

生协同作用[22]。姜粉的使用效果多变,但其对胃肠道症状的作用优于对中枢的作用[19]。晕动症与癫痫发作在脑电图的活动中具有相似的表达,因此发现抗惊厥药苯妥英钠能够减轻运动引起的恶心[23]。苯妥英钠能广泛影响中枢神经系统的多个位点,包括前庭核。然而需要血药浓度监测及其潜在的严重副作用限制了苯妥英钠在旅行者中的应用。强效止吐药如 5-HT3 拮抗剂昂丹司琼,可预防呕吐但却不能预防晕动症的其他症状[24,25]。有报道称钙离子通道拮抗剂,如桂利嗪(也是一类抗组胺类药物)及氟桂利嗪也对晕动症有效[17]。

防治晕动症的个体化建议

抗晕动症药物之间的药理学差异导致了药物的不同疗效、起效和作用持续时间以及副作用。因此,对于药物的选择应基于个体发生晕动症的可能性和严重程度、其预期发生之前的时间、预期的暴露持续时间以及旅行者的基础年龄和健康状况。对于一些职业旅行者而言,必须在药物的功效与药物的副作用对其工作产生的影响之间寻求平衡。在这些情况下,应考虑联合使用拟交感神经类药物(见表43.3)。

表 43.3 抗晕动症药物的选择

旅行者类型	移动时间	出发前的时间(用于预防)	预防药物的选择	
			轻度至中度情况	中度至重度情况
健康的成年人或青少年	≤6 小时	≥1 小时	抗组胺药* 或氯羟去甲安定	异丙嗪±安非他命,茶苯海明,东莨菪碱(口服)
健康的成年人或青少年	>6 小时	≥8 小时	抗组胺药或氯羟去甲安定或东莨菪碱贴片	东莨菪碱贴片,异丙嗪±安非他命,茶苯海明
老人	不计	不计	无	考虑抗组胺药
孕妇	不计	不计	详见文中	详见文中
2~12 岁儿童	不计	≥1 小时	氯苯甲嗪,苯甲嗪,桂利嗪(5岁以上),苯海明(2岁以上)	茶苯海明,异丙嗪
2 岁以下儿童	不计	不计	无	必要时使用茶苯海明(5mg/kg)

* 氯苯甲嗪、赛克利嗪、桂利嗪、布克利嗪及茶苯海明

结论

晕动症不应成为旅行者旅行中的绊脚石。旅行医学专业人员在充分掌握旅行者及其行程信息的前提下,应为旅行者提供有关合适的行为和正确的用药选择的建议以预防和(或)治疗晕动症。不过需要注意

的是,所有的药物服用后都可能出现副作用,这些副作用可能会严重损害旅行者健康。旅行医疗卫生工作者需要持续关注正在研究的术后或化疗期间治疗恶心和呕吐的方法,以及服务于太空旅行的防治晕动症的创新方法。

(徐酩 译,傅更锋 周明浩 黄祖瑜 校)

参考文献

1. Baloh R. Dizziness, Hearing Loss, and Tinnitus. Philadelphia: FA Davis; 1998.

2. Neimer JES, Ventre-Dominy J, Darlot C, et al. Trains with a view to sickness. Curr Biol 2001;2001(11):2.

3. Wood CDSJ, Wood MJ, Struve FA, et al. Habituation and motion sickness. J Clin Pharmacol 1994;34:7.

4. Nachum ZSA, letichevsky V, Ben-David J, et al. Mal de debarquement syndrome and posture: Reduced reliance on vestibular and visual cues. Laryngoscope 2004;114:6.

5. Hain RCHP, Rheinberger MA. Mal de debarquement. Arch Otolaryngol Head Neck Surg 1999;125:6.

6. Cha YHBJ, Ishiyama G, Sabatti C, et al. Clinical features and associated syndrom of mal de debarquement. J Neurol 2008;255:7.

7. Koch KLSR, Vasey MW, Seaton FJ, et al. Neuroendeocrine and gastric myoelectric responses to illusory self-motion in humans. Am J Physiol 1990;258:7.

8. Wood CDSJ, Wood MJ, Manno BR, et al. Therapeutic effects of antimotion sickness medicatons on the secondary symptoms of motion sickness. Aviat Space Environ Med 1990;61:5.

9. Warwick-Evans LAMI, Redstone SB. A double-blind placebo controlled evaluation of acupressure in the treatment of motion sickness. Aviat Space Environ Med 1991;62:13.

10. Mills KL, Griffin MJ. Effect of seating, vision and direction of horizontal oscillation on motion sickness. Aviat Space Environ Med 2000;71(10):996–1002.

11. Eyeson-Annan MPC, Brown B, Atchinson D. Visual and vestibular components of motion sickness. Aviat Space Environ Med 1996;67:8.

12. Cheung BSKHI, Money KE. Visually-induced sickness in normal and bilaterally labyrinthine-defective subjects. Aviat Space Environ Med 1991;62:5.

13. Gahlinger PM. Cabin location and the likelihood of motion sickness in cruise ship passengers. J Travel Med 2000;7:120–4.

14. Yen Pik Sang FDGJ, Gresty MA. Suppression of sickness by controlled breathing during mildly nauseogenic motion. Aviat Space Environ Med 2003;74(9):5.

15. Krueger WW. Controlling motion sickness and spatial disorientation and enhancing vestibular rehabilitation with a user-worn see-through display. Laryngoscope 2011 Jan;121(Suppl. 2):S17–35.

16. Cheung BHK. Desensitization to strong vestibular stimuli improves tolerance to simulated aircraft motion. Aviat Space Environ Med 2005;76(12):5.

17. Hain TCYD. Pharmacologic treatment of persons with dizziness. Neurol Clin 2005;23:23.

18. Carroll IDWD. Pre-travel vaccination and medical prophylaxis in the pregnant traveler. Travel Med Infect Dis 2008;6:17.

19. Schmid RST, Steffen R, Tschopp A, et al. Comparison of seven commonly used agents for prophylaxis of seasickness. J Travel Med 1994;1:4.

20. Spinks A, Wasiak J. Scopolamine for preventing and treating motion sickness. Cochrane Database Syst Rev 2011 June 15;(167), CD002851.

21. Wood CDSJ, Wood MJ, Mims ME. Effectiveness and duration of intramuscular antimotion sickness medications. J Clin Pharmacol 1992;32:5.

22. Dobie TGMJ. Cognitive-behavioral management of motion sickness. Aviat Space Environ Med 1994;65:20.

23. Knox GWWD, Chelen W, Ferguson R, et al. Phenytoin for motion sickness: Clinical evaluation. Laryngoscope 1994;104:5.

24. Levine MECM, Stern RM, Knox GW. The effects of serotonin (5-HT3) receptor antagonists on gastric tachyarrhythmia and the symptoms of motion sickness. Aviat Space Environ Med 2000;71:4.

25. Muth EREA. High dose ondansetron for reducing morion sickness in highly susceptible subjects. Aviat Space Environ Med 2007;78(7):7.

44

飞机座舱环境

Michael Bagshaw and Deborah N. Barbeau

要点

- 虽然乘客密度、噪声、振动以及活动相对受限可能导致生理和(或)情绪压力,但现代商用飞机座舱能够保持足够良好的环境控制,保证大多数健康乘客的安全和舒适
- 关于飞机上传播的疾病,如肺结核、流感和其他呼吸系统疾病,虽有报道但罕见文献记录。尚无证据表明上述疾病经由飞机的环境控制系统传播,因为舱内空气是经过 HEPA 过滤器过滤后再循环的
- 先进的设施,如自动除颤器和远程医疗,挽救了许多危重患者的生命。尽管如此,听取医务人员的建议,确定自己的健康状况是否适合乘坐飞机,依然是每一名乘客自身的责任
- 乘机前告知自己的特殊需求及所需帮助,将有助于减轻旅途压力,并帮助航空公司提高服务水准

引言

尽管人类一般在海平面时生理功能处于最佳状态,大多数健康且适应性良好的个体在上升至海平面 10 000 英尺(3048m)时并不至于出现因缺氧而产生的不良影响及身体功能的降低。

随着海拔的升高,大气压力、密度和温度均相应降低。在海平面水平,标准大气压为 760mmHg(29.92inHg,或 1013.2mb);在 18 000 英尺(5486m)时,大气压下降至一半,此时的环境温度约-20℃。大气的组成直至对流层顶(约 36 000 英尺或 10 973m)仍保持不变,其中最丰富的气体是氮气(78%)和氧气(21%),剩下的 1% 为氩、二氧化碳、氖、氢和臭氧。

血红蛋白氧饱和度与氧张力之间的关系可以最大限度地减少氧分压降低对人体的影响。当海拔上升到 10 000 英尺(3048m)时肺泡中氧分压降低,但血红蛋白氧饱和度只有轻微的下降。然而,一旦海拔超过 10 000 英尺(3048m),血红蛋白氧饱和度将迅速下降,导致缺氧并伴随个人执行复杂任务能力的下降[1]。

图 44.1 血液中的氧解离曲线。

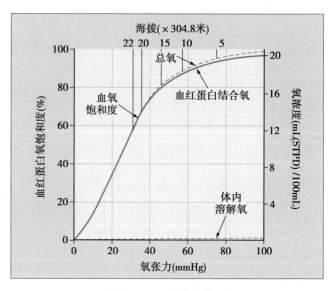

图 44.1　血氧解离曲线

图中曲线分别显示了身体状况良好的青年人物理溶解和化学结合的氧浓度的平均情况。曲线的实际形状会受到年龄、健康状况、烟草使用情况和环境温度等因素的影响。

健康的普通人可耐受海拔 10 000 英尺(3048m)的高度,而不出现不良反应。然而,老年人或患有某些呼吸或循环系统疾病的人便已不能忍受在该海拔下的较轻微的缺氧。理想情况下,飞机座舱应加压至与海平面水平的气压状况相似。然而,要实现这一目标,就

需要极为坚固沉重的飞机结构,并且将对飞机的承载能力、燃油消耗以及外部环境产生严重影响。因此,必须达成一项折衷方案,适航条例规定"飞机在正常工作条件下,必须装备加压舱室以保证即便在飞机最大飞行高度时,舱内压力也不会低于位于 8000 英尺(2438m)高度时的大气压"[2]。

加压舱

对于大多数飞机而言,增压是通过从发动机的压缩机中吸入排出空气,并将这一气流通过空调系统送入机舱来实现的。舱外的空气非常干燥和寒冷,它的温度是通过空调系统来进行调节控制的。而舱内压力通过调节舷外气流来保持在理想水平。图 44.2 显示了在典型的飞行情况下外环境和客舱所对应高度的气压。图 44.3 显示了在双通道飞机客舱中空气如何进行循环的。

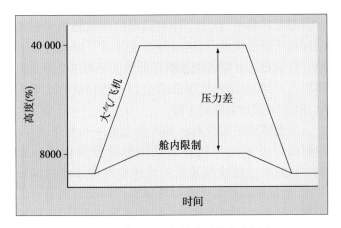

图 44.2　典型的飞行情况下的舱内压力

由于飞机在上升和下降过程中舱内压力发生变化,个体乘客有可能因体内的气体膨胀而感到不舒适,尤其当气体被压入肠道、中耳和鼻窦内时,不适尤为明显。一般而言,被压入体内的气体能够被顺利排出,但亦有例外。

人耳对压力变化速率尤为敏感。在人耳中,中耳的腔是由鼓膜与外耳相分隔的。它与鼻咽连通,因此大气可以进入咽鼓管。咽鼓管的近三分之二为软壁,且通常是塌陷状态。在海拔上升的过程中,中耳腔内的气体扩张并沿着咽鼓管进入鼻咽部而排出,使得鼓膜上的压力均衡。咽鼓管位于咽的部分起着单向阀的作用,使得膨胀的空气更易于排出到大气中。当上升过程中空气从咽鼓管中逸出时,有时会有"爆裂"的感觉。

在下降过程中,来自鼻咽部的空气必须进入中耳以保持气压平衡。对于某些人而言,咽鼓管的单向阀机制可以防止空气回流到中耳腔。但这会引起鼓膜外侧相对压力的增加,将鼓膜推向中耳腔,并可能引起鼓胀感、听力下降和最终引起疼痛。可以通过一些自主的动作来主动打开咽鼓管,例如吞咽、打哈欠和下颌活动。然而,对于一些人来说这些简单的动作并不奏效,可能需要塞住鼻孔,提高嘴和鼻子的压力,迫使空气进入中耳腔。这种压力的增加通常可以简单地通过提高口腔底部并且关闭声门来实现,而部分人则需通过收缩呼气肌来提高肺部和呼吸道的压力(Valsalva 动作)来实现。

除了调节飞机增压所需的气流流速外,环境控制系统还需要控制外界空气的流速,以去除污染物和控

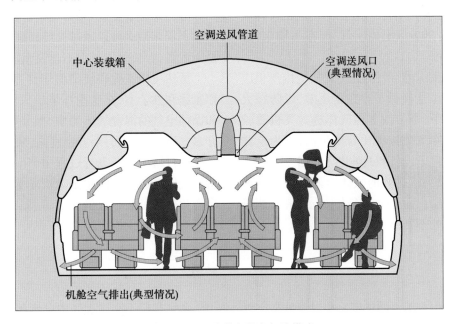

图 44.3　双通道客舱中气流模式

制舱内的温度。其中约 50% 的舱内空气进行了循环利用,通过从机舱内抽取舱内空气并将其与外部处理过的空气相混合来实现这一过程。舱内空气再循环有两大好处:一是它使得总气流率高于外部空气的气流率,因此舱内良好的循环可以不受外部气流的影响而得以维持;二是在进入机舱前,调节过的空气与相对温暖的循环空气混合在一起。因此,在非常低的温度下供给经调节温湿度后的空气,可以避免因寒冷气流造成的不适。同时,再循环的空气可以从机舱乘员和客舱活动中获得水分,从而提高空气湿度。以往老一代的喷气式飞机,所有的舱内空气均来自外界空气,没有通过空气循环进行改善(导致气流感明显和湿度较低),这种做法的弊端是效率低下且能源消耗大。

在现代喷气式飞机中,再循环空气将通过对 0.3μm 的颗粒物具有高达 99.97% 过滤效率的高效微粒过滤器(HEPA)进行过滤。这种过滤器对去除再循环空气中的细菌和病毒非常有效,从而可以防止其在客舱内传播。作为厂商服务内容之一,空气过滤器在常规飞机维护中将被定期更换。

再循环空气是从机舱上面或地板下面获得,而货舱、卫生间和厨房的空气并不参加再循环。平均每个座位的外界空气流量率在 3.6~7.4L/s 之间,再循环空气分配给客舱的比例约占总供气量的 30%~55%[3]。再循环空气过滤的效果是去除了颗粒物和微生物,从而使舱内空气质量明显改善。但没必要使用 HEPA 过滤器过滤舱外流经的压缩空气,因为高空的空气在细菌学上是清洁的。

在建筑物的环境控制系统中,再循环系统已经被使用了很多年。建筑物中的环境控制系统通常设计成可再循环处理高达 90% 以上的空气;而在飞机中,最大再循环气流仅 55%。

飞机驾驶舱中供应的空气的压力比机舱内所供应的空气的压力稍高。这确保了存在正压差,以防在火灾或类似紧急情况下,烟雾或其他气体进入飞机驾驶舱。飞机驾驶舱的空气流速也比客舱稍高,因为这样可以用来冷却航空电子设备和其他电子设备。

也有人担心,发动机排放的气体泄漏进入机舱产生空气中的油烟污染。而至今尚未有独立研究证明机舱空气污染对健康的不利影响[4,5]。

湿度

湿度是指空气中水蒸汽的浓度。相对湿度是空气中蒸汽的实际含量与在相同温度下饱和空气中蒸汽含量之间的比值。在高温下,饱和空气比在较低温度下含有更多的水蒸汽,并且如果不饱和空气被冷却,它将逐渐趋于饱和。在机舱内控制合适的湿度既是为了保证人体的舒适,又是为了保障飞机飞行的安全。高湿度并伴有高温往往会使乘客和机组人员感到不适。高湿度会导致飞机壳体内部冷凝、滴水和结冰,这会导致各种各样的安全问题,包括腐蚀以及冷凝液会导致生物的生长,从而造成许多对客舱空气质量的不利影响。

在典型的巡航高度 30 000 英尺(9144m)下,室外的空气温度常在 -40℃ 左右且非常干燥,通常仅含有约 0.15g/kg 的水分。对于在这些高度上飞行的加压机舱而言,进入机舱的需要处理的空气相对湿度常小于 1%。而乘客和机组人员呼出的水分,连同从厨房和厕所区域的水分,可将湿度增加到平均 6%~10%,但仍低于普遍认可的 20% 最低舒适湿度[6]。

研究表明,与正常的日常损失相比,在零湿度的环境下 8 小时,一个人的最大额外失水量约为 100ml。在低湿度环境中,健康个体对口渴的感觉是由于咽膜的局部干燥造成的,而这本身可能导致了虚假的口渴感。目前没有证据表明暴露在低湿度环境中会导致机体脱水,尽管局部的低湿度会引起一些轻微的主观症状,例如眼睛和黏膜的干燥[7]。

虽然体液中的激素水平可能发生一些变化,但反应时间以及其他的精神运动指标并没受无明显影响[7]。只要通过饮用足量的液体来维持总体的水分平衡,低湿度也不太可能对身体有长期或短期的不良影响。尽管外周的物理效应可能会导致不适,但身体的稳态机制确保了中枢的水合作用。干性皮肤可以使用保湿霜来缓解皮肤干燥,尤其是在临飞行前使用,眼睛的干涩刺激也可以通过保湿滴眼液来缓解。眼睛容易干涩者,在长途飞行中不建议佩戴隐形眼镜[8]。

虽然飞机座舱环境类似于许多其他的室内环境,如家庭和办公室,在这些环境中人们同样暴露于外部和循环空气的混合气体当中,但是机舱内的环境也在许多方面有所不同:乘客密度高,乘客无法随意离开和必须进行增压。在飞行过程中,环境影响因素主要包括低气压、低湿度、低频振动和持续的背景噪声。尽管噪音和振动可能导致机体疲劳,但它们的水平都低于可能对听力产生损害的水平[8,9]。

臭氧

臭氧是位于高层大气中自然存在的一种高反应性的氧的形式。由于紫外光对氧分子的作用,它主要形成于对流层上方。大气中自然臭氧的含量和分布随着纬度、海拔、季节和天气状况的变化而变化。最高臭氧浓度通常发现于北半球高纬度高海拔地区的冬季和春季。

高浓度的臭氧对人的影响包括眼刺激、因上呼吸道刺激引起的咳嗽、鼻部刺激和胸痛。因此,适航监管机构要求当载客飞机飞行高度超过 18 000 英尺(5486m)时必须确保机舱内的臭氧浓度在任何时候都不超过 0.25ppm(与海平面相当),而对于超过 4 小时的飞行,臭氧的时间加权平均浓度不得超过 0.1ppm(海平面)[10]。由于这个原因,用于长途运输的喷气式飞机通常配备了臭氧催化转化器,这样臭氧在进入机舱前就可以被分解。

宇宙辐射

自然辐射由来自外太空的宇宙射线(银河辐射)和来自岩石、地球和建筑材料的 γ 射线所组成。宇宙射线主要由太阳系以外的基本光量子和 α 颗粒与地球大气层的相互作用产生。宇宙射线的第二个来源是来自太阳的带电粒子的释放,尤其在太阳耀斑(太阳风暴)期间。宇宙辐射是一种电离辐射,辐射源如 X 线和从放射性物质中得到的辐射。电离辐射是我们生活环境的一个自然组成部分,它存在于地球、建筑物、我们的食物,甚至在我们身体的骨头里。

另一种辐射类型被称为非电离辐射,它包括紫外线、无线电波和微波。除了少数例外,人类、动物和植物都是在自然辐射的背景下进化而来的,因此这并不构成明显的健康风险。

从太阳和外太空到达地球的宇宙射线的数量是不同的:它的能量被大气层有效吸收,而且受到地球磁场的影响。它对身体的影响将取决于个人飞行的纬度和高度,以及在空中停留的时间。

宇宙射线可以通过精密仪器直接测量,像在协和式超音速飞机上那样常规测量或者采用计算机程序估计。这些程序通过记录飞行路线、在每个纬度的时长以及太阳周期的相位,来计算飞机乘客在某一特定飞行中所受的辐射剂量。一些航空公司和研究机构将飞机上的实际测量结果与计算机的估计值相比较,两者非常接近[11]。而实际上,有效的宇宙辐射的剂量是非常低的。

国际放射防护委员会(International Commission on Radiological Protection,ICRP)对有职业性辐射暴露的工人(包括机组人员)建议其年均最大身体有效暴露剂量不高于 20mSv(毫西弗)(平均 5 年以上),对一般人群的暴露限值为 1mSv/年。另外,在整个怀孕期间,胎儿的当量剂量不应超过 1mSv。

对于高纬度的超长途飞行,如波音 747~400 飞行于伦敦希思罗机场和东京成田机场之间,在巡航高度的有效剂量率大约是 5μSv/h(微西弗/小时)。在短途飞行中,有效剂量率在欧洲和美国大陆板块为 1~3μSv/h 之间。

在典型的年度飞行计划中,机组人员在长途飞行中将积累大约 4~5 个 mSv/年,在欧洲的短途飞行中机组人员从宇宙辐射中积累约 1~2mSv/年。

对于航空公司的乘客来说,ICRP 对一般公众建议的每年 1 毫西弗的限制相当于在跨赤道航线上的飞行时间约为 200 个小时。航空公司的乘客主要分为两种:偶尔的社交旅行者和频繁的商务旅行者。公共限值(1 个 mSv/年)对偶尔的社交旅行者没有任何影响,但对经常出差的人来说十分重要。如果商务旅行者每年乘坐超过 8 次跨大西洋或 5 个澳大利亚往返,每年的公共限值将超过 1mSv。然而,商务旅行者的辐射暴露是他们职业生活中的一个重要部分,因此将 20mSv/年的职业限值作为这一群体的暴露限值更为合理。

由于地球大气对宇宙辐射的衰减作用,在海拔 25 000 英尺(7620m)以下的高度辐射是不明显的。并且没有流行病学研究证据表明机组人员与电离辐射有关的癌症(例如白血病)发病率较一般人群更高。

尽管并不存在一个确定的宇宙辐射水平,低于它就不会有任何影响。但是所有的证据均表明,航空乘客或机组人员由于受到宇宙辐射的影响而遭受任何身体异常或疾病的可能性是极低的。

机舱内杀虫剂

在飞机舱内使用杀虫剂对控制虫媒传染病非常重要,但杀虫剂对乘客和机组人员潜在的不良健康影响仍存在争议[12]。世界卫生组织(WHO)在 1995 年发布的一份详细的综述性报告中得出结论:没有任何毒性危害可归咎于在飞机消毒中使用的任何化学制剂或方法[13]。有多种药剂和多种方法在飞机消毒中使用。如果需要可在 http://ostpxweb.dot.gov/policy/safetyenergyenv/disinsection.htm 上找到。

这个问题仍然存在争议:有的主张采用非杀虫剂的方法,WHO 目前也在重新评估使用化学品的安全性以及提出飞机上使用的建议。

机舱中空气传播的疾病

人是飞机上经空气传播细菌的主要来源,并且是病原体最重要的传染源。大多数从包括机舱这样的公共空间所分离而来的微生物都是来源于人体的,包括从裸露的皮肤、头皮上脱落的以及来自鼻子与口腔的细菌[14]。这些微生物在人体上很常见(正常菌群)且很少致病。研究表明,在以下区域所采集的样本中,细菌与真菌浓度之间无统计学差异:

- 在不同的飞机、航线或者飞行时长之间。
- 在飞机机舱与其他种类公共交通工具之间。
- 在飞机机舱与典型的城市室内外环境之间。

在航空旅行期间经飞沫和空气传播的呼吸道传染病正受到越来越多的关注。当一个人咳嗽、打喷嚏或者讲话时,经飞沫传播就可能发生[15]。飞沫是相对较大的颗粒(>5μm),只能通过空气传播一小段距离,因它们不能保持悬浮状态。当携带微生物的飞沫接触到易感人群的结膜、鼻黏膜或者口腔时,感染就发生了。在空气传播中,被称为飞沫核的较小颗粒(≤5μm)可直接被易感个体所吸入。这些颗粒在空气中无限期的悬浮,根据不同的环境因素,它们可以进行长距离传播。

没有证据表明加压舱本身更容易使疾病传播。在具有传染性的个体附近,乘客被感染的风险最高,尤其是距离在0.9m内时[15]。HEPA过滤系统的空气再循环过程可去除悬浮在机舱内空气中的微生物,但却无法使个体免于因旁人咳嗽或打喷嚏所可能导致的感染。幸运的是,大多数人的先天或后天免疫力能阻止传染病的发展。

有关在航空旅行过程中的真实的疾病传播风险数据极为有限。目前对于潜在的传染性疾病传播的研究已经包括了结核病、流感、麻疹、脑膜炎球菌病、SARS和急性呼吸道感染,如普通感冒。

结核病

对于在航空旅行期间结核分枝杆菌(TB)的传播已经有了广泛的研究[16]。商用飞机上TB传播的风险仍然是很低的。根据数学模型估计,在航空旅行期间,当坐在具有高度传染性的个体旁时,感染TB的概率大概是千分之一。几乎没有研究表明在航空旅行时TB暴露后,结核菌素试验结果会有从阴性到阳性的变化,也没有飞行期间因TB传播而产生的活动性结核病。鉴于耐多药及广泛耐药TB的出现,WHO在2008年更新了在飞行期间TB防控的指南,并准备在2013年再次更新:http://www.who.int/tb/publications/2008/WHO_HTM_TB_2008.399_eng.pdf[17]。

流感

鲜有证据表明航空旅行时可以传播流感[18]。在过去的十年中,人们越来越担心航空旅行对流感传播的重要性,尤其是大流行流感病毒株。自1997年以来,一种新的禽流感病毒株(H5N1)已经导致了包括在鸟类以及人类(少见)中的多次爆发。在2003年12月至2011年6月期间,WHO在全世界范围内共收到了562例经由实验室检查证实的禽流感感染,其中329例死亡[19]。2009年又发现了一种新型的甲型(H1N1)流感病毒,导致全世界约40万例确诊病例,近5000人死亡,并导致世界卫生组织宣布40年来首次出现流感大流行。尽管航空旅行与其他国家的病例输入密切相关,但实际上这种传播通常是疑似的,很难有资料证明[20-22]。

麻疹

麻疹是一种通过空气传播的具有高度传染性的病毒性疾病。感染麻疹的人在第一次出现轻微症状(可在皮疹出现前4天)至皮疹出现后4天这段时间内具有传染性,由此,航空旅行中确实存在麻疹传播的可能性。麻疹偶然的爆发不仅会发生在发展中国家,在发达国家同样也会发生,主要由于其免疫接种率不够理想。许多国家的麻疹输入性病例正在增加,是一个令人担忧的问题。不断有麻疹病例被确认是飞行中暴露的直接结果[23,24]。

已有可以帮助机组人员处理生病的乘客的指南,在www.who.org、www.cdc.gov、www.iata.org也可以获取。总的来说,应该鼓励良好的呼吸道卫生和手卫生习惯,而患有发热性疾病的人应该推迟乘飞机旅行。

乘客健康

对于健康的乘客来说,乘坐飞机不会有问题,但对于有一些基础疾病或在飞行中出现急性医疗问题的乘客来说,机舱环境可能是一个挑战,甚至可能使情况恶化。

飞行中的医疗问题可能是由于基础疾病恶化造成的,也可能是在既往健康的个体身上发生急性事件。

尽管主要问题与缺氧和体内气体膨胀所导致的生理反应有关,但我们应该记住,复杂的机场环境,甚至是从家到机场的交通,都可能给乘客带来压力和挑战,甚至在飞机起飞前就会出现问题。

尽管有医疗需求的乘客需要从航空公司获得医疗许可,有残疾的乘客却不需要。但是,残疾乘客确实需要告知航空公司一些特殊需求,比如轮椅或者被安排在有升降扶手的座位上,这些应该在预订的时候就完成,或者至少在需要帮助之前的几天内完成。

飞行前的评估和医疗许可

医疗许可的目的是为乘客及其医疗服务人员提供保障健康飞行的建议,并防止由于乘客的健康状况恶化而导致航班延误和改道。这取决于乘客的自我申报,以及其负责医师对飞行环境及该环境对患者健康状况的可能影响的认识。

大多数大型航空公司可以为需要额外帮助的乘客提供服务,且大部分公司都有一个医疗顾问来评估有医疗需求者的健康状况。各个航空公司都按照自己的指导原则工作,但这些通常都是基于航空航天医疗协会发布的健康旅行指南[25]。

国际航空运输协会(International Air Transport Association,IATA)发布了一份医疗信息表格(MEDIF)供会员航空公司使用[26]。MEDIF 可在大多数航空公司的网站上下载,这应由旅客的医疗服务人员完成填写,并在预订时将其转交给航空公司或旅行社,以确保及时的医疗许可。

有以下情况时需要医疗许可:
- 由于最近的疾病、住院、受伤、手术或者不稳定的急慢性疾病而导致可能不适合旅行的健康状况。
- 一些必需的特殊服务,比如氧气、担架或者允许携带或使用的如呼吸机或者喷雾器等医疗设备。

有残疾的乘客不在要求医学许可之列,但其特殊需求(如轮椅)必须在订票时告知航空公司。机组人员不能在提供正常飞行服务的情况之外为残疾乘客提供特别的帮助。那些无法在飞行期间照顾自己(如上厕所或进食)的乘客必须有人陪同。

重要的是,乘客要记得随身携带任何必要的药物,而不要放在托运行李中。

旅行者既往状况稳定的疾病在假期或出差时恶化,如哮喘、糖尿病、癫痫或意外创伤等,往往需要在回程时提供医疗许可。可能需要一个担架以及必要的医疗支持,这可能会增高费用。因此,对于所有旅行者来说,有足够的旅行保险是非常重要的,其中包括由专门人员组成的转运公司,在需要时提供必要的医疗支持。

评估标准

在确定旅客是否适合某次飞行的问题上,航空生理学和物理学的基本知识可以应用于病理学判断上。任何被压入体内的气体在飞行过程中均会膨胀 30% 以上,并且在海拔 8000 英尺以上的高度时机舱可能出现相对缺氧的情况也必须考虑在内。目的地机场的海拔高度也是考虑某个人是否适合特殊旅行的重要因素。

乘客的运动耐力是判断他/她是否适宜飞行的一个非常有用的指标:如果行走超过 164 英尺(50m)的距离就出现呼吸困难,那么乘客就有可能无法耐受压力舱内的相对缺氧情况。从乘客的血气水平和血红蛋白值中可获得更特异性的评判依据。航空医学协会(AsMA)[27]和国际航空运输协会(IATA)在他们的网站上提供了这方面信息,但需要注意的是个体病例可能需要其主诊医师进行评估。

深静脉血栓形成

与长途飞行有关的长时间不活动可能会对那些容易产生深静脉血栓的人群造成风险。预先存在的风险因素包括:
- 血液系统紊乱和凝血系统异常
- 心血管系统疾病
- 恶性肿瘤
- 近期进行过大手术
- 下肢或腹部创伤
- 深静脉血栓形成史
- 怀孕
- 雌激素治疗(包括口服避孕药和激素替代疗法)
- 年龄>40 岁
- 不活动
- 病理性体液丢失

尽管许多航空公司通过飞行杂志给乘客宣传下肢运动,并鼓励机舱内活动,但对那些易发生深静脉血栓的乘客来说,应该从他们的主治医生那里寻求使用压力袜和(或)抗凝剂的指导。目前没有证据表明,飞行在本质上是造成深静脉血栓发生的一个危险因素,但高风险人群在任何形式的长时间旅行或活动受限之前都应该寻求医疗指导。

关于身体残疾和活动受限

飞行时除了机舱压力略有下降和相对缺氧外,客舱的安排布局也是一个重要问题。为了防止紧急情况发生,身体有残疾的旅客不应该被安排在紧急疏散出口处的座位。

经济舱的座位往往腿部空间有限。对于膝以上或膝踝关节或髋关节石膏固定的乘客而言,该空间更为不足。必须考虑到乘客会在一个不舒服体位下被长时间制动,因此在旅途中确保足够的疼痛控制是十分必要的,尤其是对那些刚经历过手术或创伤的乘客。即使是在有更多的腿部活动空间的头等舱里面,活动空间依然是受限制的。

为了避免妨碍紧急疏散,活动受限的或有残疾的乘客不应该被安排坐在紧急出口附近,尽管一般在这样的位置上可能有更多的腿部活动空间。同样地,根据安全条例规定,绑有石膏的腿不能伸到过道上。

飞机上的厕所空间较为有限,如果需要帮助的话,可有一名旅伴陪同。

机场环境的复杂性同样也不应该被低估,而且必须在评估是否适合飞行时考虑到这一点。

办理登机手续和离境手续的过程也可能造成一定的困难,而且由于疾病、残疾、语言障碍和时差问题,这种困难可能加剧。

现实中必须考虑使用诸如轮椅、救护车和担架等设备的可操作性,也必须考虑到飞机延误或转向其他机场的可能性。在漫长的旅程中,也可能需要换乘以及更换航站楼,而医疗设施对于中转乘客来说是不容易获得的。

在办理登机手续的柜台和登机门之间通常有很长的距离。不是所有的飞机在驶离和抵达时都能连接廊桥的,而可能需要上下楼梯或乘坐机场摆渡车。因此,对于行动不便的乘客来说,确切提出所需帮助,诸如轮椅等辅助设备是很重要的。

氧气

除了主气体系统外,所有商用飞机都携带有应急供氧设备,以便在增压系统故障或在机舱内发生火灾或产生烟雾等紧急情况时使用。乘客的氧气供应是通过下拉式面罩提供的,氧气来自于化学发生器或紧急蓄积库,机组人员的氧气供应来自于机舱内的氧气瓶。下拉式面罩会在座舱高度超过预设的 10 000~14 000 英尺(3048~4267m)时自动一起释放(即所谓的"橡胶丛林")。这一乘客应急设备如果是由化学发生器供氧的话,其供氧时间是有限的,通常在 10 分钟左右,流量为每分钟 4~8L(常温和常压条件下),一旦乘客拉下连接管,供氧就会持续进行。从紧急蓄积库里提供的氧气是通过一个"环形总管"运送到舱室,在一些飞机上,可以将面具插入这个环形总管,为乘客提供氧气补充。

为了应对在飞行中出现的医疗紧急情况,足够的急救氧气瓶会被携带上飞机以备不时之需。氧气瓶提供的氧气流量可以达到每分钟 2 或 4 L(常温和常压条件下)。然而,氧气瓶不应该被用于为某些乘客提供整个旅途中连续不断的供氧,因为如果这样它将无法用于紧急情况。

如果乘客预先提出了在旅途中有连续吸氧的需求,那么在预订机票时就必须事先告知航空公司。大多数航空公司可以提供收费的飞机氧气供应服务。例如一个主流的英国国际航空公司收取每次 100 英镑(163 美元),无论是通过使用氧气瓶或插入供氧的环形总管来供应。美国公司对于飞行期间提供氧气这一服务收取约 100 美元的费用。一些航空公司也允许乘客使用他们自己的符合规定要求的便携式制氧机。航空公司代表可以收取医学许可的额外费用。航空公司只在飞行过程中提供氧气服务,而不包括在机场候机的时间。在旅客到达目的地后也需要注意安排提供氧气,必要时也需包括换乘的时间。

一些航空公司不允许乘客使用自己携带的氧气。氧气瓶、呼吸调节器和面罩必须符合监管部门设定的最低安全标准。而氧气质量必须符合"航空"级标准,这与符合"医疗"级标准的氧气是不同的[26,27]。

空中医疗急救

空中医疗急救定义为需要机组人员协助的空中医疗事件。它可能涉及或不涉及医疗设备或药物的使用,可能需要也可能不需要寻求有专业医疗背景的乘客的协助。因此,空中医疗急救可以像头痛或血管迷走神经性发作一样简单,也可以如心肌梗死或即将分娩等那样严重。

空中医疗急救的发生率相对较低,尽管媒体可能对某一事件的影响较大。根据一家大型国际航空公司近期的报告,在一年超过 3400 万名乘客中仅有 3022 起医疗急救事件发生。

由于远离方便的医疗环境,飞行过程中发生的任何紧急医疗情况都可能引起乘客和机组人员的惊慌。

机组人员一般均应提前接受过急救和基本生命支持的训练,并会使用飞机上备有的紧急医疗设备。特别是在配备有较多医疗设备的情况下,很多航空公司的培训标准甚至高于管理规定的要求。尽管机组人员接受过常见医疗紧急情况处理的训练,但在严重情况下,他们仍然可能请求乘客中的医疗专家提供帮助。这种专业协助者常常被称为"好心人(good samaritans)"。当机组人员尝试寻找真正的医疗专业人员提供帮助时,也需要彼此之间更多的信任。

在出现紧急情况时,机长将最终决定是否要为一名患病乘客的不良健康状况而进行紧急备降或调整航向。机长必须既考虑到可操作性又考虑乘客的身体状况。在决定是否调整航向时,机长将听取所有来源的建议。如果有医疗专业人士参与协助救治时,那么他或她将在与航空公司的医疗顾问进行无线电讨论中扮演重要的角色。

远程医疗

许多航空公司使用空/地连接模式,允许机长和(或)"好心人"与航空公司的医疗顾问就该患者的诊断、治疗和预后进行协商[30]。航空公司运营部门也参与了决策过程。一些航空公司在主要机场或附近维护着一个全球的医疗设施数据库;另一些公司则允许第三方机构提供即时医疗咨询服务,并在中转机场为患病乘客安排紧急医疗服务。

与飞机的通信是使用无线电话语音或数据链接(VHF 或 ACARS)、高频无线电通信(HF)或卫星通信系统(satcom)而完成的。Satcom 安装在较新的远程飞机上,正逐渐取代 HF 作为远程通信的行业标准。它的优势在于不受地势、地形或大气条件的影响,能很好地传输来自地球上任何一点的声音和数据。

生理参数的数字化和电话传输是一个行之有效的方法,特别是在世界偏远地区。

在医疗支持的可用性上,37 000 英尺(11 278m)的机舱可以被认为是一个远程位置,satcom 使用的数字技术类似于在现代地对地通信中使用的数字技术。Satcom 的出现更便于空对地生理参数的传输以协助诊断。举例来说,脉搏血氧监测和心电图这样的数据可以帮助医疗顾问给机长提供适当的建议,尽管不得不认真分析成本效益。

飞机紧急医疗设备

国家监管机构规定了在其管辖范围内的飞机上所使用的所有设备的最低规模和标准。这包括急救医疗包(emergency medical kit,EMK)和相关设备。根据121 号条例,联邦航空局要求所有航空公司的所有飞机上都有一套 EMK 以及相关的其他设备,并至少需要一个空乘人员负责。在欧洲,欧洲航空安全管理局(European Aviation Safety Authority,EASA)承担了航空管制的责任,并采纳了联合航空管理局(JAA)的要求,这与美国联邦航空局的要求类似。这些条例规定了最低要求,但实际上许多航空公司携带的设备要更多[31]。

抢救设备

虽然基本的心肺复苏技术是机组人员训练的重要组成部分,但如果有适当的抢救设备,在飞行途中发生的心血管事件的结果可能会得到改善。这可以是一个简单的口对口面罩,也可以是一个抢救包、面罩和气道导管,也可以是一个气管导管和喉镜,或者是一个自动体外除颤仪(automatic external defibrillator,AED)。

除了满足监管要求,成本效益分析还必须平衡针对这些可能需求产生的获取、维护和培训的成本与旅行公众的期望值之间的关系。

欧洲急救委员会和美国心脏协会认可早期除颤的概念并将其作为处理心脏事件的标准,无论是在医院内还是医院外。然而,该流程包括早期转移到重症监护室以进行持续监测和治疗,这在飞行环境中是不可能实现的。尽管无法完成抢救的全过程,商用飞机配备 AED 以及机组人员在培训中学习使用它们已经变得越来越普遍。美国联邦航空局根据第121 条例,要求所有航空公司在提供最大负荷量达到>7500 磅的飞机上配备 AED,并至少有一名空乘人员负责[32]。

那些带有 AED 的航空公司的经验表明这对航空公司的运营和乘客都有好处。一些类型的 AED 有心电监测功能,这对决定是否返航是有益的。例如,如果监视器显示是心脏停搏,或者证实胸痛不太可能是由心脏问题引起的,那么调整航向就显得没有意义了。

在飞机上使用了 AED 可以挽救生命,避免了额外的调整航向,因此可以认为,成本效益分析更倾向于携带 AEDs 作为飞机医疗设备的一部分。然而重要的是,人们不应有不切实际的期望。飞机机舱不是重症监护病房,AED 只是急救和抢救设备的一部分。

监管当局宣布,EMK 和 AED 是必带的设备,必须按照最低要求设备清单进行携带。

许多航空公司已经实施对参与不幸事件处置(例如严重的医疗紧急事故)的机组人员的随访。这对于避免长期的创伤后应激障碍以及加强机组人员训练等是很有价值的。

结论

加压舱能抵御在巡航高度遇到的一些不利的环境。

- 虽然加压舱氧分压低于海平面,但对于正常的健康个体来说已经足够。
- 机舱内空气虽然干燥,但不会引起系统性脱水和健康损害。然而,干燥的皮肤和眼睛会导致不适,这可以通过使用保湿霜和眼药水来缓解。
- 虽然在现代的加压机舱内,有一半以上的空气被再循环,但每个人可用的新鲜空气量超过了装有空调的建筑内所提供的空气量。将空气再循环具有减少寒气以及增加湿度的优点。
- 在现代飞机上,所有的再循环空气都经由高效的微粒过滤器,这可以去除超过 99% 的颗粒,包括细菌和病毒。
- 虽然受到宇宙辐射,但乘客和机组人员遭受任何与此相关的异常或疾病的概率极低。

在成本效益的限制下,一架商业客机的乘客舱被设计为在安全和舒适的前提下搭载尽可能多的乘客,这使得客机不太可能提供救护车、急诊室、重症监护室、产房或太平间等设施。

人口的变化将不可避免地对航空旅行的便利和可及性产生影响,这意味着,一些想坐飞机的人可能难以适应机场不利的客观环境,或飞机加压舱内不利的生理环境等。对于医疗专业人员来说,了解相关的因素以及避免不现实的公众期望是很重要的。

大多数航空公司都有一名医疗顾问,在飞行之前,可以咨询他们以了解飞行过程对特定乘客的影响。这样的起飞前咨询可以防止发生一些飞行期间的紧急医疗情况,这些紧急情况对乘客本身来说是危险的,对同机乘客会带来不便,对航空公司来说也代价昂贵。

对于那些有残疾而非医疗问题的乘客来说,在飞行前提前告知其特殊需求和所需帮助将会减轻旅行的压力,且能提高航空公司提供服务的标准。

最后,对于所有旅行者来说,具备充足医疗保险的重要性再怎么强调也不为过。

(孙宏 译,傅更锋 周明浩 黄祖瑜 校)

参考文献

1. Ernsting J, Nicholson AN, Rainford DJ. Aviation Medicine (Third edition). Butterworth-Heinemann; 1999.
2. http://rgl.faa.gov/Regulatory_and_Guidance_Library/rgFAR.nsf/0/FED94F31539484AB852566720051AA5D?OpenDocument.
3. Lorengo D, Porter A. 1986. Aircraft ventilation systems study. Final report. DTFA-03–84-C-0084. DOT/FAA/CT-TN86/41-I. Federal Aviation Administration, US Department of Transportation. September 1986.
4. http://dspace.lib.cranfield.ac.uk/handle/1826/5305
5. www.nap.edu/catalog.php?record_id=10238 pp180–1.
6. de Ree H, Bagshaw M, Simons R, et al. Ozone and relative humidity in airliner cabins on polar routes: measurements and physical symptoms. In: Nagda NL, editor: Air Quality and Comfort in Airliner Cabins, ASTM STP 1393. West Conshocken, PA: American Society for Testing and Materials; 2000. p. 243–58.
7. Nicholson AN. Dehydration and long haul flights. Travel Med Int 1998;16:177–81.
8. Campbell RD, Bagshaw M. Human Performance and Limitations in Aviation (Third edition). Blackwell Science; 1999.
9. Bagshaw M, Lower MC. Hearing loss on the flight deck – origin and remedy. Aeronaut J 2002;106(1059):277–89.
10. http://rgl.faa.gov/Regulatory_and_Guidance_Library/rgFAR.nsf/0/fc2dab7134678df9852566ef006da773!OpenDocument
11. Bagshaw M. Cosmic Radiation measurements in airline service. Radiat Prot Dosim 1999;86:333–4.
12. Gratz NG, Steffen R, Cocksedge W. Why aircraft disinsection? Bull of WHO 2000;78:995–1004.
13. Report on the Informal Consultation on Aircraft Disinsection. Geneva, 6–10 November 1995. Geneva: World Health Organization; 1995 (WHO/PCS/ 95.51). Available at http://whqlibdoc.who.int/hq/1995/WHO_PCS_95.51_Rev.pdf
14. The Airliner Cabin Environment and the Health of Passengers and Crew (2001). Report of the National Research Council. Washington DC: National Academy Press; December 2001.
15. US Department of Health and Human Services. Guidelines for environmental infection control in health-care facilities, Online. Available: http://www.cdc.gov/hicpac/pubs.html; 2003.
16. Abubakar I. Tuberculosis and air travel: a systematic review and analysis if policy. Lancet Infect Dis 2010;10:176–83.
17. Martinez L, Thomas K, Figueroa J. Guidance from WHO on the prevention and control of TB during air travel. Travel Med Infect Dis 2010;8:84–9.
18. Mangili A, Gendreau MA. Transmission of infectious diseases during commercial air travel. Lancet 2005;365:989–96.
19. WHO. Global Alert and Response. Confirmed Human Cases of Avian Influenza A(H5N1) – 22 June 2011. Available at http://www.who.int/csr/disease/avian_influenza/country/en
20. Khan K, Arino J, Hu W, et al. Spread of a novel influenza A (H1N1) virus via global airline transportation. NEJM 2009;361:212–4.
21. Baker MG, Thornley CN, Mills C, et al. Transmission of pandemic A/H1N1 2009 influenza on passenger aircraft: retrospective cohort study. BMJ 2010;340:c2424. doi: 10.1136/bmj.c2424.
22. Mukherjee P, Lim PL, Chow A, et al. Epidemiology of travel-associated pandemic (H1N1) 2009 infection in 116 patients, Singapore. Emerg Infect Dis 2010;16:22–6.
23. Amornkul PN, Takahashi H, Bogard AK, et al. Low risk of measles transmission after exposure on an international airline flight. J Infect Dis 2004;189:S81–5.
24. CDC. Notes from the field: Multiple cases of measles after exposure during air travel – Australia and New Zealand, January 2011. Morb Mortal Wkly Rep 2011;60(25):851.
25. www.asma.org/publications/paxguidelines.doc
26. http://www.iata.org/ps/publications/Documents/Medical-Manual%203rd-edition.pdf
27. www.medaire.com
28. www.airsep.com
29. Bagshaw M, Byrne NJ. La sante des passagers. Urgence Pratique 1999;36:37–43
30. Bagshaw M. Telemedicine in British Airways. Journal of Telemedicine and Telecare 1996;2(1):36–8
31. http://rgl.faa.gov/Regulatory_and_Guidance_Library/rgAdvisoryCircular.nsf/list/AC%20121–33B/$FILE/AC121–33B.pdf
32. http://rgl.faa.gov/Regulatory_and_Guidance_Library/rgAdvisoryCircular.nsf/list/AC%20121–33B/$FILE/AC121–33B.pdf

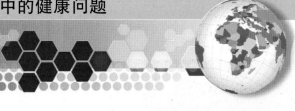

咬伤、蜇伤和毒伤

Michael Callahan

要点

- 旅行前咨询应包括目的地特异性的建议,如避免危险的动物,急救的原则,以及转运到医院前避免伤口感染的基本步骤
- 避免吸引或者恐吓危险动物的行为可以防止动物攻击伤害
- 对蜜蜂、黄蜂和蚂蚁叮咬(膜翅目)过敏的旅行者应该培训使用肾上腺素自动注射装置(如肾上腺素笔或者类似物)进行自我治疗
- 治疗水母蜇伤需要用海水或者醋酸将刺丝囊从皮肤上去除,淡水、热水和酒精性饮料可能会刺激留下的刺丝囊释放毒素,加重叮咬的损伤
- 治疗魟鱼等海洋动物的毒刺损伤时,需用温水(120℉或50℃)浸泡,迅速去除遗留的毒刺,并冲洗掉毒液
- 救治毒伤时当务之急是立即转运至最近的有资质的医疗中心,不能因现场急救耽误转运(除外金环蛇、曼巴眼镜蛇、珊瑚蛇以及所有澳大利亚陆地蛇咬伤时用绷带加压包扎)
- 严重的毒伤需要抗蛇毒血清免疫治疗;治疗面临的挑战包括抗蛇毒血清要与咬伤人的蛇种类相匹配,避免使用失效的、储存不当的或者假冒的抗蛇毒血清
- 现在移动通信比较普及,临床医生能够发送、接收信息和图片,有助于指导评估和治疗

引言

近年来探险旅行、生态旅游、极限潜水旅游、荒野旅行逐渐增多,使得旅行者有更多的机会接触危险的陆地和海洋生物。旅行经营商之间的竞争驱使其提供专门设计的让付费客户与危险动物接触的旅游套餐(图45.1)。本章节分为三部分:吸血节肢动物和动物攻击引起的非中毒性损伤,节肢动物和爬行动物引起的中毒性损伤,以及危险海洋动物引起的外伤及外伤性毒伤。每部分都包括避免接触的方法,急救和医院照护的原则,医院前和医院内伤口感染的预防和管理。

预防损伤的第一步是在旅行者出发前进行教育。要努力确定哪些旅行者的旅行日程和活动内容可能会增加与动物接触的风险,并提供针对目的地的特异性建议。例如,要建议去柬埔寨的旅行者,不要去喂长尾猴,它们是一种经常出现在当地寺庙里的较大的动物,常常会导致严重的咬伤。要劝阻去开普敦的潜水者,不要在无防护条件下和该水域的大白鲨同游。目的地比较遥远的旅行者,应该要接受安全教育,包括动物咬伤、刺伤和蜇伤的急救原则。有高风险行程的旅行者应携带全球通信设备,并且准备好基本的伤口处理物品以及治疗高风险伤口的备用抗生素。需要更多信息的临床医生应该查阅更详细的参考资料[1]。

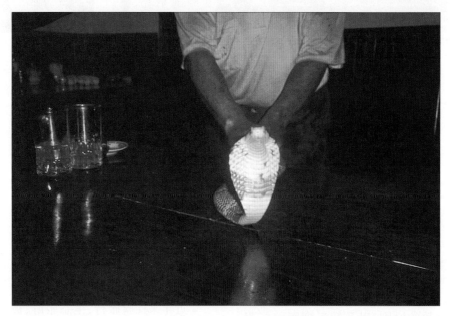

图 45.1　旅行者应该避免与高危野生动物接触,图为教旅行者怎样控制眼镜蛇的培训会

非中毒性损伤

节肢动物叮咬

包括昆虫、蜱虫和螨虫在内的吸血节肢动物叮咬后,可导致从只有轻微痒感的叮咬到严重的虫媒传播疾病不等的后果。

预防节肢动物叮咬

避免节肢动物叮咬的策略包括:使用化学驱虫剂和杀虫剂,不要穿颜色鲜艳的衣服(对黑蝇和蚊子,不要穿深色衣服),露营地要选择地势高、干燥、凉爽以及植被稀少的地方,远离昆虫聚集地(表45.1)。一种多层防护策略包括:局部应用避蚊胺或派卡瑞丁驱虫剂,穿着合适的衣服,使用经杀虫剂处理的地面障碍物以及蚊帐,这种策略可以非常有效地降低吸血叮咬的可能性。例如,可传播疟疾的许多种按蚊的叮咬高峰在夜间,而可传播登革热和黄热病的伊蚊是在黎明和黄昏之间最活跃。新发现的一项保护旅行者在蚊虫猖獗的场所睡觉的策略是,用 3%~5% 二氯苯醚菊酯浸泡过的 4mm 粗的聚丙烯绳将睡觉的地方环绕起来。这种"虫绳"能有效地阻止陆地爬行的节肢动物,例如猎蝽科昆虫(锥虫病的传播媒介),螨虫,跳蚤,蜘蛛和蜈蚣。这些廉价、容易准备的绳子保存在可重新闭合的塑料袋里有效期长达 90 天。

表 45.1　重要的吸血昆虫,推荐预防措施及治疗方案		
昆虫	生物特性	预防措施/治疗方法
蚊子	蚊子根据二氧化碳梯度飞行,直到足够接近时再依靠温度和视觉感官	降低二氧化碳浓度,减少热敏来源例如发电机。保持空气流通来打乱二氧化碳及热梯度。穿着浅色衣服。使用包含 DEET 缓释剂(30%~45%)的防虫剂,派卡瑞丁(>20%)或穿着喷洒氯菊酯的衣服
苍蝇	马蝇和采采蝇依靠视觉,沙蝇和黑蝇通过二氧化碳和热敏检测来定位温血猎物	在撒哈拉沙漠以南非洲,浅蓝色衣服吸引采采蝇。许多苍蝇优先选择着落于深色衣服
跳蚤	当其优选宿主动物不在时才叮咬其他动物。虫卵留在地面覆盖物上可存活数周,因此需间隔 4~6 周重复使用杀虫剂	长效杀虫剂有助于阻止跳蚤侵扰。DEET 和氯菊酯对所有种类跳蚤有效,除了特别贪吃的种类
虱子	虱子对某些特定动物种类有高度特异性。嗜人种虱子可在人的头发里度过一生。幼虱对许多杀虫剂有抵抗力,需要重复使用	成人轻微的感染可用盐酸苯治疗。严重的感染可局部应用 1% 氯菊酯或者 0.5% 马拉硫磷儿童的治疗要小心对待

昆虫	生物特性	预防措施/治疗方法
恙螨（螨幼虫）	恙螨是小蜘蛛形幼虫（200μm~1mm），以上皮细胞为食，并且分泌消化酶，可引起超敏反应。软组织水肿和严重的瘙痒是典型症状，并且很难缓解	DEET 和氯菊酯均可有效预防。抗组胺药和局部糖皮质激素可以治疗痒疹
疥螨	疥螨在拥挤扰人的环境中传播。患者对疥螨消化分泌物变得敏感，造成典型的瘙痒。独特的直线隧道可资鉴别，可通过稀释的碘伏或紫药水显现出来	疥螨侵袭的局部要监测感染。杀疥螨药包括局部应用 5% 氯菊酯或者伊维菌素。建议治疗密切接触者

表 45.1　重要的吸血昆虫，推荐预防措施及治疗方案（续）

治疗节肢动物叮咬

吸血节肢动物叮咬的局部反应因叮咬的物种及个体的敏感性而异。局部反应包括叮咬部位因唾液抗凝剂引起的迟发凝血（例如黑蝇），炎性瘙痒性损伤（例如恙螨），持续性肉芽肿（例如硬蜱虫）以及超敏反应。用手拍打或者其他的动作将虫子从吸血部位移除，可能会使其口器遗留在叮咬处。不恰当的移除附着的蜱虫、土巴蝇幼虫和恙螨蚤也常导致部分虫体遗留在伤口里。用一个照明放大镜近距离观察所有伤口，并且立即清除任何异物，可以减轻炎症和继发感染。节肢动物叮咬的慢性炎症反应可在暴露后持续数月。抗组胺药和局部应用类固醇激素是有帮助的，但应避免全身应用类固醇激素。重要的吸血节肢动物和避免叮咬的建议见表 45.1。

几种体型较大的昆虫能够通过它们的刺、有力的爪子或者螯角来保护自己。其叮咬或夹人引起疼痛的物种包括非洲行军蚁（烈蚁）、美国切叶蚁、鹿角甲虫及大型螳螂。尽管许多物种都能够吸血，但是处理伤口只需要检查遗留的口器，常规伤口处理，按最新方法预防破伤风，以及监测继发感染。

动物攻击伤害

表 45.2 汇总了 30 年内每年动物攻击造成死亡的人数。许多关于动物咬伤的文献，尤其是研究影响继发伤口感染因素的，都是从狗咬伤的回顾性分析衍生而来的[2,3]。然而，国际旅行者可能会被各种各样的异国的、野生的以及家养的动物咬伤，这些动物咬伤导致的伤害常常是挤压、剪切和穿刺伤的复合伤。直到最近，咬伤伤口感染才归类为"继发感染"，然而，已经证实有一些巨蜥，其口腔微生态菌可促进毒力细菌在被咬动物的定植而引起快速蔓延脓毒症[4,5]。在旅行者中，大多数造成动物咬伤的动物是狗（51%）、猴子（21%）以及猫（8%）[6,7]。最近在巴厘岛流行的犬狂犬病，使得在那里被狗咬伤之后要求进行狂犬病预防的旅行者人数激增，也包括被猴子咬伤[8]。

表 45.2　动物攻击造成的年死亡人数（1978—2007 年）

物种	死亡数	评注
毒蛇	~100 000	随着报告体系的完善，每年报告的死亡人数也在增多。然而，由于栖息地被破坏，实际的死亡人数可能在下降
老虎和狮子	750	攻击数量在减少；大多数攻击是由于那些年老或离群的野兽把人当做猎物
鳄鱼	600~800	在全球范围内，攻击数量在减少；然而，在澳大拉西亚盐水区和尼罗河，由于人群侵占，漂流以及反偷猎法实施，鳄鱼攻击的数量在增加
大象	250	主要的非食肉动物杀手。大象攻击发生的数量越靠近野生动物园边界越多。年轻独居的雄性大象是主要攻击者
河马	130	攻击数量在减少。遭遇攻击率很高，轻微激怒就会发生攻击
南非水牛	85	之前是非洲主要杀手之一；近年来由于气候干旱数量减少导致攻击数量也减少
土狼	40	无人看管的儿童是主要受害者
野猪	20	受伤的野猪是主要的威胁
熊	11	北极熊是最危险的种类。食物的压力导致北极熊经常掠夺、侵犯村庄以及捕食人类
鲨鱼	11	沿海岸的娱乐活动使区域性的攻击数量增多；许多发展中地区的攻击并没有报道出来
短吻鳄/凯门鳄	4	随着受保护动物逐渐成熟，攻击数也在增加
蟒蛇	<2	大型圈养蛇是造成伤亡的主要原因
犀牛	2~3	由于犀牛濒临灭绝，攻击数量在减少

动物攻击造成的伤害随环境和动物种类而变化，不出所料，大动物引起的伤害是最严重的。其中，动物在试图捕食时对人类造成的伤害，包括几乎所有的北极熊攻击，都要比防御性的伤害要严重，如母熊在保护她的幼崽时。大的蹄类动物包括麋鹿和非洲水牛引起的伤口经常是骨折、穿刺伤、撕脱伤、擦伤以及挤压伤的复合伤（图 45.2），挤压伤可能直到发展为筋膜室综合征和横纹肌溶解症时才会显现出来。角蹄类动物引起的创伤是巨大的钝性穿透伤，通常伴有灾难性的土壤污染和复杂的多种细菌的骨和组织感染。

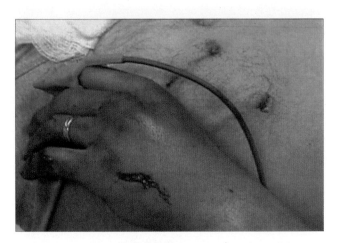

图 45.2   像熊这样喜欢投机取巧的大型动物容易被凌乱而有气味的露营地所吸引。这位猎人被一只雄性灰熊咬到腹部及手部。（照片由 Dr Luanne Freer 提供）

预防动物攻击造成的伤害

穷乡僻壤的旅行者、野生动物摄影师、博物学家及其他期望近距离接触危险动物的人，应该在旅行前了解外国生态系统的危险动物种群。有意避开危险动物的旅行者应该意识到，许多动物会跨越丛林边缘、擅自闯入度假村及热门旅游景区。

受害者对动物攻击的防御反应必须依据当时的情形和攻击的动物种类。最重要的是确定动物的攻击是自我防护还是捕食。许多无缘无故的攻击发生在攻击动物错将受害者或受害者身体的一部分当成猎物。例如，潜水者可能会被梭鱼和鲨鱼咬伤手，是因为它们被闪亮的戒指、手表和手链所吸引，特别是当水下能见度很低的时候。如果动物的攻击是为了自我防护，那么旅行者就需要采用无威胁性的行为（悄悄地后退，缓慢地移动，装死）。然而，如果动物试图吃掉旅行者，就像熊、猫科动物及鳄鱼等采取秘密跟踪的行为，那么旅行者应该扮演成一个很大并且很难对付的目标。应威慑捕食动物，包括制造大的噪音，解开外套并且把它展开显得自己体积很大，把随身行李放在头顶上，笔直地站立，以及扔石头和树枝。小孩是土狼和猫科动物的目标，应该被抱起来。从捕食动物面前逃跑会引起其追逐反应，将没有防护的背部暴露在袭击者面前；除非立刻就能到达避难所，否则奔跑是不可取的。像猫科动物之类的大型捕食动物，会直接攻击人类的头和脖子，在某种程度上类似于对普通猎物进行的杀戮。被猫科动物攻击的受害者应该保护好颈椎和前颈部。记者采访被猫科动物攻击的受害者时，受害者称是被自行车头盔和补水包给救了，这两样东西阻挡了动物咬伤受害者的颈椎。当野猪受伤或者保护小猪时是比较危险的；在发展中地区，各种野猪占了咬伤和獠牙创伤的大部分[9]。在许多亚洲寺庙和海滩度假村里，被猴子咬伤经常是由于旅行者试图从灵长类动物那儿拿回被偷窃的食物和财物。在一些发展中地区，鳄鱼攻击增加是由于对濒危动物的保护使得更多的动物能够达到成人大小。鳄鱼和凯门鳄攻击引起的伤害是很可怕的，通常包括挤压伤和剪切伤，许多受害者甚至会遭受淹溺[10]。

577 例野生动物攻击的因素和损伤在表 45.3 中列出。

表 45.3 影响动物攻击的因素	
不太可能攻击（有利因素）	可能攻击（不利因素）
杂食性/食草动物	食肉动物
雌性	年轻的雌性
年轻	雄性（繁殖季节或发情） 年轻的成年动物（最近流离失所的） 属地物种
丰富的食物	饥饿/衰弱 先前有捕食人的行为（食人猫科动物；河牛鲨）
野生的（害怕人类）	对人类很熟悉（例如寺庙的猴子，野营熊，浣熊）

应该避免任何会使危险动物和旅行者近距离接触的活动。近期遭受动物攻击的实例包括一些付费的"极端邂逅"项目，例如与危险的鲨鱼一起自由游动，在非洲和亚洲给大的鳄鱼喂食，在亚马逊捕猎野猪，以及在印度自由触摸毒蛇。旅行者也应该避免吸引捕食动物和其猎物的行为，包括不恰当的食物储存方法，在营地做饭，在偏远乡村使用芳香除臭剂和牙膏。

治疗动物攻击造成的伤害

第一要务是保护被动物攻击的受害者,并尽可能减少附加伤害的风险。最初的医疗照护应该是基本的,不引起伤害的,也不耽搁转运至上级医疗中心的时间。治疗动物攻击的医疗注意事项在表45.4中列出[5-8]。有数据传送功能的卫星电话的出现和使用,能够迅速联系、咨询合适的有资历的临床医生,这种进步改变了现场的救治情况;然而,许多急救电话打进了国际医疗救助服务和保险公司,这些公司缺乏适当的专业知识,或者会忽略最初的医疗护理的共识原则(见表45.4)。所有电话里的建议都应该立即执行,例如控制出血,保护神经血管结构,努力减少休克的发生。情况许可时,应探查伤口,彻底冲洗并密切观察。一些高风险伤口如手、脚,或者关节囊等,不应在现场关闭伤口。被污染的或者血供差的伤口在转运到医院前应该用无菌敷料填塞并用干净的绷带覆盖。如果延迟撤离现场,那么伤口及其周围血管搏动需要定时重新评估,明确是否有感染或局部缺血的证据。有危险伤口的所有患者在等待进一步医疗救治或者后送时都应该接受预防性的抗生素治疗(见下文)。

动物攻击造成的感染

当动物口中或其残角残齿中的微生物菌群进入到动物咬伤或角、蹄伤的伤口里时,伤口就会发生感染。这种伤口感染是多种微生物引起的并且常涉及不常见的病原菌[11-14]。

所有病例的救治实践显示,及时彻底的伤口消毒能够减少感染和加速愈合[8]。攻击物种的齿列、伤口的位置、既往接种疫苗史、受害者的免疫状态和脾功能,都会影响感染的可能性。针状牙齿造成的咬伤特别容易引起感染,因为细菌被深深地接种到组织中,例如树栖食鸟蛇,猫科动物,獴狐猴以及黄鼠狼家族。关节的咬伤可能会引起腱鞘炎或者脓毒性关节炎。无脾脏病人被食肉动物咬伤时有巴尔通体、巴斯德菌、二氧化碳嗜纤维菌属严重感染的风险。在科莫多岛、弗洛里斯岛、爪哇岛有一种巨蜥,叫科莫多龙,咬伤后引起的快速蔓延性感染可使猎物在14小时内丧失活动能力。科莫多龙也会分泌一种弱毒性毒液,使得伤口处理更加复杂。其他引起非典型咬伤伤口感染的动物包括羊和马,都与放线杆菌感染有关[11]。在美洲,老鼠咬伤与念珠状链杆菌感染有关,而在亚洲大陆老鼠咬伤与小螺旋菌感染有关,尤其是在甘蔗收获季节。家养的狗和野狗不断引起的咬伤比其他任何动物都多,且多与二氧化碳嗜纤维菌属[12]和葡萄球菌中间体[13]感染有关。B型疱疹病毒是非、亚、欧洲等地猴子(恒河猴)的地方性动物病,并且在大多数灵长类动物中是无症状的。当人类被感染的灵长类动物咬到、搔抓或者被唾液污染时,感染可导致致命的脑炎(图45.3和图45.4)[14,15]。表45.5列出了与感染风险增加有关的动物伤口。

表 45.4 动物袭击受害者的紧急处理

入院前管理	
让受害者远离动物	使用噪音,分散其注意力,灯光或者胡椒喷雾剂去驱赶动物
ABC	如果受害者失去意识,评估气道、呼吸、循环(ABC)以及休克的存在
控制出血	用直接和间接的压力和抬高患处控制出血。创伤性截肢创面通常是不规则的,伴有动脉的痉挛,其结果低于预期出血。直接压迫止血比止血带更有可能控制出血
冲洗	伤口需尽快冲洗。在现场,可以用过滤的或者煮沸消毒的水,但是等渗液体造成的组织损伤小些。刺伤伤口应加压进行冲洗。适当的冲洗压力可以通过一个临时压力调节器来实现,利用一个20ml的注射器、22号针头和1.5英寸的血管导管制成。被脏物污染的开放性伤口可以用含有像婴儿洗发精之类的温和的去污剂的温水进行冲洗
病史	在进行紧急护理之后,医生应该采集准确的病史,例如咬伤的情景,攻击动物的描述,接受紧急救护的记录和描述,伤口外观随着时间的变化
异物	小心地去除任何牙齿、遗留的毒蛇的毒牙、毒刺以及有机物。黄貂鱼和海胆刺损伤伤口可以被碎刺严重污染
伤口浸润	用含有稀释肥皂水、洗发精或消毒液的温水清洗污染的伤口(高强度的消毒剂用于伤口会损伤组织)
伤口敷料	用可吸收的无菌敷料或者清洁的清洁布覆盖伤口
伤口闭合	在现场不要闭合手脚上的伤口或者咬伤。污染的伤口需要保持开放,并用无菌敷料覆盖。低风险的伤口——手脚以外的伤口——可由有经验的医生加以闭合
固定	中毒或者严重受伤的四肢需要用绷带包扎,用夹板固定在功能位,并将患者转运至当地有资质的医疗机构

表45.4　动物袭击受害者的紧急处理(续)	
预防性应用抗生素	以下情况应开始使用抗生素:所有高风险的咬伤、蜇伤和穿透伤,免疫功能低下的或无脾患者被咬伤时。高风险的咬伤包括关节、手和脚以及有慢性水肿的四肢。来自人类、猴子、猫科动物、鼠类、巨蜥的咬伤,以及海洋动物刺伤,以及被有机物污染的伤口,都应接受抗生素治疗
院内管理	
培养	攻击后超过6小时的伤口以及有感染证据时,需要进行培养。应要求实验室进行需氧、厌氧、不典型和苛养微生物的培养。许多实验室需要特别说明培养非结核分枝杆菌和海洋菌类
放射学检查	所有可疑的关节处伤口或咬伤均应接受X线检查
清创	应清除失活组织,直到观察到干净的基底和边缘
伤口的关闭	小的咬伤伤口,所有低风险的、处理较早的伤口可以关闭。选择那些有边缘的创口用无菌封闭胶带宽松地将伤口边缘靠近。不应使用皮胶
抗生素	抗生素治疗应覆盖厌氧菌如普氏菌属、巴斯德菌属,常规的细菌如金黄色葡萄球菌。轻症感染可以口服抗生素例如阿莫西林/克拉维酸875/125mg bid(安美汀)。青霉素过敏的患者需要联合抗生素治疗[5,6]。被猴咬伤的旅行者应用伐昔洛韦治疗防止B型疱疹病毒的传播[7]
暴露后免疫	所有有严重污染伤口的患者均应接受破伤风疫苗加强免疫。未免疫的患者应接受初始系列免疫,并使用抗破伤风免疫球蛋白治疗。动物咬伤和接触蝙蝠后狂犬病的风险评估应根据修订版的标准来进行

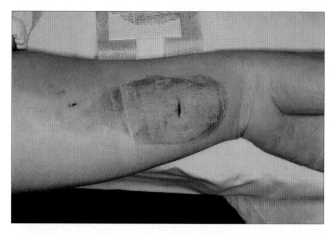

图45.4　猴子咬伤手腕。猴子咬伤的伤口感染机率较高,非、欧、亚洲的一些猴子种类咬伤后有传播B型疱疹病毒的风险,这是一种可以造成致命性脑炎的人兽共患病毒

表45.5　感染风险高的动物伤口
关节、手、脚、肌腱以及韧带的伤口
深部穿透伤
老年受害者
特定的自身情况(糖尿病、肝硬化、实体器官移植)
海洋及江河生物造成的损伤
污染伤口,包括用传统药物救治的伤口
遗留牙齿,刺,口器
食肉动物,尤其是猫科、猴及巨蜥
伤口治疗延迟
不恰当(如过早)的关闭伤口

有毒的咬伤和蜇伤

传递毒液的过程,或者称之为"下毒",可能涉及:尾刺的应用,如蝎子和膜翅目昆虫(蜜蜂和黄蜂);尖牙,如爬行类动物,蜈蚣以及蜘蛛;或体刺,如特定的毛毛虫,黄貂鱼,海胆,以及鸭嘴兽。毒伤的治疗随攻击的物种、数量、部位、毒液的毒性以及患者的敏感性而变化。在一些致命物种引起中毒的情况下,例如毒蛇、蜘蛛以及海洋生物,确切的治疗方法只能是使用种属特异性的抗毒血清。当旅行者在偏远地区中毒时,抗毒血清经常难以找到,即使找到,质量也难以保证,使用后容易出现严重副作用(见"治疗"一节)。

通过电话或者互联网给患者提供建议的临床医生,需要通过患者对攻击动物的描述,事件发生时的情形,以及早期症状的发展来进行分类。这个信息需要使用适当的数据资源交叉印证查找咬伤发生地有医学意义的动物种类的毒素中毒的临床表现,来判断

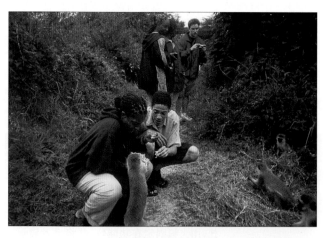

图45.3　许多咬伤是由试图给半野生动物喂食或者抚摸它们造成的。猴子是咬伤游客的一种常见的危险动物

被咬伤者是否发生了显著的中毒症状。如能根据地区特点排除某些危险动物的可能，就可避免不必要的抗毒血清治疗；使用院前图像来识别攻击动物的种类，又可以指导一些决策如加压包扎、需要全血凝血功能分析（下文将进行讨论）、抗毒血清的选择，以及使用辅助抗胆碱酯酶治疗。

如果怀疑中毒了，即使可以立即获得国际医疗转运服务，也必须先把患者送到合适的当地医疗机构。对许多被毒蛇、蜘蛛和蝎子毒伤的患者来说，立即得到当地有经验的医生救治以及及时使用适当的抗毒血清，对患者预后的重要性要远超匆忙送返自己国家的医院，因为那些医院缺乏能够改善患者预后的临床经验以及合适的抗毒血清。

预防有毒的咬伤和蜇伤

表45.6列出了预防遭遇有毒的节肢动物、爬行动物和海洋动物的方法。

表 45.6 毒伤的预防措施

有毒的节肢动物	蜜蜂，黄蜂（膜翅目）	不要穿颜色鲜艳的衣服、使用香水及芳香喷雾。远离垃圾桶，鲜花以及腐烂的水果。让黄蜂远离打开的饮料
	蜈蚣（蜈蚣属）	确保喷洒过氯菊酯的蚊帐拖到地板上，但是床单不需要。用氯菊酯浸泡过的绳子在地上环绕睡垫。不要穿拖鞋；穿鞋子之前要抖一下鞋子
有毒的蛛形纲动物	蜘蛛：寡妇蜘蛛（寇蛛属），香蕉叶子蜘蛛（巴西游走蛛），小提琴蜘蛛（隐蛛属），漏斗蜘蛛	远离蜘蛛网；使用氯菊酯绳，防止蚊帐触碰地板。使用杀虫剂减少蜘蛛的猎物。在坐下来之前注意检查有无蜘蛛（寡妇蜘蛛）
	蝎子：委内瑞拉紫幽灵蝎，钳蝎，刺尾蝎	进入浴缸之前先检查（蝎子）。晚上使用紫外线灯（蝎子）
有毒的爬行动物	蛇：眼镜蛇（眼镜蛇属），树眼镜蛇，澳大利亚眼镜蛇以及毒蛇	不要吸引老鼠（蛇以鼠类为食，老鼠会吸引蛇）。不要处理不明动物，即使已经"死了"。天黑后使用手电筒和手杖。抖空靴子和衣服。避免在地上睡觉
	蜥蜴	不要触摸毒蜥或者珠状蜥蜴，即使它们很"顺从"

有毒的节肢动物

毒液可能通过专门的尖牙、尾刺、背刺和刺毛进入人体内。中毒通常是由于蜘蛛、黄蜂或者蝎子被打中或者踩到之后的防御动作导致的——这通常是它们最后的动作。

膜翅目昆虫

最具有医学意义的有毒节肢动物属于膜翅目昆虫，包括蜜蜂、黄蜂和螯蚁。总体上，膜翅目昆虫造成的刺伤最多，并引起相当数量的中毒发生和死亡，更常见的是过敏反应[16]。最危险的膜翅目昆虫是中美洲子弹蚁，是根据不幸的受害者将其蜇伤的疼痛感与枪伤做比较而命名的[17]。大多数膜翅目毒液中包含5-羟色胺、组胺，一些热带黄蜂毒液中包含乙酰胆碱。蜇伤后会立即出现疼痛，蜜蜂蜇伤的疼痛在超过30分钟后会减轻，大黄蜂蜇伤则需要数小时。非洲蜜蜂，也被称为"杀人蜂"，其毒液与家养蜜蜂相当。然而，这种蜜蜂易激怒，且成群攻击，受害者在其停止攻击之前可能要被追逐相当远的距离。膜翅目蜇伤后的局部反应包括一个隆起的丘疹，通常中间是刺伤伤口，周边是红斑和水肿。

蜜蜂的刺在尾部。当蜜蜂想要飞走的时候，会留下毒刺和收缩毒腺。当被蜇伤时，应少顾及方式，而是尽快去除刺腺复合体，因为即使稍稍延迟也会增加注入的毒液量。与之前的建议不同，抓住腺体并不会使更多毒液进入伤口[18]。一个合理的移除刺腺复合体的方法是使用细齿梳轻轻地将刺腺复合体从伤口里挤出来。蜜蜂刺伤的其他治疗包括清洗伤口，确认破伤风免疫情况，以及监测感染。口服布洛芬之类的非甾体类消炎药能减轻疼痛和肿胀。口服抗组胺药能减少刺伤后的瘙痒，冷敷可以缓解疼痛，但冷敷不能用于不明种类的蜂引起的蜇伤。

超敏反应的全身症状一出现就要立即开始治疗。最有效的治疗是1:1000肾上腺素（0.25~0.5ml皮下注射）。应该按摩注射的部位以加速药物吸收。反应严重的患者有可能需要二次注射。近年来，手持预装型肾上腺素自动注射器（例如，EpiPen）简化了自我治疗，然而，旅行者应在紧急情况发生之前使用模拟装置来练习注射。下肢蜇伤的感染风险更高。蜇伤后出现疼痛、红斑及淋巴结肿大时应该使用抗革兰阳性皮肤菌群的抗生素治疗。

蜘蛛和蝎子

有些蜘蛛种类,例如游荡蜘蛛(*Tageneria*)、小提琴蜘蛛群(小提琴或隐士蜘蛛,隐蛛属)及囊蜘蛛(*Chiarcanthium*),它们的毒液能够引起皮肤坏死。隐蛛属引起的组织坏死会很严重。隐蛛属引起的全身反应包括肾衰竭,肝功能不全以及溶血反应。没有FDA批准的多价抗毒素可以治疗隐蛛属中毒,只能采取支持治疗(图45.5)。一种有前景的隐蛛属抗毒素正在研制,通过从三种南美隐蛛属身上克隆的重组神经鞘磷脂来免疫马,但是证明其有效的临床研究尚未完成[19]。

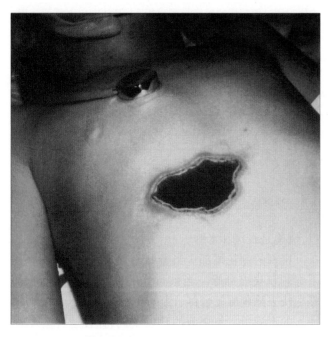

图45.5　被褐皮花蛛或小提琴蛛咬伤后患坏死性蛛咬中毒的一个8岁男孩。这个孩子进展为急性肾衰竭,肝功能不全以及溶血,需要输血及长期支持治疗

寡妇蜘蛛(寇蛛属)呈全球分布,可引起相当数量的神经毒性叮咬。所有的寡妇蜘蛛都住在蛛网里,只有雌蜘蛛才叮咬人类,通常是蛛网被破坏的时候。寡妇蜘蛛喜欢在昆虫聚集的地方织网,例如靠近窗户、垃圾桶、垃圾堆和公共厕所的地方。被寡妇蜘蛛叮咬后会立即出现疼痛,并逐渐加重为抽搐和肌肉痉挛,尤其是腹肌。小孩中毒和死亡的风险均明显升高。澳大利亚、南非和美国均生产高效的抗寡妇蜘蛛抗毒素。与前者不相关的南美香蕉蜘蛛(巴西游走蛛),尤其是一种巴西蜘蛛(P. nigriventer),是一种常见的致命的神经毒性物种。与寡妇蜘蛛不同,觅食行为使其与人类接近。巴西已生产出了抗巴西游走蛛的抗毒血清。最危险的神经毒性蜘蛛属于漏斗蛛,具有代表

性的是澳大利亚东海岸发现的悉尼漏斗网蜘蛛(atrax-robustus)。大多数漏斗网蜘蛛叮咬发生在夏天雄性蜘蛛寻找配偶的时候。这些蜘蛛具有剧毒,并且它们的大尖牙能穿透厚衣服和鞋袜。澳大利亚制造这种抗毒素。

在中美洲、印度以及北非,蝎子造成了相当数量的死伤,尤其是在小孩和虚弱的病人中。旅行者常常是在脚踩到掉落在淋浴间或浴缸里的蝎子时被蜇到。蝎子经常躲在鞋子里或者折叠的衣服之中,导致许多叮咬发生。在拉丁美洲,有些蝎子喜欢沙滩。针对许多种毒蝎的抗毒素已经生产,尤其是中东的莱乌里斯(*Leiurius*)和美国的刺尾蝎属(*Centruroides*)。除了抗毒素治疗,神经毒性叮咬和蜇伤也可以使用压迫绷带治疗,就像神经毒性蛇毒中毒一样(见有毒的爬行动物;蛇咬伤)。表45.7列出了医学上重要的蜘蛛和蝎子。

表45.7	代表性的蛛形纲动物	
	类型/物种	**范围**
蜘蛛	寡妇蜘蛛(寇蛛属)	全球
	小提琴蛛(隐蛛属)	西半球
	香蕉蜘蛛(巴西游走蛛)	热带美洲
	囊蜘蛛(红螯蛛属)	全球
	漏斗网蜘蛛(漏斗蛛)	澳大利亚
	流浪汉蜘蛛(*Tegenaria*)	欧洲,亚洲,美国西北
蝎子	亚马逊黄色(钳蝎属)	南美
	非洲蝎属(雷蝎属,钳蝎属)	北非
	印度蝎属(*Buthotus*)	北非,西班牙印度,斯里兰卡,孟加拉国
	美国树皮蝎子(刺尾蝎属)	美国至哥伦比亚

有毒的爬行动物

在热带的发展中国家,蛇咬伤是大多数严重毒伤的原因。蛇咬伤专家们普遍认同虽然眼镜蛇(又称金环蛇)引起的死亡数最多,但是蝰蛇的咬伤数量最多。蝰蛇毒含有许多酶,可导致局部疼痛、肿胀、组织损伤、凝血障碍,有几种还可以损伤肾脏、肾上腺,甚至脑垂体[20]。与传统的说法相反,许多种眼镜蛇的毒液实际上是具有极大破坏性的,而其他眼镜蛇的毒液仅仅是神经毒性(例如海角眼镜蛇和菲律宾眼镜蛇)。大多数的蛇毒是神经毒素和可引起复杂皮肤肌肉坏死的酶的复合物。眼镜蛇咬伤后的早期死亡通常是因为呼吸衰竭。表45.8列出了有代表性的毒蛇种类及其地理分布。

表 45.8　按地区分类的代表性毒蛇

范围		物种
欧洲	蝰蛇	欧洲小毒蛇(蝰蛇属)
非洲	眼镜蛇	眼镜蛇(眼镜蛇属,沙漠眼镜蛇属)
		树眼镜蛇(曼巴蛇属)
		非洲珊瑚蛇(盾鼻蛇属)
	蝰蛇	加蓬蝰蛇/鼓腹巨蝰(蝰属)
		森林毒蛇(*Aetheris*)
	地面蝰蛇	细蛇/穴居小毒蛇(穴蝰属)
	后面有尖牙的游蛇	非洲树蛇(非洲树蛇属)
美洲	蝮蛇	响尾蛇(响尾蛇属)
		棉口蛇/铜头蛇(蝮蛇属)
		中部/南部蝮蛇(矛头蝮属)
	眼镜蛇	珊瑚蛇(珊瑚蛇属)
亚洲/澳大利亚	眼镜蛇	亚洲珊瑚蛇(长腺蛇/*Caliophus*)
		金环蛇(环蛇属)
		眼镜蛇(眼镜蛇属)
		澳大利亚眼镜蛇(虎蛇属,太攀蛇属,伊澳蛇属)
		海蛇(裂颏海蛇属)
		山蝰(山蝰属)
	蝰蛇	锯鳞蝰(锯鳞蝰属)
		沙蝰(角蝰属)
		青树毒蛇组(竹叶青属)
	蝮蛇	马来亚蝮蛇(红口蝮)

人体解剖结构也对蛇毒伤的严重程度和进展时间有一定影响。咬伤部位的解剖位置对病情起着重要作用。如果咬伤手背部或者其他有浅表静脉的部位,毒液可能会注入静脉内,那么很快就会死亡。重要的是需注意,25%～40%的防御性蛇咬伤可导致易忽略或轻微的中毒,可能只给予保守治疗;然而,临床医生应警觉,神经毒性表现很可能在咬伤后许多小时后出现。大多数蝰蛇和眼镜蛇毒液可导致局部疼痛,肿胀以及红斑。金环蛇、树眼镜蛇、珊瑚蛇,以及非洲角(非洲)、菲律宾(棉兰老岛)和眼镜王眼镜蛇(东南亚农村)和一些澳大利亚物种,其咬伤都有高度的神经毒性,但只引起轻微的局部症状。被这些种类的蛇咬伤后最初仅出现"干"的表现,如果不立即治疗很快就会因呼吸肌麻痹而死亡(图45.6)。确实,特别是中了金环蛇毒时,直到出现上睑下垂或球麻痹之类的神经毒性症状才会发觉神经毒性。中了蝰蛇毒后,凝血功能障碍比较常见,并通常首先出现在咬伤部位,可见不凝固血从蛇牙印那儿流出来。大多数蝰蛇和许

多种眼镜蛇咬伤后会引起明显的局部坏死(图45.7)。蝰蛇咬伤后超过12小时后的死亡通常与去纤维蛋白相关的凝血障碍和休克有关。在发展中地区,患者可能在咬伤后数天至数周内死亡,主要是因为并发症,例如肾衰竭,伤口继发感染,或者操作者疲乏引起人工通气失败,或者停电引起机械通气失败。

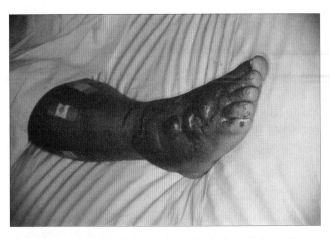

图45.6　蝰蛇及许多眼镜蛇咬伤后引起局部疼痛,肿胀以及瘀斑,图示一位泰国女性被1m长的山蝰蛇咬伤脚部。这个患者发生垂体部位梗塞,导致内分泌功能紊乱

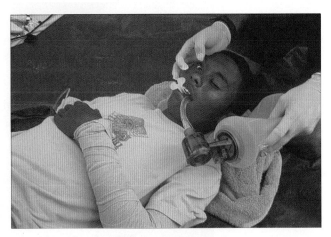

图45.7　有神经毒性症状,或已确定被神经毒性毒蛇咬伤的患者,应使用压缩绷带,并且严密监测。这个8岁男孩被金环蛇咬伤后9小时出现复视、延髓麻痹以及呼吸困难。患者已行气管插管及压缩绷带治疗,正等待抗蛇毒血清治疗。注意非共轭凝视

蛇毒中毒迄今仍是一种医学急症。没有其他任何治疗措施包括航空转运至发达的西方医疗系统,比立即找到有效的抗毒血清以及有治疗当地种类的蛇咬伤经验的临床医师更为重要。大多数蛇咬伤引起局部疼痛,肿胀和红斑,这些都容易决定给予治疗;然而,树眼镜蛇、珊瑚蛇、环蛇叮咬后局部几乎发现不了什么,这就要求这些患者被观察到至少18小时完全没

有症状。蛇咬伤的急救就是支持疗法,没有抗蛇毒血清治疗以外的方法。

院前照护包括摘下戒指、手表及其他有可能约束肢体的物品,将被咬伤的肢体用夹板固定与心脏水平齐平或其下方,如果是神经毒性的蛇毒伤,审慎使用压力绷带[21,22]。越来越多的证据表明,几乎所有蝰蛇咬伤都应该禁止压缩绷带的使用[23]。根据笔者的经验,压缩绷带用于某些具有高度肌肉坏死毒素的眼镜蛇种类(如孟加拉国眼镜蛇)咬伤时,会加剧局部组织损伤。压力包扎是将弹力绷带或者纱布绷带缠绕在咬伤的肢体,从蛇齿印处向心移动包扎。用压力包扎治疗的患者需要严密监测,因为疼痛加剧会迫使患者解除绷带,致使游离的毒液和组织坏死物释放入体循环。毒液吸取装置、烧灼法、高压电枪,以及当地一些救治药物(热岩、擦剂、生肉泥),都未被证实有效,并且可能使病情评估和治疗更加复杂。

毒液引起的凝血障碍可通过外周静脉穿刺取得5~6ml全血进行粗略的评估,使血液装在试管内静置等待血凝;20~30分钟后将试管内容物倒出,会发现未凝固的血液。血液未凝提示是典型的蝰蛇毒中毒引起的消耗性凝血病,或者是某些后毒牙类树栖蛇如颈槽蛇属引起的去纤维蛋白作用。笔者曾成功将此方法用在现场,通过将3~4滴血液(100μl)置于干净的显微镜玻片上,15分钟后将玻片倾斜来观察血凝块的形成。需要重申的是,被神经毒性的蛇咬伤后要严密监测瘫痪的发生。早期症状包括烦躁,紧接着出现复视、上睑下垂以及球麻痹(图45.8)。出现神经系统异常而不能用其他原因(例如焦虑、过度换气、镇静镇痛等)解释,是立即使用针对当地神经毒性蛇种的抗毒血清治疗的指征。相同种类的许多蛇,其毒素的毒性和临床表现多变,甚至超出该种类的范围。针对多种蛇毒毒性的多价抗蛇毒血清,已在撒哈拉以南非洲、亚洲以及热带美洲普遍使用。大多数这些抗蛇毒血清都是西方医生所不熟悉的,也都不是 FDA 或者 EMA 所批准的。农村医院的抗蛇毒血清通常没有冷藏保存,可能过期或者供应有限。如果患者中毒严重并且没有其他选择时,只能使用没有冷藏和过期的抗蛇毒血清。由于假冒的抗蛇毒血清逐渐增多,尤其是在非洲,使得治疗面临的挑战更加复杂。

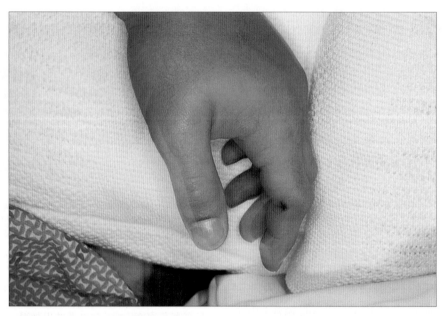

图45.8 被石鱼蜇伤中毒的患者,图示一名19岁男性被鱼的一根毒刺刺伤手部,出现剧痛

抗蛇毒血清是以高免疫血清的方式储存,或者以冻干粉储存,冻干粉在静脉注射前必须重新配制。给凝血功能障碍的患者使用动脉注射抗蛇毒血清后果严重。不推荐肌肉注射或者局部注射抗蛇毒血清。注射第一瓶抗蛇毒血清应该缓慢进行,如有可能的话最好稀释。尽管不同厂家的抗蛇毒血清效能不一,但一般都是在10~20分钟内使用1~2小瓶。疼痛、瘫痪的症状以及凝血异常经常在抗蛇毒血清治疗后暂时改善,但仍需再次治疗。当疼痛、肿胀或者红斑不再进展时,或者凝血异常稳定时,就可以停用抗蛇毒血清。如果神经毒性累及延髓或呼吸肌,可能需要使用抗胆碱酯酶药如依酚氯铵,延缓呼吸衰竭的发生,为抗蛇毒血清起作用争取时

间。多个研究证实,在全身性的抗蛇毒血清治疗之前使用其他治疗方法是没有益处的[24]。

继成功的复苏和抗蛇毒血清治疗后,需监测患者中毒后的后遗症状,例如组织坏死、肾衰竭、内分泌病变,以及抗毒素治疗后血清病反应。伤口护理包括坏死组织的清创,直到暴露洁净边缘,像治疗烧伤那样每天进行伤口护理。被危险动物咬伤中毒的旅行者(病情稳定时)应该转运至合适的医疗中心进行伤口的评估和物理治疗。关于蛇毒中毒的关键要点列在表45.9中。

表 45.9　蛇毒中毒的临床要点

局部疼痛,肿胀以及红斑,是蝰蛇以及大多数眼镜蛇中毒的标志

毒液通常具备溶血毒性和神经毒性

大多数眼镜蛇毒可引起显著的组织损伤和神经毒性

大多数蝰蛇毒可引起典型的软组织损伤,通常还有全身性凝血障碍

几种游动的蛇毒引起的局部反应轻微,但可造成严重的凝血障碍(例如颈槽蛇属,asian keel back)

牙印处持续出血(15分钟后)表明凝血障碍

金环蛇、树眼镜蛇、菲律宾眼镜蛇,以及所有的珊瑚蛇可引起危及生命的神经性瘫痪,但局部症状轻微

蝰蛇和大多数眼镜蛇造成的没有局部症状的隐匿毒伤比较罕见

树眼镜蛇和许多眼镜蛇的神经毒性作用可被抗蛇毒血清逆转,而金环蛇毒中毒后一旦出现临床症状,就不能被抗蛇毒血清逆转。金环蛇毒中毒致呼吸麻痹的患者需要机械通气数周

某些眼镜蛇毒中毒时,抗胆碱酯酶药可以延迟呼吸麻痹的发生,为抗蛇毒血清起作用争取了时间

两种美洲和澳洲的蜥蜴,希拉毒蜥以及墨西哥串珠蜥蜴(毒蜥属)是有毒的。这些物种的下颌腺能够分泌适量的毒液通过沟牙进入伤口。蜥蜴中毒造成的死亡比较少见,但是见于圈养蜥蜴。没有毒蜥属中毒可用的抗毒血清。

海洋动物的咬伤和刺伤

海胆、带刺的海星及火珊瑚引起的伤害要比食肉海洋生物多。鲨鱼常常与袭击人类造成的伤害有关,但是每年发生例数不到100例,死亡人数不到10例。鲨鱼或者其他食肉鱼类发生咬伤事件通常是因为误将受害者认为是它们的常见猎物。其他与咬伤相关的海洋生物包括石斑鱼、带刺河豚、蓝鱼、旗鱼以及大鳗鱼。鲨鱼袭击引起的创伤往往导致大量软组织损伤,骨折和大量出血。其他物种引起的咬伤,尽管创伤较小,也会导致明显失血和组织损伤。

海洋生物引起的中毒可由海蛇和毒鱼等脊椎动物造成,或者无脊椎动物如海葵、海羽、火珊瑚以及海螺,它们拥有一个鱼叉状物可将毒液注入猎物或当地的海滩拾荒者体内。在印度尼西亚和澳大利亚海域发现的蓝环章鱼,可分泌一种神经毒性——河豚毒素到其唾液里。在不经意时被咬伤可能会引起全身神经中毒症状,包括呼吸麻痹和死亡。正如它的名字一样,章鱼的头部和触须上有靛蓝色的环,当章鱼被惊扰时,环会闪亮。一些海洋生物如海参,能分泌激泌毒素,处理者如不注意可能会吸收。

防止海洋生物的蜇伤和攻击

多数海洋无脊椎动物能够对生活在热带珊瑚礁栖息地的居住者造成损伤。在这个生态系统中涉水、冲浪、浮潜和蛙潜的人们,在他们坐下、行走和放置手的时候都要小心。许多有毒的珊瑚和海葵在外观上与众不同,很容易鉴别,从而容易避免伤害。许多有刺的物种,例如带有鱼叉样物的织锦海螺,有着很漂亮的图案。黄貂鱼造成的伤害通常是由于涉水者踩到尾刺或者在其尾部上方游泳时被刺伤。许多旅行者和治疗医生对淡水黄貂鱼造成的损伤的频率和严重程度感到惊讶。避免黄貂鱼损伤的方法是在水中拖着脚步走或者在浅水区游泳时特别小心。防护鞋对锋利的珊瑚和小的有毒的生物有防护作用。

游泳者、浮潜者及冲浪者应警惕水母,它们经常大量聚集在一起。水母跟海葵、软珊瑚一样,通过一种叫做刺丝囊的特殊结构释放毒液。大的水母可能拥有数十万个刺丝囊,有时每个触角可以有数以百万计的刺丝囊,当受害者与水母缠在一起并且试图逃脱时就会造成严重的中毒损伤。分离的触角上的刺丝囊在被切断后数周仍然能够释放毒液。盒子水母(Chironex fleckeri)被普遍认为是最危险的种类[25]。盒子水母体型中等,沿着澳大利亚北部海岸及热带印度太平洋地区呈季节性出现。盒子水母中毒的病死率约15%~20%,现在因有高效的抗毒素血清治疗而有所下降。受害者被盒子水母蜇伤后2~3分钟内就可能意识减退,在到达海岸前就已经失去意识了。死亡是由低血压、呼吸麻痹和心脏骤停引起。

随着珊瑚礁潜水和浮潜的流行,海洋鱼类导致的中毒损伤正在逐渐增加。毒液是通过鱼的尾刺或背刺释放的。一些热带礁鱼类,例如石鱼或蝎子鱼尤其有毒;据说中毒后极其疼痛且很难处理。

海洋生物咬伤、蜇伤及攻击的治疗

严重海洋生物伤害的急救重点是复苏ABC的管

理,控制出血,以及及时转运至医院。海洋生物咬伤和蜇伤伤口的处理首先是冲洗伤口,然后依次为去除异物,使用合适的敷料,在功能位用夹板固定受伤的四肢,以及适当的情况下使用抗毒血清治疗。咬伤和穿刺伤,以及几乎所有手上、脚上以及其他复杂结构的伤口,均需开放伤口防止感染。水母及软珊瑚中毒时,在毒液进一步注入伤口前需迅速去除刺丝囊。黏附的触须需用工具或戴手套清除,或者用海水冲洗。绝不能使用淡水,因为低渗环境会刺激完整的刺丝囊分泌它们的毒液。局部应用酒精、弱酸性溶液或者弱碱性溶液可以使刺丝囊失活。尽管不同地区的建议不同,但使用家用醋(5%醋酸)或者异丙醇(50%~70%)是可以使大多数种类(海蜂水母属,金水母属,霞水母属)的刺丝囊灭活的一个很好的临床经验[25-26]。关于乙醇的价值现在仍有争议,虽然普通酒精在出现蜇伤的海滩经常现身(常有人饮酒),而且饮酒常常是发生蜇伤这样的倒霉事的首要原因。不能用醋来灭活无相关性的葡萄牙战争水母"僧帽水母"的刺丝囊,因为这会导致刺丝囊释放毒素。

海胆和海星刺伤应首先使用温水(120°F或50℃)浸泡30~60分钟直到不能忍受或者疼痛消失。根据笔者的经验,伤口周围软组织的温度降到与体温一样时会再次出现疼痛。要尽快去除海胆刺,因为毒液会持续从刺中渗出。进行急救的人员应注意海胆刺是易碎的,要非常细心地从伤口入口相反的方向去除海胆刺。严重的海洋鱼类中毒也能从热水浸泡中获益。黄貂鱼和海洋鱼类蜇伤的主要区别是,黄貂鱼造成的创伤更大,而蝎子鱼和石鱼造成的创伤程度更严重(见图45.8)。遗留的刺或者断刺要及时清除,并且像上文提到的用热水浸泡创面。如果有经验的医生在场,并且条件允许的话,应该用无菌的温水冲洗伤口并且仔细检查断刺[27]。海洋鱼类中毒的患者需要彻底探查伤口,可能的话进行影像学检查,并且预防性使用抗菌药物。由于这种伤口相关的感染的严重性,建议旅行者在国外时就进行评估,而不要等到回国后。

海洋生物的感染

海洋生物所致外伤的伤口感染比较常见,但致病微生物的范围与陆地伤口观察到的有所不同。虽然葡萄球菌和链球菌伤口感染仍较常见,但是海洋和江河相关的感染包括了许多革兰阴性菌,例如弧菌、产气单胞菌、盐单胞菌、丹毒丝菌、爱德华菌属及紫色杆菌[28-31]。

海洋生物外伤后伤口部位的无痛性结节表明海洋性

结核菌感染,这是在伤口愈合数周后表现出来的一种难治性感染。被鱼刺伤或破碎贝壳损伤可能引起红斑丹毒丝菌感染,可引起独特的红斑性蜂窝织炎,可从感染部位迅速扩散。免疫抑制状态的患者,以及有肝脏或肾脏疾病的患者,有发生海洋弧菌、创伤弧菌及副溶血菌严重感染的风险。这些患者一旦出现迅速发展的蜂窝织炎、皮肤变黑以及有出血性大泡时,应立即静脉使用适当的抗生素,并且立即请感染科医生和外科医生会诊(图45.9)。

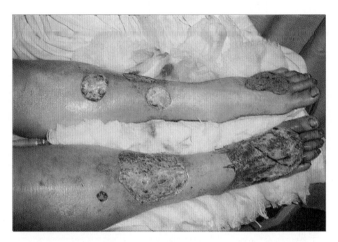

图45.9　体弱患者发生创伤弧菌及类似菌群严重感染的风险升高。这位56岁的肝硬化患者发生了创伤弧菌败血症,广泛分布的出血性大泡需要进行清创

通过仔细观察以及清除异物,冲洗,监测疼痛、肿胀以及淋巴管炎,海洋生物创伤之后感染的可能性减少了。黄貂鱼引起的伤口值得特别关注,因为黄貂鱼的尾刺外鞘经常会深深地嵌入伤口里,如果遗留在伤口里最终肯定会发生感染。当一些病例的伤口有感染证据时需做细菌培养。与其他高风险的野外伤口一样,海洋和江河生物导致的伤口也应该接受抗生素预防性治疗。除非培养和革兰染色以及特殊染色提示其他感染,否则均应使用对革兰氏阴性菌有效的抗生素。合适的抗生素包括环丙沙星以及超广谱的氟喹诺酮类、复方新诺明及三代头孢菌素。如果怀疑产气单胞菌感染,可能要加用氨基糖苷类。

(蒋龙凤 译,李军　黄祖瑚 校)

参考文献

1. Auerbach P. Wilderness Medicine. 6th ed. Philadelphia: Mosby (Elsevier); 2012.
2. Talan DA, Citron DM, Abrahamian FM, et al. Bacteriologic analysis of infected dog and cat bites. Emergency Medicine Animal Bite Infection Study Group. N Engl J Med 1999;340:85–92.
3. Sudarshan MK, Mahendra BJ, Madhusudana SN, et al. An epidemiological study of animal bites in India: results of a WHO sponsored national multi-centric rabies survey. J Commun Dis 2006;38:32–9.
4. Montgomery JM. Aerobic salivary bacteria in wild and captive Komodo dragons. J Wildl Dis 2002 Jul;38(3):545–51.

5. Bull JJ, Jessop TS, Whitely M. Deathly drool: evolutionary and ecological basis of septic bacteria in Komodo dragon mouths. PLoS One 2010 Jun 21;5(6):e11097.

6. Gautret P, Schwartz E, Shaw M, et al. Animal-associated injuries and related diseases among returned travelers: a review of the GeoSentinal Surveillance Network. Vaccine 2007;25:2656–63.

7. Goldstein EJC. Bite wounds and infection. Clin Infect Dis 1992;14:633–40.

8. Gautret P, Lim PL, Shaw M, Leder K. Rabies post-exposure prophylaxis in travelers returning from Bali, Indonesia, November 2008 to March 2010; Clin Microbiol Infect 2011;17:445–7.

9. Barss P, Ennis S. Injuries caused by pigs in Papua New Guinea. Med J Aust 1988;149:649–56.

10. Caldicott DG, Croser D, Manoser C, et al. Crocodile attack in Australia: an analysis of its incidence and review of the pathology and management of crocodilian attacks in general. Wilderness Environ Med 2005;16:143–59.

11. Goldstein Citron DM, Merkin TF, et al. Recovery of an unusual Flavobacterium IIb-like isolate from a hand infection following pig bite. J Clin Microbiol 1990;28:1709–81.

12. Peel NM, Hornridge KA, Luppino M, et al. Actinobacillus spp. and related bacteria in infected wounds of humans bitten by horses and sheep. J Clin Microbiol 1991;29:2535–8.

13. Talan DA, Goldstein EJC, Staatz D, et al. Staphylococcus intermedius: Clinical presentation of a new human dog bite pathogen. Ann Emerg Med 1989;18:410–3.

14. Holmes GP, Hilliard JK, Klontz KC, et al. B virus (Herpesvirus simiae) infection in humans: epidemiologic investigation of a cluster. Ann Intern Med 1990;112:833–9.

15. Cohen JI, Davenport DS, Stewart JA, et al. B Virus Working Group. Recommendations for prevention of and therapy for exposure to B virus (Cercopithecine herpesvirus 1). Clin Infect Dis 2002;35:1191–203.

16. Nall TM. Analysis of 677 death certificates and 169 autopsies of stinging insect deaths. J Allergy Clin Immunol 1990;75:185.

17. Schmidt JO. Hymenopteran venoms: striving toward the ultimate defense against vertebrates. In: Evans DL, Schmidt JO, editors. Insect Defenses, Adaptive Mechanisms and Strategies of Prey And Predators. Albany: State University of New York Press; 1990. p. 387–419.

18. Visscher PK, Vetter RS, Camazine S. Removing bee stings. Lancet 1996;348:301–2.

19. de Almeida DM, Fernandes-Pedrosa Mde F, de Andrade RM, et al. A new anti-loxoscelic serum produced against recombinant sphingomyelinase D: Results of preclinical trials. Am J Trop Med Hyg Sept 2008;79(3):463–47.

20. Tun Pe, Phillips RE, Warrell DA, et al. Acute and chronic pituitary failure resembling Sheehan's syndrome following bites by Russell's viper in Burma. Lancet 1987:763–7.

21 Warrell DA. Treatment of bites by adders and exotic venomous snakes. BMJ 2005;331:1244–7.

22. Hack JB, Deguzman JM, Brewer KL, et al. A localizing circumferential compression device increases survival after coral snake envenomation to the torso of an animal model. J Emerg Med 2011 Jul;41(1):102–7.

23. Seifert S, White J, Currie BJ. Pressure bandaging for North American *snake bite*? No! Clin Toxicol; Dec; 2011;49(10):883–5.

24. Habib AG. Effect of pre-medication on early adverse reactions following antivenom use in snakebite: a systematic review and meta-analysis. Drug Saf 2011 Oct 1;34(10):869–80.

25 Tibballs J. Australian venomous jellyfish, envenomation syndromes, toxins and therapy. Toxicon 2006;48:830–59.

26. Fenner PJ, Williamson JA, Burnett JW, et al. First aid treatment of jellyfish stings in Australia: response to a newly differentiated species. Med J Aust 1993;158:498.

27. Clark RF, Girard RH, Rao D, et al. Stingray envenomation: a retrospective review of clinical presentation and treatment in 119 cases. J Emerg Med 2007 Jul;33(1):33–7.

28. Lehane L, Rawlin GT. Topically acquired bacterial zoonoses from fish: a review. Med J Aust 2001;174:480–1.

29. Pavia AT, Bryan JA, Maher KL, et al. Vibrio carchariae infection after a shark bite. Ann Intern Med 1989;111:85–6.

30. Howard RJ, Burgess GH. Surgical hazards posed by marine and freshwater animals in Florida. Am J Surg 1993;166:563–7.

31. Domingos MO, Franzolin MR, Dos Anjos MT, et al. The influence of environmental bacteria in freshwater stingray wound-healing. Toxicon 2011 Aug;58(2):147–53.

食源性疾病

Vernon Ansdell

要点

- 加勒比地区及印度-太平洋地区的旅行者应当了解鱼肉中毒的风险,避免食用大型肉食珊瑚礁鱼,例如石斑鱼、鲷鱼、琥珀鱼及梭鱼。正常的烹饪不能去除毒素
- 麻痹性贝类中毒通常发生在食用被污染的双壳类软体动物,例如蛤蜊、蚌类、牡蛎及扇贝。正常的烹饪不能去除毒素
- 在目的地国家随处可见有毒的和陌生的蘑菇。烹饪通常(但并不总是)可以灭活毒素

鱼肉中毒

据估计,每年全球有超过 5 万例新发鱼肉中毒病例,成为了食物毒素引起的海洋中毒最常见的原因之一(表 46.1)。这在北纬 35° 与南纬 35° 之间的热带和亚热带水域比较普遍,在太平洋,印度洋以及加勒比海尤其常见[1,2]。最近的证据提示鱼肉中毒的发病率,尤其在太平洋地区,及其在全球的分布,都在增加。新认定的风险区域包括加那利群岛,墨西哥西部海湾,以及地中海东部。大多数病例都食用了含有毒素如雪卡毒素和刺尾鱼毒素的珊瑚礁鱼,这些毒素来源于珊瑚礁里的鞭毛藻类。主要流行区的鱼肉中毒的平均年发病率在十万分之五至十万分之五十之间,在南太平洋的一些地区,某些年份的年发病率高达十万分之一千五,甚至更高。与水肺潜水员特别相关的是,鱼肉中毒的许多症状与减压病非常相似。

综合征	毒素	毒素来源	被污染的海产品	地理分布	典型症状	典型发作时间
鲭鱼毒素	组胺	组氨酸通过酶的作用转化为组胺	没有充分冷藏的,富含组氨酸的鱼,例如鲯鳅,金枪鱼,鲭鱼,飞鱼	全球分布	面红,头痛,恶心,呕吐,腹泻,荨麻疹	10~60 分钟
鱼肉中毒	雪卡毒素,刺尾鱼毒素	鞭毛藻类,冈比亚藻及其他	大型食肉热带和亚热带礁鱼(梭鱼,石斑鱼,马里鳗鱼,鲷鱼,狗鱼,鲈鱼)	北纬 35° 与南纬 35° 之间的热带和亚热带水域。加勒比海和南太平洋岛屿最常见	胃肠炎,接着是神经系统症状(例如感觉障碍,体温反转,瘙痒,虚弱)。少见的有心动过缓及低血压	胃肠道症状:1~3 小时 神经系统症状:3~72 小时
河豚鱼中毒	河豚毒素		河豚鱼,刺猬鱼,少见的是海洋太阳鱼	全球分布。日本,印度-太平洋地区最常见	口周感觉异常,恶心,头晕接着是虚弱,麻木,口齿不清,运动不协调,呼吸衰竭	10 分钟~4 小时

表 46.1 海产食品毒素的总结

表 46.1 海产食品毒素的总结(续)

综合征	毒素	毒素来源	被污染的海产品	地理分布	典型症状	典型发作时间
麻痹性贝类中毒	蛤蚌毒素	鞭毛藻类,亚历山大藻及其他	双壳贝类	全球分布。温带沿海水域最常见	面部及肢体感觉异常,胃肠炎。少见的有言语障碍,运动失调,虚弱,呼吸衰竭	30~60 分钟
神经毒性贝类中毒	双鞭甲藻毒素	鞭毛藻类,裸甲藻属	双壳贝类	罕见。墨西哥湾和新西兰	胃肠炎和神经系统症状(例如感觉异常,体温反转,眩晕,运动失调)。气溶胶对呼吸道及眼睛有刺激作用	15 分钟~8 小时
腹泻型贝类中毒	冈田酸和其他	鞭毛藻类,鳍藻	双壳贝类	日本,欧洲(法国),加拿大,新西兰,南美国	胃肠炎	30 分钟~6 小时
失忆型贝类中毒	软骨藻酸	硅藻类,拟菱形藻	蚌类	极为罕见,仅加拿大东北部	胃肠炎,接着是神经系统症状(例如失忆,认知障碍,头痛,抽搐)	胃肠道症状小于 24 小时 神经系统症状小于 48 小时

引起鱼肉中毒的毒素来源于诸如冈比亚藻等鞭毛藻类,这些藻类通常存在于附着在死珊瑚礁上的海藻中。鞭毛藻被食草鱼类食入,其毒素则在经过食物链传递到大型食肉鱼类(通常大于 6 磅)的过程中逐步浓缩,最终被人类食入[3]。

雪卡毒素(CTX)以及刺尾鱼毒素属于最致命的天然物质,在鱼的某些部位毒素可以达到 50~100 倍浓缩,如鱼的肝脏,消化道,鱼卵以及头部。毒素不会影响鱼的外观、质地、气味或口感,并且不会被胃酸、烹饪或者其他加工方法例如罐藏、烘干、冷冻、烟熏及腌渍等所破坏。CTX 近来已被透彻研究并且能够合成[4],这将有助于理解其作用机制和治疗措施的研发。太平洋、加勒比海以及印度洋的 CTX 在结构上有所不同[5]。

超过 400 种鱼与鱼肉中毒有关联。主要是食肉礁鱼,例如石斑鱼、鲷鱼、梭鱼、狗鱼、鲟鱼、鲈鱼及海鳝。某些食草的或者杂食的礁鱼,例如粗皮鲷和鹦哥鱼,也有可能和鱼肉中毒有关联。公海远洋鱼类,例如金枪鱼和鲯鳅鱼,与鱼肉中毒无关。

鱼肉中毒样疾病在古埃及已有所知晓。一些最早记录的旅行者病例是与欧洲探险者如克里斯托弗·哥伦布以及詹姆斯·库克一起航行的船员(表 46.2)[6]。布莱船长和他的追随者们在经历了历史性的邦蒂号哗变之后,出现了鱼肉中毒,据猜测,亚历山大大帝是因为担心鱼肉中毒,而不允许其部队吃鱼。

表 46.2 摘自 James Cook 船长 1774 年南太平洋航海日志

"在我们出港前一晚,鱼钩钩住了两条像鲷鱼一样大小,外观也无不同的红鱼,大部分军官和小部分士官在第二天吃了这两条鱼。当晚所有吃鱼的人都出现了头痛和肢体疼痛,以至于不能站立,伴有全身皮肤灼热,毫无疑问这是由鱼的毒性引起,使所有吃了鱼的人都不幸中了毒,包括狗和猪,其中一只猪在 16 小时之后死了,另一只小狗不久也是同样的命运。所有中毒者在 1 周或者 10 天左右才完全恢复。"

各种各样的鱼肉毒素中毒的症状已经被报道,但是,典型症状是急性胃肠道疾病,接着是神经系统症状,心血管系统衰竭少见。症状发作通常是在食用了污染鱼之后 1~3 小时之内,但也可能在 15~30 分钟之内或延迟至 30 小时。大多数症状可在 1~4 周内缓解。胃肠道症状发生最多,包括腹泻、恶心、呕吐及腹痛。通常是在食用污染鱼 1~3 小时之后发生,可能持续 1~2 天。神经系统症状迟一些出现,可延迟至 72 小时,可能持续数月或甚至数年。神经系统症状包括冷性痛觉异常(接触到冷水或冷物体时感觉疼痛)。这是鱼肉中毒的典型症状,但不能就此确诊,因为也可能出现在神经毒性贝类中毒。其他的神经系统症状包括感觉异常,涉及手臂、腿、口周、舌头及喉部。约三分之一的患者有牙痛或有牙齿麻木、松动的感觉。视觉症状包括视物模糊和短暂性失明。慢性神经精神症状可能很严重,包括不适、沮丧、头痛、肌痛及疲劳[7]。

心脏表现包括心动过缓(可能是由于胆碱酯酶抑制)、心动过速以及其他心律失常。在没有血容量不足情况下出现的低血压可能是由于刺尾鱼毒素的降压作用。持续性的症状性低血压已有描述,很可能是副交感神经兴奋和交感神经减弱的表现。也有高血压的记载。鱼肉中毒的心脏作用可能会很严重,但通常在发作 5 天之内得到缓解。

一般症状包括严重的虚弱、寒战、出汗、关节痛、肌痛以及口腔金属味。据报道有 5%~89% 的病例出现瘙痒,尤其是手掌和脚底,发生在食用污染的鱼后 2~5 天。这种症状似乎在太平洋地区比加勒比地区更加常见,尤其是在新喀里多尼亚,在那里鱼肉中毒被称为"痒症"。死亡病例是由于呼吸衰竭和心功能衰竭,常见于那些食用了鱼的毒素含量高的部分如肝、肠,或卵的患者。病死率通常在 0.1%~1% 之间,与地理位置有关。

珊瑚礁生态系统的扰动和随之发生的有毒鞭毛藻类的增殖,已被证明对鱼肉中毒的发生率有重要影响,尽管这期间会有 6~24 个月的时间滞后。珊瑚礁生态系统可被自然灾害破坏,例如飓风,海啸,暴雨和地震,或者是人为活动所致,如水下核爆炸、沿海建筑项目、疏浚、沉船,或者到处建设高尔夫球场。现在担心的是由于全球气候变暖、营养流失和建筑活动,会使更多的珊瑚礁死亡,由此增加鱼肉中毒的可能性。

有几个因素会影响鱼肉中毒的严重性。包括食鱼的总量,食入已知的毒素含量较高的鱼的部位,例如头部、肝脏、肠子和鱼卵,或者用这些部位做成的汤。之前曾暴露于鱼肉毒素也会增加中毒的严重程度,可能是由于毒素的积累或者免疫致敏。

医疗处置主要是对症和支持治疗。如果患者是在食用被污染的鱼后 3 小时之内就医,可使用吐根之类的催吐药或者洗胃,接着使用活性炭。理论上,应避免使用止吐药和止泻药,因为它们可能会延长毒素的接触时间。心动过缓对阿托品有反应。如果有容量不足和低血压,可静脉补充液体。非容量不足引起的低血压可使用升压药,例如多巴胺和多巴酚丁胺。静脉滴注 10% 的葡萄糖酸钙可以治疗鱼肉毒素引起的抑制钙吸收。治疗长时间的直立性低血压可能需要补充水电解质、醋酸弗氢化可的松及下肢弹力长袜。利多卡因或美西律已经用于治疗室性心律失常。治疗特殊症状的选择有,环庚啶或羟嗪治疗瘙痒,对乙酰氨基酚或硝苯地平治疗头痛[8],非甾体抗炎药治疗肌肉骨骼疼痛。阿米替林[9]对鱼肉中毒有关的抑郁有效,也可以治疗其他神经精神症状,例如痛觉

异常。鱼肉中毒相关的慢性疲劳用氟西汀(百忧解)[10]治疗效果满意。消胆胺是一种离子交换树脂,可在肠内与鱼肉毒素结合,缓解慢性中毒的一些症状,但目前证据比较有限[11]。

据报道,静脉滴注甘露醇(1g/kg,超过 30 分钟)可减轻神经系统症状的严重程度以及缩短病程,尤其是在中毒后的第一个 24 小时内给药[12]。一项双盲、随机、对照试验发现静脉滴注甘露醇和静脉滴注生理盐水之间没有显著差异[13]。临床上对于鱼肉中毒时是否使用甘露醇有分歧,但大多数专家强烈建议在急性期使用甘露醇[14]。如果使用甘露醇,需谨慎给药,并且只能在保证容量充足之后给药。作用机制目前尚不清楚。最近的病例报道提示加巴喷丁(Neurontin),一种偶尔用于治疗神经性疼痛的药物,在缓解疾病后期症状方面可能会有所帮助[15]。

旅行者们到达流行地区,尤其在加勒比地区和印度洋-太平洋地区,应该警惕鱼肉中毒的风险,避免或者限制食用珊瑚礁鱼,特别是超过 2.7kg 的食肉鱼[16,17]。在一些太平洋岛屿上,当地居民发生鱼肉中毒的风险估计每年为 2%。特别高风险的鱼如热带海鳗和梭子鱼坚决不能食用。应该提醒旅行者,避免食用已知含有大量毒素的鱼的部位,例如头部,肝脏,肠子,以及鱼卵,或者用这些部位做成的汤,以及不要食用超过 6 磅重的大礁鱼。

放射免疫法或者酶联免疫吸附法可用于检测鱼肉中毒,最近一个商业化的免疫分析法(Cigua-Check,Oceanit Test Systems Inc. , Honolulu)可用于鉴别有毒的鱼。这种方法操作简便并且很敏感,但是价格相对昂贵(每份检查大约 10 美元)。这对流行地区的旅行者可能价值有限。

既往有过鱼肉中毒的患者至少 6 个月内应该避免食用珊瑚礁鱼、鱼酱、贝类、酒精饮料、咖啡因、坚果和坚果油,这些可引起症状复发。

鱼肉中毒通常是临床诊断。如果鱼还有部分可用,应冷冻起来,可能的话可以送到实验室进行毒素的检测。

在生存环境中,应该将鱼的器官肉喂给易感动物,例如狗,猫或者獴狐猴。如果这些动物没有出现中毒症状,那么鱼肉对人体也可能是安全的。

鲭鱼毒素

鲭鱼毒素是最常见的鱼毒素之一,温带和热带水域都有。这种疾病常类似于中度到重度的过敏反应,

并且发生在食用了冷藏或保存不当的含有高水平组胺的鱼肉之后。产生鲭鱼毒素的鱼包括鲭科的黑体或红体鱼，例如青花鱼、金枪鱼、黄鳍金枪鱼、鲭鱼、秋刀鱼、飞鱼及鲣鱼。各种非鲭目鱼科的鱼也有可能含有这种毒素，包括鲯鳅(海豚鱼)(图46.1)、沙丁鱼、皮尔彻德鱼、凤尾鱼、鲱鱼、蓝鱼、琥珀鱼及印度枪鱼[1,18,19]。1797年埃德蒙·范宁船长在北大西洋航海时，描述了非常类似鲭鱼毒素中毒的病例(表46.3)。

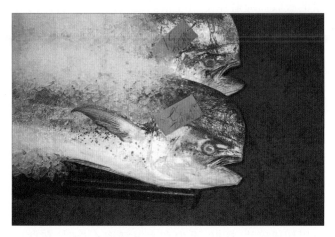

图46.1 鲯鳅(海豚鱼)，导致鲭鱼毒素中毒的常见鱼种。迅速冷冻，像这样用冰块冷藏，可以预防中毒。
(Photograph courtesy of David Ansdell.)

表46.3 摘自 Edmund Fanning 船长1797年北大西洋航海日志

"在这段时间里，我们如愿以偿用钩和谷物捕获了很多西班牙鲭鱼，或是鲣鱼；浅滩的鱼，还有海豚，在我们身边围绕。……在吃海豚和鲭鱼的时候，几乎所有船上的人都出现严重头痛，不久之后发热；眼睛发红，这些痛苦的症状还伴随剧烈呕吐。这些有症状的人很明显是中毒了。头部和部分肢体也开始肿胀，并发展到令人十分难受的状态。同时头部和肢体肿胀的部位全部发红。……无论什么时候，如果鱼一被捞出水面就立即烹饪，然后食用，就不会出现不舒服的感觉。……"

导致鲭鱼毒素中毒的鱼肉里有高水平的组氨酸。由于捕获后不适当的处理和存储，组氨酸被细菌的高活性组氨酸脱羧酶转化为组胺和其他鲭毒素。这些细菌是正常的表面菌群或二次污染细菌，包括摩根菌、肺炎克雷伯菌、大肠杆菌、产气杆菌以及志贺邻单胞菌。

组氨酸转化为组胺和其他鲭毒素的最佳温度是20~30℃，鲭鱼毒素通常是在鱼被捕获后没有及时冷藏时产生。组胺和其他鲭毒素能够抵抗冷冻、烹饪、烟熏或者装罐。

鲭鱼毒素中毒常在食用被污染的鱼之后10~60分钟突然出现症状，尽管也有可能在进食后几分钟或

者延迟数小时才出现。不治疗的话，症状持续平均4小时，最长可持续24小时。症状通常类似于急性的IgE介导的过敏反应，经常被误诊为对鱼过敏。相关的鱼常有一种辣味、浓烈的异味、金属味或苦味，但也可能在味觉和外观上正常。鲭鱼毒素中毒有一些特征性的症状[1]。可能会出现面部及上半身类似于晒伤一样的发红，边缘很清晰。瘙痒症很常见，可能有荨麻疹或血管神经性水肿。常常出现搏动性头痛。胃肠道症状包括恶心、呕吐、腹部绞痛以及腹泻。其他的临床特征可能包括口周感觉异常、口腔和牙龈的灼烧感、结膜充血、心悸、视物模糊以及发汗。鲭鱼毒素中毒通常是良性的、自限性的疾病；然而，很少情况下也会出现需要住院治疗的呼吸功能损伤、恶性心律失常以及低血压等较重的病情。严重的病例似乎更容易出现在老年人和哮喘患者。正服用异烟肼的患者可能会出现严重的反应，因为异烟肼会抑制组胺代谢。极少出现死亡病例，近年来没有死亡病例报道。正如预期的那样，已经服用了抗组胺药的人症状就少。

诊断通常是基于临床的。可能出现群体病例，这就排除了对鱼过敏的可能性。可通过检测吃剩的鱼肉里组胺水平来确认诊断。

口服或者肠道外给H1阻断剂(例如苯海拉明)可使症状缓解。新的二代无镇静作用的H1阻断剂(例如息斯敏)还没有证实有相同的效果。口服或者肠道外给H2阻断剂(例如西咪替丁)可能会缩短病程，尤其是控制头痛有效[20]。联合使用H1和H2阻断剂可能更有价值，但极少情况下会引起低血压。类固醇未见有益。在一些严重的鲭鱼毒素中毒病例中，可能需要静脉补充液体、吸入支气管扩张剂、吸氧以及升压药治疗。如果食用了大量被污染的鱼，前几个小时内洗胃或者导泻是有价值的。

最重要的预防措施就是鱼捕获之后立即冷藏，并且维持合适的冷藏状态直到准备食用。烹饪之前鱼的温度≤15~20℃应该可以安全食用。

河豚鱼(河豚)中毒

河豚鱼或者河豚中毒是在食入了含有河豚毒素的鱼之后发生的，河豚毒素是一种强力的神经毒素。潜在有毒的鱼在全球广泛分布，包括河豚鱼、豪猪鱼及海洋太阳鱼[1]。毒素通常集中在鱼的卵、肝、肠及鱼皮里。从古埃及时代人们就认识了河豚鱼中毒。在旅行者中爆发河豚鱼中毒最早的记录之一，是在1774年库克船长和他的船员们第二次环球航行期间

航行在南太平洋的时候,吃了河豚鱼的肝脏而开始生病(表46.4)。

表46.4　摘自 James Cook 船长 1774 年南太平洋航海日志

"今天下午,一个当地居民在水池附近抓到了一条鱼,船长的下属买下了这条鱼,回来后送给船长。这是一个新品种,有点像太阳鱼,它的头又大又长又丑。他们并没有怀疑这鱼是有毒的,准备当作晚餐;但非常幸运的是,绘图等工作花了很长时间,时间太晚了,只准备了肝脏和鱼卵,Fortsters 先生和船长只是尝了尝。大约凌晨三点,他俩都发现自己变得极度虚弱,肢体麻木。船长儿乎失去丁感觉;甚至不能区分他能拿起的物体的轻重;装满一夸脱水的壶和一根羽毛在他手里是一样重的。两人吃了催吐药,后来又吃了点甜食,之后症状缓解了许多。早晨的时候,一只吃了鱼内脏的猪死了。"

大多数河豚鱼中毒发生在日本,在那里河豚鱼是非常珍贵和美味的。河豚被去骨,切成薄片,然后排列成传统花式如仙鹤一样。河豚中毒的特征是嘴唇和舌头的刺痛,感到全身发热和脸红,有兴奋和愉悦的感觉。从 1886 年到 1963 年的 78 年时间里,日本发生了 6386 例河豚中毒病例,死亡率接近 59%。这些年来对河豚中毒的认识逐渐增加,对有执照的河豚厨师的严格监管和培训,使得病例减少很多,病死率也降低。例如,1967 年到 1976 年的 10 年里,发生 1105 例病例,死亡 372 例(病死率 34%);从 1983 年到 1992 年只有 449 例以及 49 例死亡(病死率 11%)[21]。现今,所有处理河豚的厨师和餐厅必须获得许可,大多数病例发生在没有经验的渔民自己准备食物时。1996 年在圣地亚哥发生 3 例河豚中毒,是厨师食用了非法从日本进口的预先包装好的即食河豚[22]。

河豚毒素是一种热稳定、水溶性的非蛋白毒素,比马钱子碱强 50 倍。它通过结合钠通道,阻碍轴突神经传输,导致上行性麻痹和呼吸衰竭。除了河豚鱼、豪猪鱼和海洋太阳鱼,其他海洋动物里也发现有河豚毒素,例如篮圈章鱼、海星类、扁形虫、各种螃蟹以及软体动物门。

通常鱼卵、肝脏、肠子以及鱼皮的毒素含量最高。毒素并不会改变鱼的口味和外观,也不会被烹饪、装罐、冷冻或烟熏破坏或者灭活。

河豚鱼中毒症状可能在食用毒鱼之后 10 分钟之内发作,或者延迟至 4 小时或更长时间。严重的病例通常与摄入大量毒素有关,且症状出现早。初期症状包括口周感觉异常和麻木、恶心以及头晕。之后可能出现更加广泛的感觉异常和麻木、发音困难、运动失调、上行性麻痹以及其他各种症状,例如头痛、唾液过

多、发汗、呕吐、腹痛以及腹泻。大多数严重的病例会有广泛的麻痹、呼吸衰竭、心动过缓以及其他心律失常和低血压。大多数的死因是呼吸衰竭,并且是发生在前 6 小时内。经过第一个 24 小时能够存活下来的通常预后良好。

诊断是基于临床的。河豚毒素没有特效的解毒药,治疗的目的是限制毒素吸收,治疗不良反应。在食用毒鱼后 3 小时内就医的患者,可通过洗胃限制毒素的吸收。应避免使用吐根药之类的催吐剂,因为有误吸的风险。严重的病例应该使用静脉补液、缩血管药物、气管内插管以及通气支持治疗。心动过缓可能会对阿托品产生反应。一般来说,所有河豚鱼中毒都应该住院观察。中度和重度中毒应该收入重症监护病房[23]。

无法保证鱼是完全没有毒素的,应建议旅行者不要食用任何潜在有毒的鱼,即使是有执照的餐馆里有经验的厨师准备的。为了求生迫不得已食用的情况下,旅行者应充分利用河豚毒素具有水溶性这一特点。在任何情况下都不能食用内脏和鱼皮,但是鱼肉可以切成碎片,揉捏,至少在水里浸泡 4 小时,在食用前去除毒素。

麻痹性贝类中毒

对于麻痹性贝类中毒(PSP)的了解已经超过 200 年了。第一次认识到的旅行者中的爆发是在 1793 年,乔治·温哥华船长在他写的《北太平洋和环球发现之旅》中报告了此事。PSP 是最常见的也是最严重的贝类中毒,是在食用了被污染的双壳类软体动物(蛤蜊,牡蛎,贻贝,蚝,扇贝)之后发生的,这些动物体内含有蛤蚌毒素和其他强烈的神经毒素,而这些毒素产生于鞭毛藻类(如亚历山大藻)。蛤蚌毒素,和鱼肉毒素及河豚毒素一样,可阻断神经细胞膜上的钠通道引起麻痹。它的毒性比马钱子强 50 倍。引起麻痹性贝类中毒的蛤蚌毒素和其他毒素是热稳定性的,经正常烹饪后仍具活性。

与其他贝类中毒的形式一样,PSP 的暴发常常伴随着鞭毛藻的暴发。在过去,大多数的中毒病例是发生在北纬 30°以上和南纬 30°以下的冷、温带水域。最近,发生在热带和亚热带水域的暴发更为常见,有病例报告的国家包括危地马拉、萨尔瓦多、墨西哥、泰国、新加坡、马来西亚、巴布亚新几内亚、印度和所罗门群岛。

因为导致河豚中毒(河豚毒素)和麻痹性贝类中

毒（蛤蚌毒素）的主要毒素是相似的，所以二者的临床表现也难以区分。PSP 通常在食用有毒的贝类后 30~60 分钟出现症状，但也可能延长至 3 小时或更长。早期症状包括面部、嘴唇、舌头的感觉异常，之后出现在手臂和下肢。中毒的人会有头晕以及飘飘然的感觉。其他症状包括头痛、唾液分泌增加、恶心、呕吐以及腹泻。高血压是一个重要的体征。严重病例通常与摄入大量毒素有关，临床表现为共济失调、呼吸困难和精神状态改变。最严重的病例会出现迟缓性瘫痪，因膈肌和胸壁肌麻痹引起呼吸功能不全。死亡通常是由呼吸功能衰竭引起的，往往发生在食用有毒贝类之后 12 小时内。前 12 小时能生存下来的患者预后较好。通常一周可以缓解，但也可能延长至数周[24]。

病死率平均为 6%，但也可能高达 44%。儿童的死亡率更高，他们似乎对毒素作用特别敏感。前往发展中国家的旅行者如果喜欢食用贝类时，应该提醒他们，最高的 PSP 病死率是发生在那些难以获得高质量医疗照护的地区。

诊断通常是基于临床的，尽管在特殊情况下，可以通过标准的小鼠生物试验来确诊。

PSP 没有解毒药，但是引起 PSP 的蛤蚌毒素和其他毒素可以与木炭很好结合，因此，如果可保证安全，可以口服木炭。中毒者至少需要观察 24 小时看有无呼吸功能不全。必要时可能需要机械通气。

避免食用可能被污染的贝类可以预防 PSP。这对于儿童尤其重要，因为他们的死亡风险很高。需要重点强调的是毒素不会影响贝类的外观、气味或者口感，烹饪也不会破坏毒素。由于缺乏先进的复苏和机械通气的医疗设施，对于所有前往发展中国家的旅行者们，避免食用可能有毒的贝类是明智的。

神经毒性贝类中毒

神经毒性贝类中毒（neurotoxic shellfish poisoning, NSP）是在食用了被双鞭甲藻神经毒素污染了的双壳贝类（例如牡蛎、蛤蚌、扇贝和贻贝）之后发生的，这种毒素由海洋里的甲藻类（短裸甲藻）产生，具有热稳定性。甲藻是引起赤潮的重要原因，也是导致大量鱼、海鸟甚至海牛之类的海洋哺乳动物死亡的主要原因。

NSP 通常表现为胃肠炎，伴有神经系统症状，常常类似于轻度麻痹性贝类中毒或者鱼肉中毒。在人类中还没有死亡报告。吸入赤潮浪花形成的雾化双鞭甲藻毒素可能会导致急性呼吸系统疾病，常被称做气雾性赤潮呼吸刺激症（aerosolized red tide respiratory irritation，ARTRI）。

NSP 首次发现于 1844 年佛罗里达西海岸。从那以后，墨西哥湾、佛罗里达东海岸、北卡罗莱纳海岸以及新西兰都出现病例报告。预计在未来，世界其他的地方也会有报告。

NSP 可能在食用了被污染的贝类之后 15 分钟出现症状，或者延迟至 18 小时。胃肠道的症状包括腹痛、恶心、呕吐以及腹泻。也可能有肌痛和头晕。神经系统的症状包括口周的感觉异常、上下肢感觉异常、温度感觉倒错、眩晕及共济失调。症状可能持续数小时或者几天。ARTRI 的症状几乎是在暴露后立即出现，包括无痰干咳、气喘、结膜炎及流鼻涕。哮喘患者尤其敏感，有一些非正式报告显示老年患者或者既往有肺部疾病的人在 ARTRI 之后长期存在肺部症状。

NSP 和 ARTRI 的治疗是对症处理和支持治疗。预防措施包括避免食用与赤潮有关的贝类，减少在海岸沿线活动，避免接触赤潮和气溶胶化的双鞭甲藻毒素。防颗粒口罩可以防止吸入气溶胶化的毒素。

腹泻型贝类中毒

腹泻型贝类中毒（diarrheic shellfish poisoning，DSP）是由于食用了污染的双壳软体动物（蛤蜊、贻贝及扇贝），这些动物含有冈田酸以及各种海洋甲藻类产生的其他毒素。

从历史上看，DSP 主要报告自日本和欧洲国家，如荷兰、意大利和西班牙。然而，由于有毒的甲藻类全球扩散，加拿大、南美洲、澳大利亚、新西兰以及印度尼西亚也出现爆发。就像其他贝类毒素一样，爆发是在赤潮或甲藻类爆发之后。冈田酸引起肠细胞释放钠离子，产生腹泻。症状通常在食用了被污染的贝类后 30 分钟至 6 小时出现，尽管发作时间也可能推迟至 12 小时。一般来说，症状持续 4 天，包括腹泻、腹部绞痛、恶心、呕吐、虚弱及畏寒。症状的严重程度与摄入毒素的量有关。尚无死亡病例报道。诊断通常是基于临床的，治疗主要是对症和支持治疗。

失忆型贝类中毒

失忆型贝类中毒（amnesic shellfish poisoning，

ASP）是近来发现的中毒性脑病。首次被认识是因为1987年发生的一起累及超过100位加拿大人的贝类中毒爆发，原因是食用了在爱德华王子岛捕捞的被软骨藻酸污染的贻贝。软骨藻酸是硅藻类产生的热稳定毒素，例如尖刺菱形藻（*Nitzschia pungens*）。已证实在太平洋西北岸、墨西哥湾和苏格兰西海岸的贝类中毒素含量很高，但还没有临床病例报道。

在爱德华王子岛爆发的疫情中，ASP症状是在食用了被污染的贻贝之后15分钟至38小时内出现的（中位数6小时）。急性胃肠道症状比较常见，包括恶心、呕吐、腹部绞痛及腹泻。超过三分之一的患者出现神经系统表现，包括头痛、短期失忆、意识模糊、定向障碍、头晕、痉挛以及昏迷。几个患者出现长期认知功能障碍。有4例死亡，都是超过70岁的患者。

ASP的治疗是对症和支持治疗。一定不能食用可能被污染的贝类，特别是与赤潮有关的贝类。

蘑菇中毒

蘑菇中毒比较少见，但对于旅行者来说是潜在的非常危险的事件。因为在许多国家，尤其是发展中国家，或者是一些荒野地区，诊断和治疗蘑菇中毒的设施设备缺乏或不足，在这些地区的旅行者一旦发生中毒，面临复杂甚至致命后果的风险就增加了。

已从蘑菇中提取了多种毒素。大多数都是热不稳定的，但可能不会被烹饪完全破坏。

蘑菇中的毒素会引起各种临床综合征（表46.5），旅行者表现出可疑症状时应该询问近期进食蘑菇的情况。通常在进食有毒蘑菇之后的数小时发作。在已从国外归来的旅行者中出现的病例，最常见于那些把蘑菇带回来以后再食用的人。因为一些非肠道症状可能持续数天，所以，有的旅行者可能在返回后才出现症状。

大多数毒蘑菇引起的胃肠道症状有恶心、呕吐、腹痛以及腹泻，在食用后1~2小时出现，6~12小时内缓解。偶尔会出现严重的症状需要补充液体和电解质。一般来说，如果胃肠道症状在食用后延迟到4小时或者更久才出现，则强毒性蘑菇中毒的可能性增大，如毒鹅膏，俗称死帽菇，中毒者可能出现复杂病情，甚至预后不良。蘑菇中毒的一般症状常包括寒战、肌痛和头痛。蘑菇毒素也可能产生各种神经、肾脏或肝脏综合征（表46.5），除非高度怀疑否则难以诊断[25]。

表46.5　蘑菇中毒

综合征	潜伏期	临床表现	涉及的蘑菇	治疗
胃肠型（多种）	通常1~2小时，很少>4小时	恶心，呕吐，腹痛，腹泻	多种	对症和支持治疗。补充液体和电解质。洗胃和导泻
幻觉（裸盖菇素，脱磷酸裸盖菇素）	15~30分钟（30~60分钟）	类似酒精中毒。幻觉，欣快，丧失时间感，心动过速，高血压	裸盖菇属，花褶伞属，裸伞属	对症和支持治疗
抗胆碱能（毒蕈碱）	15~30分钟	流涎，发汗，流泪，排尿，胃肠道症状，心动过缓，低血压，瞳孔缩小	鹅膏蕈属，丝盖伞属，杯伞属	对症和支持治疗。补充液体和电解质。阿托品治疗心动过缓或控制腺体分泌
谵妄（鹅膏氨酸，蝇蕈素）	<30分钟（20~90分钟）	谵妄，亢奋，视觉变化，共济失调，痉挛，肌肉抽搐	鹅膏蕈属以及其他属	对症和支持治疗。抗癫痫药物
双硫仑样反应（墨盖蘑菇氨酸）	2~6小时，饮酒后15~30分钟	恶心，呕吐，头痛，脸红，心悸，像双硫仑样反应	鬼伞属	对症和支持治疗，补偿液体和电解质。避免饮酒
肾功能	2~20天	口渴，恶心，感觉异常，味觉障碍，肾衰竭	丝膜蕈属	对症和支持治疗。液体和电解质。透析和肾移植
肝肾功能（鹅膏毒素，鬼笔毒素）	4~16小时	恶心，呕吐，腹痛，腹泻，肝和肾衰竭	毒鹅膏或者其他种属	对症和支持治疗。液体和电解质。硫辛酸。透析，肾移植或肝移植

　　旅行者除非很有经验，否则不应去尝试识别蘑菇是否安全可以食用。并不少见的是，欧洲和北美的无毒蘑菇与世界其他地方发现的毒性很强的蘑菇非常相似，反之亦然。在东南亚移民中发生过一些悲剧性死亡事件，就是由于误认而食用了强毒性的蘑菇，如死帽菇。

（蒋龙凤 译，李军　黄祖瑚 校）

参考文献

1. Skinner MP, Brewer TD, Johnstone R, et al. Ciguatera fish poisoning in the Pacific Islands (1998 to 2008). PLoS Negl Trop Dis 2011;5:e1416.
2. Lewis RJ. The changing face of ciguatera. Toxicon 2001;39:97–106.
3. Glaziou P, Legrand AM. The epidemiology of ciguatera fish poisoning. Toxicon 1994;32:863–73.
4. Hirama M, Oishi T, Uehara H, et al. Total synthesis of ciguatoxin CTX3C. Science 2001;294:1904–7.
5. Hamilton B, Hurbungs M, Vernoux JP, et al. Isolation and characterisation of Indian Ocean ciguatoxin. Toxicon 2002;40:685–93.
6. Doherty M. Captain Cook on poison fish. Neurology 2005;65:1788–91.
7. Bagnis R, Kuberski T, Langier S. Clinical observations on 3009 cases of ciguatera fish poisoning in the South Pacific. Am J Trop Med Hyg 1979;28:1067.
8. Calvert GM, Hryhorczuk DO, Leikin JB. Treatment of ciguatera fish poisoning with amitriptyline and nifedipine. J Toxicol Clin Toxicol 1987;25:423–8.
9. Davis RT, Villar LA. Symptomatic improvement with amitriptyline in ciguatera fish poisoning. N Engl J Med 1986;315:65.
10. Berlin RM, King SL, Blythe DG. Symptomatic improvement of chronic fatigue with fluoxetine in ciguatera fish poisoning. Med J Aust 1992;157:567.
11. Palafox NA, Buenconsejo-Lum LE. Ciguatera fish poisoning: Review of clinical manifestations. J Toxicol – Toxin Reviews 2001;20(2):141–60.
12. Palafox NA, Buenconsejo-Lum L, Riklon S, et al. Successful treatment of ciguatera fish poisoning with intravenous mannitol. JAMA 1988;259:2740.
13. Schnorf H, Taurarii M, Cundy T. Ciguatera fish poisoning: a double-blind randomized trial of mannitol therapy. Neurology 2002;58:873–80.
14. Isbister GK, Kiernan MC. Neurotoxic marine poisoning. Lancet Neurol 2005;4:219–28.
15. Perez CM, Vasquez PA, Perret CF. Treatment of ciguatera poisoning with gabapentin. N Engl J Med 2001;344:692–3.
16. Develoux M. A Case of Ciguatera fish poisoning in a French traveler. Eurosurveillance 2008;Nov 6:1–2.
17. Arnett MV, Lim JT. Ciguatera fish poisoning: Impact for military health care provider. Mili Med 2007;172, 9:1012–5.
18. Hungerford JM. Scombroid poisoning: A review. Toxicon 2010;56:231–43.
19. Lavon O, Lurie Y, Bentur Y. Scombroid fish poisoning in Israel, 2005–2007. IMAJ 2008:789–92.
20. Blakesley ML. Scombroid poisoning; prompt resolution of symptoms with cimetidine. Ann Emerg Med 1983;12:104.
21. Kaku N, Meier J. Clinical toxicology of fugu poisoning. In: Meier J, White J, editors. Handbook of Clinical Toxicology of Animal Venoms and Poisons. 1st ed. Boca Raton: CRC Press; 1995. p. 75–83.
22. Centers for Disease Control. Tetrodotoxin poisoning associated with eating pufferfish transported from Japan-California 1996. MMWR 1996;45:389–91.
23. Sobel J, Painter J. Illness caused by marine toxins. Clin Infect Dis 2005;41:1290–6.
24. Gessner BD, Middaugh JP. Paralytic shellfish poisoning in Alaska: a 20-year retrospective analysis. Am J Epidemiol 1995;141:766.
25. Schneider S, Donnelly M. Toxic mushroom ingestions. In: Auerbach PS, editor. Wilderness Medicine. 6th ed. St Louis: Mosby; 2011. p. 1276–1301.

受伤和伤害预防

Stephen Hargarten and Tifany Frazer

要点

- 受伤是旅行相关死亡率和发病率中比传染病更重要的原因
- 道路交通事故是导致伤亡的主要原因,可以通过乘坐安全车辆和使用安全带,以及由其他人驾驶来预防。应尽量避免使用摩托车和自行车。在不熟悉的环境中行人是很易受伤的
- 溺水死亡可以通过使用个人漂浮设备、水上活动期间杜绝饮酒及密切监护儿童来避免。在海外常常没有栅栏和安全屏障
- 由于数据的缺失和死因报告方式的差异,很难根据旅行者类型、国籍、目的地、旅行活动来分析各种受伤风险。较可靠的旅行者受伤死亡率(和所有死因)数据应由各国大使馆及政府机构提供

引言

受伤是全球旅行相关死亡的主要原因之一,死亡率是传染病的 25 倍以上[1]。

来自不同国家的研究人员报道,旅行相关死亡的非传染性原因,尤其是受伤,给旅行者造成了严重的健康风险[2-10]。旅行者受伤不论在旅行目的地或旅行途中,甚至是回国之后,都是医院和医疗系统的沉重负担[11-14]。

旅行医学专家和政府机构传统上都是利用综合性的传染性疾病信息的宣教,促进针对传染病病原体的免疫接种来保护旅行者。但是,有关旅行中受伤预防措施的建议受到的关注较少[2]。应该认为,旅行者受伤的风险更多,因为他们常处于不熟悉的环境,参

加不熟悉的活动[15]。

应该强调的是,受伤不是意外或随机事件,虽然常见的用法有时倾向于用"意外"一词来描述许多受伤及其意想不到的结果[1]。受伤是可预测和可预防的[16]。对于发布旅行健康公告的旅行医学专家、旅行从业者和政府机构来说,整理编写和传递适合旅行者、旅行活动及旅行目的地的基于循证的受伤预防信息是非常重要的。本章梳理了旅行者经常遇到的致命和非致命的伤害类型,并提出了有循证依据的预防和控制建议。

致命伤害

受伤是全球旅行相关死亡的主要原因。大多数死亡率研究报告指出,旅行者最常死于道路交通事故和溺水[2-8]。旅行相关伤亡的其他不常见原因包括暴力事件,自然灾害如海啸和地震、飞机坠毁、极端环境暴露以及动物或海洋生物的咬伤和蜇伤[2-8]。

世界卫生组织估计,每年道路交通事故造成约 130 万人死亡,约 2500 万~5000 万人受伤,已成为 15~29 岁年龄人群的主要死亡原因[17]。全球近一半 (46%)的道路死亡人员是易受伤害的道路使用者:如行人,骑自行车的人和摩托车手[17]。除了悲伤和苦难之外,道路交通事故对受害者、家属和国家来说都造成了相当大的经济损失,约占大多数国家国民生产总值的 1%~3%[17]。

全球旅行者死亡人数的精确数据及受伤死亡所占比例尚不清楚。从 2004 年到 2006 年,美国有 2361 名旅行者死于受伤,相比之下,1998 年、2000 年和 2002 年总共有 2011 名旅行者因为受伤死亡[18]。美国公民国外旅行时受伤的比例高于待在国内时[18]。据

报道,在到美国的游客中因受伤死亡的人数占所有死亡人数的23%[19]。

受伤死亡最常发生在低、中收入美洲地区(50.4%),其次是欧洲和东地中海国家[18]。在这些地区,美国公民的伤亡率高于当地居民[18]。不可否认的是,年轻男性在旅行中因受伤而死亡的风险最高[3]。

关于旅行者死亡,没有统一的报告方式,也没有机构负责收集整理。死亡率研究花费高,耗时且难以开展。一些政府机构,如美国国务院正在努力对那些旅行或生活在其他国家中非自然死亡的公民进行更为完整的报告和死因分类。每年这些海外美国公民非自然死亡的信息都发布在互联网上,包括人数、死因及死亡发生地[20]。

2004年印度洋海啸和2011年日本地震、海啸事件,突出显示出了国际旅行者死因统计和分类之困难。这些事故所造成的当地居民及旅行者的准确死亡人数可能永远都不知道。每个国家都有不同的统计当地居民死亡率的方法。许多人,特别是旅行者,因为持有双重国籍,可能被算两次死亡。此外,获得签证之后,旅行者往往不会在相应的国内政府机构登记他们的旅行行程。各国政府先拼凑起一个数字,再由新闻和救援机构汇总成总的数字。

尽管具有挑战性,但为了给未来的旅行者提供建议,对死亡率的研究依然是关于旅行者受伤问题严重性的重要信息来源。死亡率监测对于旅行医学专业人员是非常有用的,可以基于研究数据来设计针对不同目的地、旅行类型及活动的旅行前建议。

非致命伤害

聚焦非致命性健康事件的研究也很重要,能够对更大范围的旅行受伤问题有更全面的理解。

发病率研究往往依赖于从特定地理区域的住院或急诊部门所获得的数据。这些数据内容较丰富,常包括受伤类型、外部原因以及诊疗过程的一致性编码信息。这些类型的研究可以显示所在地令人关注的受伤模式,当然也取决于目的地的旅行者类型和流行的旅游活动。

牙买加医院的病历回顾显示,受伤是国际旅行者入院的主要原因,特别是40岁以下的旅行者[21]。在澳大利亚,许多旅行者的骨折、撕裂、扭伤和脱臼都是跌倒的结果[11]。另一项澳大利亚七家沿海医院的研究发现,与水肺潜水有关的减压病成为海外旅行者入院的第二大原因[12]。相比之下,在新西兰的旅行者住院病例回顾显示,旅行者受伤最常与滑雪、登山和徒步旅行有关[22]。

发病率研究的数据还深入了解了当地居民和旅行者非致命伤的原因。在希腊克里特岛上进行的一项研究显示,左侧驾驶的国民比右侧行驶的国民发生交通事故的风险更大[23]。在澳大利亚,旅行者在进行与水相关的活动时受伤发生率高于当地居民,尤其是与水肺潜水相关的减压病[13]。

对罹患率资料的研究还可以深入了解当地居民和游客在非致命性伤害的原因方面的不同。在希腊克利特岛进行的一项研究表明,左驾驶国家国民比右驾驶国家国民发生撞车的风险大。在澳大利亚对当地居民和游客进行比较,游客的伤害只在涉水的活动中比较多,尤其是与水肺潜水相关的减压病。

罹患率研究有助于研究制定地域特异的以社区为基础的伤害预防建议。一项关于夏威夷276例海洋运动相关受伤的研究发现,与受伤有关的主要活动是游泳、冲浪和水肺潜水。划伤、蜇伤和减压病是治疗时的主要诊断。根据对受伤风险群体的识别,可根据研究推荐特定的受伤预防措施,包括改善海滩上的警告标志,并分别针对游客和当地居民进行教育[24]。相类似的是,在澳大利亚进行的一项研究报告了1183名游客的门诊就诊情况。根据这项研究,岛屿管理部门为酒店客人购买了沙滩鞋,供其参加有人引导或无陪伴的礁石行走,防止珊瑚蜇伤。还有,根据有关叮咬和蜇伤的研究结果,几个大的黄蜂巢被从度假区高尔夫球场移除,同时在给客人的指引简报中特别介绍了有关海洋生物蜇伤的信息[25]。

旅行医学的全球公共卫生路径

公共卫生路径可以描述问题、确定风险因素,帮助建立和评估基于研究的干预措施。Haddon事件阶段矩阵是常用来解构特定事件的工具,可确定主要危险因素并制定预防或降低风险的策略。如表47.1,使用疟疾为例(一种在热带目的地旅行者中常见的传染病),与儿童溺水和车祸相比较[26]。研究显示,受伤分为三个阶段:事件发生前、事件发生时和事件发生后[26]。事件发生前阶段描述了导致受伤或疾病的事件,并涉及初级预防策略的制定;事件发生阶段描述实际的受伤或疾病事件,并努力在事件发生时控制受伤程度;事件发生后阶段主要着重描述事件后果和伤害控制。

表 47.1 事件阶段性因素矩阵

伤害/疾病	事件发生前		事件发生		事件发生后	
	背景描述	策略	背景描述	策略	背景描述	策略
疟疾	旅行者造访疟疾流行地区	避免到疟疾流行地区旅行 药物预防 避免接触传播疟疾的蚊子	蚊子在高危时段叮咬旅客并传播疟疾	驱蚊胺 防护服 在高危时段避免蚊子 药物预防	旅行者感染疟疾因疟疾引起发热	获得优质的医疗护理,减轻发烧的严重程度 使用合适的药物
机动车辆事故	城市间旅行需要机动车辆	租用装备齐全的车辆并雇佣 无饮酒和用药的司机 白天开车出行 白天出行选择公交车	车辆事故	安全带 儿童安全座椅 安全气囊	车内的乘客受伤	获得急救医疗服务和优质医疗照护 靠近主要创伤中心中心并能获得血制血制品 旅行者健康保险
溺水	儿童住在有游泳池的酒店房间里	游泳池四周设置隔离护栏	儿童在无人监管的情况下走向游泳池	救生员认可的个人漂浮器材	儿童掉入泳池发生溺水	心肺复苏 救生员及时启动应急响应系统

伤害预防策略的有效实施要求旅行医学领导者更多地参与广泛的全球性合作。"道路交通伤害预防世界报告"要求各国政府将道路安全相关的政策立法、执法和改善道路条件放在优先政治地位。2011 年 5 月,"道路安全十年行动(2011—2020 年)"正式启动[27]。世界卫生组织已经开始与世界各国政府和非政府组织合作,提升道路交通伤害可预防性的影响力,推广戴头盔和系安全带、不酒驾、不超速、行人要在车流中让人看见等良好安全措施。

伤害预防建议

国际旅客应该知道离你最近的大使馆的地址和电话号码,并在大使馆登记旅行行程。旅行登记可以使用互联网轻松完成。重要的是旅行者应让人知道你已到达这个国家,并在哪个具体位置,以防发生紧急事件。旅行者行程登记也有助于提高政府对伤害事件的监测水平。旅行者的伤亡资料可以更清楚地告诉今后的旅行者在某个目的地的潜在风险。

建议旅行者购买包括紧急转运在内的国际旅行保险,该保险能充分覆盖从预定目的地的紧急转运,有助于确保受伤或生病的旅行者能得到国际水准的医疗照护。旅行者保险还可以在克服文化和语言障碍,提供救护车或其他转运工具,以及支持有关旅行公司为需要较长时间住院治疗的旅行者提供陪护等

方面有所帮助(表 47.2)[2,28-30]。

表 47.2 旅行者一般伤害预防建议

1. 查阅旅行警告和目的地警示[45]

2. 了解与目的地有关的常见旅行安全问题,健康风险和旅行健康通告,如一些地点容易发生某些自然灾害[35,45]

3. 理解目的地的地方法律和文化[45]

4. 购买适合目的地的国际旅行和医疗撤离保险[28,45]

5. 向相应的政府机构或大使馆登记行程,以便在出现紧急情况或发生自然灾害时获得援助。如果政府不知道公民的下落,就无法帮助他们

6. 制定应急响应计划,获取最近的主要医疗中心和大使馆的名称和地点,了解在目的地国接受血液制品是否安全[28,45]

7. 在不熟悉的环境中只能负责任地适度饮酒。如果开车、驾船、开机器,或监管水边的儿童,则不能饮酒。如果计划在水中或周围游玩,不应饮用酒精饮料[2,29,30,45]

道路交通安全

道路交通伤害是全世界,也是所有旅行者中伤亡事件的主要原因[1,3,19]。世界卫生组织估计,全球每年约有 117 万人死于道路交通事故[27]。这些事故中的大多数(90%)发生在低收入或中等收入国家,同时,发展中国家的大多数道路交通事故受害者不是机动车乘客,而是行人、摩托车手、骑自行车的人和其他非

机动车乘客[31,32]。道路交通事故,包括摩托车、行人及其他非机动车辆如自行车、人力车,一直是旅行医学文献中关于旅行者死亡的主要原因[3,5,7,19,33-34]。根据美国国务院的数据,道路交通事故是美国公民在国外旅行中伤亡的主要原因,也是美国健康旅行者死亡的主要原因。最近的数据估计显示,从 2007 年到 2009 年,共有 745 名美国公民在道路交通事故中丧生[35]。这些道路交通死亡中 13% 为摩托车手,5% 为行人[35]。尽管在全球范围内,在机动车辆、道路和驾驶员安全等方面有许多进步,但对国际旅行者风险的关注却很少。道路交通受伤也是到访美国的旅行者死亡的主要原因,占非居民死亡人数的 37%[4]。澳大利亚旅游和交通部门发现,旅行者的道路交通死亡率是当地居民的两倍[33]。

安全带和儿童安全座椅

在较为发达的国家,道路交通的优越性在于出租车辆和公共道路能够根据政府规章的要求保持合理的安全标准。在那些驾驶习惯不太熟悉、道路养护和基础设施投入较少以及道路安全规章也不健全的国家,旅行者应选择当乘客而不是驾车人。只有 15% 的国家有关于五大关键风险的全面法律:超速驾驶、饮酒驾驶、不戴头盔、不系安全带及不使用儿童安全座椅[17]。在大多数情况下,建议租用带司机的车辆出行,比自行驾驶更安全。在许多国家,乘坐机动车辆不要求系安全带或只要求前排座位乘客系安全带[36,37]。无论当地法律如何规定,旅行者应该要求车辆为自己及同伴配备适当的安全设备,特别是携带小孩的旅行。研究表明,安全带如能正确佩戴,是在发生道路交通事故时以最小的伤害幸免于难的最有效方法[38,39]。对年幼的孩子也是如此:在车祸中,适当大小的汽车座椅已被证明能有效减少儿童伤亡[39,40]。旅行家庭应租用或自带大小合适的儿童安全座椅[38,39]。

头盔

由于车辆本身无保护性以及行驶速度和能见度相对不足等因素,摩托车事故受害者在全球道路交通事故伤亡人数中占比很高。摩托车事故造成伤亡的旅行者人数尚不清楚。头盔减少了车祸中摩托车手头部受伤死亡的风险[41]。

头部受伤也是骑自行车者最大的风险。例如在美国,每年大约有 900 人死于自行车交通事故[42]。尚不清楚全球范围内自行车相关的旅行者受伤人数。

目前已知,自行车头盔可使所有年龄的骑手头部和脑部受伤的风险降低了 75%。自行车头盔也被证明可以减少 65% 的骑手的面部受伤[42]。

在租用自行车、助动车或摩托车时,应当鼓励旅行者租用头盔。但不要以为租赁时一定有头盔可租用,所以如果旅行者计划参加此类活动,应该考虑自己带上头盔,尤其是儿童。

表 47.3 总结了基于循证研究的旅行者道路交通安全建议[28,29,32,37,38,40-46]。

表 47.3　旅行者道路交通安全建议
1. 在任何车辆里无论哪个位置都应系好安全带。家长需要携带适当的汽车安全座椅或与车辆租赁机构沟通有无汽车座椅提供。有关使用汽车座椅的指导如下[38,40-46]: 1 岁以下或体重小于 9kg 的儿童需要放置在车辆后排的反向儿童安全座椅上 1~4 岁或体重在 9~18kg 的儿童,应该放置在车辆后排的前置汽车座椅上 4~8 岁的儿童应放在车辆后排的加高座椅上,除非他们身高超过 1.5m 8 岁以上或身高超过 1.5m 的儿童应使用安全带并坐在车辆后排 12 岁以下的儿童应该始终坐在车辆后排
2. 如果可能尽量不自己驾驶[45]
3. 通过大使馆、酒店管理机构或其他可靠的信息来源寻找一家声誉良好的公司,其雇佣的是训练合格的、熟悉当地驾驶文化、法律和道路情况的司机。避免夜间驾车。不雇佣可能受毒品或酒精影响的司机[29]
4. 避免酒驾、疲劳驾驶、倒时差及整夜驾驶,并懂得当地路标,了解路况、驾驶习惯和法律。向目的地的大使馆了解驾照、道路通行证、车辆保险、当地道路规则、驾驶文化和道路状况[30]
5. 要求租用车辆(有或无司机)的所有座椅(前排和后排)均配有安全带、车辆有安全气囊,如带较小儿童旅行需要儿童安全座椅的应配备 LATCH(儿童使用的下扣件和拴带)系统[37,39]
6. 租车时选择常用车辆(有或没有司机),并要求去除任何明显的租车标记。出行前,旅行者应该要求提供有关公路旅行的地图、指南、当地交通标志和行车法律的清单,出发前通过租赁机构工作人员全面熟悉所租车辆的详细情况。花时间检查轮胎、刹车、灯光、安全气囊和安全带[28]
7. 驾驶时携带手机,知道在旅行目的地发生事故时如何启动应急响应系统。开车时不要用手机通话[46]
8. 旅行时避免骑机动自行车或摩托车。如果旅客租用机动自行车、摩托车或自行车,不管成人或儿童都应戴好头盔。旅行者如果计划租赁自行车或机动车辆,可能需要携带适当的头盔,特别是儿童头盔[41]
9. 警惕当地可能的劫车计划,避开高危区域,并始终保持车门上锁[28]

涉水伤害

溺水是一种严重但又是最可预防的伤害,特别是在国际旅行者中。全世界每年约有 45 万人溺水死亡。溺亡或濒临溺亡的旅行者的确切人数不得而知。溺水致死占美国公民在国外死亡人数的 14%[47]。记录旅行中溺水的有关资料较少,而描述国际旅行者如何溺水的清晰、准确的资料同样缺乏[2]。

许多受欢迎的旅行目的地都位于气候温暖地区,常靠近海洋或湖泊,或有精心设计的游泳池并提供冲浪、潜水、浮潜、划船、滑翔伞和滑水等与水有关的活动。前往中美洲、加勒比海地区、大洋洲和墨西哥的美国公民溺水死亡者占比明显高于美国居民[6,19]。

溺水一直被报告为是旅行者伤亡的主要原因,而濒临溺死或非致命性淹没也是非致命性伤害的原因之一[2,6-8,11,12,42]。虽然溺水危险因素尚未明确,但最有可能与旅行者对当地水流和水情不熟悉有关,比如潮汐(离岸流)就特别危险,还有如海洋生物如海胆、水母、珊瑚、海虱等也是危险因素[47]。在中、低收入的美洲国家,溺水者占美国旅行者伤亡人数的 13.1%,但在本地居民仅占 4.6%[35,47]。溺水是美国旅行者在岛屿国家伤亡的主要原因[18,35]。一项历时 8 年对英国儿童出国旅游的研究发现,74% 的死亡发生在游泳池中,而溺水发生率最高的是旅游目的地是美国[48]。

在不熟悉的环境中游泳,对于水性好的游泳者来说可能都有难度,更何况那些没有游泳背景、缺乏水中技术和能力的人。一级和二级预防措施对于溺水和濒临溺水的人非常重要。对于那些因近乎溺死而住院的人来说重症监护病房或其他病房采取的治疗措施对预后的作用有限[50]。

对在水周围的小孩进行监管值得特别注意。选择住所时一定要注意不能让孩子直接接触到可能造成淹溺的水体。理想的是,目的地的游泳池应该有完全围绕的 1.2m 高的防攀爬栅栏,并且门是能自闭、自锁的[51]。监管水中的孩子的责任只能交给那些有经验的成年人,他们采取贴身监管的方法,全神贯注地关心孩子,并懂得心肺复苏,知道如何启动应急计划,而且从不沾酒。即使认为孩子是优秀的泳者,也需要对其进行随时监管[52]。

表 47.4 总结了有循证基础的水安全建议[52-57]。

表 47.4　旅行者涉水安全和溺水预防建议

1. 对不会游泳的成人和儿童,如考虑当地不能提供,可自行携带个人漂浮设备(PFD)在水中或水边时使用。查看标签,选择大小合适且海岸警卫队认可的个人漂浮设备,以确保安全、适合。在滑水或拖曳活动时,在私人船上,在白水划船,在帆船以及小于 8m 的移动船只上时都应使用个人漂浮设备。13 岁以下的儿童应始终使用这些设备,在游艇或游轮上时要确定漂浮设备的位置所在[53,54]。

2. 在出发前学习心肺复苏(CPR)。如果发生几近溺水,CPR 对改善预后至关重要[30,54]。

3. 如果带儿童旅行,应询问游泳池周围是否有 1.2m 高的防攀爬隔离栅栏和(或)在你们的住处/酒店房间与任何可能造成孩子淹溺的水体之间是否有阻障物[51]。

4. 如果计划在水中或水边或在船上活动,应当限制甚至是不喝含酒精饮料。成人在水边监管儿童时应避免饮酒[30]。

5. 在指定游泳区域游泳,最好旁边有训练有素的认证救生员。如果发生溺水事件,救生员的出现将会改善预后[55]。

6. 了解您旅行目的地与水有关的动物相关风险和其他环境风险。注意观察有关冲浪、天气情况或自然水体中可能存在其他环境风险的标识[52]。

7. 计划参加潜水或更剧烈水上活动者,建议在旅行前重新评估体力、精神和健康适合性。这种评估应定期进行,在发生疾病或受伤后也应进行[54]。

酒精是危险因素

旅行中饮酒是旅行相关伤害最严重的危险因素之一。旅行者在度假时往往比在家时饮酒更多[35]。酒精是道路交通事故的主要危险因素,也是总体而言伤害事故的主要原因[29,30]。据报道在希腊克里特岛,与当地居民相比,饮酒作为撞车事故主要原因的在旅行者中更常见[23]。酒精也能造成溺水和撞船事故,30% ~ 50% 的成人和青少年溺水可能与酒精有关[47,56,57]。一项病例对照研究显示,血液中酒精含量 ≥100mg/dl 的乘船者的溺水风险比血液无酒精者高 16 倍,而且这种风险随着血液中酒精含量的增加而增加[30]。

医生和旅行医学从业者在给其患者提供咨询建议时,应强调酒精是造成伤害的危险因素。强烈建议旅行者在驾驶机动车辆、摩托车或机动自行车、驾船或坐船、游泳及在水中或水边监管儿童时不要饮酒[2,29,30,54]。

总结

　　世界旅游组织建议,每个国家都应制定旅游安全国家政策,提出和预防旅行者伤害问题[58]。所有的目的地都有保护旅行者的重要责任,反过来也事关他们的声誉。同样,政府也有责任保护其公民在国际旅行时的安全。世界卫生组织关于推进急救照护的决议要求总干事通过改善提供创伤和急救照护的组织与规划,提高对采取低成本方法降低死亡率的认识,并组织定期的专家会议,在这一领域开展进一步技术交流和能力建设[17]。

　　旅行医师、大使馆、政府的健康机构、旅游和交通部门要监测不同地理区域的伤害风险,以提供最新的有循证依据的旅行前建议。世界卫生组织的全球疾病负担研究数据库显示,受伤死亡率的报告、编码和分类已经有了长足进步,但仍然存在重大挑战[59]。最好在旅行者出发前,由旅行医师、家庭医生、旅行社或通过政府旅行健康公告,将伤害预防建议及其他旅行健康相关建议一起与旅行者进行有效沟通。

（蒋龙凤 译,李军　黄祖瑚 校）

参考文献

1. Hargarten SW, Gûler Gürsu K. Travel-related injuries, epidemiology, and prevention. In: DuPont HL, Steffen R, editors. Textbook of Travel Medicine and Health. Hamilton: BC Decker; 1997. p. 258–61.
2. Cortes LM, Hargarten SW, Hennes H. Recommendations for water safety and drowning prevention for travelers. J Travel Med 2006;13:21–34.
3. McInnes RJ, Williamson LM, Morrison A. Unintentional injury during foreign travel: a review. J Travel Med 2002;9:297–307.
4. Sniezek JE, Smith SM. Injury mortality among non-US residents in the United States 1979–1984. Int J Epidemiol 1991;20:225–9.
5. Baker TD, Hargarten SW, Guptill KS. The uncounted dead – American civilians dying overseas. Public Health Rep 1992;107:155–9.
6. Guptill KS, Hargarten SW, Baker TD. American travel deaths in Mexico. Causes and prevention strategies. West J Med 1991;154:169–71.
7. Hargarten SW, Baker TD, Guptill K. Overseas fatalities of United States citizen travelers: an analysis of deaths related to international travel. Ann Emerg Med 1991;20–6.
8. Paixao ML, Dewar RD, Cossar JH, et al. What do Scots die of when abroad? Scott Med J 1991;36:114–16.
9. Shilm DR, Gallie J. The causes of death among trekkers in Nepal. Int J Sports Med 1992;13(Suppl. 1):S74–6.
10. MacPherson DW, Guerillot F, Streiner DL, et al. Death and dying abroad: the Canadian experience. J Travel Med 2000;7:227–33.
11. Walters J, Fraser HS, Alleyne GAO. Use by visitors of the services of the Queen Elizabeth Hospital, Barbados. WI. WI Med J 1993;42:13–17.
12. Nicol J, Wilks J, Wood M. Tourists as inpatients in Queensland regional hospitals. Aust Health Rev 1996;19:55–72.
13. Cossar JH. Travelers' health: a medical perspective. In: Clift S, Page SJ, editors. Health and the International Tourist. London: Routledge; 1996. p. 23–43.
14. Petridou E, Gatsoulis N, Dessypris N, et al. Imbalance of demand and supply for regionalized injury services: a case study in Greece. Int J Qual Health Care 2000;12:105–13.
15. Page SJ, Meyer D. Injuries and accidents among international tourists in Australia: scale, causes and solutions. In: Clift S, Grabowski P, editors. Tourism and Health: Risks, Research and Responses. London: Pinter; 1997.

16. Grossman DC. The history of injury control and the epidemiology of child and adolescent injuries. Future Child 2000;10:23–52.
17. World Health Organization, Sixteenth World Health Assembly WHA 60.22, Health Systems: emergency-care system, Eleventh plenary meeting, Agenda item 12.14, 23 May 2007.
18. Tonellato D, Guse C, Hargarten S. Injury deaths of US citizens abroad: new data source, old travel problem. J Trav Med 2009;16:304–10.
19. Guse CE, Cortés LM, Hargarten SW, et al. Fatal injuries of US citizens abroad. J Travel Med 2007;14:279–87.
20. US Department of State. Non-natural deaths of US Citizens Abroad. Online. Available: http://travel.state.gov/family/family_issues/death/death_594.html (accessed Jul 15, 2011).
21. Thompson DC, Ashley DV, Dockery-Brown CA, et al. Incidence of health crises in tourists visiting Jamaica, West Indies, 1998 to 2000. J Travel Med 2003;10:79–86.
22. Bentley T, Meyer D, Page S, et al. Recreational tourism injuries among visitors to New Zealand: an exploratory analysis using hospital discharge data. Tourism Manage 2001;22:373–81.
23. Petridou E, Askitopoulou H, Vourvahakis D, et al. Epidemiology of road traffic accidents during pleasure travelling: the evidence from the Island of Crete. Accid Anal Prev 1997;29:687–93.
24. Hartung GH, Goebert DA, Taniguchi RM, et al. Epidemiology of ocean sports-related injuries in Hawaii: 'Akahele O Ke Kai'. Hawaii Med J 1990;49:52, 54–6.
25. Wilks J, Walker S, Wood M, et al. Tourist health services at tropical island resorts. Aust Health Rev 1995;18:45–62.
26. Wilson MH, Baker SP, Teret SP, et al. Saving Children. A Guide to Injury Prevention. New York: Oxford University Press; 1991.
27. World Health Organization, Saving Millions of Lives, 2011. Online. Available: http://www.who.int/roadsafety/decade_of_action (accessed Jul 15, 2011).
28. US State Department website. Online. Available: www.travel.state.gov/travel/tips/safety/ssafety_1179.htm(accessed Jul 15, 2011).
29. Heng K, Hargarten S, Layde P, et al. Moderate alcohol intake and motor vehicle crashes: the conflict between health advantage and at-risk use. J Alcohol 2006;41(4):451–4.
30. Smith GS, Keyl PM, Hadley JA, et al. Drinking and recreational boating fatalities, a population-based case control study. JAMA 2001;286:2974–80.
31. Sharma BR. Road traffic injuries: a major global public health crisis. Public Health 2008;122:1399–406.
32. Peden M. Global collaboration on road traffic injury prevention. Int J Inj Contr Saf Promot 2005;12:85–91.
33. Wilks J, Watson B, Hansen R, editors. International Visitors and Road Safety in Australia. A Status Report. Canberra: Australian Transport Safety Bureau; 1999.
34. Wilks J, Watson B, Hansen J. International drivers and road safety in Queensland, Australia. J Tourism Stud 2000;11:36–43.
35. US Department of State. Death of US citizens abroad by non-natural causes. Washington, DC: US Department of State; 2010. Online. Available: http://travel.state.gov/law/family_issues/death/death_600.html. (accessed Jul 15, 2011).
36. Wilks J, Watson B, Faulks IJ. International tourists and road safety in Australia: developing a national research and management programme. Tourism Manage 1999;20:645–54.
37. Hargarten SW. Availability of safety devices in rental cars: an international survey. Travel Med Int 1992;10:109–10.
38. Allen S, Zhu S, Sauter C, et al. A comprehensive statewide analysis of seatbelt non-use with injury and hospital admissions: new data, old problem. Acad Emerg Med 2006;13(4):427–34.
39. NHTSA website. Online. Available: http://www.nhtsa.dot.gov/people/injury/childps/ParentGuide2005/pages/WhenDoYou.htm) (accessed Jul 15, 2011).
40. Zaza S, Carande-Kulis VG, Sleet DA, et al. Task force on community preventive services. Methods for conducting systematic reviews of the evidence of effectiveness and economic efficiency of interventions to reduce injuries to motor vehicle occupants. Am J Prev Med 2001;21:S23–30.
41. Lui B, Ivers R, Norton R, et al. Helmets for preventing injury in motorcycle riders. Cochrane Database Syst Rev 2004;2:CD004333.
42. Thompson DC, Rivara FP, Thompson R. Helmets for preventing head and facial injuries in bicyclists. Cochrane Database Sys Rev 2000;2:CD001855.
43. Zaza S, Thompson RS, editors. The guide to community prevention services: reducing injuries to motor vehicle occupants. Systematic reviews of evidence, recommendations from the task force on Community Preventive Services and Expert Commentary. Am J Prev Med 2001;21:whole issue.

44. Dihn-Zarr TB, Sleet DA, Shultz RA, et al. Task force reviews of evidence regarding interventions to increase the use of safety belts. Am J Prev Med 2001;21:S48–65.

45. US State Department. Online. Available: www.travel.state.gov/travel/tips/safety/ssafety_1179.htm (accessed Jul 15, 2011).

46. McEvoy SP, Steventson MR, McCartt AT, et al. Role of mobile phones in motor vehicle crashes resulting in hospital attendance: a case-crossover study. BMJ 2005;331:428.

47. CDC. The Yellow Book, Health Information for International Travel. New York: Oxford University Press; 2012.

48. Peden M, Mc Gee K, Sharma G. The Injury Chart Book: A Graphical Overview of the Global Burden of Injuries. Geneva: World Health Organization; 2002.

49. Cornall P, Howie S, Mughal A, et al. Drowning of British children abroad. Child Care Health Dev 2005;31(5):611–13.

50. Kyriacou DN, Arcinue EL, Peek C, et al. Effect of immediate resuscitation on children with submersion injury. Pediatrics 1994;94:137–42.

51. Thompson DC, Rivara FP. Pool fencing for preventing drowning in children. Cochrane Database Sys Rev 2000;2:CD001855.

52. Brenner RA, Committee on Injury and Violence and Poison Prevention. Prevention of drowning in infants, children and adolescents. Pediatrics 2003;112:440–5. Online. Available: http://www.pediatrics.org/cgi/content/full/112/440 (accessed Jul 15, 2011).

53. US Coast Guard website. Online. Available: http://www.uscgboating.org/regulations/Nasbla_Ref_Guide6.pdf (accessed Jul 15, 2011).

54. World Congress on Drowning Resolutions. Online. Available: www.drowning.nl (accessed Jul 15, 2011).

55. Branche CM, Stewart S, editors. Lifeguard Effectiveness: A Report of the Working Group. Atlanta: Centers for Disease Control and Prevention, National Center for Injury Prevention and Control; 2001.

56. American Academy of Pediatrics. Prevention of drowning in infants, children and adolescents. Pediatrics 2003;112:437–9.

57. Driscoll TR, Harrison JA, Steenkamp M. Review of the role of alcohol in drowning associated with recreational aquatic activity. Inj Prev 2004;10:107–13.

58. UNWTO World Tourism Organization. Tourist safety and security: practical measures for destinations, 1996, Madrid, Spain. Online. Available: http://pub.world-tourism.org.81/epages/Store.sf/?ObjectPath=/Shops/Infoshop/Products/1023/SubProducts/1023–1 (accessed Jul 15, 2011).

59. Chandran A, Hyder AA, Peek-Asa C. The global burden of unintentional injuries and an agenda for progress. Epidemiol Rev 2010;32:110–20.

旅行相关的精神疾病

Thomas H. Valk

要点

- 在国外旅行和生活有一种特殊的压力,频繁的国际旅行可能增加对精神卫生服务的需求
- 没有关于国际旅行者人群的精神疾病流行病学资料,更不用说进行分型
- 在任何旅行前咨询中,询问旅行者的既往精神病史和治疗情况,都是标准内容之一
- 国际旅行者和移居人士所患的严重精神疾病与通常在诊所或医院里所见相同
- 国外临床工作环境对临床医生来说有许多挑战。如各个国家之间临床医生在文化上的差异以及在医院、检验机构及药物方面的差异。有时需要临时性门诊处置

引言

国际旅行是一种有压力的经历。旅行者面临着与家庭和熟悉的社会支持的分离,必须处理外来文化和语言的冲击、时差、困惑及对健康和安全的莫名威胁。在国外,即使是完成日常生活中最普通的任务,也可能成为旅行者的一大挑战,导致主动掌控环境的意识淡漠。在旅行的压力下,原本就存在的精神疾病可能会恶化,有易感倾向者可能会首次发病。由于这些压力因素,国际商务旅行者的保险索赔率高于非旅行者。这方面影响最大的就是精神疾病的索赔率增高,而且随着旅行频率增加而增加[1]。Streltzer 在对夏威夷旅行者的精神疾病急症的研究中推测:每年所有旅行者中急症事件发生率为 220 人/(10 万人·年),短暂停留的旅行者,即那些到了夏威夷并没有计划立即离开的旅行者,事件发生率为 2250 人/(10 万

人·年),而非旅行者的事件发生率则为 1250 人/(10万人·年)[2]。在诊断方面,按照发生率高低排序依次是精神分裂症、酗酒、焦虑反应和抑郁症。

尽管有明确的压力因素,但国际旅行者所患有疾病的范畴与诊所或医院所见相同。本章不打算涉及所有可能的精神疾病,而是重点讨论国际旅行相关的精神病患者、自杀患者的评估以及对短暂精神障碍、精神分裂症、躁狂症、重性抑郁和选择性物质使用障碍(substance use disorders,SUD)的进一步检查。也包括创伤事件受害者心理初步评估和旅行前咨询的内容。

国际旅行者的类型

最初提出国际旅行者分类时,是基于旅行动机的主动还是被动[3,4]。但是,这些分类在临床上不太实用,用以开展研究时也难操作。基于明确的旅行原因(例如旅游,海外留学,商务和移居旅行)的分类被广泛使用,尽管未必完全清楚其临床相关性。目前没有基于人口调查的各种类型旅行者精神疾患发生率的流行病学数据。非正式报告的信息和临床所见可能有所不同,需要更多的研究来确定发病率和流行率。企业和移居高管肯定不太可能患上一些意志衰弱的慢性精神障碍如精神分裂症,这与他们职场高官的身份不相　致,而且该类疾病通常在年轻时发病,但移居人士的家属不一定是这样。

旅行前筛查

正如本章所讨论的那样,鉴于精神科急症在国外环境中可能产生的后果,任何旅行前咨询都应把询问旅行者的既往精神病史和治疗情况作为标准内容之

一。任何涉及精神病或狂躁状态、严重抑郁症、对自己或其他人造成危险的病史、精神病住院或药物滥用、药物依赖性或戒断症状等情况都要给予特别关注,尤其要关注那些在相当长一段时间内(以年计算)对药物疗效不稳定的双相 I 型情感障碍患者、没有在适当的药物治疗中稳定下来或有明显的精神病症状或严重的自杀风险的复发性重度抑郁症患者,和那些滥用药物或是刚刚治疗恢复,处于早期清醒状态的患者。通常不建议列出不宜国际旅行的疾病清单。至少在美国,这样的清单内容如果与依据"美国残疾人法案"修正案的就业规定联系起来,那肯定要被阻止。但是,应该考虑每个患者的疾病严重程度、治疗的长期稳定性以及在国外时可能需要的精神疾病资源和药物等的可及性。

有些患者不愿讨论精神健康问题,要克服这一点,可以先谈一些有关国际旅行是有特殊压力的、精神卫生医疗条件的差异性及在国外发生精神急症的后果等具体事例作为引导,可能会有所帮助。发现精神病史后,其危险大小取决于许多因素,包括诊断、稳定的程度、复发的可能性、预期旅行的持续时间、所需的精神病药物以及在文化上能相互理解的精神科医生和相关设施(如可靠的实验室)的可及性。对于任何复杂的病症,或者如果对患者的诊断、治疗的稳定性或目的地国适当治疗的可及性有任何疑问,建议向熟悉国际旅行情况的精神科医生专业咨询。

正在服用锂剂(碳酸锂)的患者值得特别注意。即使在相同剂量下,血液中锂的水平也会随着环境温度、运动、饮食和水合作用的变化而变化。应当对患者进行仔细教育,让他们知道锂中毒的症状和体征并确认有可靠的实验室设备用于测定血锂浓度。对服用单胺氧化酶(MAO)抑制剂(一种抗抑郁药)的患者要仔细进行通过限制饮食来避免富含酪胺食物的教育,但在国外面对新的、异域特色食物时可能比较难以实施。应该能提供足够的治疗高血压危象的设施。如果怀疑滥用毒品,应耐心解释各国关于滥用毒品的相关法律存在很大差异,对使用毒品的处罚可能很重。对于尚清醒的酗酒或吸毒者来说,在语言相通的情况下举行一个匿名的酗酒者或麻醉药品使用者的会议是非常重要的。还应坦率地探讨性行为,特别是涉及到性传播疾病暴露(包括艾滋病毒)的情况[5]。

海外临床工作环境及其变迁

尽管旅行者的疾病和普通人群差不多,但负责照护这一类患者的临床医生在海外工作环境方面会遇到很多挑战。各个国家,甚至一个国家内部的不同城市在许多方面都有很大差异,影响到精神急症事件的处理。一些国家没有完善的精神卫生体系。可能缺乏为精神病患者服务的医院设施,文化相通的临床医生可能很少或甚至没有。各国之间在护士配备、培训和实际操作方面可能差异很大。Fennig 等关于阿拉伯人护士和犹太人精神病患者的文章和 Westermeyer 探讨跨文化诊断的文章都提出了跨文化问题[6,7]。当地可提供的精神类药物有限,质量也不清楚。用于测量常用精神安定剂血药浓度的实验室设施可能不可靠或不可及。

临床医生工作的法律环境也可能有很大差异,这在面对即将危及自我或他人的患者时尤为突出。各国的地方法律法规各不相同,有的国家甚至可能没有法律来处理这类事务[8]。处理非法药物使用的法律差别也很大,在一些国家可能处罚很严。

由于这些精神卫生和法律方面的基础性差异(已总结于表 48.1),临床医生必须做出的第一个策略性决定是在这里现场处理患者还是需要将患者转运。这个关键问题决定后,临床医生往往要创造性地开展工作。有些通常需要住院治疗的问题,如精神病患者,躁狂或自杀患者,现在必须在门诊情况下处理,要动员朋友、家人和/或个体值班护士来监控和控制住患者,等待转运。在一些国家,精神病问题通常在医院的普通病房处理。如果相应的医院设施存在,但质量、安全性或文化兼容性有问题,经治医师将不得不权衡对医院造成的污染和临时在院外进行处置两者间的利弊。在没有或很少有关于控制这些带有危险性患者的相关法律时,临床医生同样要权衡利弊。医生需要熟悉法律环境以及法律(如果有的话)是如何执行的,以便做出可以恰当运用相关法律的决定。

表 48.1　海外医疗环境存在的挑战
缺少健全的精神卫生系统
缺少住院设施或文化不相通
护理实践、职责范围和培训差异较大
文化相通的精神卫生医生很少甚至没有
当地精神病药物供应有限,且质量未知
没有用于检测抗精神病药物的实验室检测设施或可靠性未知
法律环境差异很大,影响到对药物滥用者的处置和治疗

根据作者的经验以及英语国家向其公民(美国,英国,加拿大和澳大利亚)提供的领事服务的互联网调查,临床医生不应依赖大使馆领事服务部门的直接

医疗或转运服务,当然向大使馆查询某个患者的情况是可以理解的。美国,加拿大和澳大利亚在领事服务中向其公民提供当地医生的名单,一些美国大使馆在他们的网站上提供可下载的名单。这些名单可能包括当地的设施,但通常附有说明,提供这些名单并不意味着对其质量的认可或保证。领事部门均不提供对医疗转运或在当地治疗的经济援助。

精神病患者

精神病状态是一种与现实的决裂,其特征为妄想,幻觉和思维障碍,可以单独也可合并存在。有幻觉者可能或未必能意识到自身处于虚幻世界。思维障碍是正常思路的破坏,前后有联系的思想变得不连贯了。在性质上可以是轻度到重度,轻者如"语词杂拌",患者所表达的似乎很连贯的词语,实际上没有任何联系。重者会发生行为变化,如紊乱和紧张。

不论原因如何,精神病都是一种精神科急症。精神病可表现为各种精神状态,包括躁狂症、重性抑郁症、精神分裂症、物质使用障碍和短暂性精神障碍。在可能的情况下,这样的病人应该住院,最好在精神科封闭式病房里。如果没有条件住院,临床医生应该让病人处于安全、可控、安静的环境,以便经常性监测。

下一节介绍精神病患者的一般治疗,着重于如何稳定病情和对鉴别诊断的适当关注。

治疗

当面临精神病患者时,临床医师必须用适当的药物稳定其病情,同时努力寻找病因。精神病的器质性病因很多,包括脑型疟疾或其他全身或中枢神经系统感染、脑肿瘤、痴呆、兴奋剂或致幻剂中毒、酒精和(或)弱镇静剂戒断、使用甲氟喹(抗疟药)和一些其他药物。当有视觉、触觉和嗅觉的异常以及神志失常、震颤、感觉异常、定向力障碍、发热或神经系统表现时,提示有器质性疾病。全面的医学评估是必要的,还应包括对使用某些药物的实验室检测。关注自杀意念也是重要的。

通常都需要使用抗精神病药物。在某些情况下,速释型药物(肌肉注射)对于症状的快速控制是必要的,特别是如果存在过度兴奋或攻击性行为。氟哌啶醇是一种上市时间较长,疗效较好的典型抗精神病药物,常见且有效。肌注剂型可采用 1~5mg 剂量,每30~60分钟使用一次,直至达到镇静效果。口服剂型可采用每天 1~15mg,每日服用 1 次或 2 次。最高可以用到 40mg/d 的剂量。对于 >100mg/d 的安全性未知,但根据作者的经验,临床上很少需要用到这样剂量。在帕金森病、痴呆症或严重心血管疾病患者中应慎用[9,10]。副作用常见,包括类似帕金森病的锥体外系症状,如运动迟缓、震颤和肌肉强直。其处理是,如果可能的话,减少抗精神病药物的剂量,然后使用抗胆碱能药物,例如苯托品(苯甲托品)0.5~2mg 每日 3 次。也会发生静坐不能,患者会相当不舒服,并可能被误认为是兴奋。表现为持续的焦躁不安、走动,无法坐下。此时减少抗精神病药物的剂量可能有效,必要时可使用 β 受体阻滞剂如普萘洛尔(心得安)20~40mg 口服,每日 3 次。有时第一次用药后会发生急性肌张力异常,可肌肉注射苯海拉明 25mg 来治疗[11]。

现可提供的较新的非典型抗精神病药物优于经典的抗精神病药物之处,在于极少的锥体外系副作用和更好的药物耐受性。奥氮平(再普乐)首剂剂量为10mg 肌注,第二次剂量为 2 小时内 5~10mg,每天不超过 3 次肌注剂量,可用于需要快速控制的患者。口服剂量起始为 5~10mg/d,最大可到 20mg/d。奥氮平因有镇静副作用,所以在这种情况下使用更为合适。禁忌证包括临床情况不稳定、前列腺肥大和窄角青光眼。其他非典型抗精神病药物也是有效的。如阿立哌唑 5.25~9.75mg 肌肉注射,每 2 小时重复注射 1次,最大日剂量可用到 30mg。初始口服剂量为 10~15mg,每日 1 次,最大日剂量为 30mg。有癫痫病史的患者应慎用[9]。

使用苯二氮䓬类药物进行辅助治疗可能会有所帮助,特别是在焦虑或失眠的情况下。可用劳拉西泮4mg 肌肉注射,10~15 分钟内可重复一次,最大可用到 10mg/d。口服剂型可以 2~6mg 分次使用。当与抗精神病药联合给药时,可降低两种药物的有效剂量,从而减少副作用。但是,苯二氮䓬类药物不推荐与奥氮平同时使用,因为可能出现低通气综合征[9]。

关注精神病患者的潜在暴力可能是必要的,尽管它不经常发生,事实上与精神疾病也不十分相关。存在偏执性妄想或命令性幻听的患者可能更容易有暴力行为,一些患者也会因药物中毒(包括兴奋剂或五氯苯酚)而出现暴力。躁狂症患者偶尔会出现暴力行为。加强对极度兴奋者的观察,询问既往暴力行为病史(包括近期的暴力行为,打架经历和家庭暴力)都能帮助确定暴力行为的风险。处置一个有暴力行为的病人是有危险的,其原则通常是以展示武力来避免使用武力。因此,使用足够的人员来处理暴力患者至关重要。在一些国家,身体约束可能会受到当地法律的严格管辖,应该被视为迫不得已的最后手段。

自杀患者

任何精神疾病都有自杀可能,第一经验法则是询问所有的患者是否有自杀意念、自杀计划或过去的自杀企图。

对自杀风险的评估

对于每一位精神病患者,都应该用直率的方法对其自杀风险进行仔细评估。评估应包括以下内容:

- 自杀念头的频率和持续性:具有沉思特质的频繁自杀意念提示高风险
- 发现任何自杀计划:确认计划的存在,特别是现实的、非偶然的计划,表明具有高风险
- 企图获得致死工具:评估其获取枪支、药物、刀具及进入高楼大厦的可能性
- 评估其专注于自杀的程度:患者的自杀企图有多严重或多"接近"实施,明确表示死亡意念者风险极高
- 个人企图自杀病史及其确切性质:例如,如果之前的自杀行为采取的是以致命且获救率很低的方式,这提示高风险
- 自杀或企图自杀的家族史
- 存在精神病特征和(或)使用或滥用药物病史都使风险大大增加
- 如果存在命令性幻觉,根据其性质,可能意味着实质性风险,
- 有任何重大的负性生活事件或是他们的周年纪念,如配偶、父母或其他关系重要人员的死亡

虽然以上几点体现了合理的第一次评估的内容,但是读者可以参考任何综合性精神病教科书以全面了解所有已知的风险因素和关联。

应该认真对待自杀的风险,如果有任何疑问,应谨慎处理。如果自杀风险很大,最好能立刻住院治疗。如果无法立即住院治疗,那么最好能转运到最近的合适的场所。在等待转运时,临床医师应该根据当时当地情况采取适当的自杀预防措施并开始治疗潜在的疾病。这可能包括安排由家庭成员、私人值班护士或其他人全天候不间断监视患者,取走任何可供自杀的器具,如枪支、药物、刀具、绳索、皮带、领带及剃刀等;并经常检查患者的状态。如果发现病人主动地使用药物(毒品),应该尽可能地不让其使用,并且对戒断症状进行严密监测。

国际旅行中关注的其他精神紊乱

短暂性精神紊乱

短暂性精神紊乱的本质是一种或多种精神症状的快速发作,这些症状短暂持续数天至一月后能恢复到完全的功能水平[12]。如上所述,精神错乱状态可发生于抑郁症或躁狂症、物质使用障碍或精神分裂症患者。做出诊断前要排除上述这些情况以及其他的全身性疾病或药物的使用。

精神错乱状态在文献中经常被提及为与旅行有关,其中有一些可能符合短暂精神紊乱的标准。作者发现,美国外交部门因精神病而转运者中6.2%涉及精神错乱状态,不包括躁狂或轻度躁狂[13]。在美国外交部门驻外人员和家属门诊患者中,短暂性精神紊乱占成人患者的1.6%[14]。在去尼泊尔的旅行者和越南南部的美国外派人员中报道过急性情境性精神病的发作[15,16]。Flinn和Singh对长途旅行有关的短暂性精神反应进行了评论。Flinn特别指出了长途旅行的孤独、酒精摄入量增加、不规律的食物和水的摄入,以及失眠都是诱发因素[17,18]。在檀香山旅行的日本蜜月旅行者中已经报道了急性精神病反应。这些事件在日本蜜月期旅行者中出现的频率高于非蜜月期旅行者,作者推测包办婚姻和其他文化因素可能起了作用[19]。上述报道中的许多人精神错乱状态发展很快,既往没有类似病史,经过治疗症状又能迅速缓解。考虑到国际旅行的各种压力因素,以及短暂性精神障碍被认为与明显的生活压力有关,这种疾病表现可能确实是与旅行有关的精神紊乱之一。

治疗已在精神病患者部分讨论过,低剂量的抗精神病药物可能就足够了。

精神分裂症

精神分裂症是一种慢性的、衰退的精神疾病,通常始于青少年或成年早期,可持续多年。它的特点是精神病症状随着时间的推移时重时轻,有的患者经过治疗后可相当长时间没有症状。在没有精神错乱的情况下,一些阴性症状,如情感贫乏、缺乏动机、少思寡言仍可能长期存在。有一些公认的疾病亚型,每种亚型都强调一种特定的症状。这些亚型包括:偏执型、紊乱型、紧张型和未分化型。还有一种类型是精

神错乱症状不明显但表现为持续的阴性症状。

与国际旅行的关系

很明显,精神分裂症患者也进行国际旅行。许多作者在夏威夷和耶路撒冷的国际机场发现了这类旅行者[2,20-22]。根据作者及美国领事馆工作人员的经验,一些可能符合精神分裂症标准的人员在国际上游荡,偶尔会到大使馆寻求帮助。这些人可能构成了慢性精神疾病的一种国际形式,属于无家可归者。国际旅行人口中精神分裂症患病率不详。鉴于其疾病特点,精神分裂症在商务旅行者或外派员工中不太常见。

治疗

精神分裂症患者可能同时存在药物使用障碍,从而使治疗变得相当复杂。在评估患者时,重要的是尽可能弄清其用药史。适度关注毒品中毒和戒断症状也是必要的。如果有条件,应进行必要的实验室检查。

鉴于部分患者长期在国际上流浪,所以建议进行全面的医学检查。治疗主要依据患者首次就诊时的状态。如果患者用药依从性好,也没有明显的精神病症状,可能不必要住院治疗。然而,有精神病症状应该用抗精神病药物治疗,如在精神病患者的章节中列举的那些药物。患者常常告诉医生既往使用过的哪些药物疗效最好,医生应尽可能重新使用这些药物。还应该评估患者是否有自杀想法。对自杀风险高的患者,如果可能应尽量住院治疗,否则就根据条件给予控制。在情况稳定时,应送患者回到家庭或其原籍国,虽然他们可能未必听从劝告。

躁狂症

虽然比较少见,但躁狂症是国外处理最困难的问题之一。躁狂状态是双相Ⅰ型情感障碍的一部分。双相Ⅰ型障碍是躁狂发作占主导地位的双相型或躁狂-抑郁症的一种形式,尽管这类患者也可能有重度抑郁发作。

躁狂症患者经常出现一组复杂的临床表现,包括膨胀的自尊;充沛的精力;性欲增强;再加上所有患者都存在判断力差以及丧失自知力。这些症状可以持续数周,并可能导致毁灭性的财产损失、大量轻率的性接触,甚至失去工作。根据作者的经验,一个单纯的狂躁症患者可以完全瘫痪一个海外工作机构,直到出现以下情况:或其症状逐渐好转;或患者症状加重,需要住院或急诊照护;或患者同意接受有效治疗或转运离开。使问题更加复杂的是,根据已造成对其本人或他人生命安全紧迫威胁的标准而获得相关法律的许可采取强制措施常不太可能,而患者本人又缺乏自知力,要其自愿性接受治疗也很困难。为了取得患者的协助,常常需要借助一些来自家庭或负责机构的影响或压力。表48.2介绍了海外处置躁狂症患者所见到的患者症状及处理过程中遇见的问题。该案例整合了所有的临床特征,而不是基于某个真实患者。

表48.2　海外躁狂症患者的典型特征

A先生是一个在国外出差的商人,在一个发展中国家临时工作。他的雇主公司为其做了一个旅行前医学评估,但没有对心理健康问题进行任何特定的筛查。结果,A先生在出国前发生了第一次相对轻微的躁狂发作。但没被注意,也没有得到治疗。

在到海外工作的头几个星期里,A先生开始表现出高昂和膨胀的情绪,以及看似无尽的精力,而在处理项目工作时则表现出不稳定和随意性。接着,他一反常态,很快就每晚只需要睡几个小时。他的同事们注意到他的讲话速度愈来愈快且带有强制性,有时候很难跟上他的思路。然而,更令人不安的是,A先生对于生意和社会的判断力不断下降。他开始讨论并试图实施很有问题的商业交易,并且任何对他计划的质疑都很容易激怒他。在社交方面,最初A先生几乎是每一次聚会的中心,后来就出现越来越多的令人讨厌的对女性带有性冒犯的行为。再后来A先生开始在办公室大声唱歌,声称自己是一个世界级的但未被发现的男中音,还声称他正在接受直接的神圣的指导,所以他的商业计划不可能失败。在这种情况下,他的同事们最终去公司的医疗部门寻求帮助。公司医疗部门在该国有一名顾问医生。幸运的是,这位医生怀疑是躁狂发作,尽管药物滥用不能完全排除。然而,由于身处一个发展中国家,精神病治疗的医院设施及人员缺乏,这对A先生来说比他的病情更糟糕。同时也不能提供文化相通的精神病照护。由于A先生实际上对自己的病情并无认知,不承认自己生病的事实,同时目前其病情尚未危及自身及他人,而且当他拒绝接受治疗时,住院设施和专家的缺乏也确实是一个悬而未决的问题。

随后的几个星期,发生越来越多的困难和尴尬事件,对A先生和其雇主公司的声誉以及同事们都造成了损害,A先生的本国监管人员给A先生施压,要求其接受药物治疗并返回本国。该公司的业务在此期间停滞不前。最后,公司告知A先生,如果他不接受推荐的医疗照护,他将被立即解雇。A先生接受了氟哌啶醇,即当地市场现有的最合适的药物。然而,尚不清楚A先生接受治疗是因为他疾病好转还是因为多方施压。碳酸锂其实是可以提供的,但认为当地监测血清锂水平的实验室设施不可靠。当A先生的病情已稳定到可以乘坐飞机时,由一位同事和一名男护士陪同将其护送回国。今后将不允许其再去国外工作。

双相Ⅰ型障碍的发病率、患病率及其与旅行的关系

双相Ⅰ型障碍在国际旅行者中的发病率及患病率还是未知的。在作者研究的美国外交人员中,躁狂症和轻躁狂症状态占所有精神疾患医疗转运的2.8%[13]。轻躁狂状态是不那么严重的躁狂症,通常不需要住院治疗。关于与旅行的具体相关性,一些调查人员发现,那些跨时区向东方向的旅行者更容易出现轻躁狂或躁狂[20,23]。这些研究也发现相反的效果:向西方向的旅行者更倾向于出现抑郁症状。然而,由于方法学上的局限性,很难据此得出明确结论,而关于究竟是疾病导致旅行还是旅行导致疾病的问题也没有得到明确的答案。不过,已发现严重睡眠不足具有抗抑郁的作用,并能稳定患者高涨的情绪[24,25]。随之而来的问题是,是否是由于向东旅行时睡眠-觉醒周期的缩短诱发了易感个体的躁狂或轻躁狂发作,而不像通常所说的严重睡眠不足是与长程旅行相关?

诊断和鉴别诊断

躁狂发作的特点是异常高涨的欣快或易怒的情绪持续数日或数周。其他特征包括浮夸、对睡眠的需求急剧下降、精力旺盛、性欲增强,有时导致不适当的性冒险。通常缺乏洞察力,意识不到自己的任何问题。结果,患者可能抵制治疗或住院。语速加快,别人难以跟上。这些症状和体征的组合可能会造成灾难性的财务损失、社会和职业后果。

偶尔,症状会进展到精神错乱,如语无伦次、错觉和幻觉。在这些情况下,该事件可能被误认为是急性或精神分裂症样精神病,只有以往病史或随后的病程进展才能加以明确。药物滥用会产生躁狂症状,特别是兴奋剂,如安非他命或可卡因。发作期间的饮酒可能是其同时存在酗酒或酒精依赖的表现之一,当然也可能不是如此。弄清楚以前或当前使用的药物是很重要的。另外,还有一些可以产生躁狂症状的疾病和药物。疾病包括各种脑损伤、感染引起的脑炎、甲状腺功能亢进和库欣病。实际上,这些并不经常遇到,但一旦漏诊了,后果将是非常严重的。特别需要注意的药物实际上包括所有抗抑郁药。读者可以参考任何综合性精神病学教科书,以获得更完整的药物清单。应该在第一时间进行全面医学检查,包括药物滥用的有关检测。

治疗

如果可能的话应争取住院治疗,或稳定病情等候医疗转运。为了在最短的时间内使病情得到控制,抗精神病药物的使用往往是第一步。事实上,在没有实验室设施来检测各种精神安定剂血液水平的情况下,这种药物治疗可能是医生的唯一选择。能够使用的药物已在精神病患者的章节中讨论。

从长远来看,躁狂症患者往往缺乏自知力,很难依从治疗,即使在急性症状消退之后仍然如此。这种疾病的倾向和自然病史表明远程旅行或居住在海外对患者不利,直到能掌握患者的复发规律,其本人也能对疾病有良好的自知力且服从治疗,通过治疗达到病情稳定时为止。

重性抑郁症

对于国外临床医生来说,特别需要注意的其他情绪障碍是重性抑郁症。在所有的抑郁症类型中,这是最严重的。由于它需要几个星期才能形成,所以这种疾病本身并不是精神病急症的直接原因。与躁狂症患者不同,重性抑郁症患者相对不活跃,无反应性和无动力。急症问题往往是自杀和(或)精神错乱症状。表48.3说明了在处理国外重性抑郁症患者时所见到的临床表现和问题。该案例是典型临床特征的组合,并不基于任何真实的患者。

表48.3　海外重性抑郁症患者的典型特征

B夫人是某外派员工的妻子。她30岁出头,随丈夫派驻在某一发展中国家。到达后几个月时间里,其他派驻人员家属注意到她渐渐不参加以往积极参加的社交生活。在家中,到达几个星期后,她的丈夫就注意到她一直思想抑郁,情绪低落。早晨更明显,经常哭闹,对性生活完全缺乏兴趣,并且一直觉得疲劳。她开始无法正常地管理家务和工作人员,大部分时间都在床上或穿着睡衣漫无目的地在房子周围走动。B夫人也开始对个人打扮和着装不感兴趣,并且一直在凌晨早醒,不能重新入睡。伴随着食欲下降,体重下降了6.8kg,超过了她原来体重的10%。

当B夫人开始公开谈论自杀念头之后,尽管当时她还没有具体的自杀计划或明显的意图,B先生就带着妻子去了公司认定的当地医生那里。在评估中,她披头散发,穿着浴袍和睡衣。她诉说自己很郁闷,对自己或她的生活状况没有什么好的方面可以说。未来对她来说很黯淡,其情绪反应本质上是持续沮丧的。尽管B夫人似乎在各个方面都很有主见,但她讲话和动作都明显缓慢。她无法集中注意力。在直接问询中,她承认每天经常有稍纵即逝的自杀念头,但否认已有计划或意图。她否认有任何明显的幻觉或妄想。没有任何药物滥用的病史或证据。她以前没有精神疾病史,或者自杀企图,尽管有抑郁症家族史。没有发现特殊病史或有意义的体检结果,除了与体重减轻和行动缓慢有关的发现。

表 48.3 海外重性抑郁症患者的典型特征(续)
医生怀疑 B 夫人患重性抑郁症、首次发作。但当地没有足够的或文化上相通的精神病住院设施或专家。此外,许多较新的抗抑郁药在当地也没有供应。医生认为 B 夫人的自杀意念较严重,虽然未来几天不会有即刻的危险,还是安排 B 夫人第二天就回国,并由她的丈夫和一位女护士护送。虽然 B 太太不相信她能得到帮助,但她还是被动地接受了,并没有抵制这些安排。他们回到本国后立即进行了精神病评估,并住院了好几个星期,在此期间抗抑郁药物治疗很快见效。在接下来一个月的门诊随访里,B 夫人的症状持续改善,已经达到症状缓解的标准。她的精神科医生与公司的医疗部门和派驻国的咨询医生一起研究,制定了一个让她回到丈夫就职国家的计划。精神科医生愿意与咨询医师和 B 夫人及其丈夫定期保持电话联系。B 夫人和她的丈夫都同意定期去顾问医生那里去随访,并且几个月一次回到精神科医生那里进行随访。并安排将 B 夫人所需的药品从本国邮寄给她。总的来说,让 B 夫人返回是安全的。在作出这个判断时,考虑了多方面因素:①B 夫人的自杀意图从未进展到即刻危险的地步,既往也没有试图自杀病史;②她的症状发展经历了几个月时间,即使复发也有时间来及时干预;③她表现出良好的自知力,并接受她有严重抑郁的事实;④她的丈夫能够理解和支持她;⑤她对药物治疗反应快,并且能积极治疗,依从性好;⑥她没有任何精神错乱症状;⑦这是她的第一次发作,也没有既往史或家族病史提示双相情感障碍。

发病率、患病率与旅行的关系

　　与其他国际旅行人群中的疾病一样,也缺乏重性抑郁症的发病率和患病率数据。在美国外交服务人群中,包括重性抑郁症在内的各种抑郁症占海外所有精神病医疗转运的 20%,仅次于酗酒[13]。在国外的美国外交服务人员及其家属的临床疾病人群中,有9.5%的患者患有重性抑郁症[14]。国际旅行或国外居住的压力,脱离家庭及熟悉的社会支持造成的孤独,对外国文化和语言的不适应等,都可能导致抑郁症,包括重性或其他类型抑郁,至少对易感人群是如此。

诊断和鉴别诊断

　　严重的抑郁症可以分为单次发作、反复发作、或作为双相抑郁或躁狂-抑郁症的一部分。其特点是持续数周的抑郁情绪。相关的症状可能包括失眠,尤其是末期失眠,但有时会出现睡眠过度、明显精力不足以及总是觉得无望或前景渺茫。食欲下降伴明显体重减轻,但也有人体重增加。在日常娱乐活动中,可能会失去兴趣或失去愉悦感,并伴有突出的无价值感。经常出现自杀意念或死亡的想法。体征可能包括精神运动迟滞或兴奋、集中力缺失以及短期记忆障碍。

　　一些疾病可能会导致这种类型的抑郁,举例来说可有胰腺癌、甲状腺功能减退症、睡眠呼吸暂停综合征和一些传染性和炎症性疾病等等。一些药物与重性抑郁症有关,如利血平和普萘洛尔。读者可在精神病学教科书查找完整药物清单。建议进行全面医学评估。个人或家庭中有关抑郁发作或躁郁症的病史可能有助于明确诊断。药物滥用者确实可能会出现重性抑郁症,初步诊断为酒精依赖的患者可能出现重性抑郁疗。重性抑郁症患者使用酒精、兴奋剂或大麻,或用来缓解症状,或是因为其同时患有药物滥用障碍。评估应该包括用药史。重性抑郁发作也可能伴有精神错乱特征,如妄想或幻觉,通常具有情绪一致性。出现精神错乱症状通常意味着更难以治疗。

治疗

　　重型抑郁症的治疗旨在预防自杀及在住院前或医疗转运前治疗其精神错乱。如精神病患者一节中讨论的那样,精神病症状应该用抗精神病药物进行强有力治疗。如果病人的睡眠特别困难,审慎使用苯二氮䓬类药物可能有效。

　　除非患者有躁狂症或轻躁狂症发作病史,抑郁症患者应先用抗抑郁药。如果有这样的病史,最好不要在国外开始抗抑郁药物治疗。鉴于事实上任何抗抑郁药都需要数周时间才能起作用,所以不可能立即获益。然而,对于重症患者,时间是关键。抗抑郁药的选择取决于当地药物的可及性。当然,如果病人以前曾经发作过,并且对特定的抗抑郁药有反应,那么就选用这类药物。一般来说,较新的抗抑郁药优于以前的三环类或 MAO 抑制剂,因为它们副作用少,在过量情况下安全性高。一个合理的初始用药是特定的 5-羟色胺再摄取抑制剂(SSRI)之一,例如磷酸莫西汀 20mg,口服,每日 1 次;舍曲林 200mg,口服,每日 1 次;或帕罗西汀 20mg,口服,每日 1 次。建议使用时逐步加量至最大剂量并依据制造商的建议用药。许多 SSRI 药物对肝酶系统有很大影响,此外关注可能的药物间相互作用也很重要。

物质使用障碍

　　事实上,任何致幻剂,可中毒或可成瘾的物质(药物)都有相对应的物质(药物)使用障碍。对所有可能药物的全面叙述超出了本章的范围,读者可以参考精神病学教科书或关于成瘾的专著。本章讨论可能发展为急症的一些特殊情形,以及关于在海外发生的物质使用障碍及其后果的综合信息。

大部分物质滥用在诊断上都可分为依赖性和滥用性两类。无论哪个类别,物质滥用障碍患者都是持续使用药物,而不顾反复发生与用药有关的严重问题。对于滥用,不包括耐受或戒断症状的发生,而应强调其不管药物所带来的社会、家庭、工作或法律相关问题而持续用药以及在危险情况下继续用药(如醉酒驾驶)的问题。依赖则包括对许多药物可能形成耐受或戒断,以及伴随出现的一系列认知和行为症状。其中包括药物使用量大大超出预期、有减少使用的企图和愿望、不考虑身体或精神的不良后果继续用药,以及由于继续用药而导致社交或其他活动的损失[12]。

与国际旅行的关系

实际上,在国际旅行者中可以遇到各种物质滥用。在美国外交服务群体中,物质使用障碍是精神病医疗转运的主要原因,占总数的28%,其中大部分是酗酒或酒精依赖,占总数的22.9%[13]。在外派的美国外交服务人员及家属的疾病人群中,12.5%患者为酒精依赖,并有1.6%的人滥用大麻[14]。一些作者报道过国际旅行者在各种场合的酗酒及酒精依赖,以及其他成瘾或非法物质使用的问题[2,4,16,17,21,26]。

鉴于发展成酒精依赖所需的时间较长,旅行不太可能是导致酒精依赖的原因。据传,对处于酗酒或药物滥用缓解期的人来说,国际旅行和(或)与外派所产生的内在压力,可能使他们失去清醒。在一些国家,弱镇静剂甚至兴奋剂在市场上都能轻易得到,是合法的,不需要处方也能购买。这是对自我给药的公开邀请,必定会发生并导致滥用和依赖。

物质滥用或依赖何时会成为精神病急症?通常情况下,酒精中毒本身不会成为精神病急症,除非患者变得有暴力行为或自杀倾向。绝大多数的酒精中毒事件并未进行医疗处理。但是,使用兴奋剂、致幻剂、麻醉药、吸入剂和大麻中毒会导致精神错乱状态,这些可称为精神病急症[12]。治疗这些精神病状态应包括仔细观察是否用药过量,评估是否使用多种物质,是否有并存的身体疾病。像需要进行全面医学评估一样,实验室检测滥用药物也是必不可少的[9]。

中毒状态的治疗

一般而言,中毒状态的治疗将涉及分别使用抗精神病药物和抗焦虑药物来控制精神病症状和严重躁狂。审慎地使用约束措施控制可能的暴力患者是必要的,环境最好安静而少刺激。特别是在治疗阿片类药物和镇静催眠药物中毒时,始终要考虑药物过量的可能性,要采取适当的生命功能支持治疗。应立即使用纳洛酮逆转阿片类中毒。该药物应静脉注射三个剂量,中间间隔15分钟的观察期,开始剂量为0.8mg静脉注射,然后为1.6mg静脉注射,最后为3.2mg静脉注射。一旦观察到症状好转,应停止药物加量。如果在最后一剂之后没有观察到病情好转,则应该考虑有无其他诊断可能。在任何剂量时,只要中毒症状逆转,那么纳络酮应持续以0.4mg/h静脉注射[11]。读者可参阅关于精神病急症或成瘾性疾病治疗的教科书,以获得更多的有关药物和中毒症状的知识。

考虑到治疗这些中毒状态的错综复杂,最好是住院治疗,至少也要在急诊室中完成几小时的治疗过程。近期目标是对患者的生命支持,处理急性躁动和精神错乱症状,防止对患者和工作人员造成伤害,并减少药物过量导致的发病率或死亡率。如果不能住院治疗或住院时间不足,医生需要一个可控的实施24小时监控的环境来治疗病人,可能情况下需要使用私人值班护士或其他人员。急性期治疗结束后,应进行药物滥用或依赖的长期治疗,最终依赖于禁戒药品。这种治疗可能涉及返回原籍国。临床医师和患者应该注意到,在一些国家,法律对于非法药物使用的处罚是相当严厉的,如果没有对药物滥用或依赖者进行长期治疗,普遍认为复发风险较高。

酒精戒断

药物依赖患者的戒断状态也可以表现为精神病急症。酒精、阿片类药物、镇静剂、催眠药和抗焦虑药戒断可能导致幻觉、妄想、躁动和谵妄,这些都提示应关注精神病相关问题。在这些物质中,酒精通常是国外旅行环境中的罪魁祸首,至少在一些外派人员中是如此。对于阿片类药物和镇静药物、催眠药和抗焦虑药的戒断症状的管理,读者可以参考精神病学或有关成瘾药物的教科书。

酒精戒断的特点是自主性多动、手部震颤、失眠、焦虑和躁动。还包括错觉、幻听、幻觉和癫痫大发作。在约5%的依赖酒精的个体中发生震颤性谵妄,特征是谵妄,严重的自主性多动,听觉、视觉、触觉和(或)嗅觉的奇异幻觉,常带有偏执的妄想、严重震颤和躁动。癫痫发作可能在谵妄之前。戒断状态的治疗可以防止进展到震颤性谵妄,这类患者中5%~10%的经治患者可导致死亡,未接受治疗的患者死亡率

更高[9]。

　　与其他物质滥用障碍一样，对于处于戒断期的患者，均应评估其同时存在的其他疾病和同时使用的其他药物。临床上要特别关注的是与长期饮酒相关的疾病，如肝硬化、胃炎、消化道出血、肺炎、硬膜下血肿和脱水。充分的医学评估是必要的。病史应包括任何既往的戒断经历及其体征和症状。

　　如果有可能，对那些病情复杂的患者，如有明显躁动、幻觉或震颤性谵妄等症状者最好在医院进行治疗。治疗时患者需要处在光线明亮、刺激少的环境中，并经常进行监测。存在的其它疾患也需要治疗。还应该评估自杀意念。

　　酒精戒断的标准治疗是与酒精交叉耐受的苯二氮䓬类药物。震颤、轻度至中度躁动和（或）生命体征异常，包括体温、脉搏或血压升高，可用利眠宁25～100mg口服治疗。初始剂量可以每2小时重复一次，直到患者平静下来。之后，可每4~6小时给药一次。在设定剂量和给药频率时，临床医师需要在酒精戒断症状和苯二氮䓬类中毒症状（如共济失调或言语不清）两者之间作出判断。前者引起的症状需增加药量，后者则需减少药量。一旦患者稳定，利眠宁应每5~7天减少20%的剂量。在极度躁动或震颤性谵妄情况下，可静脉注射利眠宁0.5mg/kg，输液速度为12.5mg/min，直到患者平静下来，随后再个性化调整剂量。抗精神病药物应慎用，只有在已使用足量苯二氮䓬类药物，患者仍有精神错乱的情况下才能使用。氟哌啶醇不太可能导致癫痫发作。其他应该常规使用的药物是硫胺素100mg，口服，每日1~3次；叶酸1mg，口服，每日1次和每天口服复合维生素。

　　对有戒断性癫痫发作史的患者，建议肌肉注射硫酸镁1g，每6小时1次，治疗2天[11]。

　　任何有酒精戒断症的患者实际上肯定存在酒精依赖。因此在完成戒断后，应进行长期的以戒酒为目的的治疗，最好是住院治疗。通过旅行方式来进行这种治疗可能是必要的，在成功治疗之后还应该仔细考虑重返国际旅行或海外工作可能对其清醒程度的影响。然而，酒精依赖者的自知力差别很大，即使在剧烈的戒断症状或严重的并发症发生后，患者对推荐治疗方案的依从性仍然不佳。

对经历创伤事件的旅行者的初步评估

　　国际旅行者会经历各种各样的潜在创伤性事件，例如机动车事故、内乱、恐怖事件和自然灾害等等。

旅行医学医师很可能面临此类旅行者的初步评估，在大多数情况下，应该熟悉创伤后应激障碍（PTSD）及其亚临床表现。并不建议旅行医学医师来诊断或治疗这些疾病，但是如果存在明显的症状，他们应该能够辨别这些症状并正确转诊。由于创伤后应激障碍的症状可以在事件发生以后几个月甚至几年之后才出现，所以对可能发生的症状的培训是一项重要的工作。亚临床症状复合体的一些症状可能达不到诊断标准，但如果出现，仍有临床意义，并需要治疗。还应该指出，并非所有经历过创伤事件的人都会发生PTSD。暴露于创伤事件后的PTSD发病率男性为8%，女性为20%[27]。

　　尽管PTSD的诊断一直存在争议，但其基本要素应包括经历了实际的死伤或死亡威胁或严重伤害事件，且伴有强烈的恐惧、无助或恐怖的情绪反应。症状是一种组合，涉及事件再体验、持续回避与事件有关的刺激以及警觉性增高等症状。事件再体验可能包括以下症状：丰富的侵入性的对事件的回忆，反复的有关事件的悲伤的梦，梦中的活动和感觉就好像事件再次发生一样。回避症状可包括：极力回避可能会引起对事件的回忆的想法、感觉、对话、活动、地点及人物，与他人脱离的感觉，回忆不起来事件的一些重要情境，对一些有意义的活动兴趣淡漠。警觉症状包括：睡眠困难或难以集中注意力；易激惹或发怒；过度警觉；或夸张的震惊反应[12]。创伤事件受害者如有任何以上症状的，最好转诊给精神科医生作进一步评估。自杀意念可能与创伤后应激障碍有关，故应进行自杀评估。药物滥用问题也常与PTSD患者相关，因此还应进一步了解其用药情况及后果。

（蒋龙凤 译，李军 黄祖瑜 校）

参考文献

1. Liese B, Mundt KA, Dell LD, et al. Medical insurance claims associated with international business travel. Occup Environ Med 1997;54:499–503.
2. Streltzer J. Psychiatric emergencies in travelers to Hawaii. Compr Psychiatry 1979;20:463–8.
3. Cohen E. A phenomenology of tourist experiences. Sociology 1979;13:179–201.
4. Heltberg J, Steffen R. Psychiatric and psychological problems in travellers. Paper presented to the First Scandinavian Symposium on Travel Medicine and Health, Uppsala, 21–22 May, 1992.
5. Valk T. Psychiatric and psychosocial counseling of the international traveler and expatriate family. Shoreland's Travel Medicine Monthly 1998;2:1, 3–5, 10.
6. Fennig S, Tevesess I, Gaber K, et al. The Arab nurse and the Jewish psychotic patient in the closed psychiatric ward. Int J Soc Psychiatry 1992;38:228–34.
7. Westermeyer J. Clinical considerations in cross cultural diagnosis. Hosp Community Psych 1987;38:160–5.
8. Rodgers TA. Involuntary commitment of the mentally ill: The overseas

experience. Paper delivered to the psychiatrists of the US Department of State, New York City. May 1990.

9. Riba MB, Ravindranath D, editors. Clinical Manual of Emergency Psychiatry. Washington DC: American Psychiatric Publishing, Inc; 2010.

10. Stahl SM, editor. Stahl's Essential Psychopharmacology. 4th ed. Cambridge: Cambridge University Press; 2011.

11. Sadock BJ, Sadock VA, editors. Pocket Handbook of Clinical Psychiatry. 4th ed. Philadelphia: Lippincott Williams & Wilkins; 2005.

12. American Psychiatric Association. Diagnostic and Statistical Manual of Mental Disorders. 4th ed. Washington, DC: American Psychiatric Association; 2000.

13. Valk TH. Psychiatric medical evacuations within the Foreign Service. Foreign Serv Med Bull 1988;268:9–11.

14. Valk TH. Psychiatric practice in the Foreign Service. Foreign Serv Med Bull 1990;280:6–11.

15. Shlim DR. Personal communication, 11 January, 2002.

16. Talbot JA. The American expatriate in South Vietnam. Am J Psychiatry 1969;126:555–60.

17. Flinn DE. Transient psychotic reactions during travel. Am J Psychiatry 1962;119:173–4.

18. Singh HA. A case of psychosis precipitated by confinement in long distance travel by train. Am J Psychiatry 1961;117:936–7.

19. Langen D, Streltzer J, Kai M. 'Honeymoon psychosis' in Japanese tourists to Hawaii. Cult Divers Ment Health 1997;3:171–4.

20. Jauhar P, Weller MPI. Psychiatric morbidity and time zone changes: a study of patients from Heathrow airport. Br J Psychiatry 1982;140:213–35.

21. Shapiro S. A study of psychiatric syndromes manifested at an international airport. Compr Psychiatry 1976;17:453–6.

22. Bar-el I, Witztum E, Kalian M, et al. Psychiatric hospitalizations of tourists in Jerusalem. Compr Psychiatry 1991;32:238–44.

23. Young DM. Psychiatric morbidity in travelers to Honolulu, Hawaii. Compr Psychiatry 1995;36:224–8.

24. Wehr TA. Improvement of depression and triggering of mania by sleep deprivation. JAMA 1992;267:548–51.

25. Wehr T, Goodwin F, Wirz-Justice A, et al. 48-hour sleep-wake cycles in manic-depressive illness: naturalistic observations and sleep deprivation experiments. Arch Gen Psychiatry 1982;39:559–65.

26. Pan A, Sadetzki S, Potasman I. High rates of substance abuse among long-term travelers to the tropics: an interventional study. J Travel Med 2004;11:75–81.

27. Benedec D, Wynn G, editors. Clinical Manual for Management of PTSD. Washington DC: American Psychiatric Publishing, Inc.; 2011.

旅行者血栓

Suzanne C. Cannegieter and Frits R. Rosendaal

要点

- 长途飞行使得血栓形成的风险增加 3 倍,从绝对数量上来说,在 8 周时间内,每 4500 名长途飞行者中有 1 名罹患血栓
- 已知的高危人群有个高、个矮和肥胖人群,以及具有遗传倾向的(如凝血因子 V leiden 位点基因突变)和使用口服避孕药的人群。既往有静脉血栓病史的患者是高危人群
- 游客在飞行过程中应补充足够的水分,经常活动双腿,并且避免使用镇静剂
- 对于那些有中度静脉血栓风险的人来说,如有超过 8 小时的飞行,则建议使用合适的弹力袜(在踝关节处提供 15~30mmHg 的压力)和选择靠通道的座位
- 对于高危人群(例如有静脉血栓病史、近 6 周内有外科大手术、已患恶性肿瘤),建议出发前注射低分子肝素预防
- 不建议单用阿司匹林进行血栓预防,因为没有证据显示有实质性获益,反而增加了大出血风险

引言

在 2000 年之前,旅行还没有成为静脉血栓形成的危险因素。当商业飞机开始定期飞行时(即 20 世纪 50 年代),关于长途飞行后血栓形成的病例报告就出现了,但从这些个别的报道中并不能得出二者间的因果关系[1]。直到 2000 年,才发表了有关这两者间关系的对照研究[2]。突然引起公众关注的原因是一名英国年轻健康女性的死亡悲剧,她在长途飞行抵达希斯罗机场后不久死于肺栓塞。这一事件被媒体广泛报道后引起了英国上议院的重视,最终对这个问题进行了大规模的调查,并在世界卫生组织的主持下,建立了研究全球旅行风险项目(Research Into Global Hazards of Travel,WRIGHT)。这一项目的相关结果,以及此后发表的其他研究成果,使我们更深入地了解了飞行与血栓形成之间的联系、血栓风险的大小、血栓形成的高危人群以及在飞行后血栓形成的机制。

静脉血栓

静脉血栓(venous thrombosis, VT)表现为有或无肺栓塞(pulmonary embolism, PE)的深静脉血栓(deep vein thrombosis, DVT)。下肢静脉是发生 DVT 的最常见部位,约占 90%;其他部位包括上肢和腹壁静脉。它是一种常见疾病,年发病率为 2/1000,是排在心肌梗死和缺血性脑卒中之后第三位最常见的血管疾病。发病率随年龄而有很大变化,在青少年中的发病率为 0.1/1000,80 岁以上老年人则为 8/1000[3]。近几十年来,静脉血栓栓塞症的发病率呈缓慢而持续上升的趋势。因此在美国,外科医生总会发起了一个"呼吁行动"(http://www.surgeongeneral.gov/topics/deep-vein/)。静脉血栓是一个重要但经常被低估的医疗问题,具有高死亡率、高发病率和资源消耗大的特点。无癌症静脉血栓患者的 30 天内死亡率为 4%,1 年内死亡率为 13%[3]。此外,存活的患者有较高的静脉血栓再发风险,其 5 年累积发病率约为 25%,10 年为 30%[4]。约有 20%~50% 的患者患有慢性血栓后综合征,会产生重要的临床和社会经济学后果[5]。最近有两项前瞻性研究提出,约有 1%~4% 的患者在第一次肺栓塞后出现慢性血栓栓塞性肺动脉高压[6,7]。复发性 DVT 和 PE 患者发生血栓形成后综合征和慢性血

栓塞性肺动脉高压的可能性分别要增高数倍。

1856年,Rudolf Virchow(19世纪的病理学家)提出了血栓形成的三要素:血流瘀滞、血管内皮损伤和血液高凝状态。事实上,目前已知的大多数危险因素与制动(卧床休息,打石膏)或血液高凝状态有关,例如遗传性血栓形成倾向、使用激素、怀孕或癌症。过去数十年间,关于VT的病因学知识迅速增加,目前已知有数十种相关的遗传或后天危险因素。由于VT是一种多病因疾病,因此在临床事件发生之前肯定会表现出一系列的危险因素[8]。

旅行后风险的大小

2000年之前提出乘坐飞机旅行与静脉血栓之间有联系的第一项对照研究发表在1986年[9]。但这项研究主要不是研究飞行与血栓形成风险之间的相关性,而是对发生在大型国际机场中猝死病例进行回顾性调查。作者在结果中分别报告了伦敦希斯罗机场抵达大厅和出发大厅的死亡人数及其死因。结果又发现,抵达大厅PE的发生率(18%)明显高于出发大厅PE的发生率(4%),而这两组数字一般推测应该是相同的,而且调查中其他原因导致的死亡两组也是相同的。因此,这种差异肯定要归因于航空飞行本身。

在2000年之后,发表了很多关于研究航空旅行与静脉血栓之间相关性的病例对照、随访调查和干预结果。最近的一项Meta分析总结了14项研究的结果(11项病例对照,2项队列和1项交叉试验),总共有4055例血栓患者[2]。所有旅行者血栓形成的混合相对风险度为2.8(95%可信区间2.2~3.7)。此外,飞行时间每增加2小时,血栓风险就增加26%。这种剂量-效应关系暗示了二者间的因果关系(图49.1)。尽管关于乘坐其他交通工具旅行发生血栓的数据较少,但这份meta分析也将有关结果分别进行了汇总,得出其相对风险度为1.4(95%可信区间1.0~2.1)。

尽管相对风险度可以显示关联强度的大小,但还需要就临床、个人以及公共卫生相关的问题进行绝对风险度的评估。每次飞行中每位乘客发生血栓的可能性是所有乘客、临床医生以及航空公司特别关注的。这可以通过队列研究进行评估,已有两个研究比较了刚刚抵达机场的乘客PE发生率的差异[10,11]。所有研究均发现,短途航班上的乘客其发生PE的风险为0.1/100万,而随着飞行时间的增加,其风险显著增大,当行程大于10 000km时,其风险增加至5/100万。然而这些结果还不是测量血栓的绝对风险的可靠指

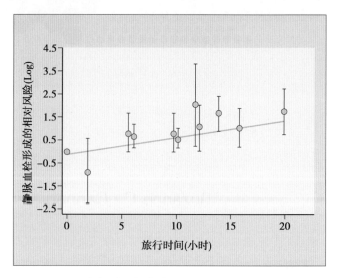

图49.1　旅行时间与静脉血栓形成相对风险的关系。(引自:*Chandra D,Parisini E,Mozaffarian D. Meta-analysis:travel and risk for venous thromboembolism. Ann Intern Med* 2009;151:180-90.)

标,因为没有将乘客上下肢血栓的发生率及离开机场后肺栓塞的发生率考虑在内。在另一项研究中设计,对964名长途飞行后的试验组乘客进行超声波的系统性筛查,以发现那些无症状的VT患者,同时对1213名没有飞行经历的对照组人群进行同样的检查。试验组发生无症状血栓的风险为0.7%,而对照组为0.2%[12]。尽管这可以说明航空旅行对无症状血栓发生的作用,但由于与无症状血栓的相关性还不清楚,因此还不足以用于绝对风险度的评估。

在WRIGHT项目中,另一项队列研究评估了空中旅行后血栓形成的绝对风险[13]。该研究对来自国际公司和组织的近9000名经常空中旅行的雇员进行了5年的随访跟踪。5年期间,他们经历了超过10万次的飞行,每次飞行时间大于4小时,其中有53人确诊为静脉血栓。其血栓发生风险为1/4656(95%可信区间1/7526~1/3163)。长途飞行者与未飞行者比较,血栓风险在8周的窗口期内增加了3.2倍,8周后,其风险将会恢复到正常水平。飞行时间延长使血栓风险急剧增加,飞行时间大于16小时的人群发生血栓的风险上升至1/1200。而在8周内有多次飞行的人风险也相应增加。

影响风险的因素

乘客相关的风险因素

静脉血栓是一种多病因疾病,其发生是由于一组

特殊风险因素同时出现于某个个体,每种因素都影响到疾病发生的可能性。因此,"旅行者血栓栓塞"这一词语并不真正贴切,因为空中飞行后发生血栓栓塞,飞行可能是部分原因,但必定存在其他风险因素,否则空中飞行会使每位飞机上的乘客都发生血栓栓塞。因此,研究乘客发生血栓的其他相关风险因素以确定高危人群是非常有意义的。

2003 年,Martinelli 等人首次描述了两类高危人群,他发现与没有下述风险因素且未空中旅行者相比,含有凝血因子 V leiden 突变基因(常见的 VT 遗传风险因素)的受试者发生血栓的风险增加了 16 倍,使用口服避孕药妇女的风险增加了 14 倍[14]。

在 WRIGHT 项目中开展了一项确定高危人群的病例对照试验。研究再次发现,在 1906 名初发的深静脉血栓或肺栓塞病人和 1906 名健康对照者中,含有凝血因子 V leiden 突变基因和使用口服避孕药的

受试者发生血栓的风险增加[15]。此外研究还发现,高个子人群(>1.9m)空中旅行后发生血栓的风险较未空中旅行的平均身高人群增加了 9 倍,其可能原因是机舱座位对于高个子更显狭窄。然而有趣的是,矮个子的人发生血栓的风险较平均身高的人群也增加了 5 倍。这一发现从生物学角度来说似乎可以解释,因为矮个子的人乘坐飞机的时候脚一般接触不到地面,这就造成了对腘静脉的额外压迫(表49.1)。该研究还提出,同时合并多个危险因素则静脉血栓的发生率可能会明显增加;例如,超重的妇女使用口服避孕药后,其在长途旅行后发生血栓的风险较没有这些风险因素的未长途旅行妇女增加了 60 倍(表 49.2;但要注意,表中的比值比是根据空中旅行受试者得出的。如要确定与未飞行人群相比的风险,结果应该乘以空中旅行的相对风险,就是 2~3)[16]。

表 49.1 相关危险因素和旅行对静脉血栓[深静脉血栓和(或)肺栓塞]风险的联合作用							
风险因素	亚类	旅行工具(汽车、公交和火车)	比值比	95%可信区间	飞行旅行	比值比	95%可信区间
凝血因子 V Leiden	−	−	1		−	1	
	−	+	2.2	1.3~3.7	+	2.0	1.0~3.9
	+	−	3.1	2.3~4.1	−	3.0	2.3~4.0
	+	+	8.1	2.7~24.7	+	13.6	2.9~64.2
凝血素 20210A	−	−	1		−	1	
	−	+	1.9	1.3~3.7	+	2.2	1.3~3.6
	+	−	2.6	1.6~4.1	−	2.7	1.7~4.4
	+	+	3.1	0.3~36.6	+	7.9	0.9~67.2
体重指数(kg/m^2)	<25	−	1		−	1	
		+	1.5	0.8~2.6	+	2.0	1.0~4.1
	25~30	−	1.4	1.2~1.7	−	1.4	1.2~1.7
		+	3.6	2.1~6.3	+	2.2	1.0~4.4
	>30	−	1.7	1.4~2.1	−	1.7	1.3~2.1
		+	9.9	3.6~27.6	+	2.6	1.0~6.4
身高(m)	1.60~1.90	−	1		−	1	
		+	2.3	1.5~3.7	+	1.5	0.9~2.8
	<1.60	−	0.7	0.5~0.9	−	0.7	0.5~0.9
		+	1.0	0.3~2.8	+	4.9	0.9~25.6
	>1.90	−	0.9	0.7~1.1	−	0.9	0.7~1.2
		+	4.7	1.4~15.4	+	6.8	0.8~60.6

表中旅行指 8 周内乘坐汽车、公交、火车或者飞机旅行超过 4 小时,对照组为相对应参数。DOI:1.0.1371/journal.pmed.0030307.t003

引自:Cannegieter SC,Doggen CJ,Houwelingen HC,et al. Travel-related venous thrombosis:Results from a large population-based case control study(MEGA Study).PLoS Med 2006;3;e307.

表 49.2 静脉血栓风险多因素联合作用的比值比

	F II	F VIII	FVL*	OC*	BMI	Fam#
F II	2.2(1.3~3.7)					
F VIII	7.9(3.4~18.3)	6.2(3.6~10.5)				
FVL*	17.5(2.3~135)	24.7(4.4~139)	4.5(1.9~10.4)			
OC*	4.6(1.1~19.8)	51.7(5.4~198)	18.3(2.0~171)	5.0(2.1~12.1)		
BMI	9.5(3.6~25.1)	18.6(7.0~49.9)	20.5(2.5~170)	31.4(3.0~334)	1.9(1.4~2.7)	
Fam#	2.4(0.9~6.1)	8.7(3.5~21.7)	4.7(1.7~16.5)	10.7(1.5~75.6)	2.4(1.0~5.8)	1.7(1.0~2.9)

* FVL，凝血因子 V Leiden 突变；OC，口服避孕药；BMI，体重指数>26.9kg/m² 与体重指数<23.7kg/m² 相比。对于每个联合因素，比值比是指同时存在两种因素与均不存在的比较。表格中列与行的风险因素相同。同时列出了单因素的比值比。

Fam：有家族史，意味着父母、兄弟姐妹中至少发生过一次静脉血栓。

引自：Kuipers S，Cannegieter SC，Doggen CJ，et al. Effect of elevated levels of coagulation factors on the risk of venous thrombosis in long-distance travelers. Blood 2009；113；2064-9.

旅行相关的风险因素

同一病例对照试验还研究了旅行中外部环境和行为对血栓形成的影响[17]。与靠过道的座位相比，靠窗的座位血栓风险增加了两倍。如果合并有肥胖（体重指数>30kg/m²），则风险增加了 6 倍。飞行过程中处于焦虑或睡眠状态，风险也会稍微增加，但饮酒不会增加血栓风险。飞机商务舱的环境似乎稍稍降低血栓风险，这显然与宽敞的座位有关。

机制

制动和静脉血流瘀滞导致血栓形成的机制是由于小腿肌肉向心泵回血液的功能障碍。制动如卧床休息和打石膏是众所周知的血栓危险因素，但全身性疾病或骨折后静脉损伤也同样对血栓的形成有一定作用。在第二次世界大战期间，制动已经被认为是血栓的危险因素，因为伦敦遭受大轰炸期间，肺栓塞的发生率增加，当时人们躲在地铁系统中，长时间坐在椅子上[18]。最近报道的一例因制动而发生血栓的病例是一名没有任何已知静脉血栓危险因素的年轻男子发生了严重的肺栓塞，他每天坐在电脑面前的时间超过 12 小时，故被形容为"e-血栓"[19]。

其他旅行方式（如汽车、公交、火车）时血栓风险也同样增加，只是程度较轻，从这些发现也可以推断制动是旅行相关血栓形成的重要因素。再者，已观察到的高个、矮个以及肥胖人群等附加风险因素很可能也是与拥挤条件下血液瘀滞有关。但有些人认为血栓风险的增加可能与其他因素有关，例如脱水、机舱内低气压。挪威的一项研究第一次阐述了在高海拔情况（与飞机飞行高度相似）下低压缺氧状态对凝血系统的影响[20]，尽管后来的研究对这些结论提出了质疑[21,22]。

WRIGHT 项目中还对实际飞行对凝血系统的影响进行了研究。71 名年轻志愿者经历 8 小时的飞行，另设两种对照情况，一种是在影院看电影 8 小时，另一种是日常生活状态 8 小时，两种对照的间隔超过 2 周[23]。受试者的选择条件是相当一部分人携带凝血因子 V leiden（FVL）基因，一半的人使用口服避孕药。结果发现飞行后有 17% 的人出现凝血酶形成（这是凝血系统的最后产物），而在影院坐 8 小时和正常生活状态下的受试者分别只有 3% 和 1% 的人出现该情况。这部分发生凝血酶形成的人群中，大部分受试者都是带有凝血因子 V leiden 基因突变和使用口服避孕药的。

该试验认为机舱内的环境对血栓形成有影响。尽管有研究发现了相反结果，但所指的影响因素可能就是低压缺氧，这种低压缺氧可能只是对那些有轻度促凝倾向的受试者有影响，例如携带凝血因子 V leiden 基因和使用口服避孕药的人。而其他研究的观察对象都是没有这些危险因素的人。WRIGHT 项目还对其他机舱相关的因素，如紧张、脱水、病毒感染，或空气污染等进行了研究。关于脱水因素，他们认为志愿者所喝的非酒精性饮料量与血细胞比容或者渗透压没有相关性[24]。凝血系统被激活和没被激活的志愿者之间在飞行期间有关水分丢失的参数方面没有显著差异。总的来说，一些实验室指标提示，缺氧比其他因素更能解释飞行与血栓形成的相关性[25]。

预防

尽管有症状血栓事件的绝对风险只是轻度增加（1/4500 乘客），但许多旅行者还是会发生血栓；考虑到每年有大量的空中旅行者（每年超过 20 亿人次），这将导致每年额外增加总数达 15 万例血栓患者。每发生 1 例都使发病率增高,并使死亡风险增高几个百分点,因此努力预防该并发症是很有价值的。然而预防措施只对很小一部分的游客有作用:基于 1/4500 的风险率,即 4500 游客均需要接受 100% 有效的治疗措施以预防其中一名游客发生血栓。因此,那些可能有副作用的预防措施不能滥用。这就意味着药物预防(如低分子肝素或者阿司匹林,均有出血风险)作为常规的预防策略是不可取的。

另一种替代方法就是使用弹力袜或者小腿压力装置的机械性防护。弹力袜可以预防水肿,并且发现在其他风险因素情况下可以降低血栓风险。然而从生物学角度来看,弹力袜在缺乏腿部肌肉运动时并没有多大作用。几项研究集中于通过超声检查发现无症状性血栓,结果观察到穿弹力袜组的无症状性血栓发生率是下降的[26,27]。然而,另一项研究发现使用 I 级弹力袜的人群中有 3% 出现有症状的浅静脉血栓[27],因此,弹力袜并不是没有潜在副作用的。由于弹力袜应该是施加从下肢远端向近端的分级压力,因此应该根据每个人的情况量身定制。所以很难想象那些在机场柜台出售的均码弹力袜在预防血栓形成方面会有什么作用。

不同于对所有乘客都提供预防措施的另一种选择是,只关注高危人群。这样需要治疗的人数少而且有更好的风险收益比。有一些高危人群现在已经明确,但还没有开展干预措施的研究,以确定血栓预防措施的收益是否超过了导致出血的风险。在缺乏这种证据的情况下,应当谨慎使用除运动之外的任何预防措施。然而,尽管这一点还没被研究证实,但考虑到既往有静脉血栓病史患者是空中飞行发生血栓的最高危因素,血栓再发风险为每年 3%[24],对这些患者使用低分子肝素进行预防在理论上是合理的。

包括英国胸科学会出版的有关指南在内的一些指南提出了所谓的"共识建议",例如避免饮酒、自由饮用非酒精性饮料、定期下肢活动[28]。由于脱水不太可能是血栓形成的主要原因,所以大量摄入饮料对预防血栓并不起重要作用。定期下肢活动是有益的,而且这种活动显然也没有副作用。美国胸科医师学院发表的指南中增加了一项建议,即具有发生静脉血栓中度危险且飞行时间超过 8 小时的人群使用合码的弹力袜(在脚踝处提供 15~30mmHg 的压力)和选择飞机的过道座位[29]。对于高危人群(既往有静脉血栓病史、6 周内接受过大的外科手术和患有恶性肿瘤),上述两类指南均建议或考虑在出发前注射低分子肝素。已经口服抗凝药的人不必再注射低分子肝素。从不

推荐使用单一阿司匹林进行预防,因为没有证据表明该方法有实质性获益,却可增加大出血的风险。

结论和建议

长途飞行使得静脉血栓的风险增加了三倍,其绝对风险是在 8 周时间内每 4500 名长途飞行后的乘客中有 1 名发生血栓。随着飞行时间增加和短时期内多次飞行,发生血栓的风险也会增加。已知的高危人群包括高个、矮个、肥胖人群,以及有遗传易感性(如含有凝血因子 V leiden)和使用口服避孕药的人,而有静脉血栓史的人在理论上属于特别高危人群。

对于大部分乘客而言,预防措施只是鼓励活动,避免限制活动的行为,比如过度饮酒和使用安眠药,因为这些行为会使得乘客保持不活动的状态长达 5 小时以上。需要进一步研究高危人群采取预防措施的有效性和安全性。在获得这些数据之前,凡属血栓高危人群(有静脉血栓史、恶性肿瘤,以及近期有外科手术者)可从以下疗法获益,即在飞行前 6~12 小时开始接受短疗程(1~3 天)的低分子肝素注射。

(蒋龙凤 译,李军 黄祖瑚 校)

参考文献

1. Kuipers S, Schreijer AJM, Cannegieter SC, et al. Travel and venous thrombosis: a systematic review. J Intern Med 2007;262:615–34.
2. Chandra D, Parisini E, Mozaffarian D. Meta-analysis: travel and risk for venous thromboembolism. Ann Intern Med 2009;151:180–90.
3. Naess IA, Christiansen SC, Romundstad P, et al. Incidence and mortality of venous thrombosis: a population-based study. J Thromb Haemost 2007;5:692–9.
4. Christiansen SC, Cannegieter SC, Koster T, et al. Thrombophilia, clinical factors, and recurrent venous thrombotic events. JAMA 2005;293:2352–61.
5. Ashrani AA, Heit JA. Incidence and cost burden of post-thrombotic syndrome. J Thromb Thrombolysis 2009;28:465–76.
6. Becattini C, Agnelli G, Pesavento R, et al. Incidence of chronic thromboembolic pulmonary hypertension after a first episode of pulmonary embolism. Chest 2006;130:172–5.
7. Pengo V, Lensing AW, Prins MH, et al. Incidence of chronic thromboembolic pulmonary hypertension after pulmonary embolism. N Engl J Med 2004;350:2257–64.
8. Rosendaal FR. Venous thrombosis: a multicausal disease. Lancet. 1999;353(9159):1167–73.
9. Sarvesvaran R. Sudden natural deaths associated with commercial air travel. Med Sci Law 1986;26:35–8.
10. Lapostolle F, Surget V, Borron SW, et al. Severe pulmonary embolism associated with air travel. N Engl J Med 2001;345:779–83.
11. Perez-Rodriguez E, Jimenez D, Diaz G, et al. Incidence of air travel-related pulmonary embolism at the Madrid-Barajas airport. Arch Intern Med 2003;163:2766–70.
12. Schwarz T, Siegert G, Oettler W, et al. Venous thrombosis after long-haul flights. Arch Intern Med 2003;163:2759–64.
13. Kuipers S, Cannegieter SC, Middeldorp S, et al. The absolute risk of venous thrombosis after air travel: a cohort study of 8,755 employees of international organisations. PLoS Med 2007;4:e290.
14. Martinelli I, Taioli E, Battaglioli T, et al. Risk of venous thromboembolism

after air travel: interaction with thrombophilia and oral contraceptives. Arch Intern Med 2003;163:2771–4.

15. Cannegieter SC, Doggen CJ, van Houwelingen HC, et al. Travel–related venous thrombosis: Results from a large population–based case control study (MEGA Study). PLoS Med 2006;3:e307.

16. Kuipers S, Cannegieter SC, Doggen CJ, et al. Effect of elevated levels of coagulation factors on the risk of venous thrombosis in long–distance travelers. Blood 2009;113:2064–9.

17. Schreijer AJ, Cannegieter SC, Doggen CJ, et al. The effect of flight–related behaviour on the risk of venous thrombosis after air travel. Br J Haematol 2009;144:425–9.

18. Simpson K. Shelter deaths from pulmonary embolism. Lancet 1940;ii:744.

19. Beasley R, Raymond N, Hill S, et al. eThrombosis: the 21st century variant of venous thromboembolism associated with immobility. Eur Respir J 2003;21:374–6.

20. Bendz B, Rostrup M, Sevre K, et al. Association between acute hypobaric hypoxia and activation of coagulation in human beings. Lancet 2000;356:1657–8.

21. Toff WD, Jones CI, Ford I, et al. Effect of hypobaric hypoxia, simulating conditions during long-haul air travel, on coagulation, fibrinolysis, platelet function, and endothelial activation. JAMA 2006;295:2251–61.

22. Crosby A, Talbot NP, Harrison P, et al. Relation between acute hypoxia and activation of coagulation in human beings. Lancet 2003;61:2207–8.

23. Schreijer AJ, Cannegieter SC, Meijers JC, et al. Activation of coagulation system during air travel: a crossover study. Lancet 2006;367:832–8.

24. Schreijer AJ, Cannegieter SC, Caramella M, et al. Fluid loss does not explain coagulation activation during air travel. Thromb Haemost 2008;99:1053–9.

25. Schreijer AJ, Hoylaerts MF, Meijers JC, et al. Explanations for coagulation activation after air travel. J Thromb Haemost 2010;8:971–8.

26. Clarke M, Hopewell S, Juszczak E, et al. Compression stockings for preventing deep vein thrombosis in airline passengers. Cochrane Database Syst Rev 2006;2:CD004002.

27. Scurr JH, Machin SJ, Bailey-King S, et al. Frequency and prevention of symptomless deep-vein thrombosis in long- haul flights: a randomised trial. Lancet 2001;357:1485–9.

28. Ahmedzai S, Balfour-Lynn IM, Bewick T, et al; British Thoracic Society Standards of Care Committee. Managing passengers with stable respiratory disease planning air travel: British Thoracic Society recommendations. Thorax 2011 Sep;66(Suppl. 1):i1–30.

29. Kahn SR, Lim W, Dunn AS, et al. American College of Chest Physicians. Prevention of VTE in nonsurgical patients: Antithrombotic Therapy and Prevention of Thrombosis. 9th ed. American College of Chest Physicians Evidence-Based Clinical Practice Guidelines. Chest 2012;141(2 Suppl): e195S–226S.

国外医疗

William L. Lang

要点

- 旅行者在出发前应该准备好在有需要时如何在目的地获得医疗照护的计划
- 国际联合委员会(Joint Commission International, JCI)作为世界卫生组织合作中心,已在美国、加拿大、欧洲以外的全球范围内认证了约 450 家医疗机构
- 当出现严重疾病时,如能立即在当地获得能够满足需要的医疗服务,那么将病人转运或送回国内可能未必更好
- 对于那些有复杂医疗问题的人来说,通过互联网或者便携式 USB U 盘来储存医疗记录(病历)可能会挽救生命,尤其是在语言不通的情况下
- 许多目的地的医师名单可以从诸如大使馆、国际旅行医学协会网站(www. istm. org)和 IAMAT 网站(www. iamat)等非营利组织处获得
- 很多医院不接受保险,而需要在入院前预交数量可观的现金
- 长期居住旅行者的医疗保险应在国外可以续购,包括将住院费用直接支付给医疗机构、覆盖已有疾病的治疗费用、运返遗体的费用,以及转运的费用
- 假药在国外较为常见

引言*

与留在家中正常生活的人相比,国际旅行者是面临生病或受伤很大风险的[1]。无论与旅游目的地是否相关,或是因为准备不充分,或是由于冒险行为,或是存在以上所有因素,旅行者都对疾病的发生感到意外、突然和受到侵扰。旅行者在一个陌生的国家,特别是如果游客不会说当地的语言,也不熟悉当地的健康观念、习惯和预期,则对任何医疗问题的恐惧心理都会被放大。因此,当他们遇到小毛小病之外的疾病时,常常第一反应就是回国。然而,在国际旅行中确实遇到健康问题时,即使是在欠发达国家,旅行者(或长期外派人员)也不一定要认为必须回国接受所需要的治疗。世界在改变,即使在一些贫穷的国家,也常有设备齐全、人员训练有素的私人医疗机构(经常需要预付现金)为少数富人阶层服务。忽视这些方便可及的选择或过早下判断,是危险的,要付出代价的。不过,即便是对于在这种环境下工作的经验丰富的派驻医护人员来说,对这些地方提供医疗服务的可能性进行评估仍然是一项艰巨的任务。在发达国家,对医疗服务运行机制的熟悉程度使得人们不用去考虑医疗照护的完整体系。而在国际场合,可提供医疗服务的内容是有很大差异的,因此要记住所有可提供的医疗资源,从自我治疗直到医疗转运,以决定在需要医疗时到哪里去寻求治疗(框 50.1)。挑战是要了解现有医疗资源的能力和局限性,做出及时而知情的要使用这些资源的决定,并总是能把握住让旅行者回到原来的行程,把旅行者送回家,或送到中间目的地以获得更高水平医疗照护的最佳时间和情况。

框 50. 1
海外急诊医疗类型
- 自我照护
使用随身携带的药物或可及的非处方药物进行自我急救
- 伙伴照护
类似于自我照护,但需要旅行同伴来提供急救,还包括安慰治疗
- 远程医疗建议

---

* 本章内容改编自本书前一版由 Dr. Nicholas Riesland 编写的类似章节

仍然使用自行携带或本地可获得的非处方用品和设备,但是根据远程的医疗专业人员的评估和建议来进行处理

- 远程诊疗

包含一系列服务,但通常包括一定程度的远程在场效果(如视频电话会议,远程诊断设备,遥测技术等),能提高远程医疗团队诊断疾病和指导治疗的能力

- 初级医疗提供者

基于办公室(或移动)的医疗照护,能提供体检和基本实验室检查,但除了处方药物和简单的治疗方式外,其治疗能力有限

- 农村"医院"

通常由初级医疗医师提供服务,但另有(通常有限)护理服务。诊断和治疗能力差异较大,但在发展中国家通常能力有限

- 多专科诊所或联合诊所

通常是指收费服务的私人诊所,有多种专科诊疗服务以及诊断能力(实验室/影像),后者或在现场或位于附近。通常没有收治住院病人的能力,但通常具有处理轻伤或稳定急性病情的治疗区域

- 社区医院

"全科医师"为基础的医院,专注于一般的内科疾病和需要手术或住院照护的普通外科疾病。通常具有初级医疗基础的急诊室或紧急救治设施

- 综合医院

有较强的专科医师服务能力,但亚专科服务能力有限。通常有专门的急诊室。能够稳定大多数不需要立即进行亚专科干预的疾病或伤害(例如侵入性心脏病学,神经外科手术)

- 医学中心

最高级别的医疗照护,有最高级别的亚专科医生,可以确切地治疗,或至少使所有内科、外科或创伤性急症达到基本稳定

近十年的变化

截至 2012 年 6 月,成立于 1999 年,获准成为世界卫生组织合作中心的国际联合委员会(JCI),在世界各地认证了大约 450 个项目(不包括美国、加拿大和英国等主要国际卫生组织所在地)[2]。JCI 不仅认证了这些具体项目,而且与 80 多个国家的医疗服务组织、卫生部门和国际组织合作,推动对全球共同质量标准更大程度的接受和遵循[3]。这并不意味着世界各地都能提供高质量的医疗服务,但确实可以认为有效的全球合作正在促进医疗服务质量的提高,因此旅行者不应该认为他们必须到那些传统上更被认可的地方去才能获得良好的医疗服务。

医疗旅游业的发展

过去十年里,医疗服务的国际化发展取得了显著进步。过去被认为医疗水平欠缺的国家的居民前往北美和欧洲寻求医疗服务的趋势正在被扭转,现在越来越多发达国家的旅行者选择出国寻求医疗服务。虽然国际上对医疗旅游者的绝对数量存在争议,范围在每年 10 万以下到超过每年 100 万,但显然医疗质量是患者选择出国治疗的主要决定因素[4-7]。然而,值得注意的重要一点是,更大数量的患者寻求的出国医疗是门诊服务项目,如牙科和整容手术,这一人群显然不能反映在医疗旅游的总人数中。医疗旅游产生的需求是依据全球共同医疗质量标准提高医疗护理质量的主要驱动力(例如可及性、感染率等)。关于医疗旅游的进一步讨论参见第 36 章。

国外就医的风险

旅行相关疾病的流行病学资料已在第 2 章和过去数十年中的若干认真的研究中叙述过[6-16]。旅游目的地是风险的重要决定因素。与其他旅行地点相比,在发展中国家旅行发生旅行相关疾病和受伤的风险增加。在贫穷国家旅行的时间也与旅行相关疾病的增加有关。

需要就医的情形

旅行中需要就医的基本概念是"常事常发生"。有充分数据表明,四种最常见问题中的三个是胃肠炎、上呼吸道疾病、皮肤炎症。这些疾病,至少在初起时,是可以在医疗服务链低端(自我护理、远程咨询)很好地完成。这些医疗方式的使用需要在旅行前计划中有所预见,准备好随身携带的医疗包,还可能要准备好如何获得合适的远程医疗资源。

第四种常见问题就是全身发热性疾病,它在世界的某些地区如撒哈拉以南非洲和东南亚是最常见的综合征[7]。这些发热性疾病常常,但不总是需要比自我治疗和远程医疗更多一些的诊断和治疗措施,当然远程诊断在初期诊治中的作用正在改变这种情形。

心血管事件和创伤一直是国外死亡事件最常见的两类原因,它们是重症疾病的代表,需要更高级别的治疗[8,9]。这些危急情况的第一时间救治常受到事件发生地附近可提供条件的限制,对于这两种病情,时间最为关键,因此,非常重要的是了解当地处理每

种病情最好的医疗资源在哪里。此外也很关键的是，在旅行前就要准备获得前往更高一级医疗机构的医疗转运。

国外就医途径的主要差异

需要紧急医疗救治时本已很有压力，加之要与不熟悉的医疗系统打交道，就更令人紧张了。尽管全球化正在慢慢推动世界各国医疗系统具有越来越多的共性，但目前仍存在很大差异，尤其在发展中国家。如果旅行者了解这些差异，那么当他们需要就医时就不会那么紧张。

文化差异

在国外就医，一项重要的考量就是语言和文化的重要性。大量的研究表明有效的沟通才能获得有效的救治[10]。在美国，一个讲英语的医务人员给不太会英语的人看病，其诊疗质量是较差的[11]。但是，现在国际上英语已逐渐成为医学的通用语言在使用，因此，讲英语的人在全世界旅行时，语言因素对他们的影响将会减轻。但是，值得注意的是，这通常适用于医师提供治疗的医疗模式，而在非英语国家，同样作为医疗团队中重要成员的护士和提供辅助支持的人员，他们通常不会说英语。此外，即使语言障碍被成功解决，还存在影响医学沟通的文化差异。除了最简单的医疗问题外，旅行者最好寻找一名医学双语翻译为其服务，其次是找普通的双语翻译，最后不得已再选择使用简易翻译工具[12]。

护理

在发达国家，护士的比例大约是 10 万人口中有 1000 名护士，而非洲发展中国家，这一比率降至 10 万分之 20[13]。即使不考虑发达国家和发展中国家在护理培训方面的教育差异，患者也无法在发展中国家获得类似发达国家的可及的护理服务。在很多国家，护理行业因缺乏声望、支持、教育和资源而处境艰难，以至于无法吸引聪明的、有进取心的学生学习护理专业。即便知道医生的医嘱是不合适的，护士也常常被劝阻甚至被禁止挑战医生的权威。这种行为往往源于有关冲突和"面子"的文化观点。这样类似的情况还见于年轻而经验较少的医生与教授的关系方面，即使教授有错或者教给学生过时的医学知识，他们都不能去质疑教授。这就意味着患者和家属需要更加注意医生的指导，准备好进行自我护理和自我监督。即便有护士提供护理服务，但那些预防传染病的通用预防措施也不一定执行到位，比如自来水、手套和无菌用品可能并不能常规供应。事实上，在不少情况下，高质量护理服务的可及性是作出医疗转运决定的重要因素[14]。

无"就医权"

除发达国家之外，人们通常无法获得紧急医疗救治的权利。在过度征税和资源有限的国家里，患者包括旅行者如果不能提供预付款或者有支付能力的证明，常常会被急救机构拒之门外。相反的，那些能够用硬通货或同等货币支付的外国人常常前往专门的"外国人"诊所，那里的氛围通常比普通接待病房要好得多。许多旅行者对接受这种当地人得不到的"特殊待遇"表现出道义上的反感，但他们应理解，额外缴纳的医疗费用要用于支付医务人员的报酬，并能提供更良好的医疗服务。

可提供服务的一般分类

如前所述，在过去十年中，为旅行者提供医疗保障的系统发生了很大变化。与此同时，世界范围内可提供的医疗服务差异仍然是巨大的，但旅行者还是应该知道医疗资源的一些基本分类。

自我或伙伴照护。在国外是一种重要的医疗资源。在世界上很多地方，进入正式的医疗系统既困难又费时，还有感染传染病的风险。如果自己觉得或通过远程医疗咨询认为进行自我诊治是合适的，则自我照护是不应忽视的重要选择。国际医疗/转运保险（详见后面关于保险的内容）常包含护士或医生的咨询服务，如果游客旅行者能从旅行医疗包中获取基本的诊断和治疗用品，医生或护士提出的干预措施才会更有效果（框 50.2）。

框 50.2
旅行者医疗包
• 药物
镇痛药（对乙酰氨基酚或阿司匹林），也可以考虑更强的止痛药和抗炎药，如布洛芬
止泻剂如洛哌丁胺
治疗腹泻的抗生素
口服补液包

框50.2

旅行者医疗包（续）

用于枯草热,瘙痒和其他过敏的抗组胺药片

缓解昆虫叮咬刺痛的喷雾剂和可的松软膏

用于晒伤和其他皮疹的炉甘石洗剂

治疗眼睛酸痛的眼药水

DEET:含埃卡瑞丁的驱虫剂

● 可选药物/用品

安眠药,用于跨时区旅行和时差,如唑吡坦或佐匹克隆

褪黑素,用于跨时区旅行及时差

抗晕动症药

治疗便秘的可溶性纤维素

预防高原反应的药物

避孕套

● 简单的急救包

温度计

剪刀

镊子用来移除碎片和蜱虫

各种尺寸的胶粘绷带

纱布棉签和胶带

绷带和安全别针

非黏性敷料（如 Telfa 或 Melolin）；

消毒粉剂或溶液（例如聚维酮碘）,消毒湿巾

伤口封闭胶带(Steri-strips）或 butterfy 胶带

● 用于长途旅行,徒步旅行或露营

用于治疗胸部,耳朵,皮肤等处感染的一个疗程的广谱抗生素

治疗膀胱炎的抗生素和治疗阴道酵母菌感染的药物

用于眼睛和耳朵的抗生素滴液

外用抗真菌软膏或粉末

弹性支撑绷带或绉布绷带

用于制作手臂吊索的三角绷带

牙科急救箱

无菌套件包括针头、注射器、缝合套件、静脉注射用的静脉套管

● 用于疟疾高发地区

氯菊酯处理衣服和蚊帐

一个疗程的疟疾备用治疗药物,如果超过 24 小时得不到诊治,即可使用

当地医师办公室/诊所。世界上很多地方,获得急救之外的医疗照护的最好去处是当地的医生办公室,只要你能知道哪些医生是可靠的。在很多情况下,当地医师组成团队,开设联合诊所,能发挥一所小型医院的作用。这些多专业的综合性诊所主要面向自费患者,通常具有处理或稳定小型创伤和医学急症的设施和能力。这些诊所的信息可以通过当地居民或宾馆来了解。很多情况下,大使馆能够提供他们比较了解的医疗服务提供者的清单,出于政治和外交原

因,大使馆非常谨慎,不会推荐一家而不推荐另一家[15]。替代的办法是把曾报道有问题的诊所从有关清单上悄悄剔除。

以营利为目的的国际医疗组织。随着国际旅行市场的发展,旅行者寻求类似于国内的医疗服务的需求也越来越大。为了迎合这一市场的发展需求,营利性的国际医疗辅助组织,包括基于保险的医疗服务提供者和公司,主要是转运服务的提供者,已经建立主要为来自发达国家的旅行者提供医疗服务的诊所。尽管这些服务主要针对那些旅行计划中已预先购买该服务的患者,但是他们也接待任何愿意支付现金的患者。这些诊所能提供类似于发达国家医疗诊所的那种诊疗环境,配备的医护人员或是外派人员,或是在发达国家环境下接受过培训的人员,还有特别熟悉当地卫生系统和重要人物的人员,这样有助于实现较高水平的医疗服务。在某些情况下,与当地卫生局签订的协议中会要求实际的医疗操作需由当地医务人员进行,但即便在这些情况下,国际医护人员仍能够密切参与其医疗、监护和更优质护理的协调工作,有助于提高医疗效果[16]。

为外国人服务的诊所。许多国外尤其大城市的医院,急诊科通常挤满了前来就医的当地患者,他们中很多人都没有足够的支付能力。认识到国际商务旅行和旅游的重要性,以及自费病人的需求,许多发展中国家大医院中有一块区域,有时甚至是一所医院,用于为外国患者(或自费患者)服务。大多数情况下,这些地方提供的医疗服务比给一般人群提供的更周到,但也常遭遇与普通急诊科一样的资源限制。此外,这些诊所的医护人员基本都是当地人,他们主要考虑如何在当地解决问题,而不会尽早考虑到转运可能是最好的选择。很难对这些诊所进行一般性评价,因为有些诊所很好,有些诊所用粉饰掩盖了资源能力的不足。因此,旅行前就研究明确可选择的医疗机构,或者在旅行前就建立可即时获得相关医疗设施/医护人员信息的联系渠道,这对有医疗需求时做出正确的决策至关重要。

医院提供的医疗服务。在过去的 20 年里,发达国家已经出现了医院的合并,而"精品店"医院和小型医院已显著减少[17]。这意味着来自发达国家的许多旅行者习惯于到任何医院都能够接受急诊救治。但在发展中国家,仍有相当数量的专科医院存在。通常这些专科医院不提供紧急医疗服务。此外,专科医院的存在导致了医疗照护系统的割裂,专科医师只会从他们的视角看问题。举一个本章前作者亲身经历的发

生在前苏联某个大城市的例子,一名58岁的男性因胸痛被救护车送到一所大型心脏病专科医院,诊断为急性冠脉综合征,并开始接受溶栓治疗(链激酶)。在治疗期间,他出现了消化道出血,因出血严重需要转到胃肠病专科医院。后来出血得到了充分治疗,但他又开始发热,又被送往传染病医院。然而,由于失血,肾功能衰竭随之发生,他又被送到镇上另一边的肾脏病中心。几天后,他出现进行性呼吸困难,并被诊断为心力衰竭,又被立即转回他开始接受治疗的心脏病医院。这个例子给出的重要信息是,应该努力确保有人以全面和前瞻眼光对患者的治疗过程进行全程监管,协调当地可用的所有资源,以及为获得更全面的医疗资源而做出转运的选择。

药店和药品问题

国际联合禁毒运动和对滥用抗生素引发不良后果的认识,导致全球普遍加强对药品的控制。例如,日本禁止进口大多数国家常用的非处方药,包括吸入性和治疗过敏/鼻窦炎的药物。尤其像含有兴奋剂的产品(例如伪麻黄碱,在药品盐酸曲普利啶、盐酸伪麻黄碱、Vicks 吸入剂中含有)或者可待因(泰诺3中含有)都是被禁止使用的[18]。此外,包括日本在内的许多国家,即使是胰岛素这类很常用的药物,如果不经过冗长的流程来获得进口许可证,即便是个人使用也不能进口。但通常情况下,正在使用药物的游客在国际旅行时随身携带个人使用量的药品不会有问题,旅行者应确认这些药是装在原始的处方瓶中,并随身携带药品处方的复印件。尽管在大多数国家,来自国外医生的药品处方一般是无效的,但是携带一份有效处方还是会减少在入境时被没收的风险,还有助于在你需要再次获得进口药品时能够获得来自当地医生的当地处方。另一个极端的情况是,在许多国家,除了麻醉以外,药品都不需要处方。在这种情况下,从国内带去一份处方将有助于请当地药剂师选择当地可提供的最接近你的需要的药品。

旅行者还要注意到世界上很多国家假药盛行和药品质量控制水平低下的问题。首先,只要有可能,尽量选择经国际诊所或国际医疗援助组织确定的可靠的药店。第二,尽量保证药品来自国际供应商而不是当地制造商,尽管这一要求在很多地方不可能实现。第三,仔细检查药品外包装上是否有标签篡改或接近真品但制作不良的安全密封标识(制造商的网站通常有详细的描述和包装图片,以及防伪标识以帮助

用户确认药物不是伪造的)。最后,尽管发展中国家合法药品的价格常常低于发达国家,但如果药品价格过低,就是一个危险信号,可能不是真药。

转运问题

当地转运问题

在过去的十年里,在大型国际性城市,包括许多发展中国家在内,"911"系统的可用性大大增加。然而,拨打当地的911电话(世界各地有所不同),并不一定就能呼叫到训练有素的急救技师或医辅人员团队。在大多数发展中国家,严格来说,救护车只是运输工具,稳定病情或复苏的设备和能力较弱。救护车的主要优势是他们知道去医院的最佳路线,以及在前往医院的路上交通更顺畅。因此,提前了解目的地城市的救护者能力,怎样呼叫紧急救助,包括应拨打的电话号码(应用 Travax 等工具),可以帮助旅行者知道是呼叫、等待救护车,还是选择便利的交通工具如私家车或出租车去医院。

长途转运

由于全球医疗质和量的参差不齐,在严重创伤或重大疾病情况下,很多来自发达国家的游客还是希望能尽快得到最高医疗水平的救治。随之而来的是,从发展中国家前往发达国家的飞行转运主要有两类情况:第一种是,当地医疗水平无法稳定病情,或者在当地接受救治的风险大于移动病人的风险,因此需要紧急转运;第二种是,在病人病情稳定后转运到离家较近或回家进行疾病康复和长期管理,就是择期转运。无论在哪种情况下,做出决定很关键的是要有医生深度介入,这样的医生要在空中转运管理方面有广泛经验,善于平衡长途转运的风险、获益和代价。患者的经治医生在考虑患者转运时应熟悉上述事项,并注意不要让情感等因素来左右对选择的认真考量[19-22]。商务航空公司满足了大部分海外医疗转运的需求。救护飞机的使用频率很低。2004年,在居住在国外的将近50 000人口中,美国政府授权的医疗转运只有1300次,而其中使用救护飞机的时间只占2%[23]。航空公司可能会同意转运使用担架的危重病人,但是每个航空公司相关的程序和政策很不相同,它们可以决定转运什么患者或在什么情况下转运。商务航空公司一律不转运病情不稳定的患者,或者可能对其他乘客或机组人员带来风险的患者。

提前计划

　　基本熟悉了在国外寻求医疗服务的风险,了解了国外医疗服务提供方式的差异,以及各个目的地可提供的医疗服务的类型,针对具体目的地提前做好规划显然就十分重要了。框 50.3 概述了将在旅行前咨询中讨论国外医疗的教育要点。

　　从最基本的层面来说,前往医疗水平不足地区的旅行者应根据自己的风险承受能力、经验以及可信赖的医疗咨询通讯的可及性,尽可能做好合理的自我照护的准备。理想的方法是准备一个标准医疗包(见框50.2),里面备有基本的急救物品、局部消炎药和消毒剂,以及部分口服药物,包括消炎药、解热镇痛药、止泻药,可能还有抗生素。这个医疗包的使用最好有医疗力量的协调支持,他们对国外常见健康问题的远程管理富有经验,又熟悉医疗包里的具体物品。尽管在过去的十年里,国际通讯变得可靠而成本又低,但只有在全天 24 小时都提供医疗服务咨询的情况下,它才有意义。出于这个原因,很多旅行者选择订购医疗援助计划,把 24 小时热线电话服务与处理复杂医疗问题整合在一起,还包括获得医疗和转运方面的帮助。

框 50.3

旅行前咨询应讨论的国外医疗教育要点

- 了解以下各种保险险种的不同之处:

标准健康保险

旅行健康保险

转运保险

医疗转运

安全转运

- 了解国外医疗场所的类型:

院内的"急诊"(A&E)病房

院内外国人病房

独立的"外国人诊所"

医生办公室

- 知道如何找到可靠的医疗资源及每种方法的局限性:

由保险公司推介

大使馆提供的医师名单

商业订阅服务(如 Travax)

酒店推荐

- 药物问题:

携带处方的副本

用原包装携带药物

请注意任何进口限制规定[例如麻醉品,减充血剂(抗组胺药)]

警惕假冒药物

　　如果旅行者不考虑选择医疗救援组织,而计划使用其国内医疗组织,他们仍需有一定的机制来确定如何寻求更高一级医疗资源,以便在自我治疗或辅助自我治疗不能满足需求时使用。尽管大使馆的诊所并不对非政府官员开放,但它仍可以提供关于当地健康风险以及可为外国人服务的医疗资源的有用信息。例如,美国大使馆领事机构的美国公民服务处会根据需要提供可靠的当地医疗设施和诊所的最新信息。当然,这些名单不会推荐哪个具体机构或咨询医生。

　　通过互联网检索也可获得可能的医疗资源信息。但是对于旅行者和服务提供者来说不能过度依赖互联网上的建议,因为在互联网上"植入"对某些医疗机构或医务人员有利或不利的评论是非常容易的。一些国际组织建立维护着一些医疗能力数据库,包含了搜集到的集中性的评价和与世界各地医疗机构和医务人员有关的经历和经验。一些专利出版公司如 Shoreland,Inc. 推出了一些产品,如 Travax,促进了这些信息在选择性用户中的交换。而医疗援助公司,如 International SOS、EuropeAssistance、Healix 和 BUPA 都为用户利益而建立了数据库,提供类似的有价值的信息。这些都可以帮助确定某个国外城市的住院或急诊医疗服务提供者对某种疾病的诊断是否"够格"或应"推荐"。这些数据还可以帮助旅行者决定去哪里接受初步治疗,什么时候会超出当地医疗资源的提供能力,是否应使用资源来进行医疗转运,如是,可帮助确定最近的合适的目标医院。

　　有时,旅行者会选择去教会诊所。尽管在一些主要的旅游者集中地区越来越多的人会去那里,但这些诊所一般不面向富裕的旅行者,通常也不按收费服务来运营。虽然如此,这些诊所的医护人员常常不遗余力地帮助那些有严重疾患的旅行者。当地其他预估质量不高的诊所常常接待那些外国旅行者,也被有支付能力的旅行者选择使用。酒店医生往往是有政治背景或家庭关系的人,在当地医疗界同行中常常声誉不佳,不过,在面临严重临床问题时,他们的处置还是比较妥当的。然而,需要注意的是,如果这些医生介绍一个有充分保险的旅行者到那些资金不足的诊所或医院去的话,往往能获得一笔介绍费,因此利用这种酒店医生经常会遇到不必要的住院治疗或者不理想检查设备的风险。如果发现你在当地一家医院里由一位年轻的或缺乏经验的医生照料,那么要求找一名能帮助翻译和协调的"国际代表"就很有必要。要求找服务主管或教授也是一个有效的策略,因为这些资深的医生往往英语讲得好些,可能更有经验,也可能接受过西方风格的医学培训。

支付医疗费用

关于国外医疗的最后一方面是如何支付在国外的医疗费用。处于欧洲经济区(欧盟加上冰岛、列支敦士登、挪威和瑞士)的居民在这一地区旅行时,持有的欧洲健康保险卡可使旅行者享有同该国公民同等的公共医疗服务,但不包括已存在的基础疾病的诊治费用[24]。但是,在这之外,大部分情况下,游客在获得治疗之前需要支付现金或者使用信用卡担保。因此,在旅行之前,旅行者应该问他们的保险公司三个问题:①当我在国外的时候,这些保险合同是否适用?②是否包含在国外医院的急救费用?③再有需要时,我的保险合同是否能提供医疗转运?大多数情况下,前两个问题的答案都是肯定的(也会有限制,特别是健康维护组织的一些政策),但对转运问题的答案是"不"。即使以家庭为单位的医疗保险能覆盖这些医疗费用,但常常也是在提交详细账单(经翻译的,患者费用,必要的项目)后进行回顾性处理[25]。正因如此,许多旅行者购买补充旅行医疗保险,能有机制确保将医疗费用支付给国外医疗提供者。然而,旅行者必须记住,只有当医疗提供者接受这种担保时,担保才有效。加拿大的一个政府机构:加拿大外事和国际贸易就提供了一份不错的旅行健康保险清单(框50.4)[26]。

重要的是,无论是家庭医疗旅游保险还是标准的医疗旅游保险套餐都不包括转运服务。因为医疗转运的费用高达数万美元(在美国),所以很多游客选择购买医疗转运保险。与购买转运保险同样重要的是,购买这种保险后,你就能得到在决定转运方式和转运机构方面有经验丰富的医生的服务,他会根据具体情况和当地医院协同工作来确保转运旅行的稳定性。大多数情况下,转运保险分为两种级别,第一种级别仅覆盖医疗转运,而更高级别(往往费用翻倍)是在紧急情况下提供撤离,比如当政治动荡或恐怖袭击时被保险人处于危险之中。在美国国务院国际旅游咨询网站上,可以找到一份定期更新的转运保险和转运保险服务提供者名单[27]。保险合同里要求旅行者必须是住院病人才能获得转运保险。旅行者必须注意的是,转运保险只有在以下情况时才提供医疗转运,即你所需要的住院医疗条件和你国内所能提供的医疗条件相当,也即转运回国已成为唯一选择时。具体的保险合同可能会有很大不同,但那些短期内可在当地医疗机构得到所需要的治疗的情况往往得不到保险付费的医疗转运,因为当地医疗机构虽然能力有限但处理这一临床情况已经足够。举个例子,对于一例急性阑尾炎,如果当地医疗机构有合格的外科医师和良好的预后记录,在这种情况下,保险公司可能会决定,在当地治疗能获得最佳临床结果,可在经过充分的恢复阶段后再选择商务航班回国。影响这个决策的因素有很多,这就是为什么旅行者必须懂得具体的保险合同条款,包括在什么时间什么方式转运最恰当的问题上谁最后说了算。

框 50.4

评估旅行保险合同

在评估旅行健康保险计划时,应询问是否:

- 在启程前和返程后提供持续覆盖
- 能在国外提供续约服务,以及覆盖允许停留的最长时间
- 能提供全球范围内的 24 小时/7 天服务的紧急联系电话号码,该电话可以使用母语和(或)语言翻译,快速联系目的地国家的医务人员
- 支付因疾病或受伤的外国住院以及相关的医疗费用(治疗某些伤害可能超过 25 万美元),如果同意支付,是否有规定预先付款(或担保付款)还是事后付款
- 覆盖医生接诊和处方费用
- 可提前在国外用支票或现金直接支付,这样就不必现场自己支付
- 涵盖已经存在的基础疾病(如有疑问,请获取书面形式的同意书表明您已被覆盖)。否则,您就已存基础疾病一项提出的索赔可能"无效"
- 提供回到本国的医疗转运或转运到最近的能提供适合医疗照护的地点
- 支付转运时的陪同人员(医务人员)的费用。这项服务如果不包括在内的话,可达 100 000 美元
- 涵盖早产和必要时相关的新生儿护理
- 清楚解释患者首付款费用(100%覆盖的保险更为昂贵,但从长远角度看是节约资金的)
- 覆盖如果你在国外去世时将你的遗体送回国内的费用(在大多数情况下,费用会超过计划)
- 涵盖紧急牙科治疗
- 涵盖紧急运输,如救护车服务
- 不排除或明显限制你到访某些地区或国家的覆盖范围

(蒋龙凤 译,李军 黄祖瑚 校)

参考文献

1. Liese B, Mundt KA, Dell LD, et al. Medical insurance claims associated with international business travel. Occup Environ Med 1997;54:499–503.

2. Joint Commission International. Retrieved July 23, 2011, from www.jointcommissioninternational.org/JCI-Accredited-Organizations.

3. Joint Commission International. About the Joint Commission. Retreived July 23, 2011 from http://www.jointcommissioninternational.org/About-JCI.

4. Ehrbeck T, Guevara C, Mango P. Mapping the Market for Medical Travel. McKinsey Quarterly. May 2008 (monograph).

5. Youngman I. Medical tourism statistics: Why McKinsey has got it wrong. Int Med Travel J 2009.

6. Rack J, Wichmann O, Kamara B, et al. Risk and spectrum of diseases in travelers to popular tourist destinations. J Travel Med 2005;12:248–53.

7. Freedman DO, Weld LH, Kozarsky PE, et al. for the GeoSentinel Surveillance Network. N Engl J Med 2006;354:119–30.

8. Redman CA, MacLennan A, Walker E. Causes of death abroad: Analysis of data on bodies returned for cremation to Scotland. J Travel Med 2011;18:96–101.

9. Groenheide AC, van Genderen PJ, Overbosch D. East and West, home is best? A questionnaire-based survey on mortality of Dutch travelers Abroad. J Travel Med 2011;18:141–4.

10. Lee S. A Review of Language and Other Communication Barriers in Healthcare. US Department of Health and Human Services. April 2003.

11. Flores G. The impact of medical interpreter services on the quality of healthcare: A systematic review. Med Care Res Rev 2005 Jun;62(3):255–99.

12. Baker DW, Hayes R, Fortier JP. Interpreter use and satisfaction with interpersonal aspects of care for Spanish-speaking patients. Med Care 1998;36:1461–70.

13. 'Nursing Shortage Knows No Boundaries.' Editorial. The Baltimore Sun. September 13, 2010.

14. Teichman PG, Dnochin Y, Kot RJ. International aeromedical evacuation. N Engl J Med 2007;356:262–70.

15. For example, see http://travel.state.gov/travel/tips/emergencies/emergencies_1195.htmll (US); http://www.fco.gov.uk/en/travel-and-living-abroad/when-things-go-wrong/ (UK); Most developed nations' consular services can provide similar information through their embassies.

16. Wilde H, Roselieb M, Hanvesakul R, et al. Expatriate clinics and medical evacuation companies are a growth industry worldwide. J Travel Med 2003;10:315–7.

17. Vogt W. Hospital Market Consolidation: Trends and Consequences. Expert Voices (newsletter). National Institute for Healthcare Management, Nov 2009.

18. US Department of State, Japan Country Specific Information, travel.state.gov (accessed August 10, 2011).

19. Teichman PG, op cit.

20. Greuters S, Christiaans HMT, Veenings B, et al. Evaluation of repatriation parameters: Does medical history matter? J Travel Med 2009;16:1–6.

21. Duchateau F-X, Verner L, Cha O, et al. Decision criteria of immediate aeromedical evacuation. J Travel Med 2009;16:391–4.

22. Jorge A, Pombal R, Peixoto H. et al. Preflight medical clearance of ill and incapacitated passengers: 3-year retrospective study of experience with a European airline. J Travel Med 2005;12:306–11.

23. US Department of State. Office of Medical Services, 2005.

24. European Commission, Employment, Social Affairs, and Inclusion. The European Health Insurance Card. http://ec.europa.eu/social/main.jsp?catId=559. Accessed September 4, 2011.

25. US Department of State. Bureau of Consular Affairs. Medical Insurance. http://travel.state.gov/travel/cis_pa_tw/cis/cis_1470.html. Accessed September 4, 2011.

26. Foreign Affairs and International Trade Canada. Travel Insurance FAQ. http://www.voyage.gc.ca/faq/insurance_assurance-eng.asp. Accessed September 4, 2011.

27. US Department of State. Bureau of Consular Affairs. http://travel.state.gov/travel/cis_pa_tw/cis/cis_1470.html. Accessed September 4, 2011.

人身安全和犯罪规避

David O. Freedman

要点

- 个人安全的基石是持续的情境感知
- 自抵达机场开始就要有详细的计划安排。晚上不要开车或旅行,尤其是在市区以外
- 入乡随俗。穿着不要像个游客或富人
- 行走时要表现出自信,始终确切地知道你要去哪儿
- 携带储存有本地紧急号码的手机
- 知道酒店房间的逃生路线
- 如果直接面对安全威胁,放弃你的贵重物品,而不是放弃生命

引言

旅行时,针对个人的犯罪和暴力行为的发生是有一定规律的。因为游客和商务旅客都被认为既富有又可能携带大量金钱和贵重物品,往往成为犯罪分子的特定目标。尽管如此,很少有正式的研究对个人保护措施按优先次序进行排列,甚至无法确定一长串常常提出的建议中哪一个是真正有用的。不过,安全专家同意这样的观点,即如果旅行者能够遵守一些常识性的指南,大部分犯罪的发生都是可以避免的。旅行前咨询时应对"要点"(见上)进行讨论,其余的要以易于执行的书面格式供旅行者随身携带。

个人安全的基石是情境感知。不论是在贫穷还是富裕的国家,每个城市都有不同规模的不安全区,在那里人身安全的风险大。大多数当地人都知道自己家乡城市的这些地区在哪儿。所有旅客在到达前或抵达目的地之后应尽快获得这些相同的信息。一旦确定了高风险区域和高风险活动,就要尽力避免。

旅行者不仅要对目的地城市或乡镇的总体环境保持警觉,还要对自己整天在外活动时发生在身边的时时刻刻变化的情势始终保持警惕。旅行者应该了解目的地国家的历史、文化,并在出发前和逗留期间通过媒体跟踪当地时事。这可以通过查阅领事信息表(表51.1)、公司或组织的安全报告以及威胁评估顾问报告(表51.2)来完成。但是,许多国家常常没有关于犯罪和暴力事件的数据统计资料。而在有这些数据的地方,出于政治和经济的考虑,外国领事馆、顾问或国际机构一般难以获得这些信息。所以,很多情况下,有关该地区安全问题最准确、及时的建议以及应避免的情形,可以从朋友、同事、客户、旅游运营商或酒店礼宾部那里获得。这样的建议通常基于其他旅行者近期的真实经历,所以应在抵达时立即开始收集。此外,大使馆通常会监测涉及本国公民的事件,可以应询提供有用的指导。

第二条最重要的规避犯罪原则是不要形成习惯。这对于短期酒店住客和高知名度企业的外派人士同样适用。每天早晨在同一时间慢跑,从一家知名的商务酒店出发经过同样的路线,就如同一名外派人员每周六早上外出购物让房子空着一样,很容易成为一个潜在的目标。

超出典型的旅行诊所患者间相互关系以外的复杂安全问题没有包括在这里。这些问题包括敌对监视、绑架和人质、劫持、武装冲突期间在敌对局势中幸存、动乱地区的人道主义工作以及对地雷和未爆弹药的风险的识别。一些经验丰富的风险咨询公司,其员工通常是前执法部门、间谍部门和军方人员,可以为组织和公司提供合适的风险管理、威胁评估和培训套餐(见表51.2)。这些问题中的许多基本内容,我们都在其他地方讨论过[1-3]。

表51.1　具有全面安全和风险信息的领事网站
美国国务院旅游警告和领事信息 http://travel.state.gov/travel/travel_1744.html 公民登录地址：https://travelregistration.state.gov/
英国外交和联邦事务部国家建议 http://www.fco.gov.uk/en/travel-and-living-abroad/travel-advice-by-country/ 公民登录地址：http://www.fco.gov.uk/en/travel-and-living-abroad/staying-safe/locate/
加拿大外交事务与国际贸易旅游部报告 http://www.voyage.gc.ca/countries_pays/menu-eng.asp 公民登录地址：https://www.voyage2.gc.ca/Registration_inscription/Register_Inscrire/Login_ouvrir-une-session-eng.aspx?fwd=true&hash=p0V4sJhYtXNnDsAOImpW8w6161
澳大利亚外国事务和贸易旅游咨询部 http://www.smartraveller.gov.au/zw-cgi/view/Advice/Index 公民登陆地址：https://www.orao.dfat.gov.au/orao/weborao.nsf/homepage?Openpage
美国国务院海外安全咨询委员会（OSAC），每日全球新闻公告 http://www.osac.gov

表51.2　专事风险管理和保安的主要咨询机构
克罗尔风险咨询公司 www.kroll.com 风险控制 www.crg.com iJet 旅行智能风险系统 www.ijet.com 国际 SOS 救助公司 www.internationalsos.com

将旅行医疗需求外包到外面诊所的较大的组织和公司通常都设有公司安全部门，他们会向公司雇员和外派人员提供特定目的地的风险评级和书面的安全报告。内容包括目的地城市内安全和不安全区域的非常具体的信息，以及被认为是最理想和最安全的宾馆和住宅区名单。大多数风险咨询公司都会提供特定的国家和具体城市的安全报告（见表51.2）。（人身安全中关于预防伤害、机动车事故和溺水的部分请参见第47章）

出发前

出发前或有时在预订前，旅行者应就目的地的安全和政治稳定情况从本国领事网站上查询相关建议。最全面的英语的领事网站如表51.1所示。这些国家在大多数目的地都有派遣的领事人员，所以可以提供详细的情境信息。这些领事报告包含了许多特定的街道和地区的信息，因此在旅行期间最好打印出来随身携带。在评估一个目的地时，应该查询多个国家的网站，因为一个国家报告中的文字所反映的是针对该国公民的政治影响或威胁情势。近年来，领事报告不再笼统地对整个目的地国家贴上"能去""不能去"的标签，而是更趋向于对这些国家特定地方的风险进行列举。此外，风险水平已经被引入到报告中，因此休闲旅行者可能被建议避免前往，必要的旅行可能会在被批准的一定地理范围内。另外，为了一些特殊情况或需了解更具体的信息，公民通常可以打电话或发电子邮件给目的地的使领馆，从安全专员或领事那里可以了解更多的细节，而这些细节可能因过于敏感或复杂而无法在领事报告上公开披露。

到达时

不幸的是，对休闲旅行者来说，刚到达目的地机场是整个旅途中最有威胁的情境之一。旅行者因旅行而疲惫，对周围环境不熟悉，入境大厅常常拥挤而嘈杂，指示牌和标志可能是外语。这些对任何国家的罪犯来说都最具吸引力。这时需要执行预先制定的计划。旅行者如果约定与自己并不认识的某个人、旅游公司的代表或司机在机场的高风险区域见面，应该被提醒不要和任何不知道口头识别暗号的人离开入境大厅。公司的标志牌和旅行者的名字很容易被到达区域的其他人复制。不管安排多么细致，接错人的事仍常常发生。旅行者应该要清楚他们预期要到达的目的地的确切地址，也应该有当地联系人的电话号码。

许多机场航站楼有售物亭，由信誉良好的出租车公司租用。旅客可以在那里预付车费，然后被引导到正在等候的汽车。另一个好办法就是寻找一个有组织的出租车停车点，排着队的汽车依次搭载乘客，并且就位于机场周边。无论如何要避开那些在机场到达区域徒步招揽单个旅客的人。在任何国家，都有许多罪犯声称是出租车司机或出租车经营者。

旅行者应该运行一套机制，确保始终有人知道他们在哪里以及预期的活动安排。鉴于现代通讯的便利，这套机制中可以包括身在国内的人。如果要在当地停留一段时间，旅行者应该在本国的大使馆进行登记，现在通过互联网就能完成。如果发生紧急情况，旅行者应该熟悉适当的联系方法。

除法律另有规定外(不常见),护照应锁在家中或旅馆的保险箱内,并随身携带护照首页的复印件。复印件应包括签证页以及该国的合法入境章,因为当地有权部门一直在查找非法入境者。其他的复印件,或者至少是包含护照号码和签发细节,应分开保存。护照扫描件可用于以后发电子邮件,可以留在家中,也可以在出发前发送至旅行者自己的邮箱保存,方便日后使用。

旅行者,即使是短暂停留,也应在到达时、当然是在紧急情况出现前就学会电话接通拨号的顺序。旅行者应该知道从酒店的房间、住所、工作地点、和/或在本地租用的电话或个人移动电话上拨打本地和长途电话的拨号方法。他们应该确认所有的紧急电话号码,包括警察、消防、救护车、邻居、重要的生意伙伴和宾馆(如果适用)。这些号码如果适用的话应张贴在家中显眼位置并随时随身携带。有本地业务的机构通常会定期制作印有重要联络信息的叠层钱包卡,并分发给刚到达机场的员工或访客。

到酒店时应当询问服务台或同事有关当地常见的诈骗术和扒手、小偷使用的分心伎俩。小偷经常是两人或两人以上团伙作案,一个分散注意力,另一个实施盗窃。

移动电话和电子设备

即使是最贫穷的国家,也通常会有高质量的移动电话服务。当旅行者发现自己处于高度危险环境时,与可能有帮助的资源进行快速有效的联络,可以提供针对这一情形的解决方案,或者能最大限度地缩短遭受威胁的时间。

最好使用在本地购买或租赁的手机,方便拨打当地的电话号码,当地人也容易拨打旅行者的电话取得联系。理想情况下,移动电话中应尽早储存本地紧急呼救号码和领事馆的电话号码。在大多数国家,可以在抵达时购买有当地号码的价格低于 20 美元的廉价手机,并从预付卡中扣费。组织或公司有来自其他国家的短期访客或员工时,可以考虑在他们抵达时提供本地移动电话。作为替代办法,经常出行的旅客应该携带自己的 GSM 频带电话,以便在当地网络上漫游。GSM 频带服务是世界上最普遍的频段服务,几乎所有国家(日本除外)都可以使用,尽管大部分美国的手机仍使用不同的标准。美洲的 GSM 频带与世界其他地区不同,但全球所有 GSM 运营商均可以提供自动检测周围环境中 GSM 信号的三频和四频 GSM 手机。

手机、笔记本电脑、平板电脑、移动阅读器和其他个人电子设备常常包含敏感的财务或个人数据,很容易丢失或被盗。如果可能,所有的设备都应使用密码锁定软件进行保护,还要加密。

在酒店里

在威胁度高的国家,酒店的位置应该利用预先的知识认真选择,理想的位置是邻近计划中的活动地点。3~6 层的房间通常是安全和治安方面最理想的。这些楼层从酒店的外面很难闯入,但是可以通过消防设施进入。旅行者一进入酒店房间就应查看安全说明并熟悉逃生路线。旅客可以在走廊上先数清楚从自己房间门到安全出口之间的房间数,以便在黑暗或烟雾情况下能找到安全出口。

酒店房间的门应始终上锁。对于那些预计住在经济适用型旅馆的人来说,门锁和房门开、关的成套装置很容易买到。不要为陌生人开门,同时可以打电话给前台确定敲门人的身份。离开房间时打开浴帘,防止侵入者躲在那里。房间内保险箱虽然比前台个人安全储物箱的安全性要低,但还是推荐使用,当然还取决于其型号,在大型宾馆,许多宾馆员工是很容易开启房间保险箱的。

除了最亲近的朋友和同事以外,房间号不应该透露给其他任何人。在大堂接见访客。带有房间号和酒店标识的房卡应在离开酒店时应交给前台管理人员。用当地文字标明地址和电话号码的酒店名片应随时随身携带。

关于通知宾馆前台预计返回酒店的时间是否明智仍存在分歧。一般来说,这可能是不明智的。但是如果旅行者要深夜返回而没有其他人知道预期目的地和时间安排,则可以考虑这一做法。

外出走动

旅行者应表现出自信,并且确切地知道自己要去哪里。如果要冒险出发,应提前做好情境意识方面的规划。如果地形和路线已经很熟悉,那么只需要很少的时间来规划。但是,所有旅客都需要对高风险地区和潜在的高风险情况有很好的了解。前面已经讨论了确定这些情况的方法,但重要的是,要记住高风险地区可能随时间而改变,所以即使是经常旅行的人也要对每次出行进行评估。定期通过当地媒体关注时事动态和潜在动荡的环境。出发前,应在头脑中想好或者使用地图来规划好路线。不应该在街上研究地图或移动设备,因为这等于将自己的弱点告之路人。

旅行者不应该穿着昂贵的服装、佩戴名贵的珠宝或携带贵重的相机和电子产品。穿着应尽可能融入当地,并且一定要避免穿着能够表明国籍或有任何表示出地方性或全球性政治信仰的衣服。旅客应该随时携带手机或使用公共电话需要的电话卡和硬币。

只携带外出所需的现金。任何多余的现金都应该放在安全储钱腰带或有拉链的衣服口袋里。一次只能带一张信用卡或借记卡。不要随身携带财务账户的细节资料。让自己很快熟悉当地的货币以及纸币和硬币的外观:使用当地不流通的纸币或硬币总是有风险的。

旅行者应该时刻注意周围的环境,警惕以任何形式交谈或以任何方式触碰自己的陌生人,无论看起来接触是多么偶然。旅行者绝对不能接受大街上、酒吧里的陌生人或出租车司机给你的任何食物或饮料:麻醉药在很多地方都是很常见的。在酒吧里饮料决不能离开自己的视线。外出行走时,旅行者总是应该腾出一只手来保护自己和贵重物品。小偷的特定目标是肩包、背包的外袋和挎在肩上的相机。贵重物品应该挂在胸前,最好掩在外套或衬衫里面,这样小偷就不容易接触到。裤子和夹克的主口袋内有拉链的小口袋可以提供额外的防扒手保护。贵重物品最好分放在多处,特别是如果必须携带护照或相当数量的货币时。绝对不能将行李或私人物品交给任何你不能直接监管或观察到的人。

即使对这个地方很熟悉,旅行者在旅游景点、市场、电梯、拥挤的地铁、火车站和节日中也需要格外小心。不应该去孤立的海滩,天黑后和清晨也不要去那些热门和似乎安全的海滩。慢跑者有失去名牌鞋和服装的风险,因为这些品牌的鞋和衣服可能在许多国家比较值钱。好奇心是危险的,应该避免参加政治集会和任何人群聚集,特别是在具有潜在不稳定性的市民环境中。旅行者应该注意一些特殊的日期和周年纪念日,届时最好不去那些公共场所。

旅行者应从不在 ATM 机上取钱,也不在天黑之后去货币兑换处去换钱。黑暗使得潜在的攻击者可以从相对较短的距离谨慎地观察。获得现金后,旅客应仔细确认自己没有被跟踪。

在任何国家,许多罪犯都是自愿的性伴侣。这样的安排需要一个卖淫的场所,或者好像是在宾馆、酒吧、餐厅,甚至在街上的一次偶遇。私通发生在旅行者的酒店/公寓或犯罪者所选择的地点,导致不良后果的风险都是一样的。任何时候都应避免与当地国民发生亲密接触。旅行者应避免夜醉街头,在此情况下即使距离很近也应乘出租车返回。

长期逗留的旅行者应对自己的周围环境时刻保持警觉,要留心和记住日常的邻居和工作环境。这样就能更快地发现那些异常情况、无关人员和可疑之处。

出租车和公共交通

出租车的情况各国间有很大差异,这里提出的指导意见往往需要根据当地情况加以调整。一般来说,旅行者应该只使用"注册"的出租车,但是如何识别就需要用到当地的知识,这在刚到目的地时就必须得到确认。

对于日常使用出租车一事,公司预约出租车总是最安全的,尽管许多国家已经实行了强制登记系统,标有等级标志的出租车也同样安全。本地同事通常会告诉你那些信誉良好的无线电出租车运营商的电话号码。在预定出租车时,如果可以与无线电调度员充分沟通,旅行者应该获得已经派出的出租车的汽车号码或车牌号码。如果情况要求出租车司机拨打公寓楼的对讲机,则应要求电话调度员预先安排一个识别信号。

应该总是在坐进出租车之前把车费确定下来,即使必须用手势来比划。需要坐出租车的旅行者应该始终携带小面额的当地货币,因为即使是坐车船,大面额的货币也不能找零。永远不要和不认识的乘客拼车。

酒店往往有自己的车辆和司机以供租用。其价格往往过高,但通常都安全可靠。然而,旅行者需要小心酒店的门卫,当旅行者需要出租车时,他们可能会把旅行者放在一名由共犯驾驶的出租车上,那么最好的结果是多收费,最坏的结果则是实施抢劫。值得引起警惕的信号是,这辆出租车停在远离出租车停车线或排队的地方,或者是临时加塞进来的出租车。

公共交通,尤其是拥挤的地方,有很多的安全隐患,详见第四十七章。另外,外国人在公共汽车上既引人注目,又会在一段时间内成为相对固定的目标。旅行者应尽可能结伴搭乘公共交通工具。小偷经常成对分组地活动,所以旅行者应该避免向突然出现并且阻碍前行道路的任何人的方向移动。犯罪团伙在拥挤的车辆或火车上,一部分人会阻止武力反抗,而另一些人则搜寻贵重物品;在这种情况下,藏在衣服下的钱包和腰带是最安全的。不论何种情况都应避免在夜里乘坐公共交通工具。旅行者绝不应乘坐没有其他乘客的火车车厢。

汽车旅行

旅行者在外国绝不应该晚上驾车或乘坐私家车出行，特别是在农村地区。在本章提出的所有建议中，这一条是得到文献和安全专家共识最有力支持的。必须像与本书其他章节所述的预防伤害问题一样来做到这一点，以规避犯罪行为。在可信赖的、关系亲近的同事陪同下晚上在当地出行有时难以避免，也许会安全一些。但即使在这种情况下，离开城镇出行通常仍是非常危险的。经过适当的适应期后，可以考虑晚上驾驶私人汽车到当地非高风险社区的熟悉的场所，但这还是增加了成为受害者的风险。

在目的地国家，无论是在本地或在城市之间乘汽车旅行，有效的通讯可以大大减少在迷路或车辆故障情况下的滞留时间和受攻击的风险。即使不是天天如此，但出城旅行时总应借用或租用移动电话。

在适当的情况下，旅行者应考虑雇用一名熟悉地形、道路交通规则和驾驶习惯并由其他人推荐的当地司机。这在偏远地区并存在语言问题时尤为重要。每次进入汽车时都要检查司机是否清醒。鉴于贫穷国家的现行工资水平，汽车和司机的成本通常和租用汽车本身的成本差不多。租车或连司机一起租用时，旅行者应避免那些有任何形式租赁标识的汽车。

在途中，车门应始终保持锁定状态，窗户应尽可能保持关闭。因此，在炎热的气候下，应该找辆空调车。和在家时一样，旅行者不应该让人搭便车。旅行者作为一名乘客时在任何时候都需要保持警惕。劫车和抢劫盗窃行为会发生在停靠加油站、停车场或城区交通缓慢时。

尽早学习地方法规

旅行者应该花功夫预先学习目的地国家的规章条例。需要知道涉及机动车事故时要遵循的程序。对违法行为的处罚可能会非常严重。大使馆可以帮助确保法律代理，但不能凌驾于当地法律之上。有些国家实行"零容忍"政策，对那些在酒精和其他药物的影响下驾驶的人，将处以严厉的处罚。涉毒违法行为、拥有枪支、拍摄政府或军事设施以及购买古代文物是被地方当局扣押的常见原因。

结论

所有专家认为，旅行者遭遇犯罪时，应放弃贵重物品而不要反抗。钱和护照可以重新获得，但人的生命不可能再来。

（蒋龙凤 译，李军 黄祖瑚 校）

参考文献

1. Various authors. Operational Security Management in Violent Environments (Revised Edition). Good Practice Review 8. London: Overseas Development Institute; December 2010. <http://www.odihpn.org/report.asp?id=3159>
2. Generic Security Guide for Humanitarian Organizations. European Commission. *ec.europa.eu/echo/policies/evaluation/files-en/pdf-en/guide-en.pdf*; 2004.
3. Roberts DL. Staying Alive: safety and security guidelines for humanitarian volunteers in conflict areas. Geneva: ICRC; 2006. www.icrc.org

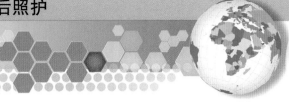

旅行后筛查

J. Clerinx, D. H. Hamer, and A. Van Gompel

要点

- 病史采集是旅行后筛查的基础
- 除非已有特定风险暴露史,无症状的短期旅行者很少需要旅行后医学检查
- 长期旅行者,移居人士,以及高冒险性旅行者需要进行详细病史询问,对一系列感染的潜在风险展开评估
- 最精简的实验室检测包括全血细胞计数、白细胞分类计数、肝脏转氨酶、血尿素氮(BUN)和肌酐水平以及根据暴露类型而定的血清学标志物检测

引言

许多旅游诊所提供旅行前咨询以及旅行后的疾病筛选检查和照护。旅行前筛查的重点是为居住或旅行到不同的物理环境进行准备,并通过接种疫苗、药物化学预防、自我治疗和行为辅导的方式预防常见传染病。在对无症状旅行者的旅行后筛查中,医生要评估其获得热带和国际性旅行相关隐匿性感染的风险,及其对旅行者健康的潜在影响[1]。此外,年长的长期旅行者和外派人员更能获益于对常见非传染性健康状况的评估,比如心血管疾病、肿瘤和创伤的并发症。对于那些打算今后再次旅行的人们,旅行后咨询是获得个人注意事项建议,并评估免疫状态和化学预防需求的很好机会。

病史-旅行后筛查过程的核心-侧重于不同传播途径所致的传染性疾病[2,3]。实验室检查虽不可缺少,但往往是不敏感和非特异的,并不能用以诊断那些处于临床前期的潜伏感染(如疟疾)。定性诊断试验用于发现感染是有用的,而(半)定量试验用来确定"寄生虫负荷"是必要的。这对疟疾、血吸虫病以及某些丝虫感染都很重要。

对无症状旅行者旅行后筛查的成本效益分析是值得商榷的。旅行后筛查本身对疾病的发病率和死亡率几乎不会产生影响。其对健康状况的影响可能与对心血管疾病和肿瘤性疾病的健康检查和职业病的定期体检相当[1,4]。过分依赖实验室检验结果常常会导致将筛查过程集中于讨论检查结果的有效性,而不是聚焦于有关疾病问题。人们可能直接质疑过于细致的检测的成本效益,尤其是对那些发病率很低的感染[5]。

何人、何时去筛查

不是所有旅行者都需要旅行后医学检查。潜在效益应根据人口因素(年龄、性别、社会经济地位),旅行特征(持续时间、目的地)和具体疾病的暴露来评估。移民、难民和来自热带国家的收养儿童构成了本章中没有具体涉及的特别群体。此外,还有一类经常返回原籍国探亲访友的旅客,在没有症状情况下也很少去做旅行后筛查[6]。

如果旅行者存在以下情况,应建议他们返程后接受医学检查:

- 患有慢性病,诸如心血管疾病、糖尿病、慢性呼吸道疾病或自身免疫性疾病
- 因 HIV 感染或药物导致的获得性免疫抑制
- 回来后 3 个月内生病,特别是出现发热、持续性腹泻、恶心、呕吐、消瘦、黄疸、泌尿系统疾病、皮肤病或生殖道感染
- 被认为在旅途中已经暴露于潜在的严重传染病
- 在某发展中国家停留超过 3 个月

因此,建议长时间停留在热带地区以及患有慢性疾病的旅行者,接受旅行后的医学检查。如果是无症

状的短期旅行者,只有轻微的健康问题,如旅行者腹泻或一过性发热,则不必来接受检查。旅行后检查的作用必须是能够排除,而不是诊断某种潜伏性(亚临床型)疾病。这就需要了解各种可疑感染性疾病的潜伏期以及许多实验室检查方法在正确检出一些虽然隐伏却仍在活动的感染方面存在的局限性。

寻找感染病线索应简明扼要,集中于食品和水源性污染、节肢动物暴露、接触淡水和性接触几个方面。筛查性传播感染(sexually transmitted infections,STI)值得特别关注。快速诊断可以防止疾病进一步传播,因常常是新出现的多重耐药菌株[7]。

关于何时进行旅行后医学检查还有不确定性。如果在暴露后很快就进行筛查会导致一些潜伏期较长的感染可能被遗漏。因此,旅游结束3个月以上接受检查可以避免漏检那些可能有潜在公共卫生影响的感染性疾病,如结核病(TB)和HIV。应该告知旅行者在下一阶段可能发生的疾病的临床表现(例如间日疟)。同时旅行者应该可以通过紧急就医通道获得专科医疗服务,特别是发热,它可能是某些可能导致严重后果的疾病的早期症状,如疟疾、阿米巴性肝脓肿、急性血吸虫病(钉螺热)或急性HIV感染的血清转换期。

目标人群

无症状的短期旅行者

无症状的短期旅游者,无论是游客还是专业人士,只要他们有健康风险意识,同时没有特别的疾病暴露风险,则很少需要旅行后筛查。并且假定这些旅行者在出行前已经得到正确指导。

常规旅行后筛查对于患有自限性疾病的短期旅行者可能是多余的。应该限定于存在慢性基础疾病的人员。

对于一些职业性的公司旅行者,旅行后筛查程序应该是职业医学定期医学检查的一个组成部分(通常是强制性的)。

无症状的长期旅行者或外派人员

这部分人群接受医学检查的意义在于通过详细的问诊来评估广泛的一系列慢性非显性感染的可能性:空气传播疾病(结核)、节肢动物传播疾病(例如,疟疾、丝虫病和锥虫病)、水源性疾病(血吸虫病)、土壤传播的蠕虫(圆线虫、钩虫和其他肠道蠕虫)、食物传播的寄生虫(阿米巴病、贾第虫病、肠蠕虫)以及一些性传播疾病。如果能明确某种具体疾病的暴露,则必

须评估其被感染和(或)感染负荷的风险。

外派人员和长期旅行者应该对更常见的疾病进行全面的健康评估,因为在他们所居住的国家通常缺乏这些服务。根据国家指南或实践,这些疾病包括心血管病、高血压和糖尿病以及对包括前列腺癌、乳腺癌和结肠癌等恶性肿瘤的预防性筛查。

无症状的冒险旅行者

喜欢冒险的旅行者常常要采用类似于所访问国家当地人的生活方式,从而使一些少见感染的风险大大增加。吃生的肉类和鱼类、未熟的食物、异国情调的食品如爬行动物,或未经巴氏消毒的奶制品和喝未净化的水,都是以下一些感染的潜在来源,如异尖线虫病、腭口线虫病、肺吸虫、旋毛虫病、肉孢子虫病、布氏杆菌病和蛇舌状虫病。

暴露于特定的生物栖地,如在湖泊、池塘、河流里面洗澡或游泳接触淡水,或者涉水通过洪水淹没区(血吸虫病、钩端螺旋体病),蝙蝠出没的洞穴(组织胞浆菌病:罕见,但为特定的环境高风险),在舌蝇出没的野生动物保护区(东非洲锥虫病:非常罕见,但病死率高),非洲徒步旅行(非洲蜱咬热,常见但系良性疾病),赤道地区的森林(在非洲西部和中部,罗阿丝虫病和盘尾丝虫病:偶有),以及海洋环境(鱼类、贝壳类动物、腔肠动物蜇伤或咬伤,与珊瑚礁接触:组织的炎症和坏死、神经性中毒、感染链球菌和分枝杆菌)均可引起特定的疾病表现。

自我发现风险因素和(或)在旅行期间出现症状的旅行者

这类旅行者经常会来咨询,是因为他们对结果的担心,或寻求对在其他地方已得到的诊断进行确诊,或希望证明所患的疾病已经完全治愈。对于经常旅行的人,医生可以提供给他们关于重要疾病的临床表现以及特定暴露有关的经验性治疗策略。有些旅行者错误地认为,既往的疾病发作史使他们更容易再次感染,如疟疾和阿米巴病,或者是过分担心今后的旅行再次感染导致并发症,例如在第一次登革热发作后。旅行者前来咨询的另一动机是害怕将疾病传染给他人。这一点适用于某些职业,当感染者与易感人群(老人、智力障碍相关学校、免疫功能低下患者、食品加工行业等)接触时可能传播空气传播疾病(TB)、粪-口传播疾病(沙门菌),或直接皮肤接触传播疾病(疥疮),还有性传播疾病。

旅行后筛查可以提供一个明确的回顾性诊断,可

以确认疾病是否痊愈,以及能告知疾病传播的后果和今后旅游的相关信息。

一般筛查

问诊

由有经验的医师问诊是旅行后筛查过程的核心内容。可以确定特定感染的暴露和评估风险的大小。旅行者自身对风险的认知往往和医学专业人士有很大差异。

为了对无症状旅行者进行正确的旅行风险评估,相关问题必须包括一套基本的标准项目(表 52.1~表 52.3)。简洁的调查问卷能加快全面的风险评估。这些将决定体格检查、临床辅助调查和提供咨询。

表 52.1　旅行后筛查的自填式问卷	
人口学因素	年龄、性别
旅行特点	目的地、逗留时间和返回日期
疫苗接种	(记下最后一次接种的年份)脊髓灰质炎、白喉、破伤风 甲型和乙型肝炎 黄热病 伤寒 A、C、Y、W 群脑膜炎球菌 日本脑炎 其他(狂犬病,蜱传脑炎)
疟疾化学预防	用药物方案和服药的持续时间

表 52.2　交互式旅行后筛查问卷	
基本医疗信息	体重变化、烟草,酒精和精神药物的使用,合并用药情况
旅游意向	度假,专业的旅游,探亲访友(VFR),探险运动,等等
物理环境	目的地,时间,运输工具,旅游路线,住宿类型,海拔
具体环境	接触淡水(河流,湖泊,淹没区),岩洞,海洋环境,森林,游戏公园,等等
饮食习惯	暴露于生肉和生鱼、未经煮熟的食物、不常用的调料、未纯化的水和未经巴氏消毒的奶制品
既往病史	慢性疾病和过敏性疾病(哮喘、湿疹和荨麻疹),可能对筛查程序有潜在干扰
疟疾预防	物理保护,抗疟疾药物的类型、剂量和服用时间
SSTD 风险	保护措施,和高危人群的接触
血液传播风险	IVDU、针头刺破事件、创伤和输血
旅行中患病情况	发热、肠道和皮肤疾病,性传播疾病

表 52.3　热带传染病的特异性暴露风险	
物理环境(暴露)	疾病风险
城市环境	登革热[b,c]
淡水接触(游泳、涉水、漂流)	血吸虫病 钩端螺旋体病
河口、河流(边界)	土壤传播的蠕虫 盘尾丝虫病 钩端螺旋体病 皮肤幼虫移行症 西非昏睡病[a]
热带森林	丝虫病(血) 病毒性出血热
洞穴	组织胞浆菌病
非洲游乐公园(采采蝇出没)	东非昏睡病[a]
热带草原(步行之旅)	蜱咬热[a] 恙虫病[c]

[a] 非洲
[b] 中美洲和南美洲
[c] 东南亚

体格检查

针对无症状旅行者的体格检查往往价值有限。然而,毫无思想准备的旅行者也可能被发现需要引起重视的淋巴结肿大、脾肿大、高血压、心肺功能障碍或皮肤疾病。如果病史提示某一特别的主诉,进行体格检查往往能得到有用的信息,使患者和医生都放心。体检范围应根据疾病的情况来确定。

一般临床辅助检查

常规实验室检查

一组基本实验室检查包括全血细胞计数、白细胞分类计数、肝脏转氨酶、尿素氮、肌酐的测定和 C 反应蛋白(CRP)。这些检查能提供感染、系统性炎症以及肝、肾功能等重要信息。

尿液分析包括尿液显微镜检查和蛋白尿测定,对于疑诊泌尿系统血吸虫病是必不可少的,但通常检测不出轻型感染,而旅行者往往是这种情况。对于无症状者,尿液检查并不一定能得出关于肾脏疾病、膀胱癌或尿路感染的可靠信息。

检测空腹血糖水平和血脂作为评估糖尿病和心血

管疾病风险的标志是可选择的,但肯定推荐为长期旅居国外人士的一般健康检查内容。

血嗜酸细胞计数

这个筛查试验是判断可疑现症寄生虫感染的关键指标,特别针对线虫或吸虫感染,但不包括绦虫感染。当寄生虫在血液或组织中发生迁移时,如在类圆线虫病、血吸虫病、血丝虫病和肠道蠕虫(蛔虫、钩虫),嗜酸粒细胞增多更为显著,但在淋巴丝虫病中变化没有这么明显。

然而,大多数亚临床性蠕虫感染者血嗜酸性粒细胞计数正常[8]。作为筛选蠕虫感染的标记物,如嗜酸性粒细胞在界限(500 个嗜酸性粒细胞/mm³)以下,则特异性大大降低[5]。旅行者中嗜酸细胞计数特别高的(绝对计数>1000 个/mm³),具有很强的预测价值,提示进一步的病原学检查应集中到这一亚群疾病。同样,长期旅行者或外派人员中极高水平的 IgE 可能提示既往或现症的蠕虫感染,而不仅仅是反映过敏性体质。

腹部超声

目前,超声检查仅作为查出肝肾功能异常的无症状旅行者的二线诊断步骤,或作为中老年人前列腺病症筛查的一部分。后者特别适用于在所住国难以获得高质量医疗服务的长期派驻人员和传教士。

静息心电图(ECG)

静息心电图可以帮助识别"长 QT"综合征的个体,这些人如使用了使 QT 间期延长的药物,则有发生特定的恶性室性心动过速("尖端扭转")的风险。苯芴醇,固定的抗疟组合蒿甲醚-苯芴醇(Riamet 和 Coartem)(AL)的一部分,与卤泛群有结构上的相似性,卤泛群是能导致 QT 间期延长的抗疟药。虽然目前推荐剂量的苯芴醇与可检测出的 QT 间期延长没有直接相关,但对于长 QT 综合征患者应引起注意,对 AL 与其他导致 QT 间期延长的药物联合使用也需要高度警惕。

特异性筛查检测

这些检测的主要目的是明确是否有结核病、性传播感染、肝炎以及肠道和肠外寄生虫病的隐匿性感染(表 52.4)。

表 52.4 常见旅行相关感染暴露的诊断

感染	潜伏期	诊断方法	检测的用途	无症状感染不太可能发生的时间间隔
阿米巴病	1 天~6 个月以上	粪便镜检 粪便抗原检测[a] 血清抗体检测[a]	感染溶组织内阿米巴/迪斯帕阿米巴感染(溶组织内阿米巴)组织侵袭性溶组织内阿米巴	6 个月,但可能是更长的时间,甚至数年
疟疾(恶性疟原虫)	9~35 天	厚血涂片、抗原检测 血清抗体检测[a]	活动性感染/疾病 感染后确认 慢性抑制性感染	无免疫:3 个月 部分免疫:4 年
疟疾(良性的间日疟,三日疟)	10 天~1 年以上	厚血涂片,(抗原检测) 血清抗体试验[a]	活动性感染/疾病 感染后确认	良性间日疟:2~4 年 三日疟:>10 年
伤寒	7~45 天[a]	血培养 粪便,尿培养[a] 血清抗体检测(肥达)	活动性疾病 恢复期带菌状态 感染后(有争议的,不可靠)	2 个月
结核	>30 天	结核菌素试验[a]	无症状感染 活动性感染/疾病	2~4 个月 N/A-终身风险
血吸虫病	21 天~大于 60 天	血清抗体检测[a] 粪便,尿液镜检[a] 显微镜直肠组织压片镜检[a] 粪便,尿液抗原检测[a]	无症状感染 片山综合征 活动性感染/疾病	3~6 个月,特殊情况下会长些
肠道寄生虫病	3 天~大于 60 天	大便镜检[a]	活动性感染	2 个月

表 52.4　常见旅行相关感染暴露的诊断(续)

感染	潜伏期	诊断方法	检测的用途	无症状感染不太可能发生的时间间隔
丝虫病(班氏)	?~大于 1 年	血清抗体检测[a] 血清抗原检测[a] (夜间)微丝蚴血症	有暴露史 活动性感染 活动性感染	长达 2 年
丝虫病(盘尾丝虫病)	3 个月~大于 15 个月	血清抗体检测[a] 皮肤,眼部微丝蚴[a]	有暴露(低敏感性) 活动性感染	长达 2 年
丝虫病(罗阿丝虫病)	?~大于 12 个月	血清抗体检测[a] 微丝蚴	有暴露 活动性感染	长达 2 年
类圆线虫病	7 天~大于 21 天	血清抗体检测[a] 粪便显微镜检查(浓缩)[a]	有暴露,活动性感染 活动性感染	1 个月
HIV	14 天~大于 90 天	血清抗原/抗体测试(HIV-ELISA)[a] HIV-WB[a]	活动性感染:筛查 活动性感染:确认	3~6 个月
梅毒	9 天~大于 90 天	RPR 和 VDRL[a] TPHA,FTA[a]	活动性感染 确认 暴露后,治疗后	3 个月
乙型肝炎	1~6 个月	血清抗体检测[a]	活动或潜伏感染者/疾病	6 个月
丙型肝炎	2 周~6 个月	血清抗体检测[a]	活动或潜伏感染者/疾病	6 个月
冈比亚锥虫	>14 天	血清抗体检测	活动性感染	长达数月甚至数年
克氏锥虫(南美锥虫病)	5~14 天	血清抗体检测	潜伏或活动性感染	可能暴露后应进行血清学随访直到 6 个月
内脏利什曼病	2~6 个月	血清抗体检测	活动性感染	长达数月甚至数年

[a] 适用于无症状的旅行者

潜伏性结核病的筛查

在没有阳光和空气流通的密闭空间内,吸入患有活动性肺结核的指示病例呼出的感染性飞沫,就会发生结核感染。相反,在室外感染结核杆菌的风险很低。因而短途旅行者所患风险降低,但在长期旅行者和移居者中风险明显增加。后者的结核病发病率与当地人口相当。在荷兰的一项研究中估计有 2.8/(1000 人·月),相对于基线增加了>100 倍。就绝对数而言,相对适中的风险在 0.6/(1000 人·月)[9]。然而,医护人员的患病风险高得多[7.9/(1000 人·月)],因此强烈推荐采用结核菌素试验和暴露前后的胸部 X 线检查进行严格随访。

是否需要对所有热带地区的长期旅行者和居住者进行潜伏性结核病筛查仍有争议。美国胸腔协会主张仅针对可能近期感染者,尤其是与确诊病例的密切接触者进行结核菌素试验。虽然暴露后预防在大多数情况下可以避免进展为活动性结核,但发现和治疗临床型结核病才是目前最具成本效益的策略[10]。

胸部 X 线

常规胸部 X 线检查潜伏性结核病的特异性及敏感性均不高。在结核病低度流行的工业化国家,大规模胸部 X 线检查早已不再作为控制结核的手段。因此,不推荐对无结核病症状的旅行者进行常规胸部 X 线检查。如果要做,应仅限于结核菌素反应阳性的外派人员或冒险旅行者,尤其是那些在家庭或工作场所暴露于确诊或高度怀疑肺结核指示病例的人员。

结核菌素皮试(TST)和γ-干扰素释放测定(IGRA)

TST(1-5IU PPD 皮内注射后皮肤反应)是检测潜伏性 TB 感染的推荐选择。从旅行前阴性结果到回国后阳性结果的转变是近期 TB 感染的确切证据。一般结核菌素反应在 TB 暴露后 6 周转阳,但也可能需要更长的时间,有时长达 4 个月。

作为一种诊断性试验,TST 需要在 72 小时的间隔内观察并判定,因此需要两次就诊。经常出现不确定的结果。皮内注射和正确判读结果必须由有经验的人员来进行,以避免假阴性结果。TST 在怀孕、年老、糖尿病和激素治疗的群体中敏感性降低,在免疫缺陷的个体中结果也不可靠。儿童时期接种过 BCG(卡介苗)者多年后仍会出现皮试阳性。

最近建立的 IGRA 方法能特异性检测结核分枝杆菌感染。该检测手段不受既往接种卡介苗或感染非结核分枝杆菌的影响。IGRA 具有内部阳性对照而减少了不确定结果。也不需二次就诊。尽管有希望替代 TST,但 IGRA 也有类似的局限性:一是无法区分潜伏还是活动感染;二是无法区分近期、既往还是已治 TB;三是免疫缺陷病人试验敏感度下降。另一方面,之前的 TST 对 IGRA 的结果没有影响。到目前为止,IGRA 检测的目标人群最好是 TB 暴露风险较高者[11]。该方法在旅行后筛查中的具体作用还有待确定。

性传播感染(STIs)

旅行者与旅行所到地区的新性伴侣发生未保护性接触的几率很高,可达 5%~50%[12]。主要由于艾滋病的流行,性传播感染已成为旅行后筛查的重点。因此,在旅行后筛查中必须强化对性行为以及对性传播疾病风险的询问。对于有 HIV 感染的职业或娱乐性风险的旅行者,应在旅行前讨论暴露后使用抗逆转录病毒药物的方案。

性传播疾病筛查有双重目的:一是通过预防和治疗控制二次传播,二是使无症状旅行者得到安抚。检测内容应该包括 HIV、梅毒、淋病和衣原体感染,生殖器疱疹,尖锐湿疣。艾滋病毒和梅毒可以通过血清检测方法方便地检出。另一方面,对淋病和衣原体感染的筛查需要进行尿道和(或)子宫颈取样,通过细菌培养、抗原检测或聚合酶链反应(PCR),或间接地通过检测晨尿中的白细胞数量是否异常来判断。对于无症状患者,尤其是女性,直接取样可能不被接受,可能仅用于那些从事高危性行为的旅行者,比如与多名伴侣有频繁无保护性行为[12]。

虽然在 HIV 血清学转换后不久进行抗逆转录病毒治疗的潜在益处仍未确定,但是筛查 HIV 可以防止进一步传播,并可以改善个人感染管理。现行联合检测 HIV 抗原(P24 或 PCR 检测)和抗体的方法具有高度特异性和敏感性,包括近期感染。它可以对与新伴侣有过性接触,目前处于暴露后 3 周~3 个月时间内的所有旅行者进行可靠的筛查[13]。对于梅毒来说,血清学转换(VDRL 或 RPR)在硬下疳消失后仍需要一些时间,这可能完全被忽视,因此如果怀疑梅毒必须重复检查。对属于低风险范畴的无症状旅行者,推荐在暴露后 3 个月时进行性传播疾病的筛查。

为了防止性传播疾病在血清转换前的传播,强烈推荐安全性行为,主要是通过使用避孕套。

在发展中国家接受输血者不仅需要筛查 HIV 和梅毒,还需筛查乙型和丙型肝炎,以及美洲锥虫病(南美锥虫病),因为那里的血液筛查程序常常不甚完整和可靠。在上述疾病的潜伏期内,受血者必须采取安全性行为。

病毒性肝炎

乙型肝炎在旅行后筛查中有一席之地,也被认为是性传播疾病和(或)热带传染病。来自发展中国家的许多人群中慢性活动性乙型肝炎呈高发病率,即使感染常无明显症状。疫苗接种能给大多数人提供满意的保护效果。对于近期与可能感染慢性乙肝的性伴有无保护的性行为或接收注射或文身的未接种疫苗的旅行者,检测乙型肝炎表面抗原能检出新近感染或携带状态。同时检测乙肝表面抗体和核心抗体能提供既往病原暴露和血清转换情况,或以前的疫苗接种的信息。

筛查甲型肝炎(HAV)仍然可以被作为今后旅行是否需要接种疫苗参考。并非所有旅客都具免疫力,年轻一代很少已获得自然感染。

虽然在一些发展中国家人群中丙肝感染率相当高,但异性恋行为在疾病传播中不占主要途径。系统筛查无症状的旅行者可能不符合成本效益。丙型肝炎筛检可以仅限于有血液制品输注史、有静脉注射毒品史或高风险的性行为史的旅行者。这也应该是从事医疗保健工作的旅行者和外派人员的例行检查的一部分。

登革热

对返回疫区的无症状旅行者明确既往登革热感染

状态很有意义,这样可以预测若再次感染是否会增加出血和(或)血管闭塞风险。然而,常规的血清学检测并不是达到此目的的最佳手段。检测结果往往受到其他黄热病病毒(黄热病,日本脑炎,蜱叮咬脑炎)疫苗接种或传染病(西尼罗病毒)的干扰,会产生假阳性测试结果。登革热的血清学反应久而久之也会逐渐减弱。值得注意的是,在许多旅行者中,不少登革热感染者始终表现为无症状。

寄生虫病

对旅行者们来说,除疟疾以外的其他寄生虫感染并不罕见。尽管如此,只有极少数是比较常见、并有可能引发严重疾病的,如血吸虫病、类圆线虫病和侵袭性阿米巴病[14]。

血吸虫病

任何旅行者,若曾与疫区(主要是撒哈拉以南非洲地区)的淡水水源有接触行为,都必须怀疑其有感染人血吸虫病的可能性。这些行为包括:在河流、湖泊、池塘或灌溉的水稻田中游泳、洗澡、涉水,或在受污染的淡水源径流交汇的季节性洪涝区域中涉水而行。虽然是在寄生虫负荷度很轻微时,血吸虫感染有时也会导致严重的神经系统损伤,尤其是血吸虫卵或成虫在脊髓中引发的栓塞后横贯性脊髓炎[15]。

尽管有时在感染后不久就会出现稠密性痒疹("游泳者瘙痒"),但感染的第一阶段往往被忽略。当人体内血吸虫长成成虫并开始产卵时,这种原发性感染都有可能引起发烧、咳嗽和(或)腹痛等热病超敏反应——即所谓的"片山综合征"。活动性感染时会出现高嗜酸性粒细胞血症,通常发生在感染后 3 周~3 个月期间。在发热期开始后至少 2~8 周,血吸虫抗体才开始出现,在粪便或尿液中出现血吸虫卵则可能需要更长时间。在疫病流行地区的常驻居民往往不会有很高的寄生虫负荷。因此,在这个风险群体中,几乎没有发现晚期潜伏性疾病的表现,如门静脉周围肝纤维化、广泛性结肠炎(曼氏血吸虫)或不可逆的尿路损伤(埃及血吸虫)。

埃及血吸虫感染引起非特异性泌尿道炎症,涉及尿道和膀胱壁,有时与假息肉和阻塞有关。这导致许多不知情的旅行者出现镜下血尿。当患者怀疑是膀胱恶性肿瘤而进行膀胱镜检查时,膀胱血吸虫病往往是一个出乎意料的诊断结果[16]。直接粪便镜检或尿液找血吸虫卵的敏感性不高。粪便/尿液浓集法可以极

大地提升检出率,即使轻度感染也是如此。"直肠活检"的敏感性更高,需要 4~6 个直肠浅层活检组织:将活检组织置于显微镜载玻片之间挤压,在低倍镜下观察黏膜中含有活毛蚴的特征性虫卵。

对于无症状旅行者,往往通过血吸虫抗体检测发现潜伏感染。血清转化通常发生在 3 个月内,但也有可能需要 1 年。抗体检测具有敏感性兼特异性,但无法提供蠕虫负荷的有关信息。即使在寄生虫消除多年后,仍可检测到抗体滴度。目前,利用粪便和尿液标本扩增血吸虫 DNA 的分子检测方法正在研发中,但还不清楚这种检测是否比粪便/尿液镜检更敏感。血清 PCR 检测也许可以作为早期感染的标记。要进一步通过测试来评估这一方法在受感染旅行者体内寄生虫负荷度的定量检测方面的潜在意义[15]。

类圆线虫病

类圆线虫病可以通过其内源性再感染循环达到终生寄生,并可能在服用大剂量类固醇或免疫抑制剂的患者或免疫力低下的人群中产生致死性播散性过度感染。嗜酸性粒细胞增多的现象常常缺失(20%~60%)或仅轻度升高。对有间歇性瘙痒病史并伴有匐行性荨麻疹("幼虫流")、嗜酸性细胞增多症和(或)抗体试验阳性的患者应高度怀疑这一感染[8]。

据报道,对于排出杆状蚴的患者,血清学测定具有高度敏感性和特异性,但对于粪便测试阴性的无症状携带者不一定如此。与其他蠕虫种类之间很少产生交叉反应。浓集后单次粪便镜检杆状蚴的敏感性较低。如重复粪便检查,敏感性显著增加(单次检查 20%~30%,7 次检查后高达 100%)。"贝尔曼"浓集法等特异性浓集法或粪类圆线虫培养法的敏感性更高,但更耗时,因而不具成本效益。对于筛查试验,采用 ELISA 法或 PCR 法检测粪类圆线虫抗原是更敏感而特异的替代方法。

侵袭性阿米巴病

阿米巴感染的检测仍然存在问题。阿米巴结肠炎和肝脓肿是迄今为止侵袭性阿米巴病最重要的临床表现,但感染可能在数月内无症状。

粪便镜检不能作为阿米巴原虫感染的可靠检测方法。实际上绝大多数无症状排包囊者都携带有非致病性痢疾阿米巴株(>90%),镜下与潜在侵袭性溶组织阿米巴难以区分[17]。现已经开发一种 PCR-DNA 扩增试验,用以区分粪便样本中的这两种虫株,

这是迄今首选的诊断方法。可以对用福尔马林固定冷冻的粪便样本进行 PCR 检测[18]。此外,检测新鲜粪便标本中溶组织阿米巴粪抗原的检测方法也已开发商用,对活动性阿米巴结肠炎患者的敏感性和特异性都超过95%[17,18]。但对于无症状排包囊者的敏感性较低。

溶组织阿米巴血清抗体检测的价值在阿米巴肝脓肿病例中得到证实,其敏感性高于血清阿米巴凝集素抗原测试[17]。由于在疾病根除后数月甚至数年后,该抗体依然存在,所以抗体检测作为阿米巴结肠炎以及无症状包囊携带者微侵袭性感染的标志均不可靠。

目前关于用非吸收的"接触性"抗阿米巴药治疗无症状的溶组织阿米巴携带者是否足够有效尚不清楚。无症状旅行者的血清抗体阳性可能提示亚临床侵袭,可能需要与"组织"抗阿米巴药配合治疗,而这可能难以应用于移民人群中。

脑囊虫病

采用酶联免疫电转移印迹法(EITB)检测纯化糖蛋白抗原抗体的方法在无症状旅行者中筛查囊尾蚴病的工作揭示了筛查中存在的问题。现在还不清楚血清学检测阳性结果是否于活动性疾病相关,以及这种活动性疾病是否很快就会出现症状。虽然已报告马达加斯加和平志愿者的血清阳性率为8.2%,但要全部查出血清学阳性的无症状旅行者要付出昂贵代价,而且所产生的焦虑要比实实在在的收益多得多[19]。

其他肠道寄生虫

其他肠道线虫感染(蛔虫、鞭虫和钩虫)的寄生虫负荷很少达到引发慢性感染的成年旅客和外派人员出现明显症状的程度,但要除外偶发的蛔虫成虫异位至胆管或胰腺导管的情况[20]。偶有消化性溃疡样症状出现,包括轻症感染时。

对于无症状的旅行者,采用单次粪便样品浓集后镜检虫卵和包囊的方法能够足够敏感地检出绝大多数有临床意义的线虫感染(蛔虫、鞭虫、钩虫、美洲板口线虫)和致病性肠道原虫感染,但对于粪类圆线虫来说敏感性是不够的(见上文)。

蓝氏贾第鞭毛虫是无症状旅行者中最常见的肠道原虫。单次粪便样品浓集卢戈液染色镜检可以可靠地检出该原虫[21]。有时候,在无症状旅行者的粪便中可以发现等孢子虫、环孢子虫,以及罕见的隐孢子虫属。后者需要特定的染色方法检测。近几十年来,越来越多的粪抗原检测方法得以建立。目前可用的蓝氏贾第鞭毛虫和隐孢子虫属的抗原检测方法,其效果至少与显微镜镜检一样,而且耗时减少。检测粪便样品中几种肠线虫和原虫的 DNA 扩增 PCR 方法也正在开发之中。使用一组选定的寄生虫的 DNA 探针进行的实时 PCR 检测("多重聚合酶链反应"),因具有优越的敏感性和特异性可能是另一种很有意义的替代方法[22]。由于成本的限制,粪抗原筛查将被限定于"五大"肠内寄生虫(钩虫、粪类圆线虫、血吸虫属、溶组织内阿米巴和蓝氏贾第鞭毛虫)。

血液或组织寄生虫的感染

对于许多寄生虫病,血清抗体检测仍然是在无症状旅行者中检出暴露或潜伏感染的主要诊断性筛查手段。目前使用的大多数技术是基于 ELISA 或免疫荧光抗体测定。

这些测试相对容易标准化和操作,因此非常方便,但对于无症状或轻度感染而言,其敏感性或特异性往往不确定。血清抗体检测无法提供寄生虫活性以及寄生虫负荷度的信息,在疾病暴露乃至治愈后多年,抗体应答仍可能持续存在(如血吸虫病和阿米巴病)。基于 PCR 的分子检测是否能取代目前的抗体检测,还取决于针对每种寄生虫的特异性诊断方法的目标指向。

疟疾

许多在旅途中接受过疟疾治疗的旅客都急于得到确诊。在治疗后,针对血液期寄生虫的疟疾抗体应答持续至少 2 个月,可用于无免疫旅行者疟疾的回顾性诊断[23]。在不同种类的疟疾之间存在广泛的交叉反应。恶性疟原虫抗体阴性可以排除有过几次发热的旅行者的疟疾诊断。

疟原虫的富含组氨酸蛋白质-2 抗原是恶性疟原虫的特异性抗原,可用于追溯确认近期的感染;治疗成功后,阳性结果可能会持续 4 周以上。使用疟原虫种特异性 DNA 探针进行的 PCR 检测用于检出现症感染或慢性无症状半免疫携带者中的致病疟原虫效果良好。

利什曼病

内脏型利什曼病的症状显露前期时间比较长。在疾病阶段抗体检测既敏感也特异。由于抗体的产生取决于疾病活动程度,所以血清学方法用于无症状潜伏期的感染诊断是不可靠的。基于 PCR 的分子检测技术可能在评估免疫功能低下患者的隐性感染方面发挥一定作用[24]。

丝虫病

短期旅行者感染丝虫病的风险非常低[8,25]。在移民和长期外派人员中所见几乎都是盘尾丝虫病、淋巴丝虫病和罗阿丝虫病。在暴露很长时间之后有时会周期性地出现一些轻微的罗阿丝虫病表现（加拉巴丝虫肿、眼表浅移行）和盘尾蚴病的症状（瘙痒）等。

在无症状的旅行者中，使用犬恶丝虫抗原检测抗体的方法是检测丝虫感染的一线方法。对罗阿丝虫病和淋巴丝虫病的敏感性较高，但对盘尾丝虫病的敏感性较低。特异性抗体测试现还不能常规应用，敏感性还不够。

血微丝蚴有时可以在已感染常现曼森线虫而不自知的旅行者的"厚血涂片"中找到，偶尔也可见到罗阿丝虫。无症状旅行者中淋巴丝虫病的病例报告很少。检测需要使用微丝蚴浓集技术或激发试验（DEC 检测）。夜间取样检测班氏丝虫（班氏吴策线虫）微丝蚴的方法已在很大程度上被使用单克隆抗体的丝虫抗原检测取代。

诊断盘尾丝虫引起皮肤丝虫病需要在皮肤活检或受感染的皮肤浅表性瘢痕渗出物中检出微丝蚴。眼科检查角膜和前房可发现微丝蚴或其特征性角膜病变（点状角膜炎）。

最近开发的基于 PCR 的微丝蚴诊断试验可以代替血液浓集技术，且其敏感性优于盘尾丝虫病皮肤标本显微镜检测。如果丝虫抗体检测结果为阳性，则应寻求专家建议，进一步作虫种的鉴别，因为对不同种的治疗方法不同。

锥虫病

对美洲锥虫病（克氏锥虫）和西非锥虫病（布氏冈比亚锥虫）的血清学筛查应限于前往南美洲疫病流行地区在贫困住所中接触过锥猎蝽虫的冒险旅行者和移民，或在非洲长期居住者或传教士在锥虫病重度传播的地区与采采蝇有接触者。大多数个体感染了克氏锥虫后自己并不觉察，感染了西非锥虫病的人也不会被疑及。相比之下，东非锥虫病（罗得西亚锥虫病）的潜伏期短（<14 天），并且总是以急性发热起病，且能检出寄生虫血症。

血清学试验非常敏感，因此可能是排除感染的理想方法。关于进行筛查的频度和具体时间现在还没有确切的指南。如果血清学检查结果为阳性，应寻求专家建议作进一步检查。

结论

虽然就降低发病率而言可能不具有成本效益，但无症状旅行者的旅行后筛查是广泛开展的。根据具体行程进行的认真病史采集，包括对食物、水和人员接触方面潜在感染风险的细致的询问，是旅行后评估的重要基础。简明的体格检查主要针对特殊体征和症状，有选择的实验室检查有助于检出亚临床感染并明确针对常见病原体的免疫状态。其主要获益在于对今后旅行的预防性咨询价值。

（刘源 译，李军　黄祖瑚 校）

参考文献

1. McLean JD, Libman M. Screening the returning travelers. Inf Dis Clin Trav Med 1998;12(2):431–43.
2. Whitty CJ, Carroll B, Armstrong M, et al. Utility of history, examination and laboratory tests in screening those returning to Europe from the tropics for parasitic infection. Trop Med Int Health 2000;5(11):818–23.
3. Carroll B, Dow C, Snashall D, et al. Post-tropical screening: how useful is it? BMJ 1993;307(6903):541.
4. Carlos Franco-Paredes. Asymptomatic Post-Travel Screening. In: http://wwwnc.cdc.gov/travel/yellowbook/2012/chapter-5-post-travel-evaluation/asymptomatic-post-travel-screening.htm
5. Wintour K, Jones ME. Routine Medical Evaluation of Expatriate Volunteers – Retrospective Analysis of 613 Patients. 7th Conference of the International Society of Travel Medicine (CISTM7), Innsbruck, 27–31 May 2001: Abstract FC09.03
6. WHO. International Travel and Health. Geneva 2005. Yearly update: www.who.int/ith.
7. Jakopanec I, Borgen K, Aavitsland P. The epidemiology of gonorrhoea in Norway, 1993–2007: past victories, future challenges. BMC Infect Dis 2009;9:33.
8. Baaten GG, Sonder GJ, van Gool T, et al. Travel-related schistosomiasis, strongyloidiasis, filariasis, and toxocariasis: the risk of infection and the diagnostic relevance of blood eosinophilia. BMC Infect Dis 2011;11:84.
9. Cobelens FG, Deutekom H van, Draayer-Jansen IW, et al. Risk of infection with *Mycobacterium tuberculosis* in travelers to areas of high tuberculosis endemicity. Lancet 2000;356(9228):461–5.
10. Rieder HL. Risk of travel-associated tuberculosis. Clin Infect Dis 2001;33(8):1393–6.
11. Guidelines for using the QuantiFERON-TB test for diagnosing latent *Mycobacterium tuberculosis* infection. Centers for Disease Control and Prevention. MMWR Recomm Rep 2003;52(RR-2):15–8.
12. Matteelli A, Carosi G. Sexually transmitted diseases in travelers. Clin Infect Dis 2001;32(7):1063–7.
13. Chang D, Learmonth K, Dax EM. HIV testing in 2006: issues and methods. Expert Rev Anti Infect Ther 2006;4(4):565–82.
14. Libman MD, MacLean D, Gyorkos TW. Screening for schistosomiasis, filariasis, and strongyloidiasis among expatriates returning from the tropics. Clin Infect Dis 1993;17:353–9.
15. Clerinx J, Van Gompel A. Schistosomiasis in travelers and migrants. Travel Med Infect Dis 2011;9:6–24.
16. Harries AD, Fryatt R, Walker J, et al. Schistosomiasis in expatriates returning to Britain from the tropics: a controlled study. Lancet 1986;86(i):86.
17. Tanyuksel M, Petri Jr WA. Laboratory diagnosis of amebiasis. Clin Microbiol Rev 2003;16(4):713–29.
18. Visser LG, Verweij JJ, Van Esbroeck M, et al. Diagnostic methods for differentiation of *Entamoeba histolytica* and *Entamoeba dispar* in carriers: performance and clinical implications in a non-endemic setting. 1. Int J Med Microbiol 2006;296:397–403.
19. Leuscher P, Andriantsimahavandy A. Cysticercosis in Peace Corps volunteers in Madagascar. N Engl J Med 2004;350:311–2.

20. Gilles HM. Soil-transmitted helminths. In: Cook GC, Zumla A, editors. Manson's Tropical Diseases. 21st edn. London: WB Saunders – Elsevier Science Ltd; 2003. p. 1527–60.

21. Farthing MJ, Cevallos AM, Kelly P. Intestinal protozoa. In: Cook GC, Zumla A, editors. Manson's Tropical Diseases. 21st edn. London: WB Saunders – Elsevier Science Ltd; 2003. p. 1373–410.

22. Taniuchi M, Verweij JJ, Noor Z, et al. High throughput multiplex PCR and probe-based detection with Luminex beads for seven intestinal parasites. Am J Trop Med Hyg 2011;84(2):332–7.

23. Jelinek T, Sonnenburg F von, Kumlien S, et al. Retrospective immunodiagnosis of malaria in nonimmune travelers returning from the tropics. J Travel Med 1995;2(4):225–8.

24. Colomba C, Saporito L, Vitale F, et al. Cryptic *Leishmania infantum* infection in Italian HIV infected patients. BMC Infect Dis 2009;9:199.

25. Lipner EM, Law MA, Barnett E, et al. Filariasis in travelers presenting to the GeoSentinel Surveillance Network. PLoS Negl Trop Dis 2007;1(3):e88.

53

返回旅行者的发热

Mary Elizabeth Wilson, Eli Schwartz, and Philippe Parola

要点

- 发热的主要原因因不同地理区域的暴露情况而不同
- 疟疾是从热带地区返回的旅行者发热的最常见原因;登革热是到过某些特定地区的旅行者发热最常见的原因
- 对发热患者的处理必须考虑其旅行和接触史、潜伏期、接触方式及旅行前疫苗接种的影响
- 自限性疾病和危及生命的感染其最初的症状可能相似;局部体征和症状有助于鉴别诊断
- 常规的实验室结果可以为最终诊断提供依据

引言

返回旅行者出现发热需要及时关注。虽然发热可能是自限性的轻微感染的表现,但也可能是快速进展甚至致命感染的预兆。国际旅行增加了必须考虑的传染性疾病的种类,却没有消除常见的全球性感染。最紧迫的是从一开始就要关注那些可治疗、会传播、并会导致严重后果甚至死亡的感染性疾病[1,2]。到访地和近期旅行的特点将决定初步处理的紧迫性和程度。本章将着重于明确返回旅行者发热的原因。关于具体治疗方式,读者可参考其他来源的资料。

旅行者发热的流行病学

返回旅行者发热的常见程度

据报道,到发展中国家去的欧美旅行者中,2% ~ 3%出现发热而不伴有其他明显症状。在发展中国家

旅行 3 个月或 3 个月以下的 784 名美国旅行者中,有 3%的人出现与其他疾病无关的发热症状[3]。这些结果与 Steffen 等[4] 的经典研究中报告的结果类似,在那项研究中,根据旅行返回几个月后的问卷调查,7886 名瑞士旅行者中有 152 名(接近 2%)在发展中国家短期旅行后报告"高热数日"。在这些发热者中,有 39%的人仅在国外期间发热,37%的人在国外和国内均有发热,24%的人仅在国内发热。

GeoSentinel 监测网络数据库分析发现,在 GeoSentinel 诊所寻求照护的生病的返回旅行者中,有 28%的病人以发热为主要的就医原因[5]。在以色列的一项研究中,在旅行相关住院病人中,以发热性疾病为主,占入院人数的 77%[6]。

返回旅行者发热的原因

有八项研究,每项研究至少有 100 例,分析了热带旅行后的发热病因,结果见表 53.1[5-13]。暴露发生于不同的地理区域有助于解释各种诊断的相对可能性的显著差异,这已见于 Freedman 等[14] 的一项研究。最近发表的一系列研究表明,疟疾是因发热需要住院治疗者最常见的诊断。在 GeoSentinel 的研究中,发热的返回旅行者中有 12 例死亡,其中 33%是由疟疾引起的;在 Bottieau 及其同事[9] 的研究中,恶性疟疾是唯一致命的热带病(n=5)。在 GeoSentinel 研究中,17%的发热性疾病是由可用疫苗预防的或特定的药物预防的感染(例如恶性疟疾)引起的。在 Bottieau 研究中,34%的返回发热旅客出现了普遍的全球性感染,如呼吸道感染、肝炎、腹泻病、尿路感染和咽炎,这些感染广泛分布或全球分布,占到发热病例的一半以上[8],还有约四分之一的病例病因不明[5,9,10]。总体来看,疟疾

是导致全身性发热疾病的最常见的特异性传染病,而登革热、单核细胞增多症、立克次体感染和伤寒也是重要的感染性疾病。它们的相对排名因地理位置不同而有所变化,到东南亚旅行者登革热常见,到中南亚地区旅游者伤寒是疾病前三位之一,到撒哈拉以南非洲地区旅行者立克次体感染仅次于疟疾。可能实验室诊断比较困难,对钩端螺旋体病的识别不足。基孔肯雅热病毒感染在印度洋岛屿和亚洲大量增加,也反映在去那里的旅行者中(由旅行者带入的感染甚至在欧洲引起了局部传播)[15]。

表 53.1 关于返回旅行者发热的主要研究汇总数据

研究	患者人群(位置)	最常见的特异性感染	访问最频繁的地区
Wilson 等 2007 年[5]	24 920 名因病返回旅客,其中 6957 有发热(多中心,全球)	疟疾(21%) 急性 TD(15%) RTI(14%) 登革热(6%) 皮肤科疾病(4%) 肠热病(2%) 立克次体病(2%) 急性 UTI(2%) 急性肝炎(1%)	非洲撒哈拉以南(37%) 东南亚(18%) 拉丁美洲/加勒比海地区(15%) 中南亚(13%) 北非(3%)
Bottieau 等 2006 年[9]	1743 个热带旅游后发热的门诊病人(比利时)	疟疾(27.7%) RTI(10.5%) 细菌性肠炎(6.2%) 单核细胞增多症样综合征(3.9%) 皮肤/软组织感染(3.6%) GU 感染/STD(3.4%) 立克次体病(3.3%) 登革热(3%)	非洲撒哈拉以南(68%) 东南亚(12%) 拉丁美洲(7%) 印度次大陆(6%) 北非(4%)
Doherty 等 1995 年[10]	195 名热带旅游后发热的住院病人(英国)	疟疾(42%) 非特异性病毒综合征(25%) 登革热(6%) 细菌性痢疾(5%) RTI(4%) 甲型肝炎(3%) UTI(2%) 伤寒(1.5%)	非洲撒哈拉以南(60%) 印度次大陆(13%) 远东(8%) 南美洲(3%) 欧洲(0.5%)
O'Brien 等 2001 年[11]	232 名海外旅行后发热的住院病人(澳大利亚)	疟疾(27%) RTI(24%) 胃肠炎(14%) 登革热(8%) 伤寒(3%) 甲型肝炎(3%) 立克次体病(2%) 热带溃疡(2%)	亚洲(61%) 太平洋(20%) 非洲(15%) 拉丁美洲(2%)
Antinori 等 2004 年[12]	147 名热带旅游后发热的住院病人(意大利)	疟疾(48%) 疑诊病毒性疾病(12%) 病毒性肝炎(9%) 胃肠炎(5%) 血吸虫病(5%) 伤寒(4%) 登革热(3%) RTI(3%) UTI(1%)	非洲(61%) 亚洲(22%) 中美洲和南美洲(13%) 大洋洲(2%) 中东(2%)

表 53.1　关于返回旅行者发热的主要研究汇总数据(续)			
研究	患者人群(位置)	最常见的特异性感染	访问最频繁的地区
Parola 等 2006 年[13]	613 名热带旅游后发热的住院病人(法国)	疟疾(75%) RTI(4%) 食品/水源传播疾病(4%) 登革热(2%) 病毒性肝炎(1%)	印度洋(55%) 西非(22%) 中部非洲(9%) 东南亚(4%) 印度次大陆(3%) 北非(2%) 中美洲/加勒比海(0.5%)
West 和 Riordan 2003 年[8]	162 名儿科住院病人前往热带和亚热带地区归国后发热(英国)	病毒性疾病(34%) 腹泻疾病(27%) 疟疾(14%) 肺炎(8.5%) 甲型肝炎(5%) UTI(4%) 肠热病(3%)	印度次大陆(82%) 中东(6%) 非洲(4%) 东南亚(2%)
Siikamaki 等 2011 年[7]	462 名发热成人从疟疾流行区返回;三级医院的急诊室;54%的住院率(芬兰)	腹泻疾病(27%) 系统性发热性疾病(21%) (败血症占 3%;肠热病和其他细菌占 3.7%;登革热占 3%;其他病毒包括 EBV 和 HIV 占 5%;立克次体占 1.3%) RTI(15%) UTI(4%) 其他 GI(3%)	撒哈拉以南非洲(42%) 东南亚(28%) 中亚和印度次大陆(20%) 南美洲和中美洲和加勒比(6%) 其他(6%) 未知(1%)
Steinlauf 等 2005 年[6]	211 名热带旅行后住院病人,其中 163 人发热(以色列)	疟疾(33%) 登革热(17%) RTI(6%) 腹泻(6%) 肠热病(3%) 肝炎(2%)	东亚(48%) 撒哈拉以南非洲(34%) 拉丁美洲(16%)

RTI,呼吸道感染;TD,旅行者腹泻;UTI,尿路感染;GU,泌尿生殖系统;STD,性传播疾病。

改编自参考文献 2:Wilson M,Boggild A. Fever and systemic symptoms. In:Guerrant R,Walker D,Weller P,editors. Tropical Infectious Diseases:Principles,Pathogens and Adapted from reference 2:Practice. 3rd ed. Edinburgh:Saunders Elsevier;2011. p. 925-38

旅行者和当地居民的不同

到发展中国家的短期旅行者和那里的居民或长期旅行者之间在常见感染类型及其临床表现方面存在重要差异。这些差异反映了在感染暴露可能性、年龄以及暴露强度方面的不同。例如,类鼻疽(由与土壤和水相关的革兰阴性细菌类鼻疽伯克霍尔德氏菌引起)是泰国北部社区获得性败血症的常见原因,然而在短期旅行者中十分罕见。在许多发展中国家不认为甲型肝炎是一个重要问题。这是因为大多数儿童在很小时就被甲型肝炎病毒感染,病情轻微而常常不能识别,因此不知道曾经患病。年龄较大的儿童和成年人已具有免疫力,但该病毒经常污染食物和水,对进入该地区的

非免疫旅游者构成了威胁。旅行者和新近感染血吸虫病的人可能发生片山综合征,一种免疫介导的临床表现,但是在反复暴露于寄生虫的流行地区的居民中就没有发生[16]。

发热患者的诊断方法

旅行和接触史

许多传染病的发热热型和临床表现是相似的。详细的病史询问,包括在哪里居住和旅行(包括中途停留和旅行方式),旅行的时间和返回后时间,以及旅行期间的活动(如住宿类型、饮食习惯、接触史,后者包

括性接触、针头和血液的暴露、动物和节肢动物的叮咬及水接触),旅行前的疫苗接种和其他准备工作,以及旅行期间或之后的预防或治疗,这些信息对于根据潜在暴露和一般潜伏期来梳理出一份可能感染的清单是至关重要的。相关的接触也可能发生在旅行途中,例如在飞机上或游轮上[17]。

临床医生在工作中应该记住,异域旅行后的发热可能是在旅行期间或返回后获得的常见全球性病原体的感染。同时需要注意的是,一些不熟悉的疾病也可能从工业化国家获得(如北美洲的鼠疫、落基山斑疹热、兔热病、莱姆病和汉坦病毒肺综合征,欧洲的内脏型利什曼病、肾综合征出血热和其他汉坦病毒感染,以及蜱传脑炎)。

对临床过程的详细分析加上体检和实验室数据,有助于确定最可能的病因,并识别那些需要紧急处置的感染,从而促进进一步诊断工作。分析病情的过程可以归纳为以下几个问题:

- 根据旅行的地理区域,有哪些可能的诊断?
- 根据旅行的时间结合有关疾病的潜伏期,有哪些可能的诊断?
- 根据活动、接触、宿主因素及临床与实验室发现,哪些诊断的可能性更大?
- 在可能的诊断中,哪些是可治疗的,可传播的,或是两者兼备?

潜伏期

潜伏期是评估发热患者的有价值的依据。了解潜伏期可以使人们从生物学上排除不合逻辑的可能性。例如,登革热通常具有3~14天的潜伏期。因此,从泰国回国2周以上开始的发热不大可能与登革热有关。远程旅行有时是相关的,但最严重、威胁生命的感染是由过去3个月内发生的暴露引起的。返回后3个月以上可能发生的重要的可治性感染包括疟疾、阿米巴肝脓肿和内脏型利什曼病。根据O'Brien等对旅行后因发热住院的患者的研究分析,有96%的患者是在旅行返回后的6个月内出现症状的;在Bottieau等对旅行后发热的住院患者进行分析,有78%的非洲旅行返回发热患者是在旅行期间或在回国后1个月内出现症状。虽然最初的重点应该是在过去3到6个月内的旅行,但如果初步检查没有发现结果,则应该追溯到一年前或更早时间的暴露。在来自以色列和美国的一项研究中,超过三分之一感染疟疾的旅行者是在从流行地区返回后超过2个月才发病[18]。2009年CDC上报告,2.3%疟疾患者的发病时间在返回后6个月以上[19]。表53.2列出了许多见于旅行者的传染病从初次接触到出现症状和初始临床表现之间的时间。在评估潜在的潜伏期时,必须考虑旅行的持续时间(旅行期间潜在接触的时点)和返回后的时间。

表53.2 常见的感染,按潜伏期分类

疾病	一般的潜伏期(范围)	分布
潜伏期<14天		
疟疾,恶性疟原虫	6~30天	热带,亚热带地区
登革热	4~8天(3~14天)	热带,亚热带地区
基孔肯雅热	2~4天(1~14天)	热带,亚热带地区(东部半球)
斑疹热立克次体	数天至2~3周	致病物种因地区而异
钩端螺旋体病	7~12天(2~26天)	广泛;最常见于热带地区
伤寒	7~18天(3~60天)	尤其是在印度次大陆
疟疾,间日疟原虫	8~30天(常>1个月至1年)	广泛分布于热带/亚热带
流感	1~3天	世界范围;也可以途中获得
急性HIV	10~28天(10天至6周)	世界范围
军团杆菌病	5~6天(2~10天)	广泛分布
脑炎,虫媒病毒(例如日本脑炎、蜱传脑炎、西尼罗病毒和其他)	3~14天(1~20天)	特殊病原体因地区而异
潜伏期14天~6周		
疟疾,伤寒,钩端螺旋体病	参见上面的相关疾病潜伏期	见上文相关疾病分布

表 53.2　常见的感染,按潜伏期分类(续)

疾病	一般的潜伏期(范围)	分布
甲型肝炎	28~30 天(15~50 天)	发展中国家最常见
戊型肝炎	26~42 天(2~9 周)	广泛分布
急性血吸虫病(片山综合征)	4~8 周	非洲撒哈拉以南地区旅行之后最常见
阿米巴肝脓肿	数周到数月	发展中国家最常见
潜伏期>6 周		
疟疾,阿米巴肝脓肿,戊型肝炎,乙型肝炎	参见上文相关疾病潜伏期	参见上文相关疾病的分布
结核	初发,数周;激活,数年	全球分布;耐药率和耐药水平差异很大
内脏利什曼病	2~10 个月(10 天至数年)	亚洲,非洲,南美洲

改编自 Centers for Disease Control and Prevention. CDC Health Information for International Travel 2012. New York:Oxford University Press;2012.

暴露方式

在短期旅行者中,最常见的获得感染的方式可能是节肢动物的一次叮咬、食入受污染的食物或饮料、在被污染的水中游泳或直接接触已感染的人或动物。与新伴侣的随意性接触在旅行者中是很常见的(在短期旅行者中是 5%~50%),对性接触的询问应该作为患病旅行者病史调查的一部分。加拿大的一项研究发现,在国际旅行期间 15%的旅行者报告有与新伴侣的性行为,或通过注射、牙科工作、文身或其他皮肤穿孔过程而接触到血液和体液[20]。即使对于那些没有发生急性疾病的归来旅行者来说,这段病史也很重要。在多数情况下,旅行者无意识地发生了暴露行为。例如,被蚊子和蜱传播感染的病人可能不记得发生过的任何叮咬。与此相反,那些与淡水有接触(如游泳、涉水、沐浴或漂流)的患者在有重点的提问下通常会回忆起这些接触史,这些接触使他们暴露于血吸虫感染的风险之中,尽管他们可能并没有意识到接触会带来感染的风险。医务人员也应该询问其旅行期间的医疗照护情况。为寻求医疗服务而旅行(医疗旅游)已越来越多;旅行者可能会在海外接受包括心脏手术和器官移植在内的各种手术。在这些医疗服务过程中,患者可能被那些对常用抗生素治疗极度耐药的细菌所定植或感染,如最近报道的新德里具有金属-β-内酰胺酶耐药机制的细菌[21],或可能发生其他医院获得性感染。

旅行前免疫接种的影响

病史询问应该包括对旅行前疫苗的回顾,包括疫苗接种日期、接种种类和多剂量疫苗的接种次数。

疫苗的效果差异很大,而对疫苗免疫效果的了解可能影响对某种感染出现可能性的分析。例如,甲型肝炎和黄热病疫苗具有很高的效力,在已接种疫苗的旅客中只有很少的感染病例报告。相比之下,伤寒疫苗(口服和肠外)只能产生不完全保护[22]。现有伤寒疫苗在流行地区的现场试验中,保护性估计为 60%~72%[23]。

临床表现

许多发热性感染会有局部体征或症状,这可能有助于缩小鉴别诊断范围。未能鉴别的发热很具挑战性。以下几节讨论常见的临床表现,重点是引起这些表现的常见疾病。其他章节会详细讨论关于腹泻、皮肤病和呼吸道疾病等。

未能鉴别的发热

疟疾

疟疾仍然是到访或居住在疟疾流行地区任何发热患者最重要的感染。对于无免疫旅行者,如果没有及时诊断和治疗,恶性疟疾是致命的。尽管大多数疟疾患者均有发热,但在最初就医时,40%或更多的人可能没有发热症状[24]。不同流行地区的疟疾风险差异很大,但总体在撒哈拉以南非洲的部分地区风险最高;旅行者中病情最严重和致命的病例都是在这一地区感染的。查找疟原虫的检测应紧急(当天)进行,如果最初的血液涂片为阴性,则在 8-24 小时内反复检查。近年来,对疟疾的快速诊断测试已成为在流行区和非流行区诊断疟疾的重要手段[25]。由于被恶性疟原虫感染的红细胞可能被阻隔在深部血管内,所以即使在重症患者的血液涂片上也很少观察到疟原虫。

对近几周到访过恶性疟流行区的人迅速进行评估是最关键的。2009 年在美国,81% 的急性恶性疟患者在返回美国的一个月内出现症状;另有 15% 的人在返回美国之前发病[19]。使用化学预防药物可以改善或延迟症状发作。没有任何一种化学预防药物是 100% 有效的,所以即使是对于报告已服用化学预防药物的人也应该做疟疾测试。许多抗微生物药物(如复方新诺明、阿奇霉素、强力霉素和克林霉素)对疟原虫有一定的活性。由于与疟疾无关的原因服用这些药物可能会延迟疟疾症状的发作或改变临床过程。

虽然发热和头痛是疟疾的常见症状,但胃肠道和肺部症状也可能很突出,从而将最初处置误导到其他感染方向。血小板减少和无白细胞增多是常见的实验室发现。对疑似疟疾的 335 名旅行者和移民的一项前瞻性研究发现,白细胞计数<10 000/L,血小板计数< 150 000/μl,血红蛋白<12 g/dl 及嗜酸性粒细胞<5%[26]与疟疾血症相关。

登革热

登革热是一种由蚊子传播的黄病毒感染,有四个血清型,是世界上最常见的虫媒病毒。它在流行地区的发病率正在增加,也是返回旅行者发热中越来越常见的病因[27,28]。登革热见于全世界的热带和亚热带地区。在旅行者中,登革热最常见于到东南亚和拉丁美洲(包括加勒比海地区)的旅行者,在非洲的旅行者中不常见,也许感染率被低估了[29]。人类是登革热病毒的主要宿主,这种病毒主要是由埃及伊蚊传播的,这一蚊种栖息在城市地区,与人类密切相关,所以只到访城市地区的旅行者可能被感染。登革热的症状,也被称为"断骨热",通常在感染后 4-7 天(范围在 3~14 天内)开始。常见的表现是发热、前额头痛和肌痛。大约 50% 的患者有皮肤表现,可能包括弥漫性红斑或斑疹或瘀点疹。在发热期结束时有强烈瘙痒。常见的实验室检查异常有白细胞减少、血小板减少和转氨酶升高。最严重的感染形式包括:登革出血热(DHF)和登革休克综合征(DSS),在许多研究中观察到,这些临床类型更常见于二次感染不同血清型登革热病毒株的人群。对古巴一次疫情的详细特征分析显示,98.5% 的 DHF/DSS 病例是发生在先前已经感染过登革热的人群。先前已经感染登革热者再感染一种新的血清型时,DHF/DSS 的发生率为 4.2%[30]。其他因素如病毒血清型、基因型、宿主的遗传特点和年龄也会影响疾病的严重程度。最近的一篇综述认为,旅行者感染后也能发生严重和复杂感染,并可见于初次感染者[31]。

支持性医疗,包括静脉输液,可以挽救重症登革热患者的生命。确诊通常依靠血清学检查;有些实验室可以进行病毒分离培养和通过 PCR 技术检测病毒 RNA。因为特异性 IgM 抗体的出现需要数天时间(通常在疾病的第 5 天出现),因此在早期发热阶段不可能进行血清学诊断[32]。由于与其他黄病毒(如黄热病、日本脑炎、西尼罗病毒)存在广泛交叉反应,IgG 抗体反应很难作出解释。近年来,实时 PCR 和 NS1 抗原检测等几种诊断方法,可以优化旅行者 DENV 的早期诊断[32]。然而,很可能旅行者中发生的病例只有少数记录在案。最近一项对荷兰旅行者的前瞻性研究发现,登革病毒的血清学转换率为 1.2%[发病率为 14.6 人/(1000 人·月)][27]。根据 GeoSentinel 数据库资料,对于曾在热带和亚热带地区的加勒比海、南美洲、中南和东南亚旅行后出现发热性全身疾病的患者中,最常见的特异性诊断是确诊或疑诊为登革热[14]。

在 2009 年,GeoSentinel 欧洲网站见到(没有登革出血热/登革休克综合征)的 6392 例有旅行相关的健康问题者中,登革热是第二位最常见的发热原因,比 2008 年有显著增加[33]。旅行者的登革热感染可能随季节而变化,反映出流行地区的疫情波动[34]。

基孔肯雅热

基孔肯雅热(Chikungunya disease,CHIK)是一种导致急性多关节痛的热带虫媒病毒疾病,可持续数周至数月。继在非洲和亚洲的半个多世纪的局部暴发后,在过去 10 年里,这种疾病在世界许多地区出现或重新出现,并出乎意料地蔓延开来,在非洲和印度洋地区大规模暴发,并在温带地区发生罕见的地方性传播。随着几起世界范围内发生的持续暴发,该病现已成为一个重要的全球公共卫生问题[35]。自这次暴发开始以来,在疫区居民和旅行者中发现了几百万例基孔肯雅病毒感染病例,后者是从疫区返回后被诊断的。基孔肯雅病毒通常由埃及伊蚊传播,现在又反复被发现与一个新的虫媒,白纹伊蚊("亚洲虎蚊")有关,该蚊种现已传入以前以埃及伊蚊为主的热带地区[36]。已有传入欧洲及传播疾病的相关报道[37]。

立克次体感染

在发达国家和发展中国家,立克次体感染分布广泛,而且通常以发现它们的地理区域命名,虽然这样命名可能会有误导作用。在国际旅行者中,发现越来越多的立克次体疾病。最近一项研究中,大约 7000 名返回者以发热为主要原因寻求医疗服务,发现 2% 的输入性发热是立克次体病引起的,其中 20% 需要住院[5]。大多数感染都是在撒哈拉以南非洲地区获得的,而斑疹热(SFG)立克次体病是返回者系统性发热疾病中仅次于疟疾的第二位最常诊断的疾病[14]。

立氏立克次体,是引起美国落基山斑疹热的病因,存在于从加拿大到巴西乃至整个美洲。非洲蜱虫热(非洲立克次体)、地中海斑疹热(康氏立克次体)、鼠型或地方性斑疹伤寒(斑疹伤寒立克次体)等立克次体感染是旅行者中重要的可治疗感染[38]。世界各地已经出现了许多其他的立克次体病。现在对旅行者中立克次体病的认识得到加强,可能反映了前往南部非洲等高风险地区的旅行增加,以及临床医生的有关意识增强[39,40]。诊断通常由血清学检查或基于 PCR 的分子检测方法对皮肤活检组织或焦痂拭子的检测结果来确认。

不同种类的立克次体感染的临床表现是多种多样的。大多数立克次体感染是通过节肢动物,如蜱和螨虫传播的,而焦痂可能标记着叮咬部位。焦痂通常很小(直径<1cm),无症状且容易被忽略。在南非,蜱虫叮咬热的焦痂常常是多发的(>50% 的病例)。皮疹可能存在,但许多立克次体感染(甚至在斑疹热群中)是无斑疹的。澳大利亚立克次体、非洲立克次氏体和立克次体痘会引起水疱性皮疹,可能会被误认为水痘、猴痘、甚至是天花。其特点是高热、头痛、白细胞计数正常或降低和血小板减少。可能出现淋巴结病。感染可能与登革热混淆。立克次体在内皮细胞内增殖并损伤内皮细胞,引起弥散性血管病变。如果不进行治疗,病程可能持续 2-3 周。对四环素治疗通常反应迅速。疑似立克次体感染的患者应在等待实验室确认的同时,采取经验性治疗。

其他的蜱传感染,如人单核细胞埃立克体病和人粒细胞埃立克体病(粒细胞无形体病)[41],其诊断最常见于美国,但在欧洲、非洲和亚洲也有发现。临床表现包括明显的发热和头痛。这些感染也多有白细胞减少和血小板减少,并对四环素治疗有反应。

在 1996—2008 年期间 GeoSentinel 监测网络上报告的 280 名国际旅行者立克次体病流行病学和临床方面的研究包括了:231 例(82.5%)斑疹热(SFG)立克次体病,16 例(5.7%)恙虫病,11 例(3.9%)Q 热,10 例(3.6%)斑疹伤寒群(TG)立克次体病,7 例(2.5%)巴尔通体病,4 例(1.4%)不能确定的 SFG/TG 立克次体病,及 1 例(0.4%)人粒细胞无形体病;在撒哈拉以南的非洲地区,有 197 例(87.6%)的 SFG 立克氏病病例报告,并与较高的年龄、男性、前往南部非洲旅行、夏末旅行及旅游观光有关[42]。

肠热病

肠热病(伤寒和副伤寒)是另一种引起发热和头痛的感染,尽管在疾病的第一周结束时可能出现轻微的皮疹(玫瑰疹),但没有其他明显的体检发现。实验室检查发现包括白细胞计数正常或下降,血小板减少和肝酶升高(通常是中度)。可能出现胃肠道症状如腹泻、便秘和腹部不舒服,以及干咳。伤寒的发病与登革热和立克次体感染的急起发热相比,其起病隐袭。伤寒患者如有白细胞增多应怀疑其是否发生肠道穿孔或有其他并发症。确诊需要从血液或粪便中分离伤寒杆菌(或副伤寒杆菌)[43]。骨髓培养的检出率比血液或粪便高得多,但通常不受临床医生和病人的青睐。血清学检测缺乏敏感性和特异性。伤寒沙门菌对许多抗菌药物的耐药性增加使得分离病原菌进行药敏试验非常重要。在南亚出现的伤寒沙门菌多药耐药和对环丙沙星的敏感性降低,导致以前常用的药物包括氨苄西林、氯霉素、复方新诺明、环丙沙星和氧氟沙星,治疗伤寒无效或疗效不佳[44]。

多项研究表明,印度次大陆是旅行者(尤其是海外探访亲友者)罹患伤寒风险较高的旅行目的地[45]。

在发表的研究中,伤寒疫苗的疗效因疫苗种类、接种次数和研究人口的不同而有很大差异。如上所述,常用疫苗的功效可能是 60% ~ 70%[23]。临床医生在评估返回旅行者时观察到的重要一点是,在已接受伤寒疫苗的人群中伤寒仍然值得关注(虽然可能性很小)。在疫苗接种人群中,副伤寒感染相对常见,这是由于疫苗主要针对伤寒[43]。还值得注意,副伤寒的病程经过并不比伤寒杆菌感染轻[45]。

钩端螺旋体病

尽管钩端螺旋体病具有广泛的地理分布,但人类感染在热带和亚热带地区更为常见。旅行者的娱乐活动,包括在哥斯达黎加的白水漂流和其他涉水的运动,都与散发病例和大规模暴发有关[46]。在 2000 年马来西亚生态挑战赛的 158 名游泳选手中,有 44% 的人符合急性钩端螺旋体病的病例定义[47]。虽然临床表现可以多变,但常见的表现包括发热、肌痛和头痛。在

353 例来自夏威夷的病例报告中,39%的患者有黄疸和 28%的患者有结膜充血[48]。也可能出现其他的症状,如脑膜炎、皮疹、葡萄膜炎、肺出血、少尿性肾功能衰竭和难治性休克。一份欧洲和以色列旅行者中 72 例散发性钩端螺旋体病的病例总结显示,患者大多数来自东南亚、男性(84%)、91%与水上活动有关、90%住院,没有死亡病例[49]。存在多种血清型,临床表现和严重程度因感染不同血清型而变化。在以色列旅行者中,55%表现为重症钩端螺旋体病,通常与黄疸出血型血清群有关[50]。

在大多数医疗机构,由于缺乏敏感和特异的诊断试验对早期病情进行确诊,所以推荐对疑似感染者,特别是病情严重者进行早期经验治疗。使用的药剂包括强力霉素(和其他四环素)、青霉素和头孢曲松。

急性血吸虫病

急性血吸虫病(片山综合征)是由于与淡水接触并感染了能穿透完整皮肤的尾蚴。这种疾病主要见于无免疫者,在暴露后 3~8 周出现症状。临床表现包括高热、肌痛、倦怠和间歇性荨麻疹[51]。在大多数患者中都能注意到干咳和呼吸困难,有时还伴有肺浸润[52]。通常会出现嗜酸性粒细胞增多,而且呈高度增多。在一次涉及 12 名旅行者的暴发中,平均发热天数为 12 天(4~46 天),在感染的前 10 周中有 10~12 人出现嗜酸性粒细胞增多[51]。在大多数情况下该病是在非洲(不仅仅是撒哈拉以南地区)获得的;然而,在过去十年另一个重要的发病地点是在老挝发生湄公血吸虫感染[53]。

阿米巴肝脓肿

阿米巴脓肿可在数天至数周时间内出现发热和寒战。虽然局部症状可能不明显,但 85%~90%的患者会报告腹部不适,约 70%~80%的患者在体检时会有右上腹压痛[54]。如果感染扩展到肝膈面可能导致咳嗽、胸膜炎或肩痛,以及胸部 X 线右基底部异常,这在最初可能提示是肺部疾病过程。脓肿可以通过超声检查发现,溶组织内阿米巴的血清学检查通常呈阳性结果。

出血热

除了埃博拉病毒和马尔堡病毒等重大感染外,还有一些感染会导致旅行者发热和出血,而且很多是可以治疗的。钩端螺旋体病、脑膜炎球菌血症和其他细菌感染也可引起出血。立克次体感染可产生瘀斑或紫癜,严重的疟疾可能与弥散性血管内凝血有关。除了登革热以外,还有许多病毒感染会引起出血。大多数是节肢动物传播(特别是蚊子或蜱虫)或以啮齿动物为宿主。在旅行者中报告的有登革热(DHF)、黄热病、拉沙热、克里米亚刚果出血热、裂谷热、肾综合征出血热(以及其他汉坦病毒相关感染)、夸赛纳森林病、鄂木斯克出血热以及南美的几种病毒(朱宁出血热、马丘波病毒、瓜纳瑞托病毒和萨比亚病毒)。其他地域局灶性感染也可能导致出血热,预期主要见于到农村或偏远地区去的旅行者。如果及早开始,拉沙热对利巴韦林治疗有反应。一些病毒可以在医疗过程中传播,因此在等候特异性诊断时,在单独房间实施隔离是很重要的。确定引起出血的病毒因子可能需要专门实验室工作人员的协助,例如由疾病控制中心(CDC)派出的人员(美国亚特兰大 CDC,病毒和立克次体疾病科,特殊病原体室,GA404 639 1511 和其他专门实验室可提供援助)。即使没有特异的治疗方法,良好的支持性治疗也能挽救生命。

发热和中枢神经系统的改变

发热患者出现神经系统症状时需要进行紧急处置。单纯高热,或与全身感染引起的代谢改变相结合,在没有中枢神经系统侵袭的情况下,也会引起精神状态的改变。人们必须考虑引起发热和中枢神经系统改变的常见全球性的细菌、病毒和真菌感染。旅行者应该增加考虑包括日本脑炎、狂犬病、西尼罗病毒、脊髓灰质炎、蜱传脑炎,以及其他一些地域性的病毒感染,如尼帕病毒。

脑膜炎球菌感染(脑膜炎球菌血症和脑膜炎)的暴发与沙特阿拉伯每年的麦加朝觐有关。从 2000 年开始,有史以来第一次,在朝圣者中发生了脑膜炎奈瑟菌血清组 w-135 引起的脑膜炎球菌病的暴发,随后又通过他们的接触者传播至多个国家。朝圣者接种了四价脑膜炎球菌疫苗(血清组 A、C、w-135 和 Y)以后,仍然可能在鼻咽部携带脑膜炎奈瑟菌。登革热可引起与日本脑炎类似的神经系统表现。越南一项研究中,在 5400 名以登革热入院的儿童中,登革热相关脑病的发病率为 0.5%[55]。钩端螺旋体病可以出现脑膜炎表现。在许多国家,广州管圆线虫引起了散发感染,并导致了 2000 年在牙买加的旅行者中发生嗜酸性粒细胞性脑膜脑炎的暴发[56]。

非洲锥虫病（昏睡病）由传染性采采蝇传播，最初引起非特异性发热病。硬性下疳处为叮咬的部位。如果不及时治疗，锥虫会感染中枢神经系统并导致嗜睡。在暴露的旅行者中，特别是在坦桑尼亚和肯尼亚，已出现了几例病例。患疟疾、伤寒和立克次体感染的患者通常会有严重的头痛，但脑脊液无明显异常。脑型疟疾会导致精神状态的改变，并可发展至癫痫和昏迷。服用疟疾化学预防药物甲氟喹者罕见情况下可发生癫痫发作及其他神经精神副作用，但通常不会出现发热。在旅行者中可见到神经血吸虫病，但在出现局部神经系统症状时，通常不会发热，这是神经系统中异位血吸虫卵沉积引起的组织反应。

性传播感染，如艾滋病毒和梅毒，无论是在本地还是在旅行时获得，都可能累及中枢神经系统。其他可治疗的感染如莱姆病和埃立克体病，可以引起显著的神经系统症状。临床医生不熟悉的地域性的其他可治疗的感染包括 Q 热病、回归热、布鲁菌病、巴尔通体病、炭疽和鼠疫。

持续性和复发性发热

持续性发热和复发性发热患者的诊断，应考虑：疟疾、伤寒、结核、布鲁菌病、巨细胞病毒、弓形虫病、回归热、类鼻疽、Q 热、内脏利什曼病、组织胞浆菌病（以及其他真菌感染）、非洲锥虫病以及与旅行中的暴露不一定相关的感染，如心内膜炎。

有明显呼吸道症状的发热请参见参考文献[57-62]及第 56 章。

实验室线索

常规的实验室检查

常规的实验室检查结果可以为旅行者的发热诊断提供线索。白细胞计数升高可能提示细菌感染，但有些细菌感染，如单无并发症的伤寒、布鲁菌病和立克次体感染表现为白细胞计数正常或降低。

肝酶升高

在过去，甲型肝炎病毒是发展中地区旅行者肝炎最常见的病因。随着甲型肝炎疫苗的广泛使用，急性甲型肝炎现主要见于旅行前未能接种疫苗（或免疫球蛋白）的人群。乙型肝炎仍然是未接种疫苗者存在的风险。戊型肝炎经粪便污染的水或食物传播，在临床上类似于急性甲肝[63]。旅行者中已有病例报告。在妊娠晚期感染戊型肝炎的妇女中，死亡率可达 20% 或更高。

许多常见的或不常见的全身感染都能引起发热和肝酶升高。根据地区比例特点，应该加以关注的疾病包括黄热病、登革热和其他出血热、伤寒、钩端螺旋体病、立克次体感染、弓形虫病、Q 热、梅毒、鹦鹉热和布鲁菌病。在这些感染中转氨酶常会升高。直接侵入肝脏和胆管的寄生虫（例如，阿米巴肝脓肿和肝吸虫）常会引起右上腹部疼痛、肝部触痛和碱性磷酸酶升高。药物和毒素（有时存在于草药或营养补充品中）会损害肝脏，所以对这些药物的仔细了解也应是询问病史的一部分。

发热和嗜酸性粒细胞增多

嗜酸性粒细胞增多常常是实验室检测中的偶然发现。如到访或居住在热带地区、发展中国家的旅行者发现嗜酸性粒细胞增多时，是提示几种特殊的寄生虫感染的线索[64]。然而，在为检查寄生虫而扩大检查工作之前，重要的是仔细询问患者与嗜酸性粒细胞增多相关的情况，了解其用药史（包括旅游时服用的药品、非处方药和旅行期间注射的药品）。其实，许多寄生虫感染并没有嗜酸性粒细胞增多，或仅在其发育的某一阶段与嗜酸性粒细胞增多相关。同时表现为嗜酸性粒细胞增多和发热的感染包括急性血吸虫病（片山综合征）、旋毛虫病、肝片吸虫病、后睾吸虫病、颚口线虫病、淋巴丝虫病、热带肺嗜酸性粒细胞增多症、弓形虫病和罗阿丝虫病[1]。许多这些蠕虫感染主要见于那些先前居住在或长期逗留在热带地区发展中国家的人群中。急性球孢子菌病、已缓解的猩红热，以及其他一些非蠕虫感染也可能与嗜酸性粒细胞增多有关，但在这些感染中嗜酸性粒细胞增多通常不会很高或持续增高。而原虫感染、疟疾、阿米巴病、贾第虫病和利什曼病没有嗜酸性粒细胞增多。

初步诊断工作

要仔细全面地进行体格检查，要特别注意寻找皮疹或皮损、淋巴结病、视网膜或结膜改变、肝脾肿大、生殖器损伤及神经系统表现。对一名有热带地区暴露史的发热病人的初步实验室检查应该包括以下所有或大部分内容：

- 全血细胞计数、分类与血小板检测
- 肝酶
- 血培养
- 疟疾血涂片检查或疟疾快速诊断试验
- 尿液分析和尿液培养

- 胸片

如果怀疑疟疾，不仅必须进行有关疟疾的适当检测，而且要确保检测迅速进行且由经验丰富的专业人士操作。对于腹泻或有胃肠道症状（或疑似肠热病）的患者，应进行大便培养。在持续发热患者，重复的体格检查有时会有新的发现（如新的皮疹、脾肿大），从而为诊断提供有用的线索。表53.3列出了发热的返回旅行者的常见临床表现和与之相关的各种感染。

表 53.3　常见临床表现与相关感染	
常见临床表现	热带旅行后需考虑的感染
发热和皮疹	登革热，基孔肯雅热，立克次体病，肠热病（皮损可能稀疏或缺如），急性 HIV 感染，麻疹，急性血吸虫病
发热和腹痛	肠热病，阿米巴性肝脓肿
未明发热和正常或偏低白细胞计数	登革热，疟疾，立克次体感染，肠热病，基孔肯雅热
发热和出血	病毒性出血热（登革热和其他），脑膜炎球菌血症，钩端螺旋体病，立克次体感染
发热和嗜酸粒细胞增多	急性血吸虫病；药物超敏反应；肝片吸虫病和其他寄生虫病感染（罕见）
发热和肺部浸润病灶	常见的细菌和病毒病原体；军团菌病，急性血吸虫病，Q 热，类鼻疽
发热及神志状态改变	脑型疟疾，病毒或细菌脑膜脑炎，非洲锥虫病
单核细胞增多综合征	EB 病毒，巨细胞病毒，弓形体病，急性 HIV 感染
发热持续>2 周	疟疾，伤寒，EB 病毒，巨细胞病毒，弓形体病，急性 HIV，急性血吸虫病，布氏杆菌病，结核病，Q 热，内脏利什曼病（罕见）
旅游后>6 周开始发热	间日疟，急性肝炎（乙型、丙型或戊型），结核，阿米巴肝脓肿

改编自 Health Information for International Travel，2012.

旅行过程会带来一些医疗问题。在旅行过程中，长时间的制动容易导致深静脉血栓；空中旅行中由于上升和下降过程中压力的变化，鼻窦炎可能会发作。如果初步检查不能证实感染的存在，也应该考虑非感染性疾病所引起发热，如药物热和肺栓塞。Bottieau 等[9]的研究表明，非传染性疾病所引起的发热占所有发热的 2.2%。

处理

及时诊断和紧急治疗是挽救病人生命所必须。图 53.1 提供了旅行后发热患者处理的流程图。这一流程是基于专家意见和已发表文献综合而成[65]。在检查和治疗过程中，临床医生还应该记住公共卫生专家的作用。一些外部资源，如有特别专长的 CDC 或其他参考实验室可以提供诊断试验和其他方面的支持。一些熟悉的感染（如沙门菌病、弯曲杆菌病、淋病）可能是由耐多药病原菌引起的。尤其重要的是，我们还要意识到耐多药感染的重要性，如耐多药伤寒可能是致命的。同时，如果患者对恰当的治疗没有反应，临床医师应考虑到耐药问题、错误诊断的可能或两种感染合并存在。有一些病例报告记载了疟疾和伤寒、阿米巴肝脓肿和甲型肝炎同时存在，还有其他的双重感染[66,67]。

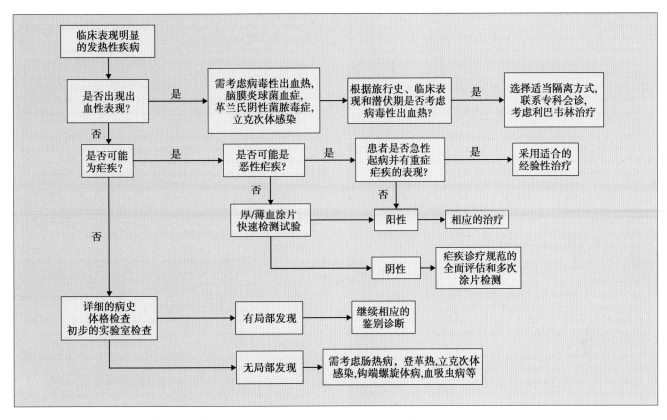

图 53.1　发热病人的管理流程图

当前信息与援助来源

　　给定地理区域的感染流行病学信息是很有价值的,但要获得针对某一特定地点的详细、最新的信息可能比较困难。而电子数据库是获取当前疾病暴发和关于抗菌素耐药性模式的警示信息的有用来源。

(刘源 译,李军　黄祖瑚 校)

参考文献

1. Ryan ET, Wilson ME, Kain KC. Illness after international travel. N Engl J Med 2002 Aug 15;347(7):505–16.
2. Wilson M, Boggild A. Fever and systemic symptoms. In: Guerrant R, Walker D, Weller P, editors. Tropical Infectious Diseases: Principles, Pathogens and Practice. 3rd ed. Edinburgh: Saunders Elsevier; 2011. p. 925–38.
3. Hill DR. Health problems in a large cohort of Americans traveling to developing countries. J Travel Med 2000 Sep–Oct;7(5): 259–66.
4. Steffen R, Rickenbach M, Wilhelm U, et al. Health problems after travel to developing countries. J Infect Dis 1987 Jul;156(1):84–91.
5. Wilson ME, Weld LH, Boggild A, et al. Fever in returned travelers: results from the GeoSentinel Surveillance Network. Clin Infect Dis 2007 Jun 15;44(12):1560–8.
6. Stienlauf S, Segal G, Sidi Y, et al. Epidemiology of travel-related hospitalization. J Travel Med 2005 May–Jun;12(3):136–41.
7. Siikamaki HM, Kivela PS, Sipila PN, et al. Fever in travelers returning from malaria-endemic areas: don't look for malaria only. J Travel Med 2011 Jul–Aug;18(4):239–44.
8. West NS, Riordan FAI. Fever in returned travelers: a prospective review of hospital admissions for a 2½ year period. Arch Dis Child 2003 May 1;88(5):432–4.
9. Bottieau E, Clerinx J, Schrooten W, et al. Etiology and outcome of fever after a stay in the tropics. Arch Intern Med 2006 Aug 14–28;166(15):1642–8.
10. Doherty JF, Grant AD, Bryceson ADM. Fever as the presenting complaint of travelers returning from the tropics. Quart J Med 1995 Apr 1;88(4):277–81.
11. O'Brien D, Tobin S, Brown GV, et al. Fever in returned travelers: review of hospital admissions for a 3-year period. Clin Infect Dis 2001 Sep 1;33(5):603–9.
12. Antinori S, Galimberti L, Gianelli E, et al. Prospective observational study of fever in hospitalized returning travelers and migrants from tropical areas, 1997–2001. J Travel Med 2004 May–Jun;11(3):135–42.
13. Parola P, Soula G, Gazin P, et al. Fever in travelers returning from tropical areas: prospective observational study of 613 cases hospitalised in Marseilles, France, 1999–2003. Travel Med Infect Dis 2006 Mar;4(2):61–70.
14. Freedman DO, Weld LH, Kozarsky PE, et al. Spectrum of disease and relation to place of exposure among ill returned travelers. N Engl J Med 2006 Jan 12;354(2):119–30.
15. Rezza G, Nicoletti L, Angelini R, et al. Infection with chikungunya virus in Italy: an outbreak in a temperate region. Lancet 2007 Dec 1;370(9602):1840–6.
16. de Jesus AR, Silva A, Santana LB, et al. Clinical and immunologic evaluation of 31 patients with acute schistosomiasis mansoni. J Infect Dis 2002 Jan 1;185(1):98–105.
17. Olsen SJ, Chang HL, Cheung TY, et al. Transmission of the severe acute respiratory syndrome on aircraft. N Engl J Med 2003 Dec 18;349(25):2416–22.
18. Schwartz E, Parise M, Kozarsky P, et al. Delayed onset of malaria–implications for chemoprophylaxis in travelers. N Engl J Med 2003 Oct 16;349(16):1510–6.
19. Mali S, Tan KR, Arguin PM. Malaria surveillance–United States, 2009. MMWR Surveill Summ 2011 Apr 22;60(3):1–15.
20. Correia JD, Shafer RT, Patel V, et al. Blood and body fluid exposure as a health risk for international travelers. J Travel Med 2001 Sep–Oct;8(5):263–6.
21. Kumarasamy KK, Toleman MA, Walsh TR, et al. Emergence of a new antibiotic resistance mechanism in India, Pakistan, and the UK: a molecular,

biological, and epidemiological study. Lancet Infect Dis 2010 Sep;10(9):597–602.

22. Schwartz E, Shlim DR, Eaton M, et al. The effect of oral and parenteral typhoid vaccination on the rate of infection with Salmonella typhi and Salmonella paratyphi A among foreigners in Nepal. Arch Intern Med 1990 Feb;150(2):349–51.

23. Levine MM, Ferreccio C, Cryz S, et al. Comparison of enteric-coated capsules and liquid formulation of Ty21a typhoid vaccine in a randomised controlled field trial. Lancet 1990 Oct 13;336(8720):891–4.

24. Dorsey G, Gandhi M, Oyugi JH, et al. Difficulties in the prevention, diagnosis, and treatment of imported malaria. Arch Intern Med 2000 Sep 11;160(16):2505–10.

25. Bronner U, Karlsson L, Evengard B. Evaluation of rapid diagnostic tests for malaria in Swedish travelers. APMIS 2011 Feb;119(2):88–92.

26. D'Acremont V, Landry P, Mueller I, et al. Clinical and laboratory predictors of imported malaria in an outpatient setting: an aid to medical decision making in returning travelers with fever. Am J Trop Med Hyg 2002 May;66(5):481–6.

27. Baaten GG, Sonder GJ, Zaaijer HL, et al. Travel-related dengue virus infection, The Netherlands, 2006–2007. Emerg Infect Dis 2011 May;17(5):821–8.

28. Wilder-Smith A, Schwartz E. Dengue in travelers. N Engl J Med 2005 Sep 1;353(9):924–32.

29. Amarasinghe A, Kuritsk JN, Letson GW, et al. Dengue virus infection in Africa. Emerg Infect Dis 2011 Aug;17(8):1349–54.

30. Guzman MG, Kouri G, Valdes L, et al. Epidemiologic studies on dengue in Santiago de Cuba, 1997. Am J Epidemiol 2000 Nov 1;152(9):793–9.

31. Meltzer E, Schwartz E. A travel medicine view of dengue and dengue hemorrhagic fever. Travel Med Infect Dis 2009 Sep;7(5):278–83.

32. Huhtamo E, Hasu E, Uzcategui NY, et al. Early diagnosis of dengue in travelers: comparison of a novel real-time RT-PCR, NS1 antigen detection and serology. J Clin Virol 2010 Jan;47(1):49–53.

33. Odolini S, Parola P, Gkrania-Klotsas E, et al. Travel-related imported infections in Europe, EuroTravNet 2009. Clin Microbiol Infect 2012;18(5):468–74.

34. Schwartz E, Weld LH, Wilder-Smith A, et al. Seasonality, annual trends, and characteristics of dengue among ill returned travelers, 1997–2006. Emerg Infect Dis 2008 Jul;14(7):1081–8.

35. Simon F, Savini H, Parola P. Chikungunya: a paradigm of emergence and globalization of vector-borne diseases. Med Clin North Am 2008 Nov;92(6):1323–43.

36. Simon F, Javelle E, Oliver M, et al. Chikungunya virus infection. Curr Infect Dis Rep 2011 Jun;13(3):218–28.

37. Grandadam M, Caro V, Plumet S, et al. Chikungunya virus, southeastern France. Emerg Infect Dis 2011 May;17(5):910–13.

38. Parola P, Paddock CD, Raoult D. Tick-borne rickettsioses around the world: emerging diseases challenging old concepts. Clin Microbiol Rev 2005 Oct 1;18(4):719–56.

39. Jensenius M, Fournier PE, Vene S, et al. African tick bite fever in travelers to rural sub-Equatorial Africa. Clin Infect Dis 2003 Jun 1;36(11):1411–7.

40. Raoult D, Fournier PE, Fenollar F, et al. Rickettsia africae, a tick-borne pathogen in travelers to sub-Saharan Africa. N Engl J Med 2001 May 17;344(20):1504–10.

41. Olano JP, Walker DH. Human ehrlichioses. Med Clin North Am 2002 Mar;86(2):375–92.

42. Jensenius M, Davis X, von Sonnenburg F, et al. Multicenter GeoSentinel analysis of rickettsial diseases in international travelers, 1996–2008. Emerg Infect Dis 2009 Nov;15(11):1791–8.

43. Shlim DR, Schwartz E, Eaton M. Clinical importance of Salmonella paratyphi A infection to enteric fever in Nepal. J Travel Med 1995 Sep 1;2(3):165–8.

44. Butler T. Treatment of typhoid fever in the 21st century: promises and shortcomings. Clin Microbiol Infect 2011 Jul;17(7):959–63.

45. Connor BA, Schwartz E. Typhoid and paratyphoid fever in travelers. Lancet Infect Dis 2005 Oct;5(10):623–8.

46. Centers for Disease Control and Prevention. Outbreak of leptospirosis among white-water rafters–Costa Rica, 1996. MMWR Morb Mortal Wkly Rep 1997 Jun 27;46(25):577–9.

47. Centers for Disease Control and Prevention. Update: outbreak of acute febrile illness among athletes participating in Eco-Challenge-Sabah 2000–Borneo, Malaysia, 2000. MMWR Morb Mortal Wkly Rep 2001 Jan 19;50(2):21–4.

48. Katz AR, Ansdell VE, Effler PV, et al. Assessment of the clinical presentation and treatment of 353 cases of laboratory-confirmed leptospirosis in Hawaii, 1974–1998. Clin Infect Dis 2001 Dec 1;33(11):1834–41.

49. Leshem E, Meltzer E, Schwartz E. Travel-associated zoonotic bacterial diseases. Curr Opin Infect Dis 2011 Oct;24(5):457–63.

50. Leshem E, Segal G, Barnea A, et al. Travel-related leptospirosis in Israel: a nationwide study. Am J Trop Med Hyg 2010 Mar;82(3):459–63.

51. Visser LG, Polderman AM, Stuiver PC. Outbreak of schistosomiasis among travelers returning from Mali, West Africa. Clin Infect Dis 1995 Feb;20(2):280–5.

52. Schwartz E, Rozenman J, Perelman M. Pulmonary manifestations of early schistosome infection among nonimmune travelers. Am J Med 2000 Dec 15;109(9):718–22.

53. Leshem E, Meltzer E, Marva E, et al. Travel-related schistosomiasis acquired in Laos. Emerg Infect Dis 2009 Nov;15(11):1823–6.

54. Hughes MA, Petri Jr WA. Amebic liver abscess. Infect Dis Clin North Am 2000 Sep;14(3):565–82.

55. Cam BV, Fonsmark L, Hue NB. Prospective case-control study of encephalopathy in children with dengue hemorrhagic fever. Am J Trop Med Hyg 2001 Dec;65(6):848–51.

56. Slom TJ, Cortese MM, Gerber SI, et al. An outbreak of eosinophilic meningitis caused by Angiostrongylus cantonensis in travelers returning from the Caribbean. N Engl J Med 2002 Feb 28;346(9):668–75.

57. Miller JM, Tam TW, Maloney S, et al. Cruise ships: high-risk passengers and the global spread of new influenza viruses. Clin Infect Dis 2000 Aug;31(2):433–8.

58. Mutsch M, Tavernini M, Marx A, et al. Influenza virus infection in travelers to tropical and subtropical countries. Clin Infect Dis 2005 May 1;40(9):1282–7.

59. Cairns L, Blythe D, Kao A, et al. Outbreak of coccidioidomycosis in Washington state residents returning from Mexico. Clin Infect Dis 2000 Jan;30(1):61–4.

60. Centers for Disease Control and Prevention. Update: outbreak of acute febrile respiratory illness among college students–Acapulco, Mexico, March 2001. MMWR Morb Mortal Wkly Rep 2001 May 11;50(18):359–60.

61. Panackal AA, Hajjeh RA, Cetron MS, et al. Fungal infections among returning travelers. Clin Infect Dis 2002 Nov 1;35(9):1088–95.

62. Salomon J, Flament Saillour M, De Truchis P, et al. An outbreak of acute pulmonary histoplasmosis in members of a trekking trip in Martinique, French West Indies. J Travel Med 2003 Mar–Apr;10(2):87–93.

63. Emerson SU, Purcell RH. Running like water–the omnipresence of hepatitis E. N Engl J Med 2004 Dec 2;351(23):2367–8.

64. Schulte C, Krebs B, Jelinek T, et al. Diagnostic significance of blood eosinophilia in returning travelers. Clin Infect Dis 2002 Feb 1;34(3):407–11.

65. D'Acremont V, Ambresin AE, Burnand B, et al. Practice guidelines for evaluation of fever in returning travelers and migrants. J Travel Med 2003 May;10(Suppl. 2):S25–52.

66. Gopinath R, Keystone JS, Kain KC. Concurrent falciparum malaria and Salmonella in travelers: report of two cases. Clin Infect Dis 1995 Mar;20(3):706–8.

67. Schwartz E, Piper-Jenks N. Simultaneous amoebic liver abscess and hepatitis A infection. J Travel Med 1998 Jun;5(2):95–6.

54

皮肤疾病

Eric Caumes

要点

- 皮肤病是旅行者第三大最常见的健康问题
- 在国外发生皮肤问题是全球性的;大多数皮肤病与感染因素、蚊虫叮咬、毒液或阳光照射有关
- 归来后出现的皮肤病,通常与感染有关,其中有一些是热带病

流行病学数据

基于问卷调查的前瞻性研究表明,皮肤病是在国外旅行期间健康损害的主要原因。20 世纪 80 年代的一项研究发现,芬兰 2665 名在世界各地的旅行者中,晒伤和昆虫叮咬分别占到 10% 和 3%[1]。

目前,皮肤病被认为是列于腹泻和呼吸道感染之后,旅行者第三位最常见的健康问题。事实上,在 784 名美国旅行者中皮肤病占 8%[2]。在这个队列中观察到,63 种皮肤疾病中,大多数与昆虫叮咬或蜇伤、阳光照射、接触过敏源和感染病原体有关。

在国外诊断的皮肤病

类似的是,旅游期间健康损害相关的现场研究也表明,皮肤病是国外旅行者就医的三个主要原因之一。在尼泊尔,有三项研究表明皮肤病是游客中第三到第四位最常见的疾病:1984 年法国 838 名游客所发生的 860 种健康问题中,皮肤病占 12%;2001 年在法国 276 名游客的健康损害中,皮肤病占 8.7%[3];另一份来自一家私人诊所的报告中,各个国家共 19 616 名患者中,皮肤病占 10%[4]。皮肤的细菌和真菌感染以及疥疮感染是尼泊尔最常见的旅行相关皮肤病,在 1984 年

法国游客产生的 860 种健康问题中分别占 4.35%、1.86% 和 2%。而根据 2001 年的资料,皮肤病中细菌感染占 40%,真菌占 25%,以及冻伤占 16%,而疥疮感染没有观察到[3]。

更有甚者,在马尔代夫和斐济,皮肤病是游客最常见的疾病,其中晒伤和表皮伤最常见[5]。在斐济,外伤(包括那些因与海洋生物接触产生的)和皮疹(常与晒伤有关)各占诊所游客诊疗人次的 10%,而皮肤感染占 13%[5]。在马尔代夫,表皮伤(通常是与珊瑚和贝壳接触引起的)和"光敏"反应分别占游客健康问题的 14% 和 13%[6]。皮肤病也是美国军队在泰国时就诊的最常见原因,在 33 天演习期间,三个军队诊所共 1299 次诊疗中 19% 是皮肤疾患[7]。

在瓦加杜古(布基纳法索),100 名西方人(93% 为移居者)共患有 106 种皮肤病,通过远程医疗网络确诊的主要皮肤病是细菌感染(18%)、节肢动物引起的瘙痒性皮炎(15%)、真菌感染(13%)、接触性皮炎(12%)和病毒感染(8%)。与布基纳法索的当地人相比,西方人中没有观察到寄生性皮肤病。真菌性皮肤病只在长期居住的西方人中观察到[8]。

返回时诊断的皮肤病

一项研究表明,从热带国家返回的旅行者中,皮肤病是列在发热和腹泻之后引起健康损害的第三大原因。有三项研究明确了返回旅行者发生的旅行相关性皮肤病的具体疾病谱[9-11]。这些研究也带来了同样的信息。皮肤病就诊最常见的原因是皮肤和软组织感染,昆虫叮咬或蜇伤,钩虫有关的皮肤幼虫移行症(表 54.1)。

表 54.1　在返回旅行者中诊断排名前九位的旅游相关皮肤病

年度	1995 年	2007 年	2008 年
第一作者	[9]	[10]	[11]
研究类型	观察性单中心前瞻性研究	观察性单中心前瞻性研究	观察性多中心回顾性研究
研究地点	法国	法国	全球 31 个 GeoSentinel 网站
研究时间	1991—1993 年（2 年）	2002—2003 年（6 个月）	1997—2006 年（10 年）
患者人数	269	165	4594
患者	旅行者（76%） 商务人员（24%）	旅行者（44.8%） 探亲访友的旅行者（30.9%） 移民（16.4%） 商务人员（7.9%）	旅行者（69.1%） 探亲访友的旅行者（10.9%） 商务人员（10.4%） 移民（9.4%）
排名前九位的诊断	- 钩虫相关的皮肤幼虫移行症（24.9%） - 脓皮病（17.8%） - 节肢动物相关瘙痒性皮炎（9.7%） - 蝇蛆病（9.3%） - 潜蚤病（6.3%） - 荨麻疹（5.9%） - 皮疹伴发热（4.1%） - 皮肤利什曼病（3%） - 疥疮（2.2%）	- 感染性蜂窝组织炎（13%） - 疥疮（10%） - 不明原因瘙痒（9%） - 脓皮病（8%） - 蝇蛆病（7%） - 皮肤癣病（6%） - 丝虫病（5%） - 钩虫相关皮肤幼虫移行症（4.8%） - 荨麻疹（4.8%）	- 钩虫相关皮肤幼虫移行症（9.8%） - 昆虫叮咬（8.2%） - 皮肤脓肿（7.7%） - 二重昆虫叮咬感染（6.8%） - 过敏性皮疹（5.5%） - 皮疹，病因不明（5.5%） - 狗咬伤（4.3%） - 浅表性真菌感染（4%） - 登革热（3.4%）
与输入性热带疾病相关的诊断	53%	33.9%	24%

因此，与旅游相关皮肤病的疾病谱密切相关的因素包括旅行所到的地理位置、症状和体征的出现与返回时间的相关性。晒伤、节肢动物相关反应以及浅表皮肤损伤是旅行者在国外期间以及在炎热的滨海地区最常见的皮肤疾患。皮肤感染特别是脓皮病，无处不在，也是在国外以及回国后最常见的皮肤病病因。感染性蜂窝织炎当然是旅行者遭遇的最严重的皮肤病。

旅行者的热带皮肤病

由于热带皮肤病潜伏期较长，所以通常是在旅行者回国后才会被发现。在旅行相关皮肤病的疾病谱中，热带疾病占 24%~53%[9,11]。然而，这些研究可能高估了这一比例。事实上，对旅游期间健康损害的研究显示，皮肤疾病谱应呈全球性模式。加之，这三项研究都来自热带病诊所，在入组患者方面可能有偏倚，这也可以解释为何其中很少有非感染性皮肤病的诊断。

最常见的热带皮肤病包括钩虫相关的皮肤幼虫移行症，潜蚤病，蝇蛆和局部皮肤利什曼病[9-11]。缺少热带皮肤病知识的西方医生可能会延迟其诊断和有效治疗。一项关于皮肤利什曼病的研究很好地说明了这一点，从首次发现皮损到进行治疗的中位时间间隔为 112 天（范围 0~1032 天）[12]。类似的是，64 例皮肤幼虫移行症中有 55% 在得到正确诊断前已经看过一个全科医生或一个皮肤科医生（平均就诊次数为 2，范围 1~6）[13]。

钩虫相关的皮肤幼虫移行症

钩虫相关的皮肤幼虫移行症（Hookworm-related cutaneous larva migrans，HRCLM）（也称为匐形疹、匐形寄生虫皮炎、挖蛤者痒、游走性幼虫病、管子工痒等）是源于热带的最常见的旅行相关皮肤病。HRCLM 常由一些寄生于狗、猫或其他哺乳动物的钩虫幼虫（巴西钩口线虫）引起。它广泛分布于热带和亚热带国家。HRCLM 通常是因在炎热的海滨地区海滩上行走时皮肤与土壤中的感染性幼虫接触而感染。

在旅行者中有两次爆发性流行。在一组研究中，有 32 名加拿大旅行者在巴巴多斯患上了皮肤游走性幼虫病（CLM）（占暴露人群的 25%）。发病的危险因素是年纪轻（39 vs 41 岁, P = 0.014）和在沙滩行走时不常穿防护鞋（在海滩上从不穿拖鞋的人相对危险度是 4）[14]。有趣的是，据说 90% 的旅行者在海滩和酒店周围地区看到猫，而只有 5% 的人看到有狗出没。另一次爆发是 13 名在伯利兹训练的英国军事人员中患上 CLM（占暴露人群的 87%）[15]。

近年来对 HRCLM 已有深入研究总结[16,17]。CLM 的潜伏期一般是几天，很少超过 1 个月。发病期一般持续 2 周至 8 周之间，但也有长达 2 年的报道。除了瘙痒，CLM 最常见的临床表现是红斑、线性或匐形皮损，皮损大约 3mm 宽，长可达 15~20cm（图 54.1）。每个病人皮损数大约 1~3 个。病变最常见的解剖位置是脚，其次是臀部和躯干。幼虫每天移行几毫米至几厘米。水疱性病变（图 54.2）和低度的脓疱化（图 54.3）也是常见的。有一项研究估计，二重感染的比例达 8%[13]。大约 10% 的患者有水肿和水疱性病变[16,17]。加拿大那次暴发中所有人的病变都位于脚上，且有相当一部分人（40%）有大疱性病变[14]。全身症状和体征如多形性红斑、干咳、气喘和嗜酸性细胞肺炎鲜有报道。

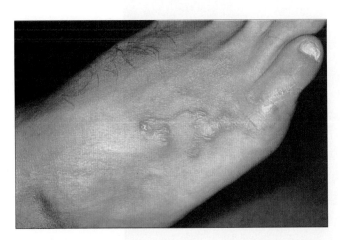

图 54.1　皮肤幼虫迁移症（CLM）（法国西印度群岛）

嗜酸性粒细胞可能会增加[16,17]。然而，诊断该疾病无需作血液检测，通常可依据特征性的临床表现和可能的暴露史。鉴别诊断包括引起匐行性或线性移行皮肤损伤的其他皮肤病（见到匐行疹，皮肤幼虫移行症）。

HRCLM 有一种特殊形式，称为钩虫毛囊炎，通常发生在臀部（图 54.4）。最大的一个系列有 7 名患者[18]。如在毛囊炎的皮损中看到匐行迹即可作临床诊断，或依据皮脂腺毛囊管中发现的钩虫幼虫，从组织病理学和寄生虫学角度做出诊断。

治疗 HRCLM 的首选方法曾经是局部应用 15% 噻苯咪唑悬浮液（或软膏），但噻苯咪唑已经不再上市而口服药治疗已成为一线治疗方法[16]。在所有有效的口服抗蠕虫剂中，伊维菌素具有很好的耐受性，单次剂量服用疗效很好，治愈率达 >94%[16]。连续 3 天口服阿苯达唑（400~800mg/d）也是有效的，耐受性良好。在一项前瞻性研究中，单次 12mg 口服伊维菌素比单次 400mg 口服阿苯达唑更有效（100% vs 46%; P = 0.017）[19]。

当口服伊维菌素和阿苯达唑是该患者的禁忌证时，HRCLM 的治疗面临困难，因为噻苯咪唑已经下市。在这种情况下，10% 的阿苯达唑软膏外用一天两次，共 10 天，是治疗皮肤幼虫移行症的一种安全有效的方法[16]。

为了避免在猫和狗常去的热带海滩患上 HRCLM，最好是穿鞋，使用垫子或躺在被潮水冲刷过的沙滩上。

局部皮肤利什曼病

局部皮肤利什曼病（local skin leishmaniasis, LCL）发生在热带和温热带国家，由白蛉传播。"旧世界"型 LCL（主要由大型利什曼原虫和热带利什曼原虫传播）主要见于到访撒哈拉以南和北非，地中海盆地和中东地区的旅行者。印度次大陆和中国发生的风险低。"新世界"型 LCL（主要由巴西利什曼原虫和墨西哥利什曼原虫复合体传播）主要见于到访拉丁美洲森林的旅行者。亚马逊森林的工人最具风险。

旅行者输入西方国家的 LCL 有四种类型[12,20-22]。最近关于 LCL 也有详细综述[23,24]。在所有皮肤利什曼病的临床类型中，LCL 在旅行者中比移民中更多见。1973 年至 1991 年，报告到国家卫生部的 59 例皮肤利什曼病例中，分别有 42 例为 LCL（23 例"旧世界"，19 例"新世界"），4 例复发性皮肤利什曼病（RCL），2 例黏膜利什曼病（ML），10 例弥漫性皮肤利什曼病（DCL）[20]。美国旅行者主要罹患的是 LCL，而 RCL、ML 和 DCL 主要见于美国的移民中。在 2001 年 1 月至 2004 年 6 月上报至德国监测网络的输入性传染病中，有 26 例输入性利什曼病，其中 23 例 LCL，3 例 ML[21]。在 1985 年至 1990 年间，疾病预防控制中心为 59 名患有"新世界"型 LCL 的美国旅行者提供锑的五

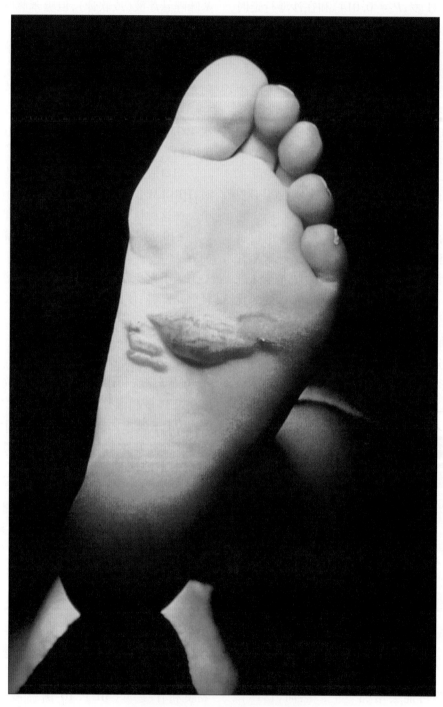

图 54.2 CLM 的水疱性病变(巴西)

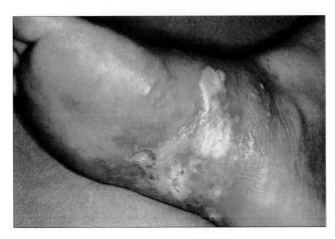

图 54.3　CLM 足的二重感染(塞内加尔)

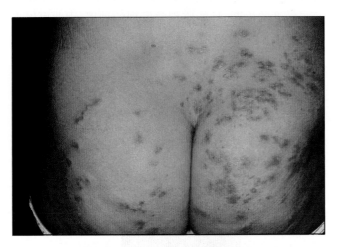

图 54.4　钩虫毛囊炎(塞内加尔)

价衍生物,其中 26 名(占治疗人数的 46%)为移居者,23 名(占治疗人数的 39%)是游客[12]。其中曾在林区 ≤1 周的 15 名(26%)患者中,至少有 6 名暴露时间不超过 2 天。资料显示,LCL 患者中职业暴露者多于一般性游客,男性多于女性[9,10]。旅行者中有小规模爆发,一组在危地马拉和伯利兹的学生发病率达 17%～42%,而在一组秘鲁游客中发病率则为 15%～23%[12]。对于亚马逊森林的工人来说发病率可能高达 100%[9]。到苏里南的游客 LCL 发病率估计为 1/1000,而到墨西哥的游客则为 1/百万[12]。在法国有一组 39 例 LCL 患者,其中 13 例已请全科医生诊视,5 例漏诊(38%)。还发现了五组群发病例[22]。

　　该病潜伏期可从几天到几个月。美国的一项研究估计:从热带地区回国至输入性疾病皮损开始形成之间的平均时间间隔为 15 天(范围 7～30 天)[20],法国的一项研究则估计为 52 天(范围 7～104 天)[9],另一项法国研究估计为 22 天(范围 1～150 天)[22],而另一报告中最长潜伏期的中位数为 30 天(范围 1 天～5 个

月)[10]。在德国系列研究中,距离明确诊断皮肤/黏膜皮肤利什曼病的中位时间是 61 天,反映了德国医生不熟悉利什曼原虫感染[21]。

　　LCL 的临床表现包括丘疹(图 54.5)、结节(图 54.6)、菌斑(图 54.7)、溃疡(图 54.8)和结节性淋巴管炎(图 54.9)。

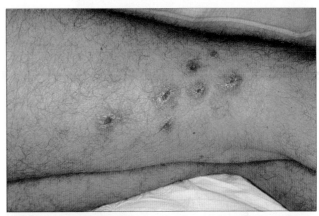

图 54.5　局部皮肤利什曼病(LCL),丘疹(沙特阿拉伯)

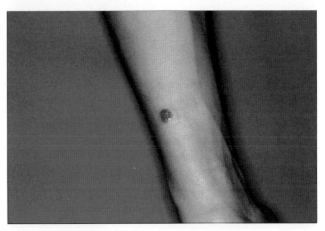

图 54.6　LCL,结节型(埃塞俄比亚)

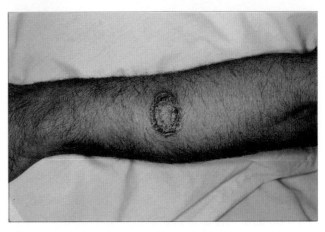

图 54.7　LCL,红斑鳞屑性斑块(阿尔及利亚)

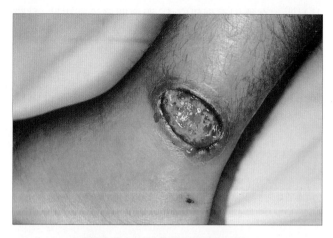

图 54.8 LCL,溃疡(法属圭亚那)

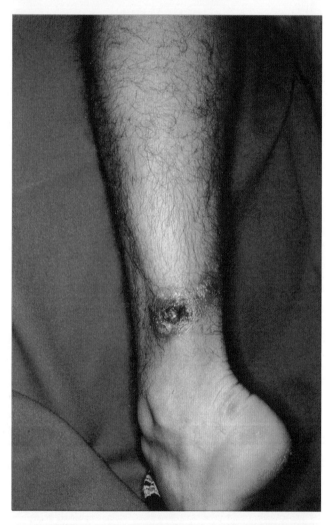

图 54.9 LCL,结节性淋巴管炎(法属圭亚那)

皮肤溃疡是最常见的临床表现(至少在"新世界")[22],其特征是边缘清晰,基底部粗糙且无痛感。每个患者的皮损平均数目 1 个至 3 个不等,很少超过 10 个。LCL 的常见特征包括在解剖位置上皮损常位于裸露皮肤(脸、臂、腿),没有疼痛感,慢性(>15 天的持续时

间)和抗生素无效(经常会因为看似脓皮病而用药)。

晚期破坏性 ML 患者中移民多于旅行者[20]。已有报道该病见于过去到流行地区旅行过,且感染了有黏膜损害作用的利什曼原虫(如巴西利什曼原虫)的免疫功能低下的人群。LCL 的鉴别诊断包括脓皮病、炭疽病、蝇蛆病、节肢动物叮咬、蜱焦痂及孢子丝菌病,大多需与结节性淋巴管炎相鉴别(见结节性淋巴管炎)。

诊断该病的方法通常是通过观察光学显微镜下吉姆萨染色的皮损标本[23,24]。溃疡边缘的皮肤活检可以见到巨噬细胞内的特异性无鞭毛体,但其敏感性不及病原体培养。利什曼原虫可以在各种培养基中培养(例如,Novy-MacNeal-Nicolle)。DNA 和单克隆抗体也可用于利什曼原虫抗体分析和种属鉴定。PCR 可以进行快速且高灵敏度的诊断,且能鉴别常发现的种属,因此可以立即给予虫种特异性的治疗方法,但是这种技术尚未普及。

在安慰剂对照试验中至少有 6 种药物治疗 LCL 有显著疗效(其中大部分病例来自"新世界")[23-25]。治疗该病的主要方法是五价锑剂,"新世界型"LCL 为肌肉注射,"旧世界型"LCL 为病灶内注射。其他治疗方法包括戊脒盐、氟康唑、酮康唑、米替福新、脂质体两性霉素 B,或者巴龙霉素(15%)和庆大霉素(0.5%)的局部治疗,这些治疗方法只对少数虫种进行了评价。在未愈病例中,脂质体两性霉素 B 值得研究。在某些情况下,主要是"旧世界型"病例,考虑到几乎所有患者在 1 年内皮损都能自行愈合,所以无需治疗。

蝇蛆病

皮肤蝇蛆病是由双翅目蝇蛆感染人体组织产生的。根据西方国家三组输入型病例的研究结果,皮肤蝇蛆病在旅行者中有各种表现形式。在法国 25 例输入型蝇蛆病中,有 20 例是嗜人瘤蝇蛆蝇(人瘤蝇)传播,4 例是人肤蝇(人蝇类),1 例是螺旋蝇[9]。在英国 19 例输入型病例中,9 例是人瘤蝇传播,4 例是人肤蝇,1 例是螺旋蝇,1 例是羊狂蝇[26]。在德国 13 例输入性病例中,6 例是人瘤蝇传播,6 例是人肤蝇,1 例是纹皮蝇[27]。

疖性蝇蛆病主要是由分布在撒哈拉以南非洲的人皮蝇和中南美洲的人瘤蝇感染形成。根据所涉苍蝇的不同(塔布蝇或僵尸蝇),蝇蛆病在感染地点、成熟的周期、皮损数量和解剖位置以及人为摘取幼虫的难易等方面都有所不同(表 54.2)。若衣服和床单晾晒在干燥的户外,人瘤蝇的卵在上面孵化出来,如果没有被熨烫,那么这些幼虫能穿透皮肤。另外,蚊虫叮咬可将孵化后的人肤蝇幼虫带进人体内。在这两种情况下,

幼虫都会经历连续的蜕变。潜伏期从几天到几周不等（塔布蝇 7~10 天，僵尸蝇 15~45 天）。

双翅目（蝇）	人瘤蝇（Tumbu Fly）	人肤蝇（Human Botfly）
分布	撒哈拉以南非洲	拉丁美洲
持续时间	9 天	6~12 周
位置	被覆盖部位	无覆盖部位
皮损个数	1~94[30]	1~3
去除方式	局部压力	摘取

表 54.2　疖性蝇蛆病

皮损是 1~2cm 的疖样病变，中央有一突起，从中有血性或脓性液体流出（图 54.10 和图 54.11）。重要的是，病人可主诉病变部位有爬行感，可以在中央突起内看到幼虫的活动。人瘤蝇的皮损病变较多，而人肤蝇的皮损病变通常为 1~3 个。事实上，从 6 名塔布蝇感染者皮肤上取出的蛆虫数量（平均 5 个）要多于僵尸蝇感染者取出的蛆虫数量（平均 1.7 个）[27]。人瘤蝇的皮损位置通常位于衣物遮盖的区域（例如躯干），

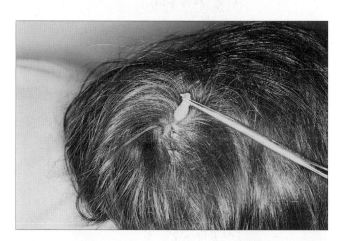

图 54.10　人肤蝇感染所致的皮肤蝇蛆病（法属圭亚那）

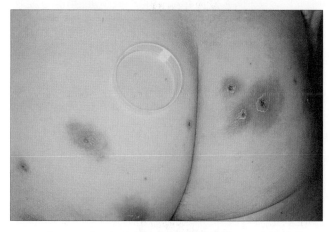

图 54.11　人瘤蝇感染所致的皮肤蝇蛆病（塞内加尔）

而人肤蝇的皮损通常位于暴露区域，如头皮，面部，前臂和腿。曾报道一名来自加纳的儿童感染人瘤蝇后皮损数量最多，达 94 个[28]。

蝇蛆病主要是通过从皮损部位取出的幼虫进行诊断。鉴别诊断主要包括脓皮病、LCL 和潜蚤病。治疗就是去除幼虫。重要的是不要弄破幼虫，若幼虫去除不完全可能导致机体的过敏反应或对幼虫的异物反应。在人皮蝇感染时，对病变侧面的手动压力很容易使蛆虫排出。对人肤蝇感染，用封闭剂（例如石蜡、矿脂、猪脂、牙膏帽）施于病变部位可能会诱使幼虫移行到皮肤表面[29]。

潜蚤病

潜蚤病是由雌性沙蚤即穿皮潜蚤（也称为沙蚤、恙螨）感染所致。此病广泛分布在拉丁美洲、加勒比、非洲和亚洲，直达印度西海岸[29]。沙蚤穿透人体的皮肤，以血液为食，在其腹内产卵。在一项共有 17 例输入性病例的研究中，回国至发病之间的平均滞后时间为 5 天（范围 2~10 天），回国至就医之间的平均滞后时间为 12 天（范围 5~40 天）[9]。这证明暴露至皮损发生的时间短，且跳蚤可以生存>1 个月。皮损为黑色丘疹（在侵袭部位），逐渐发育成一个结节，跳蚤的卵从那里排出来（图 54.12）。结节的数量有限（大多数是一个），通常位于脚（趾甲下、脚底和趾）和下肢[30]。根据临床表现以及跳蚤的形态即可诊断该病。鉴别诊断包括蝇蛆病、脓皮病和异物反应。治疗方法是切除和刮除跳蚤[29]。

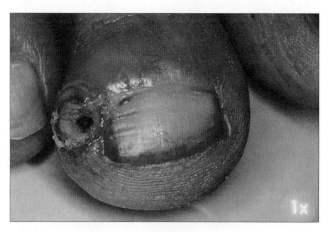

图 54.12　潜蚤病脚趾（象牙海岸）

皮肤颌口线虫病

皮肤颌口线虫病的报告在去过流行地区的返回旅行者中越来越多[29]。最大系列的输入性皮肤颌口线

虫病例是 5 名从东南亚回国的旅行者[31]。皮损出现的平均时间是回国后 62 天（范围 10~150 天）。3 例有匍形疹，2 例有迁徙性肿胀，1 例有丘疹和结节。平均嗜酸性粒细胞计数为 1556 个/mm³（范围 398~3245/mm³）。其诊断是依据 2 例血清学试验阳性，2 例有血清学转换，一份活检标本鉴定出刚棘颚口线虫。该病的治疗是阿苯达唑或伊维菌素的重复疗程。在没有再次感染的情况下，治愈长达 20 个月后可有复发[29]。

鱼肉中毒

鱼肉中毒是皮肤瘙痒的重要原因，在最初发生后可能会持续几个月[32]。这是一种鱼类毒素，人类可因食用热带和亚热带地区的某些热带海洋岩鱼而中毒（也见第 46 章）。诊断要点是鱼类食用史、有相同饮食习惯的其他旅行者中有类似病例、短潜伏期（2~30 小时）、相关的胃肠道症状和体征、乏力、肌痛（尤其是下肢）、瘙痒和神经感觉异常（口周和远端肢体的感觉

异常和温度感觉改变）。温度感觉的倒错（即冷的饮料和物体被感觉为热的）是鱼肉中毒的独特表现。可能有心血管损害。胃肠道症状可在几个小时内恢复，肌痛、皮肤瘙痒和感觉神经症状则持续时间较长。治疗以支持治疗为主。

旅行者关注的其他热带皮肤病

其他许多热带皮肤病（如急性丝虫病、罗阿丝虫病、盘尾丝虫病、西非和东非锥虫病、黏膜利什曼病、生殖器阿米巴病、布鲁里溃疡和皮肤炭疽）都在旅行者中发生过[29]。

非洲锥虫病以及血吸虫病经常是因皮肤表现而被发现。而且皮肤症状可能出现在这两种疾病的各个阶段。早期识别皮肤症状可对这两种疾病作出快速诊断。非洲锥虫病，其发病正在增加，可通过发现锥虫下疳而诊断（图 54.13）。在西部或中部非洲感染的急性盘尾丝虫病病例已有报道，表现为肢体淋巴水肿（图 54.14）[33]。

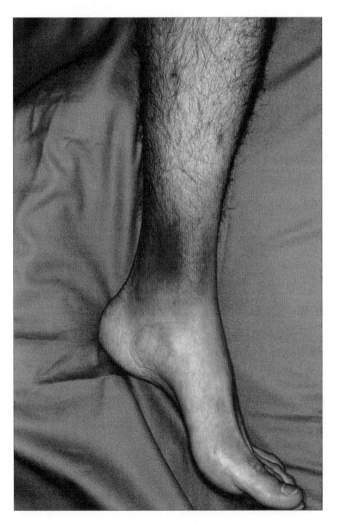

图 54.13 锥虫下疳（刚果）

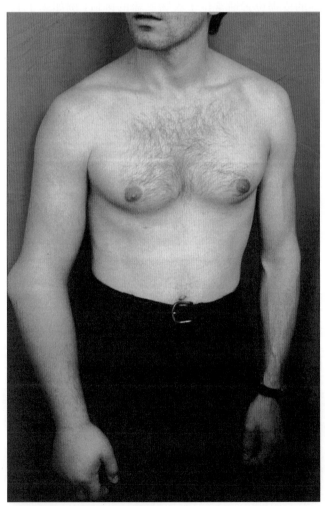

图 54.14 盘尾丝虫病相关的肢体淋巴水肿（喀麦隆）

在旅行者中报道了许多引起发热皮疹的热带病病例(包括群体发病),例如立克次体病、登革热及急性血吸虫病等(见发热性皮疹)。

常见皮肤病

脓皮病

皮肤和软组织感染(skin and soft tissue infections,SSTI)是返回旅行者皮肤病就诊的第一原因[29]。患者通常还在国外时皮损就已出现。脓皮病的临床表现多样,从脓疱病(图 54.15)和脓疱疮,到丹毒和坏死性蜂窝织炎[9,10,34]。脓皮病最常见的细菌是金黄色葡萄球菌和化脓性链球菌。脓疱疮、丹毒和蜂窝组织炎很可能由链球菌属引起,其他如脓疱病、毛囊炎、痈和脓肿主要由金黄色葡萄球菌引起[34]。皮损是病原菌进入体内引发败血症的门户。已有报道,在国外感染杀白细胞毒素(PVL)阳性金黄色葡萄球菌的旅行者回国后可继续传播,使旅行成为家庭和社区中 PVL 阳性葡萄球菌感染的主要来源。耐甲氧西林金黄色葡萄球菌(MRSA)和甲氧西林敏感金黄色葡萄球菌(MSSA)可携带 PVL 基因,后者是一种能引起较高发病率的细胞毒素。暴露于外来金黄色葡萄球菌菌株的旅行者也有获得具有不常见耐药类型的葡萄球菌菌株的风险。不足为怪的是,MRSA 的输入就与从瑞典归来的旅行者有关[35]。

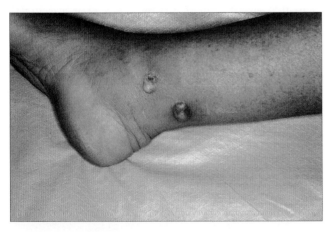

图 54.15　节肢动物叮咬合并脓疱病(法属西印度群岛)

大多数的 SSTI 的病例是继发于昆虫叮咬[9,10,11,34]。这说明防止叮咬在预防脓皮病方面的重要性。此外,旅行急救医疗包应包括对细菌感染有效的抗生素,至少对易感人群(有丹毒或蜂窝组织炎史,静脉或淋巴功能不全者)应该如此。

皮肤真菌病

皮肤真菌病,亦称癣,是一种世界性皮肤感染,但其发生率在热带和亚热带地区更高。癣感染是在国外旅行期间最常见的皮肤病[3,8]。

根据旅游中的暴露风险,各种癣的形式都有描述:体癣、头癣、股癣、腋癣和甲癣[29]。足癣是那些不赤脚或不穿拖鞋的旅行者最常发生的皮肤真菌感染。足癣的主要病原体是红色毛癣菌。其三种临床类型是:糜烂型,水疱、大疱型,鳞状或超角化型。

头皮癣在从非洲探亲访友回国的儿童中是一种最常见的皮肤病。

花斑癣是表皮角质层慢性、浅表的酵母菌感染[29]。世界范围分布,但在热带和亚热带地区特别常见。花斑癣是由糠秕马拉色菌的菌丝感染所致。皮损的特征性表现是覆盖有细鳞的圆或椭圆形斑疹。斑疹可以是孤立的,但有融合的趋势,可覆盖胸部、肩部、背部和颈部等身体的大部分区域。通常无症状,但在炎热气候下可伴有瘙痒。可通过斑疹的分布、形状和外观以及指甲测试进行诊断。指甲测试能发现细小的鳞片,且局限于受累部位。最后的诊断依赖于对透明带的显微镜检查。

节肢动物相关皮肤病

暴露于节肢动物(见第 45 章)是旅行者皮损的常见原因[9-11]。由于各种不同的节肢动物可以引起相似的皮肤临床表现,所以试图由此鉴别有关的节肢动物是比较困难的。然而,病史所提示的流行病学暴露因素是有用的。不同性质的皮肤损伤(例如创伤性损伤,局部毒液蜇入,过敏反应)决定了不同的临床表现。节肢动物反应的主要特征是痒疹,一种伴有强烈瘙痒的红斑和剥脱性丘疹(图 54.16)。该反应被认为是丘疹性荨麻疹的发展阶段,与昆虫如跳蚤、臭虫等叮咬产生的超敏反应相关,不常见于蚊子、恙螨和螨虫。节肢动物叮咬也可能导致水疱性病变和丘疹性荨麻疹。皮损具有自限性。

口服抗组胺药和外用皮质类固醇可改善症状。

疥疮

疥疮是旅行者全身瘙痒最常见的原因[8,9]。疥疮的传播途径是皮肤与皮肤的接触。初次发作患者在接触后 4 周内诉有瘙痒[29]。既往有疥疮接触史的患者,

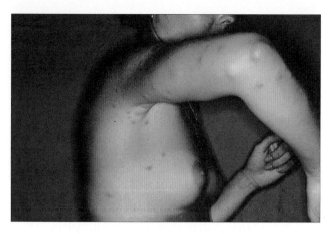

图 54.16　暴露恙螨后的痒疹（巴西）

可以在几天内发生皮肤瘙痒。更特异性的皮肤表现包括隧道、丘疹性结节性生殖器官病变和手上的脓疱。其他皮肤的变化继发于皮肤瘙痒，包括表皮脱落、苔藓样变和脓疱化。

诊断是通过显微镜下发现皮损碎屑上的疥螨、虫卵或螨虫粪便。治疗包括 5% 氯菊酯乳膏、1% 林丹（γ-六氯环己烷）、苯甲酸苄酯（欧洲）和伊维菌素。床上用品和衣物必须清洗或停止接触至少 3 天。个人和家庭接触者也必须治疗。

尾蚴性皮炎

尾蚴性皮炎（也称为蛤皮炎、血吸虫性皮炎、池痒症和游泳者痒症）是由血吸虫尾蚴（幼虫）侵袭皮肤引起，血吸虫的宿主通常为是鸟类和小型哺乳动物[34]。皮肤暴露于淡水，较少是海水，可患上尾蚴性皮炎。尾蚴在能几分钟内穿透完整的人体皮肤。尾蚴性皮炎发生在游泳者和那些暴露于水的职业工作者中。该病有零星报告，很少有来自各大洲的暴发疫情报告。

从暴露到症状发作的间隔时间约几分钟到最长 24 个小时不等[34]。在接触疫水时或稍后可有刺痛感。通常情况下，大约 1 小时后，皮损从瘙痒性的红斑开始，进展到丘疹、水疱性丘疹和荨麻疹。皮损涉及暴露于疫水的整个皮肤表面，被泳衣覆盖的皮肤亦不能幸免。在 1~3 天内皮损暴发达到高峰并且持续 1~3 周。既往有过接触者皮损出现更快，并且严重程度增加，病程迁延。

依据暴露史和特征性的临床表现可作出诊断[34]。鉴别诊断包括海虱病、接触性皮炎（二次暴露于海洋植物、水螅和珊瑚）及昆虫叮咬。尾蚴皮炎是自限性的。口服抗组胺药和局部类固醇可以减轻症状。

海泳者皮炎

海泳者皮炎是因皮肤暴露于海水中生活的海葵和水母的幼体所致[36]。幼体通过刺细胞释放毒素进入人体皮肤。美国的大西洋沿岸、加勒比海、中美洲和南美洲以及东南亚都有该病的报道。该病可能存在于全球的热带和亚热带海洋环境中。

从暴露到出现症状通常是几分钟到 24 小时。既往有暴露史的人可能在水中就会有刺痛感或荨麻疹改变。其临床特征包括瘙痒，红斑，再进展为丘疹、水疱和荨麻疹。典型皮损的解剖学分布是包括泳装覆盖的体表皮肤或未覆盖但经常有摩擦的皮肤表面（例如腋窝，大腿内侧及前胸部）。在受约束的区域（例如腰带部位）更为明显。皮损可持续 3 天到 3 周。

诊断主要依据特征性的临床表现和暴露史。鉴别诊断包括尾蚴性皮炎、接触性皮炎（二次暴露于海洋生物）和昆虫叮咬。海虱病是自限性的。口服抗组胺药和皮质类固醇可以减轻症状。

海洋生物性皮炎

与海洋生物接触相关的皮肤病（见第 45 章）是去热带岛屿的旅行者最常见的疾病之一[5,6]。

最危险的物种是腔肠动物，分布在全世界范围内的热带和亚热带海域[37]。接触僧帽水母、火珊瑚、水母和海葵后会立即产生刺痛感，可从轻微的烧灼感到难以忍受的疼痛。皮损几分钟之内在暴露部位出现，开始为斑疹和丘疹，可能发展为水疱、大疱和溃疡（图 54.17）。与水母接触可能会导致全身症状，如低血压、肌肉痉挛和呼吸麻痹，可能导致死亡[38]。海胆等棘皮动物也可与腔肠动物产生相似的皮损和全

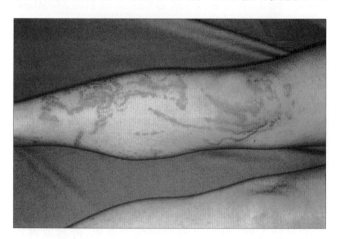

图 54.17　与水母接触后红斑鞭型皮损（泰国）

身症状。

其他危险的海洋环境包括：鲨鱼和海鳝咬伤，石头鱼和火鱼刺伤，海水蛭烧伤，珊瑚割伤和划伤。

光敏性和光诱导性疾病

紫外线辐射对皮肤有急性和慢性作用。对旅行者来说，因急性太阳暴晒所致的皮肤变化是常见的，包括晒伤、药物或植物引起的光毒性反应（如植物光皮炎）、光过敏反应、日光性荨麻疹、多形性日光疹、日光性痒疹和牛痘样水疱病。

长年的慢性阳光照射会导致皮肤日晒病，包括慢性光化性皮炎、雀斑、光化性角化病和皮肤癌。

旅行者关注的其他常见感染

在对旅行者的荨麻疹和其他皮疹进行鉴别诊断时，对药物的过敏，不仅是每日常规治疗用药，也包括预防用药，都必须一直加以考虑。不良皮肤反应是抗疟药物限制治疗的因素之一。在对撒哈拉以南非洲地区的 623 名无免疫旅行者的抗疟药物预防耐受性的前瞻性研究中，中度或严重皮肤问题的发生率在服用氯喹-氯胍的人群中为 8%，与之进行比较的多西环素为 3%，阿托伐醌-氯胍为 2%，甲氟喹为 1%[39]。

分枝杆菌皮肤感染是医疗旅游业的可能并发症。事实上，越来越多的西方人在发展中国家接受整形手术。举例来说，20 名美国人在多米尼加共和国行腹部吸脂术后感染了分枝杆菌，这凸显了为手术而出国旅行的风险[40]。

慢性疾病如痤疮、特应性皮炎、红斑狼疮、皮肌炎、落叶型天疱疮和几种皮肤卟啉症可能会恶化，有些是阳光暴晒的结果。其他皮肤病还包括汗疹、冻伤、植物相关皮肤病和接触性皮炎。

旅行者皮损的诊断

对有皮损的旅行者进行评估时，首先要围绕可能的流行病学暴露史全面了解病史[29]。鉴别诊断范围很广。这取决于多种因素，比如旅行的地理位置、滞留时间和许多其他因素（表 54.3）。

全面查体要关注皮损的具体表现，因为皮肤病是根据其形态学特征分类，如类型（例如斑疹、丘疹、结节、囊泡、溃疡等）、颜色（例如肤色、红、棕色、蓝色、黑色、色素过度沉着、色素减退、褪色等）、形状或构型（例如圆形、椭圆形、环形、匐行性、线形、带状疱疹、网状）和分布（例如局部、广泛或局限于某个特别解剖位置）。

表 54.3　旅行者皮损评估需要的病史资料
旅行史
旅行持续时间
返回以来的时间
旅行的地理位置
旅行当地最近的疾病暴发
旅行同伴的相似症状及体征
交通工具
居住及生活方式，饮食习惯
衣着及鞋子
暴露史：沙滩，淡水或海水，农村，植物，昆虫，动物，性接触
药物：治疗性和预防性的
个人预防措施：驱蚊，防蚊
既往治疗史
破伤风疫苗预防接种
皮肤病病史
基础皮肤病
旅行期间皮肤完整性的改变
潜在暴露至发病的时间
返回至发病时间
最初的临床表现和皮损的解剖位置
皮损进展的情况

进一步的诊断检查比如血液检查和血清学检测，皮肤活检和培养，根据临床检查结果按需要进行影像学检查。

表 54.4 按照皮损类型和病史列出了旅行者可能发生的有皮肤表现的疾病。此外，对一些在旅行者中经常出现的症状、体征和综合征还要作进一步观察。

瘙痒症

瘙痒性皮肤病的诊断主要依赖于症状发生的位置和更特异的皮肤征象（表 54.5）。全身性瘙痒症通常指向疥疮，这是旅行者皮肤病最常见的原因之一。瘙痒症另一个重要原因是鱼肉中毒。瘙痒待查（PUO）在移民和老年患者中更常见。PUO 也是主要的就诊原因。在法国的外国移民（92% 来自非洲）所观察到的 60 种皮肤病中，以瘙痒作为就诊原因的有 21 例（占 35%），其中 10 例（占 16.7%）属于 PUO。这种 PUO 可能是适应过程的表现。自限性和局限性的瘙痒症可能是昆虫叮咬或蜇伤后产生的过敏反应。

表 54.4　根据皮损类型和自然暴露分类的旅行者所患皮肤病

临床表现	短期旅行	长期旅行者和移民
丘疹和结节	药物不良反应,痤疮加重,汗疹,海胆肉芽肿,节肢动物叮咬,潜蚤病,蝇蛆病,蜱肉芽肿,虱子脓皮病,分枝杆菌感染 利什曼病,疥疮,尾蚴皮炎,腭口线虫病,海泳者皮炎 孢子丝菌病	麻风病,结核病,足分支菌病,品他病,巴尔通体病,鼻疽病,雅司病 羊痘疮,挤奶者结节 盘尾丝虫病,囊虫病,血吸虫病,恶丝虫病,裂头蚴病,锥虫病南美芽生菌病,肺吸虫病,着色性真菌病,西非组织胞浆菌病,洛博芽生菌病
红斑性斑块	细菌性蜂窝组织炎,脓皮病,莱姆病 利什曼病 皮肤真菌病(足癣)	非洲锥虫病
小囊泡和大疱	晒伤,斑蝥性皮炎,接触性皮炎,刺激性皮炎,植物光皮炎,汗疹,固定性药疹 节肢动物叮咬 大疱性脓疱病 单纯疱疹病毒感染 皮肤幼虫移行症,尾蚴性皮炎,海泳者皮炎	水痘感染 龙线虫病
溃疡	蜘蛛咬伤 臁疮,脓皮病,黑斑(蜱类焦痂) 单纯疱疹病毒感染 利什曼病 孢子丝菌病	拔罐 足分支菌病,炭疽,结核,分枝杆菌感染,皮肤白喉,鼻疽病,类鼻疽,鼠疫[a],雅司病[a],兔热病[a]皮肤阿米巴病,龙线虫病西非组织胞浆菌病,北美芽生菌病,副球孢子菌病,着色性真菌病

以上所列任何可能影响短期旅行者的疾病还可影响长期旅行者和移民,反之亦然。
[a] 原发感染部位

表 54.5　旅行者瘙痒的原因

局部瘙痒	接触性皮炎,刺激性皮炎,植物光皮炎,节肢动物叮咬,虱子,海泳疹 尾蚴性皮炎,皮肤幼虫移行症,蛲虫病(肛周),颚口线虫病,罗阿丝虫病,类圆线虫病(大眼幼体)
全身瘙痒	药物不良反应,鱼肉中毒,特应性皮炎加重 水痘(成人) 疥疮 罗阿丝虫病,盘尾丝虫病,非洲锥虫病 血吸虫病,蛔虫病,钩虫病,旋毛虫病和类圆线虫病(在侵袭期与荨麻疹相关)

匐行疹皮肤幼虫移行症

匐行疹的临床特征是呈线形或匐行性皮肤轨迹、稍微隆起于皮肤表面、红斑和移动性。这一皮损必须与其他也可以引起匐行性或线形皮肤损害的非匐性皮肤病相鉴别。很多引起匐行疹的原因近期已有综述[41]。大多是由寄生虫引起的(表 54.6)。

皮肤幼虫移行症在临床学和寄生虫学定义上是由一种非人类线虫幼虫在人体皮下移行,并将人体作为

其最终宿主的一种综合征。

表 54.6　匐形疹的原因

线虫:幼虫	类圆线虫病(大眼幼体) 钩虫相关皮肤幼虫移行症 颚口线虫病 恶丝虫病
吸虫幼虫	片形吸虫
线虫:成虫	罗阿丝虫病 龙线虫病
蛆	蝇蛆病(胃蝇属)
螨	人类疥疮 球腹蒲螨

其特征是匐形疹。这种综合征是由各类线虫幼虫在皮下移行引起的,如钩虫(钩虫相关皮肤幼虫移行症)、颚口属(颚口线虫病)、粪类圆线虫属(和各种人畜共患的类圆线虫属)、恶丝虫属和螺旋藻属[1]。根据定义,这种综合征不包括由人类线虫幼虫(粪类圆线虫,即大眼幼体)、吸虫幼虫(片形吸虫)、蝇蛆(迁徙的蝇蛆病)、成年线虫(罗阿丝虫,麦地那龙线虫病)或者螨(疥螨引起人的疥疮,球腹蒲螨引起蒲螨皮炎

皮下迁移引起的匐形疹。这一定义也适用于寄生虫的幼虫穿透皮肤但不发生移行的情况（盘尾丝虫病及人类钩虫的幼虫只是短暂通过皮肤，即钩虫痒病）[41]。

荨麻疹

急性荨麻疹是一个常见的就诊原因。荨麻疹的病因很多（表54.7）。旅行史可以提供流行病学线索，如暴露在淡水（与急性血吸虫病相关的片山热）、食鱼（异尖线虫病）、未煮熟的肉（旋毛虫病）和生蔬菜（蛔虫病）、赤脚步行（钩虫，类圆线虫）[29]。荨麻疹的鉴别诊断时必须考虑药物不良反应[29]。

表54.7 游行者或移居人士荨麻疹的原因
药物不良反应
甲型肝炎感染
蠕虫病的侵入期：血吸虫病，蛔虫病，钩虫病，类圆线虫病，片形吸虫病
蠕虫病的慢性期（人是终宿主）：旋毛虫病，弓蛔虫病
包虫病囊肿破裂

发热伴皮疹

发热性斑丘疹的出现应立即引起注意。事实上，发热伴皮疹可能是某些致命传染病的先兆，如病毒性出血热、脑膜炎球菌血症、立克次体感染（图54.18）或伤寒[29]。

此外，发热伴皮疹可能是药物不良反应或病毒感染（表54.8）的表现。旅行者发热伴皮疹最常见的原因可能是登革热（图54.19），大约占30%[42]。回国10天内出现皮疹提示是虫媒病毒感染，大多数为黏膜受累。登革热的皮肤表现与基孔肯雅病非常相似，表现为弥漫性、时有瘙痒的斑疹或斑丘疹，小岛状的正常皮肤并不受累[42]。

表54.8 旅行者发热伴皮疹的原因
药物不良反应
脑膜炎球菌血症（紫癜），伤寒，梅毒，鼠咬热，钩端螺旋体病，战壕热，立克次体感染，布氏杆菌病，麻疹，风疹，EB病毒，艾滋病毒和巨细胞病毒初次感染，登革热，基孔肯雅热，西尼罗病毒以及其他虫媒病毒感染，病毒性出血热
非洲锥虫病，旋毛虫病，弓形虫病

另外，考虑到发展中国家（但不仅限于此）的麻疹高患病率和疫苗低覆盖率，无麻疹免疫的旅行者可能感染，并可能将麻疹输入西方国家，随后引起麻疹流行[29]。

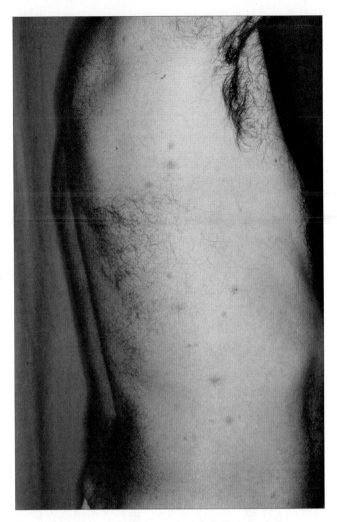

图54.18 非洲蜱虫叮咬所致发热伴皮疹（南非）

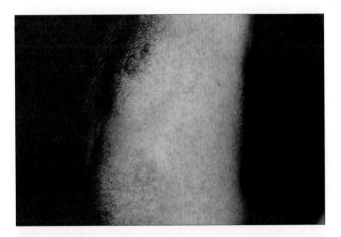

图54.19 登革热所致发热伴皮疹（泰国）

水肿

身体表面的任何地方出现局部水肿斑块往往是炎症时感染性蜂窝组织炎的表现，如伴瘙痒则是节肢动物叮咬后反应（蜂窝组织炎样反应）。单一肢体水肿往往提示急性淋巴丝虫病,如盘尾丝虫病的淋巴水肿,或罗阿丝虫病的卡拉巴尔肿胀。如在其他部位还可能提示颚口线虫病,如出现于面部,则可能是美洲锥虫病或旋毛虫病[29]。

结节性淋巴管炎

结节性淋巴管炎指沿着四肢的淋巴管,通常是手臂或前臂的淋巴管所形成的结节,因此称为"孢子丝菌样"模式[43]。这一临床表现主要提示皮肤利什曼病和孢子丝菌病。然而,这一体征也可见于许多其他疾病,例如兔热病、猫抓病、化脓性细菌或分枝杆菌感染。

性传播感染

旅行是性传播感染(sexually transmitted infection, STI)的一个重要因素,因为它消除了许多正常情况下约束性行为的社会禁忌[44]。有 5%~51% 短途旅行者在国外有随意性行为;进一步估计有 25%~75% 的旅行者在国外随意性行为时未使用安全套。据报道,芬兰人中有 39% 的环球旅行者和 30% 去泰国的游客有过高危性行为[2]。

性传播疾病(STD)在旅行者中很常见。性病是第六大就诊原因,STD 在从热带返回巴黎的旅行者获得诊断的 637 种疾病中占 3.5%。旅行者所感染性病的范围很广[45]。诊断的主要性传播疾病是淋球菌性尿道炎、单纯疱疹病毒 2 型感染、沙眼衣原体感染,也可有一期梅毒和原发性人类免疫缺陷病毒感染。

在旅行者中,淋球菌感染是最常见的性传播疾病。在热带地区感染的 STD 可能是不常见的(腹股沟肉芽肿,性病淋巴肉芽肿),或具有与西方国家不同的抗生素

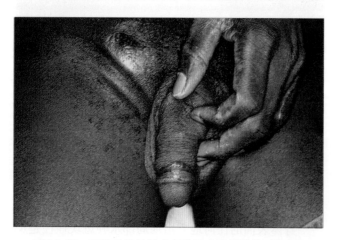

图 54.20　腹股沟淋巴结炎相关性生殖器溃疡,软下疳(马里)

敏感性。生殖器溃疡提示一期梅毒、疱疹和软下疳,可能是腹股沟肉芽肿,或罕见的性病淋巴肉芽肿。生殖器官有分泌物可能提示淋球菌、沙眼衣原体,或生殖器支原体感染。腹股沟化脓性硬化症接近生殖器溃疡时提示软下疳(图 54.20),如继发于自愈性生殖器病变则为性病淋巴肉芽肿。如果这些病原体是在国外获得,需要测试抗生素敏感性,因为大多数菌株对常用抗生素耐药。

结论

旅行者在国外旅行时应接受指导,采取措施预防最常见的皮肤病。在出发前必须适当接种破伤风疫苗,并接受关于如何避免节肢动物叮咬、阳光暴晒和性传播疾病的具体指导。同时,还应被告知感染局限性皮肤利什曼病、钩虫相关皮肤幼虫移行症、潜蚤病、脓皮病和性传播疾病的风险。旅行急救医疗包应包括治疗皮肤细菌感染的有效抗生素、口服抗组胺药和皮质类固醇药膏。

（刘源　译,李军　黄祖瑚　校）

参考文献

1. Peltola H, Kironseppa H, Holsa P. Trips to the south; a health hazard. Morbidity of Finnish travelers. Scand J Infect Dis 1983;15:375–81.
2. Hill DR. Health problems in a large cohort of Americans traveling to developing countries. J Travel Med 2000;7:259–66.
3. Hochedez P, Vinsentini P, Ansart S, et al. Changes in the pattern of health disorders diagnosed among two cohorts of French travelers to Nepal, 17 years apart. J Travel Med 2004;11:341–6.
4. Shlim DR. Learning from experience: travel medicine in Kathmandu. Travel medicine 2. Proceedings of the Second Conference on International Travel Medicine. Atlanta: International Society of Travel Medicine; 1992.
5. Raju R, Smal N, Sorokin M. Incidence of minor and major disorders among visitors to Fiji. Travel medicine 2. Proceedings of the Second Conference on International Travel Medicine. Atlanta: International Society of Travel Medicine; 1992.
6. Plentz K. Nontropical and noninfectious diseases among travelers in a tropical area during five year period (1986–1990). Travel medicine 2. Proceedings of the Second Conference on International Travel Medicine. Atlanta: International Society of Travel Medicine; 1992.
7. Sanchez JL, Gelnett J, Petruccelli BP, et al. Diarrheal disease incidence and morbidity among United States military personnel during short-term missions overseas. Am J Trop Med Hyg 1998;58:299–304.
8. Caumes E, Le Bris V, Couzigou C, et al. Dermatoses associated with travel to Burkina Faso and diagnosed by means of teledermatology. Br J Dermatol 2004;150:312–6.
9. Caumes E, Carrière J, Guermonprez G, et al. Dermatoses associated with travel to tropical countries: a prospective study of the diagnosis and management of 269 patients presenting to a tropical disease unit. Clin Infect Dis 1995;20:542–8.
10. Ansart S, Perez L, Jaureguiberry S, et al. Spectrum of dermatoses in 165 travelers returning from the tropics with skin diseases. Am J Trop Med Hyg 2007;76:184–6.
11. Lederman ER, Weld LH, Elyazar IR, et al. Dermatologic conditions of the ill returned traveler: an analysis from the GeoSentinel Surveillance Network. Int J Infect Dis 2008;12:593–602.
12. Herwaldt BL, Stokes SL, Juranek DD. American cutaneous leishmaniasis in US travelers. Ann Intern Med 1993;118:779–84.
13. Bouchaud O, Houzé S, Schiemann R, et al. Cutaneous larva migrans in

travelers: a prospective study, with assessment of therapy with Ivermectin. Clin Infect Dis 2000;31:493–8.

14. Tremblay A, MacLean JD, Gyorkos T, et al. Outbreak of cutaneous larva migrans in a group of travelers. Trop Med Intern Health 2000;5:330–4.

15. Green AD, Mason C, Spragg PM. Outbreak of cutaneous larva migrans among British Military Personnel in Belize. J Travel Med 2001;8:267–9.

16. Hochedez P, Caumes E. Hookworm-related cutaneous larva migrans. J Travel Med 2007;14:339–46.

17. Heukelbach J, Feldmeier H. Epidemiological and clinical characteristics of hookworm-related cutaneous larva migrans. Lancet Infect Dis 2008;8:302–9.

18. Caumes E, Ly F, Bricaire F. Cutaneous larva migrans with folliculitis: report of seven cases and review of the literature. Br J Derm 2002;146:1–3.

19. Caumes E, Carrière J, Datry A, et al. A randomized trial of ivermectin versus albendazole for the treatment of cutaneous larva migrans. Am J Trop Med Hyg 1993;49:641–4.

20. Melby PC, Kreutzer RD, McMahon-Pratt D, et al. Cutaneous leishmaniasis: review of 59 cases seen at the National Institutes of Health. Clin Infect Dis 1992;15:924–37.

21. Weitzel T, Muhlberger N, Jelineck T, et al. Imported leishmaniasis in Germany 2001–2004: data of the SIMPID surveillance network. J Eur Clin Microbiol Infect Dis 2005;24:471–6.

22. El Hajj L, Thellier M, Carriere J, et al. Localized cutaneous leishmaniasis imported into Paris: a review of 39 cases. Int J Dermatol 2004;43:120–5.

23. Blum JA, Hatz CF. Treatment of cutaneous leishmaniasis in travelers 2009. J Travel Med 2009;16:123–31.

24. Schwartz E, Hatz C, Blum J. New world cutaneous leishmaniasis in travelers. Lancet Infect Dis 2006;6:342–9.

25. Wortmann G, Zapor M, Ressner R, et al. Lipsosomal amphotericin B for treatment of cutaneous leishmaniasis. Am J Trop Med Hyg 2010;83:1028–33.

26. McGarry JW, McCall PJ, Welby S. Arthropod dermatoses acquired in the UK and overseas. Lancet 2001;357:2105–6.

27. Jelinek T, Nothdurft HD, Rieder N, et al. Cutaneous myiasis: review of 13 cases in travelers returning from tropical countries. Int J Derm 1995;34:624–6.

28. Biggar RJ, Morrow H, Morrow RH. Extensive myiasis from tumbu fly larvae in Ghana, West Africa. Clin Pediatr 1980;19:231–2.

29. Hochedez P, Caumes E. Common skin infections in travelers. J Travel Med 2008;15:223–33.

30. Veraldi S, Valsecchi M. Imported tungiasis: a report of 19 cases and review of the literature. Int J Dermatol 2007;46:1061–6.

31. Menard A, Dos Santos G, Dekumyoy P, et al. Imported cutaneous gnathostomiasis: report of five cases. Trans R Soc Trop Med Hyg 2003;97:200–2.

32. Bavastrelli M, Bertucci P, Midula M, et al. Ciguatera fish poisoning: an emerging syndrome in Italian travelers. J Travel Med 2000;8:139–42.

33. Nozais JP, Caumes E, Datry A, et al. A propos de cinq nouveaux cas d'oedème onchocerquien. Bull Soc Path Exot 1997;90:335–8.

34. Hochedez P, Canestri A, Lecso M, et al. Skin and soft tissue infections in returning travelers. Am J Trop Med Hyg 2009;80:431–4.

35. Helgason KO, Jones ME, Edwards G. Panton-Valentine leukocidin-positive Staphylococcus aureus and foreign travel. J Clin Microbiol 2008;46:832–3.

36. Freudenthal AR, Joseph PR. Seabather's eruption. N Engl J Med 1993;329:542–4.

37. Auerbach PS. Marine envenomations. N Engl J Med 1991;325:486–95.

38. Fenner PJ, Lippmann J, Gershwin LA. Fatal and nonfatal severe jellyfish stings in Thai waters. J Travel Med 2010;17:133–8.

39. Schlagenhauf P, Tschopp A, Johnson R, et al. Tolerability of malaria chemoprophylaxis in non-immune travelers to sub-Saharan Africa: multicentre, randomised, double blind, four arm study. BMJ 2003;327:1078.

40. Furuya EY, Paez A, Srinivasan A, et al. Outbreak of *Mycobacterium abscessus* wound infections among 'lipotourists' from the United States who underwent abdominoplasty in the Dominican Republic. Clin Infect Dis 2008;46:1181–8.

41. Caumes E. Creeping eruption, a sign, has to be distinguished from hookworm-related cutaneous larva migrans, a disease. Dermatology 2006;4:659–60.

42. Hochedez P, Canestri A, Guihot A, et al. Management of travelers with fever and exanthema notably dengue and chikungunya infections. Am J Trop Med Hyg 2008;78:710–13.

43. Kostman JR, DiNubile MJ. Nodular lymphangitis: a distinctive but often unrecognized syndrome. Ann Intern Med 1993;118:883–8.

44. Matteelli A, Carosi G. Sexually transmitted diseases in travelers. Clin Infect Dis 2001;32:1063–7.

45. Ansart S, Hochedez P, Perez L, et al. Sexually transmitted diseases diagnosed among travelers returning from the tropics. J Travel Med. 2009;16:79–83.

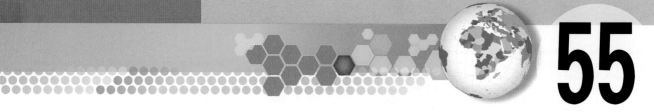

55

嗜酸性粒细胞增多

Amy D. Klion

要点

- 嗜酸性粒细胞增多,定义为 ≥450 个血嗜酸粒细胞/μl,见于 10% 的旅行者
- 其原因有多种情况,包括变态反应和哮喘、药物过敏、感染、肿瘤和其他各种病症
- 伴有嗜酸性粒细胞增多的归来旅行者有三分之一在发现时无症状,蠕虫感染,尤其是血吸虫病、丝虫病、类圆线虫病和钩虫感染,是最常见的可治疗的病因
- 准确的暴露史是诊断嗜酸粒细胞增多的关键
- 对无症状的归来旅行者进行筛查试验,包括肝功能检查、IgE 水平和胸片,仍存争议

引言

定义为外周血中嗜酸性粒细胞数量 ≥450 个/μl 的嗜酸性粒细胞增多可见于 10% 的旅行者[1],可由多种原因引起,包括过敏、哮喘、药物过敏、感染、肿瘤及其他各种病症(表 55.1)。尽管对归来旅行者进行嗜酸性粒细胞增多的筛查尚有争议,但嗜酸性粒细胞增多症仍是第一位(或唯一)提示诸如血吸虫病或者类圆线虫病等具有潜在严重后果的疾病的指标,还可对有症状患者的诊断提供有用的指向。本章将阐述旅行者出现嗜酸性粒细胞增多的原因,并介绍对嗜酸性粒细胞增多、有症状或无症状患者进行诊断的系统方法。

表 55.1 嗜酸性粒细胞增多的相关原因[a]
过敏性疾病
哮喘
特应性皮炎
过敏性鼻炎
药物过敏(见表 55.2)
感染
寄生虫
蠕虫
体表寄生虫(疥疮,蝇蛆)
原生动物(贝氏等孢子球虫,肉孢子虫)
细菌(猩红热缓解期,慢性结核病)
真菌(球孢子菌病,过敏性支气管肺曲霉菌病)
病毒(人类免疫缺陷病毒)
肿瘤
嗜酸粒细胞性白血病(罕见)
髓细胞性白血病
淋巴瘤,尤其是霍奇金病
肠、肺、卵巢或其他实体器官腺癌
结缔组织疾病
变应性肉芽肿性血管炎
系统性红斑狼疮
类风湿性关节炎
原发性嗜酸性粒细胞疾病
特发性高嗜酸细胞综合征
嗜酸细胞性胃肠炎
慢性嗜酸细胞性肺炎
家族性高嗜酸细胞增多症
阵发性血管性水肿和嗜酸性粒细胞增多
木村病
其他
肾上腺功能减退
肉瘤
溃疡性结肠炎
辐射
胆固醇栓塞

[a] 清单并非详尽无遗

表 55.2　旅行者嗜酸性粒细胞增多相关的常用药物

临床表现	药物[a]
无症状或皮疹	抗生素,包括青霉素、头孢菌素、喹诺酮类、奎宁和奎宁衍生物、大环内酯类
肺部浸润	非甾体抗炎药;含磺胺类药物
肝炎	四环素类药物;半合成青霉素
间质性肾炎	头孢菌素;半合成青霉素
哮喘,鼻息肉	阿司匹林

[a] 注意:这个名单仅限于可以用于治疗和预防旅行相关的疾病(如疟疾、旅行者腹泻、皮肤和上呼吸道感染)的常用药物

嗜酸性粒细胞生物学

嗜酸性粒细胞是来源于骨髓的白细胞,主要存在于与外环境相联系的人体组织,如肺、皮肤以及胃肠道中。通常嗜酸性粒细胞在外周血的正常水平为≤450/mm^3,但在某些疾病状态下,其数量会激增,包括急性寄生虫感染、高嗜酸性粒细胞综合征等,嗜酸性粒细胞的数量可高达>20 000/mm^3。当出现这些情况时,嗜酸性粒细胞可能会发生特征性的形态及功能改变,引发"细胞活化"或发生由嗜酸性细胞诱发的组织病变,诸如心内膜心肌纤维化或外周神经病变。

外周血嗜酸性粒细胞水平会呈昼夜变化,在清晨当内源性糖皮质激素含量低时,嗜酸性细胞水平最高;如果人们出现急性细菌性和病毒性感染、急性疟疾、怀孕或是对某些药物产生应答时,比如糖皮质激素、肾上腺素和雌激素等,嗜酸性粒细胞水平会降低(嗜酸性粒细胞减少)。反之,如果使用β-肾上腺能受体阻滞剂则会让嗜酸性粒细胞数量轻微增加。

嗜酸性细胞对一些特殊刺激(如寄生虫感染、过敏源暴露)起反应时,不仅取决于刺激物的性质,还会与宿主对刺激物的免疫反应有关。在寄生虫感染时,寄生虫的发育阶段、寄生虫在宿主体内的位置以及寄生虫负荷都是宿主免疫应答的重要决定因素,继而就影响到嗜酸性粒细胞增多的程度。尽管寄生虫的组织侵袭与外周血嗜酸性粒细胞的显著增多有关,但嗜酸性粒细胞反应会局限于受累组织。最后,寄生虫流行地区的旅行者(即这些个体先前并未感染过寄生虫病)出现嗜酸性粒细胞增多的明显多于这些地区的居民[2,3]。

嗜酸性粒细胞增多的原因

概述

引发嗜酸性粒细胞增多的潜在病因众多,但返回

旅行者中发现的最常见原因无疑还是寄生虫感染。但应注意,没有嗜酸性粒细胞增多,并不能排除寄生虫感染。大多数研究表明,过敏性疾病,包括药物过敏是诱发旅行者嗜酸性粒细胞增多的第二大原因。因此,尽管在对有嗜酸性粒细胞增多的旅行者进行初步诊断时应对最常见的寄生虫感染疾病进行排查,但在对少见寄生虫病因做深入检查之前,也应考虑嗜酸性粒细胞增多的非感染原因。

16%~45% 的嗜酸性粒细胞增多的旅行者都能确诊[1,4],并且旅行者旅行时间长以及嗜酸性粒细胞增多程度高的,确诊的可能性会进一步增加(嗜酸性粒细胞增多≥16%的患者确诊率>60%[1])。出人意料的是,出现不出现症状,似乎对诊断率没有什么影响[4]。

过敏性疾病/哮喘

过敏性疾病,包括过敏性鼻炎、特应性疾病以及哮喘,在一般人群中极为常见,是引发嗜酸性粒细胞轻微增加的常见原因。在旅行途中外在环境的变化可以使过敏性疾病加重(或改善);但如果没有其他病因(如寄生虫感染、药物超敏反应),很少会出现嗜酸性粒细胞显著增加(≥3000 个/mm^3)。

药物超敏反应

在旅行者嗜酸性粒细胞增多的非感染因素中,药物相关的超敏反应是最常见的原因,一些研究中占嗜酸性粒细胞增多病例的20%[5]。尽管任何药物都有可能引发嗜酸性粒细胞增多,但有些药物可能性更大,包括很多用于预防或治疗疟疾和旅行者腹泻的药物(如奎宁、喹诺酮类、四环素或磺胺类药物)。处方药和非处方药,以及膳食补充剂和中草药都有可能引起过敏(表 55.2)。

在很多情况下,由药物引起的嗜酸性粒细胞增多完全没有症状。然而,如出现累及某个器官的症状,如肺浸润、间质性肾炎、肝炎或者皮疹,则可能提示是对某种药物的超敏反应。此外,某些药物也会出现特定的综合征,如由色氨酸诱导的嗜酸性粒细胞肌痛综合征。

感染

蠕虫

研究表明,寄生虫感染是最常见的旅行者嗜酸性

粒细胞增多的病因,在不同研究中,占病例数的 30%~60% 不等[5,6]。尽管在大多数研究中,肠道线虫感染、丝虫病、类圆线虫病和血吸虫病占大多数,但确切的病因还取决于研究的特定人群、旅行地点及时间。需要切记的是,尽管寄生虫感染是引发嗜酸性粒细胞增多症的常见病因,但也并不是所有蠕虫感染患者都有嗜酸性粒细胞增多的记录。在一项研究中,1107 位患有血吸虫病的旅行者,只有 44% 患者有嗜酸性粒细胞增多[7]。其他的蠕虫感染也有相似发现,包括类圆线虫病和钩虫感染[8]。此外,那些在其整个生活周期中不侵入机体组织的寄生虫,如鞭虫和蛲虫,很少引起嗜酸性粒细胞增多。

嗜酸性粒细胞显著增多与寄生虫侵入机体组织有关(表 55.3),并且仅见于数量有限的感染,如蛔虫或是钩虫感染,只是在感染的早期阶段,当幼虫移行经过肺或者其他组织,并与宿主的免疫系统接触时,才能观察到嗜酸性粒细胞显著增多。在绝大多数情况下,不论是否接受驱虫治疗,嗜酸性粒细胞增多的情况都会随时间而逐渐消退。但在某些感染确实会发生慢性嗜酸性粒细胞增多(表 55.4)。

表 55.3 伴有嗜酸性粒细胞增多的蠕虫感染

轻度至中度的嗜酸粒细胞增多(≤3000/mm³)	
异尖线虫病[a]	棘口吸虫病
毛细线虫病[a]	蛲虫病
多头蚴病	异形吸虫病
囊虫病	膜壳绦虫病
双腔吸虫病	后殖吸虫病
恶丝虫病	裂头蚴病
麦地那龙线虫病	鞭虫病
包虫病	
嗜酸性粒细胞标记(>3000/mm³)	
管圆线虫病[a]	曼森线虫病
蛔虫病[a]	盘尾丝虫病
肝吸虫病[a]	后睾吸虫病[a]
肝片吸虫病[a]	肺吸虫病
姜片虫病[a]	血吸虫病[a]
腭口线虫病[a]	类圆线虫病[a]
钩虫感染[a]	旋毛虫病[a]
罗阿丝虫病	内脏幼虫移行症
淋巴丝虫病	

[a] 在感染急性期嗜酸粒细胞显著增多

表 55.4 嗜酸粒细胞增多时间>2 年的蠕虫病因

囊虫病[a]	曼森线虫病
肝吸虫病	盘尾丝虫病
包虫病[a]	后睾吸虫病
肝片吸虫病	肺吸虫病
腭口线虫病	血吸虫病
钩虫感染	类圆线虫病
罗阿丝虫病	内脏幼虫移行症
淋巴丝虫病	

[a] 由于包囊液泄漏导致间歇性嗜酸粒细胞增多

体表寄生虫

疥疮感染是全世界普遍存在的可治疗疾病,也是旅行者嗜酸性粒细胞增多的不常见原因[9]。螨虫及其卵的过敏反应通常会导致强烈瘙痒、皮疹和红斑,并在约 10% 的病例中有轻微至中度的嗜酸性粒细胞增多现象。尽管关于嗜酸性粒细胞增多与其他常见体表寄生虫感染的数据还比较缺乏,但跳蚤、臭虫和蜱虫叮咬确能引起超敏反应。继发于蝇蛆病(蝇蛆引发的感染)的高嗜酸性粒细胞综合征的罕见病例有过报道,但在蛆虫移除后便可恢复正常[10]。

原虫

贾第鞭毛虫病和阿米巴病等原虫感染不伴有嗜酸性粒细胞增多。因此应在粪便中进一步查找原虫,以明确提示基本病因。肠道球虫寄生物如贝利等孢子球虫感染可导致腹泻和吸收不良,作为一种罕见例外,在少数病例中可出现嗜酸性粒细胞增多[11]。该寄生虫可通过改良抗酸染色法在粪便中加以检测,也可以通过小肠活检来证实。肉孢子虫也与急性症状性嗜酸性肌炎的暴发相关[12]。

其他病原体

细菌、真菌和病毒性感染通常会引起嗜酸性粒细胞减少并可能对其他原因引发的嗜酸性粒细胞增多有抑制作用。但 HIV 感染是一大例外。大量研究证实旅行者性传播疾病包括 HIV 病毒感染的风险增加。HIV 感染者出现嗜酸性细胞增加有可能是 HIV 感染本身免疫失调所致,也可能是继发于药物过敏或肾上腺功能减退[13]。外周血嗜酸性细胞增多症还可伴有嗜酸性脓疱性毛囊炎,这是一种慢性瘙痒性皮肤病,见于晚期 HIV 患者。其他突出的例外包括球孢子菌病[14]和慢性结核病[15],这些疾病可能在旅行期间感染,其中少数病例伴有嗜酸性粒细胞增多。

其他原因

嗜酸性粒细胞增多见于各种与免疫应答失调相关的常见疾病,包括肿瘤、结缔组织疾病、结节病[16]及溃疡性结肠炎[17]。更少见的一些病因包括肾上腺功能减退、遭受辐射和各种原发性嗜酸细胞紊乱。尽管这些疾病不是旅行引起的,但所有这些嗜酸性粒细胞增多的情况可能都是在旅行后筛查时被首次发现。

临床症状

皮肤/软组织受累

返回旅行者最常见的主诉应该是各类皮肤病问题(表 55.5),并且常伴随着嗜酸性粒细胞增多[9,18]。在一项法国返回旅行者的前瞻性研究中,皮肤幼虫移行症、蝇蛆病、丝虫病、荨麻疹和疥疮这些可伴有嗜酸性粒细胞增多的皮肤感染均位列所诊断的 10 大最常见皮肤病[9]。值得注意的是,有些本来存在的皮肤病,如特应性皮炎、湿疹或银屑病,在热带气候中可能会突发加重,所以在对旅行相关皮肤病进行鉴别诊断时应加以考虑[18]。尽管对某些病例需要进行皮肤活检(在疑似盘尾丝虫病时需采用皮肤标本压片检查),但嗜酸性粒细胞增多的许多皮肤病因仅仅通过观察就能加以明确。

表 55.5 伴有皮肤病变的嗜酸粒细胞增多的评估		
临床表现	最常见的病因	诊断测试
荨麻疹	蠕虫感染 药物过敏 特发性	大便虫卵和寄生虫,血清学
慢性瘙痒性皮炎	盘尾丝虫病 疥疮 药物过敏	皮肤压片,血清学 皮肤刮片
皮下结节	盘尾丝虫病 蝇蛆病	皮肤压片,切除活检,血清学 视力检查
游走性血管性水肿	罗阿丝虫病	血清学检查,中午血液筛查微丝蚴
	颚口线虫病	血清学,寄生虫切除
匐行性病变	皮肤幼虫移行症	视力检查
	类圆线虫病	血清学检查,粪便查幼虫

常导致荨麻疹的寄生虫感染包括蛔虫症、肝片吸虫病、颚口线虫病、钩虫感染、丝虫病、肺吸虫病、血吸虫病、类圆线虫病、旋毛虫病及内脏幼虫移行症

荨麻疹是普通人群的常见症状,它可以是特发性的,也与多种过敏反应相关。在出现嗜酸性粒细胞增加的旅行者中,荨麻疹也许是药物过敏的表现,或是寄生虫感染的信号。暂时性瘙痒皮疹现象见于对多种刺激的反应,包括但不局限于一些寄生虫幼虫穿入皮肤,如钩虫属、类圆线虫属和血吸虫等。相对而言,对旅行者持续性或复发性皮炎及嗜酸性粒细胞增多的鉴别诊断范围应更局限,如盘尾丝虫病、疥疮和超敏反应是旅行者最常见的病因。

常伴有嗜酸性粒细胞增多的感染可能出现皮下结节,包括盘尾丝虫病、恶丝虫病、肺吸虫病、肝片吸虫病、毛线虫病、包虫病、囊虫病、多头蚴病、裂头蚴病以及蝇蛆病。其中有许多感染如盘尾丝虫病和囊虫病,其出现的皮下结节无痛且易被忽略。由于对这种结节切除活检就能确诊,因此如果疑有上述感染,应进行一个详尽的皮肤和软组织检查。随着时间推移,寄生虫最终死亡,结节会钙化并能在软组织摄片中发现。

属于双翅目种属的蛆虫幼虫会侵入皮肤(蝇蛆病)并引发典型的疼痛性结节,可能会和疖混淆。如果在特征性中央凹陷发现蛆虫移动即可确诊。疼痛性皮下结节的移动是裂头蚴病的典型特征,此病是由迭宫属绦虫幼虫在人体皮下组织或其他转续宿主中移行引起的[19]。

局部性、间歇性以及迁移血管性水肿是罗阿丝虫病的典型症状,这是一种中非和西非地方性流行的丝虫感染。感染性罗阿丝虫幼虫通过虻蝇的叮咬而传播,发育为成虫在皮下组织中移行,激发超敏反应(卡拉巴肿)[2]。肿块在四肢和脸部最常见,通常在几天内消散,但数周至数月后又会复发。眼丝虫(成年丝虫移行穿过结膜)在受感染的人群中发生率可达 20%,如出现,就可确诊为罗阿丝虫病。该病出现嗜酸性粒细胞增多罕有例外,且经常显著增高(>3000 个/mm^3)。并发症包括心内膜心肌纤维化和脑炎,并不常见,且认为是宿主对寄生虫的免疫应答。在外周血或皮下组织中未能发现该寄生虫时,可以根据嗜酸性粒细胞增多、血清学检查阳性以及相应的暴露史做出初步诊断。

移行的颚口线虫属幼虫能引起转移性血管性水肿,与罗阿丝虫很难区分,可能其局部疼痛、瘙痒和红斑更常见,同时肿胀持续时间更长(1~2 周)[20]。有时幼虫能移行到更深层的组织和器官中(内脏颚口线虫病),产生更多样的症状。在部分东南亚地区以及中南美洲,人们通常会因摄入未经充分烹煮的淡水鱼或其他中间宿主而感染颚口线虫病。罗阿丝虫病的症

状可在感染后数月至数年时出现症状,同时嗜酸性粒细胞显著增多。找到寄生虫是确诊颚口线虫病所必需的,但旅行者如果出现血清学检查阳性,伴有移动性皮下肿胀、嗜酸性粒细胞增多以及适当的暴露史则可以高度疑似诊断。

当动物钩虫的幼虫机会性穿透人体皮肤后就会出现皮肤幼虫移行症或匐行疹。最常见表现为脚部或臀部的剧烈瘙痒和皮肤出现红色匐行迹,都是有诊断意义的[21]。幼虫流是一种由慢性类圆线虫病引起的匐行性皮损,根据其迅速消失的特性和迁移速度(5~10cm/h)很容易与匐行疹相区别[22]。而匐行疹患者中只有极少数出现嗜酸性粒细胞增多,但在患有类圆线虫病的患者中却很常见,可以作为诊断的头条线索。

肺部表现

寄生虫幼虫经肺移行时会导致嗜酸性粒细胞增多和移行性肺浸润,或者出现 Loeffler 综合征(表55.6)[23]。Loeffler 综合征最常见的原因是人蛔虫感染,这是一种在全世界广泛分布的肠道线虫感染。患者在食用含有含胚卵的受污染食物后1~2周内通常会出现干咳和胸骨后烧灼感。这些症状在幼虫迁移完成后消退(在5~10天内),但胸片异常和嗜酸性粒细胞增多还将持续数周。该病诊断的复杂性在于,粪便中虫卵在数月内可能检不出,而此时嗜酸性粒细胞增多情况已渐消退。因此,当在旅行者粪便检出蛔虫卵,而伴有显著嗜酸性粒细胞增多时,应迅速查找导致嗜酸性粒细胞增多的其他因素。

表 55.6   伴有肺部表现的嗜酸粒细胞增多的病因
一过性浸润
蛔虫病,钩虫病感染,类圆线虫病,药物过敏,急性嗜酸细胞性肺炎
慢性浸润
热带肺嗜酸细胞增多症,类圆线虫病,药物过敏反应,高嗜酸细胞综合征,慢性嗜酸细胞性肺炎,变应性肉芽肿性血管炎
嗜酸细胞胸腔积液
蠕虫(弓蛔虫病,丝虫病,肺吸虫病,异尖线虫病,包虫病,类圆线虫病)
其他感染(球孢子菌病,结核病)
其他原因(恶性肿瘤,血胸,药物反应,肺梗塞,风湿性疾病,气胸)
带或不带空洞的肺实质侵袭
肺吸虫病,肺结核,过敏性支气管肺曲霉病,包虫病(少见)

急性血吸虫病会出现嗜酸性粒细胞增多、咳嗽和短暂肺浸润情况;但同时伴有的胃肠道和全身症状有助于与 Loefer 综合征的鉴别[24]。尽管钩虫和类圆线虫幼虫在感染早期也穿过肺部,但很少引起肺部症状。

和 Loefer 综合征的短暂迁移性浸润不同,热带性肺嗜酸细胞浸润症的肺部浸润症状在没有驱虫治疗的情况下会持续存在,这是一种淋巴丝虫病的超敏反应类型[25]。夜间咳嗽或哮鸣是其特征性表现,嗜酸性粒细胞增多伴有极高血清 IgE 含量,且具有抗丝虫抗体。类圆线虫病的症状与之相似[26]。其他可导致肺部浸润数周或数月内反复发作的因素包括药物反应和一些罕见的特发性疾病(如嗜酸性粒细胞增高综合征、慢性嗜酸性肺炎及 Churg-Strauss 综合征,又称肺变应性血管炎与肉芽肿)。

嗜酸性粒细胞胸腔积液见于许多寄生虫感染,其中包括包虫病、肺吸虫病和播散性类圆线虫感染。也可见于真菌和分枝杆菌感染、过敏反应、恶性肿瘤、肺梗死及血胸等病症[27]。

引发嗜酸性粒细胞增多以及肺实质损伤的感染相对较少。尽管当发现旅行者带有肺空洞性病变时应考虑肺结核,但结核时出现嗜酸性粒细胞增多的情况极少见。其他依据相关流行病学特征应考虑的感染还有肺吸虫病,可呈现腔性浸润和肺门淋巴结病,以及肺包虫病,它常表现为单发囊性病变。

胃肠道症状

胃肠道症状是返回旅行者来旅行诊所最常见的主诉[28]。如果同时伴有外周血嗜酸性粒细胞增多,则最常提示为寄生虫感染,尽管伴有嗜酸性粒细胞增多的非感染性胃肠道疾病如炎症性肠病或是嗜酸粒细胞性胃肠炎也可在旅行期间同时发生。

暂时性胃肠道症状包括恶心、腹泻、呕吐和腹痛,一般出现在多种寄生虫感染的早期阶段,其中包含旋毛虫病、血吸虫病、肺吸虫病以及钩虫感染。这些症状出现在典型的临床症状之前。例如旋毛虫病,如出现腹痛和腹泻症状,一般是在食入了受污染的猪肉(或其他肉类)1周后当其幼虫移行到肠道时出现。而其常见的综合征如嗜酸性粒细胞增多、肌痛、发热及眶周水肿等,则是在1~2周后新的幼虫经过机体组织移行到肌肉中形成包囊时[29]。要在这些感染的早期做出诊断是困难的,因为血清学检测通常呈阴性,且幼虫和(或)虫卵在这个阶段尚未产生。

尽管肝吸虫感染在旅行者中并不常见,但当旅行者出现复发性胆道炎和嗜酸性粒细胞增多时,还是应将其作为鉴别诊断的内容。有报道称包虫包囊或者成年蛔虫异常迁移都会引起胆道梗阻。对于片吸虫感染,幼虫迁移至肝实质时会引起急性嗜酸性粒细胞增多综合征、腹痛、发烧以及不同程度肝肿大,且能持续达 4 个月[30]。肝脏 CT 看到多发小隧道样低密度肝损伤,反映了肝脏的微小脓肿。其他的寄生虫感染包括弓蛔虫病[31],也可以产生类似的临床综合征。

神经系统疾病

旅行者中伴有嗜酸性粒细胞增多的神经系统综合征相对少见(表 55.7),但也包含了嗜酸性粒细胞脑膜炎、癫痫、局灶性神经功能缺陷、周围神经病变、横贯性脊髓炎和嗜酸性粒细胞脑脊髓炎这几种情况。

表 55.7	伴有神经系统表现的嗜酸粒细胞增多的评估	
临床表现	最常见的病因	诊断试验
头痛 脑膜刺激征	管圆线虫病 腭口线虫病 球孢子菌病 药物过敏症 肿瘤,尤其是 霍奇金淋巴瘤	腰椎穿刺[a],血清学
头痛和(或)癫痫发作	囊虫病 包虫病 血吸虫病 肺吸虫病 肝片吸虫病 旋毛虫病 弓蛔虫病 裂头蚴病	CT,MRI,血清学
横贯性脊髓炎	血吸虫病	脊柱 MRI,血清学(血清和 CSF),粪便或尿液检查虫卵,直肠压片
周围神经病变	罗阿丝虫病	血清学,中午血滤查微丝蚴

[a] 管圆线虫病幼虫可在 CSF 中检测到

旅行者嗜酸性粒细胞脑膜炎最常见的原因是鼠肺线虫[32],广州管圆线虫,尽管其他寄生虫、真菌感染、药物过敏和其他非感染因素也应加以考虑。管圆线虫感染在东南亚和太平洋地区最为流行,但也存在于世界上其他热带地区包括加勒比海[33]。感染通常发生在人们食入了受感染的软体动物和被软体动物黏液污染的蔬菜或其他未经烹饪的食物之后。胃肠道症状在

食入幼虫后很快就会出现,在 2~30 天的潜伏期后出现最常见的间歇性剧烈头痛症状,也可能出现脑神经麻痹。腰椎穿刺术显示开放压升高、脑脊液细胞增多、嗜酸性粒细胞≥10%、蛋白浓度升高及葡萄糖含量正常。由于该虫幼虫在人体宿主内无法生长成熟,因此感染具有自限性,治疗为支持性的。感染初期外周血嗜酸性粒细胞显著增多,但随着感染的消散而下降。

患者出现头痛和(或)癫痫并伴有嗜酸性粒细胞增多可能是多种寄生虫感染累及中枢神经系统的表现,包括囊虫病、血吸虫病和包虫病。也可以出现局灶性神经症状。许多感染具有影像学检查中的特征性表现,有助于诊断。例如,脑实质中伴周边水肿的囊性病变和钙化高度提示脑囊虫病;如出现葡萄簇状的皂泡状囊性病变并伴有钙化则是并殖吸虫感染的特征;以及出现隔膜病变部位同时带有子囊是典型的绦虫病特征。相比之下,血吸虫病时出现的脑和脊髓伴有周边水肿的占位损伤和由其他原因导致的占位损伤很难区分。

其他伴有嗜酸性粒细胞增多的神经系统综合征包括罗阿丝虫病血管性水肿压迫神经造成的外周神经病变,血吸虫病感染引发的横贯性脊髓炎,以及腭口线虫病感染引发的有致命危险的嗜酸性粒细胞脑脊髓炎。

发热

由于发热能够抑制嗜酸性粒细胞增多,因此,发热伴嗜酸性粒细胞增多的病因较少。所有患者都应排除药物过敏。根据相关暴露史,应考虑各种寄生虫感染的可能性,包括急性血吸虫病感染、内脏幼虫移行症、旋毛虫病、肝片吸虫病或颚口线虫病。

无症状性嗜酸性粒细胞增多

嗜酸性粒细胞增多的返回旅行者,有三分之一在就医时是无症状的[1]。在大多数研究报告中,寄生虫感染尤其是血吸虫病、丝虫病、类圆线虫病以及钩虫感染都被列为最常诊断的可治疗病因[1,6,34]。

血吸虫病

血吸虫病在非洲、亚洲、中南美洲等区域的 74 个国家呈地方性流行,在淡水中游弋的传染性幼虫(尾蚴)侵入人体皮肤造成感染。有时感染者在感染后几小时至 1 周时间内会在尾蚴侵入处有微度皮炎。急性血吸虫病感染(片山热)大约在感染后 2~12 周内开始

出现一些特征性病症,包括发热、头痛、肌痛、右上腹痛、血性腹泻、肺部症状以及嗜酸性粒细胞显著增多[24]。尽管患者在感染后3~4个月内即使没有接受任何治疗,其急性症状也会消退,但嗜酸性粒细胞增多仍会在数年内存在。旅行者中累及中枢神经系统的情况并不多见,但能导致永久性损伤[35]。所以早期诊断及治疗非常重要。

对血吸虫病诊断的黄金标准是在感染者粪便、尿液或组织活检中找见活的寄生虫卵。但约有50%的慢性血吸虫病患者[36]以及绝大部分急性血吸虫病患者[24]粪便或尿液中检测不到虫卵。血清学检测更加敏感,并且在虫卵出现在粪便或尿液之前便可检出感染,但不能区别活动性感染和既往感染,这样就限制了该方法在诊断当地长期居民和有既往感染史的旅行者现症感染方面的用途。

丝虫感染

从非洲归来的长期旅行者中嗜酸性粒细胞增多最常明确的病因是罗阿丝虫感染。其常见症状包括荨麻疹、肌痛、关节痛、迁移性血管水肿(卡拉巴肿)及眼丝虫感染,但流行地区的大部分居民虽可在其外周血液中检测到微丝蚴却没有症状[2]。

在非洲和中南美洲的一些地方,盘尾丝虫病是困扰旅行者的第二大常见的丝虫感染[37]。感染的典型表现为瘙痒丘疹性皮炎和嗜酸性粒细胞增多,虽然也有无症状感染出现[3]。如果出现可触及的皮下结节,从诊断角度是很有帮助的,但旅行者通常感染较轻,所以这种情况并不常见。非洲某些地方盘尾丝虫病特征性的角膜炎或失明,罕见于这些地区的临时性居民。

淋巴丝虫病估计影响着全世界1.2亿人,但相对而言不是旅行者嗜酸性粒细胞增多的常见原因。尽管在旅行者身上可以看到急性临床表现,包括腺淋巴管炎、发热和四肢或外阴部复发性肿胀;但罕见发展为慢性淋巴水肿或象皮病。其他一些偶尔能感染旅行者的丝虫病包括非洲和加勒比海部分地区地方性流行的常现曼森线虫病、非洲西部和中部地方性流行的链尾曼森丝虫病以及中南美洲和某些加勒比海岛屿的奥氏曼森线虫病。

在血液和皮肤中检测到微丝蚴或丝虫DNA,或发现丝虫成虫均可确诊;对班氏吴策丝虫引起的淋巴丝虫病,可以通过检测外周血中的循环抗原进行诊断。访问者在流行地区发现相关临床症状或不能确定嗜酸性粒细胞增多的原因时,可通过血清学检测进行推断性诊断。

类圆线虫病

在许多系列报道中,旅行者和移民中出现的未能解释的嗜酸性粒细胞增多患者中,类圆线虫病感染占比可高达38%[8,38]。这类感染在全世界范围内分布,由感染阶段的幼虫侵入暴露的皮肤而感染。在感染早期,发育中的幼虫经肺移行,因而以肺部症状为主。随后,感染会出现间歇性匐行疹(幼虫流)、荨麻疹或胃肠道症状,但也经常无症状出现。由于第三阶段的幼虫具有再次侵入感染宿主肠粘膜或皮肤的能力,因此未治疗的类圆线虫病感染可以持续数十年[39]。更为重要的是,在免疫抑制状态下可能发生致命性播散性感染。

粪便检测对于类圆线虫病感染的诊断很不敏感,因其幼虫呈零星排出,在粪便中数量很低。免疫功能正常的类圆线虫病患者有40%~80%会出现嗜酸性粒细胞增多,可能是诊断的唯一线索[40]。但随着时间推移,嗜酸性粒细胞增多情况会逐渐减退,在过度感染综合征时不一定出现。血清学检测仍然是对旅行者感染进行诊断的最敏感、最特异的检测方法。尽管治疗后抗体水平会降低,可作为观察治疗反应的有意义的标志,但因在治疗后抗体仍长期阳性,也就限制了该方法在既往感染人群中筛查新近感染的用途。

钩虫感染

尽管有些慢性钩虫感染者会主诉腹部隐痛或恶心,但绝大部分感染者是无症状的。嗜酸性粒细胞增多情况一般较轻,但有些病例也能达到3000/mm³以上的水平[41]。由于钩虫感染在没有治疗的情况下也是自限性的,因此嗜酸性粒细胞增多症很少能持续>3年。

嗜酸性粒细胞增多患者的评估

嗜酸性粒细胞增多(图55.1)通常应通过嗜酸性粒细胞绝对计数来确认,因为嗜酸性粒细胞的比例增高也许反映的是非嗜酸性粒细胞的数量减少(如嗜中性白细胞减少),而不是真正的嗜酸性粒细胞增多。一旦确立了嗜酸性粒细胞增多,下一个问题就是明确病因学。由于能够引发嗜酸性粒细胞增多的潜在原因很多,进行鉴别诊断需要开展的诊断试验的范围又广,因此,仔细的病史询问和体格检查至关重要。如果能够提供旅行前的嗜酸性粒细胞计数对于确定嗜酸性粒细胞增多是否和旅行相关是很有帮助的。同样,应该

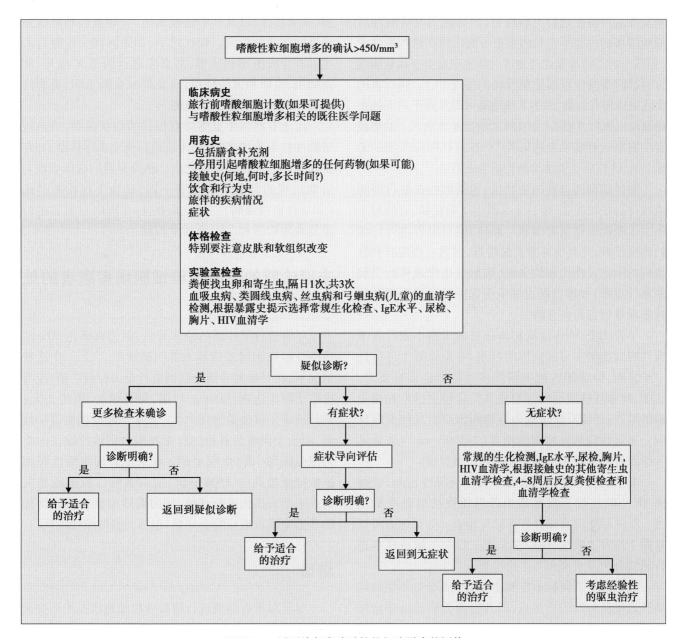

图 55.1 返回旅行者嗜酸性粒细胞增多的评估

排除已经存在的伴有嗜酸性粒细胞增多症的医学问题（如哮喘和特应性疾病）。要掌握患者的用药史，包括非处方用药、维生素以及膳食补充剂；那些与嗜酸性粒细胞增多有关的药物或制剂在可能情况下应予停用。

准确的暴露史对于嗜酸性粒细胞增多患者的评价非常重要。由于许多感染病原体局限于一定的地理区域，或生命周期有限，因此对近期和过去旅行的详尽回顾就可以有效缩小诊断鉴别的范围[42]。举例来说，一位仅去过东南亚旅行，现有嗜酸性粒细胞增多伴迁移性血管性水肿的旅行者，提示患有颚口线虫病，如另一患者具有相同的病情，但只去过西非，则可能患有罗阿丝虫病。与此类似，如果一位有腹部症状和嗜酸性粒细胞增多的旅行者，就诊前最后一次可能的暴露是发

生在 3 年前，那么他不大可能是患有蛔虫感染（其生命周期 1~2 年），而可能指向钩虫感染（其生命周期≤6 年）或是类圆线虫感染（生命周期可达数十年）。暴露时间的长短也有助于鉴别，某些寄生虫感染如丝虫病、肺吸虫病和囊虫病在短期旅行者中不常见，但其他有一些寄生虫感染，如血吸虫或旋毛虫感染，仅需暴露一次就可感染。

大多数研究证实，有过冒险行为的旅行者，某些感染的发生率会增加，如血吸虫病和 HIV 感染；但如果没有这些行为，也不能排除这些感染的可能性[4]。然而，有典型意义的暴露行为，如一次在马拉维湖的游泳或是食用生猪肉的经历，就提示应进行针对某个特定病原体的彻底检查。还应对患者到访地区近期的疾病

暴发或流行情况进行更新检索,因为能引发嗜酸性粒细胞增多的一些不常见因素更可能出现在这些事件中(如在一群到访加勒比海地区的学生中发生一起管圆线虫引起的嗜酸性粒细胞脑膜炎的爆发[33])。同行者的疾病史也极有帮助,因为某些感染可因暴露于共同的污染源而出现群发感染(如在埃塞俄比亚奥默河上的乘筏者中发生一组血吸虫感染者[43],在前往阿拉斯加的游轮上有 13 位旅行者被诊断为旋毛虫感染[44])。

要详细询问患者的症状史,包括那些在旅行期间或旅行后很快发生、但后来又消退了的症状,这些对于病因诊断能提供重要线索。同样,应对患者进行仔细的体格检查,尤其应注意皮肤检查,因为一些皮肤和软组织的阳性发现比如幼虫流(类圆线虫快速移行引起的匍行皮疹)和淋巴丝虫感染引起的轻微的单侧肢体肿胀现象很容易被忽略。

尽管病史、临床症状和体征有助于缩小旅行者嗜酸性粒细胞增多可能病因的范围,并指导医生进行进一步诊断,但嗜酸性粒细胞增多的特征也很有意义。比如,间歇性嗜酸性粒细胞增多符合包虫感染和囊虫病的特点;还能反映包囊内容物漏出后引发的炎症反应。显著性嗜酸性粒细胞增多($\geqslant 3000/mm^3$)最常见于组织侵入性寄生虫感染和药物过敏反应。

如果病史和体格检查都未提示特异性诊断,应间隔 48 小时连续三次采集患者粪便查找虫卵和寄生虫。粪便标本应富集并直接涂片检查。如果患者可能暴露于埃及血吸虫,则应在采集三份中午尿液样本进行尿液分析及虫卵和寄生虫检查。

虽然常规粪便标本检测能检出大部分处于生命周期肠道生活阶段的寄生虫,但其检测类圆线虫感染的敏感性就较低,而这种常见感染可能无症状,生命周期长(能达数十年)且可能引起致命的并发症。存在于机体组织中的寄生虫,包括血吸虫、丝虫、旋毛虫和引起内脏幼虫移行症的寄生虫也会被漏检。因此在评估所有不明原因嗜酸性粒细胞增多的旅行者时均应进行类圆线虫血清学检测;对提示有相关接触史者,推荐进行最常见寄生虫感染(血吸虫、类圆线虫和丝虫)的血清学检测。

其他筛查试验,如肝功能检测、IgE 水平和胸部 X 线片在无症状的返回旅行者中的应用还存在争议。这些检测试验以及其他检测方法如活检、放射学检查或特异性血清学检测,应根据患者的症状和接触史来决定取舍。例如,如果要对一位从中国农村回来后出现黄疸和嗜酸性粒细胞增多的旅行者进行初步诊断评估,那么检查应包括粪便查虫卵和寄生虫,肝功能检

测,腹部影像,以及针对血吸虫病、弓蛔虫病和肝吸虫感染的血清学检测。相比之下,如果同样一位旅行者主诉有呼吸困难和咳嗽,那么应进行胸部 X 线片、痰查幼虫、虫卵和抗酸杆菌,以及针对血吸虫病、类圆线虫病和丝虫病的血清学检测。

由于有些寄生虫感染有很长的症状前期,当出现嗜酸性粒细胞增多时,还无法进行寄生虫学诊断,如在虫卵排出前或抗体阳性之前。感染早期的临床表现与后期出现的症状可有显著不同,这会干扰诊断结果(如急性血吸虫病)。因此应在 4~8 周内对患者进行重复粪便检测和(或)血清学检测。

未能诊断的嗜酸性粒细胞增多患者的处理方法

尽管进行了广泛的临床评价,但仍有多达 50% 的嗜酸性粒细胞增多病例未能明确诊断[6,8,42]。在这种情况下,在开始对非感染病因进行全面检查之前,应考虑给予阿苯达唑(400mg,口服,每日两次,用药 3 天)进行抗寄生虫经验治疗[6,42]。如果不能提供血清学检测,应给予伊维菌素和(或)吡喹酮分别治疗隐伏的类圆线虫病和(或)血吸虫病。如果患者的嗜酸性粒细胞数持续增高 $\geqslant 1500/mm^3$,应对嗜酸性粒细胞相关的终末器官损伤进行评估,同时对嗜酸性粒细胞增加的非感染病因进行综合评估,包括骨髓增殖性疾病。

结论

尽管对所有病例进行嗜酸性粒细胞增多的筛查未必合适,但它对于返回旅行者的评估,特别是对那些可能暴露于寄生虫感染的旅行者的评估仍然是一种有效的方法。由于嗜酸性粒细胞增多的病因谱很广,详尽的暴露史和症状史对于缩小诊断范围至为关键。对所有嗜酸性粒细胞增多旅行者的初步评估,应筛查那些他们可能暴露过的最常见的寄生虫感染,包括类圆线虫病、血吸虫病和丝虫病,这些疾病都可能造成严重的长期后果。在对那些少见寄生虫病因进行全面检查评估之前,应先考虑是否存在非感染性病因。

(刘源 译,李军 黄祖瑚 校)

参考文献

1. Schulte C, Krebs B, Jelinek T, et al. Diagnostic significance of blood eosinophilia in returned travelers. Clin Infect Dis 2002;34:407–11.
2. Klion AD, Massougbodji M, Sadeler B-C, et al. Loiasis in endemic and

non-endemic populations: immunologically mediated differences in clinical presentation. J Infect Dis 1991;163:1318–25.

3. McCarthy JS, Ottesen EA, Nutman TB. Onchocerciasis in endemic and nonendemic populations: differences in clinical presentation and immunologic findings. J Infect Dis 1994;170:736–41.

4. Whitty CJM, Carroll B, Armstrong M, et al. Utility of history, examination and laboratory tests in screening those returning to Europe from the tropics for parasitic infection. Trop Med Int Health 2000;5:818–23.

5. Van den Ende J, van Gompel A, van den Enden E, et al. Hypereosinophilia after a stay in tropical countries. Trop Geogr Med 1994;46:191.

6. Harries AD, Myers B, Bhattacharrya D. Eosinophilia in Caucasians returning from the tropics. Trans R Soc Trop Med 1986;80:327–8.

7. Whitty CJ, Mabey DC, Armstron M, et al. Presentation and outcome of 1107 cases of schistosomiasis from Africa diagnosed in a non-endemic country. Trans R Soc Trop Med Hyg 2000;94:531–4.

8. Libman MD, MacLean JD, Gyorkos TW. Screening for schistosomiasis, filariasis, and strongyloidiasis among expatriates returning from the tropics. Clin Infect Dis 1993;17:353–9.

9. Ansart S, Perez L, Jaureguiberry S, et al. Spectrum of dermatoses in 165 travelers returning from the tropics with skin diseases. Am J Trop Med Hyg 2007;76:184–6.

10. Starr J, Pruett JH, Yunginger JW, et al. Myiasis due to Hypoderma lineatum infection mimicking the hypereosinophilic syndrome. Mayo Clin Proc 2000;75:755–9.

11. Junod C. Isospora belli coccidiosis in immunocompetent subjects (a study of 40 cases seen in Paris). Bull Soc Pathol Exot 1988;81:317–25.

12. Centers for Disease Control and Prevention (CDC). Notes from the field: acute muscular sarcocystosis among returning travelers – Tioman Island, Malaysia, 2011. MMWR Morb Mortal Wkly Rep 2012;61:37–8.

13. Skiest DJ, Keiser P. Clinical significance of eosinophilia in HIV-infected individuals. Am J Med 1997;102:449–53.

14. Harley WB, Blaser MJ. Disseminated coccidioidomycosis associated with extreme eosinophilia. Clin Infect Dis 1994;18:627–9.

15. Flores M, Merino Angulo J, Tanago JG, et al. Late generalized tuberculosis and eosinophilia. Arch Intern Med 1983;143:182.

16. Renston JP, Goldman ES, Hsu RM, et al. Peripheral blood eosinophilia in association with sarcoidosis. Mayo Clin Proc 2000;75:586–90.

17. Keene WR. Uncommon abnormalities of blood associated with ulcerative colitis. Med Clin North Am 1966;50:535–41.

18. Kain K. Skin lesions in returned travelers. Med Clin North Am 1999;83:1077–102.

19. Sarma DP, Weilbaecher TG. Human sparganosis. J Am Acad Dermatol 1986;15:1145–8.

20. Rusnak JM, Lucey DR. Clinical gnathostomiasis: case report and review of the English-language literature. Clin Infect Dis 1993;16:33–50.

21. Jelinek T, Maiwald H, Nothdurft HD, et al. Cutaneous larva migrans in travelers: synopsis of histories, symptoms, and treatment of 98 patients. Clin Infect Dis 1994;19:1062–6.

22. von Kuster LC, Genta RM. Cutaneous manifestations of strongyloidiasis. Arch Dermatol 1988;124:1826–30.

23. Loeffler W. Transient lung infiltrations with blood eosinophilia. Int Arch Allergy Appl Immunol 1956;8:54.

24. Hiatt RA, Sotomayor ZR, Sanchez G, et al. Factors in the pathogenesis of acute schistosomiasis mansoni. J Infect Dis 1979;139:659–66.

25. Boggild AK, Keystone JS, Kain KC. Tropical pulmonary eosinophilia: a case series in a setting of non-endemicity. Clin Infect Dis 2004;39:1123–8.

26. Rocha A, Dreyer G, Poindexter RW, et al. Syndrome resembling tropical pulmonary eosinophilia but of non-filarial aetiology: serological findings with filarial antigens. Trans R Soc Trop Med Hyg 1995;89:573–5.

27. Krenke R, Nasilowski J, Korczynski P, et al. Incidence and aetiology of eosinophilic pleural effusion. Eur Resp J 2009;34:1111–17.

28. Ryan ET, Wilson ME, Kain KC. Illness after international travel. N Engl J Med 2002;347:505–16.

29. McAuley JB, Michelson MK, Schantz PM. Trichinella in travelers. J Infect Dis 1991;164:1013–6.

30. Arjona R, Riancho JA, Aguado JM, et al. Fascioliasis in developed countries: A review of classic and aberrant forms of the disease. Medicine (Baltimore) 1995;74:13–23.

31. Schantz PM, Glickman LT. Toxocaral visceral larva migrans. N Engl J Med 1978;298:436–9.

32. Diaz JH. Recognizing and reducing the risks of helminthic eosinophilic meningitis in travelers: differential diagnosis, disease management, prevention and control. J Travel Med 2009;16:267–75.

33. Slom TJ, Cortese MM, Gerber SI, et al. An outbreak of eosinophilic meningitis caused by Angiostrongylus cantonensis in travelers returning from the Caribbean. N Engl J Med 2002;346:668–75.

34. Meltzer E, Percik R, Shatzkes J, et al. Eosinophilia among returning travelers: a practical approach. Am J Trop Med Hyg 2008;78:702–9.

35. Scrimgeour EM, Gadjusek DC. Involvement of the central nervous system in Schistosoma mansoni and S haematobium infection: review. Brain 1985;108:1023–38.

36. Harries AD, Fryatt R, Walker J, et al. Schistosomiasis in expatriates returning to Britain from the tropics: a controlled study. Lancet 1986;1:86–8.

37. Lipner EM, Law MA, Barnett E. Filariasis in travelers presenting to the GeoSentinel Surveillance Network. PLoS Negl Trop Dis 2007;1:e88.

38. Nutman TB, Ottesen EA, Ieng S, et al. Eosinophilia in Southeast Asian refugees: Evaluation at a referral center. J Infect Dis 1987;155:309–13.

39. Pelletier LL, Baker CB, Gam AA, et al. Diagnosis and evaluation of treatment of chronic strongyloidiasis in ex-prisoners of war. J Infect Dis 1988;157:573–6.

40. Loutfy MR, Wilson M, Keystone JS, et al. Serology and eosinophil count in the diagnosis and management of strongyloidiasis in a non-endemic area. Am J Trop Med Hyg 2002;66:749–52.

41. Maxwell C, Hussain R, Nutman TB, et al. The clinical and immunologic responses of normal volunteers to low dose hookworm (Necator americanus) infection. Am J Trop Med Hyg 1987;37:126–34.

42. Checkley AM, Chiodini PL, Dockrell DH. Eosinophilia in returning travelers and migrants from the tropics: UK recommendations for investigation and initial management. J Infect 2010;60:1–20.

43. Istre GR, Fontaine RE, Tarr J, et al. Acute schistosomiasis among Americans rafting the Omo River, Ethiopia. JAMA 1984;251:508–10.

44. Singal M, Schantz PM, Werner SB. Trichinosis acquired at sea – report of an outbreak. Am J Trop Med Hyg 1974;25:675–81.

56

呼吸道感染

Alberto Mattoolli, Nuccia Salori, and Edward T. Ryan

要点

- 呼吸道感染（respiratory tract infections，RTIs）是旅行者报告的最常见的疾病之一。急性发热性呼吸道感染的估计月发病率为旅行者的 1261/10 万
- 大多数 RTIs 是病毒感染，累及上呼吸道，不需要特殊诊断或治疗
- 下呼吸道感染，包括肺炎，常需抗微生物治疗
- 高危人群如婴儿、儿童、老人和患有慢性气管、支气管或肺部疾病者若发生感染，导致严重临床后果的风险增加
- 流感常被认为是最重要的旅行相关感染。旅行者在流感年度和全球传播中起了非常重要的作用
- 所有 6 月龄及以上的旅行者应每年接种流感疫苗，应指导旅行者加强手卫生和喷嚏咳嗽卫生
- 所有旅行者应及时接种更新的疫苗以预防 RTIs，包括麻疹、肺炎球菌疾病、乙型流感嗜血杆菌、脑膜炎球菌病、白喉和百日咳
- 旅行者发生地域局限性 RTIs 的风险增加，临床医生应该熟悉这些疾病的主要表现

引言

呼吸系统疾病是旅行者中常见的[1-3]并可能危及生命[4]的健康问题。旅行者发生某些 RTIs 的风险增加，原因可能是旅行本身（人们在机场、飞机、游轮和酒店里近距离相处，流感、军团菌和结核病的风险），也可能是旅行目的地的独特暴露（类鼻疽、鼠疫、Q 热和球孢子菌病）。旅行相关的呼吸道感染会导致重要的继发传播，就像 2003 年发生的全球 SARS（严重急性呼吸道综合征）暴发疫情，以及反复发生的流感和结核的流行[5,6]。本章将综述旅行相关 RTIs 的病原体、临床表现及处理方法。

病原体和临床表现

呼吸道感染可表现为上呼吸道疾病（鼻炎、鼻窦炎、中耳炎、咽炎、会厌炎、气管炎）和 下呼吸道疾病（支气管炎、肺炎），或两者皆有。全身表现包括发热、头痛、肌痛。绝大多数 RTIs 是由全球分布的病原体引起的。

急性上呼吸道感染常见病原体列在表 56.1 中。

表 56.1 上呼吸道感染的最常见病原体		
	病毒	**细菌**
鼻炎综合征	鼻病毒 副流感病毒 流感病毒 呼吸道合胞病毒 肠道病毒 冠状病毒 偏肺病毒 麻疹	
喉炎	流感病毒 副流感病毒 鼻病毒 腺病毒	白喉棒状杆菌 流感嗜血杆菌 布兰卡他莫拉菌
咽炎	鼻病毒 腺病毒 冠状病毒 肠道病毒 流感病毒 副流感病毒 呼吸道合胞病毒 Epstein-Barr 病毒 单纯疱疹病毒 人免疫缺陷病毒 I 型	化脓性链球菌 C 组 β 溶血性链球菌 白喉棒状杆菌 肺炎支原体 肺炎衣原体

大多数上呼吸道感染是由病毒引起的，如无并发症，不需特殊治疗也能自行缓解。急性鼻炎，传统上被称为"感冒"，表现为鼻塞、流涕、喷嚏和咽痛，最常见由病毒引起，包括鼻病毒、副流感病毒、流感病毒、呼吸道合胞病毒、腺病毒、肠道病毒（尤其是柯萨奇病毒 A21）、冠状病毒和甲型肺炎病毒。急性喉炎的特征是随着声嘶加重，可出现失声发作。这些表现又与鼻炎和咽炎的症状相联系。喉炎的常见病因包括副流感病毒、鼻病毒、流感病毒和腺病毒。细菌引起的喉炎不太常见，包括白喉棒状杆菌、卡他莫拉菌和流感嗜血杆菌。咽炎也最常见由病毒引起，虽然链球菌病占了一定数量。咽炎的其他病因包括 EB 病毒（EBV）和人类免疫缺陷病毒（HIV）。

下呼吸道感染（LRTIs）是以支气管和（或）肺实质受累为特点。肺炎最常见的病原体列为表 56.2。病毒病因较常见，但细菌在社区获得性 LRTIs 中占重要比例，包括肺炎链球菌和流感嗜血杆菌，以及支原体属、衣原体属、军团菌属和分枝杆菌（结核病）。真菌和寄生虫引起的肺部感染在旅行者中也有报告。儿童可能会表现为严重的气管支气管炎和哮吼，其特征是高亢的哮吼咳嗽。大部分病例是由病毒引起的。

如表 56.3 所示，对患有 RTI 的返回旅行者，处理时要考虑其旅行目的地、旅行中的暴露和活动。RTIs 的常见临床表现和并发症列在表 56.4 中。

表 56.2　肺炎和（或）肺部受累的最常见病原体

细菌	真菌	病毒	其他
肺炎链球菌	荚膜组织胞浆菌	甲型流感	结核分枝杆菌
金黄色葡萄球菌	粗球孢子菌	乙型流感	贝氏柯克斯体
流感嗜血杆菌	黑霉属	腺病毒 4 型和 7 型	鼠疫耶氏菌
混合厌氧细菌	新型隐球菌	汉坦病毒	土拉弗朗西斯菌
肺炎克雷伯菌	巴西副球孢子菌	冠状病毒	类鼻疽伯克菌
铜绿假单胞菌			炭疽杆菌
军团菌属			钩端螺旋体属
肺炎支原体			血吸虫属（急性）
肺炎衣原体			人蛔虫
鹦鹉热衣原体			粪类圆线虫
			钩虫
			卫氏并殖吸虫
			班氏吴策线虫（热带肺嗜酸性粒细胞增多）

表 56.3　基于旅行地区的可能性诊断

	非洲	亚洲	中美洲和南美洲	欧洲	北美
细菌	结核，鼠疫	结核，类鼻疽，鼠疫	结核病，鼠疫	军团病	鼠疫
病毒	出血热病毒，流感	出血热病毒，流感	汉坦病毒肺综合征，流感	流感	汉坦病毒肺综合征，流感
寄生虫	肺吸虫病，血吸虫病，类圆线虫病，热带嗜酸性粒细胞增多	肺吸虫病，血吸虫病，类圆线虫病，热带嗜酸性粒细胞增多	血吸虫病，类圆线虫病，热带嗜酸性粒细胞增多		
真菌类	组织胞浆菌病		组织胞浆菌病，球孢子菌病		组织胞浆菌病，球孢子菌病

修改自 GluckmanSJ，Chest 2008;134;163-171.

表 56.4　呼吸道感染的常见表现及并发症和中耳炎的常见病原体

并发症	中耳炎的病原体
中耳炎	肺炎链球菌
鼻窦炎	A 群链球菌
会厌炎	金黄色葡萄球菌
乳突炎	嗜血杆菌流感
眼眶蜂窝组织炎	布兰卡他莫拉菌
扁桃体周围脓肿	
咽后脓肿	
腺炎	

流行病学

Steffen 等估计旅行者中急性发热性 RTIs 的月发病率为 1261/10 万[1]。在这一分析中,RTI 列在旅行者腹泻和疟疾之后成为所有旅行者感染性疾病中第三位的问题。然而,这样的发病率相当于 0.2 次/(人·年),远低于美国成年人中常见呼吸道感染的发病率,约为 4 次/(人·年)[7]。这一差异很可能是由于旅行者低报告率所致,因大部分 RTIs 是轻微的,不影响工作,没有报告,也不需要住院治疗。

RTI 的发病率在发展中国家和发达国家类似。一项研究比较了到访不同地区的旅行者 RTIs 的发病率,到拉丁美洲的旅行者中是 3.7/1000 旅行日,到大洋洲的是 3.5/1000 旅行日,以及到加勒比海的是 3.1/1000 旅行日[8]。

在文献中,关于返回旅行者各种原因疾病中呼吸道疾病的比例有较大差异。对这些研究进行比较是困难的,差异可能反映了诊断方法的不同和对综合征的定义不同,而非真正的流行病学上的差异。不过,RTIs 都是旅行者报告的或被诊断的疾病中最常见的疾病。研究报告中的发病率介于 5% 至 40% 之间[9-15]。

依据在 GeoSentinel 监控系统内各大洲患病旅行者的一个大型数据库,Freedman 描述的返回旅行者中出现呼吸道疾病的频率是 77/1000 返回旅行者,从加勒比地区的 45/1000,到东南亚的 97/1000[2]。在这项分析中,因呼吸道疾病而寻求医疗照护的报告要少于全身发热疾病、急性腹泻、皮肤疾病、慢性腹泻和非腹泻胃肠道疾病[2]。使用同一个数据库,Leder 及其同事发现通过 GeoSentinel 网站寻求医疗照护的旅行者中 7.8% 报告为呼吸道疾病[16]。在这一系列研究中,

1719 名呼吸道感染患者,大约 65% 有上呼吸道感染,其中 75% 标记为"非特异性",20% 分类归为咽炎。大约所有 RTIs 中的 35% 符合下呼吸道感染,其中 35% 分类为肺炎,超过 50% 为支气管炎[16]。在这一队列研究中,旅行时间长、涉及探亲访友以及冬季在北半球旅行,增加了流感和下呼吸道感染的可能性[16]。

O'Brien 等研究了澳大利亚一所三级医院中一组 232 名生病的旅行者,他们大多数是在亚洲国家旅行:RTIs 位列疟疾之后为第二位,占病例数的 24%[17]。在该系列中,下呼吸道感染占所有 RTIs 的 50%,其中细菌性肺炎和流感约各占一半[17]。年龄 >40 岁的患者中细菌性肺炎显著多见,比值比(OR)为 5.5。四分之一的上呼吸道感染是由 A 组链球菌引起。在意大利一项多中心医院研究中,541 名旅行者有发热,8.1% 的患者有呼吸道症状,三分之一的人患肺炎。在这个队列中 TB 占肺炎病例的 29%。在有 RTI 但无肺炎的病例中,11/27 诊断为疟疾[18]。

最近依据 GeoSentinel 数据进行的国际旅行后患病儿童的分析发现,由父母带来就医的约 86% 的患病儿童有四大综合征:28% 为腹泻;25% 有皮肤疾病;23% 为全身发热性疾病;11% 有呼吸道疾病。在这些有呼吸道症状的患病儿童中上呼吸道感染(38%),过敏性气道疾病(20%)和急性中耳炎(17%)占大多数[19]。

风险因素

根据 GeoSentinel 监控系统,女性可能比男性更可能出现旅行相关上呼吸道感染(比值比 1.3)[10]。在这一队列研究中,长时间的旅行、探亲访友者和冬季北半球旅行者诊断为流感和下呼吸道感染的可能性要大于上呼吸道感染,而男性罹患肺炎的风险是女性的两倍[10]。

航空旅行本身不是 RTI 的主要风险因素,因为机舱内的空气交换率高、空气被滤过以及在飞行过程中降式层流的启动[20],但如果你与一位传染性很强的旅客非常靠近地坐在一起,是会发生传染的[21-23]。如果长时间待在并未飞行的密闭机舱内,空气也不流通,会显著增加感染的风险[24]。航班飞行中吸入氧气压力的降低或高海拔目的地可能会对婴儿的呼吸模式产生不利影响[25]。

呼吸道和肠道感染是乘船旅行时乘客和船上工作人员寻求医疗照护中最常见的诊断[26],游轮旅行者感染军团菌病、流感和肺炎球菌疾病的风险增加[4]。游

轮旅客呼吸道感染易感性增加的原因可能包括受污染的通风-冷却系统和水疗设施、常见的污染点接触(如色拉自助柜),以及乘客的因素如年龄、基础疾病和健康状况[27]。婴儿、儿童、老年人和慢性气管支气管疾病或心肺疾病的患者发生 RTIs 后发展为严重临床后果的风险增加。

病原体的传播

链球菌或脑膜炎球菌等病原体的传播是通过直接的、人与人的接触,以及通过大的飞沫。这种飞沫通常会落在距传染源 1m 以内的地面上。

其他病原体是由细小的飞沫核(直径<10μm)传播,其特征是可以广泛、随机地分散,并可在空气中数小时保持活性,且可以被吸入并通过细支气管。这样的方式能够感染较大数量的人,表现为"群发"或在暴露者中形成暴发。麻疹和结核分枝杆菌就是以这种方式传播的。流感是经飞沫和污染源接触传播。

军团病是一种具有特殊传播链的呼吸道疾病。军团菌是一种在供水系统中增殖的细菌,它可以生活在自由生活阿米巴体内,并在冷却塔、水管配合件和淋浴设施中形成生物膜。军团菌可以通过淋浴喷头,涡流浴池和冷却系统产生的气溶胶传播。这种传播方式导致了宾馆和游轮的军团病暴发。

呼吸道综合征的处理

图 56.1 和图 56.2 是对 RTI 患者进行诊治决策的程序样例。一个临床综合征的处理程序应能有效鉴别上呼吸道和下呼吸道感染,结合可能的病原体因素,指引治疗决策。还应能有助于识别需要特异性治疗的并发症。在实际应用中,咳嗽伴流鼻涕,或其中之一伴有头痛、发热、或气短等综合征,都可采用这种通用方法来诊治。

在上呼吸道感染中(图 56.1),单一的鼻炎综合征很少是寻求医疗的原因。不需要更多的诊断程序,治疗通常是支持性的。喉炎也只需要临床诊断,通常给予支持治疗。尽管咽炎也是以临床诊断为主,但将 A 型链球菌引起的个体咽炎与其他病原体引起的相区分,能减少形成后遗症的可能性,包括肾小球性肾炎和风湿热,这一点也很重要。细菌性咽炎常伴有更严重的咽痛、吞咽痛、高热、扁桃体有灰黄色渗出物,以及颈部淋巴结肿大。然而,用于诊断细菌性咽炎/扁桃体炎的临床标准并不可靠,因为典型症状仅出现在<50%的病例。应采用特异性>90%,敏感性 60%~95%的快速抗原检测试验。对于因病情较重而来就医的咽炎患

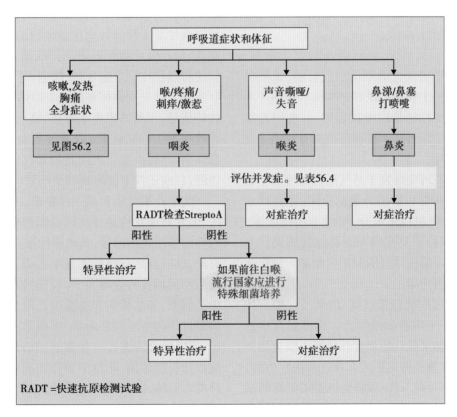

图 56.1 急性上呼吸道感染的诊治决策路径

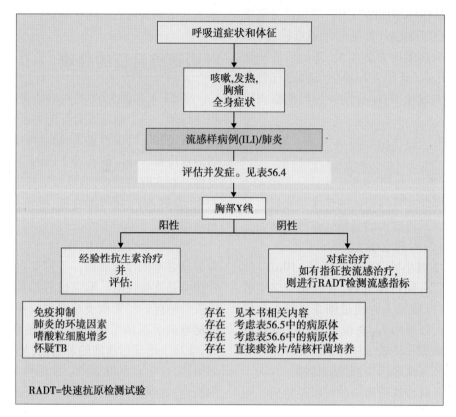

图56.2 急性下呼吸道感染的诊治决策路径

者,尤其是幼儿(其发生链球菌病的风险最高),应进行此项检测。对于试验结果阴性者是否需做细菌培养还有争议。对化脓性链球菌引起的咽炎的治疗方法是青霉素或阿莫西林治疗10天。

白喉是咽炎的罕见病因,具有潜在的致命结果。其临床特征是形成厚的灰色的咽部和气管膜,试图揭除时出血。诊断是基于临床特征和白喉棒状杆菌产毒株的培养分离。主要疗法是白喉抗毒素,并加用青霉素或大环内酯类抗生素治疗。接种疫苗能有效消除旅游相关咽白喉的风险。

中耳炎和鼻窦炎可能继发于耳气压伤而增加了航空旅行的复杂性。病毒和细菌是常见原因,经验性治疗通常包括支持治疗和补充水分,用或不用抗生素。如果使用抗生素,则应主要靶向肺炎链球菌感染。上呼吸道感染偶可并发扁桃体周围和咽后脓肿。治疗通常是物理引流和抗菌治疗。

提示肺炎的临床症状包括咳嗽、胸痛及气短。体检常能闻及捻发音、干啰音和湿啰音。胸部影像检查应用于进一步明确肺部损伤的程度和特征。肺炎的并发症包括肺空洞、气胸及脓胸形成。在许多医疗机构,作为标准方法,对严重的RTIs和肺炎患者采集鼻咽拭子或洗液,用于快速抗原测试,来检测常见的呼吸道病毒,包括流感病毒、副流感病毒、呼吸道合胞病毒、腺病

毒和偏肺病毒。虽然大多数有影像学证据的肺炎属于病毒感染,但细菌感染病例的比例也相当高,以至于需要全身抗生素治疗,尤其是那些病毒学检测阴性的病例。胸片对于特异性病因诊断没有太多帮助,肺叶实变、空洞和大量胸腔积液支持细菌性病因。肺炎球菌病的特点往往是急起发热,咳嗽、呼吸急促和胸片中肺叶实变。肺炎支原体和肺炎衣原体引起的非典型肺炎的特征是,逐渐出现症状发作,从干咳渐进到有痰,胸片改变重于临床症状,以及外周血白细胞计数正常。总体而言,肺炎临床表现的特异性还不足以做出病因诊断,目前还没有能鉴别肺炎病原体的有效方法。

痰涂片革兰染色是一种简单、快捷、价廉的检测方法,但它对确立特异性病因诊断的作用还不确定。痰培养的作用还不清楚,其敏感性差:肺炎患者仅有一半有痰,且三分之一痰标本发生污染。常规痰涂片革兰染色和痰培养的优势在于,可能发现旅行者肺炎中的少见病因,如结核病和类鼻疽。因为肺炎的病因还不能通过任何特定的临床学、影像学或实验室指标来确定,所以通常应进行抗生素经验治疗。对于最常见的病因肺炎链球菌,非典型肺炎的病原体:肺炎支原体、肺炎衣原体,以及军团菌感染,治疗应该是有效的。

一个完整的旅行和暴露史(表56.5)也可以帮助提示诊断的可能性,比如军团菌。对于免疫功能低下

患者的鉴别诊断范围就更宽了。

表 56.5 呼吸道感染的重要环境因素

肺炎	
类鼻疽	前往流行地区,通常在东南亚
布氏杆菌病	暴露于牛,未经巴氏消毒奶制品
鼠疫	前往流行地区,并与鼠类接触
炭疽病	接触牲畜或动物皮毛制品
兔热病	狩猎或其他与野生动物的接触
鹦鹉热	暴露于鸟
钩端螺旋体病	暴露于大鼠或动物出没的水体
球孢子菌病	前往半干旱疫区
组织胞浆菌病	暴露于鸟或蝙蝠粪便,洞穴探险
Q 热	接触受感染的动物
军团病	乘船旅行或靠近疫源地
汉坦病毒	暴露于啮齿动物
咽炎	
白喉	前往流行国家,无免疫状态

旅行者中伴有嗜酸性粒细胞增多的肺炎或肺部改变,对特定诊断也有提示作用(表 56.6)[28,29]。

表 56.6 肺部受累和嗜酸性细胞增多的原因

急性人蛔虫感染(吕氏综合征)
粪类圆线虫感染(吕氏综合征)
急性钩虫感染(吕氏综合征)
结核分枝杆菌
粗球孢子菌
并殖吸虫属
内脏幼虫移行症
急性血吸虫感染(片山热)
犬恶丝虫
热带肺嗜酸细胞增多症(淋巴丝虫病)

旅行者呼吸道感染的预防

旅行者 RTIs 的预防与所有人一样,通常依靠行为改变(洗手,辟免与患病个体密切接触)和疫苗接种,很少采用化学预防(如在流感爆发期间服用抗流感药物)(表 56.7)。

流感、麻疹、白喉、百日咳以及肺炎球菌和乙型流感嗜血杆菌相关感染是疫苗可预防疾病。所有旅客应及时接种麻疹、流感、白喉和百日咳疫苗(如 Tdap:破伤风、白喉、无细胞百日咳疫苗)。所有的孩子都应及时接种乙型流感嗜血杆菌疫苗(Hib)和儿童肺炎球菌

多价疫苗。旅行本身并不是成人肺炎球菌疫苗接种的指征,但所有 65 岁及以上成年人,或有某些适应症的,应接种成人肺炎球菌疫苗[30]。所有旅行者应更新接种流感疫苗[31,32]。

表 56.7 旅行者呼吸道感染的预防

预防策略	可预防的情况
洗手	流感
含酒精的手消毒剂	呼吸道病毒
肥皂和水	细菌污染物传播
疫苗	流感
	麻疹
	肺炎链球菌
	流感嗜血杆菌
	白喉
早期治疗	流感
公共卫生干预措施	流感
	→军团病国际响应指南
	→预警网络(EWGLI)
	→安全用水系统指南
行为干预措施	流感和呼吸道病毒
	→洗手
	肺吸虫病
	→避免吃生螃蟹或小龙虾
	组织胞浆菌病
	→避免蝙蝠洞
	钩端螺旋体病
	→避免冒险旅行
	鼠疫
	→避免与啮齿动物接触
	炭疽/Q 热
	→避免与牛羊接触

对于军团病的控制措施是基于保证国际旅游景点和游轮的安全水系统的相关指南的应用[33]。这些措施包括水源的适当消毒、滤过和存储,避免管道中存在死角,对水疗设施的适当清洁和维护,并定期更换可能使微生物增殖或传播的器件。

在处理个案病例时实现对暴发的早期识别,如对军团病,是极端重要的。

军团菌感染欧洲工作组(EWGLI)是旅行者军团病的报告网络,报告病例是指在 2 周潜伏期内有旅行史,有疑似传染源地理位置的,已被诊断为军团菌的病例。网络成员将军团菌病例报告给协调中心,然后将任何群发病例信息通报给 EWGLI 所有成员。其他国际性全球和区域监测网络,包括 GeoSentinel、TropNet

和 EuroTravNet 在旅游相关疾病流行的早期发现和公共预警方面起到了举足轻重的作用[34,35]。

国际卫生部门在令人忧虑的暴发期间可以实施和并已经实施了公共卫生干预措施(例如,H5N1、H1N1流感和 SARS),包括动物扑杀、旅行限制、在机场和出发、到达地点进行筛查,以及采取隔离措施控制呼吸道感染的传播。

流行性呼吸道感染

SARS

虽然 SARS 已不再是一个现实的公共卫生威胁,但它可以作为一个典型的感染案例来强调国际旅行的风险和后果,以及旅行者在高致病性 RTI 的全球迅速致命性蔓延中所起的作用。2002 年 11 月,中国南方广东省报道认为,已经发生 300 多例奇怪的、高度传染性的肺炎。这一严重的非典型肺炎似乎特别易于在医务工作者之间和其家庭中发生传播。随着疾病开始从中国向外传播,世界卫生组织于 2003 年 3 月 13 日发布有关这一暴发的全球警报,并随后命名为严重急性呼吸道综合征(SARS)。这一病毒在旅行者中传播,发生了从一个曼谷酒店向外辐射状传播到一批国家的暴发,并持续蔓延。从 2002 年 11 月至 2003 年 7 月,28个国家报告了 8098 个病例和 774 例死亡,病死率为9.6%[36]。一个全球公众反应开始了。幸运的是自2004 年 4 月以来,全世界没有 SARS 的个例报道。

引起 SARS 的病因是一种不同于以往在动物和人类中报道过的新型冠状病毒[37,38]。现在认为该病毒最初是出现在亚洲的动物和食品市场,发生人类感染后,通过吸入飞沫实现人与人传播,虽然气溶胶传播可能发生在"超级传播者"患者,这类病人病情严重,且排出大量病毒。SARS 病例约 60% 发生于没有得到充分保护的医务人员中[39]。SARS 的潜伏期为 3~11天,中位数为 5 天。其前驱症状为头痛,肌痛和疲乏,1天后发热>38℃,继之为干咳和(或)呼吸困难。患者在呼吸道症状开始前 1~3 天出现发热和非特异性症状。约 20% 患者出现胃肠道症状(恶心、呕吐和腹泻)[40]。在多伦多医院的 144 例系列患者中,入院时25%胸部 X 线正常[41]。单侧和双侧肺浸润的患者分别为 46% 和 29%。大多数患者最终发展为多灶性实变。实验室检查通常表现为淋巴细胞减少和轻度血小板减少;住院期间许多患者发生低钙血症、低镁血症、低钾血症和低磷血症。

SARS 诊断主要基于其疾病定义,包括可能的接触史、发热和呼吸道症状。虽然常规实验室不能开展,但血清学和用于检测病毒 RNA 的 PCR 方法在流行过程中使用已愈加广泛[42]。SARS 的治疗主要是支持性的。皮质类固醇疗法和抗病毒药物利巴韦林已被使用,但疗效还不确切。大多数患者没有接受这些药物也最终恢复,但 SARS 的病死率中位数为 10%。最高的病死率见于老年人(>60 岁)和那些具有基础疾病如糖尿病和慢性肺疾病的患者。

禽流感

始自 2005 年,高致病性 H5N1 禽流感在东南亚禽类中的流行已被世界卫生组织和有关机构跟踪。H5N1 已经导致数以百万计的家禽感染,数百例人类感染,且病死率高。人类感染病例不断累积。目前,禽流感 H5N1 病毒继续在一些国家的家禽中循环,特别是亚洲和非洲东北部。2011 年 6 月,埃及和印度尼西亚分别确诊第 150 例和第 178 例禽流感的人感染病例。在埃及确诊的 150 例中,52 人已经死亡,相比之下,印度尼西亚的死亡病例达 146/178[43]。现已知大量病毒是从被感染的鸟类粪便中排出的。其传播需要与禽鸟或它们的粪便有直接接触。受影响国家的人群应尽量避免与死鸟或显示病征的鸟类接触。迄今为止很幸运的是,人与人之间的传播只是零星发生,并限于非常密切的接触。然而,如果病毒经过变异能够在人类群落持续传播,那么,就有可能出现一种新的致命性的流感大流行。人感染禽流感病例的特征是重症肺炎,且进展迅速直至死亡。有证据表明,一些抗病毒药物,特别是奥司他韦,可缩短病毒血症时间,提高生存率[44]。

流感

流感是旅行者和非旅行者中最重要的病毒性呼吸道感染。

旅行者流感既可以是散发病例,也可以是在船上、飞机和同一旅行团队,感染自共同传染源的群发病例。所有记录的暴发都是由甲型流感病毒引起的,特点是风险人群中很大比例受累,并呈爆炸性暴发。1998年,大约有 40 000 名游客和旅游从业人员在阿拉斯加和育空地区的一次流感暴发中受累[45]。流感也是麦加朝圣时常见的一种感染,每个朝觐季节约有 24 000个病例发生[46]。

流感是一种自限性疾病,其发病率高,可发生死亡病例,最常见于小儿和老人。流感临床表现特点是发热性疾病伴咳嗽。典型的发热持续 3~5 天,但干咳可持续更长时间。肺炎是最常见的并发症,或是病毒直接引起,或是继发细菌感染,后者最常见的是肺炎链球菌、流感嗜血杆菌、A 群链球菌和金黄色葡萄球菌。中耳炎和鼻窦炎是其他的严重并发症。具有慢性肺或心脏疾病的患者中并发症多见而且严重。

流感暴发时疾病诊断是依据临床标准。基于抗原的快速诊断试验的使用正在增多。病毒分离(是标准参照方法)和抗体检测在临床上很少使用。

治疗在大多数情况下是对症治疗。对于重症病例和并发症及病情重型化风险高的患者,可使用神经氨酸酶抑制剂等抗流感治疗。在许多国家,所有 6 月龄及以上的人每年接种流感疫苗。减毒经鼻接种活疫苗可用于健康的 2~49 岁年轻个体。肠外灭活疫苗可用于所有年龄超过 6 个月的人群。所有旅行者应接受本年度的流感疫苗[32]。北半球和南半球流感疫苗可能会有所不同。北半球流感主要出现在 10 月至次年 2 月;而南半球流感主要发生在 4 月至 8 月。如处在接近赤道的位置则流感会全年循环。旅行者全年存在流感的高风险,因为旅行者往往与其他旅客一起从现在所在的流感流行区,直接到达另一个流感流行区。

军团病

军团菌感染在全球范围有散发病例。地方性军团病约占获得性肺炎的大约 2%;40 岁以上人群的发病率最高,但只有一部分病例被识别。根据 CDC 资料,在美国因军团病住院的患者中,有 20% 是在旅行期间获得感染的[47]。

军团菌感染欧洲工作组始建于 1987 年,涉及 35 个国家。2008 年共报告 866 例与旅行相关的军团菌病例。欧洲以外的旅游中发生的病例占 12%。在 2008 年的报告病例中发现了 108 个新发病例集群,最大的集群(6 例)与前往西班牙有关[48]。旅游产业正在拓展的国家似乎感染率高一些。欧洲地中海地区一直是最常报告暴发疫情的来源,但没有任何地方可以排除风险,曼谷一家酒店经确认出现群发病例即是例证[49]。

本病经空气传播,但传染源是在自然环境中,而不是经人传播。

典型的潜伏期为 2~10 天,虽然在荷兰最近一次大爆发的 188 例中 16% 报告的潜伏期超过 10 天[50]。

本病的临床谱宽,范围从亚临床型到致死性表现。军团菌病的典型临床表现是,肺叶性肺炎伴急起高热、剧烈头痛和意识模糊[51]。斑片状浸润常呈两侧性。如果诊断和抗生素治疗延迟,病死率可高达 20%。诊断通常基于尿液抗原的检测(为嗜肺军团菌 1 型,是 85% 病例的病原体)。也可采用细菌培养方法。治疗常常是经验性的:大环内酯类抗生素是治疗的首选。复方新诺明和氟喹诺酮类药物也有效。

热带和地域局限性呼吸道感染

旅行者可面临多个地域限制性呼吸道感染的风险,也有一些感染风险与旅行目的地的资源限制有关。

类鼻疽

类鼻疽是由革兰阴性杆菌类鼻疽伯克霍尔德菌引起的。病例通常发生在北纬 20° 至赤道以南 20°,大多数病例报告自东南亚和澳大利亚北部。该菌自由生活在土壤和水中,人类可通过吸入或通过直接接触(伤口)被感染。类鼻疽仍然是旅行者在流行地区的风险,特别是那些暴露于雨季土壤和地表水者[52,53]。该细菌是 2005 年亚洲海啸中旅行者和病人体内分离出的最常见的菌株之一[54]。再激活类鼻疽已经在旅游者、移民以及离开流行地区数十年的越战老兵中有过报道。作为风险因素的临床疾病包括糖尿病、慢性酒精中毒、慢性肺疾病和慢性肾脏疾病。

蜂窝组织炎、脓肿形成、肺炎和败血症是最常见的表现。肺部受累包括急性坏死性肺炎或慢性肉芽肿或类似结核病的纤维化肺病。肺类鼻疽诊断是困难的。来自流行地区的旅行者可能被疑及,但也有来自未被认为是流行地区的病例报告[55]。确诊可以通过呼吸道标本和(或)血液的革兰染色和培养。类鼻疽的推定诊断可基于相应临床资料基础上的 IHA 或 ELISA 血清学检测的阳性结果[56,57]。IHA 滴度高于 1:80 提示活动性感染,但也见于流行地区无症状的个体[57]。目前推荐的治疗方案是头孢他啶或亚胺培南加复方新诺明,多西环素或阿莫西林 克拉维酸,治疗 2 6 周。选用复方新诺明、强力霉素或阿莫西林-克拉维酸中的一种药物进行 3~6 个月的维持治疗也是必要的。还没有针对类鼻疽的疫苗,化学预防也没有作用。

钩端螺旋体病

钩端螺旋体病肺部受累的情况并不罕见,通常表现为干咳,或偶有干咳伴痰中带血。

钩端螺旋体病可由几种血清型的螺旋体引起,但常为钩端螺旋体,是一种人畜共患病。传播是通过与被感染动物,常是啮齿动物的尿液污染的水或土壤有意外接触而发生。暴发曾发生于团体探险旅游者中[58],钩端螺旋体病伴有肺出血呈增多趋势[59,60]。钩端螺旋体病的临床表现可以从无症状感染到暴发性疾病。严重病例的特征是肝和肾衰竭,未治疗病例的病死率可高达 30%。肺部并发症往往导致致命结果:在急性呼吸窘迫综合征的基础上发生广泛肺水肿和肺泡出血。影像学发现符合 ARDS 特点。诊断需要从血液或尿液样品中分离细菌,但很少开展。故诊断通常依据临床表现和血清学。

钩端螺旋体病的预防是困难的,尤其是在热带地区这种疾病不局限于高危人群。预防啮齿动物与人的接触很重要。人用疫苗和四环素药物预防(200 毫克/周)可以提供,但很少使用。

炭疽病

皮肤炭疽是最常见的人类炭疽形式。肺炭疽少见,但是致命的,是由吸入炭疽杆菌孢子引起的。在发展中国家可能发生自然获得炭疽,在亚洲、非洲、东欧、南美和中美洲的农村地区因与受污染的土壤或动物产品接触而感染的风险依然突出;一些炭疽病例发生于进口纪念品的旅行者。

吸入性炭疽值得注意的是在胸部影像中没有肺部浸润,但出现广泛纵隔淋巴结病、胸腔积液、严重呼吸困难、毒血症和濒死的感觉。潜伏期为 2~5 天,但孢子可在暴露后 60 天内萌发。病理过程是由毒素介导的出血、水肿和坏死。症状表现为非特异性的轻度发热,不适和干咳。其后几天中,患者病情明显好转,第二阶段开始即出现高热、呼吸困难、发绀,以及颈部和胸部的皮下水肿。听诊时捻发音明显。吸入性炭疽几乎都是致命的,从第二阶段开始到纵隔体征再到死亡的时间很短。吸入性炭疽热的诊断,除外疫情资料,是极其困难的。痰标本的直接检查和革兰染色很难有阳性结果。血清学 ELISA 检测是可用的,但抗体滴度显著增高通常只见于存活下来的恢复期患者。对疑似病例最有用的细菌学检测方法是血培养证实炭疽芽孢杆菌。吸入性炭疽热的治疗越早越好,常应用碳青霉烯、青霉素、多西环素和氟喹诺酮类药物如环丙沙星。辅助治疗以维持血管容量和心脏、肺及肾脏功能为重点。

鼠疫

鼠疫是由鼠疫耶氏菌,一种革兰阴性球杆菌引起的。现认为是一个重新出现的疾病,因为全世界报告的病例数在增加,出现了流行(如 1994 年在印度发生一次),且低度流行地区(包括美国)在逐步扩大。受该疾病影响最严重的非洲国家是刚果民主共和国、马达加斯加、莫桑比克、乌干达和坦桑尼亚联合共和国。在中亚地区,活动性鼠疫疫源地位于中亚沙漠,影响着哈萨克斯坦、土库曼斯坦和乌兹别克斯坦。鼠疫疫源地分布于中国的 19 个省和自治区,自 20 世纪 90 年代发病数迅速增加。永久鼠疫疫源地存在于美洲的玻利维亚、巴西、厄瓜多尔、秘鲁和美国本土的啮齿动物和跳蚤中[61]。1994 年印度发生流行,3 个月内共出现 5150 例疑似肺鼠疫或腺鼠疫病例,造成旅游和贸易中断,并导致严重的经济后果[62]。旅行者在流行地区很少受到瘟疫的影响:例如,印度 1994 年流行期间没有旅行者受累。野营者或住在啮齿动物出没的房屋的游客暴露于感染的风险最高。

在人类,肺鼠疫可以继发于败血症,在空气传播的情况下也可以是原发病变(尽管肺鼠疫目前非常罕见)。发热患者如有啮齿类动物或其他哺乳动物暴露史,应怀疑该病的可能。这类患者如发现有腹股沟淋巴结肿大,则应高度怀疑。用标准细菌培养基可以从患者血液或淋巴结抽吸物中分离出病原菌。革兰染色可以发现革兰阴性球杆菌和多形核白细胞。快速诊断试验如采用直接免疫荧光试验对鼠疫耶氏菌 F1 抗原进行推定识别,对于疑似疾病的快速处置是有意义的[63]。现已有被动血凝试验或酶联免疫吸附试验方法检测 F1 抗原的抗体。抗体滴度增加四倍(或单个滴度为 1:16 或更高)对于鼠疫细菌培养阴性的病例可作为推定证据。临床疑似病例就应开始抗生素治疗,通常是用一种氨基糖苷类药物(链霉素,庆大霉素)和(或)多西环素或氯霉素。

肺部感染因其传染性强而具有形成人类流行的特殊风险。指示病例的家族成员应服用多西环素(100mg,每天两次,7 天),7 天是鼠疫的最长潜伏期。

肺吸虫病

肺吸虫病由肺吸虫引起,常是卫氏并殖吸虫。人类通过食入未煮熟或生的螃蟹、小龙虾等被感染。该感染流行于东南亚(包括泰国、菲律宾、越南,以及中国大陆及台湾地区)、南美和北美[64]以及非洲,大多数病例报告在亚洲。关于在流行地区旅行者染病(虽然少见)的情况已有详细记载[65]。潜伏期在暴露后一个月至数月不等。

本病表现为慢性支气管肺炎伴咳痰、胸痛和低热。肺吸虫可产生广泛炎症和空洞形成,患者如有结节性空洞性肺病变伴棕褐色血痰,应考虑本病。急性肺吸虫病时因肺吸虫侵犯肺组织可呈现气胸表现。诊断通常依靠临床识别和在咳出痰中检出肺吸虫卵。治疗采用吡喹酮。预防是要避免生食小龙虾和螃蟹。

球孢子菌病和组织胞浆菌病

球孢子菌病和组织胞浆菌病是两种经呼吸道获得的真菌感染,常常累及呼吸系统。球孢子菌病是由吸入粗球孢子菌引起的,这是一种见于灰尘和泥土的双态性真菌病原体,仅存在于美洲的半干旱地区。粗球孢子菌感染者中约40%出现症状,表现为流感样综合征。影像学发现常常是肺门部肺炎伴淋巴结炎和胸膜受累。有一份关于126名教会人员到墨西哥旅行时发生球孢子菌病暴发的详细记录,平均潜伏期为12天(范围7~20天);在受累的旅行者中76%发生胸痛,66%有咳嗽[66]。诊断依靠血清学检测,抗体一般在症状出现后1~3周时产生。

组织胞浆菌病是由土栖双态性真菌荚膜组织胞浆菌感染所引起的。该菌广泛存在,但在热带地区和美国扩散更多。旅行者的急性组织胞浆菌病暴发已经多次报道[67-69]。疾病可以表现为一种温和的、自发缓解的病情,但在免疫功能低下的患者可发展为严重的全身性疾病。在一起美国大学生访问阿卡普尔科(墨西哥南部港市)时发生的组织胞浆菌病暴发中,229人出现急性发热性呼吸道疾病伴有咳嗽、气短、胸痛或头痛[70]。胸部X线检查显示斑片状浸润或间质性肺炎。除非在鉴别诊断时考虑到该病,否则诊断极其困难,大多数病例均未能识别,而被视为细菌性支气管炎或流感。该病的确诊通常需要进行尿抗原检测,或进行急性期和恢复期双份血清样品中抗体滴度的比较。

这两种真菌感染均对唑类(氟康唑和伊曲康唑)和两性霉素类制剂敏感。

结核

结核(tuberculosis,TB)是一种广泛分布的感染,也是人类发病和死亡的主要原因。旅游可以增加感染结核病的风险,特别是到资源有限的环境中旅行、探亲访友、在海外进行卫生照护或服务性工作,以及那些长期在外的旅行者。大多数人感染结核分枝杆菌后并不发病(即没有发展为疾病),诊断为潜伏性结核感染(latent TB infection,LTBI),依据常常是皮肤试验和γ-干扰素释放试验。

从低流行区到高流行区旅行者的结核病

关于旅行和LTBI风险增加关系的证据正在不断增加。Lobato首先证明美国曾出国旅行的孩子的结核菌素皮试阳性的可能性要高于没有旅行史的孩子[71]。最近,Cobelens等估计到非洲、亚洲和拉丁美洲长期旅行(≥3个月)的荷兰旅行者获得结核感染的风险为每年3.3%。这一结果与所到访国家当地人群的感染风险非常相似,但远远高于荷兰本国居民每年0.01%的风险[72]。Abubakar等最近提供的英国的有关证据认为,到结核感染程度较高的国家旅行可能是获得LTBI的独立危险因素。这一因素的影响不因卡介苗接种而减轻[73]。最近一项系统评价用结核菌素皮肤试验(TST)转阳为LTBI的标志,所计算得到的长期(中位数11个月)旅行者LTBI的累积发生率为2%,这与许多发展中国家当地人群的发生率水平相当[74]。已发现的旅行者结核病风险增加的其他因素是:医护人员,行程累积时间较长,以及在TB流行国家停留的总时间较长[72]。

航空旅行本身不是结核病传播的主要危险因素;只有少数LTBI病例与暴露于同一飞机上的有结核传染性的旅行者有关,且没有发生活动性感染的病例[75]。在船上[76]和火车上[77]传播结核的风险也已有记载,但同样流行病学意义很小。

根据GeoSentinel网站资料,在那些出生在低收入国家、现在生活在高收入国家,并前往其出生地探访亲友的人群中,活动性肺结核(相对于潜伏性结核感染)的报告率是那些出生和生活在高收入国家,并前往低收入国家探访亲友者的16倍,更比旅游者高出60倍以上[78]。尽管如此,实际的旅行(相对于带有人口学特征的旅行)和活动性结核(相对于LTBI)之间关联的证据是很少的。在最著名的报告中叙述健康相关疾病时,没有提及结核病[1],在到非洲工作的美国传教士死亡原因的列表中也没有结核病[79]。Jung和Banks[80]发现在和平志愿队中LTBI的发生率是1.283/(1000人·旅行月数),活动性肺结核为0.057/(1000人·旅行月数)。这些发生率高于美国一般人群,但低于Cobelens等的报告[72]。

预防指南指出,处于传染期的结核病人应推迟空中旅行。与有传染性的乘客接触者的流行病学调查仅是对飞行时间>8 小时的接触者在接触后 3 个月内进行跟踪调查[75]。前往结核高流行区的旅行者可以作一些行为改进(如旅行去从事医疗工作的应在照护可

能有结核感染的患者时采取呼吸道保护措施),在旅行后进行 LTBI 的筛查,以及对有相应临床表现者进行结核感染的评估(图 56.3)。疫苗(BCG)可以提供,但对成年人没有保护作用,也不常规推荐。

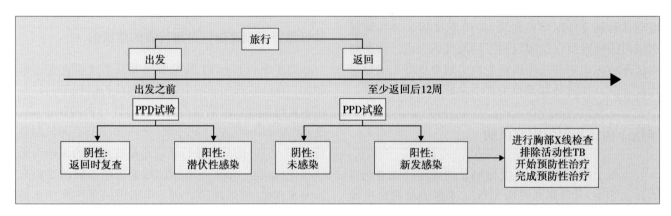

图 56.3　长期旅行者结核病的预防:识别和治疗新发感染

结论

　　呼吸道感染是国际旅行者第三位最常见的健康问题。发病情况是被低估的,因为大多数此类感染是轻型的,也不影响工作和生活。大多数病原体都是世界范围内分布的,"热带"和(或)地域限制性感染少见。对旅行者而言,最重要的 RTI 可能是流感。旅行者是全球每年流感传播的主要媒介,并且对新的流感大流行在全球的传播起着关键作用。有效的流感疫苗可供使用,所有旅行者应每年接种流感疫苗和接受手卫生及咳嗽/喷嚏卫生措施的指导。所有旅行者还应该更新接种预防 RTIs 的其他疫苗,包括麻疹、肺炎球菌病、乙型流感嗜血杆菌、白喉和百日咳。临床医生照护罹患呼吸道感染疾病的返回旅行者时,需区分上呼吸道或下呼吸道感染,并综合考虑旅行的行程安排、接触史、临床表现、潜伏期及个体的具体状况。

(刘源 译,李军　黄祖瑚 校)

参考文献

1. Steffen R. Health risk for short term travelers. In: Steffen R, Lobel HO, Haworth J, et al, editors. Travel Medicine. Proceedings of the First Conference on International Travel Medicine. Berlin: Springer-Verlag; 1989. p. 27–36.
2. Freedman DO, Weld LH, Kozarsky PE, et al. Spectrum of disease and relation to place of exposure among ill returned travelers. N Engl J Med 2006;354:119–30.
3. Parola P, Soula G, Gazin P, et al. Fever in travelers returning from tropical areas: prospective observational study of 613 cases hospitalized in Marseilles, France, 1999–2003. Trop Med Infect Dis 2006;4:61–70.
4. Jernigan DB, Hofmann J, Cetron MS, et al. Outbreak of Legionnaires' disease among cruise ship passengers exposed to a contaminated whirlpool spa. Lancet 1996;275:545–7.

5. World Health Organization (WHO). Influenza A(H1N1) – update 50. June 17, 2009. Available from: http://www.who.int/csr/don/2009_06_17/en/index.html
6. Cobelens FGJ, Van Deutekom H, Draayer-Jansen IWE, et al. Risk of infection with mycobacterium tuberculosis in travelers to areas of high tuberculosis endemicity. Lancet 2000;356:461–5.
7. Dingle JH, Badger GF, Jordan Jr WS, et al. Illness in the Home: Study of 25 000 Illnesses in a Group of Cleveland Families, Cleveland: The Press of the Western Reserve University; 1969.
8. Kendrick MA. Study of illness among Americans returning from international travel; July 11–August 24, 1971 (preliminary data). J Infect Dis 1972;126:684–5.
9. Odolini S, Parola P, Gkrania–Klotsas E, et al. Travel-related imported infections in Europe, EuroTravNet 2009. Clin Microbiol Infect. 2011 Jun 10.
10. Schlagenhauf P, Chen LH, Wilson ME, et al. GeoSentinel Surveillance Network. Sex and gender differences in travel-associated disease. Clin Infect Dis 2010 Mar 15;50(6):826–32.
11. Mizuno Y, Kudo K. Travel-related health problems in Japanese travelers. Travel Med Infect Dis 2009 Sep;7(5):296–300. Epub 2009 Apr 16.
12. Cabada MM, Maldonado F, Mozo K, et al. Self-reported health problems among travelers visiting Cuzco: a Peruvian Airport survey. Travel Med Infect Dis 2009 Jan;7(1):25–9.
13. Leroy H, Arvieux C, Biziragusenyuka J, et al. A retrospective study of 230 consecutive patients hospitalized for presumed travel-related illness (2000–2006). Eur J Clin Microbiol Infect Dis 2008 Nov;27(11):1137–40.
14. Camps M, Vilella A, Marcos MA, et al. Incidence of respiratory viruses among travelers with a febrile syndrome returning from tropical and subtropical areas. J Med Virol 2008 Apr;80(4):711–5.
15. Luna LK, Panning M, Grywna K, et al. Spectrum of viruses and atypical bacteria in intercontinental air travelers with symptoms of acute respiratory infection. J Infect Dis 2007 Mar 1;195(5):675–9.
16. Leder K, Sundararajan V, Weld L, et al. Respiratory tract infections in travelers: a review of the GeoSentinel Surveillance Network. Clin Infect Dis 2003;36:399–406.
17. O'Brien D, Tobin S, Brown GV, et al. Fever in returned travelers: review of hospital admissions for a 3-year period. Clin Infect Dis 2001;33:603–9.
18. Matteelli A, Beltrame A, Saleri N, et al. Respiratory syndrome and respiratory tract infections in foreign-born and national travelers hospitalised with fever in Italy. J Travel Med 2005;12:190–6.
19. Hagmann S, Neugebauer R, Schwartz E, et al. for the GeoSentinel Surveillance Network. Illness in children after international travel: Analysis from the GeoSentinel Surveillance Network. Pediatrics 2010;125(5):e1072–80.
20. Gluckman SJ. Acute respiratory infections in a recently arrived traveler to your part of the world. Chest 2008;134:163–71.
21. Miller MA, Valway SE, Onorato IM. Tuberculosis risk after exposure on

airplanes. Tuber Lung Dis 1996;77.

22. Kenyon TA, Valway SE, Ihle WW, et al. Transmission of multidrug-resistant Mycobacterium tuberculosis during a long airplane flight. NEJM 1996;334:933–8

23. Zuckerman JN. TB or not TB: air travel and tuberculosis. Travel Med Infect Dis 2010;8:81–3.

24. Moser MR, Bender TR, Margolis HS, et al. An outbreak of influenza aboard a commercial airliner. Am J Epidemiol 1979 Jul;110(1):1–6.

25. Parkins KJ, Poets CF, O'Brien LM, et al. Effect of exposure to 15% oxygen on breathing patterns and oxygen saturation in infants: interventional study. BMJ 1998;316:887–94.

26. Dreake DE, Gray CL, Ludwig MR, et al. Descriptive epidemiology of injury and illness among cruise ship passengers. Ann Emerg Med 1999;33:67–72.

27. Edelstein P, Cetron MS. Sea, wind, and pneumonia. Clin Infect Dis 1999;29:39–41.

28. Cooke GS, Lalvani A, Gleeson FV, et al. Acute pulmonary schistosomiasis in travelers returning from Lake Malawi, sub-Saharan Africa. Clin Infect Dis 1999 Oct;29(4):836–9.

29. Schwartz E. Pulmonary schistosomiasis. Clin Chest Med 2002 Jun;23(2):433–43.

30. Nuorti JP, Whitney CG, MD for the ACIP Pneumococcal Vaccines Working Group. Updated Recommendations for Prevention of Invasive Pneumococcal Disease Among Adults Using the 23-Valent Pneumococcal Polysaccharide Vaccine (PPSV23). MMWR September 3, 2010;59(34).

31. Pickering LK, Baker CJ, Freed GL, et al. Immunization Programs for Infants, Children, Adolescents, and Adults: Clinical Practice Guidelines by the Infectious Diseases Society of America. Clinical Infectious Diseases 2009;49:817–40.

32. Grohskopf L, Uyeki T, Bresee J, et al. Prevention and Control of Influenza with Vaccines: Recommendations of the Advisory Committee on Immunization Practices (ACIP), 2011. MMWR August 26, 2011;60(33):1128–32.

33. Health and Safety Executive. The control of Legionellosis including Legionnaires' disease. London: Health and Safety Executive; 1991. p. 1–19.

34. Freedman DO, Kozarsky PE, Weld LH, et al. GeoSentinel: the global emerging infections sentinel network of the international society of travel medicine. J Travel Med 1999;6:94–8.

35. Jelinek T, Corachan M, Grobush M, et al. Falciparum malaria in European tourists to the Dominican Republic. Emerg Infect Dis 2000;6:537–8.

36. World Health Organisation. Cumulative number of reported probable cases of severe acute respiratory syndrome. Online. Available: www.who.int/csr/sars/country/en/index.html (accessed Sept 28, 2011).

37. Drosten C, Gurther S, Preiser W, et al. Identification of a novel coronavirus in patients with Severe Acute Respiratory Syndrome. N Engl J Med 2003;348:1967–76.

38. Ksiazek TG, Edman D, Goldsmith CS, et al. A novel coronavirus associated with severe acute respiratory syndrome. N Engl J Med 2003;348:1953–66.

39. Lee N, Hui D, Wu A, et al. A major outbreak of severe acute respiratory syndrome. N Engl J Med 2003;348:1986–94.

40. Poutamen SM, Low DE, Henrey B, et al. Identification of severe acute respiratory syndrome in Canada. N Engl J Med 2003;348:1995–2005.

41. Booth CM, Matukas LM, Tomlinson GA, et al. Clinical features and short-term outcomes of 144 patients with SARS in the Greater Toronto Area. JAMA 2003;289:1–9.

42. Centers for Disease Control and Prevention. Severe acute respiratory syndrome and coronavirus testing. United States 2003. Online. Available: www.cdc.gov/mmwr/preview/mmwrhtml/mm5214al.html

43. World Health Organisation. H5N1 avian influenza: Timeline of major events 14 July 2011. http://who.int/disease/avian_influenza/H5N1_avian_influenza_update.pdf. Accessed on 28 Sept 2011.

44. World Health Organisation. Clinical management of human infection with avian influenza A (H5N1) virus. Updated advice 15 August 2007. Online. Available: http://www.who.int/influenza/resources/documents/ClinicalManagement07.pdf (accessed Sept 28, 2011).

45. Zane S, Uyeki T, Bodnar U, et al. Influenza in travelers, tourism workers, and residents in Alaska and the Yukon Territory, summer 1998 (poster). Presented at the 6th Conference of the International Society for Travel Medicine, Montreal, Canada, June 6–10, 1999.

46. Balkhy HH, Memish ZA, Bafaqeer S, et al. Influenza a common viral infection among Hajj pilgrims: time for routine surveillance and vaccination. J Travel Med 2004;11(2):82–6.

47. Surveillance for travel-associated Legionnaires disease: United States, 2005–2006. MMWR Morb Mortal Wkly Rep 2007;56:1261–1263.

48. Ricketts K, Joseph CA, Yadav R, on behalf of the European Working Group for Legionella Infections. Travel–associated Legionnaires' disease in Europe in 2008. Euro Surveill 2010;15(21):pii=19578. Available online: http://www.eurosurveillance.org/ViewArticle.aspx?ArticleId=19578.

49. Anonymous. Cluster of cases of Legionnaire's disease associated with a Bangkok hotel. Communicable Dis Report CDR Weekly 1999;9:147.

50. Den Boer JW, Yzerman EPF, Schellekens J, et al. A large outbreak of Legionnaires' disease at a flower show, the Netherlands, 1999. Am Infect Dis 2002;37–43.

51. World Health Organisation. Epidemiology, prevention and control of legionellosis: memorandum of a WHO meeting. Bull WHO 1990;68:155–64.

52. Currie BJ. Melioidosis: an important cause of pneumonia in residents of and travelers returned from endemic regions. Eur Respir J 2003;22:542–50.

53. Abbas M, Emonet S, Schrenzel J, et al. Melioidosis: a poorly known tropical disease. Rev Med Suisse 2011 May 11;7(294):1000, 1002–5.

54. Allworth AM. Tsunami lung: a necrotising pneumonia in survivors of the Asian tsunami. Med J Aust 2005 Apr 4;182(7):364.

55. Peetermans WE, Wijngaerden EV, Eldere JV, et al. Melioidosis brain and lung abscess after travel to Sri Lanka. Clin Infect Dis 1999;28:921–2.

56. Dharakul T, Anuntagool SS, Chaowagul N, et al. Diagnostic value of an antibody enzyme-linked immunosorbent assay using affinity-purified antigen in an area endemic for melioidosis. Am J Trop Med Hyg 1997;56:418–23.

57. Appassakij H, Silpojakul KR, Wansit R, et al. Diagnostic value of indirect hemoagglutination test for melioidosis in an endemic area. Am J Trop Med Hyg 1990;42:248–53.

58. Sejvar J, Bancroft E, Winthrop K, et al. Leptospirosis in "Eco-Challenge" athletes, Malaysian Borneo, 2000. Emerg Infect Dis 2003 Jun;9(6):702–7.

59. Leung V, Luong ML, Libman M. Leptospirosis: pulmonary hemorrhage in a returned traveler. CMAJ 2011 Apr 19;183(7):E423–7.

60. Montero-Tinnirello J, de la Fuente-Aguado J, Ochoa-Diez M, et al. Pulmonary hemorrhage due to leptospirosis. Med Intensiva. 2011 May 16.

61. WHO/HSE/EPR/2008.3. Interregional meeting on prevention and control of plague. Antananarivo, Madagascar 1 –11 April 2006. Online. Available: http://www.who.int/csr/resources/publications/WHO_HSE_EPR_2008_3w.pdf

62. World Health Organisation. Human plague in 1996. Wkly Epidemiol Rec 1998;47:366–9.

63. Chanteau S, Rabarijaona L, O'Brien T, et al. F1 antigenaemia in bubonic plague patients, a marker of gravity and efficacy of therapy. Trans R Soc Trop Med Hyg 1998;92:572–3.

64. Lane MA, Barsanti MC, Santos CA, et al. Human paragonimiasis in North America following ingestion of raw crayfish. Clin Infect Dis 2009 Sep 15;49(6):e55–61.

65. Guiard-Scmid JB, Lacombe K, Osman D, et al. La paragonimose: une affection rare á ne pas méconnaitre. Presse Med 1998;27:1835–7.

66. Cairns L, Blythe D, Kao A, et al. Outbreak of coccidioidomycosis in Washington State residents returning from Mexico. Clin Infect Dis 2000;30:61–4.

67. Morgan J, Cano MV, Feikin DR, et al. A large outbreak of histoplasmosis among American travelers associated with a hotel in Acapulco, Mexico, spring 2001. Am J Trop Med Hyg 2003;69:663–9.

68. Lyon GM, Bravo AV, Espino A, et al. Histoplasmosis associated with exploring a bat-inhabited cave in Costa Rica, 1998–1999. Am J Trop Med Hyg 2004;70:438–42.

69. Salomon J, Flament Saillour M, De Truchis P, et al. An outbreak of acute pulmonary histoplasmosis in members of a trekking trip in Martinique, French West Indies. J Travel Med 2003;10:87–93.

70. Centres for Diseases Control and Prevention. Outbreak of acute febrile respiratory illness among college students – Acapulco, Mexico, March, 2001. MMWR 2001;50:359–60.

71. Lobato MN, Hopewell PC. Mycobacterium tuberculosis infection from countries with a high prevalence of tuberculosis. Am J Respir Crit Care Med 1998;158:1871–5.

72. Cobelens FGJ, van Deutekom H, Draayer-Jansen IWE, et al. Association of tuberculin sensitivity in Dutch adults with history of travel to areas with a high incidence of tuberculosis. Clin Infect Dis 2001;33:300–4.

73. Abubakar I, Matthews T, Harmer D, et al. Assessing the effect of foreign travel and protection by BCG vaccination on the spread of tuberculosis in a low incidence country, United Kingdom, October 2008 to December 2009. Euro Surveill 2011;16(12):pii=19826. Available online: http://www.eurosurveillance.org/ViewArticle.aspx?ArticleId=19826

74. Freeman RJ, Mancuso JD, Riddle MS, Keep LW. Systematic review and

meta-analysis of TST conversion risk in deployed military and long-term civilian travelers. J Travel Med 2010;17:233–42.

75. Tuberculosis and air travel: Guidelines for prevention and control' (http://www.who.int/tb/publications/2008/WHO_HTM_TB_2008.399_eng.pdf)

76. Houk VN, Baker JH, Sorensen K, et al. The epidemiology of tuberculosis infection in a close environment. Arch Environ Health 1968;16:26–50.

77. Moore M, Valvay SE, Ihle W, et al. A train passenger with pulmonary tuberculosis: evidence of limited transmission during travel. Clin Infect Dis 1999;28:52.

78. Leder K, Tong S, Weld L, et al. Illness in travelers visiting friends and relatives: a review of the Geosentinel Surveillance Network. Clin Infect Dis 2006;43:1185–93.

79. Frame JD, Lange DR, Frankenfield DL. Mortality trends of American missionaries in Africa, 1945–1985. Am J Trop Med Hyg 1992;46: 686–90.

80. Jung P, Banks RH. Tuberculosis risk in US Peace Corps volunteers, 1996–2005. J Travel Med 2008;15:87–94.

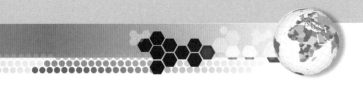

附录:受欢迎的目的地

Susanne M. Pechel and Hans D. Nothdurft

在本章中,你会看到全世界受欢迎的 11 个旅游目的地的表格式概述(表 A.1~表 A.11)。重点介绍各个旅行目的地的疟疾流行情况、疫苗接种要求,以及潜在的感染性和非感染性的健康风险。这些表格介绍的内容虽然还有待完善,但应能帮助读者意识到最重要的健康风险,并指引读者在本书其他章节中获得更具体的信息。

作为前提,儿童、青少年和成年人应该始终遵循国家推荐的常规预防接种方案。本章内容涉及的疫苗并非在世界各地都可获得或均得到授权许可。这里列出的可获得的疫苗并不是适用于所有地区的一般性推荐,但可能会帮助旅行者及其健康顾问做出正确的决定。

所有信息均基于 WHO、CDC 和 DTG 提供的数据(详见参考文献)。

表 A.1　巴西	
疟疾流行态势	阿克里州、隆多尼亚州、罗赖马州是高风险地区 阿马帕、亚马孙、马拉尼昂(W)、马托格罗索(N)、帕拉(不是贝伦)、托坎廷斯(W)和波多韦柳郊区、沃阿维斯塔、马卡帕、马瑙斯、圣塔伦、马拉巴、里约布兰科、克鲁塞罗南部等地为低风险地区 无疟疾:东海岸包括福塔莱萨,累西腓,伊瓜苏和大多数城市中心 据报道,存在耐多药恶性疟和耐氯喹的间日疟
疫苗接种要求	无
疫苗可预防疾病	甲肝和乙肝 流感 伤寒 黄热病
其他传染病健康危害	旅行者腹泻和肠道寄生虫 南美锥虫病 登革热 贾第虫病 利什曼病 钩端螺旋体病 血吸虫病(只存在东北部)
非传染病健康危害	海洋灾害

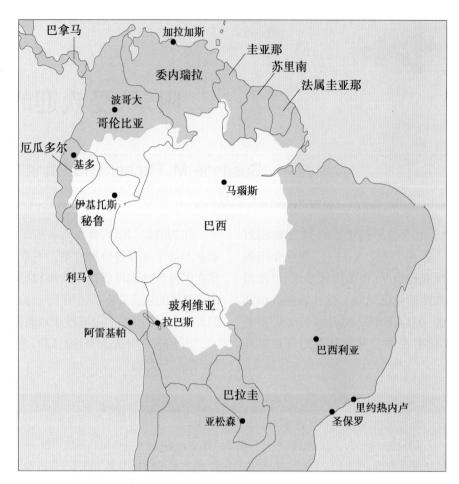

图 A.1　亚马逊河流域地图

表 A.2　阿根廷	
疟疾流行态势	在萨尔塔省北部感染风险最低。在米西奥内斯省(伊瓜苏部)和查科有偶发病例 病例 100% 为间日疟原虫感染 全国其他地区无疟疾
疫苗接种要求	无
疫苗可预防疾病	甲肝和乙肝 流感 伤寒 黄热病(伊瓜苏瀑布)
其它传染病健康危害	美洲锥虫病 登革热 布氏杆菌病 利什曼病 旅游者腹泻和肠道寄生虫
非传染病健康危害	动物相关危害

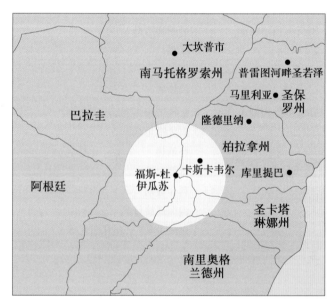

图 A.2　伊瓜苏瀑布,阿根廷,巴西

表 A.3　秘鲁

疟疾流行态势	秘鲁海拔 2000 米以下的全部地区均为低风险，主要是阿亚库乔、胡宁、洛雷托、马德雷德迪奥斯、皮乌拉、通贝斯、圣马丁、马尔多纳多港和伊基托斯。其中，恶性疟原虫约占 11%，间日疟原虫约占 89% 无疟疾：利马、库斯科、马丘比丘、阿亚库乔、安第斯山脉的高地以及利马、伊卡和纳斯卡附近的海岸线
疫苗接种要求	无
疫苗可预防疾病	甲肝和乙肝 流感 伤寒 黄热病
其它传染病健康危害	巴尔通体 南美锥虫病 登革热 利什曼病 布氏杆菌病 鼠疫 旅行者腹泻和肠道寄生虫病
非传染病健康危害	高海拔和急性高原反应 动物相关危害 徒步旅行受伤 高原病

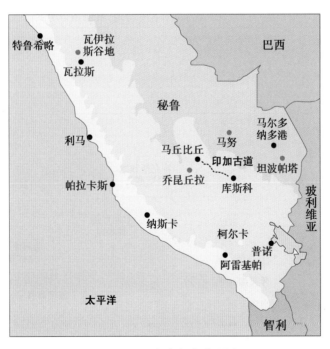

图 A.3　秘鲁印加古道地图

表A.4 加勒比群岛(特别是古巴、多米尼加共和国、海地)	
疟疾流行态势	多米尼加共和国: 全国处于低风险,主要分布在西部省份(阿苏阿、巴奥鲁科、埃利亚斯平纳、圣胡安和达哈翁)和阿尔塔格拉西亚(蓬塔卡纳) 无疟疾:圣多明哥和圣地亚哥 100%为恶性疟原虫 无氯喹耐药病例报道 海地: 全国海拔600米以下地区包括城市为低风险 太子港风险最小 100%为恶性疟原虫 最近有氯喹耐药病例报道 所有其他的加勒比岛屿没有疟疾
疫苗接种要求	多明尼加共和国、古巴、波多黎各: 无 海地: 来自有黄热病传播国家的旅客需要黄热病预防接种证书
疫苗可预防疾病	霍乱(仅海地、多米尼加共和国) 甲肝和乙肝 流感 伤寒
其它传染病健康危害	登革热 利什曼病 血吸虫病(多米尼加共和国) 皮肤幼虫移行症(尤其在牙买加) 旅行者腹泻很常见(古巴、多米尼加共和国和海地)和肠道寄生虫
非传染病健康危害	海洋灾害 飓风和风暴 鱼肉中毒

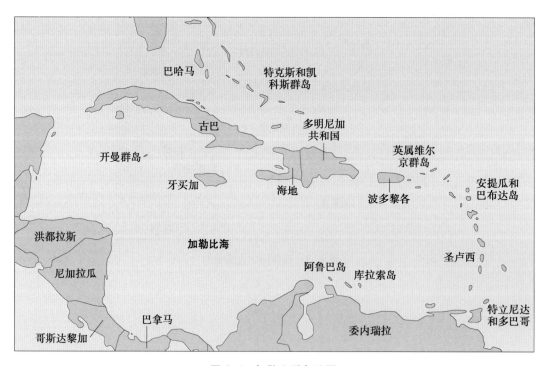

图A.4 加勒比群岛地图

表 A.5 墨西哥和中美洲国家

疟疾流行态势	**伯利兹:** 地区之间疟疾风险不同。斯坦溪和托莱多区为中度风险,卡约、科罗萨尔和奥兰治城为低风险 无疟疾:伯利兹城 恶性疟原虫 <1% **哥斯达黎加:** 利蒙/韦塔大西洋(马蒂纳和 Telemanca)为低风险 蓬塔雷纳斯/布伦卡,阿拉胡埃拉/韦塔北(洛斯奇莱斯),瓜纳卡斯特/罗特加和埃雷迪亚/中北部 　　为最低风险 恶性疟原虫占 2% 无疟疾:国家中的所有城市和其他地区 **萨尔瓦多:** 圣安娜,阿瓦查潘和拉乌尼翁省风险最小,恶性疟原虫占 5%~10% 无疟疾:全国其他地区 **危地马拉:** 在全国海拔低于 100 米的地区,主要是埃斯昆特拉、伊萨瓦尔、维拉帕斯、下维拉帕斯、奇基穆拉、 　　佩滕、基切、苏奇特佩克斯和萨卡帕,为低风险。恶性疟原虫<1% 无疟疾:危地马拉城、安迪瓜、阿蒂特兰湖 **洪都拉斯:** 在全国海拔低于 1000m 的地区,主要是在格拉西亚斯-阿迪奥斯角和巴伊亚群岛为低风险 恶性疟原虫占 14%,间日疟原虫占 85%以及混合感染(1%) 无疟疾:特古西加尔巴和圣佩德罗苏拉 **墨西哥:** 在南部边境地区海拔低于千米的农村地区为低风险。在其他领域的风险更低。恶性疟原虫<1% 无疟疾:大城市,尤卡坦半岛,考古遗址 **巴拿马:** 沿大西洋海岸(博卡斯德尔托罗),并在哥斯达黎加和哥伦比亚的边境地区的省份为低风险(科 　　隆、奇里基、达连、布葛列自治区、巴拿马城、库纳亚拉、圣布拉斯群岛和贝拉瓜斯)。间日疟原虫 　　占 99% 无疟疾:城市和全国的其他地区
疫苗接种要求	**墨西哥:** 无 **危地马拉、哥斯达黎加、伯利兹、洪都拉斯、萨尔瓦多、巴拿马:** 来自黄热病传播国家的旅行者(与年龄相关)需要黄热病疫苗接种证书(哥斯达黎加和洪都拉斯: 　　包括在黄热病传播国家机场转机 12 小时以上的旅行者)
疫苗可预防疾病	甲肝和乙肝 流感 伤寒 黄热病(东巴拿马)
其它传染病健康危害	钩端螺旋体病(哥斯达黎加) 南美锥虫病 登革热 肤蝇(尤其是伯利兹) 利什曼病 旅行者腹泻和肠道寄生虫
非传染病健康危害	潜水所致疾病 海洋灾害 鱼肉中毒(尤其在墨西哥) 安全风险(毒品暴力)

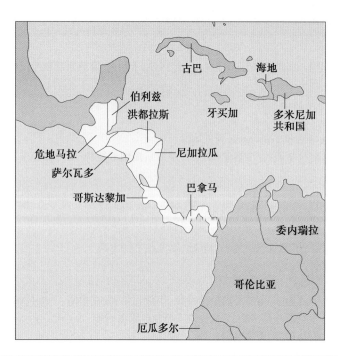

图 A.5 中美洲国家地图

表 A.6 东南亚(柬埔寨、老挝、泰国、越南)	
疟疾流行态势	**柬埔寨:** 全国所有森林农村地区,包括沿海地区均为低度到中度风险 南部湄公河区域的风险最小。恶性疟原虫占 66% 无疟疾:金边、吴哥窟 **老挝:** 全国低风险。恶性疟原虫占 97% 无疟疾:万象 **泰国:** 国际边界,比如在北部边境地区,包括金三角以及在最南部的省份和全国的沿海部分,考索国家公园和大多数的岛屿(象岛、麦岛、阁帕岸岛、皮皮岛、龟岛)均为低风险 恶性疟原虫占 42% 无疟疾:曼谷、尖竹汶府、清迈、清莱、芭堤雅、普吉岛、苏梅岛和该国北部的中心地区 **越南:** 全国海拔低于 1500m 地区,主要是在嘉莱、达乐、昆嵩、平福、多农、庆和、广治、宁顺、广南和莱州等省份均为低风险 在该国东北部和南部风险最小。恶性疟原虫占 75%~80% 无疟疾:城市中心,红河三角洲和芽庄海岸线以北
疫苗接种要求	从黄热病传播国家来的旅行者(年龄相关)需要黄热病预防接种证书(柬埔寨,泰国:从黄热病传播风险国家过境旅客亦需要)
疫苗可预防疾病	霍乱 甲肝和乙肝 流感 日本脑炎 伤寒
其它传染病 健康危害	禽流感 H5N1 基孔肯雅热 登革热 钩端螺旋体病 鼠疫 血吸虫病 猴咬伤 恙虫病和斑疹伤寒 旅行者腹泻和肠道寄生虫
非传染病健康危害	潜水所致疾病 海洋灾害

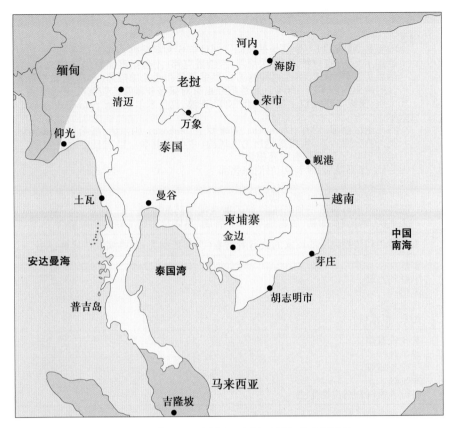

图 A.6 东南亚(柬埔寨、老挝、泰国、越南)地图

表 A.7 巴厘岛和周围岛屿	
疟疾流行态势	伊里安查亚和所有巴利岛的东部岛屿(包括龙目、吉利、松巴、松巴哇、帝汶、弗洛勒斯,Molukkes 等地域)都是高风险。在该国其他地区为低风险 无疟疾:大城市以及爪哇岛和巴厘岛的旅游区 恶性疟原虫 有对氯喹和磺胺多辛-乙胺嘧啶耐药的报道。间日疟原虫有氯喹耐药的报道。在加里曼丹省,有人诺氏疟原虫感染的报道
疫苗接种要求	从黄热病传播国家来的年龄超过 9 个月的旅行者需要黄热病预防接种证书
疫苗可预防疾病	甲肝和乙肝 流感 乙型脑炎 伤寒
其它传染病健康危害	禽流感(H5N1) 登革热 钩端螺旋体病 基孔肯雅热 血吸虫病(苏拉威西岛) 猴咬伤 旅行者腹泻和肠道寄生虫
非传染病健康危害	海洋毒素食物中毒,海洋灾害

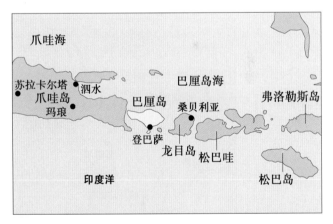

图 A.7 巴厘岛和周围岛屿地图

表 A.8   印度次大陆

疟疾流行态势	印度: 全国海拔 2000m 以下地区为低风险。恶性疟疾和耐药性在东北部各邦、安达曼和尼科巴群岛、恰蒂斯加尔邦、古吉拉特邦、贾坎德邦、卡纳塔克邦(不包括班加罗尔)、中央邦、马哈拉施特拉邦(不包括孟买,那格浦尔,纳西克和浦那),奥里萨邦和西孟加拉邦(不包括加尔各答)均为中等风险。恶性疟原虫约占 40%~50%。恶性疟原虫有对氯喹和磺胺乙胺嘧啶耐药报道 无疟疾:海拔 2000m 以上的喜马偕尔邦、查谟、克什米尔、锡金、ArunchalPradesh and the Lakkadive 尼泊尔: 在特莱地区南部(巴拉、Dhanukha、迦毗罗卫,Mahotari,帕尔萨,塔哈特,Rupendehi 和萨拉希包括皇家契丹湾公园)与印度接壤地区为低风险(主要在雨季),以间日疟原虫为主。恶性疟原虫对氯喹和磺胺多辛-乙胺嘧啶有耐药报道 无疟疾:加德满都、博卡拉、尼泊尔北部 斯里兰卡: 全国海拔低于 1200m 地区低风险 恶性疟原虫有对氯喹和磺胺多辛 乙胺嘧啶耐药的报道 无疟疾:科伦坡、加勒、加姆珀哈、卡卢特勒、马塔拉和努沃勒埃利耶地区
疫苗接种要求	来自黄热病传播风险的国家的旅行者需要(与年龄相关)黄热病疫苗接种证书
疫苗可预防的疾病	霍乱 甲肝和乙肝 流感 日本脑炎 伤寒(很常见)
其它传染病健康危害	基孔肯雅热 登革热 利什曼病蜱 蜱咬热 旅行者腹泻和肠道寄生虫
非传染病健康危害	机动车事故 海洋灾害

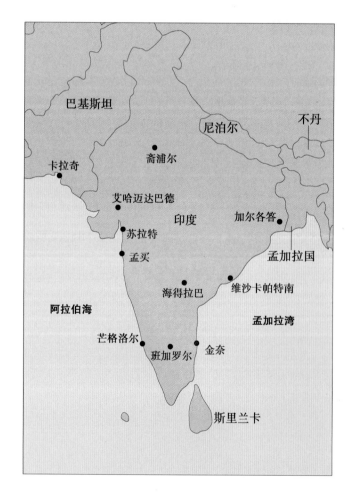

图 A.8   印度次大陆地图

表 A.9　东地中海(土耳其,塞浦路斯)

疟疾流行态势	塞浦路斯: 　无疟疾风险 土耳其: 　国家东南部(迪亚巴克尔,马尔丁和桑尼乌法)风险低。间日疟原虫100% 　无疟疾:全国西部和西南部旅游度假地
疫苗接种要求	无
疫苗可预防疾病	甲肝和乙肝 流感 伤寒
其它传染病健康危害	禽流感(H5N1) 布氏杆菌病 克里米亚-刚果出血热 利什曼病 旅行者腹泻和肠道寄生虫
非传染病健康危害	海洋灾害

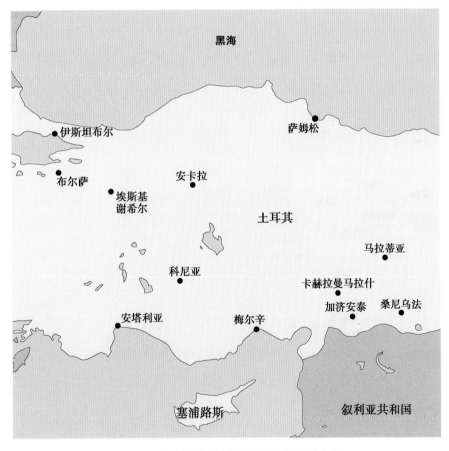

图 A.9　地中海东部(土耳其,塞浦路斯)地图

表 A.10　西欧(奥地利、德国、瑞士、意大利、法国、西班牙)

疟疾流行态势	无疟疾风险
疫苗接种要求	无
疫苗可预防疾病	甲型和乙型肝炎 流感 蜱传脑炎
其它传染病健康危害	布氏杆菌病 禽流感(H5N1) 利什曼病 莱姆病 无形体病

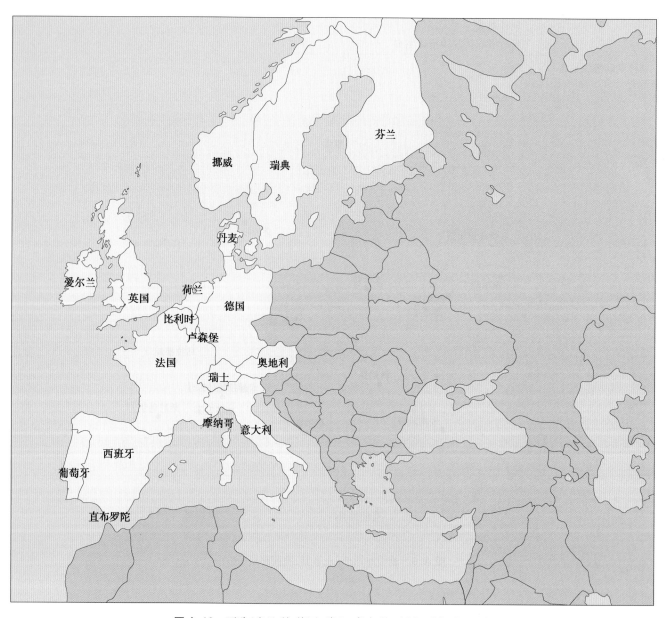

图 A.10　西欧(奥地利、德国、瑞士、意大利、法国、西班牙)地图

表 A.11　非洲野生动物园地图

疟疾流行态势	**肯尼亚:** 全国海拔低于 2500m 地区包含城市均为高风险。在内罗毕和海拔 2500m 以上的高原地区,中部、东欧,尼安萨,东非大裂谷和西部风险最低。恶性疟原虫>99% 有耐氯喹和磺胺多辛-乙胺嘧啶的病例报道 **坦桑尼亚:** 全国海拔 1800m 之下高风险,包括城市和国家公园。在海拔 1800 和 2500m 之间地区,达累斯萨拉姆和桑给巴尔的风险降低。恶性疟原虫>99% 有耐氯喹和磺胺多辛-乙胺嘧啶病例报道 **南非:** 普马兰加省(包括克鲁格国家公园),林波波省(北部和东北部)和东北部的夸祖鲁-纳塔尔南至图盖拉河(包括登贝和 Ndumu 野生公园)均为高风险。在图盖拉河、斯瓦沃特、乌姆福洛济和赫卢赫卢韦公园风险最低。恶性疟原虫占 58% 恶性疟原虫有对氯喹和磺胺多辛-乙胺嘧啶性耐药的报道 无疟疾:城市和国内其他地区 **纳米比亚:** 库邦戈和库内山谷,卡普里维地带和奥沙纳的北部和东北部地区,奥希科托、奥姆沙蒂、奥马赫科、奥汉圭纳和包括埃托沙盐湖的奥乔宗朱帕区均为高风险 恶性疟原虫>99% 恶性疟原虫对氯喹和磺胺多辛-乙胺嘧啶耐药有报道 无疟疾:该国的城市、海岸线和南部地区 **博茨瓦纳:** 国家的北部地区:博蒂泰、乔贝、北杭济、卡萨内、恩加米兰、奥卡万戈和图图梅地区均为高风险。在东部地区波比瓦和塞莱比-皮奎风险减低 恶性疟原虫 >99%。恶性疟原虫对氯喹耐药有报道 无疟疾:哈博罗内和该国南部地区
疫苗接种要求	来自有黄热病传播风险国家的旅行者(与年龄相关的)需要黄热病疫苗接种证书。(南非和博茨瓦纳:包括经有黄热病传播危险的国家的机场转机者)
疫苗可预防疾病	甲肝和乙肝 流感 霍乱 脑膜炎球菌病 伤寒 黄热病(肯尼亚)
其它传染病健康危害	非洲昏睡病(仅肯尼亚和坦桑尼亚) 非洲蜱咬热(尤其在南非) 基孔肯雅病 登革热 利什曼病 裂谷热 血吸虫病 旅行者腹泻和肠道寄生虫
非传染病健康危害	机动车事故 安全风险(内罗毕)

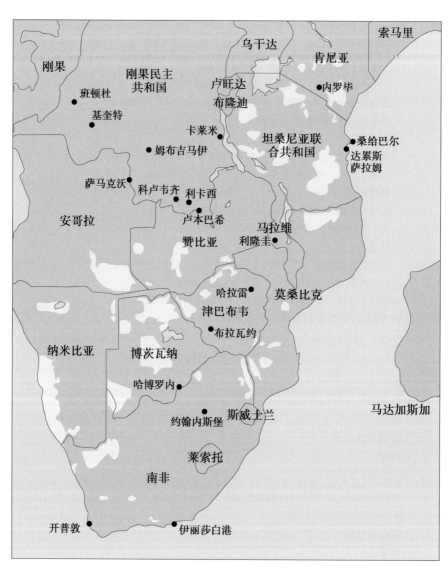

图 A.11 非洲野生动物园地图

表 A.12　地中海非洲	
疟疾流行态势	埃及: 　基本无疟疾。埃尔法雍省从 6 月份到 10 月份感染风险很低(自 1998 年以来没有本土病例报告) 摩洛哥和突尼斯: 　无疟疾风险
疫苗接种要求	埃及和突尼斯: 　来自有黄热病传播风险国家的超过 1 岁的旅客需要提供黄热病预防接种证明 摩洛哥: 　无
可疫苗预防的疾病	甲肝和乙肝 流感 脑膜炎球菌病 伤寒
其他传染病健康风险	禽流感(H5N1) 登革热 利什曼病 血吸虫病 蜱咬热 旅行者腹泻和肠道寄生虫
非传染病健康风险	海洋灾害

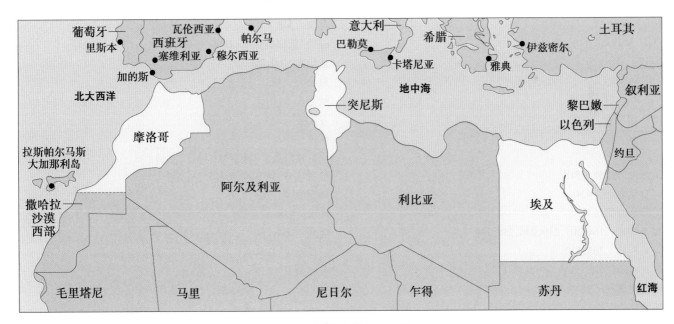

图 A.12　地中海非洲地图

(刘源 译,李军　黄祖瑚 校)

参考文献

1. CDC Health Information for International Travel 2012: The Yellow Book, Centers of Disease Control and Prevention, Atlanta/USA, 2012, ISBN 978 01 9 9769901 8

2. International Travel and Health 2012, World Health Organization, 2012, Geneva/Switzerland, ISBN 9789241580472

3. Malaria prevention (Malariavorbeugung) 2012, German Society of Tropical Medicine and International Health (DTG), 2012, Hamburg/Germany, www.dtg.org

4. Travax enCompass www.travax.com

索引